Band 11

Physiotherapie
Taschenlehrbuch in 14 Bänden

Herausgegeben von
A. Hüter-Becker, H. Schewe, W. Heipertz

Georg Thieme Verlag
Stuttgart · New York

Band 11 Neurologie, Psychiatrie

Herausgegeben von
A. Hüter-Becker

Bearbeitet von
W. Blankenburg, E. Braun, E. König, I. Liebenstund

108 Abbildungen
31 Tabellen

1998
Georg Thieme Verlag
Stuttgart · New York

Die Deutsche Bibliothek –
CIP-Einheitsaufnahme

Physiotherapie : Taschenlehrbuch in 14 Bänden / hrsg. von A. Hüter-Becker ... – Stuttgart ; New York : Thieme.
NE: Hüter-Becker, Antje [Hrsg.]

Bd. 11. Neurologie, Psychiatrie : Tabellen / bearb. von W. Blankenburg ... – 1998

Geschützte Warennamen (Warenzeichen) werden **nicht** besonders kenntlich gemacht. Aus dem Fehlen eines solchen Hinweises kann also nicht geschlossen werden, daß es sich um einen freien Warennamen handele.

Rüdigerstraße 14
D-70469 Stuttgart

Printed in Germany

Satz und Druck:
Druckhaus Götz GmbH, Ludwigsburg
Gesetzt auf CCS Textline (Linotronic 630)

ISBN 3-13-101331-1 1 2 3 4 5 6

Umschlaggestaltung:
Matthias Winkler, Thun/Schweiz

Illustrationen:
J. Hormann, Stuttgart

Wichtiger Hinweis: Wie jede Wissenschaft ist die Medizin ständigen Entwicklungen unterworfen. Forschung und klinische Erfahrung erweitern unsere Erkenntnisse, insbesondere was Behandlung und medikamentöse Therapie anbelangt. Soweit in diesem Werk eine Dosierung oder eine Applikation erwähnt wird, darf der Leser zwar darauf vertrauen, daß Autoren, Herausgeber und Verlag große Sorgfalt darauf verwandt haben, daß diese Angabe **dem Wissensstand bei Fertigstellung des Werkes** entspricht.

Für Angaben über Dosierungsanweisungen und Applikationsformen kann vom Verlag jedoch keine Gewähr übernommen werden. **Jeder Benutzer ist angehalten,** durch sorgfältige Prüfung der Beipackzettel der verwendeten Präparate und gegebenenfalls nach Konsultation eines Spezialisten festzustellen, ob die dort gegebene Empfehlung für Dosierungen oder die Beachtung von Kontraindikationen gegenüber der Angabe in diesem Buch abweicht. Eine solche Prüfung ist besonders wichtig bei selten verwendeten Präparaten oder solchen, die neu auf den Markt gebracht worden sind. **Jede Dosierung oder Applikation erfolgt auf eigene Gefahr des Benutzers.** Autoren und Verlag appellieren an jeden Benutzer, ihm etwa auffallende Ungenauigkeiten dem Verlag mitzuteilen.

Weitere Bände

Anschriften

Blankenburg, Wolfgang, Prof. Dr. med., Am Hasselhof 11, 35041 Marburg

Braun, Elvira, Sylvaner Weg 6, 69198 Schriesheim

Heipertz, Wolfgang, Prof. Dr. med. (Universität Frankfurt), Mozartstr. 18, 65779 Kelkheim

Hüter-Becker, Antje, Hollmuthstr. 20, 69151 Neckargemünd

Keller, Ingo, Dipl.-Psychologe, Dr., Leiter der Abteilung Neuropsychologie, Neurologische Klinik, Kolbermoorer Str. 72, 83043 Bad Aibling

Klingenberg, Gudrun, Dr. phil., Leiterin der Abteilung Sprachtherapie, Neurologische Klinik, Kolbermoorer Str. 72, 83043 Bad Aibling

Koenig, Eberhard, Prof. Dr. med., Leiter der Neurologischen Klinik, Kolbermoorer Str. 72, 83043 Bad Aibling

Ledl, Christian, Leiter der Abteilung Sprachtherapie, Neurologische Klinik, Kolbermoorer Str. 72, 83043 Bad Aibling

Liebenstund, Ingeborg, Sauerbruchstr. 11, 81377 München

Schewe, Heidrun, Dr., Franklinstr. 21, 10587 Berlin

Vorwort der Herausgeber zum Gesamtwerk

1959 wurde das Lehrbuch der Krankengymnastik erstmals von Lindemann, Teirich-Leube und Heipertz herausgegeben, ein damals vierbändiges Werk, das vielen Schülern und Lehrern eine wertvolle Lern- und Unterrichtshilfe war.

1979 wurde das Konzept erneuert: Aus vier gebundenen Bänden wurden elf Taschenbücher mit neuen Autoren und erweiterten Inhalten. In der Nachfolge von Lindemann war H. Cotta Herausgeber und mit ihm W. Heipertz – spiritus rector der Erstausgabe – sowie A. Hüter-Becker und G. Rompe. Auch dieses Lehrbuchkonzept hat sich über viele Jahre mit mehrfachen Aktualisierungen der Einzelbeiträge bewährt.

1994 ist das neue Gesetz über die Berufe in der Physiotherapie verabschiedet worden und ebenfalls eine neue Ausbildungs- und Prüfungsverordnung für Physiotherapeuten, die jetzt gesetzlich geschützte Berufsbezeichnung der bisherigen Krankengymnasten. Der Lehrgang in der Physiotherapie dauert nun drei Jahre, die Ausbildungsinhalte wurden dem erweiterten Spektrum und der gewachsenen Kompetenz des Berufsbildes angepaßt. Diese strukturelle und inhaltliche Neugliederung der Ausbildung war Anlaß, auch die Lehrbuchreihe völlig neu zu konzipieren:

Die wissenschaftlichen Grundlagenbeiträge wurden ergänzt durch die neuen Ausbildungsfächer Pädagogik, Soziologie, Einführung in wissenschaftliches Arbeiten, Rehabilitation, Prävention, Sportmedizin und Arbeitsmedizin. In die klinischen Fächer wurde die Geriatrie eingefügt; die krankengymnastischen Behandlungstechniken wurden erweitert. Der Umfang der Lehrbuchreihe ist auf vierzehn Bände gewachsen, die in einem zeitgemäßen Layout erscheinen.

Dieses neue Konzept wird verantwortet von einer Physiotherapeutin/Krankengymnastin – A. Hüter-Becker – sowie Prof. Dr. med. W. Heipertz und einer Expertin für Bewegung und Bewegungskontrolle – Dr. H. Schewe – als Herausgeber der Gesamtreihe. Die Einzelbände werden zusätzlich von Bandherausgebern betreut: bei überwiegend krankengymnastischen Inhalten von Physiotherapeuten, bei überwiegend medizinischen Inhalten von Ärzten.

Die jetzt ausgeschiedenen Herausgeber des Taschenlehrbuches Krankengymnastik, H. Cotta und G. Rompe, haben über Jahrzehnte mit ihrer über die Grenzen Deutschlands hinaus anerkannten Fachkompetenz dem Lehrbuch der Krankengymnastik Geltung verschafft und dazu beigetragen, es als Standardwerk zu etablieren. Sie haben sich mit diesem Engagement um die Krankengymnastik verdient gemacht.

Auch dieses neue Lehrbuchkonzept lebt vom Austausch zwischen Herausgebern, Autoren und Lesern, zu dem wir Schüler und Lehrer der Physiotherapie ausdrücklich ermutigen wollen. Wir sind dankbar für alle Vorschläge, die dazu beitragen, diese Lehrbücher den Erwartungen derer, für die sie geschrieben wurden, anzugleichen, damit sie eine optimale Lern- und Arbeitshilfe werden.

Heidelberg, Berlin, Frankfurt, März 1996

Antje Hüter-Becker
Heidrun Schewe
Wolfgang Heipertz

Vorwort

Bei der Neukonzeption der Lehrbuchreihe haben wir Neurologie und Psychiatrie in einem Band zusammengefaßt. Diese Entscheidung ist nicht nur „technisch" begründet, sondern auch inhaltlich, weil neurologische Erkrankungen des Gehirns häufig mit neuropsychologischen Phänomenen verbunden sind und psychiatrische Störungsbilder neurologische Begleitsymptome zeigen können. Die Neurologie ist ein medizinisches Fachgebiet, in dem die Physiotherapie große Bedeutung hat, und der Umgang mit den oft schwer bewegungsgestörten Patienten verlangt sehr viel Erfahrung und Einfühlungsvermögen. Beides gilt auch für die physiotherapeutische Arbeit in der Psychiatrie, die neben den Möglichkeiten der „klassischen" Physiotherapie eine zusätzliche Ausbildung in einem der bewährten Verfahren ganzheitlicher Körperarbeit erfordert.

Die Autorinnen der physiotherapeutischen Beiträge Neurologie und Psychiatrie sind ausgewiesene Fachfrauen mit reicher Erfahrung auch in der Anleitung von Physiotherapie-Schülern bei der praktischen Ausbildung am Patienten. Dem entsprechend liegen die Schwerpunkte der Darstellung auf den Behandlungssituationen, die den Klinikalltag prägen.

Im ärztlichen Teil der Neurologie, der von einem neuen Autor bearbeitet wurde, sind die Dysarthrien, die Kau- und Schluckstörungen in eigenen Kapiteln beschrieben, weil auch sie für Physiotherapeuten bedeutsam sind und in die Behandlung einbezogen werden müssen. Gleiches gilt für die vielfältigen neuropsychologischen Störungen, die – zum Beispiel bei Patienten mit Hemiplegie oder nach Schädel-Hirn-Verletzungen – die Rehabilitation oft nachhaltiger verlangsamen als die sensomotorischen Behinderungen.

Mit der Einführung der „International Classification of Diseases" (ICD) durch die Weltgesundheitsorganisation (WHO) haben sich Nomenklatur und Gliederung in der Psychiatrie verändert. Diese Veränderungen hat der Autor des ärztlichen Beitrags Psychiatrie in seine Darstellung übernommen und die Störungen (nicht mehr Krankheiten) entsprechend der neuen Nomenklatur beschrieben.

Rosi Haarer-Becker hat mit Sachkenntnis, Engagement und Geduld die Entstehung dieses Bandes begleitet; ihr und den anderen Mitarbeitern des Georg Thieme Verlags, die an der Herstellung beteiligt waren, danke ich herzlich für die konstruktive Hilfe und Mitarbeit.

Heidelberg, im Oktober 1997 Antje Hüter-Becker

Inhaltsverzeichnis

1 Neurologie

E. Koenig

•••• Einleitung

Die Neurologie befaßt sich mit den Erkrankungen des zentralen Nervensystems (Gehirn und Rückenmark), der peripheren Nervensystems und der Muskulatur. Medizinhistorisch ist die Neurologie an den meisten Universitäten aus gemeinsamen psychiatrisch/neurologischen Kliniken (sog. Nervenkliniken), manchmal aber auch aus der inneren Medizin hervorgegangen. Die in den letzten Jahrzehnten auch an vielen kommunalen und regionalen Krankenhäusern eingerichteten neurologischen Abteilungen sind traditionell klein, so daß viele Patienten mit neurologischen Erkrankungen in anderen Fachabteilungen liegen (z.B. Schlaganfall-Patienten in internistischen Abteilungen, weil diese Patienten häufig außer an Durchblutungsstörungen des Gehirns auch an solchen des Herzens oder der Extremitäten leiden und die internistischen Grunderkrankungen wie Hypertonie, Diabetes mellitus dem Schlaganfall zugrunde liegen). Da diese Erkrankung insbesondere Patienten im höheren Lebensalter betrifft, liegen solche Patienten z.T. auch in den in letzter Zeit eingerichteten geriatrischen Abteilungen.

Die Neurologie hat enge Beziehung zur Neurochirurgie und zur Orthopädie, insbesondere im Hinblick auf die Versorgung von Patienten mit Bandscheibenvorfällen und anderen Erkrankungen der Wirbelsäule. An manchen Unfallkliniken gibt es Spezialabteilungen für Rückenmarkverletzte (sogenannte Querschnittabteilungen). In der Versorgung akut Schädel-Hirn-Verletzter besteht meist eine enge Zusammenarbeit von Unfallchirurgen, Neurochirurgen und Neurologen.

Wegen der engen Verknüpfung der menschlichen Sinnesorgane (Auge und Ohr) mit dem Gehirn haben sich gemeinsame Spezialgebiete mit der Hals-Nasen-Ohren-Heilkunde und der Augenheilkunde herausgebildet (Neurootologie und Neuroophthalmologie).

Enge Beziehungen bestehen traditionell zur Psychiatrie, die in den letzten Jahren an Intensität zugenommen haben, als Folge eines gemeinsamen Interesses an den biochemischen Prozessen im Gehirn und insbesondere im Alter häufiger auftretenden Abbauprozessen im Gehirn (z.B. Demenz vom Alzheimertyp).

Innerhalb der Kinderkliniken sind in den letzten Jahren Abteilungen für Kinderneurologie oder Entwicklungsneurologie eingerichtet worden. Dies trägt der Tatsache Rechnung, daß im Kindesalter besonders häufig angeborene Erkrankungen des Nervensystems und Entwicklungsstörungen des Nervensystems erstmals bemerkt werden. Mit raschen Fortschritten auf dem Gebiet der Genetik wird jedoch immer klarer, daß es sich auch bei den häufig erst im späteren Erwachsenenalter auftretenden „Systemdegenerationen" um angeborene Erkrankungen mit später Manifestation handelt.

Grundsätzlich ist die *konservative* Behandlung der Erkrankungen des Nervensystems Aufgabe der Neurologie, während die *operative* Behandlung Aufgabe der Neurochirurgie ist. Die Behandlung kann in der Verabreichung von Medikamenten bestehen. Einen besonders breiten Raum nehmen aber übende Verfahren ein, die die Plastizität des Nervensystems nutzen und so das Wiedererlernen verlorengegangener Fähigkeiten möglich machen. Übende Verfahren werden – abgesehen von der Physiotherapie – auch von anderen Berufsgruppen angewandt, so von Neuropsychologen, Sprachtherapeuten/Logopäden und Ergotherapeuten. Voraussetzung für eine qualifizierte Tätigkeit in diesen therapeutischen Bereichen sind eingehendere Kenntnisse der Neurologie, aber auch Grundlagenkenntnisse in den neurologischen Basiswissenschaften, insbesondere der Neuroanatomie und Neurophysiologie.

•••• Physiotherapie in der Neurologie

- *Merke:* Ziel jeder Physiotherapie auch in der Neurologie ist eine möglichst weitgehende Wiederherstellung der verlorengegangenen Funktionen.

Daß dieses Ziel häufig erreicht wird, ist eine allgemein akzeptierte Tatsache, jedoch ist keineswegs immer geklärt, wie dieser Effekt zustande kommt. Eine Regeneration (also Neubildung von Nervenzellen durch Teilung) nach einer abgelaufenen Schädigung des Nervensystems findet beim Menschen nicht statt, dagegen können bei erhalten gebliebener Nervenzelle im peripheren Nervensystem Nervenfasern wieder auswachsen (1 – 2 mm pro Tag). Im zentralen Nervensystem können Nervenzellen neue Verknüpfungen eingehen. Dieser Vorgang ist wohl eine der Grundlagen der Anpassungsfähigkeit *(Plastizität)* des zentralen Nervensystems an neue Erfordernisse. Diese Plastizität und die Lernfähigkeit des Gehirns sind die wesentlichen Faktoren für die Wiedererlangung motorischer Fähigkeiten nach Läsion des zentralen Nervensystems. Wichtige weitere Aufgaben der Physiotherapie in der Neurologie sind:

- Beeinflussen von durch die Schädigung auftretenden überschießenden Phänomenen, wie der Steigerung des Muskeltonus *(Spastik)*, der Reflexaktivität (z.B. *Kloni*), und
- Verbessern der Koordination von Agonist und Antagonist bei muskulären Dysbalancen, die auch sekundär zu Gelenkkontrakturen führen können.

Wesentlich mitbestimmt wird die Physiotherapie von der Kooperationsfähigkeit und Belastungsfähigkeit des Patienten. Beim bewußtlosen Patienten wird man sich auf ein passives Bewegen, korrekte Lagerung und Pneumonieprophylaxen beschränken müssen. Ist der Patient in der Lage, aktiv mitzuarbeiten, hängt vom Grad der Motivation viel ab. Zahlreiche Patienten sind nach einer plötzlichen Schädigung (wie z.B. einem Schlaganfall) depressiv und müssen erst mühsam für eine Mitarbeit gewonnen werden. Vielfach sind die Wahrnehmung des Patienten (Sensibilität, Seh- und Hörstörung), das Sprachverständnis oder die sprachliche Ausdrucksfähigkeit *(Aphasie)* erheblich beeinträchtigt. Diese Defizite müssen berücksichtigt werden, um kränkende Mißverständnisse zu vermeiden und die Kooperations- und Belastungsfähigkeit des Patienten richtig einzuschätzen.

■ *Merke:* Ein grundlegendes Verständnis für neurologische Erkrankungen ist Voraussetzung für eine erfolgreiche physiotherapeutische Arbeit.

Dabei soll nicht übersehen werden, daß neurologische Patienten sehr häufig nicht nur neurologisch erkrankt sind, sondern daß insbesondere bei älteren (geriatrischen) Patienten auch erhebliche Erkrankungen aus anderen Fachgebieten vorliegen, insbesondere auf dem Gebiet der inneren Medizin (Herz-Kreislauf-Erkrankungen, Lungenfunktionsstörungen) und der Orthopädie. Patienten, die ein Schädel-Hirn-Trauma erlitten haben, werden sich überwiegend auch andere Verletzungen zugezogen haben und bedürfen daher chirurgischer Behandlung.

1.1 Neurologische Diagnostik

Die neurologische Diagnostik ist in erster Linie Aufgabe des Arztes, jedoch wird der Physiotherapeut sich durch Erfragen der wesentlichen Aspekte der Krankengeschichte und Untersuchung der jeweils wesentlichen körperlichen Defizite selbst einen Eindruck vom aktuellen Befund des Patienten machen wollen, so daß hier das systematische Vorgehen zur Erhebung der Krankengeschichte und der Aufnahme des neurologischen Befundes dargestellt wird.

1.1.1 Klinische Diagnostik

•••• Krankengeschichte

Bei der Erhebung der Krankengeschichte wird man aus psychologischen Gründen am einfachsten einen Zugang zum Patienten finden, wenn man sich nach dem aktuellen Befinden bzw. den derzeitigen Beschwerden erkundigt. Damit beginnt die sog. *aktuelle* oder *jetzige Anamnese.*

Bei der Erhebung der Eigenanamnese beginnt man chronologisch mit der Frage nach angeborenen Erkrankungen, Komplikationen der Geburt und Kinderkrankheiten. Erkrankungen der wesentlichen Organsysteme (Zentralnervensystem, Herz, Lunge, Leber, Magen-Darm-Trakt, Niere) sollten systematisch abgefragt werden. In der Neurologie sollte man auch immer nach zerebralen Krampfanfällen oder ungeklärten Zuständen von Bewußtlosigkeit, ferner nach erlittenen Schädel-Hirn-Traumen fragen.

In der Familienanamnese sollen erbliche Belastungen, die gerade bei den neurologischen Systemerkrankungen und den Muskelerkrankungen sowie bei Anfallsleiden relativ häufig vorkommen, abgefragt werden.

Die vegetative Anamnese umfaßt wie in anderen Fachgebieten auch die Frage nach ungewöhnlichem Gewichtsverlust, nach Appetit und Flüssigkeitszufuhr, nach Miktion und Defäkation, den Sexualfunktionen sowie Schweißsekretion und die Frage nach Medikamenten.

Besonders wichtig ist bei neurologischen Erkrankungen die Sozialanamnese. Diese gibt Hinweise auf die prämorbide Leistungsfähigkeit des Patienten, besondere berufliche Belastungen oder Gefährdungen am Arbeitsplatz (z.B. bei Anfallsleiden) und Anhaltspunkte für eine notwendige weitere Beratung im Hinblick auf die Wohnverhältnisse oder die Versorgung mit Hilfsmitteln.

•••• Neurologische Untersuchung

Die neurologische Untersuchung umfaßt immer eine eingehende internistische Untersuchung, auf die hier nicht näher eingegangen werden soll. Der eigentliche neurologische Untersuchungsgang im engeren Sinne muß immer vollständig durchgeführt werden, da nur daraus klar auf Art und Lokalisation der Schädigung geschlossen werden kann. Da die Untersuchung umfangreich ist, empfiehlt es sich, eine bestimmte Ordnung einzuhalten, um nicht einzelne Teile zu vergessen. Bewährt hat sich folgende Untergliederung der Untersuchung:

1. Untersuchung des Kopfes und der Hirnnerven
2. Prüfung der Motorik

3. Prüfung der Koordination
4. Auslösung der Reflexe
5. Untersuchung der Sensibilität und des Vegetativums
6. Psychischer und ggf. neuropsychologischer und sprachlicher Befund

Untersuchung des Kopfes

Bei der *Inspektion des Kopfes* achtet man auf Auffälligkeiten der Schädelform, Knochenlücken z. B. nach Operationen, nach Unfällen auf Hämatome, Hautabschürfungen, Narben, knöcherne Impressionen. Man prüft die Schädelkalotte auf Klopfempfindlichkeit und die Nervenaustrittspunkte des N. occipitalis und des N. trigeminus auf Druckschmerzhaftigkeit. Mit der Prüfung der Beweglichkeit des Kopfes wird gleichzeitig die freie Beweglichkeit der Halswirbelsäule untersucht. Dabei wird die Rotation des Kopfes um die vertikale Kopfachse nach rechts und links (normales Bewegungsausmaß beidseits 70 Grad), die Neigung des Kopfes nach rechts und links (normales Bewegungsausmaß 45 Grad) und die Flexion und Extension des Kopfes untersucht, die am besten durch Messung des Kinn-Jugulum-Abstandes quantifiziert wird. Beim liegenden Patienten wird durch passives Flektieren des Kopfes der *Meningismus* (Nackensteife) geprüft, der bei Reizung der Hirnhäute (z. B. einer Hirnhautentzündung oder Subarachnoidalblutung) positiv sein kann.

Untersuchung der Hirnnerven

Bei der *Untersuchung der Hirnnerven* wird die anatomische Reihenfolge im wesentlichen eingehalten, um keine Hirnnervenfunktion zu vergessen.

I Nervus olfactorius

Die *Prüfung des Geruchsempfindens* mit aromatischen Geruchsstoffen (z. B. Kaffee, Vanille) erfolgt unilateral, d. h., ein Nasenloch wird jeweils verschlossen. Bei Angabe eines fehlenden Geruchsempfindens kann die Untersuchung mit Substanzen, die die Schmerzfasern des N. trigeminus reizen, überprüft werden. Hier muß der Patient auch bei fehlender Geruchsempfindung eine Wahrnehmung angeben.

II Nervus opticus

Die Prüfung erfolgt monokulär, d. h. bei Sehen mit einem Auge (das andere Auge wird abgedeckt). Man prüft die *Sehschärfe* mittels einer Sehtafel, das Gesichtsfeld kann groborientierend mit der sogenannten Fingerperimetrie untersucht werden. Dabei bewegt der Untersucher seinen

Finger langsam von der Peripherie in das Gesichtsfeld hinein. Die Untersuchung mit dem Augenspiegel dient im wesentlichen der Erfassung von Veränderungen der Papille (Eintrittszonen des N. opticus am Augenhintergrund). Am wichtigsten ist die *Vorwölbung der Papille* (Stauungspapille) bei erhöhtem Hirndruck. Die *Prüfung der Pupillenreflexe* (schlagartige Erhöhung der Beleuchtung auf einem Auge) führt zur Verengung der Pupillen an beiden Augen, sog. *direkte* (auf dem beleuchteten Auge) und *konsensuelle Pupillenreaktion* (auf dem nichtbeleuchteten Auge). Der Pupillenreflex objektiviert die erhaltene Leitungsfunktion des N. opticus (afferent vom Auge zum Gehirn) und des N. oculomotorius (efferent vom Gehirn zum Auge).

III, IV und VI Nervus oculomotorius, Nervus trochlearis, Nervus abducens

Diese Nerven innervieren die äußeren Augenmuskeln, die die Augen bewegen, und die inneren Augenmuskeln zur Verengung der Pupille (s. o.) und der Akkomodation der Linse. Zusätzlich innerviert der N. oculomotorius den Lidheber. Bei einer Lidspaltendifferenz ist bei erheblicher Ausprägung, z. B. wenn die Pupille bedeckt ist, eine Funktionsstörung des Nervus oculomotorius anzunehmen, bei geringer Seitendifferenz kann dies auch anlagebedingt oder bei gleichzeitig bestehender Miosis Ausdruck einer Funktionsstörung des Sympathikus sein (sog. *Horner-Syndrom).*

Zur *Prüfung der Augenmotilität* wird der Patient aufgefordert, bei unbewegtem Kopf dem Finger des Untersuchers in unterschiedliche Blickrichtungen nachzuschauen. Aus der Blickrichtung, in der die Doppelbilder auftreten, und der Augenfehlstellung kann auf den in der Funktion gestörten Nerv oder Augenmuskel geschlossen werden. Es gibt auch Augenbewegungsstörungen ohne Doppelbilder, wenn die Sehschärfe auf dem einen Auge deutlich gemindert ist, der Schielwinkel sehr klein ist (dann Angabe von Unscharfsehen) oder das Schielen schon lange besteht (zentrale Unterdrückung des Doppelbildes).

Doppelbilder fehlen ebenfalls, wenn die Bewegungsstörung beide Augen in gleicher Weise betrifft, also beide Augen z. B. nicht nach rechts oder nach oben bewegt werden können. Derartige Augenbewegungsstörungen, sog. Blickparesen, kommen insbesondere bei Hirnstammläsionen vor.

V Nervus trigeminus

Die *Gesichtssensibilität* und die Sensibilität über den vorderen Abschnitten der Schädelkalotte wird im Seitenvergleich geprüft. Eine Objektivierung ermöglicht der Kornealreflex. Durch die Berührung der Hornhaut des Auges mit einem Wattestäbchen kommt es zu einem sensiblen Reiz, der afferent über den N. trigeminus und efferent über den N. facialis zum M. orbicularis oculi (reflektorischer Schluß des Auges) geleitet wird. Motorisch innerviert der N. trigeminus die Kaumuskulatur, deren Kontraktion palpiert werden kann. Die *Prüfung des Masseterreflexes* (Beklopfen des Kinns führt zur Kontraktion der Kaumuskulatur) ergibt ein Maß für die Lebhaftigkeit der Muskeleigenreflexe.

VII Nervus facialis

Es wird die willkürliche und mimische Innervation der Gesichtsmuskulatur auf Seitendifferenzen hin beobachtet. Sensorisch kann der Geschmack für die Qualitäten süß, sauer, salzig am vorderen Zungenabschnitt geprüft werden. Der efferente Schenkel des Kornealreflexes (s. oben) verläuft über den N. facialis.

VIII Nervus statoacusticus

Der N. statoacusticus besteht aus zwei eigentlich separaten Hirnnerven, dem *N. cochlearis* für die Hörfunktion und dem *N. vestibularis* für die Gleichgewichtsfunktion. Das Hören wird in der neurologischen Untersuchung meist nur orientierend geprüft (Reiben der Finger vor dem Ohr, Uhrenticken) und kann mittels der Stimmgabelversuche nach Rinne und Weber etwas weiter differenziert werden. Eine genauere Untersuchung erfordert eine Audiometrie beim HNO-Arzt. Funktionsstörungen des N. vestibularis erschließen sich nur indirekt. Ein plötzlicher Ausfall führt zu Schwindel und spontan auftretenden ruckartigen Augenbewegungen *(Nystagmus)* und zur Falltendenz zur Seite der Schädigung im Romberg-Stehversuch (s. u.). Eine differenzierte Untersuchung kann durch die Prüfung des vestibulo-okulären Reflexes erfolgen. Eine Reizung der Gleichgewichtsorgane durch rasche Kopfwendung (z. B. nach rechts) führt zu Augenbewegungen zur Gegenseite (z. B. nach links). Eine erweiterte Diagnostik erfordert die Spülung des äußeren Gehörganges mit kaltem und warmem Wasser, was durch Reizung des Gleichgewichtsorgans über den vestibulookulären Reflex wieder zu Augenbewegungen führt, die auch registriert werden können (Elektrookulographie-Elektronystagmographie).

IX Nervus glossopharyngeus

Sensibel wird die Innervation der Rachenhinterwand durch Betupfen mit einem Spatel oder Wattebausch und durch Auslösen des Würgreflexes geprüft. Sensorisch kann der Geschmack auf dem hinteren Drittel der Zunge mit Bitterstoffen untersucht werden (die Qualitäten süß/sauer/salzig werden über den N. facialis von den vorderen zwei Dritteln der Zunge wahrgenommen, s. oben).

X Nervus vagus

Motorisch wird die seitengleiche Hebung des Gaumensegels geprüft. Bei einseitiger Schädigung besteht durch Lähmung des N. recurrens Heiserkeit, bei beidseitiger Schädigung eine Aphonie. Für die vegetative Innervation der inneren Organe ist der N. vagus von großer Bedeutung, da über ihn der Parasympathikus verläuft (Regulation von Herzfrequenz, Blutdruck).

XI Nervus accessorius

Die Innervation des M. sternocleidomastoideus prüft man durch Wendung des Kopfes zu einer Seite gegen Widerstand, die des M. trapezius durch Schulterhebung gegen Widerstand.

XII Nervus hypoglossus

Die Motilität der Zunge wird insbesondere durch Herausstrecken der Zunge geprüft, bei Lähmung weicht die Zunge zur kranken Seite ab, bei länger bestehender Lähmung kann eine halbseitige Atrophie der Zunge resultieren.

Prüfung der Motorik

Ziel der motorischen Prüfung ist es, Lähmungserscheinungen der Muskulatur festzustellen. Eine partielle Lähmung wird als *Parese,* eine komplette Lähmung als *Plegie* bezeichnet. Weiteres Ziel bei Vorliegen einer Lähmung ist eine Differenzierung, ob es sich um eine zentrale Lähmung (Läsion des 1. motorischen Neurons – von der Hirnrinde bis zum Rückenmark) oder eine Lähmung des zweiten motorischen Neurons (motorische Vorderhornzelle im Rückenmark und peripherer Nerv) handelt. Bei peripheren Lähmungen wird man wiederum versuchen, eine Unterscheidung zwischen Läsionen des peripheren Nervs oder seiner Äste, des Arm- oder Beinplexus, oder der Nervenwurzeln zu treffen. Während der Untersuchung beobachtet man die Spontanmotorik des Patienten, Abweichungen von der normalen Körperhaltung, die Minderinnervation einer Körperseite (z. B. Mitbewegungen des Armes beim Gehen), überschießende Bewegungen (Hyperkinesien) oder spontan auftretende Zuckungen der Muskulatur (z. B. Faszikulationen = Kontraktion einzelner motorischer Einheiten).

Bei der Inspektion beachtet man weiter Atrophien einzelner Muskeln oder ganzer Gliedmaßen. Durch Palpieren der Muskulatur bekommt man einen besseren Eindruck von der Muskeltrophik.

Prüfung der groben Kraft

Systematisch wird die Kraftentwicklung der wesentlichen Muskelgruppen im Seitenvergleich gegen Widerstand geprüft. Bei der Prüfung des Faustschlusses kann dabei die Kraftentwicklung der dominanten Hand (meist der rechten) etwas kräftiger sein.

Die Frage nach der Händigkeit gibt auch Hinweise auf die Hemisphärendominanz und Sprachlokalisation im Gehirn (üblicherweise links). Die Einteilung der Kraftgrade erfolgt nach der British Medical Association in einer fünfstufigen Skala (s. auch allgemeine Richtlinien für die Physiotherapie atrophischer Paresen und Muskelerkrankung S. 322 ff des physiotherapeutischen Beitrags). Leichtgradige Paresen lassen sich auch in den sog. *Vorhalteversuchen* erkennen. Beim *Armhalteversuch* wird der Patient aufgefordert, beide Arme in Supinationshaltung (Handflächen nach oben) horizontal nach vorne ausgestreckt zu halten, die Augen zu schließen und die Arme in dieser Position zu halten. Bei einer leichtgradigen Parese wird man eine *Pronation des gelähmten Armes* beobachten, bei einer höhergradigen Parese zusätzlich ein *Absinken.*

Beim *Beinhalteversuch* wird der Patient in liegender Position aufgefordert, bei rechtwinklig gebeugtem Hüft- und Kniegelenk den Unterschenkel möglichst horizontal zu halten. Bei einer Parese wird man bei Ausschaltung der visuellen Kontrolle (Augenschluß) ein Absinken des Unterschenkels auf der gelähmten Seite beobachten.

Prüfung des Muskeltonus

▪ *Definition:* Unter *Muskeltonus* versteht man den physiologischen Spannungszustand der Muskulatur ohne aktive Innervation.

Am besten wird der Muskeltonus im Liegen in entspannter Körperhaltung geprüft, indem man die Extremitäten passiv beugt und streckt und den dabei auftretenden Widerstand erfühlt. Durch Bewegungseinschränkung in den Gelenken oder auftretende Schmerzen kann die Beurteilung des Tonus erheblich erschwert sein. Der Muskeltonus kann erhöht *(hyperton)* oder erniedrigt sein *(hypoton).*

Eine *Hypotonie* ist typisch für eine Erkrankung des 2. (peripheren) motorischen Neurons oder der Erkrankung des Muskels selbst, aber auch für eine Läsion des Kleinhirns und eine frische zerebrale Läsion (Läsion der Motorneurone).

Bei einem *Hypertonus* sollte möglichst noch zwischen einer *Spastik* und einem *Rigor* differenziert werden. Die Spastik ist charakteristisch für eine länger bestehende (zumindest einige Tage) Schädigung des 1. motorischen Neurons. Sie tritt jedoch üblicherweise nicht sofort nach der Schädigung auf, sondern erst innerhalb von Tagen bis Wochen. Bei der Spastik ist der Widerstand der Muskulatur gegen passive Dehnung bei rascher Geschwindigkeit größer als bei langsamer. Häufig nimmt der Widerstand gegen die Bewegung zunächst zu und plötzlich ab (sog. *Taschenmesserphänomen*). Meistens ist die Spastik am Arm in den Beugern ausgeprägter, am Bein in den Streckern.

Beim Rigor findet sich während der gesamten Bewegung anhaltend teigig-zäher Widerstand gegen die Muskeldehnung, der meistens in Beugern und Streckern ähnlich ausgeprägt ist. Charakteristisch ist der Rigor für Stammganglienerkrankungen.

Die Motorik wird natürlich auch innerhalb der Prüfung der Koordination untersucht. Seitendifferenzen der Koordinationsproben (s. unten) können ebenfalls Hinweise auf Paresen ergeben. Spezielle motorische Skalen sind für bestimmte Krankheitsbilder (z.B. Muskeldauerbelastung bei der Myasthenie) entwickelt worden. Sie werden bei den einzelnen Krankheitsbildern besprochen.

Prüfung der Koordination

- *Definition:* Unter *Koordination* wird die Zusammenfassung einzelner Bewegungen zu einem geordneten und zielgerichteten Bewegungsmuster verstanden. Störungen der Koordination werden als *Ataxie* bezeichnet.

Aus beliebig vielen vorstellbaren Untersuchungsmöglichkeiten hat sich eine kleinere Anzahl von leicht durchführbaren Tests als Standard etabliert:

Zeigeversuche: Beim *Finger-Nase-Versuch* wird der Patient aufgefordert, mit geschlossenen Augen in einer langsamen flüssigen Bewegung den Zeigefinger auf die Nasenspitze zu bringen.

Beim *Knie-Hacke-Versuch* wird vom liegenden Patienten die Ferse in einer langsamen flüssigen Bewegung auf das kontralaterale Knie geführt. Eine Unsicherheit bei den Zeigeversuchen nennt man *Zeigeataxie.* Ein Danebenzeigen in den Zeigenversuchen wird global als *Dysmetrie* bezeichnet, eine verkürzte Bewegung als *Hypometrie,* eine über das Ziel hinausschießende Bewegung als *Hypermetrie.*

Unter *Tremor* versteht man allgemein eine rhythmische Bewegung, die spontan in Ruhe auftreten kann *(Ruhetremor)* oder durch Bewegung oder die Haltung einer bestimmten Position provoziert wird *(Aktionstre-*

mor). Ein bei Annäherung an das Ziel immer mehr zunehmendes Hin- und Herwackeln der Extremität wird als *Intentionstremor* bezeichnet und ist Ausdruck einer Schädigung des Zerebellums oder seiner Bahnverbindungen. Der Tremor kann sowohl die Extremitäten als auch den Kopf betreffen.

Mit dem *Rebound-Phänomen* wird das rasche Abbremsen einer Bewegung geprüft. Der Patient wird aufgefordert, den Arm gegen den Widerstand des Untersuchers zu beugen, der Untersucher läßt dann den Arm plötzlich los. Normalerweise wird dann die durch die Muskelanspannung hervorgerufene Beugebewegung des Armes rasch abgebremst. Im pathologischen Fall *(positives Rebound-Phänomen)* kommt es zu einer ausgeprägten Bewegung, die so stark sein kann, daß der Untersucher den Patienten davor bewahren muß, sich auf den eigenen Körper zu schlagen.

Untersuchung der Feinmotorik

Zur Beurteilung der Feinmotorik können rasch alternierende Bewegungen der Finger, z.B. rasches alternierendes Reiben des Daumens gegen den Zeigefinger (Geld zählen), rasch alternierende Opposition des Daumens gegen die Langfinger II – V (wie beim Tonleiterspielen am Klavier) und rasch alternierende Pro- und Supinationsbewegungen der Hand (Diadochokinese, bei gestörter Funktion Dysdiadochokinese) verwendet werden. Es empfiehlt sich ein Seitenvergleich, wobei die dominante Hand üblicherweise etwas geschickter ist.

Auch mit einer Schriftprobe, dem Zeichnen von geraden Linien oder Spiralen lassen sich Koordinationsstörungen an den oberen Extremitäten erfassen. Der Vorteil ist, daß man unmittelbar eine Dokumentation des Befundes erhält und ein Vergleich über längere Zeitintervalle problemlos möglich ist.

Stand- und Gangproben

Störungen der Koordination können so ausgeprägt sein, daß Stehen und Gehen nicht möglich sind (*Astasie* bzw. *Abasie*). Leichtere Störungen des Standes können mit dem *Romberg-Versuch* (Stehen mit unmittelbar nebeneinanderstehenden Füßen) erfaßt werden. Es wird auf Schwankungen des Körpers zunächst bei offenen Augen, dann bei geschlossenen Augen geachtet. Eine erhebliche Zunahme der Körperschwankung bei geschlossenen Augen spricht für eine Störung der somatosensorischen Afferenz *(spinale Ataxie)*, während die Unterschiede der Körperschwankung bei zerebellären Läsionen bei offenen und geschlossenen Augen gering sind.

Unterberger-Tretversuch: Der Patient soll bei geschlossenen Augen ca. 50 Schritte auf der Stelle treten. Normalerweise findet sich dabei eine Abweichung von der Ausgangsposition, die kleiner als 45 Grad ist. Größere Abweichungen gelten nur als pathologisch, wenn sie sich bei Wiederholung des Versuches bestätigen lassen.

Bei der Untersuchung sollte der Patient sich nicht an optischen (Lichtschein auch durch die Augenlider) und akustischen Reizen orientieren können. Die Rotation spricht für eine ipsilaterale Läsion des periphervestibulären Apparates.

Untersuchung des Ganges

Es wird der normale Gang auf einer möglichst etwas längeren Gehstrekke beobachtet, dabei wird auf Unsicherheiten, Kompensationsmechanismen, wie Breitbeinigkeit und das Mitschwingen der Arme, geachtet. Eine Unsicherheit des Ganges wird als *Gangataxie* bezeichnet. Bei ungestörtem Gang können noch schwierigere Gangprüfungen, wie der Blindgang und der Seiltänzergang (Setzen der Füße voreinander auf einer gedachten Linie), untersucht werden.

Untersuchung der Reflexe

- *Definition:* Unter *Reflexen* versteht man unwillkürliche Antworten auf von außen einwirkende Reize, die durch Verknüpfung zwischen dem den Reiz zuleitenden *afferenten* Schenkel und dem den Reizerfolg bewirkenden *efferenten* Schenkel auf unterschiedlichem Niveau des zentralen Nervensystems zustande kommen.

Die einfachsten Reflexe sind die *Muskeleigenreflexe.* Hierbei kommt es durch eine plötzliche Dehnung des Muskels (z.B. durch Schlag des Reflexhammers auf die zugehörige Sehne) zu einer Stimulation der Muskelspindel, die über den peripheren Nerv und die sensible Hinterwurzel ins Rückenmark fortgeleitet wird und in derselben Rückenmarkshöhe durch Stimulation der motorischen Vorderhornzelle über die Vorderwurzel und den peripheren Nerv zu einer Kontraktion des gedehnten Muskels führt. Da sich zwischen dem afferenten und dem efferenten Schenkel nur eine Synapse befindet, wird dieser Reflex auch als *monosynaptisch* bezeichnet. Davon abzugrenzen sind die *polysynaptischen Fremdreflexe,* bei der Rezeptor und Erfolgsorgan nicht identisch sind. Üblicherweise liegen die Rezeptoren in der Haut, die Verschaltung erfolgt über mehrere Rückenmarkssegmente. Der Reizerfolg ist meist eine in der gleichen Region liegende Muskelkontraktion.

Muskeleigenreflexe

Die Muskeleigenreflexe werden mit dem Reflexhammer ausgelöst, wobei üblicherweise mehrere Schläge unterschiedlicher Stärke ausgeführt werden, um ein Maß für die Lebhaftigkeit des Reflexes zu gewinnen. Die Auslösbarkeit des Muskeleigenreflexes setzt einen intakten peripheren Nerv, funktionstüchtige Hinter- und Vorderwurzeln und eine intakte synaptische Verschaltung im Rückenmark voraus. Eine Abschwächung des Reflexes spricht für eine Schädigung im Bereich dieser Strukturen oder des Muskels selbst. Die vom motorischen Kortex ausgehende *Pyramidenbahn,* die die Impulse für die Willkürmotorik leitet, übt einen hemmenden Einfluß auf die Muskeleigenreflexe aus. Folglich kommt es bei einer Störung der Pyramidenbahn zu einer Steigerung der Muskeleigenreflexe. Da zahlreiche Muskeln überwiegend durch ein Rückenmarksegment und die zugehörige Nervenwurzel innerviert werden, lassen sich die Muskeleigenreflexe auch zur Lokalisation von Nervenwurzelkompressionen (z. B. Bandscheibenvorfälle) verwenden. Dabei sind Reflexausfälle oder Abschwächung bestimmter Muskeln *(Kennmuskeln)* für Kompressionen bestimmter Nervenwurzeln charakteristisch. Routinemäßig sollten außer dem Masseterreflex (s. oben) folgende Reflexe geprüft werden:

- Bizepssehnenreflex (Segment C6),
- Radiusperiostreflex (Segment C6),
- Trizepssehnenreflex (Segment C7),
- Adduktorenreflex (Segment L3),
- Patellarsehnenreflex (Segment L4),
- Achillessehnenreflex (Segment S1).

Auch der *Trömner*- und der *Knipsreflex* sind Muskeleigenreflexe der Fingerbeugemuskulatur (Segment C7 und C8), auch wenn sie in den meisten Lehrbüchern als Pyramidenbahnzeichen abgehandelt werden. Bei fehlender Pyramidenbahnläsion sind diese Reflexe nicht bei allen Probanden auslösbar, jedoch ist ihr Vorhandensein auch kein sicheres Zeichen für eine Pyramidenbahnläsion. Es gibt weitere inkonstant auslösbare Muskeleigenreflexe, die bei Bedarf in die Untersuchung einbezogen werden können (z. B. der Tibialis-posterior-Reflex Segment L5).

Das Reflexniveau ist stark situationsabhängig. Bei Aufregung und Streß nimmt das Reflexniveau zu, bei Entspannung ab. Durch starke Willkürkontraktion von Muskeln in einer anderen Körperregion können die Reflexe gebahnt werden. Darauf beruht die Wirksamkeit des Jendrassik-Handgriffes. Bei Nichtauslösbarkeit der Muskeleigenreflexe an den Beinen wird der Patient aufgefordert, die Finger beider Hände ineinander zu verhaken und beide Arme kräftig gegeneinander nach außen zu ziehen.

Fremdreflexe

Fremdreflexe sind ähnlich wie die Eigenreflexe bei stärkerer Reizung lebhafter ausgeprägt. Im Gegensatz zu den Muskeleigenreflexen habituieren sie, d.h. sie werden bei wiederholter Auslösung schwächer und sind bei Schädigung der Pyramidenbahn abgeschwächt. Ein wichtiger Fremdreflex ist der *Bauchhautreflex*, der im Seitenvergleich in mehreren Höhen geprüft werden sollte. Durch Bestreichen der Bauchhaut mit einem spitzen Gegenstand kommt es zu einer Kontraktion der darunterliegenden Bauchdeckenmuskulatur. Bei schlaffen oder adipösen Bauchdecken kann der Reflex fehlen, ohne daß dies eine pathologische Bedeutung hat.

Kremasterreflex

Das Bestreichen der Innenseite des proximalen Oberschenkels führt beim Mann über die Segmente L1 und L2 efferent über den N. genitofemoralis zu einer Kontraktion des M. cremaster, was zu einem Anheben des ipsilateralen Hodens führt.

Plantarreflex – Babinski-Zeichen

Ein Berührungsreiz am lateralen Fußrand führt zu einer Plantarflexion der Zehen, meist mit einer Fluchtreaktion (Wegziehen des Beines). Bei einer Pyramidenbahnläsion kommt es davon abweichend zu einer tonischen Dorsalextension der Großzehe und zu einer Spreizung der Kleinzehe *(Babinski-Zeichen)*. Andere Pyramidenbahnzeichen sind der *Oppenheim-Reflex* (festes Bestreichen der Tibiavorderkante) und der *Gordon-Reflex* (Druck auf die Wadenmuskulatur führt zur Dorsalextension der Großzehe).

Analreflex

Das Bestreichen der perianalen Haut auf der rechten und linken Seite führt zu einer Kontraktion des Schließmuskels. Nur die Seitendifferenz in der Ausprägung der Reflexantwort ist pathologisch verwertbar, nicht jedoch das bilaterale Fehlen der Reizantwort.

Es ist nicht immer ganz einfach zu unterscheiden, ob es sich auf der einen Seite um eine Reflexabschwächung oder eine Steigerung auf der Gegenseite handelt. Die Wertigkeit des Reflexbefundes ergibt sich dann aus den übrigen Befunden der neurologischen Untersuchung (z.B. der

Lokalisation von Lähmungserscheinungen oder von Ataxie in den Koordinationsprüfungen). Selten können Muskeleigenreflexe so stark gesteigert sein, daß durch die Auslösung eine wiederholte Reflexantwort auftritt. Dieser *Klonus* kann erschöpflich sein, also langsam von selbst abklingen, oder auch unerschöpflich sein. Bei der klinischen Untersuchung prüft man routinemäßig den Patellarklonus durch brüskes nach distal Verschieben der Patella beim gestreckten Bein und Festhalten der Patella in der distalen Position und den Fußklonus durch plötzliche Extension des Fußes im Sprunggelenk und Beibehalten dieser Position. Der Patellarklonus wird über die gleichen Strukturen vermittelt wie der Patellarsehnenreflex, der Fußklonus über die gleichen Strukturen wie der Achillessehnenreflex.

Prüfung der Sensibilität

Am Beginn der Sensibilitätsprüfung sollte nach Gefühlsstörungen oder Schmerzen gefragt werden. Bei der Untersuchung werden unterschiedliche Qualitäten, die über unterschiedliche Rezeptoren und spinale Bahnsysteme geleitet werden, abgeprüft.

Die *Berührungsempfindung* wird durch leichtes Berühren mit einem Wattebausch oder den Fingerkuppen im Seitenvergleich, also bei simultaner Berührung gleicher Körperareale auf beiden Körperseiten, geprüft. Eine Herabsetzung der Empfindung wird als *Hypästhesie*, eine Aufhebung als *Anästhesie* bezeichnet.

Die *Schmerzempfindung* untersucht man durch leichte Stiche mit einem spitzen Gegenstand, z.B. einer Nadel. Durch unregelmäßigen Wechsel zwischen Aufsetzen der Nadelspitze und des Nadelkopfes kann auch die Spitz/Stumpf-Diskrimination überprüft werden. Durch Variationen des Abstandes der zwei Spitzen eines Zirkels kann man die Zwei-Punkte-Diskrimination (Angabe des Abstandes in mm) ermitteln. Eine Herabsetzung der Schmerzempfindung wird als *Hypalgesie*, eine Aufhebung als *Analgesie* und eine Verstärkung als *Hyperalgesie* bezeichnet.

Die *Temperaturempfindung* wird durch Auflegen von kalten und warmen Reagenzgläsern auf die Haut bei geschlossenen Augen und Angabe der Empfindung geprüft. Besser geeignet sind kleine, batteriebetriebene Geräte mit zwei Prüfflächen unterschiedlicher Temperatur, deren Temperaturdifferenz durch eine Wärmepumpe konstant erhalten wird. Eine Herabsetzung der Temperaturempfindung wird als *Thermhypästhesie*, eine Aufhebung als *Thermanästhesie* bezeichnet. Eine Herabsetzung der Schmerz- und Temperaturempfindung bei ungestörter Berührungsempfindung wird als dissoziierte Empfindungsstörung bezeichnet.

Die *Vibrationsempfindung* wird mit einer im niederfrequenten Bereich schwingenden Stimmgabel durch Aufsetzen an den Finger- oder Zehengelenken am Malleolus medialis, der Patella und der Spina iliaca superior anterior an den Fingern geprüft. Meist verfügen die Stimmgabeln über eine angebrachte Skala, so daß eine halbquantitative Angabe erfolgen kann. Eine Verminderung des Vibrationssinnes wird als *Pallhypästhesie*, eine Aufhebung als *Pallanästhesie* bezeichnet.

Die *Bewegungsempfindung* prüft man bei geschlossenen Augen des Patienten durch Auf- und Abbewegung des Fingers oder des Zehs durch den Untersucher. Die Bewegungsrichtung sollte in unregelmäßigen Abständen alterniert werden. Der Patient soll die Bewegungsrichtung richtig angeben. Bei der Bewertung der Ergebnisse ist zu beachten, daß durch reines Raten eine Trefferquote von 50% erzielt werden kann.

Bei der *Lageempfindung* bringt der Untersucher eine Extremität in eine bestimmte Position, die der Patient mit der anderen Körperseite bei geschlossenen Augen imitieren soll.

Bei der *Stereognosie* soll der Patient bei geschlossenen Augen einen in die Hand gegebenen Gegenstand durch Betasten erkennen.

Zum Abschluß der Untersuchung muß der Untersucher sich aufgrund der bekannten Innervationsverhältnisse ein Urteil darüber bilden, ob die Sensibilitätsstörung aufgrund der Läsion eines oder mehrerer Nerven (Polyneuropathie, Polyneuritis, Mononeuritis multiplex), einer Läsion des Arm- oder Beinplexus oder durch Schädigung einer oder mehrerer Wurzeln (segmentaler Verteilungstyp) oder durch eine spinale oder zerebrale Schädigung am besten zu erklären ist. Dies erfordert viel Erfahrung und detaillierte neuroanatomische Kenntnisse. Das sensible Innervationsschema (Abb. 1.**1a – f**) zeigt einige der Grundlagen einer solchen diagnostischen Zuordnung.

Außer Ausfällen im Bereich der Sensibilität gibt es auch qualitative Veränderungen der Empfindung. Diese können spontan oder erst durch einen äußeren Reiz in Erscheinung treten. Als *Parästhesien* werden Empfindungen wie Kribbeln, Ameisenlaufen, Prickeln oder Elektrisieren beschrieben. Sind solche Empfindungen sehr unangenehm werden sie als *Dysästhesien* bezeichnet.

Untersuchung des vegetativen Nervensystems

Eine Untersuchung des vegetativen Nervensystems müßte eigentlich eine Untersuchung der Pupillenreaktion, der Schweißsekretion, der Miktion und Defäkation, der Herzfrequenz und Blutdrucksteuerung und der Innervation des Magen-Darm-Traktes umfassen. Üblicherweise werden diese Untersuchungen nur in sehr eingeschränktem Umfang in neurologischen Abteilungen zu realisieren sein. Meist beschränkt man sich auf eine Untersuchung der Schweißsekretion, vereinzelt bestehen auch Möglichkeiten zur Untersuchung des Miktionsvorgangs durch eine urodynamische Untersuchung und zur Erfassung der Herzfrequenzvariabilität.

Ohne zusätzliche Hilfsmittel kann die Schweißsekretion nur grob quantitativ durch Betasten der Haut, insbesondere der Handinnenflächen und Fußsohlen ermittelt werden. Zur differenzierteren Untersuchung haben sich halbquantitative Tests bewährt.

Beim Minor-Schweißversuch wird das thermoregulatorische Schwitzen am ganzen Körper untersucht. Dazu wird der Körper mit einer Jodtinktur bepinselt und anschließend mit Stärkepulver bestreut. Das thermoregulatorische Schwitzen wird durch heiße Getränke und die Gabe von Acetylsalicylsäure ausgelöst. Durch das Schwitzen wird eine Jodstärkereaktion mit Violettverfärbung des weißen Stärkepulvers ausgelöst, Bezirke gestörter Schweißsekretion verfärben sich weniger *(Hypohidrose)* oder nicht *(Anhidrose)*.

Einfacher durchzuführen ist der Ninhydrintest nach Moberg, bei dem die Hand- und Fußfläche auf einen Bogen weißes Papier gedrückt werden. Durch Umfahren der Umrisse der Hand bzw. des Fußes wird die zu prüfende Fläche markiert. Danach wird das Papier mit einer Lösung von 1%igem Ninhydrin in Azeton besprüht. Das Ninhydrin verfärbt sich durch den Schweiß violett, schweißfreie Bezirke bleiben hell.

Neuropsychologische Untersuchung

Die neuropsychologische Untersuchung wird am besten in Form eines standardisierten Leistungstests von einem Psychologen durchgeführt. Derartige Tests, wie z. B. der Hamburg-Wechsler-Intelligenztest, enthalten verschiedene Untertests, die erworbenes Wissen, soziale Kompetenz, Denken und Schlußfolgern, Lösen geometrischer Aufgaben, Rechnen, Gedächtnisfunktionen, sprachliche Ausdrucksfähigkeit und psychomotorisches Tempo testen. Das Ergebnis dieser Untertests wird in einem Zahlenwert, dem sog. Intelligenzquotienten zusammengefaßt. Eine standardisierte Untersuchung der Sprachfunktion ist mit dem Aachener Aphasietest möglich, dessen Verwendung aber ebenfalls eine spezielle berufliche Schulung (Sprachtherapie) voraussetzt.

Störungen im kommunikativen Gebrauch der Sprache werden als *Aphasien* bezeichnet und müssen von Funktionsstörungen der Sprechexekutive, der *Dysarthrophonie* (häufig auch noch als Dysarthrie bezeichnet) abgegrenzt werden.

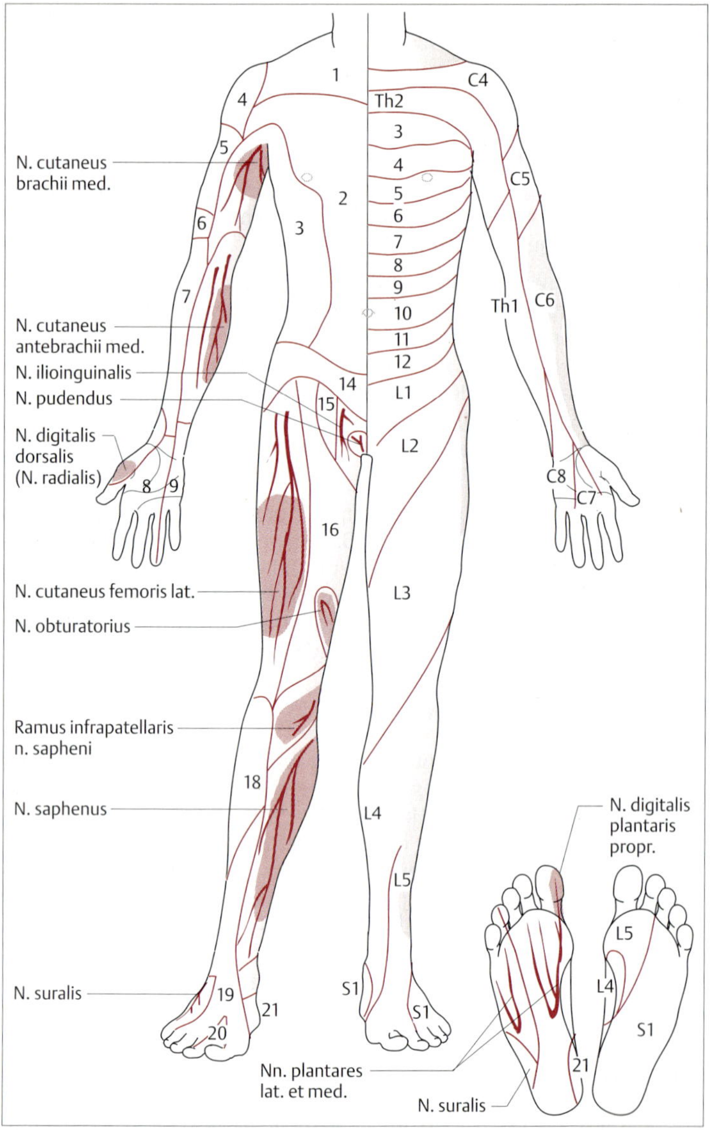

Abb. 1.**1 a – f** Innervationsgebiete

Abb. 1.**1 a** Periphere Innervationsgebiete (rechte Körperseite) Radikuläre, sensible Dermatome (linke Körperseite)

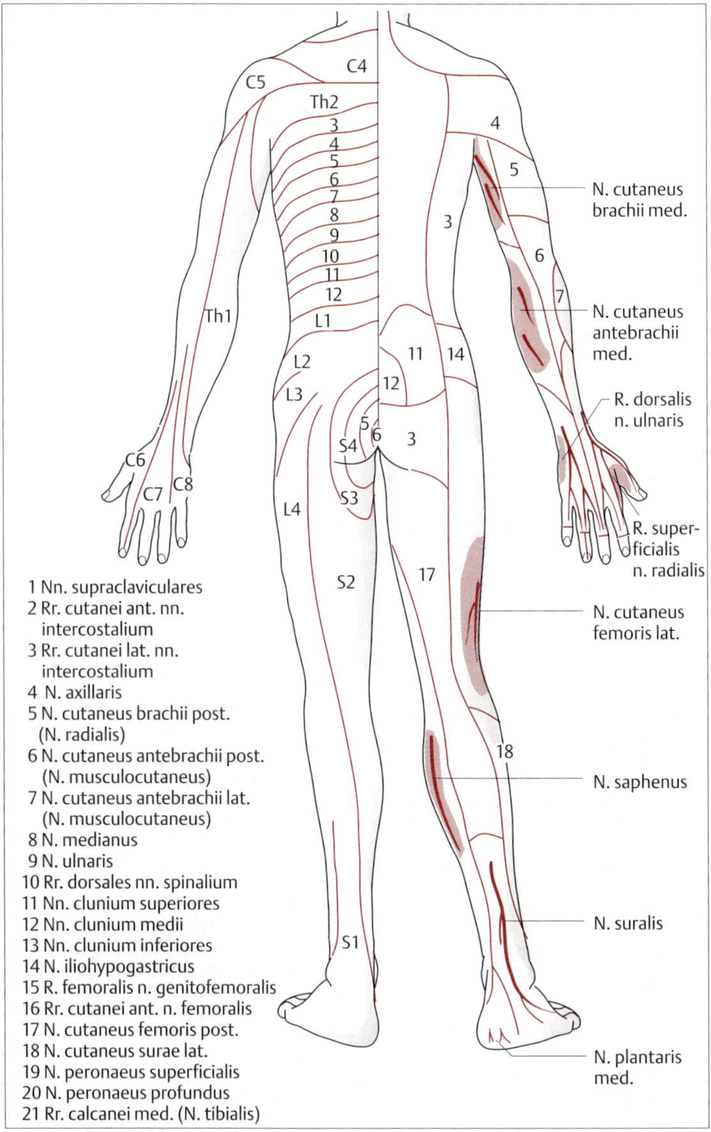

Abb. 1.**1 b** Periphere Innervationsgebiete (rechte Körperseite) Radikuläre, sensible Dermatome (linke Körperseite)

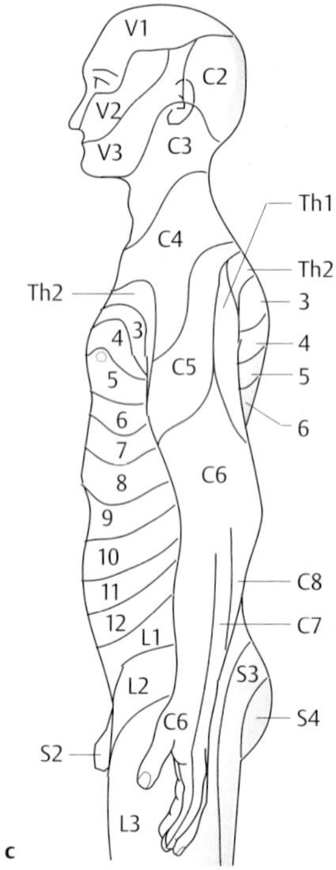

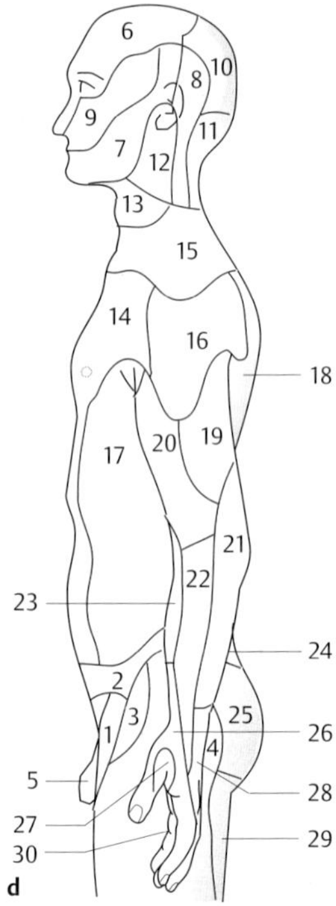

1 N. ilioinguinalis
2 N. iliohypogastricus
3 N. genitofemoralis (R. femoralis)
4 N. cutaneus femorais lateralis
5 N. dorsalis penis (n. pudendus)
6 N. trigeminus/1
7 N. trigeminus/3
8 N. occipitalis minor
9 N. trigeminus/2
10 N. occipitalis major
11 Rr. dorsales nn. cervicalium
12 N. auricularis magnus
13 N. transversus colli
14 Rr. cutanei ant. nn. intercostalium
15 Nn. supraclaviculares
16 N. cutaneus brachii lateralis superior (N. axillaris)
17 Nn. intercostobrachiales (nn. intercostalium)
18 Rr. dorsales nn. thoracicorum
19 N. cutaneus brachii posterior
20 N. cutaneus brachii lateralis
21 N. cutaneus antebrachii posterior (n. radialis)
22 N. cutaneus antebrachii lateralis
23 N. cutaneus antebrachii medialis
24 R. cutaneus lateralis n. iliohypogastrici
25 Nn. clunium superiores
26 R. superficialis n. radialis
27 Autonomes Gebiet des R. superficialis n. radialis
28 R. dorsalis n. ulnaris
29 Nn. clunium inferiores
30 N. medianus

Abb. 1.**1c** Radikuläre Innervation

Abb. 1.**1d** Periphere Innervation

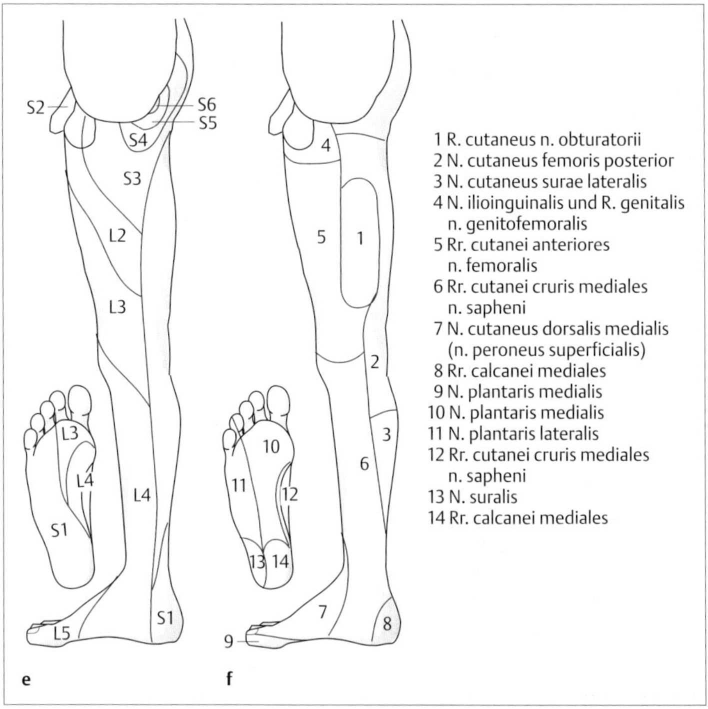

Abb. 1.**1 e** Radikuläre Innervation Abb. 1.**1 f** Periphere Innervation

Dysarthrophonien können durch kortikale, bulbäre (im Hirnstamm lokalisierte) Läsionen, durch Erkrankung der Stammganglien, des Kleinhirns und auch durch periphere Lähmungen bedingt sein.

Aphasien kommen durch Läsionen der sprachkompetenten Areale der dominanten Hemisphäre zustande. Bei den Aphasien sind verschiedene Formen zu differenzieren: Die *Broca-Aphasie* ist durch eine spontan reduzierte Sprachproduktion, die Verwendung nur kurzer Sätze oder nur einzelner wesentlicher Substantive und Verben gekennzeichnet (Telegrammstil, Agrammatismus). Entstellung einzelner Laute, Auslassen, Umstellung einzelner Silben (phonematische Paraphasien) sind häufig. Die Sprachanstrengung ist verstärkt. Das Sprachverständnis ist meist auch etwas, aber nur relativ geringfügig, beeinträchtigt.

Bei der *Wernicke-Aphasie* ist dagegen die Sprachverständnisstörung ausgeprägt, die Sprache selbst durch normale Satzlänge, Sprechgeschwindigkeit und Sprachmelodie (Prosodie) und eine gute Artikulation gekennzeichnet. Neben phonematischen Paraphasien treten auch semantische Paraphasien (Verwendung von falschen aber in der Bedeutung eng verwandten Wörtern) auf. Die Paraphasien können zu Wortneubildungen führen (Neologismen) und so ausgeprägt sein, daß die Sprache unverständlich wird (Jargonaphasie).

Bei der *globalen Aphasie* sind sowohl das Sprachverständnis als auch die Sprachproduktion schwer gestört. Die *amnestische Aphasie* ist durch Wortfindungsstörungen gekennzeichnet, die durch Umschreibung oder unpräzise Formulierung oder die Verwendung von Oberbegriffen kompensiert werden.

Psychischer Befund

Im psychischen Befund faßt der Untersucher seine Beobachtungen während der Untersuchung zu folgenden Punkten zusammen:
- Orientiertheit,
- Bewußtsein,
- Antrieb,
- Stimmung,
- affektive Schwingungsfähigkeit,
- mimischer, gestischer und sprachlicher Ausdruck,
- Aufmerksamkeit und Konzentration,
- Gedächtnis und Gedankenführung.

Ein solcher Befund ist also von einer gewissen Subjektivität gekennzeichnet, gibt aber doch ein Bild von der Persönlichkeit des Patienten wieder, die natürlich durch einen körperlichen Untersuchungsbefund nicht erfaßt wird. Insofern ist es bedauerlich, daß auf den psychischen Befund heute häufig verzichtet wird.

1.1.2 Apparative Diagnostik

Aufgrund des klinischen Untersuchungsbefundes kann ein Neurologe bereits die Lokalisation einer Läsion weitgehend eingrenzen. Häufig ist eine Aussage über den Grund der Schädigung schwieriger. Die apparativen Zusatzuntersuchungen dienen einerseits der Bestätigung der klinisch gestellten Diagnose, andererseits der Klärung der Ätiologie und Ausdehnung der Läsion, insbesondere auch bei solchen Patienten, deren Mitarbeit durch den Krankheitsprozeß eingeschränkt ist.

•••• Neurophysiologische Funktionsdiagnostik

Elektroenzephalographie (EEG)

Definition: Die *Elektroenzephalographie* ist die Ableitung und Aufzeichnung von Potentialschwankungen an der Schädeloberfläche, die durch die bioelektrische Aktivität des Gehirns hervorgerufen wird.

Die EEG-Wellen stellen nicht Entladungen einzelner Nervenzellen, sondern Summenpotentiale zahlreicher Entladungen dar. Die bioelektrische Aktivität wird üblicherweise mit Oberflächenelektroden vom Skalp aufgenommen und nach Verstärkung über ein Schreibsystem wiedergegeben oder in einem Computer abgespeichert und dann auf einem Bildschirm wiedergegeben.

Die Benennung der Wellenform erfolgt nach der Frequenz:

- Alphawellen mit einer Frequenz von 8 – 13 Sek. stellen den normalen Grundrhythmus des Gehirns beim entspannten Patienten, der die Augen geschlossen hält, dar.
- Betawellen mit einer Frequenz von 14 – 30 Hz/s kommen mit einem geringeren Anteil als die Alphaaktivität vor und sind mehr über den vorderen Hirnregionen ausgeprägt.
- Theta- oder Zwischenwellen (4 – 7 Hz/s) und Deltawellen (0,5 – 3 Hz/s) sind, wenn diese nicht durch Müdigkeit, Schlaf oder Medikamentenwirkung erklärbar sind, pathologisch verwertbar.

Eine herausragende Rolle spielt das EEG heute nach wie vor bei der Diagnostik und Verlaufsbeurteilung von Epilepsien. Hier ist das Auftreten epilepsietypischer Muster (Spikes, Spike-and-wave-Muster und steile Wellen) und deren Lokalisation und Ausprägung von erheblicher Bedeutung. Bei einer fraglichen Epilepsie können Provokationsmethoden verwendet werden, um epilepsietypische Muster hervorzurufen. Übliche Verfahren sind:

- die Hyperventilation,
- die Fotostimulation,
- das Schlafentzugs-EEG mit Registrierung am Morgen nach nächtlichem Schlafentzug und
- das Schlaf-EEG (Ableitung der unterschiedlichen Phasen des Schlafes).

Evozierte Potentiale

- *Definition:* Evozierte Potentiale sind charakteristische bioelektrische Antworten des Gehirns auf äußere Reize unterschiedlicher Modalität (Sehreize, Hörreize, sensible Reize).

Die Registrierung geschieht grundsätzlich in gleicher Form wie die EEG-Ableitung mit Oberflächenelektroden vom Skalp, allerdings mit jeweils spezieller Elektrodenpositionierung. Der Reiz wird häufig wiederholt angeboten (üblicherweise Potenzen von 2, z.B. 64, 120, 256, 512, 1024 Reizen) und die EEG-Antwort über den aktivierten Hirnregionen abgeleitet. Durch die Verwendung eines Mittelwertrechners *(Averager)* wird die spezifisch durch den Reiz ausgelöste EEG-Aktivität aufsummiert, während Spontanvariationen des EEGs sich durch die Mittelwertbildung bei großen Zahlen von Reizen auslöschen. Das erhaltene Potential wird im Hinblick auf die Zeitverzögerung zwischen der Gabe des äußeren Reizes und dem Beginn der EEG-Antwort *(Latenzzeit)* ausgewertet. Die Latenzzeit stellt ein Maß für die Leitungs- und Verarbeitungszeit des jeweiligen Reizes dar. Die Normwerte der Latenzzeit sind für jede Sinnesmodalität und den verwendeten spezifischen Reiz standardisiert worden. Außer der Latenz kann man mit gewissen Einschränkungen auch Veränderungen der Wellenform als Hinweis für eine Störung in der Verarbeitung des betreffenden Sinnessystems heranziehen. Mit diesem Verfahren lassen sich häufig früher Veränderungen feststellen als mit dem klinischen Untersuchungsbefund. Nach Sinnesmodalitäten unterscheidet man:

- *Visuell evozierte Potentiale (VEP):* Der Reiz besteht meist aus einem alternierend umspringenden Schachbrettmuster (die weißen Quadrate werden schwarz, die schwarzen Quadrate werden weiß), das dem Patienten auf einem Bildschirm angeboten wird. Die Ableitung erfolgt über der Sehrinde am Okzipitalpol. Wichtigster diagnostischer Anlaß ist die Erfassung der Neuritis Nervi optici, die auch im Rahmen einer Multiplen Sklerose auftreten kann.
- *Akustisch evozierte Potentiale (AEP) oder akustisch evozierte Hirnstammpotentiale (AEHP):* Über Kopfhörer werden dem Patienten Klickreize angeboten; die Ableitung erfolgt über dem Mastoid. Es können Verzögerungen in der Leitung des N. acusticus (z.B. beim Acusticus-Neurinom) oder in der weiteren Verarbeitung im Hirnstamm erfaßt werden.
- *Somatosensorisch evozierte Potentiale (SEP):* Sie können durch elektrische Stimulation unterschiedlicher peripherer Nerven hervorgerufen werden. Üblich sind Stimulationen des N. medianus, N. ulnaris, N. tibialis, N. trigeminus und des N. peronaeus. Ausnahmsweise können aber auch andere Nerven oder auch sensible Dermatome stimuliert

werden, so daß jeweils anzugeben ist, welcher Nerv stimuliert wurde. Die Ableitung erfolgt über der Postzentralregion. Somatosensibel evozierte Potentiale lassen sich nicht nur über dem Gehirn, sondern auch über dem Rückenmark ableiten.

Elektromyographie

Durch die Ableitung der bioelektrischen Aktivität des Muskels über eine Nadelelektrode kann zwischen einer *neurogenen Läsion* (Läsion des peripheren motorischen Neurons) und einer *primären Muskelerkrankung* differenziert werden. Das Ausmaß der bioelektrischen Veränderung läßt auch eine Einschätzung der Schwere der Schädigung zu. Die Ableitung erfolgt unter drei Bedingungen:

- In *Ruhe* herrscht im normalen Muskel bioelektrische Stille, wenn die Nadellage nicht verändert wird. Bei Veränderung der Nadellage kommt es auch beim normalen Muskel zur sog. *Einstichaktivität* (Verletzungspotentiale). Im partiell denervierten Muskel ist diese Einstichaktivität verlängert. Zusätzlich treten beim denervierten Muskel pathologische Spontanentladungen auf (Fibrillationen und positive scharfe Wellen). Sie können auch bei akut verlaufenden Muskelerkrankungen (z. B. Myositis) auftreten.
- Bei *leichter Willkürinnervation* werden die Potentiale motorischer Einheiten quantitativ (im Hinblick auf Dauer Amplitude und Phasenwechsel) beurteilt. Dazu wird der Patient zu einer minimalen Innervation des Muskels aufgefordert, die er möglichst gleichmäßig durchhalten soll, und langsam die Nadellage innerhalb des Muskels verändert, um unterschiedliche motorische Einheiten zu registrieren. Für eine statistische Analyse ist mindestens das Ausmessen von 20 unterschiedlichen motorischen Einheiten in einem Muskel notwendig.
- Bei *maximaler Willkürinnervation* soll die Dichte des Entladungsmusters festgestellt werden. Beim normalen Muskel findet sich ein dichtes Entladungsmuster, so daß die einzelnen Muskelaktionspotentiale eng überlappen. Bei einer hochgradigen Schädigung finden sich auch bei Maximalinnervation nur einzelne Entladungen motorischer Einheiten *(Einzelentladungsmuster)*. Die Bezeichnung Übergangsmuster wird für eine Entladungsdichte zwischen Interferenzmuster und Einzelentladungsmuster verwendet.

Die *Differenzierung* zwischen einer primär neurogenen und primär muskulären Schädigung erfolgt aufgrund der statistischen Analyse der ausgemessenen motorischen Einheiten. Sowohl bei neurogenen als auch bei myogenen Prozessen findet sich eine erhöhte Polyphasierate *(vermehrter Phasenwechsel)*. Bei neurogenen Prozessen sind die Potentiale gegenüber der Norm in der Dauer verlängert und in der Amplitude vergrößert, bei myogenen Prozessen jedoch in der Amplitude vermindert und in der Dauer eher verkürzt. Bei länger bestehenden myogenen Prozessen kann eine Differenzierung schwierig werden, weil es häufig sekundär auch zu einer neurogenen Schädigungskomponente kommen kann, so daß ein Mischbild entsteht. Die myogene Schädigung ist weiterhin bei der Minimalinnervation durch eine vorzeitige Rekrutierung gekennzeichnet, d.h. ein dichtes Entladungsmuster bei verhältnismäßig geringer Kraftentwicklung.

Im Hinblick auf die Schwere der neurogenen Schädigung muß zwischen zwei Arten der Schädigung differenziert werden:

Neurapraxie: Der Nervenimpuls von zentral wird an der geschädigten Stelle nicht weitergeleitet (z.B. durch eine Druckschädigung des Nervs), so daß der Nervenimpuls den Muskel nicht mehr erreicht. Die Nervenfaser geht jedoch nicht zugrunde. In diesem Fall stellen wir in der Ruheabteilung keine positiven Wellen oder Fibrillationen fest. Der Nerv ist auch unterhalb der Läsionsstelle durch einen elektrischen Reiz stimulierbar. Die Prognose ist günstig, wenn der Schädigungsmechanismus ausgeschaltet wird. Spontan bildet sich ein Leitungsblock meist innerhalb von Stunden, Tagen oder wenigen Wochen zurück.

Axonotmesis: Als *Axonotmesis* wird der Untergang der peripheren Nervenfaser bezeichnet. Die Degeneration des peripheren Neurons (sog. *Waller-Degeneration*) tritt üblicherweise erst nach einigen Tagen bis zu zwei Wochen nach dem Schädigungszeitpunkt ein. Deshalb ist eine frühzeitige elektromyographische Untersuchung nach einer Läsion zur Differenzierung zwischen Axonotmesis und Neurapraxie nicht sinnvoll. Wenn die Degeneration abgelaufen ist, läßt sich in Ruhe im Muskel pathologische Spontanaktivität in Form von Fibrillation und positiven Wellen registrieren. Sind sämtliche Neurone des peripheren Nervs, der den Muskel versorgt, betroffen, läßt sich keine Willküraktivierung erreichen. Auch die elektrische Stimulation des Nervs distal der Schädigungsstelle führt dann zu keiner Antwort.

Bei einer geringergradigen Schädigung ist aber meist nur ein Teil der Nervenfasern degeneriert, ein anderer Teil bleibt funktionsfähig. Man findet dann bei Maximalinnervation zwar gegebenenfalls kein Interferenzmuster mehr vor, aber noch ein Übergangsmuster oder Einzelentladungsmuster. Die Voraussetzungen für eine Regeneration sind unter diesen Bedingungen auch deutlich besser, da die erhaltenen Nervenfasern die Muskelfasern, die ihre Nervenversorgung verloren haben, innervieren können (durch *kollaterale Sprossung*). Diese kollaterale Sprossung mit langsamen Leitverhältnissen in den neu gebildeten Axonanteilen ist Ursache für die aus mehreren Komponenten zusammengesetzten polyphasischen Potentiale, die man in der Einzelpotentialanalyse bei neurogenen Prozessen beobachtet.

Bei kompletter Axonotmesis des Nervs, aber erhaltenen Hüllstrukturen (Epineurium), kann man auf ein Wiederaussprossen des Nervs hoffen, jedoch muß man hier dem Patienten klar machen, daß es sich unter Umständen, je nach der Distanz zwischen Schädigungsstelle und Muskel, um einen langwierigen Prozeß handelt (der Nerv wächst ca. 1–2 mm pro Tag, 30 cm zwischen Läsionsstelle und Muskel heißt also Reinnervation ggf. nach 300 Tagen). Bei Zerreißung auch der Hüllstrukturen *(Neurotmesis)* ist ohne Wiederherstellung der Kontinuität, d. h. ohne chirurgischen Eingriff, eine Reinnervation nicht zu erwarten.

- *Merke:* Das EMG ist für die diagnostische und prognostische Beurteilung von peripheren Nervenläsionen die entscheidende Methode.

Elektroneurographie

Die Elektroneurographie ist die Messung der maximalen motorischen und sensiblen Nervenleitgeschwindigkeiten.

Motorische Nervenleitgeschwindigkeit: Dazu wird ein peripherer Nerv an zwei verschiedenen Stellen elektrisch stimuliert und das Summenpotential des aktivierten Muskels mittels Oberflächenelektroden abgeleitet. Es werden die Zeiten zwischen der Reizauslösung und der dadurch hervorgerufenen Muskelkontraktion gemessen. Die Zeitverzögerung *(Latenz)* ist von der distaler gelegenen, näher am Muskel lokalisierten Stimulationsstelle natürlich geringer als von der weiter proximal gelegenen Stelle aus. Aus den Zeitdifferenzen beider Latenzen und der Entfernung beider Stimulationsorte errechnet sich die Nervenleitgeschwindigkeit in Metern pro Sekunde.

Sensible Nervenleitgeschwindigkeit: Bei der Bestimmung der sensiblen Nervenleitgeschwindigkeit kann kein motorisches Aktionspotential, das wegen seiner großen Amplitude relativ leicht abgeleitet werden kann, gemessen werden. Man ist vielmehr darauf angewiesen, die sehr viel (um einen Faktor von ca. 1000) kleinere Antwort des Nervs selbst zu registrieren. Diese Antwort ist so schwach, daß ein einzelner Reiz üblicherweise nicht registriert werden kann, vielmehr benötigt man wie bei der Registrierung der evozierten Potentiale einen Mittelwertbildner *(Averager)*. Der sensible Nerv wird dann also mehrfach gereizt (32- oder 64mal) und mit einer zweiten im Nervenlauf gelegenen Oberflächen- oder Nadelelektrode das Durchlaufen des Nervenaktionspotentials erfaßt und im Averager aufsummiert. Aus der Latenz zwischen elektrischem Reiz und erhaltener Antwort und der gemessenen Entfernung zwischen Stimulations- und Registrierelektrode läßt sich wiederum die Nervenleitgeschwindigkeit in Metern pro Sekunde berechnen.

Üblich sind Bestimmungen der sensiblen Nervenleitgeschwindigkeiten des N. medianus, des N. ulnaris und des N. suralis. Beachtet werden sollte dabei, daß die Stimulationselektroden in einem Bereich liegen, in dem der N. medianus und ulnaris nur sensible Fasern führen (also z.B. an den Fingern), sonst würde man eine gemischte Antwort aus sensiblen und motorischen Fasern des Nervs erhalten.

Bei relativ starker elektrischer Reizung des motorischen Nervs kann man neben der starken ersten Antwort mit größerer Latenz eine schwächere zweite Antwort erhalten. Diese *F-Welle* soll durch den von der Stimulationsstelle auch nach proximal verlaufenden Nervenimpuls und eine sofortige Antwort der Vorderhornzelle mit einem erneuten Impuls nach distal zustande kommen. Sie gilt als Test für die Intaktheit der spinalen Vorderwurzel. Die Latenzzeiten für bestimmte Stimulationsorte und Ableiteorte an distalen Hand- und Fußmuskeln sind standardisiert. Latenzverzögerungen lassen sich daher diagnostisch verwerten.

Auch Muskeleigenreflexe lassen sich elektrisch auslösen (sog. *H-Reflex*, nach dem Physiologen Hoffmann). Dabei werden durch einen schwachen elektrischen Reiz die Ia-Afferenzen der Muskelspindeln stimuliert und leiten wie beim Muskeleigenreflex den Impuls über die Hinterwurzeln ins Rückenmark, mit Umschaltung auf die motorische Vorderhornzelle und Kontraktion des entsprechenden Muskels. Am besten läßt sich der H-Reflex durch Reizung des N. tibialis auslösen mit Reizerfolg einer Kontraktion der Wadenmuskulatur. Klinisch entspricht die Prüfung damit dem Achillessehnenreflex, ist jedoch genauer, da sich sowohl Amplituden als auch Leitungszeiten messen lassen.

Die Prinzipien der elektromyographischen Registrierung lassen sich darüber hinaus für die Analyse von Bewegungen verwenden. So können z.B. zur *Tremoranalyse* Oberflächenelektroden auf agonistische und antagonistische Muskeln geklebt und die Innervationsmuster analysiert werden.

Die elektromyographische Registrierung der Muskelaktivität kann heute auch therapeutisch eingesetzt werden, indem die Muskelaktivierung dem Patienten z.B. als *akustisches Biofeedback* hörbar gemacht wird. Unbewußte Muskelkontraktionen können dem Patienten damit bewußt gemacht werden.

Kortikale Magnetstimulation

Durch einen starken Magnetimpuls über der Schädelkalotte gelingt es schmerzlos, die Pyramidenbahn zu reizen und Muskelkontraktionen am kontralateralen Arm und bei Vorinnervation auch am kontralateralen Bein auszulösen. Die Zeit zwischen Magnetimpuls und Muskelkontraktion wird gemessen und mit den Meßwerten eines Normalkollektivs verglichen. Die Methode liefert damit ein Maß dafür, ob die Pyramidenbahn und der anschließende periphere Nerv normal leiten. Hat man durch die Registrierung von F-Wellen oder Magnetreizung der Nervenwurzel die Leitungszeit des peripheren Nervs ermittelt, kann man diese subtrahieren und dann auf normale oder pathologische Leitungsverhältnisse in der Pyramidenbahn schließen.

•••• Radiologische Verfahren

Das *Röntgen des Schädels* hat heute vor allem bei der Diagnostik des Schädel-Hirn-Traumas Bedeutung. Zusätzlich lassen sich aber natürlich auch andere Veränderungen am Schädelskelett, insbesondere durch Tumore (Meningeome, Hypophysenadenome, Aufweitung des Gehörganges durch Akustikusneurinome), feststellen.

Röntgenaufnahmen der Halswirbelsäule sollten in vier Ebenen erfolgen (anterior-posterior, sagittal und Schrägaufnahmen, um die Weite der Zwischenwirbellöcher zu erfassen).

Röntgenaufnahmen der Brust- und *Lendenwirbelsäule* werden üblicherweise anterior-posterior und sagittal durchgeführt. Bei allen Wirbelsäulenaufnahmen wird auf die Weite des Spinalkanals, appositionelles Knochenwachstum (Osteophyten, Osteolysen), die Abstände der Wirbel oder Verschiebungen der Wirbel gegeneinander sowie auf Fehlbildungen (unvollständiger Bogenschluß) geachtet. Erweiterungen der Zwischenwirbellöcher können auf ein Neurinom hinweisen.

Computertomographie

Die Computertomographie beruht darauf, daß das zu untersuchende Gewebe von einem schwachen Röntgenstrahl in verschiedenen Richtungen durchstrahlt wird. Auf der gegenüberliegenden Seite erfaßt ein Detektor die Abschwächung des Röntgenstrahls durch das biologische Gewebe. Aus der Abschwächung in den verschiedenen Richtungen errechnet ein Computer ein Schichtbild der Röntgendichte des durchstrahlten Körperteils.

Mit Hilfe der Computertomographie ist es erstmals gelungen, den Schädelinhalt, d. h. also im wesentlichen das Gehirn, direkt sichtbar zu machen. Damit stellt diese Methode einen nicht mehr wegzudenkenden Markstein in der neurologischen Diagnostik dar. Voraussetzung für die Erfassung eines pathologischen Prozesses mit der Computertomographie ist eine abweichende Röntgendichte. Dies ist z. B. im zeitlichen Verlauf einer zerebralen Ischämie oder einer zerebralen Blutung nicht zu jedem Zeitpunkt gegeben, so daß wiederholte Untersuchungen nötig sein können. Weiterhin ist eine gewisse minimale Größe des Prozesses Voraussetzung. Insbesondere im Bereich des Hirnstammes können klinisch relevante Läsionen sehr klein sein. Erschwerend kommt in diesem Bereich hinzu, daß es durch die starken Unterschiede der Röntgendichte des Schädelbasisknochens und des Liquors zur Ausbildung von Artefakten kommen kann. Die Computertomographie wird zunehmend auch zur spinalen Diagnostik eingesetzt, so daß heute häufig zur Diagnostik eines Bandscheibenvorfalls zunächst diese Methode angewandt wird.

Magnetische Resonanztomographie (MRT)

Die Magnetresonanztomographie (auch Kernspintomographie genannt) nützt die magnetischen Eigenschaften der Atomkerne, speziell meist des Wasserstoffatomkerns, aus. Durch ein statisches Magnetfeld werden die Wasserstoffkerne zum Teil parallel, zum Teil antiparallel zum Magnetfeld ausgerichtet und durch ein weiteres, senkrecht dazu eingestrahltes elektromagnetisches Wechselfeld ausgelenkt. Nach Abschalten dieses Wechselfeldes kehren die Wasserstoffatome in den alten Zustand zurück und setzen dabei Energie frei, die gemessen werden kann. Darauf lassen sich in einem Computer wieder Schichtbilder der untersuchten anatomischen Region errechnen. Im Gegensatz zur Computertomographie können diese Schichtbilder in allen Raumrichtungen errechnet werden. Abhängig von den Ableitebedingungen können sich die anatomischen Strukturen im Bild sehr unterschiedlich darstellen (so ist der Liquor z. B. im sog. T1-Bild schwarz, im T2-Bild weiß), so daß man für die Interpretation der Bilder die Aufnahmebedingungen kennen muß.

Wesentliche Vorteile der MRT gegenüber der Computertomographie liegen darin, daß sich sagittale Schnittbilder durch das Gehirn und Rückenmark gewinnen lassen und Knochenartefakte im Bereich des Hirnstamms fehlen. Bei schwer klassifizierbaren intrakraniellen Prozessen ergänzen sich beide Verfahren häufig. So können Veränderungen des Knochens nur mit der Computertomographie dargestellt werden, dagegen Demyelisierungsherde im Gehirn oder Rückenmark weitaus empfindlicher mit der MRT.

Angiographie

Die Angiographie dient der Darstellung der Blutgefäße im Röntgenbild durch Injektion eines wasserlöslichen, jodhaltigen Kontrastmittels. Angiographien können prinzipiell in allen Gefäßterritorien durchgeführt werden. In der Neurologie ist die zerebrale Angiographie zur Beurteilung der arteriellen Versorgung und zum Ausschluß einer Sinusvenenthrombose sowie bei Tumoren zur Klärung von deren Blutversorgung am wesentlichsten. Üblicherweise werden die A. carotis interna beidseits und die A. vertebralis beidseits dargestellt.

Myelographie

Auch die Myelographie ist ein Röntgenverfahren, bei dem durch die Eingabe von jodhaltigem, wasserlöslichem Kontrastmittel in den Subarachnoidealraum eine Darstellung des Liquorraumes erreicht wird. Indirekt werden dadurch Strukturen, die diesen Raum von außen komprimieren, z. B. Tumoren oder Bandscheibenvorfälle, sichtbar. In Kombination mit der spinalen Computertomographie kann in einer interessierenden Region eine besonders gute Auflösung erreicht werden.

Dopplersonographie

Die Dopplersonographie beruht auf einer Reflexion eines durch eine Sonde ausgesandten Ultraschalls durch die strömenden Erythrozyten. Mit ihrer Hilfe können die Strömungsgeschwindigkeit und die Bildung von Turbulenzen erfaßt werden. Untersucht werden die A. carotis communis, die A. carotis interna und externa sowie die beiden Vertebral-Arterien, die A. supratrochlearis und die A. subclavia jeweils beidseits. Aus Strömungsbeschleunigungen und Wirbelbildungen sowie vermindertem Fluß läßt sich auf Verengungen der Arterien durch arterio-sklerotische Plaques und gelegentlich auf weiter zerebral liegende Strömungshindernisse schließen.

Die *transkranielle Dopplersonographie* ermöglicht unter günstigen anatomischen Bedingungen (dünne, temporale Schädelkalotte) eine Messung der Strömungsgeschwindigkeit in der A. cerebri media. Die Strömungsverhältnisse in der A. cerebri anterior können durch die Orbita und die Strömungsverhältnisse in der A. basilaris durch das Foramen occipitale magnum gemessen werden.

•••• Liquordiagnostik

Der Liquor cerebrospinalis wird üblicherweise durch eine Lumbalpunktion zwischen LWK 3/4 oder 4/5 gewonnen. Bei aseptischer Arbeitsweise kommen Infektionen praktisch nicht vor. Der Liquor kann sofort im Hinblick auf seine Färbung (normalerweise wasserklar) und seinen Eiweißgehalt durch das Pandy-Reagenz qualitativ beurteilt werden. Im Labor werden die Zellzahl und der Eiweißgehalt bestimmt. Quantitativ werden die Immunglobuline und der Zuckergehalt bestimmt. Um diese Parameter bewerten zu können, muß gleichzeitig mit der Liquorentnahme eine Blutabnahme erfolgen und die Immunglobuline, das Albumin und der Zucker im Serum bestimmt werden. Durch Bildung des Eiweißquotienten läßt sich eine Immunglobulinbildung des Nervensystems nachweisen.

Wichtig ist die Untersuchung des Liquors beim Verdacht auf entzündliche Prozesse, entweder bedingt durch Bakterien, Viren oder auch autoimmun, wie z.B. der Multiplen Sklerose, ferner zur Erfassung von Blutungen in den Liquorraum (Subarachnoidealblutung) und Tumorbesiedlungen des Liquorraums (Meningeosis carcinomatosa).

Neben den genannten Untersuchungen lassen sich auch die Anzüchtung von Erregern und verschiedenste serologische Untersuchungen am Liquor durchführen. Häufig kommt es insbesondere bei jungen, schlanken Patienten nach der Liquorentnahme zu einem *Unterdrucksyndrom*, das über Tage mit Kopfschmerzen, Übelkeit, Ohrensausen und Kollapsneigung einhergehen kann. Durch Verschluß des Stichkanals mit einer Eigenblutinjektion läßt sich dies weitestgehend vermeiden.

•••• Bioptische Untersuchung

Muskelbiopsie

Bei dem Verdacht auf neuromuskuläre Erkrankungen bringt die klinische und elektromyographische Untersuchung meist keine ausreichende Klärung. Aus einem elektromyographisch zwar betroffenen, aber nicht völlig atrophierten Muskel wird ein kleines Muskelstück entnommen und nach sofortigem Gefrieren in flüssigem Stickstoff einer histologischen und enzymhistochemischen sowie elektroenoptischen Untersuchung zugeführt. Auf diese Weise läßt sich häufig eine weitere diagnostische Klärung erreichen, insbesondere die Abgrenzung von Muskeldystrophie und Polymyositis, die Diagnostik von Stoffwechselerkrankungen und infektiösen Muskelerkrankungen.

Nervenbiopsie

Selten ist auch diese Untersuchung indiziert, die meist am N. suralis durchgeführt wird. Mit ihrer Hilfe lassen sich Polyneuropathien aufgrund einer Amyloidose von Gammopathien und aufgrund von Vaskulitiden (Entzündung der den Nerv versorgenden Blutgefäße) abgrenzen.

1.2 Myopathien (Muskelerkrankungen)

1.2.1 Einleitung und Übersicht

- *Definition:* Unter *Myopathien* versteht man Krankheiten, bei denen die Muskelschwäche durch eine primäre Funktionsstörung des Skelettmuskels zustande kommt.

Klinisches Bild: Die klinische Symptomatik ist durch schlaffe Paresen, die sich meistens langsam entwickeln, charakterisiert. Atrophien können lange dadurch kaschiert sein, daß untergegangene Muskelfasern durch Bindegewebe und Fettgewebe ersetzt werden. Entsprechend der fehlenden Beteiligung des Nervensystems fehlen sensible und vegetative Ausfälle. Muskelschmerzen und Krämpfe treten nur ausnahmsweise auf.

Anamnese: Da die meisten Formen erblich sind, spielt die Familienanamnese eine wesentliche Rolle.

Diagnostik: Das Verteilungsmuster der Paresen, das Manifestationsalter, das EMG mit Nachweis myopathischer Veränderungen (kleine polyphasische Potentiale und vorzeitige Rekrutierung mit dichtem Entladungsmuster bei nur geringer Kraftentwicklung), der Nachweis einer erhöhten Kreatinkinase bei der Laboruntersuchung, Ultraschall und kernspintomographische Untersuchung des Muskels erlauben eine klinische Klassifizierung. Für eine eindeutige diagnostische Zuordnung ist nach wie vor die Muskelbiopsie notwendig. Bei mehreren Muskelerkrankungen ist inzwischen durch molekular-genetische Untersuchung der Stoffwechseldefekt bekannt, so daß jetzt auch genetische Methoden zur Diagnostik eingesetzt werden können.

Die Myopathien umfassen sehr unterschiedliche Erkrankungen, deren Differentialdiagnose schwierig sein kann.

Folgende Gruppen können differenziert werden:
1. Muskeldystrophien
2. Myopathien mit speziellen Strukturanomalien
3. Myotonien (gestörte Dekontraktion der Muskelfaser)
4. Dyskaliämisch periodische Lähmungen
5. Symptomatische Myopathien bei
   - Stoffwechselerkrankungen,
   - Endokrinopathien,
   - Malignomen,
   - Kollagenosen,
   - exogen toxisch bedingte Myopathien.
6. Myositiden (Muskelentzündungen)
7. Myasthenia gravis pseudoparalytica (keine eigentliche Myopathie, sondern eine immunologisch bedingte Störung der Übertragung des Nervenimpulses an der Synapse zwischen Nerv und Muskelfaser)

Therapie: Warum bei bestimmten Myopathien charakteristische Muskelgruppen zuerst und besonders schwer betroffen werden, ist bislang ungeklärt. Eine kausale Therapie ist bei dieser Krankheitsgruppe nur ausnahmsweise möglich (Beseitigung der Ursache bzw. des Grundleidens bei endokrinen, toxischen bzw. medikamentös bedingten Myopathien, Diät bei der adulten Form des sauren Maltasemangels und bei der

Karnitin-Mangelmyopathie, immunsuppressive Behandlung bei den Myositiden und der Myasthenia gravis).

Bei den Myopathien läßt sich zum Teil durch membranstabilisierende Medikamente eine symptomatische Besserung erreichen. Durch Physiotherapie wird angestrebt, die Beweglichkeit möglichst lange zu erhalten. Mit fortschreitender Erkrankung ist aber eine Versorgung des Patienten mit orthopädischen Hilfsmitteln meist unumgänglich. Lebensbegrenzend wirkt sich häufig die fortschreitende Mitbeteiligung der Schlundmuskulatur (Schluckstörung – Aspirationspneumonie) und das Betroffensein der Atemmuskulatur aus.

In Hinblick auf Atemstörungen kann heute durch die Weiterentwicklung von Heim-Beatmungsgeräten die Lebensdauer häufig weiter verlängert werden. Bei eng begrenzten Myopathien (z. B. der okulären Muskeldystrophie) reichen häufig auch geringe Hilfen wie z. B. eine Ptosisbrille, die das Heruntersinken der Augenlider verhindert.

•••• Dystrophische Myopathien

Tab. 1.**1** gibt einen Überblick über die dystrophischen Myopathien, sehr seltene Krankheitsbilder sind hier allerdings nicht aufgeführt.

Die wichtigste Muskeldystrophie ist also zweifellos die *progressive Muskeldystrophie vom bösartigen Typ Duchenne* (Abb. 1.**2 a – d**), gefolgt von dem gutartigen Typ Becker-Kiener und der fazio-skapulo-humeralen Muskeldystrophie.

Verlauf: Die Prognose in Hinblick auf den Verlauf und die Lebenserwartung ist, wie die Tabelle zeigt, sehr unterschiedlich und dadurch charakterisiert, daß bei den benigneren Formen auch innerhalb der gleichen Familie sehr unterschiedliche Verläufe beobachtet werden.

Mit Verfeinerung der Diagnostik zeigen sich auch immer wieder Fälle, die sich den bisher bekannten Erkrankungen nicht eindeutig zuordnen lassen. Zur Verlaufsdokumentation werden quantifizierte Tests mit Messung der Kraft einzelner Muskeln, Gelenkbeweglichkeit, Lungenfunktion und einfache motorische Funktionen, wie Heben der Arme und Beine gegen die Erdschwere, Kopfheben, Auf-den-Stuhl-Steigen, Treppensteigen, Aufstehen aus dem Sitzen, verwendet. Zusätzlich zur Muskelschwäche entwickelt sich insbesondere bei Patienten mit Duchenne-Muskeldystrophie etwa ab dem 8. Lebensjahr eine Neigung zu Beugekontrakturen im Hüft- und Kniegelenk und Ausbildung eines Spitzfußes. In Folge einer zunehmenden Schwäche der Haltemuskulatur der Wirbelsäule kommt es zu Skoliosen mit Abnahme der Vitalkapazität und entsprechenden Ventilationsstörungen und einer Neigung zu pulmonalen Infekten, die häufig dann auch die Todesursache sind.

Tabelle 1.1 Dystrophische Myopathien – Muskeldystrophien

Typ	Häufigkeit	Beginn in Jahren	befallene Muskulatur	Lebens-erwartung	Labor, Verlauf, Besonderheiten
1. X-chromosomal-rezessive Muskeldystrophien					
– Progressive Muskeldystrophie Typ Duchenne	3/100 000 Einw. 1/4000 lebend geborener Knaben	1 – 2	Becken, Oberschenkel aufsteigend zum Rumpf und Schultergürtel	20 – 40 Jahre	CK deutlich erhöht, Pseudohypertrophien, kardiale Beteiligung, Skoliose
– Typ Becker-Kiener	1/100 000 Einw.	6 – 19	Becken, Oberschenkel aufsteigend zum Rumpf und Schultergürtel	23 – 63 Jahre	CK erhöht, Pseudohypertrophien
– Typ Emery-Dreifuss	selten	4 – 10	Oberarm, Schultergürtel, Unterschenkel, Becken	ca. 50 Jahre	CK leicht erhöht, über Jahrzehnte langsam progredient
2. Autosomal-rezessive Muskeldystrophien					
– Kongenitale Muskeldystrophie	selten kongenital	?	allg. Muskelhypotonie	?	CK normal oder leicht erhöht
– Autosomal-rezessive Muskeldystrophie des Kindesalters	selten	2 – 14	Becken und Schultergürtel, teilweise Gesicht	40 – 50	CK erhöht, Gehunfähigkeit zwischen dem 12. und 44. Lebensjahr
– Gliedergürteltyp Skapulohumerale Form (Abb. 1.**3 a – d**)	selten	2 – 50	vom Schultergürtel absteigend	leicht verkürzt	CK erhöht, langsam progredient

Tabelle 1.1 Fortsetzung

Typ	Häufigkeit	Beginn in Jahren	befallene Muskulatur	Lebenserwartung	Labor, Verlauf, Besonderheiten
3. Autosomal-dominante Muskeldystrophien					
– Faszio-skapulo-humeraler Typ (Abb. 1.**4**)	0,2 – 0,5/100 000 Einwohner	10 – 20	Gesicht, Schulter, Oberarm, z. T. Unterschenkel	meist normal	CK leicht erhöht, Verlauf auch in gleicher Familie sehr variabel
– Distale Muskeldystrophie Erwachsenenform = Myopathia distalis tarda hereditaria (Welander) (Abb. 1.**5**)	selten	40 – 60	distal an Armen und Beinen	normal	CK normal oder erhöht
– Distale Muskeldystrophie juvenile Form = Myopathia distalis juvenilis hereditaria (Biemond)	selten	2 – 15	distal an Armen und Beinen	normal	CK anfangs erhöht, später normal
– Okuläre Muskeldystrophie (Abb. 1.**6**)	sehr selten	Kindheit bis Senium	Augenlider, äußere Augenmuskeln	meist normal	CK normal oder leicht erhöht
– Okulo-pharyngeale Muskeldystrophie		40 – 60, evtl. Kindheit	äußere Augenmuskeln und Pharynx	meist normal	CK normal oder leicht erhöht

a b c d

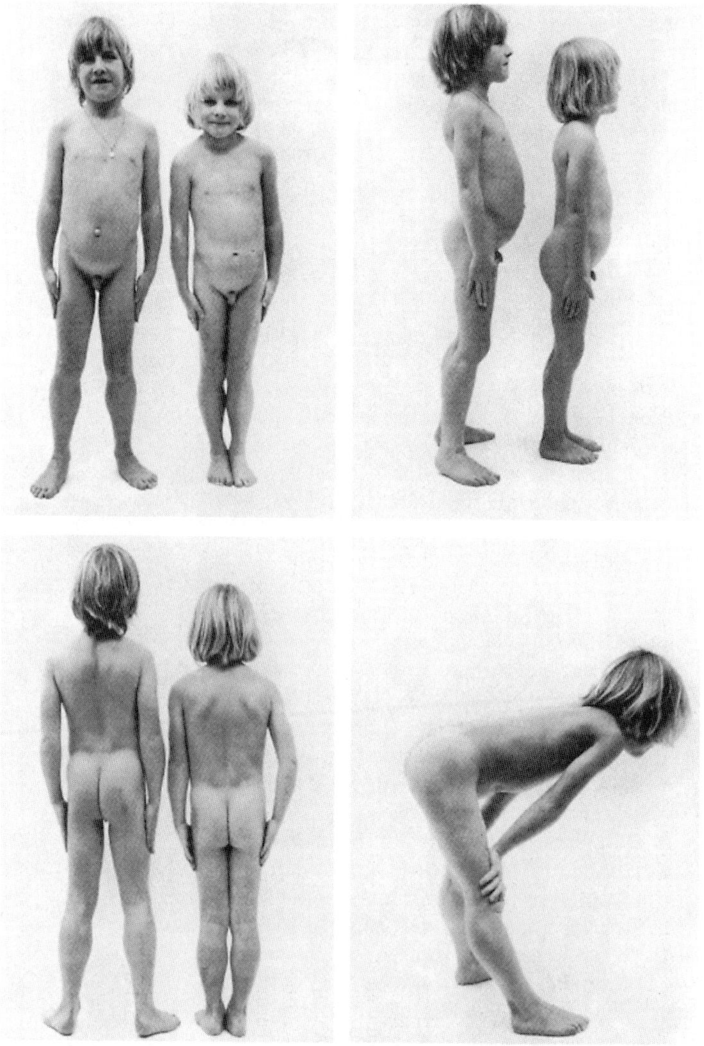

Abb. 1.**2 a–d** Progressive Muskeldystrophie (Typ Duchenne). **a–c** Typische Hyperlordosierung der Lendenwirbelsäule, vorstehender Bauch, Hypertrophie der Waden. **d** Die abstützenden Arme gleichen die Schwäche der Hüftextensoren aus

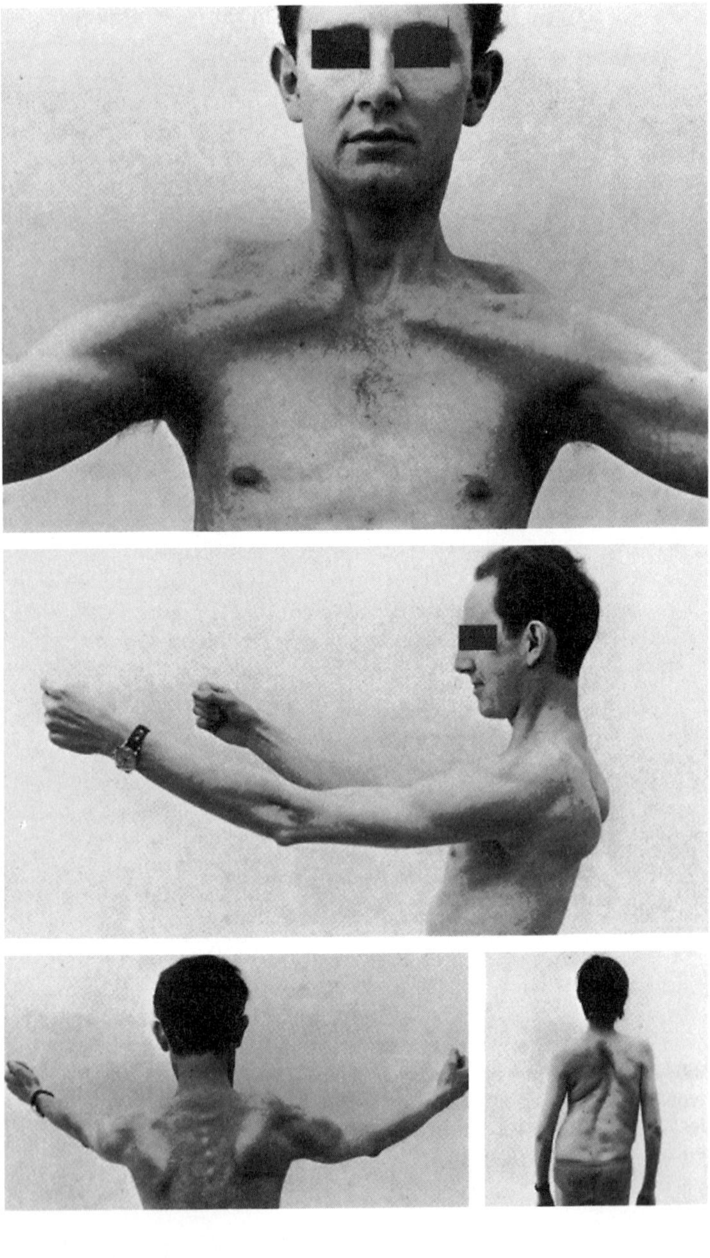

a b c d

a b

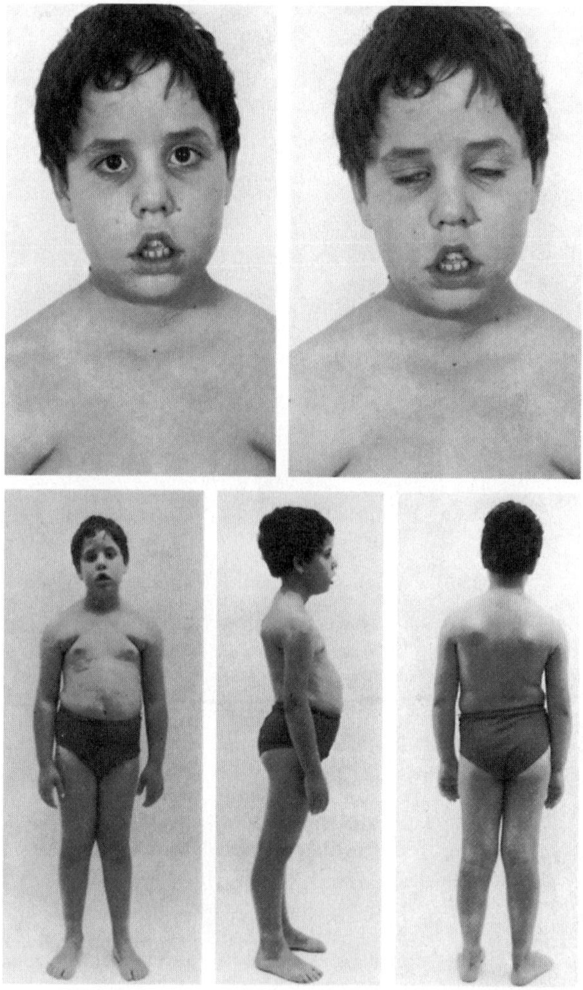

c d e

Abb. 1.4 Autosomal-dominante Muskeldystrophie: Fazio-skapulo-humeraler Typ

---

◀ Abb. 1.3 **a–d** Gliedergürteltyp der progressiven Muskeldystrophie. **a** Atrophie der Mm. pectorales, **b** u. **c** Dislokation der Schulterblätter beim Heben der Arme, **d** Gliedergürteltyp mit Skoliose

a, b c

d e

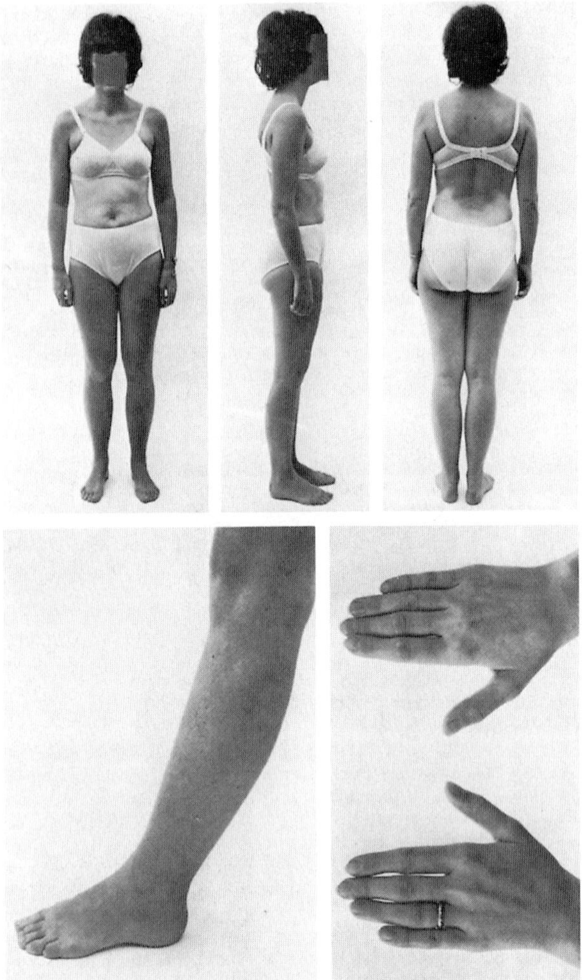

Abb. 1.**5** Distale Muskeldystrophie (Erwachsenenform): Autosomal-dominante Myopathia distales tarda hereditaria

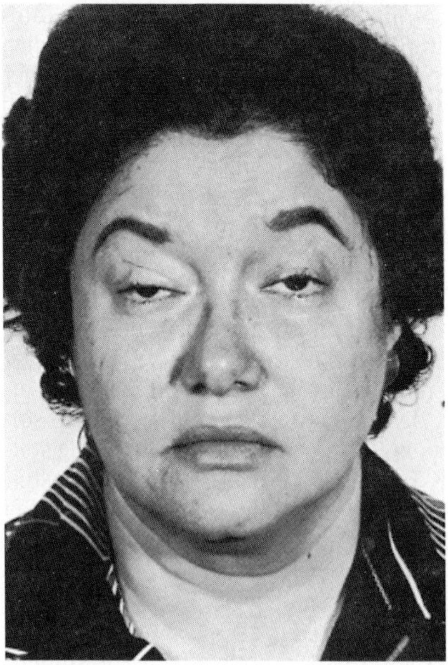

Abb. 1.**6** Okuläre Muskeldystrophie

Ätiologie: Ursachen der Muskeldystrophien sind wahrscheinlich genetisch bedingte Störungen des Wandaufbaus der Muskelzellen. Allerdings ist nur für die Duchenne-Muskeldystrophie das Fehlen und für die Becker-Kiener-Muskeldystrophie eine Störung des Aufbaus des Membranproteins Dystrophin bislang nachgewiesen. Dystrophin soll die Muskelfaser während der Kontraktion stabilisieren, das Fehlen soll durch die Kontraktion zur Membranschädigung führen.

Diagnostik: Um die Bildung von Dystrophien im Muskel zu induzieren, werden derzeit tierexperimentell Verfahren erprobt. Diese Verfahren stehen aber zur klinischen Anwendung noch nicht zur Verfügung. Genetische Verfahren haben insbesondere für die Diagnostik der Duchenne-Muskeldystrophie Bedeutung erlangt. Hier ist es möglich, mittels einer DNS-Diagnostik aus im 1. Trimenon der Schwangerschaft durch Chorionzottenbiopsie gewonnenen fetalen Zellen eine pränatale Diagnose zu stellen. Mütter, die das Gen an ihre Söhne vererben (Konduktorinnen), zeigen auch in etwa 10% der Fälle selbst klinische Symptome mit Paresen im Bereich des Beckengürtels, Pseudohypertrophie der Waden und erhöhter CK. Beim Vorkommen von Muskelerkrankungen in der Familie sollte in jedem Falle eine genetische Beratung angestrebt werden.

Therapie: Eine ursächliche Behandlung ist zur Zeit nicht bekannt. Zahlreiche medikamentöse Behandlungsstudien verliefen negativ, lediglich die Gabe von Prednisolon bei Duchenne-Muskeldystrophie in einer sechs Monate lang durchgeführten Studie mit zwei unterschiedlichen Dosierungen (0,3 mg/kg Körpergewicht, 0,75 mg/kg Körpergewicht) führte zu einer Zunahme der Muskelkraft in beiden Behandlungsgruppen im Vergleich zu einer Plazebogruppe. Jedoch muß bei längerfristiger Einnahme, insbesondere bei der höheren Dosis, mit Nebenwirkungen gerechnet werden.

Die Physiotherapie zielt darauf ab, die Beweglichkeit möglichst lange zu erhalten, wobei insbesondere bei noch relativ gut erhaltenen Muskeln eine quantitativ und zeitlich begrenzter Zuwachs an Muskelkraft, insbesondere bei den langsam progredienten Muskeldystrophien zu erreichen ist. Eine Verschlechterung des Spontanverlaufs ist von einem solchen Training nicht zu erwarten, Belastungen bis zur Erschöpfung sollten vermieden werden (der CK-Spiegel sollte nicht wesentlich ansteigen). Außerdem dient die Physiotherapie der Kontrakturprophylaxe. Bei Betroffensein der Atemmuskulatur ist Atemtherapie angezeigt.

• • • • Kongenitale Myopathien mit speziellen Strukturanomalien

In dieser Krankheitsgruppe werden Muskelerkrankungen zusammengefaßt, bei denen sich in der Muskelbiopsie spezielle histologische oder enzymhistologische Auffälligkeiten finden. Zum Teil sind diese Veränderungen aber für die Krankheit nicht im eigentlichen Sinne spezifisch, sondern weichen nur quantitativ von der Norm ab. Es ist auch nicht in allen Fällen wirklich geklärt, ob es sich um eine primäre Muskelerkrankung oder eine primär neurogene Erkrankung handelt. Die etwas häufigeren unter den an sich seltenen Erkrankungen sind die Centralcore-Krankheit, die Multicore-Krankheit, die Nemaline-Krankheit *(Rod-Krankheit)*, die zentronukleäre Myopathie und die kongenitale Fasertypdisproportion.

Es gibt aber eine Reihe weiterer sehr seltener Krankheitsbilder. Die Kinder fallen meist schon im Säuglingsalter durch eine Hypotonie insbesondere an den proximalen Extremitäten und z.T. durch eine Trinkschwäche auf. Die CK ist normal bis leicht erhöht, die Krankheiten im allgemeinen kaum oder nur langsam progredient. Ausnahmen sind eine kongenitale, rasch progrediente Form der Nemaline-Erkrankung und eine schwere, neonatale X-chromosomal-rezessive Form der zentronukleären Myopathie. Es gelten die gleichen Behandlungsprinzipien wie bei den progressiven Muskeldystrophien.

•••• Myotonien

Die Myotonien sind durch eine verzögerte Erschlaffung der Muskulatur nach Willkür- oder reflektorischer Anspannung charakterisiert. Es kommt zu einer willkürlich nicht kontrollierbaren Kontraktur der Muskulatur, die sich nur langsam löst. Zur Provokation läßt man den Patienten z.B. die Faust mit maximaler Kraft schließen und fordert ihn dann auf, rasch die Finger zu strecken. Man beobachtet dann nur ein langsames Öffnen der Faust. Bei wiederholter Ausführung des Manövers gelingt die Dekontraktion rascher.

Wichtige Krankheitsbilder sind die Dystrophia myotonica, die Thomsen-Myotonie und die Paramyotonia congenita (v. Eulenburg).

Dystrophische Myotonie (Curschmann-Steinert) (Abb. 1.7**a** u. **b**)

Es handelt sich um eine autosomal-dominante Erkrankung mit eher variabler Penetranz. Innerhalb der gleichen Familie kann die Ausprägung stark variieren. Die Erkrankung beginnt meist im jungen Erwachsenenalter und ist mit 5 Fällen pro 100000 Einwohner die häufigste Muskeldystrophie des Erwachsenenalters. Die Myotonie ist meist auf die kleinen Handmuskeln, die Unterarme und die Zunge beschränkt und kann so schwach ausgeprägt sein, daß sie vom Patienten selbst nicht bemerkt wird.

Klinisches Bild: Die Muskeldystrophie betrifft vor allem die Kopfhaltemuskulatur, den M. sternocleidomastoideus, die Kaumuskulatur und die mimische Muskulatur, so daß es zur Ausbildung einer Facies myopthica auch mit Ptose kommt. Die Extremitätenmuskulatur ist häufiger distal als proximal betroffen. Eine Beteiligung der Atemmuskulatur kann in schweren Fällen zu einer Verkürzung der Lebenserwartung führen. Die CK ist meist leicht erhöht, die Progredienz variabel, aber stetig. Auffallend häufig findet sich bei den Patienten eine Katarakt (75 bis 100%), eine Innenohrschwerhörigkeit, eine Verdickung des Stirnbeins (Hyperostosis frontalis), eine Stirnglatze, eine Hodenatrophie bzw. eine Ovarialinsuffizienz mit Menstruationsstörung und einer erhöhten Abortrate.

Myotonia congenita (Thomsen)

Es handelt sich um eine autosomal-dominante Erkrankung mit vollständiger Penetranz und einer Prävalenz von 4 zu 100000 Einwohnern. Die Ausprägung der myotonen Reaktion kann sehr unterschiedlich sein und teilweise nur einzelne Muskelgruppen betreffen.

a

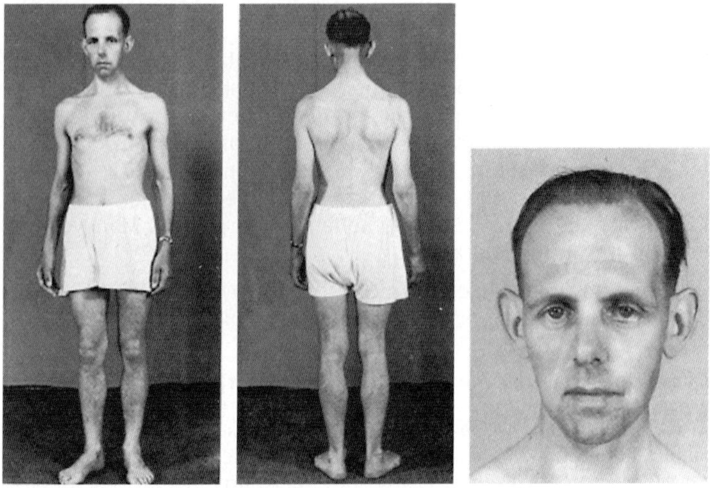

b

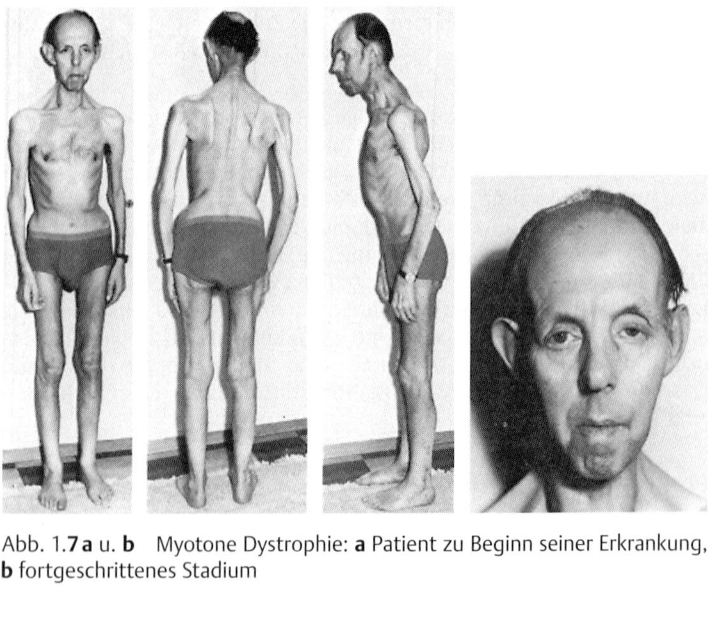

Abb. 1.7 **a** u. **b** Myotone Dystrophie: **a** Patient zu Beginn seiner Erkrankung, **b** fortgeschrittenes Stadium

Klinisches Bild: Im Gegensatz zu den anderen Muskelerkrankungen liegen hier keine Muskelatrophien vor. Es kommt vielmehr charakteristischerweise zu einer Hypertrophie der Muskulatur, so daß die Patienten häufig ein ausgesprochen athletisches Aussehen haben, das im Kontrast zur Bewegungsbehinderung steht. Die Erkrankung ist nicht progredient, die Lebenserwartung normal.

Rezessiv autosomale Myotonie (Becker)

Die Erkrankungshäufigkeit wird auf 2 pro 100000 Einwohner geschätzt. Die Erkrankung beginnt im 4. bis 12. Lebensjahr meist mit einer myotonen Reaktion an den Beinen und dehnt sich erst im Laufe mehrerer Jahre auf die Arme, Kaumuskeln und schließlich die gesamte Muskulatur aus.

Klinisches Bild: Ca. 75% der Patienten zeigen Muskelhypertrophien, ein kleiner Teil auch Muskelatrophien und eine Schwäche. Häufig sind die Armmuskeln wenig kräftig ausgebildet, die Beinmuskeln dagegen hypertrophiert. Die Lebenserwartung scheint nicht verkürzt.

Paramyotonia congenita (von Eulenburg)

Es handelt sich um eine autosomal-dominante, relativ seltene (1 : 180000) Erkrankung, bei der die myotone Reaktion durch Kälte provoziert wird. Daher sind insbesondere die kälteexponierten Muskelpartien (Gesicht, Hals, Hände) betroffen. Wiederholte Kontraktionen führen eher zu einer Verstärkung der Symptomatik *(paradoxe Myotonie)*. Die Erkrankung ist nicht progredient, die Lebenserwartung normal.

Ätiologie: Ursachen der Myotonien sind Funktionsstörungen der Ionenkanäle in den Membranen der Muskelzellen. Bei der Dystrophia myotonica ist die Natriumleitfähigkeit erhöht und die Chloridleitfähigkeit leicht erniedrigt. Bei den Myotonien Thomsen und Becker ist die Chloridleitfähigkeit der Membranen erniedrigt, bei einer Paramyotonie Natriumleitfähigkeit erhöht.

Therapie: Therapeutisch haben sich membranstabilisierende Medikamente (Antiarrhythmika, Antiepileptika) bewährt, insbesondere Mexiletin und Tocainid. Allerdings ist wegen der häufigen kardialen Beteiligung die Indikation zum Einsatz dieser Medikamente bei der myotonen Dystrophie zurückhaltend zu stellen und wegen der häufig nur schwach ausgeprägten myotonen Reaktion auch nicht notwendig. Bei der dystrophischen Myotonie ist zusätzlich eine Physiotherapie wie bei den Muskeldystrophien indiziert.

•••• Dyskaliämisch periodische Lähmungen

Verlauf: Diese autosomal dominant vererbten Erkrankungen (ca. 5% treten sporadisch auf) führen zu wiederholten Lähmungen, die mit erniedrigten, erhöhten oder normalen Kaliumwerten einhergehen (Hypokaliämie, Hyperkaliämie, Normokaliämie). Es kommt zu innerhalb von Minuten bis Stunden einsetzenden Lähmungen, die Stunden bis Tage anhalten und dann wieder abklingen. Zwischen den Lähmungen sind die Patienten zunächst beschwerdefrei, später im Verlauf des Lebens entwickelt sich allmählich eine Myopathie mit Paresen, die zunächst das Becken und dann die Schulter- und die proximale Extremitätenmuskulatur betreffen und die bis zur Gehunfähigkeit führen können. Ähnliche Krankheitserscheinungen können auch nicht genetisch bei Störungen des Kaliumstoffwechsels, beim sog. *Conn-Syndrom* (Hyperaldosteronismus mit Natriumretention und vermehrter Kaliumausscheidung), auftreten.

Hypokaliämische Lähmung

Klinisches Bild: Lähmungserscheinungen treten meist erstmals im frühen Erwachsenenalter überwiegend in der Nacht oder den frühen Morgenstunden aus dem Schlaf heraus auf. Körperliche Belastung und Mahlzeiten mit starkem Kohlenhydratanteil, Kälte und psychische Belastung provozieren die Lähmungserscheinungen. Parästhesien an den distalen Extremitäten können der Lähmung vorangehen. Die Lähmung entwickelt sich symmetrisch und proximal betont.

Diagnostik: Diagnostisch führend ist ein während der Attacke auf die Hälfte oder weniger erniedrigter Serum-Kalium-Spiegel. Im Intervall zwischen den Attacken sind die Elektrolytverhältnisse normal. Die Erniedrigung des Kaliumspiegels beruht nicht auf einer vermehrten Ausscheidung, sondern auf einer Verschiebung von Extrazellulärraum in den Intrazellulärraum.

Therapie: Zur Behandlung der Attacken wird Kalium zugeführt. Die Lähmungserscheinungen sind durchaus ernst zu nehmen, da ca. 10% der Patienten im Anfall an Atemlähmung oder Herzversagen sterben.

Hyperkaliämische Lähmung (Adynamia epsodica hereditaria Gampstorp)

Klinisches Bild: Die Lähmungen beginnen vor dem 20. Lebensjahr, dauern meist nur eine Stunde an, sind weniger ausgeprägt, betreffen aber zusätzlich zur Extremitäten-, Schulter- und Beckenmuskulatur auch die Gesichts- und Pharynxmuskulatur. Ruhe nach körperlicher Belastung, Kälte und Hypoglykämie (also gerade nicht die Einnahme kohlenhydratreicher Mahlzeiten) provozieren das Auftreten der Attacken. Charakteristisch ist eine Erhöhung des Serum-Kaliums auf Werte über 6 mv/l während der Attacke und eine erhöhte Kaliumausscheidung über die Niere. Der Verlauf der Erkrankung ist gutartig, die Attacke selbst weniger bedrohlich (keine Beteiligung der Atemmuskulatur).

Therapie: Die Attacken können durch die Gabe von Kalziumglukonat behandelt werden.

Normokaliämisch periodische Lähmung

Klinisches Bild: Die Erkrankung setzt in der Kindheit ein. Durch die gleichen Mechanismen provoziert wie bei der hypokaliämischen Lähmung treten Lähmungen nachts oder in den frühen Morgenstunden auf. Die Attacken sind seltener, dauern aber länger an (Tage bis Wochen) und betreffen die gesamte Muskulatur. Kalium-Chlorid-Gaben provozieren die Lähmungen. Zur Kopierung der Attacken wird Natrium-Chlorid infundiert.

•••• Symptomatische Myopathien

Myopathien bei Stoffwechselerkrankungen

Diese Gruppe von Myopathien weist als Gemeinsamkeit eine Störung des Stoffwechsels der Muskelzelle auf, wobei es sich im wesentlichen um Prozesse des energieliefernden Stoffwechsels handelt. Zu differenzieren ist zwischen

- Störungen des Kohlenhydratstoffwechsels,
- Defekten der Mitochondrienfunktion und
- Störungen des Lipidstoffwechsels.

Störungen des Kohlenhydratstoffwechsels

Kohlenhydrate sind ein wesentliches Substrat des zellulären Energiestoffwechsels. Inzwischen sind zahlreiche Enzymstörungen (mind. 9) im Kohlenhydratstoffwechsel beschrieben. Kohlenhydrate werden in der Zelle in Form von Glykogen gespeichert. Bei den meisten dieser Erkrankungen ist der Abbau des Glykogens gestört, so daß es zur Speicherung von Glykogen in der Zelle, d.h. nicht nur in der Muskelzelle, sondern überwiegend auch in der Leber und z.T. auch im zentralen Nervensystem kommt. Neben einer Beteiligung des Muskels in Form einer Myopathie können häufig also auch eine Hepatosplenomegalie und z.T. zentral-nervöse Erscheinungen beobachtet werden. Die wichtigsten Erkrankungen aus diesem Formenkreis sind der *saure Maltasemangel*

(Glykogenose Typ II) und der *Muskelphosphorylasemangel* (Mc Ardle-Krankheit, Glykogenose Typ V).

Beim *sauren Maltasemangel* liegt ein Mangel an 1,4 Glykosidase, einem Enzym der Glykogenolyse, vor. Das Manifestationsalter variiert stark, so daß drei Formen differenziert werden, die Pompe-Erkrankung mit Manifestation in den ersten Lebensmonaten, eine infantil-juvenile Form und eine adulte Form.

Bei der *Pompe-Erkrankung* kommt es auch sehr häufig zu einer Beteiligung der inneren Organe (Herz, Leber). Der Verlauf dieses Typs ist rasch progredient (Tod während der ersten zwei Lebensjahre), immer noch ungünstig beim infantil-juvenilen Typ (Tod meist bis zum 20. Lebensjahr). Die Schulter- und Beckenmuskulatur sind besonders betroffen, in 60% der Fälle kommt es auch zu einer Beteiligung der Atemmuskulatur.

Der *Muskelphosphorylasemangel* (Mc Ardle-Krankheit, Glykogenose Typ V) ist eine autosomal rezessive vererbte Erkrankung. Sie tritt meist bis zum 15. Lebensjahr durch eine vorzeitige Ermüdbarkeit und belastungsinduzierte Muskelschmerzen, Paresen, Muskelsteife und Kontrakturen in Erscheinung. In Ruhe bilden sich diese Symptome rasch zurück. Charakteristisch ist, daß der Laktat-Anstieg im Blut nach einminütiger Muskelarbeit unter Ischämiebedingungen deutlich unter der Norm liegt (normal ist ein Anstieg des Laktat-Spiegels auf das 3–5fache).

Mitochondriale Myopathien

Entsprechend der zahlreichen mitochondrialen Stoffwechselprozesse sind auch zahlreiche Defekte beschrieben, so daß es sich hier um eine sehr heterogene Erkrankungsgruppe handelt. Morphologisch findet man meist veränderte Mitochondrien, die sich mikroskopisch als sog. Ragged red fibers darstellen. Elektronenoptisch handelt es sich dabei um unter der Zellmembran liegende Akkumulationen von abnormen Mitochondrien.

Aufgrund der unterschiedlichen Defekte des Mitochondrien-Stoffwechsels lassen sich nach Morgan-Hughes (1986) die mitochondrialen Defekte in solche des mitochondrialen Substrattransports (z.B. verschiedene Carnitin-Mangelsyndrome und der Carnitinpalmityltransferasemangel), in solche der mitochondrialen Substratutilisation, weiterhin Defekte der mitochondrialen Atmungskette differenzieren. Da die Mitochondrien nicht nur in der Skelettmuskulatur wesentlicher Ort des Energiestoffwechsels sind, sondern auch in anderen Geweben, kann differenziert werden zwischen Syndromen mit überwiegend muskulärer, solchen mit überwiegend zentraler Beteiligung und solchen mit einer chronisch progredienten externen Ophthalmoplegie. Zahlreiche Syndrome sind in diesem Zusammenhang beschrieben worden. Gemeinsam ist ihnen der Nachweis von Ragged red fibers und einer Serumlaktaterhöhung in Ruhe und nach leichter körperlicher Belastung. Muskelschwäche kann bei all diesen Erkrankungen auftreten. Die wichtigsten klinischen Syndrome sind das Kearns-Sayre-Syndrom, das MERRF-Syndrom (Myoklonusepilepsie mit ragged red fibres) und das MELAS-Syndrom (Myopathie, Enzephalopathie, Laktatazidose, Schlaganfälle).

Die Tabelle 1.**2** faßt die wesentlichen klinischen Symptome der drei Krankheitbilder zusammen.

Symptome wie Kleinwuchs, Hypakusis, Vestibularisfunktionsstörung, Sprachstörung, Schluckstörung und Demenz können zusätzlich auftreten.

Lipidspeichermyopathie

Bei längerfristiger Belastung der Skelettmuskulatur ist nicht der Kohlenhydrat-, sondern der Fettstoffwechsel Hauptenergielieferant für die Muskelarbeit. Eine zentrale Rolle nimmt dabei das Carnitin ein, das für den Transport der langkettigen Fettsäuren im Intrazellulärraum über die

Tabelle 1.**2** Symptome der drei Krankheitsbilder Kearns-Sayre-Syndrom, MERRF und MELAS

Symptome	KSS	MERRF	MELAS
Ophthalmoplegie	+	–	–
Retinadegeneration	+	–	–
Herzblock	+	–	–
Myoklonien	–	+	–
Ataxie	+/–	+	–
Muskelschwäche	+/–	+	+
Zerebrale Anfälle	–	+	+
Episodisches Erbrechen	–	–	+
Kortikale Blindheit	–	–	+
Hemiparesen	–	–	+
Andere neurologische Ausfälle	+/–	+/–	+/–
Hyperlaktatämie	+	+	+
Ragged red fibers	+	+	+

KSS: Kearns-Sayre-Syndrom
MERRF: Myoklonusepilepsie mit ragged red fibres
MELAS: Myopathie, Enzephalopathie, Laktatazidose, Schlaganfälle

innere Membran in die Mitochondrien hinein sorgt. Bei Carnitinmangel können daher die Fettsäuren nicht in die Mitochondrien transportiert werden und es kommt zu einer zunehmenden intrazellulären Ablagerung.

Folgende Formen können differenziert werden:
1. Primärer muskulärer Carnitinmangel
2. Primärer systemischer Carnitinmangel
3. Sekundäre Carnitinmangelsyndrome
4. Myopathie bei Carnitinpalmityltransferasemangel
5. Lipidspeichermyopathien mit ungeklärtem Stoffwechseldefekt

Klinisches Bild: Bei dem Carnitin-Mangelsyndrom kommt es zu Lähmungserscheinungen der Gliedergürtel- und proximalen Extremitätenmuskulatur. Beim primären systemischen Carnitinmangel kommt es insbesondere auch zu zentral-nervösen Störungen des Bewußtseins bis zum Koma und tonisch-chronischen Krämpfen.

Therapie: Die Behandlung des Carnitinmangels erfolgt diätetisch durch häufigere kleine Mahlzeiten mit kohlenhydratreicher Kost und hauptsächlich mittelkettigen Fettsäuren sowie der Gabe von L-Carnitin (weiterführende Literatur: Jerusalem u. Zierz 1991).

Maligne Hyperthermie

Ätiologie und Pathogenese: Die maligne Hyperthermie ist eine autosomal-dominante Erkrankung mit einer Inzidenz von 1 : 20 000 und wird durch Inhalationsanästhetika, (z. B. Halothan) Succinylcholin oder der Gabe von Neuroleptika ausgelöst. Deshalb ist das Risiko einer Allgemeinnarkose bei diesen Patienten erheblich erhöht. Es kommt bei Anwendung dieser Substanzen zu einem raschen Anstieg der Körpertemperatur mit Tachykardie, Tachypnoe, Zyanose, Schwitzen und Muskelrigidität. Ursache ist eine starke Steigerung der Kalziumausschüttung aus dem sarkoplasmatischen Retikulum und ein gesteigerter Einstrom von Kalzium aus dem Extrazellulärraum, was zu einem unkontrollierten Anstieg des Muskeltonus führt. Die Anästhesie muß sofort abgebrochen werden.

Therapie: Es werden membranstabilisierende Medikamente (Dantamacrin) verabreicht, die Azidose ausgeglichen und der Körper gekühlt. Folge des Muskelfaserzerfalls (Rhabdomyolyse) kann eine persistierende Schwäche sein.

Myopathien bei Endokrinopathien

Der Muskelstoffwechsel wird besonders durch die Schilddrüsenhormone und Steroide beeinflußt. Aber auch Störungen der Elektrolytbalance können zu Myopathien führen. Über hypophysäre Funktionen werden Teile des Muskelstoffwechsels (Eiweißsynthese, Kohlenhydratstoffwechsel) gesteuert und können zu muskulären Symptomen führen (Akromegalie, Hypopituitarismus).

Eine *thyreotoxische Myopathie* tritt bei 60 – 80% der Patienten mit gesteigerter Schilddrüsenfunktion auf und betrifft überwiegend den Beckengürtel und die proximale Beinmuskulatur, zusätzlich den Schultergürtel. Bei 15 – 20% der Patienten mit Hyperthyreose kommt es zu einem klinisch offensichtlichen Exophthalmus (Abb. 1.**8**) durch eine Volumenvermehrung des Weichteilgewebes der Orbita (auch der Augenmuskeln), die in fortgeschrittenem Stadium zu Lähmungserscheinungen der Augenmuskeln mit Doppelbildern führen kann. Eine akute okulofaziobulbäre Myopathie bei Thyreotoxikose ist selten.

Die *hypothyreotische Myopathie* betrifft vorwiegend die Becken- und Oberschenkelmuskulatur, selten auch den Schultergürtel. Die Patienten wirken eher athletisch, Atrophien sind die Ausnahme. Kontraktion und

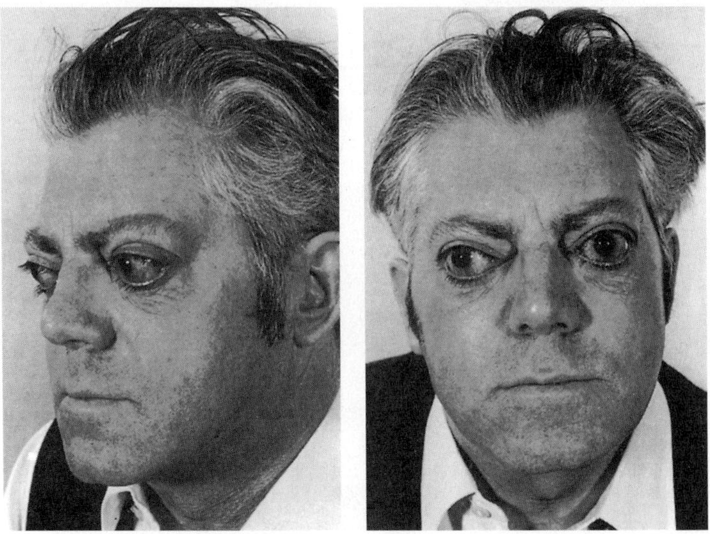

Abb. 1.**8** Exophthalmus bei thyreotoxischer Myopathie

Relaxation der Muskulatur sind verlangsamt. Die CK-Werte sind z.T. erheblich erhöht.

Der *primäre* oder *sekundäre Hyperparathyreoidismus,* der zu einer Mobilisation von Kalzium aus dem Knochen und zu zeitweise erhöhtem Blut-Kalzium-Spiegel führt, manifestiert sich an der Muskulatur in einer Schulter- und Beckenmuskulatur betonten Schwäche, muskulären Hypotonie und Myalgien bei normalen muskulären Serumenzymen.

Der *Hypoparathyreoidismus* führt zu einer Steigerung der neuromuskulären Erregbarkeit (Tetanie) mit Neigung zu Parästhesien und Crampi. Eine chronische Myopathie wurde beschrieben, scheint aber auch bei dieser Erkrankung eher selten zu sein.

Die *Steroidmyopathie* (Abb. 1.**9**) kann entweder durch eine gesteigerte ACTH-Sekretion oder eine endogene Steigerung der Nebennierenrin-

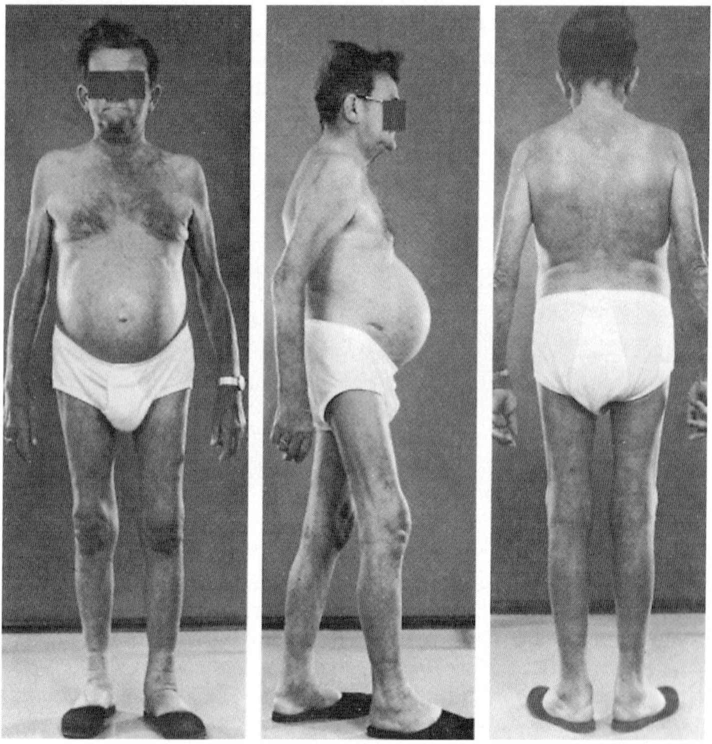

Abb. 1.**9** Steroid-Myopathie

denhormone zustande kommen, ist aber am häufigsten Ursache von Kortikoid-Therapien. Die Steroidmyopathie ist ein Teil des als Cushing-Syndrom beschriebenen Krankheitsbildes (Adipositas, Hirsutismus, Hypertonie, Mensesstörung, Impotenz, Striae und weitere Symptome). Vorwiegend werden die proximalen Muskelgruppen der unteren Extremität und die Beckenmuskulatur, seltener Schultergürtel und distale Muskeln betroffen.

Auch der *Morbus Addison* (Nebennierenrindenunterfunktion) führt zu muskulären Symptomen mit generalisierter Muskelschwäche und vorzeitiger Ermüdbarkeit. Schwere Myopathien sind selten.

Paraneoplastisch kommen Myopathien insbesondere beim kleinzelligen Bronchialkarzinom, beim Mamma-Karzinom, seltener beim Magen- und Gallenblasenkarzinom vor.

Exotoxisch bedingte Myopathien

Myopathien, die exomyotoxisch verursacht werden, wurden bereits genannt (Steroidmyopathie, maligne Hyperthermie). Bei zahlreichen Medikamenten sind Myopathien als seltene Nebenwirkung beschrieben. Häufiger sind diese bei folgenden Medikamenten: ACTH, Clofibrat, Lovastatin, Vincristin, Zidovudin, Meprobamat. Auch Alkohol wirkt toxisch auf die Muskulatur und ist eine häufige Ursache von Myopathien.

• • • • Myositis

- *Definition:* Unter einer Myositis versteht man eine erworbene Myopathie mit entzündlichen Veränderungen der Skelettmuskulatur, die zur Generalisierung neigt (Polymyositis) (Abb. 1.**10a** u. **b**).

Meist bestehen langsam progrediente proximal betonte Paresen. Zusätzlich können Schmerzen (Myalgien) und Atrophien bestehen. Bei Hinzutreten von Hautveränderungen meist in Form einer lividen Verfärbung und Ödemen an Wange, Augenlidern, Thorax spricht man von einer *Dermatomyositis* (Abb. 1.**11**), die sich dann aufgrund des charakteristischen Erscheinungsbildes auch häufig klinisch diagnostizieren läßt. Gelenkbeteiligungen können zu Kontrakturen führen.

Ätiologie: Die Ätiologie der Polymyositis ist unbekannt. Man nimmt eine autoimmune Genese an. Häufig kommt sie vergesellschaftet mit malignen Tumoren vor (Mamma, Lunge, Ovar, Magen-Uterus, Nasopharynx). Ebenfalls relativ häufig im Rahmen von Kollagenerkrankungen (systemischer Lupus erythematodes, rheumatoide Arthritis, Sjörgen-Syndrom, Polyarthritis nodosa, Mixed connective tissue disease) und anderen Autoimmunerkrankungen (Myasthenia gravis, Thyreoiditis-Hashimoto, Morbus Waldenström, monoklonale Gammopathie, AIDS). Auch

a

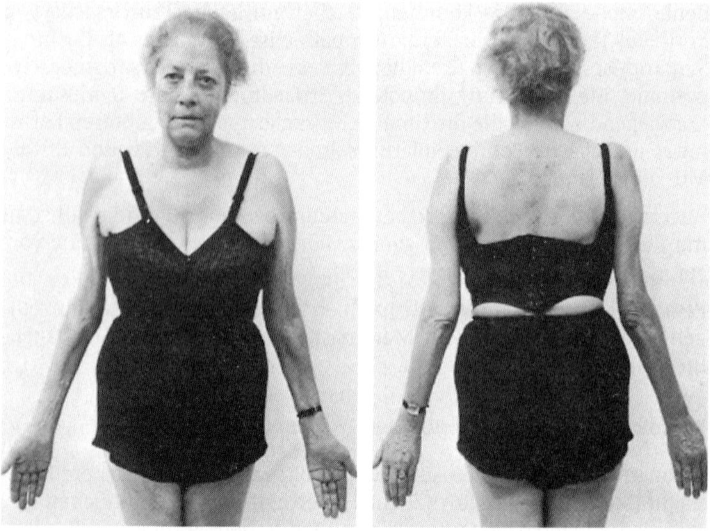

b

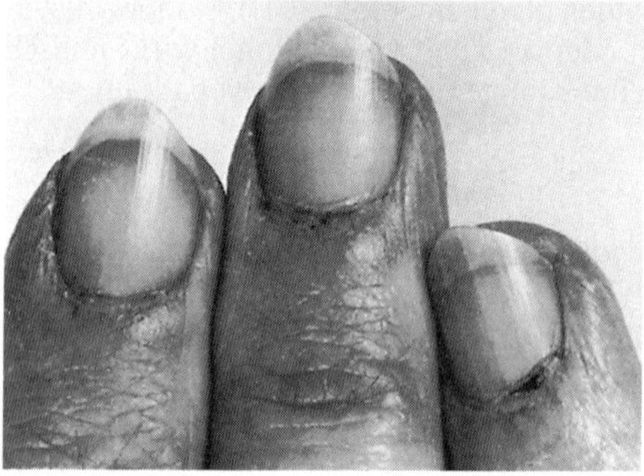

Abb. 1.**10 a** u. **b** Chronische Polymyositis: **a** Die Arme können nicht mehr zur Horizontalen gehoben werden, **b** Mikroaneurysmen und kleine Blutungen an den Nagelwällen

im Rahmen von Infektionen durch Viren, Bakterien, Pilze und Parasiten können Myositiden auftreten.

Diagnostik: Die Diagnose stützt sich beim Fehlen von Hautzeichen neben proximal betonten Paresen und Myalgien, von der Akuität des Krankheitsgeschehens abhängigen erhöhten CK-Werten und elektromyographischen Veränderungen insbesondere auf die Muskelbiopsie.

Therapie: Die Therapie erfolgt durch Immunsuppressiva, insbesondere Kortikosteroid und Azathioprin, die meist längerfristig durchgeführt

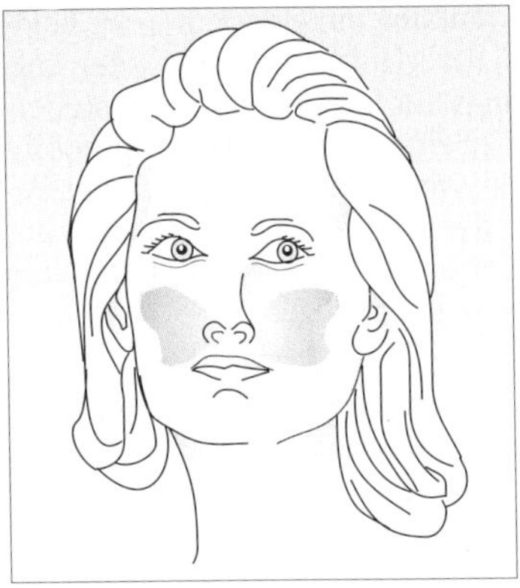

Abb. 1.**11** Gesichtserythem bei Dermatomyositis

werden muß. Auch zahlreiche Medikamente können eine Myositis auslösen.

Als Folge von kurzen grippeähnlichen Erkrankungen kann ein *postinfektiöses Myalgieadynamie-Syndrom* („postinfektiöse Polymyositis") entstehen, das mit Myalgien, Crampi, vorzeitiger muskulärer Ermüdbarkeit und Adynamie einhergeht und bis zu zwei Jahren anhalten kann.

Als *Myositis ossificans* wird eine lokale gelenknahe Myositis, insbesondere im Bereich des Hüftgelenks, bezeichnet, die mit lokalisierten Verkalkungen der Muskulatur einhergeht und unter langfristiger Immobilisation bei tetraplegischen, insbesondere apallischen Patienten auftritt.

•••• Myasthenie

Myasthenia gravis pseudoparalytica

Pathogenese: Die Myasthenia gravis pseudoparalytica ist keine direkte Erkrankung des Muskels, sondern eine Autoimmunerkrankung, die zu einer Störung der neuromuskulären Übertragung führt. Die Patienten bilden einen Antikörper gegen den Acetylcholinrezeptor, der damit die postsynaptische Membran für das an sich erregende Acetylcholin zumindest teilweise blockiert. Typisch ist, daß die Lähmungserscheinungen bei wiederholter Innervation des Muskels zunehmen. Als Konsequenz sind die myasthenen Symptome meist abends ausgeprägter als am Morgen.

Klinisches Bild: Häufig beginnt die Erkrankung mit einer ein- oder beidseitigen Ptose (typischerweise im Tagesverlauf zunehmend), der Entwicklung von Doppelbildern, die anfangs nur intermittierend bestehen, bei fortgeschrittener Erkrankung aber zu einer weitgehenden Immobilisierung des Auges führen kann. Augensymptome sind bei 70% der Patienten das Initialsymptom, in ca. 40% der Fälle entwickelt sich aber aus der okulären Myasthenie eine generalisierte Form. Nach Ossermann wird die Schwere der Erkrankung wie folgt klassifiziert:

- *I Okuläre Myasthenie:*
  Ein- oder doppelseitige Ptose, Augenmuskelschwäche mit Diplopie, gute Prognose, wenn keine weitere Krankheitsausbildung innerhalb der ersten zwei Jahre.
- *IIa Milde Form der generalisierten Myasthenie:*
  Okuläre und bulbäre (Zunge, Gaumen, Schlundmuskulatur) Symptome, jedoch keine respiratorischen Störungen, gute Reaktion auf Medikamente (Cholinesterase-Hemmer).
- *IIb Mittelschwere Form der generalisierten Myasthenie:*
  Mittelschwere bis schwere myasthene Reaktion der bulbären Muskeln mit Dysarthrie, Dysphagie, Kauschwäche und Beteiligung der übrigen Skelettmuskulatur, jedoch ohne Beteiligung der Atemmuskulatur. Keine voll befriedigende symptomatische Therapie durch Cholinesterase-Hemmer.
- *III Akute und rasch progrediente Myasthenie:*
  Akutes Einsetzen und rasches Fortschreiten einer Schwäche der bulbären und Skelettmuskulatur unter Einschluß der Atemmuskulatur innerhalb von wenigen Wochen oder Monaten mit nur unbefriedigendem Ansprechen auf Cholinesterase-Hemmstoffe. Häufig Thymome, cholinerge und myasthenische Krisen häufig, große Mortalität.
- *IV Chronische und schwere Myasthenie:*
  Entwicklung meistens aus dem Stadium I und II, innerhalb relativ kurzer Zeit eine plötzliche Verschlechterung mit weiterer Progredienz, schlechte Reaktion auf Cholinesterase-Hemmer, häufig Thymome, schlechte Prognose.

Die Gruppen I und IIa umfassen ca. 55, die Gruppe IIb ca. 21, die Gruppen III und IV ca. 24% der Myasthenie-Patienten. Frauen sind häufiger betroffen als Männer, meist setzt die Erkrankung zwischen dem 15. und 35. Lebensjahr ein. Bei 12 % der Kinder myasthener Mütter kommt es zu einer transienten neonatalen Myasthenie, die wegen einer relativ hohen Mortalität in den ersten Lebenswochen einer stationären Überwachung bedarf.

Bei 85% der Patienten findet man eine Veränderung des Thymus, davon bei 85% eine Thymushyperplasie, bei 15% ein Thymom.

Therapie: Die Therapie ist immunsuppressiv durch die Gabe von Kortikosteroiden oder Azathioprin, gegebenenfalls auch bei krisenhafter Verschlechterung in Form einer Plasmapherese. Ein Thymom stellt eine Operationsindikation dar. Bei einer über eine okuläre Myasthenie hinausgehenden Symptomatik wird aber auch frühzeitig die Indikation zur Thymektomie bei Thymushyperplasie gestellt. Es kommt dann häufig zu einer spontanen Rückbildung der Symptomatik. Die Myasthenie kann durch zahlreiche Medikamente (insbesondere aus der Gruppe der Antibiotika, Antiarrhythmika, der Malaria-Medikamente, der Neuroleptika, Hypnotika, Tranquilizer, Antikonvulsiva, Hormone und Muskelrelaxantien) verschlechtert werden.

Eine krisenhafte Verschlechterung, die im Spontanverlauf auftreten oder durch Medikamente bedingt (myasthene Krise) sein kann, stellt einen bedrohlichen Zustand dar, der durch die intravenöse Gabe von Cholinesterase-Hemmstoffen behandelt werden muß und bei fehlendem Erfolg eine Intubation notwendig machen kann. Die Überdosierung der Cholinesterase-Hemmstoffe kann ihrerseits zu einer krisenhaften Verschlechterung *(cholinerge Krise)* führen.

Lambert-Eaton-Syndrom

Dieses Syndrom ist gekennzeichnet durch eine Schwäche und vorzeitige Ermüdbarkeit der proximalen Extremitätenmuskulatur, besonders des Beckengürtels und der Oberschenkel. Bei 50% der Patienten können eine vorübergehende Ptose und Augenmuskelparese sowie bulbäre Störungen bestehen. Die Muskelkraft ist nach Ruhe zunächst gering, steigt dann über einige Sekunden an, um erst danach zu einer vorzeitigen Ermüdbarkeit zu führen. 70% der Männer und 25% der Frauen leiden an einem bösartigen Tumorleiden, so daß bei Auftreten dieses Syndroms eine intensive Tumorsuche notwendig ist. Am häufigsten unter den Karzinomen ist das kleinzellige Bronchialkarzinom (80%). Die myasthenen Symptome können sich nach der Entfernung des Tumors zurückbilden.

1.3 Erkrankungen des peripheren Nervensystems

Definition: Als peripheres Nervensystem wird in der Neurologie (im Gegensatz zum zentralen Nervensystem = Gehirn und Rückenmark) die Gesamtheit der motorischen und sensiblen Nerven (im Nerv verlaufen meist motorische und sensible Nervenfasern gemeinsam – sogenannter gemischter Nerv), das Arm- (Plexus brachialis) und Beinnervengeflecht (Plexus lumbalis und sacralis) und die Nervenwurzeln (motorische Vorderwurzel und sensible Hinterwurzel) bezeichnet.

Die Nahtstelle zwischen peripherem und zentralem Nervensystem stellt für das sensible System die Umschaltstelle *(Synapse)* des peripheren Neurons im Hinterhorn des Rückenmarks dar, für das motorische System die Synapse zwischen den zentralen *Neuronen* (Nervenzellen) und der motorischen Vorderhornzelle im Rückenmark. Teile des peripheren Nervensystems liegen also genau genommen im Rückenmark. Nervenzellen bestehen aus einem *Zellkörper* (Soma) und einem bis zu ca. 1 m langen *Fortsatz* (Axon). Für die motorischen Nerven, die die Fußmuskeln versorgen, liegt z. B. die Vorderhornzelle am unteren Ende des Rückenmarks in Höhe des 12. Brustwirbelkörpers, der Nerv endet an den Fußmuskeln.

Die Nervenzellkörper der sensiblen Nervenfasern liegen nicht wie die der motorischen im Rückenmark, sondern in den *Spinalganglien* (Ganglien sind Ansammlungen von Nervenzellen), die unmittelbar neben der Wirbelsäule liegen. Die dort liegenden sensiblen Nervenzellen haben zwei Fortsätze, von denen einer von peripher kommt und der andere durch das Zwischenwirbelloch (Foramen intervertebrale) zieht, um mit anderen sensiblen Axonen die sensible Hinterwurzel zu bilden und dann ins Rückenmark einzutreten. Nervenzellen können also ganz ungewöhnlich große und verzweigte Zellen sein, entsprechend empfindlich reagieren sie auf Stoffwechselstörungen (z. B. Diabetes mellitus) oder Intoxikationen (z. B. Alkohol), die zu gleichzeitigen diffusen Schädigungen vieler Nervenzellen führen (sog. *Polyneuropathien).*

Diagnostik: Lokale Schädigungen des peripheren Nervensystems können betreffen:

- die motorischen Vorderhornzellen im Rückenmark (Vorderhornerkrankung),
- die Nervenwurzeln (Radikulopathien, Wurzelkompressionssyndrome, bei Entzündungen mehrerer Nervenwurzeln Polyradikulitis),
- die Nervenplexus an Arm und Bein (Plexusparesen) und
- die peripheren Nerven.

Je nach Lokalisation entsteht ein unterschiedliches Verteilungsmuster motorischer und sensibler Ausfälle, die dem Neurologen meist schon aus dem klinischen Befund eine Zuordnung der Läsion erlaubt. Bei der Schädigung einzelner Nerven läßt der Läsionsort häufig auch einen Schluß auf die Ursache der Schädigung zu, da die Nerven an exponierten Stellen und physiologischen Engen besonderen mechanischen Belastungen ausgesetzt sind. Bei simultaner Schädigung mehrerer Nerven *(Polyneuropathien)* ist meist eine eingehende Labordiagnostik im Hinblick auf Stoffwechselerkrankungen oder immunvermittelte Erkrankungen notwendig.

Abgesehen von der Lokalisation ist eine Einschätzung der Schwere der peripheren Nervenschädigung für die Notwendigkeit therapeutischer Eingriffe und die weitere Prognose wichtig.

1.3.1 Neurapraxie

Bei leichtesten Schädigungen des Nervs sind Schmerzen oder sensible Mißempfindungen und Reizerscheinungen (wie Kribbeln, Ameisenlaufen) zu erwarten, ohne daß es zunächst zu Ausfällen (Herabsetzung oder Aufhebung der Berührungs-, Schmerz- und Temperaturempfindlichkeit) kommt. Bei etwas ausgeprägterer Schädigung sind elektrophysiologische Verzögerungen der Nervenleitgeschwindigkeit im geschädigten Bereich festzustellen. Ist die Schädigung ausgeprägter, kommt es zunächst in einzelnen, später in allen Nervenfasern zu einem Verlust des Leitvermögens der Nervenfaser (sog. Leitungsblock = *Neurapraxie*). Bis zu diesem Schädigungsgrad sind Läsionen im allgemeinen rasch innerhalb von Stunden bis Tagen reversibel.

Fast jeder hat diese Arten leichter Nervenschädigungen auch selbst erlebt, z. B. beim Übereinanderschlagen der Beine, wo es zunächst zu Mißempfindungen wie Kribbeln, dann zu einer Aufhebung der Sensibilität (eingeschlafenes Bein) und dann zu einem Kraftverlust mit schließlich vollständiger Lähmung kommt, die aber nach Aufhebung der Druckbelastung rasch reversibel ist.

1.3.2 Axonotmesis

Die nächst schwere Schädigung wird als *Axonotmesis* bezeichnet und charakterisiert die Degeneration, d. h. den Zerfall des Axons distal der Schädigungsstelle bei Erhaltenbleiben der bindegewebigen Hüllstrukturen. Durch das Erhaltenbleiben der Hüllstrukturen besteht bei einer solchen Schädigung die Möglichkeit des Wiederauswachsens des Axons, wenn das Axon nicht weiter geschädigt wird. Dieses Auswachsen des Axons geschieht relativ langsam (täglich 1 – 2 mm), so daß relativ lange Zeiträume bis zur Reinnervation vergehen (für eine 70 cm lange Strecke also bis zu zwei Jahre). Die Reinnervation ist über kurze Distanzen günstiger als über lange, einerseits, weil nach längerer Zeit Muskelfasern in Bindegewebsfasern umgebaut werden und so der wieder aussprossende Nerv nur noch teilweise oder keine kontraktionsfähige Muskelfasern vorfindet und weil das Auswachsen der langen Neurone an die Stoffwechselsituation des Neurons erhöhte Anforderungen stellt. Elektromyographisch läßt sich die Axonotmesis durch den Nachweis pathologischer Spontanaktivität (Fibrillationen und positive Wellen) und das Fehlen einer elektrischen Erregbarkeit des Nervs distal der Schädigungsstelle nachweisen.

Mischbilder von Neurapraxie und Axonotmesis, d.h., daß ein Teil der Nervenfasern durch den Leitungsblock nicht aktiv innerviert werden kann, der andere Teil durch eine stärkere Schädigung zugrunde gegangen ist, sind relativ häufig. Natürlich kommen auch Konstellationen vor, bei denen ein Teil der Neurone funktionsfähig bleibt und ein Teil der Neurapraxie oder der Axonotmesis unterliegt. Bei allen Konstellationen, bei denen es nicht zu einer vollständigen Axonotmesis des Nervs kommt, sind die Regenerationsaussichten wesentlich günstiger, weil die Nervenfasern nicht von der Schädigungsstelle auswachsen müssen, sondern die noch erhaltenen Nervenfasern zu den nicht innervierten Muskelfasern Fortsätze auswachsen lassen können *(kollaterale Sprossung).* Da sich die erhaltenen Nervenfasern ja schon im betreffenden Muskel befinden, sind Distanzen wesentlich kürzer und die Aussichten für eine schnelle Regeneration deutlich besser.

1.3.3 Neurotmesis

Ätiologie und Pathogenese: Die schwerste Schädigung eines peripheren Nervs ist die *Neurotmesis,* bei der es nicht nur zu einem Untergang der Axone, sondern auch zu einer Unterbrechung (Zerreißung oder Durchschneidung) der bindegewebigen Hüllstrukturen des Nervs (Epineurium, Perineurium) kommt, so daß die Axone beim Wiederauswachsen keine Leitstrukturen mehr vorfinden, die sie zu der zu innervierenden Struktur führen. Die auswachsenden Neurone können dann an der Stelle der Nervenunterbrechung ein Knäuel von Axonen bilden, die als kleine Geschwülste *(Neurome)* für den Untersucher tastbar und für den Patienten bei Druck sehr schmerzhaft sein können (insbesondere Stumpfneurome nach Amputation einer Extremität).

Therapie: Bei der Nervenschädigung vom Ausmaß der Neurotmesis muß durch eine primäre oder sekundäre Nervennaht oder bei einem nicht zu überbrückenden Defekt durch eine Nerventransplantation (Verpflanzung z.B. eines rein sensiblen Nervs, der funktionell weniger wichtig ist) zunächst die Kontinuität des Nervs wieder hergestellt werden, wenn man berechtigte Hoffnung auf eine Reinnervation haben will.

Bei dieser Art der Schädigung sind die Reinnervationsergebnisse nochmals ungünstiger als bei der Axonotmesis und ebenfalls ungünstiger je weiter die Schädigungsstelle von dem zu innervierenden Organ entfernt ist. So ist z.B. bei einer Zerreißung des Armplexus durch einen Motorradunfall nach chirurgischer Rekonstruktion zwar eine Reinnervation im Musculus deltoideus und Musculus biceps zu erhoffen, aber kaum mit einer differenzierten Innervation der Hand zu rechnen.

Ein weiteres Problem bei der Reinnervation entsteht dadurch, daß die wiederaussprossenden Neurone zu den falschen Muskeln aussprossen

(Fehlsprossung) und dann bei dem Versuch, eine bestimmte Bewegung auszuführen, tatsächlich eine andere Bewegung erfolgt (z.B. kann es nach einer Ulnarisverletzung beim Versuch, die Langfinger zu adduzieren, dazu kommen, daß zwar die Finger II und IV adduziert werden, aber z.B. der Finger V abduziert wird). Beim Aussprossen kann auch die ursprüngliche Innervation erhalten werden, aber *zusätzlich* ein anderer Muskel innerviert werden, was zu sog. *pathologischen Mitbewegungen* führt (z.B. nach N. facialis-Läsion kann der Versuch, die Augen zu schließen zum Augenschluß und zusätzlich auf der Seite der früheren Läsion zu einem Heben des Mundwinkels führen).

Im folgenden sollen typische Schädigungen einzelner Nervenstrukturen besprochen werden. Überwiegend handelt es sich dabei um mechanische Schädigungen von Nerven an Stellen, wo diese Nerven besonders exponiert liegen oder durch physiologische Engen (Lage zwischen Knochen, Sehnen und Muskeln) besonderen Belastungen ausgesetzt sind.

1.4 Mechanische Läsionen der Nervenwurzeln, des Plexus und einzelner peripherer Nerven

Nervenwurzeln werden überwiegend mechanisch durch Kompression von Bandscheibenvorfällen, Bandscheibenvorwölbungen und degenerativen Veränderungen an den Wirbelknochen geschädigt. Entzündliche Veränderungen an den Nervenwurzeln betreffen meist mehrere Wurzeln simultan und werden weiter unten abgehandelt.

Plexus (Armnervengeflecht und Beinnervengeflecht) und periphere Nerven sind außerhalb der Körperhöhlen durch zahlreiche Traumen mechanisch verletzbar, insbesondere werden sie aber in Folge ihrer engen Nachbarschaft zu knöchernen und bindegewebigen Muskelstrukturen an diesen *Prädilektionsorten* (Engpaßstellen) durch mechanische Belastungen geschädigt. Auch chronischer Druck (z.B. beim Tragen eines Tornisters oder beim Radfahren durch Druck des Lenkers in die Hohlhand) oder wiederholtes Ausüben ungewohnter Tätigkeiten kann zu Beschäftigungslähmungen führen. Periphere Nerven können auch im Rahmen ärztlicher Maßnahmen geschädigt werden (iatrogene Schädigung z.B. durch Spritzen, Biopsien, Operationen). Tumore können durch Druck oder Infiltration des Nervs selbst Nervenläsionen hervorrufen.

1.4.1 Wurzelläsionen an der Halswirbelsäule

Ätiologie: Schädigungen einer Wurzel *(monoradikuläre Syndrome)* sind aufgrund des klinischen Befundes relativ leicht abgrenzbar, insbesondere wenn sie sowohl motorische als auch sensible Ausfälle hervorrufen. Die Ausfallsmuster der häufigeren monoradikulären Läsion in der unteren Halswirbelsäule sind in Abb. 1.**12** zusammengefaßt. Abb. 1.**13** verdeutlicht, daß auch die dorsale Schultergürtelmuskulatur zervikal innerviert wird. Sind mehrere Wurzeln betroffen, kann eine Abgrenzung gegenüber einer Armplexusläsion klinisch unmöglich sein. Insbesondere bei Motorradunfällen kann es beim Sturz auf die Schulter zu einem Ausriß der Wurzeln C5 und C6 kommen. Wird der Arm bei einem Trauma nach oben weggeschleudert, kommt es bevorzugt zu einer Zerrung oder zum Ausriß der unteren Wurzeln C7 und C8.

Diagnostik: Eine Abgrenzung gegenüber einer Plexuszerrung kann durch die Myelographie und den Nachweis von Kontrastmittelaustritt im Bereich der ausgerissenen Wurzel gelingen. Bei starken Schädigungen kommen natürlich auch Ausrisse aller Wurzeln kombiniert mit Zerrungen und Zerreißungen des Plexus vor.

Wichtig in der Differentialdiagnose zur Abgrenzung von Wurzelläsionen und Plexus- sowie peripheren Nervenläsionen ist die Untersuchung der vegetativen Innervation, insbesondere der Schweißsekretion. Bei Wurzelläsionen ist die Schweißsekretion ungestört, da sich die vegetativen Fasern erst außerhalb der Austrittszone der Wurzel im Bereich des Foramen intervertebrale an die motorischen und sensiblen Fasern der Wurzel anlegen. Eine Herabsetzung oder Aufhebung der Schweißsekretion spricht also für eine periphere Nervenläsion und gegen eine ausschließliche Wurzelschädigung.

1.4.2 Läsionen des Armplexus

Ätiologie: Schädigungen des Armplexus können traumatisch durch die gleichen Mechanismen wie Wurzelausrisse auftreten. Erwähnenswert sind auch geburtstraumatische Schädigungen, Schädigungen durch Tumorinfiltrationen, insbesondere Infiltrationen des unteren Armplexus von der Lungenspitze her, Schädigungen durch Bestrahlung bei Lymphknotenbefall und Kompressionen durch in Fehlstellung verheilte Klavikulafraktur oder durch starke Kallusbildung.

Klinisches Bild: Klinisch wird differenziert zwischen einer *Läsion des oberen Armplexus (Erb-Duchenne)* (Abb. 1.**14**) mit Betroffensein des Innervationsgebietes der Wurzeln C5, C6 und zum Teil auch C7 und der unteren Armplexusparese. Die obere Armplexusparese geht einher mit Sensibilitätsstörungen über dem M. deltoideus und dem radialen Unterarm und motorischen Ausfällen der Mm. rhomboidei, der Mm. supra- und infraspinatus, der M. deltoideus, M. coracobrachialis und M. serratus anterior.

Syndrom	Neurologische Ausfälle		
	Parese	Reflexverlust	Dermatom
C4	Zwerchfell	Ø	(siehe Abb.)
C5	Mm. deltoideus und biceps	Bicepssehnen-reflex	Schulter und Oberarm lateral
C6	Mm. biceps und brachioradialis	Bicepssehnen-reflex	oberhalb des Ellenbogens lateral, Unterarm radial, Daumen und Zeigefinger radial
C7	Mm. triceps, pronator teres	Tricepssehnen-reflex	Unterarm dorsal, mittlere drei Finger
C8	Kleine Hand-muskeln	Trömner	Unterarm dorsal, Ring- und Klein-finger

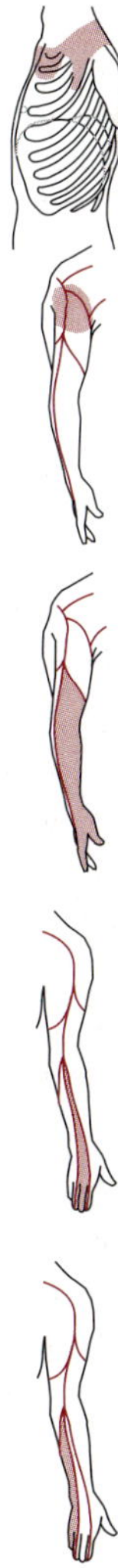

Abb. 1.**12** Neurologische Ausfallmuster häufiger monoradikulärer Läsionen der unteren Halswirbelsäule

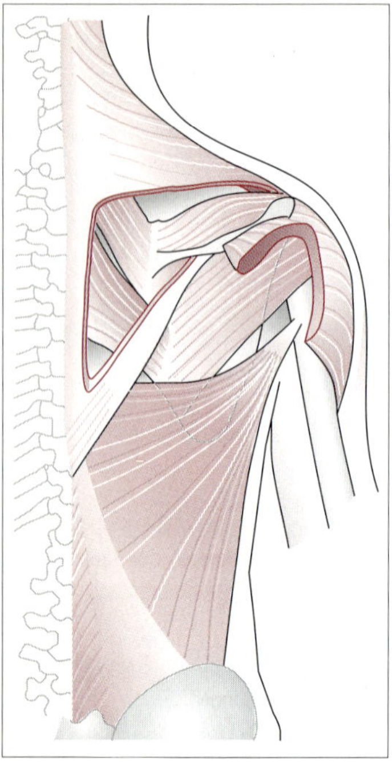

Abb. 1.**13** Dorsale Schultergürtel- und Schultergelenkmuskulatur mit zervikaler Innervation (M. trapezius, Mm. rhomboidei, Mm. infra- und supraspinatus, M. latissimus dorsi, M. serratus anterior, M. deltoideus)

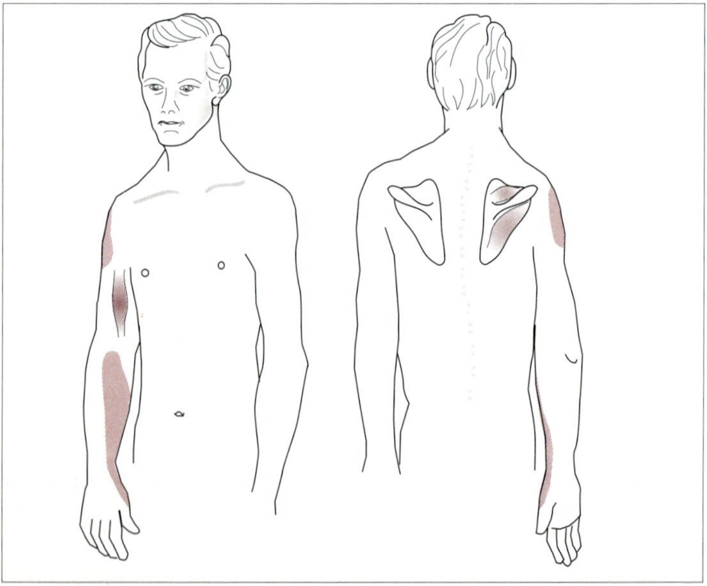

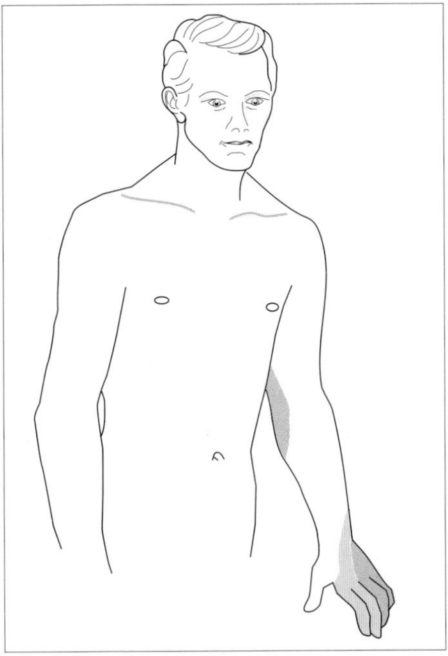

Abb. 1.**15** Untere Armplexuslähmung mit Sensibilitätsstörungen im Bereich des ulnaren Unterarmes und der ulnaren Seite der Hand und Lähmungen der kleinen Handmuskulatur, der Unterarmmuskulatur und z. T. des M. triceps brachii

Die *untere Armplexusparese* (Klumpke) (Abb. 1.**15**) betrifft das Innervationsgebiet der Wurzeln C8 Th1 und teilweise C7 und geht mit ulnar betonten Sensibilitätsstörungen am Unterarm und der Hand sowie Lähmungen der kleinen Handmuskulatur, der Unterarmmuskulatur und z. T. auch des M. triceps einher. Da die vegetative Innervation des Armes von den oberen thorakalen Segmenten zum unteren Armplexus zieht, können bei Schädigung auch häufig vegetative Störungen (livide Verfärbung, Schweißsekretionsstörungen, Störungen des Nagelwachstums) beobachtet werden.

◀ Abb. 1.**14** Obere Armplexuslähmung (Erb-Duchenne) mit Sensibilitätsstörungen über dem M. deltoideus und am radialen Unterarm und Lähmungen der Mm. supra- und infraspinatus, des M. deltoideus und des M. biceps brachii

1.4.3 Kompressionssyndrome des Armplexus (Thoracic outlet Syndrom)

Auf dem Weg von der Wirbelsäule zum Arm durchläuft der Armplexus mehrere physiologische Engen (Abb. 1.**16**), die insbesondere bei strukturellen Anomalien Kompressionssyndrome (überwiegend des unteren Armplexus) bedingen können. Je nach Lokalisation werden verschiedene Formen unterschieden:

- Skalenussyndrom (Abb. 1.**17**): Kompression zwischen den Mm. scalenus anterior und medius und der 1. Rippe.
- Kostoklavikuläres Syndrom (Abb. 1.**18**): Kompression zwischen 1. Rippe und Clavicula, z. B. bei Rucksacklähmung.
- Hyperabduktionssyndrom (Abb. 1.**19**): bei Armelevation mit Kompression unter dem Ansatz des M. pectoralis minor am Coracoid.
- Skalenussyndrom bei Halsrippe (Abb. 1.**20**)

Klinisch ist eine Differenzierung zwischen diesen Syndromen jedoch häufig nicht möglich, so daß sich der Oberbegriff Thoracic outlet Syn-

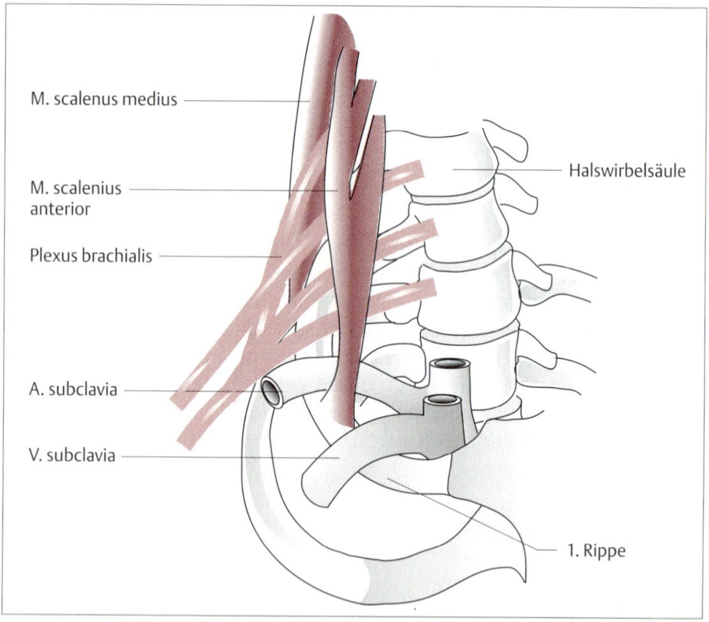

Abb. 1.**16** Verlauf des Plexus brachialis an der physiologischen Engstelle zwischen den Mm. scaleni

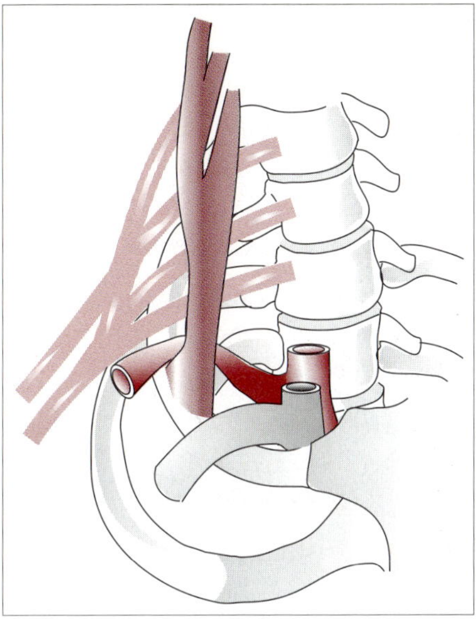

Abb. 1.**17** Skalenussyndrom: Kompression des Plexus brachialis und der A. subclavia in der Skalenuslücke

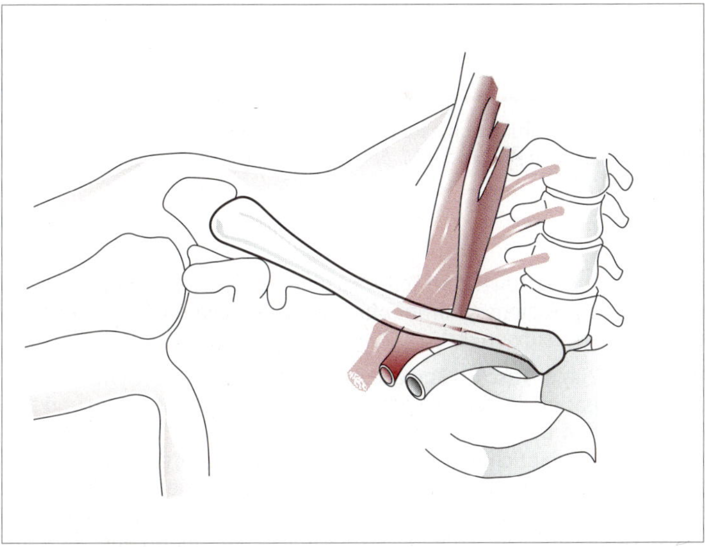

Abb. 1.**18** Kostoklavikuläres Syndrom: Kompression zwischen 1. Rippe und Klavikula

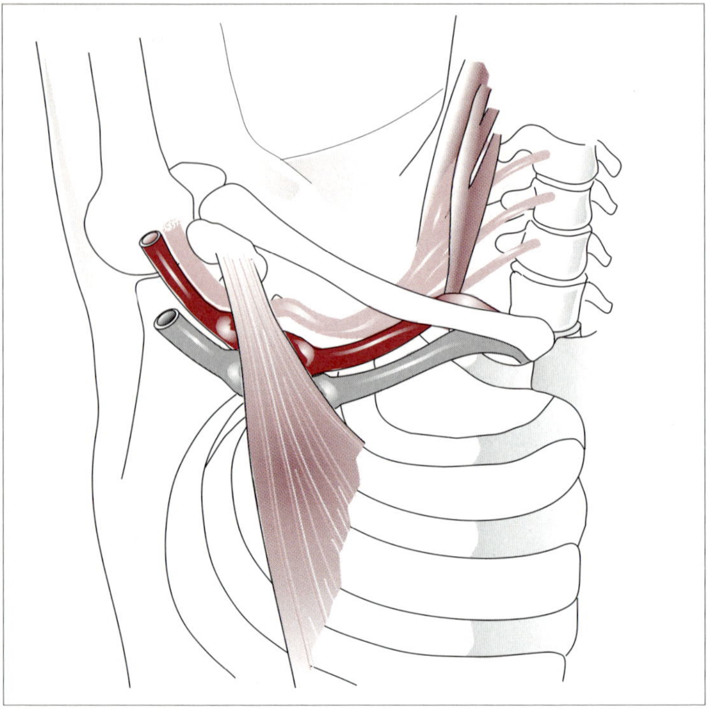

Abb. 1.**19** Hyperabduktionssyndrom: Bei angehobenem Arm entsteht Kompression unter dem Ansatz der M. pectoralis minor

drom durchgesetzt hat. Zum Teil wird unter diesem Begriff auch ein vaskuläres Kompressionssyndrom ohne neurologische Ausfälle oder Reizerscheinungen subsumiert.

Diagnose: Diagnostische Hinweise auf ein Thoracic outlet Syndrom können die Palpation des Radialispulses in Ruhestellung des Armes und sein Verschwinden beim Hinterkopfgriff, bei Hyperabduktion, beim Nachunten-Ziehen der Schulter und beim Adson-Manöver geben. Bei letzterem wird durch Kopfneigung nach hinten und Rotation des Kopfes zur Seite der Läsion bei tiefer Inspiration durch Anspannung der Skaleni eine Verkleinerung der Skalenuslücke erreicht. Veränderungen des Radiuspulses sind jedoch nicht spezifisch für das Thoracic outlet Syndrom. Sie finden sich auch bei normalen Personen.

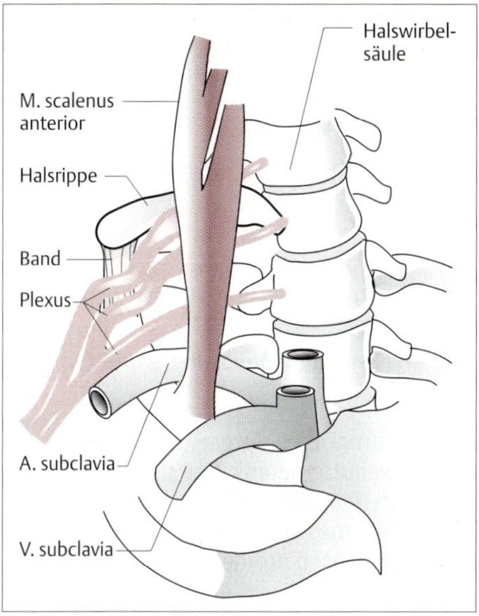

Abb. 1.**20** Skalenussyndrom bei Halsrippe

Klinisches Bild: Klinisch bestehen zunächst Brachialgien, überwiegend in der ulnaren Hand- und Unterarmhälfte, besonders in den provozierenden Armpositionen (s. oben). Im weiteren Verlauf können sensible und motorische Ausfälle entsprechend einer unteren Armplexusparese hinzutreten. Häufigste strukturelle Ursache ist eine Halsrippe oder ein verlängerter Queraufsatz des 7. Halswirbelkörpers oder ein zwischen dem Querfortsatz und der 1. Rippe ausgespanntes Band.

Therapie: Therapeutisch sollte zunächst darauf geachtet werden, die provozierenden Bewegungsabläufe und etwaige ungewöhnliche Schlafstellungen (z. B. Schlafen mit erhobenem Arm) zu vermeiden. Bei klinischen Ausfällen oder dem Auftreten von Durchblutungsstörungen ist ein operatives Vorgehen indiziert, wobei heute meist eine Resektion der 1. Rippe durchgeführt wird.

1.4.4 Neuralgische Schulteramyotrophie

Klinisches Bild: Wie die Bezeichnung sagt, kommt es unter heftigen Schmerzen zu einer plötzlich einsetzenden Armplexuslähmung mit Muskelatrophie, vermutlich entzündlicher Genese, die insbesondere den M. deltoideus, fakultativ aber auch die Mm. supraspinatus, infraspinatus, serratus lateralis und trapecius und auch isoliert das Zwerchfell betreffen kann. Überwiegend ist der dominante Arm betroffen, in 23% der Fälle beide Arme. Die Sensibilitätsstörung kann gering sein oder fehlen und betrifft das Hautareal über dem M. deltoideus, die Außenseite des Oberarms.

Therapie: Wichtig ist die Lagerung in Abduktion, um eine Schultereinsteifung zu vermeiden. Bei Abklingen der Schmerzen ist Physiotherapie indiziert.

1.4.5 Läsion einzelner Armnerven

•••• Läsion des Nervus axillaris (aus den Wurzeln C5 und C6) (Abb. 1.21)

Klinisches Bild: Eine Schädigung bedingt eine Parese des M. deltoideus mit Schwäche der Abduktion im Schultergelenk (Pars acromialis des Muskels), Schwäche der Anteversion (Pars clavicularis) und der Zirkumduktion des horizontal gehobenen Armes nach hinten (Pars spinalis). Sensible Ausfälle finden sich über dem M. deltoideus.

Ätiologie: Ursache der Schädigung können Schultertraumen, Repositionsmanöver nach Schulterluxation und proximale Humerusfrakturen sein.

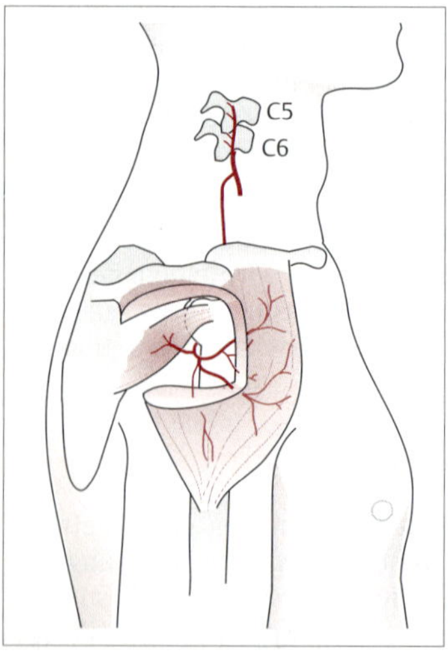

Abb. 1.**21** N. axillaris

Therapie: Bei höhergradigen Paresen muß zunächst eine Überdehnung der Schultergelenkskapsel vermieden werden. Einer Versteifung des Gelenkes ist durch passives Bewegen entgegenzuwirken. Eine operative Revision sollte erst erfolgen, wenn innerhalb von 6–8 Wochen keine Zeichen einer Spontaninnervation eintreten.

•••• Läsion des Nervus musculocutaneus (aus den Wurzeln C5 – C7) (Abb. 1.22)

Klinisches Bild: Für eine Schädigung dieses Nervs gibt es zwei Prädilektionsstellen, zum einen beim Durchtritt durch den M. coracobrachialis am proximalen Oberarm, zum anderen am distalen Oberarm in der Fossa cubiti beim Durchtritt durch die Fascia brachii. Proximale Läsionen führen zu einer Schwäche der Ellenbogenbeugung und der Supination durch Lähmung des M. biceps brachii und des M. brachialis, bei sehr hohen Läsionen proximal des Abgangs der Äste zum M. coracobrachialis auch zu einer Schwäche der Elevation des Armes.

Eine Beugung des Ellenbogengelenkes ist aber weiterhin durch den M. brachioradialis (N. radialis) und den M. pronator teres (N. medianus) möglich. Eine distale Läsion führt zu Schmerzen und Parästhesien im lateralen Ellenbogenbereich und im Versorgungsbereich des N. cutaneus antebrachii lateralis über den radialen Unterarm.

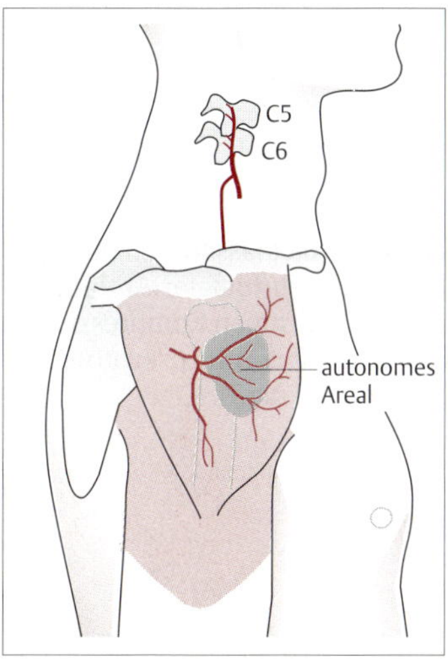

Abb. 1.22 Sensible Ausfälle bei Läsion des N. axillaris

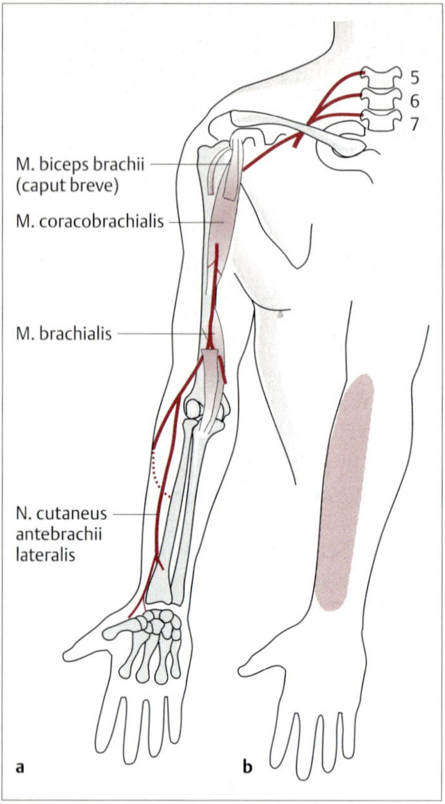

Abb. 1.**23**
a N. musculocutaneus
b Sensible Ausfälle bei Läsion des N. musculocutaneus

Therapie: Lähmungen nach forcierter Muskelarbeit lassen sich im allgemeinen durch Ruhigstellung und die Gabe nichtsteroidaler Antiphlogistika ausreichend behandeln. Insbesondere bei distalen Kompressionen kommt eine Freilegung des Nervs in der Fossa cubiti mit Lösen etwaiger Verwachsungen im Bereich der Fascia brachii in Frage.

•••• Läsion des Nervus radialis (aus den Wurzeln C5 – C8) (Abb. 1.**24 a** u. **b**)

Proximale Läsion: Kann durch den Druck von Achselkrücken im Bereich der Axilla entstehen und schließt eine Trizepsparese und eine Sensibilitätsstörung an der Oberarmrückseite ein.

Bei der relativ häufigen *Läsion in der Mitte des Oberarms* durch Oberarmschaftfrakturen oder durch Druckschädigung, insbesondere unter Alkohol- und Hypnotika-Einfluß (Parkbanklähmung, Saturday night palsy), ist der M. triceps nicht betroffen. Man findet in diesen Fällen eine Parese des M. brachioradialis, des M. supinator sowie der Strecker im Handgelenk und der Fingerstrecker. Bei Läsionen des Nervs am Oberarm finden

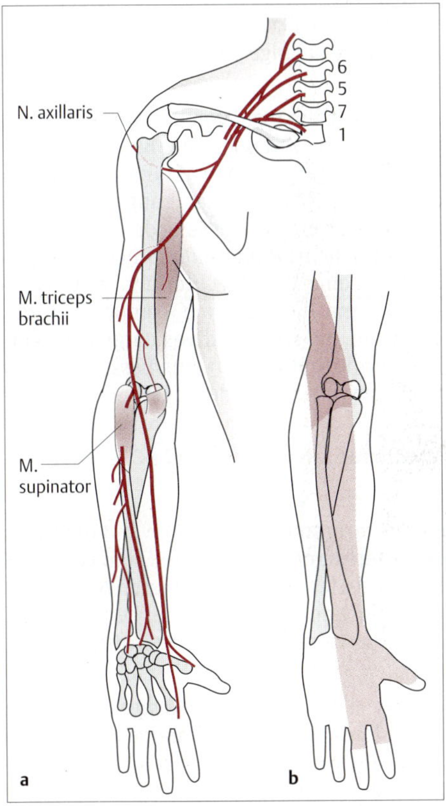

Abb. 1.**24**
a N. radialis
b Sensible Ausfälle bei Läsion des N. radialis

sich auch Sensibilitätsstörungen an der Rückseite des Daumens und der Finger I – III sowie am radialen Handrücken.

Am Unterarm verlaufen motorische (R. profundus) und sensible Innervation (R. superficialis) getrennt, so daß es überwiegend entweder zu motorischen oder sensiblen Ausfällen kommt. Kompressionssyndrome *des R. profundus* (auch als N. interosseus posterior bezeichnet) treten überwiegend beim Durchtritt des Nerven durch den M. supinator auf *(Supinatorlogensyndrom)*. Meist kommt es dabei zunächst zu Schmerzen auf der Streckseite des Unterarms und einer Lähmung der Fingerstrecker und des M. extensor carpi ulnaris. Die Mm. extensor carpi radialis longus und brevis sind ausgespart, weil sie vom Stamm des Nervs bereits proximal des Supinatorloge abgehen. Die fehlende Beteiligung dieser Muskeln an der Lähmung führt zu einer Abweichung der Hand nach radial bei Extensionsbewegungen. Differentialdiagnostisch abzugrenzen sind Radialislähmungen anderer Ursache, z.B. beim Mononeuritiden oder Bleiintoxikationen. Läsionen des *R. superficialis* mit Sensibilitätsstörungen am radialen Handrücken sind meist Folge eines Traumas am radialen Unterarm.

Therapie: Das Vorgehen ist wie üblich abhängig von der Art der Schädigung, Nervenkompressionen durch Krücken oder eine Beschäftigungslähmung durch häufige Supinationsbewegung haben bei Ruhigstellung eine gute Spontanprognose. Das Vorgehen bei Schädigung durch Oberarmschaftfrakturen hängt davon ab, ob eine Zerreißung des Nervs durch die Fraktur eingetreten ist (dann möglichst *Primärnaht*). Auch wenn sich nach zunächst erhaltener Funktion eine Verschlechterung der Nervenfunktion *(Spätparese)* einstellt, kann dies für eine Kompression des Nervs durch Kallusbildung sprechen und ein operatives Vorgehen rechtfertigen. Bleibt bei einem Supinatorlogensyndrom eine Besserung über 6–8 Wochen aus, sollte eine operative Revision durchgeführt werden.

•••• Läsion des Nervus medianus (aus den Wurzeln C5 – Th1) (Abb. 1.**25**)

Läsionen des N. medianus *am Oberarm* sind relativ selten und führen zu einer Lähmung des M. pronator teres und der radialen Hand- und Fingerbeuger (nicht des M. flexor carpi ulnaris und der ulnaren Anteile des M. flexor digitorum profundus, die vom N. ulnaris innerviert werden). Schwere Paresen der medianusinnervierten Fingerbeuger resultieren in der typischen *Schwurhand.*

Häufiger sind Schädigungen des Nervs in der *Ellenbeuge* oder beim Durchtritt durch den M. pronator teres, wo es durch häufige wiederholte Pronationsbewegungen zu einer Nervenschädigung nach Art einer Beschäftigungslähmung kommen kann. Schmerzen und Parästhesien tre-

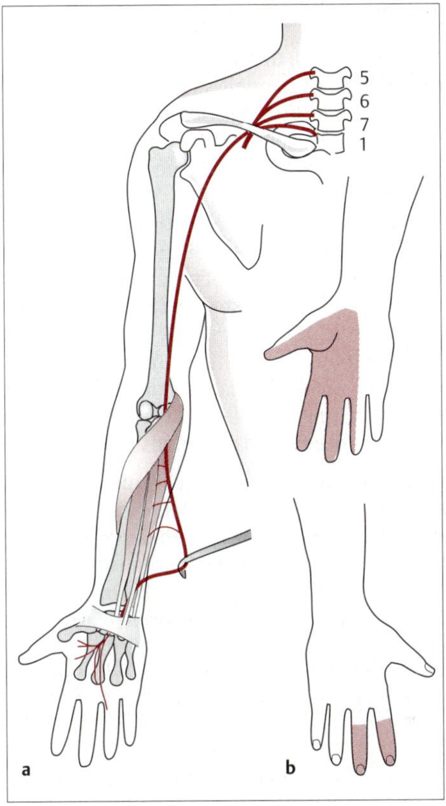

Abb. 1.**25**
a N. medianus,
b Sensible Ausfälle bei Läsion des N. medianus

ten dabei im sensiblen Innervationsgebiet des Nervs an der radialen volaren Handhälfte auf, die nach proximal ausstrahlen können. Die Paresen sind meist nur gering ausgeprägt. Relativ selten ist eine isolierte Schädigung des N. interosseus anterior, eines Astes des N. medianus, der den M. flexor digitorum profundus für die Finger II und III, den M. flexor pollicis longus und den M. pronator quadratus innerviert. Charakteristisch ist, daß eine Beugung der Fingerendglieder des Daumens und Zeigefingers nicht gelingt oder in der Kraft vermindert ist.

Karpaltunnelsyndrom (Abb. 1.**26**)

Klinisches Bild: Am häufigsten wird der N. medianus in Höhe des Handgelenkes im *Karpaltunnel* beschädigt, es handelt sich um das häufigste Nervenkompressionssyndrom überhaupt. Meist tritt es spontan auf, überwiegend bei Frauen jenseits des 50. Lebensjahrs und überwiegend auf der dominanten Seite, häufig provoziert durch mechanische Belastung (starke manuelle Tätigkeit). Meist beginnt es mit nächtlichen Schmerzen, die zu mehrfachem Erwachen, begleitet von Kribbeln und Schwellungsgefühl der Finger, ohne objektiven Schwellungszustand, führen (Brachialgia paraesthetika nocturna). Die Schmerzen können bis zum Oberarm, ja bis zur Schulter und zum Nacken ausstrahlen. Massieren und Schütteln der Hand bessern den Zustand. Bei zunehmender Ausprägung kommt es zu anhaltenden Sensibilitätsstörungen auf der Volarseite der Finger I bis III und an der radialen Handhälfte sowie schließlich zu einer Atrophie des Daumenballens mit Parese des M. abductor pollicis brevis, flexor pollicis brevis und opponens pollicis.

Ätiologie: Es handelt sich typischerweise um eine chronische Druckschädigung des Nervs in dem physiologisch schon relativ engen Karpaltunnel, der nach oben durch das Lig. carpi transversum begrenzt wird. Jede weitere Verminderung des Durchmessers des Karpaltunnels, z. B. durch degenerative Veränderungen an den Handwurzelknochen, Ausbildung von Ödemen, z. B. auch durch endokrinologische Störungen (Myxödem, Schwangerschaft), aber auch traumatische Schädigungen des Handgelenkes oder Schwellungszustände durch distale Unterarmfrakturen, können zum Auftreten des Syndroms führen.

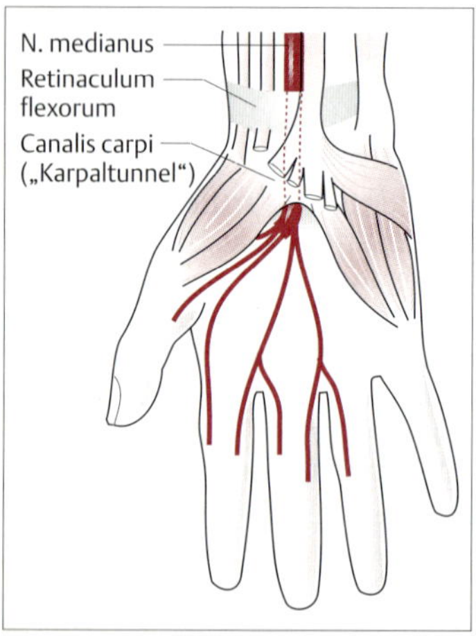

Abb. 1.**26** Karpaltunnel

Therapie: Die *Therapie* besteht in einer operativen Spaltung des Lig. carpi transversum, womit sich der Raum über dem Nerv erweitert. Bei vorübergehenden Kompressionen (z.B. einer Schwangerschaft) sollte die OP-Indikation zunächst zurückhaltend gestellt werden.

•••• Läsion des Nervus ulnaris (aus den Wurzeln C7 – Th1) (Abb. 1.**27**)

Ätiologie: Überwiegend wird der Nerv im Bereich des Ellenbogengelenkes im *Sulcus nervi ulnaris (Cubitaltunnel)* geschädigt, gelegentlich auch etwas proximal davon durch suprakondyläre Humerusfrakturen. Überwiegend handelt es sich aber um chronische Druckläsionen, die durch die Anlage eines flachen Sulcus ulnaris und eine habituelle Luxation des Nervs aus dem Sulkus begünstigt werden. Provoziert durch die sehr oberflächliche Lage des Nervs und den harten Widerstand des Knochens kann es hier besonders leicht zu Lagerungsschäden kommen, so daß eine besonders sorgfältige Lagerung dieser Region gegebenenfalls mit zusätzlicher Abpolsterung insbesondere bei bewußtseinsgetrübten und in der Schmerzwahrnehmung eingeschränkten Patienten (auch z.B. während der Anästhesie) notwendig ist.

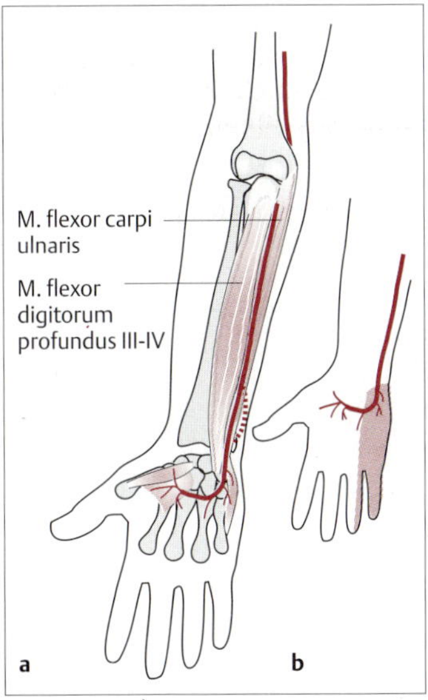

Abb. 1.**27**
a N. ulnaris
b Sensible Ausfälle bei Läsion des N. ulnaris

Klinisches Bild: Bei chronischer Kompression kommt es zunächst zu Parästhesien und einer Pelzigkeit der ulnaren Finger, erst später zu Lähmungen der ulnarisinnervierten kleinen Handmuskulatur, des M. flexor carpi ulnaris und der ulnaren Anteile des Flexor digitorum profundus. Bei posttraumatischen Veränderungen des Nervenbettes kann es allerdings zunächst zu langsam progredienten Paresen, die leicht mit einer distalen Ulnarisläsion zu verwechseln sind, und erst später zu sensiblen Ausfällen kommen.

Therapie: Bei akuten Druckschädigungen ist die Spontanprognose günstig, bei habituellem Schlafen mit stark gebeugtem Arm kann eine nächtliche Schienung des Ellenbogengelenks hilfreich sein. Bei Ausbildung von Paresen, insbesondere beim Auftreten von Spätparesen nach Frakturen im Bereich des Ellenbogengelenkes, ist ein operatives Vorgehen indiziert. Unterschiedliche operative Verfahren wurden beschrieben. Langfristig am günstigsten ist wahrscheinlich die Volarverlagerung des Nervs aus dem Sulkus heraus in die Ellenbeuge.

Distale Läsion des N. ulnaris am Handgelenk (Abb. 1.**28**): Bei Schädigung des N. ulnaris distal des Abgangs des R. dorsalis bestehen an der Hand

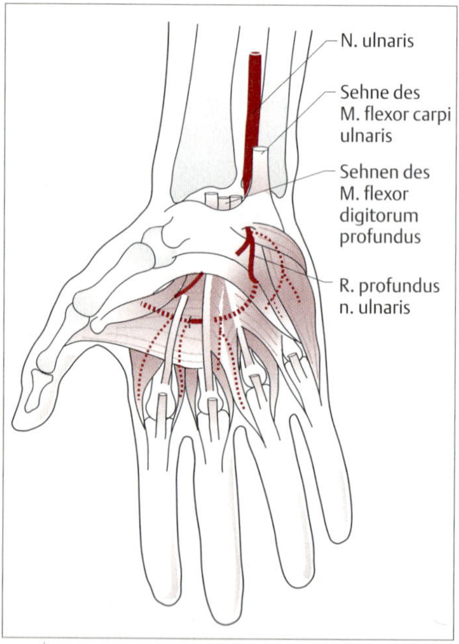

Abb. 1.**28** Distaler Verlauf des N. ulnaris

keine Sensibilitätsausfälle. Schädigungen kommen in dieser Region durch Ganglien, berufsbedingte Kompression, Radfahren oder akute Traumen und auch als Spätparese nach Frakturen von Handwurzelknochen zustande. Die rein motorischen Lähmungen sind überwiegend schmerzlos und führen zu Lähmungen und Atrophien der ulnarisinnervierten kleinen Handmuskulatur. Therapeutisch ist bei akuten Schädigungen oder von außen einwirkenden Kompressionen zunächst der Spontanverlauf abzuwarten, beim Auftreten progredienter Paresen ergibt sich jedoch der Verdacht auf einen raumbeengenden Prozeß, so daß eine operative Freilegung indiziert ist.

1.4.6 Wurzelläsionen an der lumbalen Wirbelsäule

Ätiologie: Häufigste Ursache lumbaler Wurzelsyndrome sind Bandscheibenvorfälle, die insbesondere die lumbale Wirbelsäule betreffen (häufigste geschädigte Wurzeln S1/L5/L4). Überwiegend kommt die Wurzelläsion durch eine Degeneration des faserhaltigen äußeren Anteils der Bandscheibe (Annulus fibrosus) und einen dadurch unter Druck stattfindenden Vorfall des gallertigen Kerns (Nucleus pulposus) in den Spinalkanal oder das Foramen intervertebrale zustande. Die Nervenwurzel wird dann zwischen dem Knochen und dem vorgefallenen Bandscheibengewebe eingeklemmt.

Klinisches Bild: Dies geht mit häufig akut ensetzenden z.T. sehr heftigen Schmerzen im unteren Rücken (Lumbago, sog. Hexenschuß) mit Zunahme bei Anspannung der paravertebralen und Bauchmuskulatur (Husten, Niesen, Pressen), einer reflektorischen Fehlstellung und Bewegungseinschränkung der lumbalen Wirbelsäule einher. Neurologische Ausfälle können, aber müssen nicht vorhanden sein. Bei lateral oder medio-lateral gelegenen Bandscheibenvorfällen können sich die Ausfälle auf eine Nervenwurzel beschränken. Man findet dann eine segmental begrenzte Sensibilitätsstörung, eine Parese der von dieser Wurzel innervierten oder mitinnervierten Muskulatur und Schmerzen im Versorgungsgebiet der betroffenen Wurzel. Aufgrund des neurologischen Ausfallsmusters läßt sich mit hoher Wahrscheinlichkeit auf die betroffene Wurzel schließen. Bei medio-lateral gelegenen Bandscheibenvorfällen können auch simultan zwei Wurzeln (meist nicht in gleichem Ausmaß) betroffen sein. Bei drei- und mehrwurzeligen Syndromen ist eine eingehende neurologische Diagnostik erforderlich, da sich dann häufig andere und ernstere Ursachen der Wurzelschädigung finden.

Große median gelegene Bandscheibenvorfälle können zu einem querschnittsartigen Syndrom *(Konus-Kauda-Syndrom)*, mit dann allerdings schlaffen, bilateralen Paresen beider Beine und dann häufig auch Blasen-Mastdarm-Störungen führen. Es ist nicht immer einfach, einen schmerzreflektorisch bedingten Harnverhalt von diesem Syndrom abzugrenzen. Das Konus-Kauda-Syndrom stellt einen neurologischen Notfall dar und bedarf umgehender Diagnostik und Veranlassung einer operativen Entlastung, da die vegetativen Fasern zu den Sphinkteren von Blase und Mastdarm sehr druckempfindlich sind und sich von einer Schädigung schlecht erholen, so daß bei Verzögerung der Operation leicht eine Inkontinenz von Blase oder Darm zurückbleiben kann. Ein plötzliches Nachlassen des Schmerzes mit Zunahme der Sensibilitätsstörung und Parese deutet auf eine zunehmende und dann unter Umständen irreversible Wurzelschädigung (sog. *Wurzeltod*) hin und ist ebenfalls Anlaß zu rascher Diagnostik und Operationsindikation. Tendenziell wird jedoch eher zu häufig operiert, ein Wurzelkompressionssyndrom ohne Paresen sollte, wenn sich die Schmerzen einigermaßen medikamentös beherrschen lassen, zunächst zumindestens 14 Tage konsequent konservativ behandelt werden. Die neurologischen Ausfallsmuster der häufigsten Wurzelkompressionssyndrome (L3 – S1) sind in Abb. 1.**29** dargestellt.

Diagnostik: *Diagnostisch* wird neben der klinisch-neurologischen und elektromyographischen Untersuchung der Kennmuskulatur zunächst ein Computertomogramm der Wirbelsäule, gegebenenfalls unter Umständen auch ein Kernspintomogramm durchgeführt. Da diese Untersuchungen im Liegen durchgeführt werden, also ohne Belastung der Bandscheibe, können mobile Bandscheibenvorfälle sich der Diagnose entziehen, so daß die früher häufiger durchgeführte Myelographie mit Untersuchung des Patienten im Stehen notwendig sein kann.

1.4.7 Läsionen des Plexus lumbosacralis

Im Gegensatz zum Armplexus sind traumatische Schädigungen des Plexus lumbosacralis wegen seiner geschützten Lage vor der Wirbelsäule und im Becken selten.

Ätiologie: Häufigste Ursache einer Beinplexusläsion sind Tumoren, die den Plexus einerseits durch Druck, andererseits bei Malignität durch Infiltration schädigen können, auch Metastasen kommen natürlich insbesondere im Verlauf der Lymphbahnen vor. Auch Gefäßaussackungen großer Gefäße des Bauchraumes (Aorta, A. hypogastrica, iliaca communis und iliaca externa sowie auch Hämatome, insbesondere solche im M. psoas bei Antikoagulanzientherapie) können zur Kompression des Beinplexus führen. Auch zum Ende der Schwangerschaft oder bei der Geburt kann es bei relativ großem kindlichen Kopf und engem Becken zu Kompressionsschädigungen des Plexus kommen. Iatrogene Läsionen durch Dehnung des Plexus sind bei Hüftendoprothesen-Operationen möglich, haben aber meist eine günstige Prognose. Bei Patienten mit Diabetes

WICHTIG

Syndrom	Neurologische Ausfälle			
	Parese	Reflexverlust	Dermatom	
L3	M. quadriceps femoris, auch M. iliopsoas Adduktoren	Patellarsehnenreflex Adduktorenreflex	Vom Trochanter major über den Oberschenkel nach medial bis zum Knie	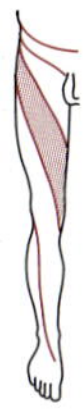
L4	Mm. quadriceps und tibialis anterior	Patellarsehnenreflex	Über die Hüfte und den lateralen Oberschenkel auf den medialen Knöchel zu	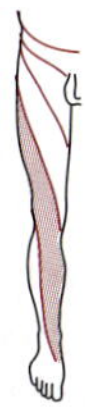
L5 X	Mm. extensor hallucis longus und extensor digitorum brevis	Tibialis-posterior-Reflex	Vom Oberschenkel zum Kniegelenk lateral, entlang der Schienbeinkante über die Dorsalseite des Fußes bis zur Großzehe und folgenden Zehen	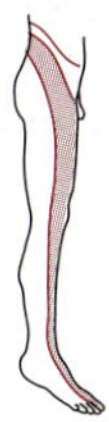
S1 X	Mm. peronaei triceps surae glutaeus maximus	Achillessehnenreflex	Hinterseite von Ober- und Unterschenkel zum äußeren Knöchel und Fußrand, Kleinzehenbereich und Fußsohle lateral	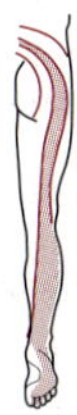

Abb. 1.**29** Neurologische Ausfallmuster der häufigsten lumbalen Wurzelkompressionssyndrome

X am häufigsten!

mellitus kann es durch eine Schädigung der Vasa nervorum zu einer ischämischen Läsion des Beinplexus mit Schmerzen in der Oberschenkelvorderseite und Atrophie der vom oberen Beinplexus innervierten Muskulatur kommen.

Diagnostik: Die Abgrenzung gegenüber radikulären, insbesondere polyradikulären Syndromen kann schwierig sein und erfordert den Einsatz neurophysiologischer Verfahren. Als bildgebende Diagnostik wird man zunächst bei Verdacht ein Computertomogramm des Abdominalraumes und des Beckens durchführen.

1.4.8 Läsionen einzelner Beinnerven

•••• **Nervus iliohypogastricus** (Abb. 1.**30**),
Nervus ilioinguinalis (Abb. 1.**30**)
und Nervus genitofemoralis (Abb. 1.**31**)
(aus den Wurzeln Th12, L1, L2)

Diese drei Nerven versorgen sensibel die Haut im Bereich der Leiste und der Genitalien und motorisch die untere abdominelle Muskulatur und der N. genitofemoralis den M. cremaster.

Ätiologie: Zu Schädigungen kommt es insbesondere durch gynäkologische Operationen, Operationen von Leistenbrüchen, z.T. auch als Spätparese durch Narbenzug Monate oder Jahre nach der Operation.

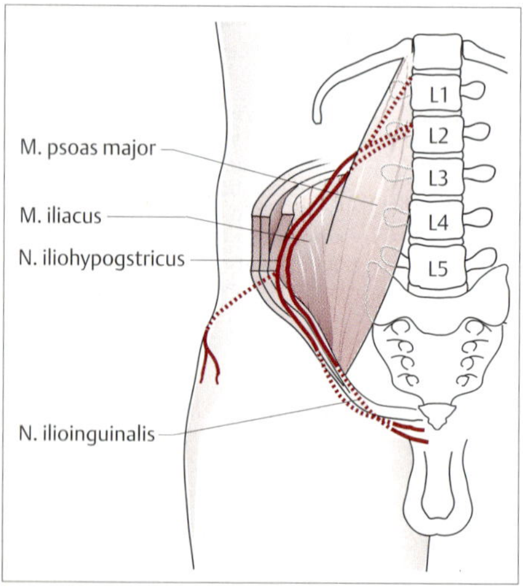

Abb. 1.**30** N. iliohypogastricus

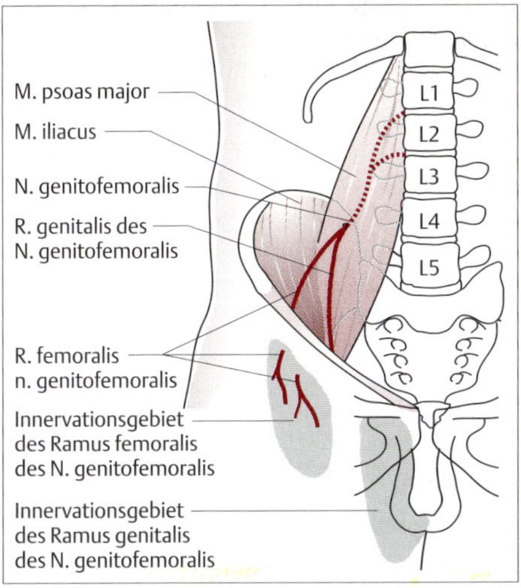

Abb. 1.**31** N. genitofemoralis

Klinisches Bild: Im Vordergrund der Symptomatik stehen eigentlich immer Schmerzen im Bereich der Leiste mit Ausstrahlung in die Genitalien. Die motorischen Ausfälle sind nicht gravierend.

Therapie: Therapeutisch kommt neben einer symptomatischen Schmerzbehandlung eine operative Revision bei narbenbedingten Konstriktionen (Neurolyse) in Frage.

•••• **Nervus cutaneus femoris lateralis** (Abb. 1.**32**) **(aus den Wurzeln L2 und L3)**

Der N. cutaneus femoris lateralis ist ein rein sensibler Nerv und insofern für die Physiotherapie weniger relevant. Er innerviert sensibel die Vorderaußenseite des Oberschenkels und wird relativ häufig im Bereich des Leistenbandes irritiert, was zu Schmerzen und Mißempfindungen in seinem Versorgungsbereich führt (Meralgia paraesthetica).

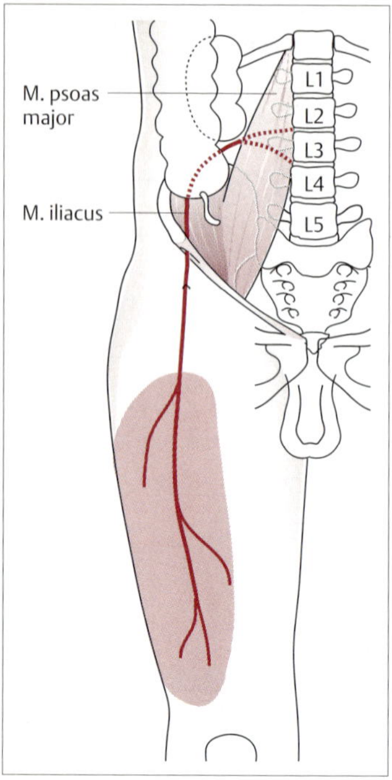

Abb. 1.**32** N. cutaneus femoris lateralis

•••• **Nervus femoralis** (Abb. 1.33) **(aus den Wurzeln L2 bis L4)**

Der N. femoralis versorgt motorisch vor Durchtritt unter dem Leistenband den M. psoas und den M. iliacus (Iliopsoas) und nach dem Durchtritt den M. pectineus, satorius, quadrizeps (M. rectus femoris, M. vastus lateralis, M. vastus intermedius, M. vastus medialis) und sensibel die Vorder- und Vorderinnenseite des Oberschenkels sowie über seinen rein sensiblen Ast den *N. saphenus*, die Innenseite des Unterschenkels bis zum Malleolus medialis.

Klinisches Bild: Bei proximaler Femoralisläsion innerhalb des Beckens ist die Parese der Hüftbeuger nicht komplett, weil der M. psoas auch direkte Äste aus L2 und L3 bekommt. Wesentlich häufiger sind Läsionen des N. femoralis am oder nach dem Durchtritt unter dem Leistenband. Da die Funktionen des M. pectineus und des M. sartorius weitestgehend durch andere Muskeln zu kompensieren sind, fällt klinisch im wesentlichen die Parese der Kniestrecker (M. quadriceps) auf. Bei intraabdominellen Femoralisläsionen kommen die gleichen Ursachen wie bei Plexus-lumbalis-Läsionen in Frage.

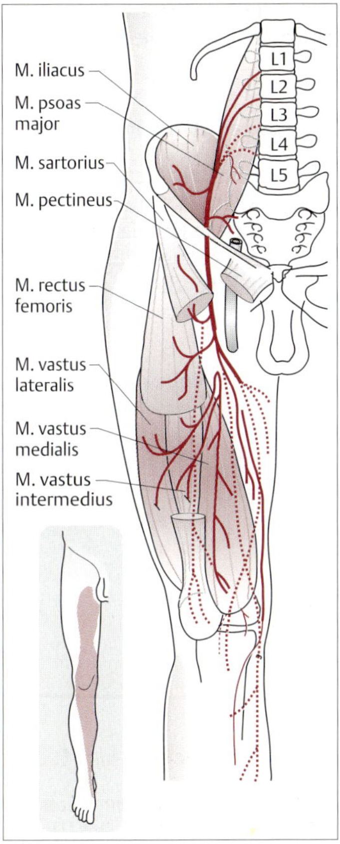

Abb. 1.**33** N. femoralis

Iatrogene Läsionen können im Rahmen von Leistenbruchoperationen, gynäkologischen Operationen, Arteriographien, für die ja bevorzugt die A. femoralis punktiert wird, durch ein Psoashämatom bei Antikoagulantientherapie entstehen. Meist ist eine konservative Behandlung ausreichend. Läsionen des rein sensiblen N. saphenus bzw. seines Astes, des R. infrapatellaris, gehen mit Schmerzen, Parästhesien und Sensibilitätsstörungen einher und können sowohl durch Irritation an physiologischen Engen (Durchtritt des R. infrapatellaris durch den M. sartorius), wie durch Narbenzug bedingt sein.

Therapie: Therapeutisch kommen zunächst Injektionen von Lokalanästhetika und Kortikoiden in Frage, bei fehlendem Erfolg die operative Revision mit Neurolyse.

•••• **Nervus obturatorius** (Abb. 1.34) **(aus den Wurzeln L2 – L4)**

Der Nerv innerviert die Adduktoren und sensibel ein Hautfeld an der Medialseite des Oberschenkels oberhalb des Knies. Läsionen entstehen durch Beckenfrakturen, Geburt, Metastasen und die Hernia obturatoria und führen außer zu Lähmungen der Adduktoren zu Sensibilitätsstörungen und gegebenenfalls auch zu Schmerzen im Knie (da dies von einem Ast teilweise sensibel versorgt wird).

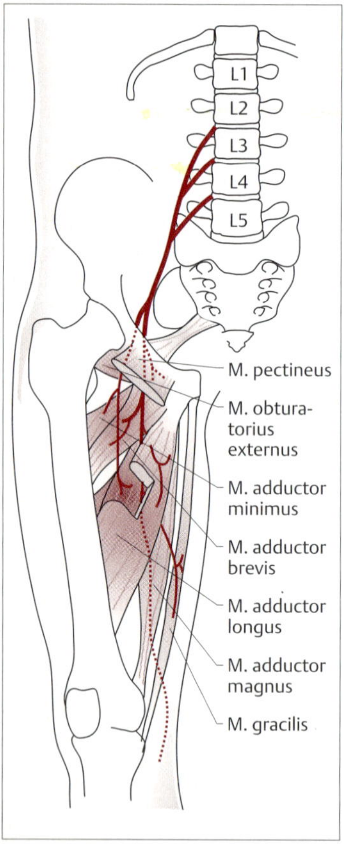

Abb. 1.34 N. obturatorius

•••• **Nervi glutaei** (Abb. 1.35) **(aus den Wurzeln L4 – S2)**

Der *N. glutaeus superior* (L4 – S1) versorgt den M. glutaeus minimus, medius und den M. tensor faciae latae, die eine Abduktion im Hüftgelenk und eine Stabilisation des Beckens beim Gehen bewirken. Entsprechend kommt es bei Lähmungen zum Absinken des Beckens auf der Gegenseite in der Schwungphase *(Trendelenburg-Zeichen).*

Der *N. glutaeus inferior* (L5 – S2) innerviert den M. glutaeus maximus. Bei einer Läsion resultiert eine Parese der Hüftstreckung (Aufstehen aus dem Sitzen, Treppaufsteigen sind behindert). Ursachen von Läsionen der N. glutaei können Geburtstraumata und Läsionen durch intragluteale Injektionen (meist N. glutaeus superior betroffen) sein. Überwiegend werden Ausfälle befriedigend kompensiert, bei hochgradigen permanenten Paresen können Ersatzoperationen in Frage kommen.

•••• **N. ischiadicus** (Abb. 1.36) **(aus den Wurzeln L4 – S3)**

Der *N. ischiadicus* (kräftigster und längster peripherer Nerv) innerviert die Muskulatur an der Oberschenkelrückseite und teilt sich bereits oberhalb des Knies in seine beiden großen Äste, den N. peronaeus und den N. tibialis (s. unten). Bereits oberhalb der Teilungsstelle ist im Innern des Nervs eine Aufteilung in den Peronaeus- und Tibialisanteil sichtbar. Daher können proximale Teilläsionen des N. ischiadicus sowohl zum klinischen Bild einer N.-peronaeus- oder auch N.-tibialis-Läsion führen. Aus dem Peronaeusanteil wird der kurze Kopf des M. biceps femoris und das Kniegelenk, aus dem Tibialisanteil der M. semitendinosus, der M. se-

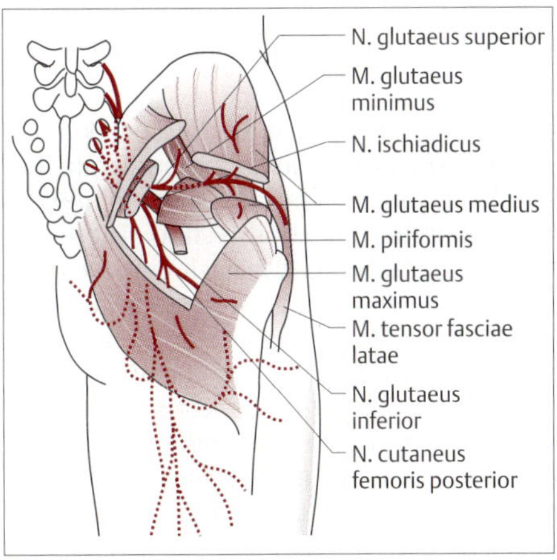

Abb. 1.35 Nn. glutaei

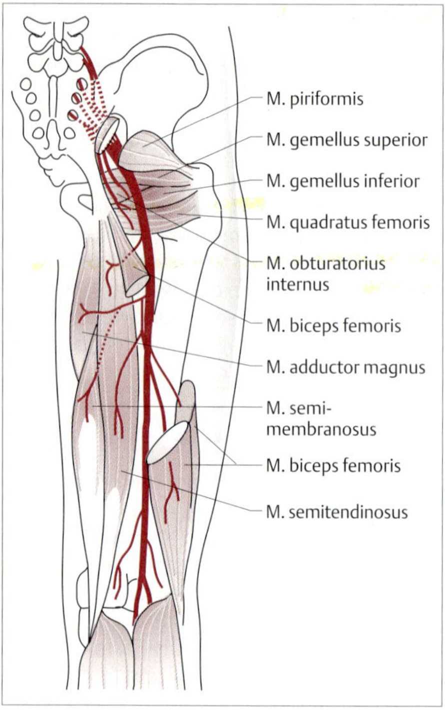

Abb. 1.**36** N. ischiadicus

mimembranosus, der lange Kopf des M. biceps und teilweise der M. adductor magnus versorgt.

Ätiologie: Läsionen des N. ischiadicus im Bereich des Beckens können die gleichen Ursachen haben wie Läsionen des Plexus lumbosacralis. Besonders gefährdet ist der N. ischiadicus durch intramuskuläre Injektionen in die Gesäßmuskulatur bei falscher Injektionstechnik. Diese sog. *Spritzenlähmung* geht meist mit einer unmittelbar nach der Injektion, z.T. aber auch mit einer bis zu zwei Tage später auftretenden Lähmung und sich meist erst verzögernd entwickelnden, heftigen brennenden (kausalgiformen) Schmerzen einher. Durch eine physiologische Enge beim Durchtritt über oder durch den M. piriformis kann es zu einer Druckschädigung kommen. Besonders bei mageren Patienten besteht die Gefahr einer Druckschädigung bei längerem Liegen auf einer harten Unterlage, insbesondere auch bei längeren neurochirurgischen Eingriffen in sitzender Position. Auch traumatische Läsionen bei Luxation des

Hüftgelenkes, bei Becken- und Femurfrakturen kommen vor. Unter Antikoagulanzientherapie kann durch Sturz oder auch spontan eine Blutung in den Nerv hinein mit plötzlich einsetzenden Schmerzen auftreten.

•••• **Nervus peronaeus** (Abb. 1.**37**) **(aus den Wurzeln L4 – S2)**

Nach der Teilung des N. ischiadicus zieht der N. peronaeus in den Kniekehlen nach lateral und über das Fibulaköpfchen, wo der Nerv durch die oberflächliche Lage und den direkten Kontakt mit dem Knochen besonders leicht durch Druck geschädigt wird. Auf der Lateralseite des Unter-

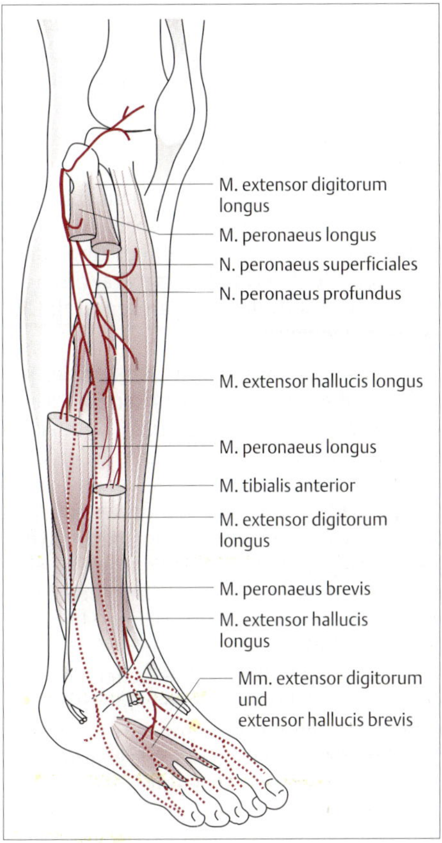

Abb. 1.**37** N. peronaeus

schenkels, knapp unterhalb des Fibulaköpfchens, teilt er sich in den N. peronaeus superficialis und den N. peronaeus profundus. Der N. peronaeus superficialis innerviert den M. peronaeus brevis und longus und sensibel den Fußrücken. Der N. peronaeus profundus innerviert den M. tibialis anterior, den M. extensor digitorum longus, den M. extensor hallucis longus und den M. extensor digitorum brevis und hallucis brevis sowie sensibel die Haut zwischen der Großzehe und der 2. Zehe.

Ätiologie: Die häufigste Läsion des N. peronaeus findet sich am Fibulaköpfchen und kann durch Druck beim Übereinanderschlagen der Beine, schlechte Lagerung von gelähmten oder bewußtseinsgestörten Patienten, Druck eines Gipses, aber auch im Sinne einer Beschäftigungslähmung durch Tätigkeiten in kniender Stellung ausgelöst werden.

Klinisches Bild: Klinisch ist die Peronaeusparese bei hochgradiger Ausprägung durch einen Steppergang, Stellung des Fußes in Varusstellung und ein Hervortreten der Schienbeinkante durch Hypotrophie des M. tibialis anterior charakterisiert, bei leichterer Ausprägung durch ein Absinken der Fußspitze beim Hackengang. Elektroneurographisch läßt sich die Schädigung am Fibulaköpfchen meist gut in Form eines Leitungsblocks oder einer Leitungsverzögerung nachweisen.

Bei einer Druckschädigung sollte zunächst der Spontanverlauf abgewartet werden, bei kürzerer Druckeinwirkung tritt fast immer eine vollständige Erholung ein. Weniger günstig sind die Prognosen bei längerdauernder Druckeinwirkung (z. B. Gips) oder bei Unfällen mit Frakturen im Bereich des Fibulaköpfchens oder spät auftretenden Paresen nach Distorsionen oder Frakturen des Sprunggelenkes.

Zur Differentialdiagnose der Peronaeusläsion gehören Läsionen des peronaealen Anteils des N. ischiadicus, die klinisch ein identisches Bild bieten können, eine Kompression der Wurzel L5 und das *Tibialis-Anterior-Syndrom.* Hierbei handelt es sich um eine ischämische Nekrose der Muskeln in der Tibialisloge, also des M. tibialis anterior, des M. extensor hallucis longus und des M. extensor digitorum longus, die durch eine primäre Ischämie, meist aber durch eine Gewebsschwellung innerhalb der Loge einen dadurch bedingten Anstieg des Drucks in der Loge und eine resultierende sekundäre Ischämie bedingt ist. Zu einer Druckerhöhung in der Muskelloge kann es durch Überbeanspruchung (lange Märsche), durch Blutungen in die Muskulatur (Fußballspielen), durch Frakturen, aber auch durch knochenchirurgische Eingriffe am Unterschenkel kommen. Die Muskelischämie geht mit heftigsten Schmerzen einher. Sekundär kann es auch zu neurogenen Paresen des N. peronaeus profundus und superficialis kommen. Wesentlich ist die frühzeitige Erkennung, da nur eine frühzeitige Faszienspaltung den Muskel vor einer irreversiblen Nekrose bewahren kann.

•••• **Nervus tibialis** (Abb. 1.38) **(aus den Wurzeln L4 – S3)**

Der N. tibialis verläuft nach Trennung vom N. peronaeus durch die Kniekehle und innerviert am Unterschenkel den M. gastrocnemius, plantaris, popliteus, soleus, tibialis posterior, flexor digitorum longus und flexor hallucis longus sowie die Muskulatur an der Fußsohle, sensibel die Unterschenkelrückseite, die Ferse und Fußsohle sowie den Fußaußenrand.

Ätiologie: Gelegentlich wird der N. tibialis in Höhe des Knies durch Druck eines Gipses ein Ganglion oder eine Baker-Zyste geschädigt. Häufiger ist eine Läsion des Nervs bzw. seiner beiden Endäste des N. plantaris medialis und plantaris lateralis im Bereich des Retinaculum flexorum

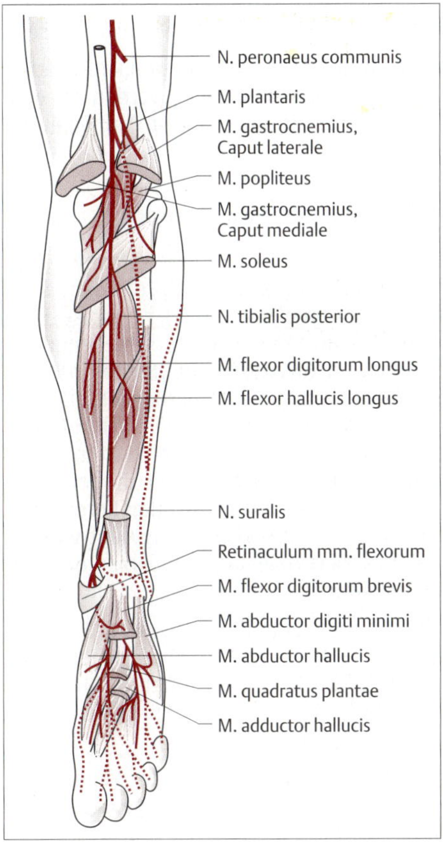

Abb. 1.**38** N. tibialis

unterhalb des Malleolus medialis *(Tarsaltunnelsyndrom)*. Meist ist die Schädigung hier Ausdruck von rheumatischen oder traumatischen Weichteil-, Knochen- oder Gelenkveränderungen.

Klinisches Bild: Klinisch bestehen Sensibilitätsstörungen oder Schmerzen in der Fußsohle, z.T. läßt sich ein Nervendruckschmerz hinter dem Malleolus medialis auslösen.

Zwischen den Köpfchen der Mittelfußknochen 3 und 4 kann der N. digitalis plantaris communis komprimiert werden, was durch die chronische Irritation zur Ausbildung von Pseudoneuromen führen kann. Die Kompression geht mit brennenden Kribbelparästhesien *(Morton-Metatarsalgie)*, die im Bereich der Metatarsalia und der Zehen 3 und 4 lokalisiert werden, einher.

Diagnostik: Sowohl beim Tarsaltunnelsyndrom als auch bei der Morton-Metatarsalgie kann eine Lokalanästhesie diagnostisch wegweisend sein.

Therapie: Ruhigstellung und wiederholte Lokalanästhesien können therapeutisch ausreichen, bei therapieresistenten Beschwerden ist eine operative Revision notwendig, beim Tarsaltunnelsyndrom mit Spaltung des Retinaculums.

1.4.9 Sympathische Reflexdystrophie/Sudeck-Syndrom

Partielle Nervenverletzungen, aber auch zahlreiche andere schmerzauslösende Ereignisse, wie Weichteilverletzungen, Frakturen, Gelenkfehlstellungen, z.B. Subluxation des Schultergelenkes bei Hemiparese, können ein Krankheitsbild auslösen, das mit zahlreichen verschiedenen Begriffen belegt wurde: Sudeck-Syndrom, Algodystrophie, Schulter-Hand-Syndrom, posttraumatisches Ödem, Kausalgie. Als Oberbegriff setzt sich allmählich die Bezeichnung *sympathische* oder *vegetative Reflexdystrophie* durch. Die sympathische Reflexdystrophie ist durch das Auftreten einer Trias von autonomen (sympathischen) motorischen und sensiblen Störungen charakterisiert, die sich generalisiert im distalen Bereich der betroffenen Extremität (handschuh- oder sockenförmig) entwickeln, sich also nicht an ein peripheres Nervenversorgungsgebiet oder an Dermatome von Nervenwurzeln halten.

Ätiologie: Als Ursache wird heute angenommen, daß ein nach zentral gemeldeter Schmerzimpuls zu einer Erregung des sympathischen Vasokonstriktorensystems über mehrere Rückenmarksegmente führt, was bei der stärkeren sympathischen Innervation distal in den Extremitäten zu einer generalisierten Durchblutungsstörung führt.

Klinisches Bild: Durch eine relativ stärkere Verengung der Venolen als der Arteriolen soll es zu einer Störung der venösen Drainage mit Ausbildung von Ödemen kommen, was wiederum Schmerzrezeptoren insbesondere in den distalen Knochen erregen soll und dadurch wieder Schmerzen erzeugt, was den Circulus vitiosus in Gang hält. Es resultiert eine distal betonte Schwellung mit livider Hautverfärbung und dumpf drückenden Schmerzen, die sich nach Hochlagerung der Extremität (Verminderung des hydrostatischen Druckes) bessern. Auch das Anlegen einer Blutdruckmanschette mit Kompression über den systolischen Blutdruck führt zum Sistieren der Schmerzen, so daß die vaskuläre Genese des Schmerzes wahrscheinlich ist.

Neben Schmerzen und Hautveränderungen (Ödem, livide Verfärbung, z.T. marmoriert, Temperaturerhöhung, z.T. auch Temperaturverminderung, Schweißsekretion z.T. erhöht, z.T. vermindert, z.T. gestörtes Haar- und Nagelwachstum) können motorische Störungen mit Einschränkung der Gelenkbeweglichkeit, Herabsetzung der groben Kraft und Ausprägung eines feinschlägigen Halte- und Aktionstremors auftreten sowie bei längerer Dauer eine distal betonte Osteoporose.

Therapie: Ruhigstellung und Hochlagern einer traumatisierten oder operierten Extremität sollen dem Syndrom einerseits vorbeugen, andererseits kann bei beginnender Symptomatik damit Schmerzfreiheit erzielt werden. Schmerzfreiheit ist ein entscheidendes Element in der Abfolge des oben beschriebenen Circulus vitiosus. Zur Verminderung des Gewebedrucks empfiehlt sich neben der Hochlagerung Lymphdrainage, gegen die Einschränkung der Gelenkbeweglichkeit sollte Physiotherapie erfolgen, wobei aber insbesondere auf Schmerzfreiheit zu achten ist. In schweren Fällen muß eine Sympathikolyse durchgeführt werden, entweder durch eine Blockierung des sympathischen Grenzstrangs oder des Ganglions stellatum mit Lokalanästhetika oder durch die intravenöse Gabe von Guanethidin, nachdem die distale Extremität durch Auswikkeln blutleer gemacht wurde.

1.5 Polyneuropathien

Definition: Unter Polyneuropathien versteht man Erkrankungen, die zur Läsion vieler Nerven, z.T. des gesamten peripheren Nervensystems führen.

Häufig sind Polyneuropathien Folge anderer Erkrankungen, meist sind sowohl motorische als auch sensible und vegetative Nervenfasern gleichzeitig mit distaler Betonung und symmetrisch (auf beiden Körperseiten etwa gleich) betroffen. Es gibt aber auch Polyneuropathien mit asymmetrischem Verteilungstyp, mit überwiegend motorischen oder überwiegend sensiblen oder vegetativen Symptomen. Auch Verteilungsmuster mit proximalem Schwerpunkt oder schwerpunktmäßigem Betroffensein einzelner Nerven kommen vor. Häufigste Ursachen in Europa sind Diabetes mellitus und Alkohol, in den Ländern der Dritten Welt Mangelernährung und Lepra.

Klinisches Bild: Da es sich bei den Polyneuropathien um Schädigungen des peripheren Nervensystems handelt, kommt es bei motorischer Beteiligung zu *schlaffen Lähmungen* mit abgeschwächten Muskeleigenreflexen. Die *sensiblen Ausfallerscheinungen* können sowohl die Berührungsempfindung, wie Schmerz- und Temperaturempfindung, als auch den Lagesinn und das Vibrationsempfinden betreffen. Jedoch können einzelne Qualitäten wegen selektiver Schädigung einzelner Nervenfasergruppen besonders betroffen sein. Charakteristisch für eine Polyneuropathie ist eine *handschuhförmige oder sockenförmige Begrenzung* der Sensibilitätsstörung. Häufig treten vor sensiblen Ausfallerscheinungen *sensible Reizerscheinungen* in Form von Parästhesien, ziehenden Schmerzen und auch einer Druckschmerzhaftigkeit der Nerven auf.

Als Zeichen einer *vegetativen Beteiligung* kann es zu einer vermehrten oder verminderten Schweißsekretion, trophischen Störungen der Haut, auch mit abnormer Pigmentierung, und Störungen des Nagelwachstums kommen. Als Ausdruck der Beteiligung von Nervenfasern, die die Blutgefäße innervieren, auch zu einer bläulich lividen Verfärbung (Zyanose) der betroffenen Extremitätenabschnitte.

Wie schon oben gesagt, sind meistens beide Körperseiten etwa gleich und die distalen Abschnitte von Armen und Beinen mehr betroffen als die proximalen, wobei die Symptome an den Füßen meist ausgeprägter sind als an den Händen, weil die längeren Nervenfasern zu den Füßen leichter in ihrem Stoffwechsel gestört werden. Charakteristisch sind also socken- oder handschuhförmige Sensibilitätsstörungen und eine bein- und distalbetonte Tetraparese oder, bei fehlenden Symptomen an den Armen, eine distal betonte Paraparese.

Es gibt jedoch einige besondere, davon *abweichende Verteilungsformen:*

- Von einer *Mononeuritis multiplex* spricht man, wenn ein Nerv oder wenige Nerven betroffen sind und daraus ein ganz asymmetrisches und auch nicht unbedingt distalbetontes Verteilungsmuster der Ausfälle resultiert.
- Von einer *Hirnnervenpolyneuropathie* oder *Hirnnervenpolyneuritis* spricht man, wenn ausschließlich die Hirnnerven betroffen sind.
- Das *Elsberg-Syndrom* ist eine Polyneuropathie, die die Cauda equina, also die Nervenwurzeln aus den unteren Abschnitten des Sakralmarks betrifft und mit Blasen-Mastdarm-Störungen und Schmerzen im Bereich der Genitalien und des Afters einhergeht.
- Selten tritt eine Polyneuropathie ganz überwiegend mit *vegetativen* Symptomen auf (*akute Pandysautonomie),* die dann mit Speichel- und Schweißsekretionsstörungen, orthostatischer Hypotonie, Miktions- und Potenzstörungen einhergeht.

Diagnostik. Neben dem klinischen Befund, der Aufschluß über die Verteilung der Nervenläsionen gibt, ist die Anamnese von entscheidender Bedeutung, denn die Geschwindigkeit, mit der sich die Ausfälle entwikkelt haben, ist je nach Ursache ganz unterschiedlich. Zur weiteren Klassifizierung ist eine elektromyographische und elektroneurographische Untersuchung notwendig. Diese erlaubt eine Differenzierung, ob es sich überwiegend um eine *Demyelisierung des Nervs* (Verlust der Nervenscheide mit Verlangsamung der Nervenleitgeschwindigkeit) oder um eine *axonale Schädigung* mit Funktionsverlust einzelner Axone bei normaler Nervenleitgeschwindigkeit handelt.

Zur weiteren Ursachenklärung gehört eine eingehende *Labordiagnostik*, die neben Blutbild, Elektrolyten, Serum- und Immunelektrophorese, Blutzuckertagesprofil, Leber- und Nierenwerten, Rheumafaktoren und antinukleären Faktoren auch speziellere Untersuchungen wie die Immunelektrophorese, Untersuchungen der Vitamin-B-Spiegel und der Folsäure im Serum, eine Untersuchung der Eiweißausscheidung im Urin, die Untersuchung von Serum und Urin auf toxische Substanzen und eine *Tumorsuche* mit Röntgen-Thorax, Thorax-CT, Abdomensonographie und eine Liquoruntersuchung umfassen. Auch die *Entnahme von Gewebsproben*, z.B. zum Ausschluß einer Amyloidose, oder die Durchführung einer Nerven-/Muskel-/Haut-/Schleimhautbiopsie kann zur Diagnostik gerechtfertigt sein.

Therapie: Eine ursächliche Therapie muß sich natürlich nach der Ätiologie richten. Die motorischen Ausfälle werden physiotherapeutisch behandelt. Bei Mißempfindungen und Schmerzen kommt eine symptomatische medikamentöse Behandlung, z.B. mit analgetisch- und sedierend wirkenden Antidepressiva oder membranstabilisierenden Medikamenten (aus der Gruppe der Antiepileptika), in Frage.

1.5.1 Metabolische Polyneuropathien

•••• Diabetische Polyneuropathie

Ca. 30% aller Polyneuropathien sind durch einen Diabetes mellitus verursacht. Je länger die Krankheit dauert und je schlechter der Zucker eingestellt ist, um so ausgeprägter sind gewöhnlich die neuropathischen Symptome. Überwiegend handelt es sich um eine *distal betonte, symmetrische, sensomotorische Polyneuropathie* mit sensiblen Reizerscheinungen in Form von Parästhesien insbesondere an der Fußsohle (sockenförmige Herabsetzung der Berührungs- und Schmerzempfindung) und Störungen des Vibrationssinnes und Lagesinnes, was zu einer sensiblen Ataxie führen kann. Durch gute Einstellung des Diabetes mit Insulin läßt sich eine weitere Progredienz deutlich verlangsamen.

Daneben gibt es beim Diabetes eine *symmetrische, proximale, motorische Neuropathie*, die nach dumpfen Schmerzen in der Muskulatur des Beckengürtels (seltener des Schultergürtels) zu einer langsam progredienten, atrophischen Parese dieser Muskulatur führt. Unter guter Diabetes-Einstellung kann eine Besserung innerhalb weniger Wochen erwartet werden.

Davon abzugrenzen ist die *diabetische Plexusläsion*, die mit plötzlichen unilateralen Schmerzen und Paresen der Oberschenkelmuskulatur einhergeht, meist ohne Sensibilitätsstörung. Unter optimaler Einstellung des Diabetes kommt es auch hier in der Regel zu einer Besserung, die aber protrahiert verlaufen kann.

Auch andere Nerven können im Sinne einer *Mononeuropathie* oder einer multiplen Mononeuropathie betroffen werden, insbesondere der N. oculomotorius. *Autonome (vegetative) Neuropathien* treten beim Diabetes häufig mit oder zeitlich versetzt nach der sensomotorischen Neuropathie auf. Typisch für den Diabetes ist die distale Anhidrose der Fußsohle. Für den Diabetiker gefährlich können fehlende Warnsymptome bei *Hypoglykämien* und fehlende Schmerzen bei einem Herzinfarkt sein. Die Kombination von vegetativen Störungen und Sensibilitätsstörungen begünstigt das Entstehen *trophischer Ulcera* aufgrund der Beanspruchung und distalen Betonung überwiegend an den Füßen.

•••• Urämische Polyneuropathie

Bei Patienten mit chronischer Niereninsuffizienz treten zunächst sensible (burning feet) und motorische *Reizerscheinungen* (Wadenkrämpfe) auf. In der Folge kommt es zur Ausbildung einer *symmetrischen sensomotorischen Polyneuropathie* mit axonaler Degeneration und sekundärer Demyelisierung. Die Ursache ist vermutlich toxisch. Bei Wahl eines geeigneten Dialysemediums, ausreichender Dauer und Frequenz der Dialyse kann das toxische Agens vermutlich entfernt werden. Nach erfolgreicher Nierentransplantation bestehen ebenfalls günstige Aussichten auf Besserung.

•••• Andere metabolische Neuropathien

Zu metabolischen Neuropathien kommt es bei Einschränkung der Leberfunktion (hepatische Polyneuropathie) – meist sensibel demyelinisierend, bei Hypothyreose, Hyperthyreose, Hyperparathyreoidismus und Hypoparathyreoidismus. Malresorption durch Erkrankung des Magen-Darm-Traktes (z.B. Zöliakie, Sprue) oder genetisch fixierte Malabsorption (Intrinsic-factor-Mangel, Vitamin B12- oder Folsäuremangel) wie auch durch Ernährung bedingte Vitamin-Mangelzustände, insbesondere der B-Vitamine (Vitamin B1-Beriberi, Vitamin B2-Pellagra, Vitamin B6-Mangel durch INH-Therapie bei Tuberkulose) führen zu Polyneuropathien. Ein Mangel des Vitamins B12 führt zu einer Kombination von Polyneuropathie mit gleichzeitiger Schädigung des 1. motorischen Neurons, so daß hier ein Mischbild aus peripherer und zentraler Parese entstehen kann *(funikuläre Spinalerkrankung).*

1.5.2 Toxische Polyneuropathien

Nach der diabetischen Polyneuropathie ist die *Alkohol-Polyneuropathie* die häufigste Erkrankung, wobei die Ausprägung individuell sehr unterschiedlich ist und nicht allein mit dem Alkoholkonsum erklärbar ist.

Klinisches Bild: Die Beschwerden können relativ blande sein mit sensiblen, distal betonten Ausfällen, Wadenkrämpfen, Herabsetzen des Vibrationsempfindens und herabgesetzten Muskeleigenreflexen. Aber auch Parästhesien und zum Teil heftige Schmerzen kommen vor. Bei Lähmungen ist häufig das Peronaeus-Versorgungsgebiet besonders betroffen. Meist liegt eine Hyperhidrosis der Fußsohle vor. Überwiegend handelt es sich um eine axonale Schädigung, z. T. auch um eine Demyelinisierung.

Ätiologie: Ätiologisch ist die Alkohol-Polyneuropathie wahrscheinlich nur teilweise toxischer Genese, eine wesentliche Rolle dürfen auch eine durch den Alkoholismus bedingte Fehlernährung, insbesondere ein Mangel an Vitamin B1 sein. Ein wesentlich begünstigender Faktor ist häufig auch eine vom Alkoholismus ausgelöste Leberfunktionsstörung. Alkoholabstinenz, die Behandlung mit Vitamin B1 und eine ausreichende Ernährung führen innerhalb von Wochen bis Monaten zu einer weitgehenden Rückbildung der Symptomatik.

Toxische Polyneuropathien können auch durch Thallium (Rattengift), Arsen, Blei (besonders Betroffensein der radialisinnervierten Unterarmmuskulatur mit Fallhand), Quecksilber, Acrylamid, organische Lösungsmittel. Leider führen aber auch zahlreiche *Medikamente,* vor allem bei länger andauernder Anwendung, zu Polyneuropathien: insbesondere Chemotherapeutika, Antibiotika und Zytostatica (Cisplatin, Vincristin).

Eine schwere akute, häufig tödliche, rein motorische Polyneuropathie kommt durch das Toxin von Clostridium botulinum *(Botulismus)* zustande, das die Freisetzung von Acetylcholin an der motorischen Endplatte blockiert. Zur Intoxikation kommt es durch den Genuß von verdorbenen Konserven. Innerhalb von 12–48 Stunden kommt es zu einer Lähmung der okulomotorischen und dann der bulbären Hirnnerven bis hin zur Atemlähmung. Die Letalität beträgt 15–30%. Die Therapie besteht in der Gabe von Botulinum Antitoxin und intensivmedizinischer Überwachung.

Auch bei der Diphtherie kann es durch das Toxin des Corynebacterium diphtheriae über eine Myelinschädigung zu einer Parese der kaudalen Hirnnerven mit Schluckstörung, Akkomodationslähmung und beidseitiger Fazialisparese und später einer sensomotorischen Tetraparese bis hin zur Atemlähmung kommen.

1.5.3 Vaskuläre Polyneuropathien

Vaskulär bedingte Polyneuropathien als Folge ischämischer Nervenläsionen, bedingt durch Durchblutungsstörungen der Vasa nervorum, haben überwiegend den Verteilungstyp der Mononeuritis multiplex mit besonderem Betroffensein einzelner Nerven. Neben Erkrankungen, die zu einer Arteriosklerose führen (z. B. auch Diabetes mellitus), sind hier insbesondere Erkrankungen aus dem Formenkreis der Kollagenosen und der Vaskulitiden zu nennen: Polyarteriitis nodosa, rheumatoide Arthritis, Wegener-Granulomatose, Lupus erythematodes, Sjörgren-Syndrom und Sklerodermie.

1.5.4 Paraneoplastische Polyneuropathien

Insbesondere beim kleinzelligen Brochialkarzinom und beim malignen Lymphom kommen sowohl relativ akut verlaufende, sensomotorische Polyneuropathien als auch sensorische Polyneuropathien mit Parästhesien, Schmerzen und vegetativer Beteiligung vor.

1.5.5 Polyneuropathien bei Paraproteinämie

Bei den sehr unterschiedlichen Erkrankungen mit Bildungen pathologischer Eiweißkörper (Myelom, Morbus Waldenström, benigne Gammopathie, Kryoglobulinämie) kommt es häufig zu Polyneuropathien, mit jeweils unterschiedlichem Verteilungstyp.

1.5.6 Hereditäre Polyneuropathien

Die hereditären Polyneuropathien umfassen sehr unterschiedliche Krankheitsbilder. Nicht in allen Fällen ist der genetisch bedingte Stoffwechseldefekt bekannt. Es kommen sowohl *autosomal dominante* als auch *autosomal rezessive* Erkrankungen vor.

Ätiologie: Die *akute intermittierende Porphyrie* beruht auf einer autosomal dominanten Störung der Hämsynthese, die krisenhaft (akut intermittierend) auftritt, ausgelöst durch Medikamente, Alkohol und psychische Belastung (Schwangerschaft). In der Vorgeschichte finden sich häufig akute kolikartige abdominelle Krisen.

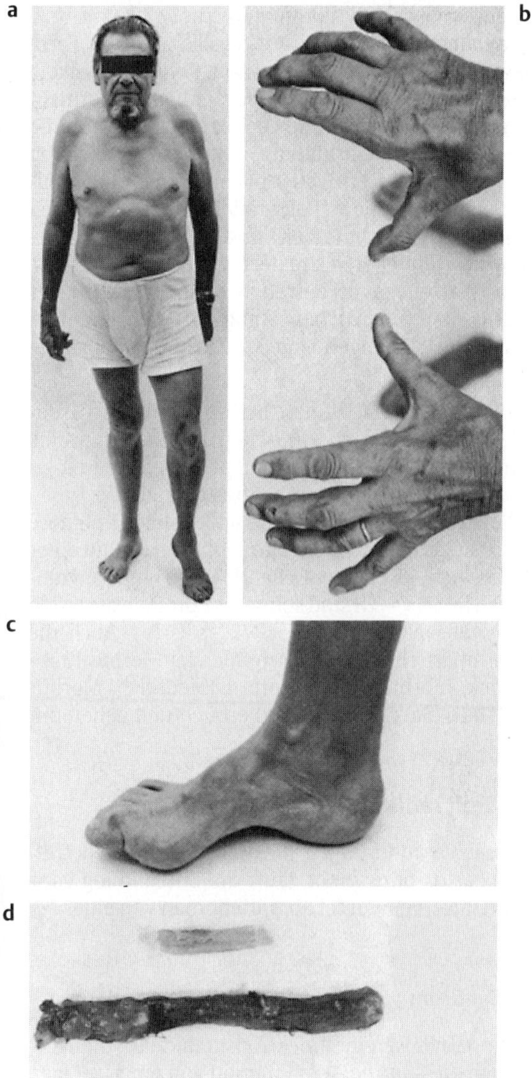

Abb. 1.**39 a – d** HMSN (hereditär motorisch-sensible Neuropathie): **a** Starke Atrophie und Schwäche der Unterschenkel-, Fuß- und **b** Fingermuskulatur. **c** Hohlfuß. **d** Verdickung des N. suralis (zum Vergleich ist im oberen Bildabschnitt (**d**) ein normaler N. suralis dargestellt

Klinisches Bild: Die neurologische Symptomatik tritt z.T. akut, z.T. schubweise nach vorangehenden diffusen Muskelschmerzen in Form von vegetativen Symptomen (Singultus, Obstipation, Koliken, Übelkeit, Erbrechen, Tachykardien, Schweißausbruch, Oligurie, flüchtiger Amaurose und Hypertension mit Temperatur- und Leukozytenzahlerhöhung sowie Blutsenkungsgeschwindigkeitserhöhung) auf. Eine Beteiligung des peripheren Nervensystems kann entweder in Form einer Mononeuritis multiplex, einer Polyneuritis oder Polyradikulitis mit sensiblen Reizerscheinungen (Hyperpathie, Schmerzen) und atrophischen Paresen besonders an den Armen (Streckerparese der Hände = Fallhand) und proximal an den Beinen (Watschelgang) bestehen, eine Beteiligung des zentralen Nervensystems in epileptischen Anfällen, Halbseitenlähmung, neuropsychologischen Störungen und Psychosen bis hin zum Delir.

Die mehr chronisch progredient verlaufenden, heriditär motorisch-sensiblen Neuropathien (HMSN) sind nach klinischem Erscheinungsbild, Progredienz, Beteiligung der Myelinisierung und weiteren neurologischen Symptomen klassifiziert worden. Am häufigsten sind die Typen HMSN Typ I–III (Abb. 1.**39 a–d**), wobei Typ III die schlechteste Prognose hat. HMSN Typ IV entspricht dem Refsum-Syndrom und beruht auf einer Abbaustörung der Phytansäure, so daß die Behandlung in einer phytansäurearmen Diät besteht. HMSN V–VII sind selten. Es kommen auch rein sensible, heriditäre Polyneuropathien vor (HSN Typ I–IV). Auch die Amyloidose, die metachromatische Leukodystrophie, der Morbus Krabbe, Morbus Niemann-Pick, Morbus Fabry, Morbus Friedreich, Morbus Bassen-Kornzweig und Louis-Bar-Syndrom sind erblich und gehen mit Polyneuropathien einher.

1.6 Polyneuritis – Polyradikulitis

Definition: Entzündliche Veränderungen, die mehrere Nerven betreffen, werden als *Polyneuritis* bezeichnet, läuft die Entzündung ganz proximal im Bereich der Nervenwurzel ab, spricht man von einer *Polyradikulitis.*

1.6.1 Guillain-Barré-Syndrom

Klinisches Bild: Nachdem teilweise eine Infektionskrankheit vorausgegangen ist, entwickelt sich meist mit einem Intervall von einigen Tagen eine annähernd symmetrisch, aufsteigende Lähmung, die von den Beinen über die Rumpfmuskulatur bis zur Atemmuskulatur und schließlich zu den Hirnnerven (Diplegia facialis) aufsteigen kann. Aufgrund der Beteiligung der Atemmuskulatur kann Intubation und Beatmung notwendig werden, bei Beteiligung der basalen Hirnnerven mit vegetativen

Fasern (N. vagus) kann es zu plötzlichen Herzrhythmusstörungen kommen, so daß eine intensivmedizinische Überwachung notwendig werden kann. Auch die Temperaturregulation und die Blasenfunktion können gestört sein. Sensible Ausfälle sind meist relativ gering ausgeprägt.

Sind nur die Hirnnerven beteiligt, spricht man von einer *Polyneuritis cranialis.* Eine Sonderform ist das *Miller-Fisher-Syndrom,* das mit einer Ophthalmoplegie, Ataxie und Areflexie einhergeht. Auch das schon besprochene *Elsberg-Syndrom* (Radikulitis sacralis) kann als Sonderform aufgefaßt werden.

Charakteristisch ist das *Liquor-Syndrom,* das bei nur geringer Zellzahlerhöhung eine deutliche Eiweißerhöhung zeigt (zytoalbuminäre Dissoziation). Elektroneurographisch läßt sich die Demyelinisierung an der Nervenwurzel (Polyradikulitis), am peripheren Nerv (Polyneuritis) oder an beiden Lokalisationen (Polyradikuloneuritis) nachweisen.

Therapie: Die *Akuttherapie* besteht entweder in der Gabe von Immunglobulinen oder der mehrfachen Durchführung einer Plasmaseparation. Bei abortiven Verläufen kann diese Therapie überflüssig sein, bei schweren Verläufen ist mit dieser Behandlung nur die Progredienz zu stoppen, und es verbleiben schwere periphere Lähmungen, die sich im Laufe von vielen Monaten unter Physiotherapie zurückbilden können. Es können aber auch schwere Defektzustände verbleiben. Bei etwa 5% der Patienten geht die Erkrankung in eine chronisch rezidivierende oder eine chronisch progrediente, ideopathische Polyneuritis *(CRIP, chronisches Guillain-Barré-Syndrom)* über.

1.6.2 Chronisch progrediente oder chronisch rezidivierende, ideopathische Polyneuritis (CRIP)

Klinisches Bild: Dieses Krankheitsbild kann auch ohne vorausgehendes akutes Guillain-Barré-Syndrom mit langsam progredientem Verlauf über Wochen bis Monate oder auch mit rezidivierendem Verlauf einhergehen. Sensibilitätsstörungen sind häufiger, Hirnnervenbeteiligungen seltener. Auch hier findet sich im Liquor eine deutliche Eiweißvermehrung bei geringer Zellzahlerhöhung.

Ätiologie: Die Ursachen des Guillain-Barré-Syndrom und des CRIP sind nicht geklärt. Man vermutet eine immunologische Ursache. Ähnlich sind wohl auch die serogenetischen Polyneuritiden nach Impfungen (z.B. Diphtherie) zu erklären. Auch die schon besprochene neuralgische Schulteramyotrophie ist wahrscheinlich eine immunologisch vermittelte Polyneuritis.

Therapie: Die Therapie ist immunsuppressiv zunächst mit Kortikosteroiden.

1.6.3 Erregerbedingte Polyneuritiden

Zahlreiche Erreger können Neuritiden hervorrufen. Nur die Wichtigsten sollen hier besprochen werden.

•••• Lepra

Weltweit ist Lepra die häufigste Polyneuritis und entwickelt sich nur bei resistenzgeminderten Individuen. Auch in Südeuropa kommt sie vor. Je nach Immunitätslage werden verschiedene Formen unterschieden:

- Die *Lepra indeterminata* führt zu Sensibilitätsstörungen und Hautmanifestationen und kann spontan ausheilen.
- Die *Lepra tuberkulosa* weist noch eine relativ gute Abwehrlage auf, es bilden sich tuberkuloide Granulome, die, wenn sie sich an Nerven finden, das Bild einer Polyneuritis multiplex verursachen. Die betroffenen Nerven (meist der Nn. ulnaris, medianus, peronaeus, facialis, cutaneus und brachii suralis) sind verdickt (Abb. 1.**40**) und druckempfindlich.
- Die *Lepra lepromatosa* ist Ausdruck einer schlechteren Immunitätslage mit Ausbreitung der Bakterien über den gesamten Körper und Auf-

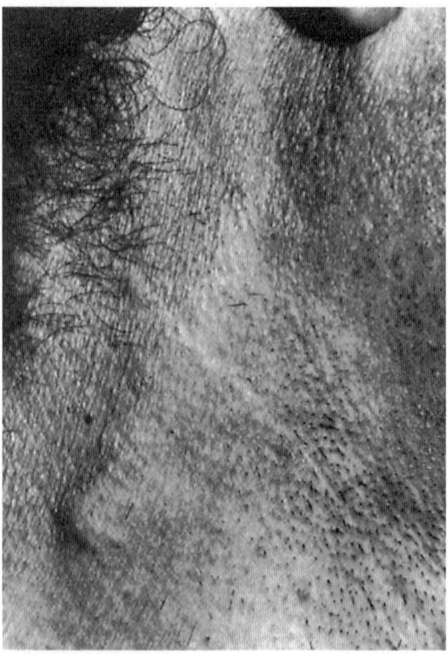

Abb. 1.**40** Lepra: Verdikkung subkutaner Nerven am Hals

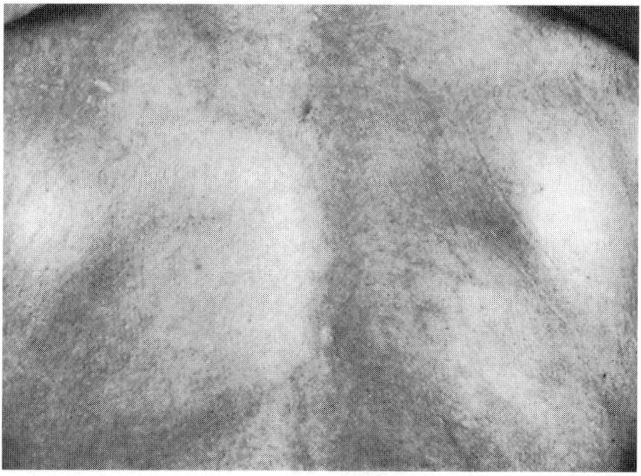

Abb. 1.**41** Lepra lepromatosa

treten der rötlichen Lepraknoten am gesamten Körper. Der Befall von Hautnerven führt zu fleckförmigen, zunächst dissoziierenden Sensibilitätsstörungen (Abb. 1.**41**), später treten motorische Ausfälle hinzu, so daß schließlich das Bild einer symmetrischen, distal betonten Polyneuritis resultiert.

- Die *dimorphe Lepra* ist eine Übergangsform zwischen tuberkoider und lepramatöser Form.

•••• **Herpes zoster** (Abb. 1.**42**)

Ätiologie: Die Herpes-zoster-Radikuloneuritis (Gürtelrose) kommt durch eine Reaktivierung latenter Varicella-Zoster-Viren (Erreger der Windpocken) zustande, wobei insbesondere eine Abwehrschwäche eine wesentliche Rolle spielt. Wenn die Ursache der Immunschwäche unklar ist, sollte immer eine weitere Diagnostik erfolgen (Ausschluß von AIDS und malignen Tumoren).

Klinisches Bild: Die Erkrankung beginnt mit segmentalen Schmerzen und Parästhesien. Nach einigen Tagen treten Effloreszenzen mit stecknadel- bis erbsgroßen Bläschen auf, die auf ein oder wenige Dermatome begrenzt sind. Die Bläschen werden trübe und verschorfen schließlich, und es bleiben hypo- oder hyperpigmentierte Narben zurück. Charakteristisch sind reißende, stechende und zum Teil brennende Schmerzen in den betroffenen Dermatomen. Am häufigsten sind dies die thorakalen Dermatome, in 20% findet sich eine Hirnnervenbeteiligung insbesonde-

a

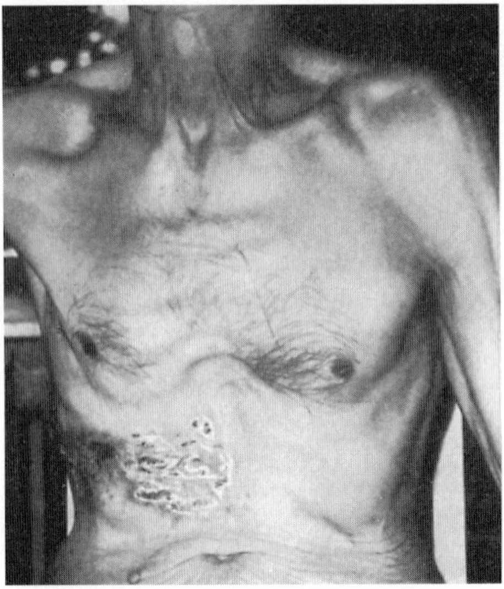

b

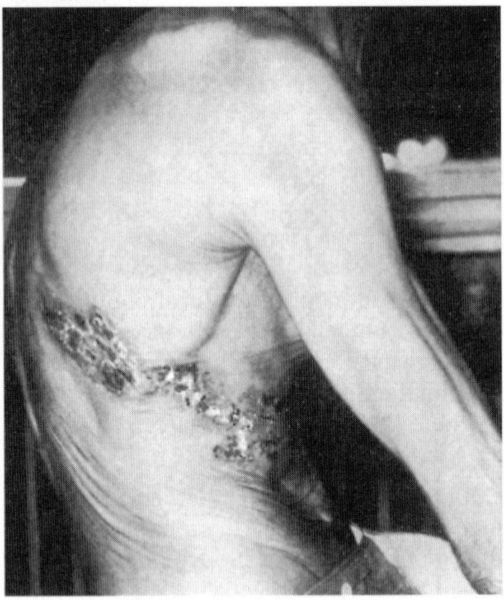

Abb. 1.**42** Herpes zoster

c

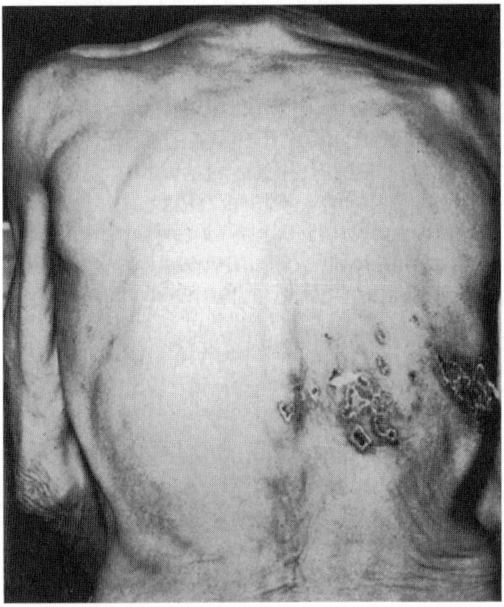

re mit Befall des 1. Trigeminusastes (Zoster ophthalmicus), der häufig mit einer Keratitis, Iritis oder Chorioiditis verbunden ist.

Beim Zoster oticus finden sich Schmerzen und Ausschlag im Gehörgang, häufig verbunden mit einer Fazialisparese, einem partiellen Vestibularisausfall und Geschmacksstörungen. Seltener tritt der Zoster zervikal oder lumbosakral auf. Komplikationen sind eine Ausbreitung auf den ganzen Körper (Zoster generalisatus), eine Mitbeteiligung motorischer Nervenfasern und einer Polyradikulitis oder eine Mitbeteiligung des Rückenmarks und Gehirns (Myelitis oder Encephalomyelitis).

Therapie: Die Therapie besteht in der frühzeitigen Gabe des Virustatikums Aciclovir.

•••• Borreliose

Ätiologie: Der Erreger Borrelia burgdorferi wird durch Zeckenbiß übertragen, der zunächst eine sich ausbreitende Rötung (Erythema migrans – Stadium I) auslöst.

Klinisches Bild: Frühestens 14 Tage nach dem Zeckenbiß, meist aber erst Wochen, seltener Monate danach kommt es zu Schmerzen in der betroffenen Körperregion und Wochen danach zu neurologischen Ausfällen (nicht früher als vier Wochen nach dem Zeckenbiß), die Ausdruck einer Meningoradiculitis (Bannwarth-Syndrom – Stadium II) sind. Am häufigsten sind Hirnnerven, insbesondere der N. facialis und die Augenmuskelnerven betroffen. Paresen an den Extremitäten finden sich als Folge der Radikulitis oder einer Mononeuritis multiplex. Begleitend können eine Arthritis, Myositis und kardiale Komplikationen vorkommen. Im Stadium III der Erkrankung kommt es zur Acrodermatitis chronica atrophicans, bei der als Begleitsymptomatik eine sensomotorische Polyneuropathie auftreten kann. Es kann auch zu schweren zentralen Beteiligungen mit einer progressiven Borrelien-Encephalomyelitis kommen.

Diagnostik: Die Diagnose wird durch Antikörper gegen Borrelia burgdorferi gesichert.

Therapie: Die Therapie besteht in einer antibiotischen Behandlung.

Zu Polyneuritiden kann es weiter bei zahlreichen anderen Infektionen kommen, so bei der Brucellose, bei Leptospirosen, Rickettsiosen, bei Malaria sowie zahlreichen Virusinfektionen wie Masern, Influenza, Zytomegalie und AIDS.

1.7 Vorderhornerkrankungen

Erkrankungen, die zum Untergang der im Vorderhorn des Rückenmarks oder in den motorischen Hirnnervenkernen liegenden motorischen Neurone führen, sind sehr heterogen. Sie treten in ganz unterschiedlichen Lebensaltern auf und zeigen eine unterschiedliche Progression (vgl. Tab. 1.**3**). Wenn sich die Krankheit auf das periphere Motoneuron begrenzt, resultiert eine *spinale Muskelatrophie* bzw. eine *Bulbärparalyse* mit ausschließlichen Zeichen der peripheren Lähmung. Ist neben dem 2. auch das 1. motorische Neuron betroffen, kommt es sowohl zu peripheren als auch zu zentralen Symptomen wie bei der *amyotrophen Lateralsklerose.* Ist schwerpunktmäßig das 1. motorische Neuron betroffen, resultiert eine zentrale Lähmung mit Tetraspastik und lebhaften Muskeleigenreflexen. Diese Erkrankungen sind selten und werden als *primäre Lateralsklerose* oder *spastische Spinalparalyse* bezeichnet. Es handelt sich dabei aber eigentlich nicht um Vorderhornerkrankungen, da das 2. motorische Neuron ja intakt ist.

Ätiologie: Auch die Ursachen der Vorderhornerkrankungen sind ganz unterschiedlich: Bei der häufigsten Form, der amyotrophen Lateralsklerose, ist die Ursache ungeklärt. Die in der Kindheit und im Jugendalter auftretenden spinalen Muskelatrophien sind überwiegend erblich bedingt. Die *Poliomyelitis anterior* als übertragbare Viruserkrankung ist durch die Polioimpfung in unseren Regionen selten geworden.

Tabelle 1.3 Die verschiedenen Formen der spinalen Muskeldystrophien und Vorderhornerkrankungen (nach Jerusalem-Zierz 1991)

Typ	Erkrankungsalter	Lebenserwartung	Lokalisation
1. Werdnig-Hoffmann			
– kongenitale und akute Form	0 – 12 Monate	2 – 3 Jahre	proximale Extremitäten, Becken- und Schultergürtel, Stamm, Gesicht, Hals
– chronische Form	0 – 2 Jahre	10 Jahre und mehr	proximale Extremitäten, Becken- und Schultergürtel, Stamm, Gesicht, Hals
2. Kugelberg-Welander	3 – 18 Jahre und Erwachsenenalter	30 Jahre	Beckengürtel
3. Skapulo-plus-Formen			
a) skapulo-humeraler Typ	Jugend- und Erwachsenenalter	nicht oder leicht verkürzt	Schultergürtel
b) fazio-skapulohumeraler Typ	Jugendalter	nicht oder leicht verkürzt	Gesicht und Schultergürtel
c) skapulo-peronealer Typ	30 – 50 Jahre	30 Jahre und mehr	Schultergürtel und Unterschenkelmuskulatur

KL: nicht auswendig lernen!

Tabelle 1.3 Die verschiedenen Formen der spinalen Muskeldystrophien und Vorderhornerkrankungen (nach Jerusalem-Zierz 1991)

Typ	Erkrankungsalter	Lebenserwartung	Lokalisation
4. Distale Muskelatrophien			
a) Typ Duchenne und Aran	30–40 Jahre	30 Jahre und mehr	Unterarm-, Handmuskulatur
b) Peronealtyp	Kindheit–Erwachsenenalter	nicht oder nur leicht verkürzt	Unterschenkel-, Fußmuskulatur
5. Amyotrophe Lateralsklerose/ALS	20–80 Jahre	verkürzt	bulbär/spinal beginnend
6. Poliomyelitis	meist Kinder oder Jugendliche	je nach Verlauf	ubiquitär

Pathogenese: Der Untergang der motorischen Vorderhornzelle führt dazu, daß auch das Axon (die nach peripher ziehende Nervenfaser) degeneriert und die Muskelfasern, die von dieser Nervenfaser innerviert werden (motorische Einheit) ihre Innervation verlieren. Nicht innervierte Muskelfasern können durch das Aussprossen von Nervenfasern aus noch intakten Axonen wieder reinnerviert werden *(kollaterale Sprossung)*. Auf diese Weise kann der Untergang einer größeren Zahl von Vorderhornzellen zunächst kompensiert werden, ohne daß es zu einer sichtbaren Atrophie kommt. Die Zahl der von einer Nervenfaser innervierten Muskelfasern, d.h. die Größe der motorischen Einheit, nimmt bei diesem Prozeß zu. Dies kann dazu führen, daß bei einem hochgradigen Verlust von Vorderhornzellen die Kontraktion einzelner motorischer Einheiten durch die Haut sichtbar wird.

Überschreitet der Verlust von Vorderhornzellen einen kritischen Wert, so reicht die kollaterale Sprossung als Kompensationsprozeß nicht mehr aus, und es kommt zu einer zunehmenden Atrophie des Muskels mit einer schlaffen Parese. Häufig kommt es bei diesen Erkrankungen zu einer Instabilität des Membranpotentials, was zu spontanen Entladungen der Vorderhornzelle und damit zur Kontraktion aller von dieser Zelle innervierten Muskelfasern führt. Diese in unregelmäßigen Abständen auftretenden Kontraktionen einer motorischen Einheit werden als *Faszikulationen* bezeichnet und können durch die Haut sichtbar sein, insbesondere wenn durch den degenerativen Prozeß und die kollaterale Sprossung die motorischen Einheiten vergrößert sind.

Der Verlust der Innervation der Muskelfaser kann zu spontanen Kontraktionen einzelner Muskelfasern führen *(Fibrillationen)*. Diese sind an den Skelettmuskeln nicht durch die Haut sichtbar, sondern können nur bei den bulbären Formen der Erkrankungen an den Rändern der (dann meist atrophischen) Zunge beobachtet werden. Bei einer Beteiligung des 1. motorischen Neurons können auch Pyramidenbahnzeichen (Babinski-Zeichen, lebhafte Muskeleigenreflexe, Tonussteigerung bis zur Spastik) auftreten, diese sind aber nicht Zeichen des Untergangs von Vorderhornzellen.

Therapie: Grundsätzlich entziehen sich die Vorderhornerkrankungen nach wie vor einer ursächlichen Behandlung. Die Physiotherapie zielt darauf ab, durch ein mäßiges Training die Kompensationsprozesse wie die kollaterale Sprossung zu optimieren bzw. Kompensationsstrategien bei fortschreitenden Ausfällen zu erlernen. Mit dem Medikament Riluzole hat sich bei der amyotrophen Lateralsklerose eine gewisse Verzögerung der Progredienz (aber keine Besserung einmal aufgetretener Ausfälle) erreichen lassen.

1.7.1 Infantile spinale Muskelatrophie (Werdnig-Hoffmann)

Ätiologie und klinisches Bild: Es handelt sich um eine autosomal rezessiv erbliche, relativ rasch progrediente Erkrankung mit Beginn im 1. Lebensjahr, die zunächst durch eine Trinkschwäche, fehlende Kopfhaltefunktionen, ausdrucksloses Gesicht und dann durch eine schlaffe Tetraparese auffällt. Die Beteiligung der Atemmuskulatur führt zu gehäuften Pneumonien. Die kongenitale und akute Form verläuft so rapid, daß 90% der Kinder bereits vor dem 2. Lebensjahr sterben. In ca. $^1/_4$ der Fälle beginnt die Erkrankung vor dem 2. Lebensjahr, verläuft aber chronischer, so daß $^1/_4$ dieser Patienten ein Lebensalter von 10 Jahren erreicht.

1.7.2 Spinale Muskelatrophie (Kugelberg-Welander) (Abb. 1.43)

Es handelt sich um ein klinisch definiertes Krankheitsbild mit langsam progredienten Atrophien symmetrisch im Beckengürtel und am Oberschenkel beginnend, später zum Schultergürtel aufsteigend. Etwa $^2/_3$ der Fälle sind hereditär, überwiegend autosomal rezessiv, z. T. aber auch autosomal dominant und X-chromosomal rezessiv. Die Erkrankung beginnt im Kindes- oder frühen Erwachsenenalter und ist häufig so schleichend, daß sich der Beginn schlecht bestimmen läßt. Die Becken- und

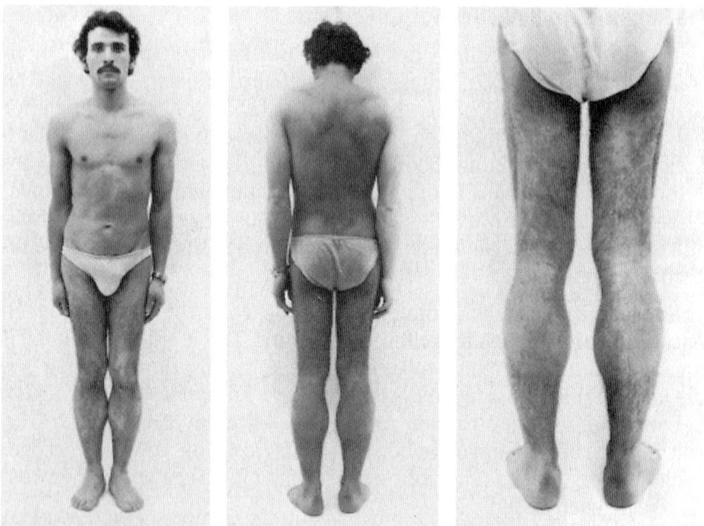

Abb. 1.**43** Spinale Muskelatrophie, Typ Kugelberg-Welander

Oberschenkelschwäche führt zunächst zu Problemen beim Treppensteigen, Gehen und Aufrichten aus der Hocke, später tritt eine Hyperlordose, bei Schwäche des Schultergürtels eine Scapula alata auf. Im späten Verlauf der Erkrankung können auch distale Muskelgruppen, insbesondere die Fußheber, paretisch werden. Auch Paresen der von den Hirnnerven innervierten Muskulatur können auftreten.

1.7.3 Skapulo-plus-Formen

•••• Skapulo-humeraler Typ (Vulpian-Bernhardt)

Im Gegensatz zur spinalen Muskelatrophie Typ Kugelberg-Welander beginnt hier die Atrophie im Schultergürtel, insbesondere in den Mm. deltoideus, supra- und infraspinatus und serratus anterior und betrifft später auch die distale Arm- und Rumpfmuskulatur. Die Beine sind entweder gar nicht oder erst spät betroffen.

•••• Fazio-skapulohumeraler Typ

Nur einzelne Fälle; ähnlich dem vorhergehenden Typ mit zusätzlichem Betroffensein der Gesichtsmuskulatur; Beginn im Jugendalter und unterschiedlich rascher Progredienz sind beschrieben.

•••• Skapulo-peronealer Typ

Autosomal dominante Erkrankung mit Beginn der Atrophie der Zehen- und Fußextensoren, übergreifend auf den Schultergürtel nach 4jährigem Verlauf und später gelegentlich Mitbeteiligung der Unterschenkel und Oberschenkel sowie der bulbären Muskulatur. Selten kommen auch sporadische und autosomal rezessive Fälle vor.

Ca. 10% der spinalen Muskelatrophien haben einen distalen Lokalisationsschwerpunkt. Das Erkrankungsalter und die Progredienz sind sehr unterschiedlich.

Distale spinale Muskelatrophien

•••• Unterarmtyp (Typ Aran-Duchenne) (Abb. 1.44)

Mit Beginn zwischen dem 15. und 40. Lebensjahr, gelegentlich aber auch früher oder später kommt es zu einer Atrophie und Schwäche der Hand- und Unterarmmuskulatur mit Faszikulationen. Patienten berichten häufig zunächst über eine Ungeschicklichkeit bei feinmanuellen Verrichtungen. Später sind auch die Oberarme und der Schultergürtel betroffen, gelegentlich auch die Hals- und Stamm-Muskulatur. Klinisch kann zu

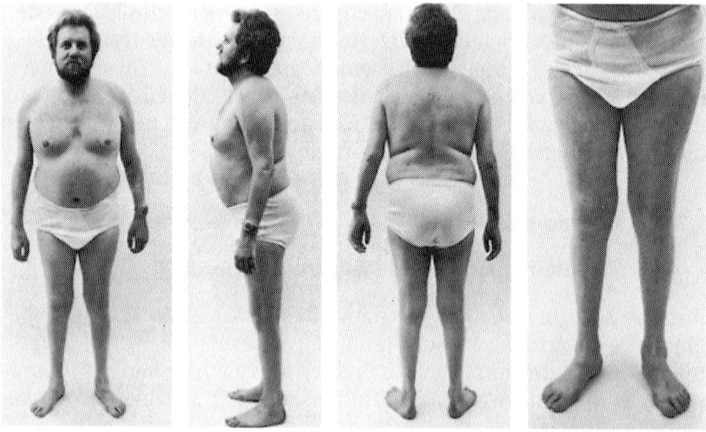

Abb. 1.**44** Spinale Muskelatrophie, Typ Aran-Duchenne

Beginn eine Abgrenzung von einer rascher progredient verlaufenden, amyotrophen Lateralsklerose, die häufig auch distal an den Armen beginnt, schwierig sein.

•••• **Peronäaltyp** (Abb. 1.**45**)

Diese Erkrankung ist häufiger als der Unterarmtyp und beginnt mit einer Atrophie der Unterschenkelmuskulatur, insbesondere des M. tibialis anterior, so daß der Hackengang nicht mehr möglich ist, später ist auch der Zehengang betroffen. Häufig entwickeln sich ein Hohlfuß und eine Skoliose. Es sind sowohl autosomal dominante, autosomal rezessive als auch sporadische Erkrankungen beschrieben.

1.7.4 Amyotrophe Lateralsklerose (ALS) – Bulbärparalyse

Definition: Die amyotrophe Lateralsklerose ist eine Erkrankung, bei der sowohl die motorischen Vorderhornzellen im Rückenmark oder (bei der Bulbärparalyse) in den motorischen Hirnnervenkernen als auch zusätzlich die Pyramidenzellen in der Hirnrinde degenerieren; es handelt sich also um eine Erkrankung des 2. und des 1. motorischen Neurons.

Klinisches Bild: Entsprechend kommt es zu einer Kombination von peripherer (schlaffer) und zentraler (spastischer) Parese, was sich klinisch meist in atrophischen Paresen mit lebhaften Muskeleigenreflexen und

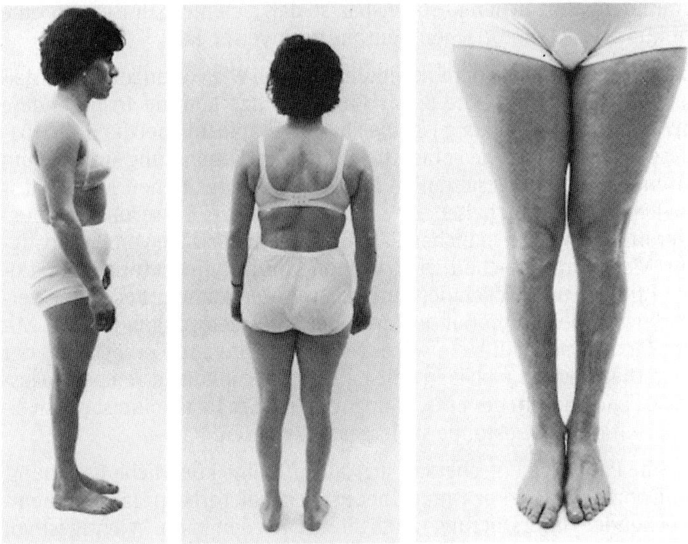

Abb. 1.**45** Spinale Muskelatrophie, Peronäaltyp

Pyramidenbahnzeichen manifestiert. Meist beginnt die Erkrankung distal an den Armen, so daß sich zunächst differentialdiagnostische Schwierigkeiten in der Abgrenzung zu einer rein motorischen Parese des N. ulnaris (R. profundus) und natürlich auch zur spinalen Muskelatrophie Typ Aran-Duchenne ergeben.

Verlauf und Prognose: Bei $^1/_4$ der Fälle beginnt die Erkrankung als Bulbärparalyse mit Atrophie der motorischen bulbären Hirnnervenkerne, was in Sprech- und Schluckstörungen, einer Atrophie der Zungen- und Schlundmuskulatur resultiert. Charakteristisch für die Erkrankung sind häufige Faszikulationen; Fibrillationen als Zeichen einer Denervierung von Muskelfasern können an der Zunge, insbesondere am Zungenrand sichtbar sein. Die Prognose ist ungünstig, meistens verläuft die Erkrankung innerhalb weniger Jahre rasch progredient. 80% der Patienten sterben innerhalb von 5 Jahren nach Diagnosestellung meist an einer Beteiligung der Atem- und Schluckmuskulatur und dadurch bedingten Pneumonien. 10% der Patienten haben einen günstigeren Verlauf und überleben 10 bis 20 Jahre.

Als Variante der Erkrankung fehlen bei einigen Patienten die spastischen Zeichen, bei ca. 20% der Patienten sind keine gesteigerten Reflexe oder

Pyramidenbahnzeichen nachweisbar, so daß sich hier klinisch nur eine Affektion des 2. motorischen Neurons nachweisen läßt.

Therapie: Die Ursache der Erkrankung ist nach wie vor ungeklärt, so daß nur eine symptomatische Behandlung in Frage kommt. Insbesondere am Anfang der Erkrankung ist eine Physiotherapie und bei der Bulbärparalyse eine schluck- und sprachtherapeutische Behandlung sinnvoll, um zumindest eine eingeschränkte Funktion der betroffenen Muskulatur möglichst lange zu erhalten. Eine zeitlich begrenzte Besserung der Muskelkraft läßt sich bei manchen Patienten durch die Gabe von Pyridostigmin (Mestinon) erreichen. Die Gabe von Amitriptylin ist für die emotionale Labilität und wegen der durch dieses Medikament bedingten verminderten Speichelproduktion auch bei Schluckstörungen günstig. Mit dem Medikament Riluzole scheint sich eine gewisse Verzögerung der Progredienz, wenn auch kein Stillstand der Erkrankung erreichen zu lassen. Im Endstadium der Erkrankung muß die Ernährung meist durch eine perkutane Gastrostomie sichergestellt werden.

Manche Patienten entscheiden sich auch für eine künstliche Beatmung, die in Form der Heimbeatmung heute auch vielerorts zu Hause mit entsprechender Unterstützung durchgeführt werden kann. Wichtig ist vor allem die psychologische Führung des Patienten, die angesichts der Progredienz der Erkrankung und der ja vollständig erhaltenen intellektuellen Fähigkeiten meist problematisch ist. Ein offener und ehrlicher Umgang mit dem Patienten, der Verweis auf die ja in 20% der Fälle günstigeren Verläufe, das Erhaltenbleiben der intellektuellen Fähigkeiten und die Tatsache, daß der Tod meist schmerzlos im Schlaf eintritt, können in der psychologischen Betreuung hilfreich sein.

1.7.5 Poliomyelitis

Bis zur Durchführung der Schluckimpfungen war die Polio eine häufige, epidemieartig auftretende Viruserkrankung, insbesondere des Kindesalters. Durch die Impfprogramme tritt die Erkrankung heute nur noch selten auf. Es gibt aber noch zahlreiche ältere Patienten, die in ihrer Jugend eine Polio durchgemacht haben. Bei etwa $^1/_4$ dieser Patienten, insbesondere denen, die schwerer betroffen sind, kommt es nach Jahrzehnten des Stillstandes zu einer langsamen Verschlechterung der neurologischen Symptomatik, die als chronische Poliomyelitis oder Postpolio-Syndrom oder progressive Postpoliomyelitis-Muskelatrophie bezeichnet worden ist.

Ätiologie: Die akute Poliomyelitis anterior wird durch drei Virustypen (Typ II–III) hervorgerufen und kommt durch Übertragung von Mensch zu Mensch in Form einer Schmierinfektion mit Eintrittspforten Mund/Pharynx und Darm zustande.

Klinisches Bild: In der ersten Woche nach der Infektion kommt es zu einer Virämie. Über 90% der Infektionen verlaufen inapparent und führen zu einer dauernden Immunität. Bei den übrigen Fällen kommt es zu einer manifesten Erkrankung mit allgemeinen Krankheitsgefühl, Kopf-, Hals- und Gliederschmerzen, Durchfall, Obstipation und Fieber für einige Tage. Bei einem kleinen Prozentsatz kommt es zu einem Befall des ZNS und der Meningen mit dem Bild einer lymphozytären Meningitis. Sehr selten treten proximal betonte, asymmetrische Lähmungen am Schulter- oder Beckengürtel und den Extremitäten, seltener am Stamm, auf.

Das Postpolio-Syndrom tritt bei etwa 1/4 der Patienten, die eine schwere akute Poliomyelitis erlitten haben, auf. Jahrzehnte nach der Polio kommt es zu einer progredienten Schwäche und Muskelatrophie, z.T. verbunden mit Muskelschmerzen. Es ist letztlich nicht geklärt, ob es sich dabei um eine chronische Viruserkrankung, um das Zusammentreffen mit einer spinalen Muskelatrophie oder, was am wahrscheinlichsten ist, um eine Degeneration der Motoneurone handelt, die die Infektion zunächst überlebt haben und dann durch die kollaterale Sprossung und Innervation von zahlreichen Muskelfasern stoffwechselmäßig besonders belastet sind.

Ungeklärt ist, inwieweit dabei auch normale Alterungsprozesse eine Rolle spielen bzw. ein altersbedingter Verlust an Motoneuronen, sich bei der ja schon hochgradig reduzierten Zahl von Motoneuronen nach einer Poliomyelitis gravierender auswirkt. Auch eine immunpathologische Genese wird für dieses Syndrom diskutiert.

Therapie: Es empfiehlt sich eine Physiotherapie unter Beachtung der muskulären Toleranzgrenze; Überlastungen müssen vermieden werden.

1.8 Erkrankungen des Rückenmarks

1.8.1 Funktionen des Rückenmarks

Das Rückenmark, das wie Großhirn, Kleinhirn und Hirnstamm zum Zentralnervensystem gezählt wird, stellt die Verbindung zwischen Gehirn und peripherem Nervensystem her. Die efferenten (vom Gehirn nach peripher ziehenden) motorischen Bahnen finden sich überwiegend in den vorderen (ventralen) Abschnitten des Rückenmarks, die afferenten (von peripher zum Gehirn aufsteigenden) Bahnen sind überwiegend in den hinteren (dorsalen) Abschnitten des Rückenmarks lokalisiert. Je nach Lokalisation der Schädigungen im Rückenmarksquerschnitt resultieren bei mehr ventral gelegenen mehr motorische, bei mehr dorsal gelegenen überwiegend sensible Defizite.

Komplette Schädigungen des Rückenmarks führen zu einer *Querschnittssymptomatik*, d.h., daß willkürliche Bewegungen und sensible Informationen in und unterhalb der Schädigungshöhe ebenso ausfallen, wie die willkürliche Kontrolle der Schließmuskeln (Sphinkteren) von Blase und Darm. Dabei ist zu beachten, daß die Höhe der Schädigung im klinischen Alltag meist nach den knöchernen Strukturen, also nach dem Wirbelkörper, benannt wird, die insbesondere beim Erwachsenen in den unteren Abschnitten der Wirbelsäule von der Lokalisation spinaler Segmente deutlich abweicht.

In der Wachstumsphase findet ein Aufstieg des Rückenmarksendes (Conus) in der Wirbelsäule statt, so daß das Rückenmark beim gesunden Erwachsenen in Höhe von LWK 1 oder LWK 2 und nur ausnahmsweise tiefer endet. Die Verschiebung zwischen Wirbelsäule und Rückenmark demonstriert Abb. 1.**46**. Alle Prozesse im Spinalkanal der lumbalen Wir-

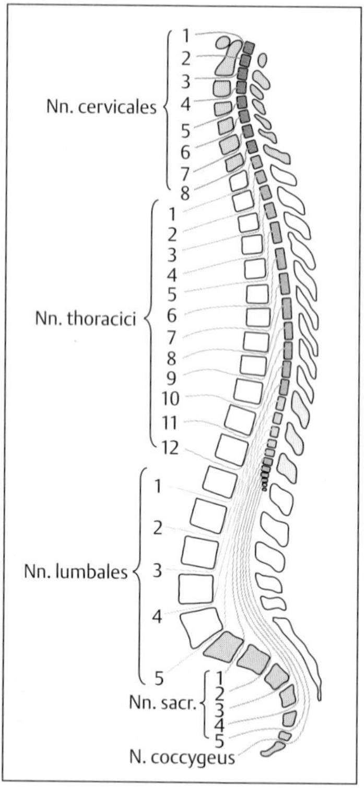

Abb. 1.**46** Beim Erwachsenen endet das Rückenmark auf Höhe des ersten oder zweiten Lendenwirbels

belsäule führen daher nicht zu einer Rückenmarksläsion, sondern zu einer Schädigung der im lumbalen Duralsack hängenden peripheren Nervenwurzeln (weil dieses Bündel von Nervenwurzeln mit dem stummelförmigen Rückenmarksende einem Pferdeschweif ähnlich sieht, wurde es als Cauda equina bezeichnet). Eine komplette Schädigung des Conus (Rückenmarksende) und der Cauda equina resultiert in einer schlaffen (peripheren) Lähmung, weil das zweite motorische Neuron betroffen ist, einem Sensibilitätsverlust im Gebiet der sog. Reithose (Innenrückseite der Oberschenkel und des Gesäß) und einer schlaffen Blasen-Mastdarm-Lähmung.

Neben den Leitungsfunktionen hat das Rückenmark auch Funktionen der Reizverarbeitung sowohl sensibel als auch motorisch. So führen zum Beispiel alle Läsionen des Rückenmarks oberhalb des Conus zu einer verstärkten Aktivität des zweiten motorischen Neurons (sog. *Spastik*), weil der hemmende Einfluß der Pyramidenbahn wegfällt. Auch die Verschaltung der Muskeleigenreflexe ist ein Beispiel für die Reizverarbeitung des Rückenmarks.

1.8.2 Lokalisation der Schädigung

Die Höhenlokalisation einer Schädigung des Rückenmarks ergibt sich also aus den motorischen und sensiblen Ausfällen. Unterhalb der Schädigung findet man eine Aufhebung der sensiblen Empfindung und eine Steigerung des Muskeltonus und der Muskeleigenreflexe durch Wegfallen der Hemmung durch die Pyramidenbahn. In Höhe der Querschnittsläsion kann durch Schädigung der Vorderhornzellen oder der motorischen Axone (zweites motorisches Neuron) eine schlaffe Lähmung mit dann später auftretenden Atrophien der von diesem Segment innervierten Muskeln auftreten (sog. *nukleäre Atrophien*). Diese nukleären Atrophien werden insbesondere bei Schädigung des Halsmarkes an den Armen sichtbar, die dann bei einer Querschnittsläsion mit einer Spastik der Beine (Paraspastik) einhergeht.

Zusammenfassend kann man sagen, daß Läsionen oberhalb von C5 zu einer spastischen Tetraparese oder Tetraplegie und ggf. Atemstörungen durch Lähmungen des Zwerchfells führen, Läsionen zwischen C5 und C8 führen zu einer schlaffen Parese in Höhe des geschädigten Segments und unterhalb zu einer spastischen Parese, Läsionen im Bereich der thorakalen Wirbelsäule zu einer spastischen Paraparese (Lähmung beider Beine), solche in Höhe des Rückenmarksendes in Höhe von BWK 12/LWK 1 zu einer schlaffen Paraparese. Ein vollständiges Querschnittssyndrom führt natürlich auch zu einem kompletten Sensibilitätsverlust in allen Segmenten unterhalb der Schädigung und kann ebenfalls für die Höhenlokalisation verwendet werden. S. Abb. 1.**1 a** u. **b**, jeweils linke Seite der Figur.

1.8.3 Spinale vaskuläre Läsionen

Im Verhältnis zu zerebralen Durchblutungsstörungen (Schlaganfall) sind solche des Rückenmarks verhältnismäßig selten. Die vorderen zwei Drittel des Rückenmarks werden über eine längs vor dem Rückenmark verlaufende A. spinalis anterior versorgt, das hintere Drittel über zwei im Bereich der Hinterwurzeln längs verlaufende Aa. spinales posteriores, die von kranial über die A. vertebralis, die A. cerebelli posterior inferior und weiter kaudal durch Interkostalarterien versorgt werden. Von der A. spinalis anterior gehen zahlreiche Sulco-Commissural-Arterien ab, die jeweils zwei Drittel des Rückenmarksquerschnittes versorgen.

•••• Arteria spinalis-anterior-Syndrom

Durch Verschluß der A. spinalis anterior kommt es in der Läsionshöhe zu einer schlaffen Parese, unterhalb davon zu einer spastischen Parese, ggf. mit einer Sphinkerstörung von Blase und Darm. Da die sensiblen Hinterstränge, die Berührungs- und Lagesinn sowie das Vibrationsempfinden leiten, in den hinteren Rückenmarksabschnitten liegen und von der Ischämie nicht betroffen werden, sind diese Qualitäten ungestört. Die Schmerz- und Temperaturempfindung werden über den *Vorderseitenstrang* geleitet und kreuzen in Eintrittshöhe ins Rückenmark auf die Gegenseite. Dieser Vorderseitenstrang wird ebenfalls von der A. spinalis anterior versorgt und so kommt es unterhalb der Läsionshöhe zu einem Ausfall von Temperatur und Schmerzempfinden bei ungestörter Empfindung von Berührung, Lage und Bewegung der Extremität *(dissoziierte Empfindungsstörung)*.

•••• Brown-Séquard-Syndrom

Da die Sulco-Commissural-Arterien jeweils nur eine Rückenmarkshälfte versorgen, kommt es bei einem Verschluß der Sulco-Commissural-Arterie zu einer halbseitigen Läsion des Rückenmarks mit schlaffer Parese in Höhe der Läsion, spastischer Parese unterhalb der Läsion und einem Ausfall der Schmerz- und Temperaturempfindung unterhalb der Läsion auf der Gegenseite, weil die Bahnen für Schmerz und Temperatur in Höhe der Eintrittszone ins Rückenmark auf die Gegenseite zum Vorderseitenstrang kreuzen.

•••• Arteria-spinalis-posterior-Syndrom

Das *Spinalis-Posterior-Syndrom* als Folge eines Verschlusses einer A. spinalis posterior führt zu einer einseitigen Läsion des hinteren Rückenmarksquerschnittes vorwiegend mit Schädigung des ipsilateralen Hinterstranges, so daß eine Störung der Berührungsempfindung und des Lagesinnes resultiert.

•••• Störungen der venösen Drainage

Störungen der *venösen Drainage* des Rückenmarks können durch Überlastung der venösen Gefäße bei Kurzschlüssen zwischen arteriellem und venösem System entstehen. Meistens handelt es sich um *spinale Durafisteln* oder *arterio-venöse Malformationen*. Schmerzen und nicht segmental begrenzte Sensibilitätsstörungen, insbesondere an der Oberschenkelvorderseite, zunächst eine spastische, später eine schlaffe Paraparese und in fortgeschrittenen Fällen Sphinkerstörungen sind die klinischen Symptome.

1.8.4 Raumforderungen im Spinalkanal

Schädigungen des Rückenmarks können einerseits durch Tumore und Mißbildungen im Bereich des Rückenmarks selbst erfolgen, andererseits spielen wegen der sehr begrenzten Platzverhältnisse im Rückenmarkskanal Raumforderungen, die von außen auf das Rückenmark drücken, eine wesentliche Rolle.

Die Raumforderungen lassen sich unterteilen in:
a) extradurale Raumforderungen, die sich außerhalb der harten Hirnhaut (Dura mater) befinden,
b) interdurale extramedulläre Raumforderungen, die sich zwischen harter Hirnhaut und Rückenmark befinden,
c) intramedulläre Raumforderungen, die sich im Rückenmark selbst befinden.

Bei außerhalb des Rückenmarks gelegenen, also extramedullären Raumforderungen, hängt die klinische Symptomatik davon ab, welche Rükkenmarksabschnitte besonders komprimiert werden. Beim Druck von ventral kann ein dem Spinalis-Anterior-Syndrom ähnliches Ausfallmuster, beim Druck von lateral ein Brown-Séquard-Syndrom und beim Druck von dorsal ein sensibles Syndrom mit Parästhesien und Störungen des Berührungs- und Lageempfindens auftreten.

•••• Extradurale Raumforderungen

Meistens handelt es sich um *Knochenmetastasen von Karzinomen*, die den Wirbelkörper betreffen und häufig zunächst zu radikulären Schmerzen durch Wurzelkompression und später zu einer Rückenmarkskompression von ventral her führen. Der Befall des Wirbelkörpers kann aber auch zu pathologischen Frakturen Anlaß geben, mit dann unter Umständen akut auftretender, inkompletter oder kompletter Querschnittssymptomatik. Im letzteren Falle handelt es sich um einen akuten Notfall, der dringend einer operativen Revision bedarf. Neben Karzinommetastasen kommen auch *Sakome* und ein *Plasmozytombefall von Wirbeln*, ferner *entzündliche Prozesse*, wie eine Spondylitis oder ein epiduraler Abszeß, in Frage.

•••• Interdurale extramedulläre Raumforderungen

Am charakteristischsten ist hier das *spinale Neurinom*, das von der Hinterwurzel ausgeht und sanduhrförmig vom Spinalraum durch das Foramen intervertebrale nach außen wachsen kann. Die Kompression der Hinterwurzel führt zu Schmerzen und Sensibilitätsstörungen, radikulären motorischen Ausfällen und schließlich zu Zeichen der Rückenmarkskompression von der Seite (Brown-Séquard-Syndrom) oder von hinten (Hinterstrangschädigung mit Ausfall der Berührungsempfindung und des Lagesinns). Neben den Neurinomen kommen auch *Meningeome* (von der Hirnhaut ausgehende Tumore) vor, die bei der bevorzugten Lokalisation dorsolateral am Halsmark zu einer Paraspastik mit Gefühlsstörungen in den Händen führen.

•••• Intramedulläre Raumforderungen

Die häufigsten im Rückenmark wachsenden Tumoren sind *Epindymome* und *pilozytische Astrozytome*. Die häufigste intramedulläre Raumforderung ist aber die *Syringomyelie*, bei der es sich um eine Höhlenbildung meist im zervikalen, zum Teil mit Ausdehnung bis ins thorakale Rückenmark, handelt. Am häufigsten ist die Syringomyelie die Folge einer Mißbildung, die meist gemeinsam mit Anomalien des kranio-zervikalen Übergangs mit Kaudalverlagerung der Medulla oblongata und des Kleinhirns *(Arnold-Chiari-Syndrom)*, Auffälligkeiten am Skelett (Kyphoskoliose, Arachnodaktylie, Spina bifida occulta) und weiteren Fehlbildungen vorkommt.

Klinisches Bild: Die Höhlenbildung liegt meist zentral im Rückenmark, so daß die temperatur- und schmerzleitenden Fasern, die in Segmenthöhe zum Vorderseitenstrang (Tractus spinothalamicus) kreuzen, zuerst betroffen werden, was zu einem Ausfall der Schmerz- und Temperaturempfindung führt, die zunächst einseitig, fast immer aber zu Beginn der Erkrankung asymmetrisch ist. Charakteristisch sind Verbrennungen an den Händen, die vom Patienten zunächst nicht bemerkt werden.

Durch Läsion der seitlich im Rückenmark liegenden sympathischen Ganglienzellen kommt es häufig zu trophischen Störungen und Schweißsekretionsstörungen. Die im weiteren Verlauf häufig auftretenden brennenden Dauerschmerzen in den Armen beruhen wahrscheinlich auch auf einer Störung der sympathischen Innervation (ähnlich der vegetativen Reflexdystrophie).

Schädigungen des Vorderhorns führen zu atrophischen Paresen, die meist Hand-, Arm- und Schultermuskulatur betreffen. Durch Druck auf die Pyramidenbahn kann es schließlich zu einer spastischen Paraparese der Beine kommen. Die neurologische Symptomatik ist über Jahre langsam progredient.

Therapie: Zur Behandlung hat man bisher eine Kurzschlußverbindung zwischen der Höhle und dem Liquorraum geschaffen *(Shunt-Operation).* Aufgrund neuer pathophysiologischer Überlegungen zur Genese der Syringomyelie im Zusammenhang mit dem Tiefstand von Medulla oblongata und Kleinhirn wird in letzter Zeit vermehrt eine operative Dekompression im Bereich des Hinterhauptes am Foramen magnum durchgeführt. Chronisch bestehende Schmerzen am Arm sollten häufiger Anlaß dazu geben, auch eine Syringomyelie in Erwägung zu ziehen und zumindest einfache klinische Tests, wie die Prüfung der Schmerz- und Temperaturempfindung, durchzuführen.

1.8.5 Erkrankungen der Wirbelsäule mit Schädigung des Rückenmarks

•••• Traumatische Schädigung

Zu schweren Schädigungen des Rückenmarks bis hin zum kompletten Querschnitt kann es durch Gewalteinwirkung, insbesondere im Zusammenhang mit Wirbelfrakturen, kommen. Aber auch ohne Wirbelfrakturen können Funktionsstörungen des Rückenmarks auftreten.

- *Definition:* Unter einer *Commotio spinalis* versteht man eine flüchtige Störung der Rückenmarksfunktion, meist mit Sensibilitätsstörungen oder auch Reflexveränderungen, die sich innerhalb von Stunden wieder zurückbilden.

- *Definition:* Eine *Contusio spinalis* (Rückenmarksquetschung) bezeichnet eine anhaltende oder langdauernde Funktionsstörung des Rückenmarks in Folge Gewalteinwirkung, deren Schwere bis zum kompletten Querschnitt gehen kann.

Klinisches Bild: Zunächst besteht häufig ein *spinaler Schock* mit Erlöschen aller Rückenmarksfunktionen und schlaffen Paresen. Erst später kommt es zur Ausbildung der Spastik. Ist das Querschnittssyndrom nicht vollständig, bildet sich relativ häufig ein *zentrales Rückenmarkssyndrom* mit spastischer Parese unterhalb der Läsion heraus, mit einer dissoziierten Empfindungsstörung, d.h. Aufhebung der Schmerz- und

Temperaturempfindung unterhalb der Läsion bei relativ besser erhaltener Berührungs- und Tiefensensibilität sowie Blasenstörung. Kompressionen des Rückenmarks durch Knochenfragmente sollten insbesondere beim inkompletten Querschnitt möglichst bald operativ behoben werden.

Diagnostik: Bei einem zunächst inkompletten Querschnitt, der sich im Intervall nach dem Trauma verschlechtert, ist eine intensive Diagnostik indiziert, um eine behebbare Ursache (z.B. ein epidurales Hämatom) nicht zu übersehen.

Therapie: Wirbelfrakturen werden heute auch beim kompletten Querschnitt meistens früh chirurgisch versorgt, weniger weil man sich eine Erholung der Rückenmarksfunktion erhofft, als vielmehr weil dann eine frühzeitige Mobilisation des Patienten zur Rehabilitation möglich ist.

Das *Schleudertrauma der Halswirbelsäule* entsteht bei Pkw-Auffahrunfällen dadurch, daß der Kopf von Personen im vorderen Fahrzeug zunächst nach hinten und dann nach vorne geschleudert wird. Dies kann je nach Wucht des Aufpralls natürlich zu ganz unterschiedlich schweren Verletzungen der Wirbelsäule und des Rückenmarks führen. Auch traumatische Bandscheibenvorfälle kommen vor. Am häufigsten ist aber das relativ leichte Schleudertrauma, bei dem Kopf- und Nackenschmerzen, die auch in Schultern und Arme ausstrahlen können, erst mit einem Intervall von einer oder mehreren Stunden einsetzen und zu einer Kopfzwangshaltung und Myogelosen der Nackenmuskulatur führen. Neurologische Symptome von seiten des Rückenmarks und der Nervenwurzeln fehlen beim leichten Schleudertrauma. Da eindeutige klinische Symptome fehlen, ist die Bewertung der Beschwerden und die Abgrenzung gegen eine psychogene Fixierung problematisch und ein häufiges gutachterliches Problem.

•••• Zervikale Myelopathie

Ätiologie und Pathogenese: Im fortgeschrittenen Lebensalter kommt es in den unteren Segmenten der Halswirbelsäule, die durch Bewegungen mechanisch besonders belastet sind, häufig zu degenerativen Veränderungen der Bandscheiben, die zu einer Höhenminderung des Zwischenwirbelraumes und zu einer Gefügelockerung des bindegewebigen Apparates führen. Dies wiederum führt zu degenerativen Veränderungen an den Wirbelkörpern mit osteophytischen Randzackenbildungen, die den Spinalkanal, aber auch das Foramen intervertebrale einengen können und damit zu einer Mikrotraumatisierung des Rückenmarks und auch der unteren zervikalen Wurzeln führen. Die Randzackenbildung führt häufig auch zu einer deutlichen Einengung des sagittalen Durchmessers des Spinalkanals (untere Normgrenze 13 mm), so daß es außer zur mechanischen Irritation auch zu Durchblutungsstörungen des Rükkenmarks kommt.

Klinisches Bild: Die resultierende Schädigung des Rückenmarks wird als *zervikale Myelopathie* bezeichnet und geht in Höhe der Schädigung mit einer schlaffen Parese der von diesem Segment innervierten Muskulatur, bei stärkerer Ausprägung mit Untergang der Vorderhornzellen, auch mit Atrophie der von diesem Segment innervierten Muskulatur *(nucleäre Atrophie)* und unterhalb der Läsion einer spastischen Parese und Sensibilitätsstörungen distal der Schädigungshöhe einher. Auch Mißbildungen der Wirbelsäule mit erheblich verstärkten Krümmungen der Wirbelsäule, z. B. eine Kyphoskoliose, können in ähnlicher Weise wie bei der zervikalen Myelopathie zu einer Schädigung des thorakalen Rückenmarks mit Ausbildung einer spastischen Paraparese, Sphinkterstörungen und Sensibilitätsstörungen in der unteren Körperhälfte führen.

•••• Zervikale Bandscheibenvorfälle

Klinisches Bild: *Zervikale Bandscheibenvorfälle* rufen, wenn sie median liegen, eine ähnliche Symptomatik hervor, die dann aber typischerweise akuter beginnt. Bei medio-lateral gelegenen Bandscheibenvorfällen kommt es zu klareren Symptomen von seiten einer Nervenwurzel, mit segmentalen Schmerzen und Sensibilitätsstörungen und ggf. Paresen und Zeichen der Schädigung des Rückenmarks (spastische Paraparese bis hin zum inkompletten Querschnitt) nur bei ausgedehnten Vorfällen. Die Zeichen des lumbalen Bandscheibenvorfalls, die ja ausschließlich zu einer Schädigung des 2. motorischen Neurons führen, wurden bereits im Kapitel „Peripheres Nervensystem“ abgehandelt.

1.8.6 Entzündliche Erkrankungen des Rückenmarks

Sowohl Virusinfektionen als auch bakterielle Infektionen des Rückenmarks kommen vor, ebenso Rückenmarksschädigungen durch Autoimmunprozesse und postinfektiöse Myelitiden nach Virusinfektionen. Spinale Granulome können bei der Tuberkulose, Sarkoidose oder beim Morbus Bang sowie der Lues entstehen. Bakterielle Infektionen können natürlich auch zur Abszeßbildung Anlaß geben, die nur selten intramedullär, häufiger dagegen extradural liegen und das Rückenmark von außen komprimieren. Die Poliomyelitis als Viruserkrankung der Vorderhornzellen wurde, da es sich um das 2. motorische Neuron handelt, bereits im Kapitel „Peripheres Nervensystem“, die radikulären Symptome der Varicella-Zoster-Infektion (Gürtelrose) bereits im Kapitel „Polyradikulitis“ dargestellt.

•••• Encephalomyelitis disseminata

Eine häufige Ursache der Rückenmarksschädigung auf autoimmuner Basis ist die Encephalomyelitis disseminata (Multiple Sklerose), die auch mit Entzündungszeichen im Rückenmark beginnen kann, bevor Symptome von seiten des Gehirns und des N. opticus auftreten. Diese Erkrankung soll bei den Erkrankungen des Gehirns besprochen werden.

1.8.7 Funikuläre Myelose

Klinisches Bild: Bei verminderter B12-Resorption (Erkrankungen des Magens, des Dünndarms oder Ernährungsfehler wie bei chronischem Alkoholismus) kann sich neben einer organischen Psychose und der sog. *Hunter Glossitis* eine spinale Symptomatik entwickeln, die mit Zeichen der Hinterstrangschädigung (Oberflächensensibilitätsstörungen, Parästhesien, sensible Ataxie) und Zeichen der Pyramidenbahnschädigung *(Babinski-Zeichen)* und einer Paraparese einhergeht, die jedoch wegen der meist gleichzeitig vorliegenden Polyneuropathie (Schädigung des 2. motorischen Neurons) eher schlaff als spastisch ist.

Therapie: Die Therapie besteht in einer möglichst frühzeitigen Behandlung mit B12-Präparaten.

1.9 Erkrankungen der Hirnnerven

1.9.1 Aufbau und Funktion der Hirnnerven

Die zwölf Hirnnerven werden üblicherweise im Rahmen der neurologischen Untersuchung nacheinander untersucht, auch wenn der 1. und der 2. Hirnnerv (N. olfactorius, N. opticus) vorgeschobene Hirnteile sind und keine eigentlichen Hirnnerven. Die übrigen Hirnnerven (3–12) sind ebenso aufgebaut wie die übrigen peripheren Nerven und haben prinzipiell im unteren Hirnstamm (Pons und Medulla oblongata) eine ähnliche Verschaltung wie die peripheren Nerven im Rückenmark. An Stelle im Vorderhorn, in dem sich ja im Rückenmark die motorischen Nervenzellen des 2. motorischen Neurons befinden, sind die 2. motorischen Neurone in sog. Hirnnervenkernen konzentriert, die untereinander nicht in Verbindung stehen.

Ähnlich wie die Vorderhornzellen über die Pyramidenbahn bekommen auch die motorischen Hirnnervenneurone Eingänge von motorischen Neuronen im zerebralen Cortex über Bahnen, die als *Tractus corticonuclearis* bezeichnet werden. Man kann also ein 1. motorisches Neuron mit Lage der Nervenzelle im motorischen Cortex und ein 2. motorisches Neuron mit Lage im Hirnnervenkern unterscheiden. Entsprechend gibt es auch bei den Hirnnerven zentrale (Läsionen des 1. motorischen Neurons) und periphere Lähmungen (Läsionen des 2. motorischen Neurons).

Im Unterschied zu dem ja ganz überwiegend von der kontralateralen Hemisphäre innervierten Vorderhorn des Rückenmarks erhalten die Hirnnervenkerne, mit Ausnahme der unteren Anteile des Fazialiskerns, Eingänge von beiden Hemisphären, so daß bei einer einseitigen Hirnschädigung, z.B. durch einen Schlaganfall, keine oder nur eine geringe Hirnnervenparese resultiert. Auch die sensiblen Hirnnerven (im wesentlichen der N. trigeminus) zeigen eine Parallelität zur sensiblen Organisation in den spinalen Abschnitten. Die Nervenzellen der peripheren Neurone liegen ähnlich wie die Spinalganglien in Ganglien außerhalb des zentralen Nervensystems mit einem Fortsatz nach zentral, der die Information in die sensiblen Hirnnervenkerne und von dort nach Kreuzung auf die Gegenseite über den Thalamus nach kortikal weiterleitet.

1.9.2 Nervi olfactorii

Die Nn. olfactorii verbinden die Riechschleimhaut am Dach der Nasenhöhle mit dem Bulbus olfactorius, der am Boden der vorderen Schädelgrube liegt, und treten auf dem Weg dahin durch eine dünne Knochenlamelle, die zahlreiche kleine Löcher für die Nervenfasern aufweist und daher als *Lamina cribrosa* bezeichnet wird. Riechen können wir nur Substanzen, die wasser- oder fettlöslich sind und natürlich gasförmig in der Atemluft enthalten sein müssen. Zur Prüfung werden üblicherweise aromatische Geruchsstoffe wie Vanille oder Kaffee verwendet. Vom eigentlichen Riechvorgang differenziert werden muß die Wahrnehmung von ätzenden Substanzen, die die Schmerzfasern des N. trigeminus in der Nasenschleimhaut reizen.

Klinische Prüfung: Die klinische Prüfung erfolgt unilateral, d.h. ein Nasenloch wird bei der Prüfung jeweils zugehalten. Eine Aufhebung des Geruchssinns wird als *Anosmie,* eine Herabsetzung als *Hyposmie* bezeichnet. Der Bulbus olfactorius wird als primäres Riechzentrum angesehen. In ihm sind die Nervenzellen des 2. Neurons der Riechbahn enthalten, die in unterschiedliche Gehirnareale projizieren, zusammenfassen als *Rhinenzephalon* bezeichnet werden und zum Teil neben der Geruchswahrnehmung für die emotionale Wertigkeit von Wahrnehmungen verantwortlich sind.

Ätiologie: Häufigste neurologische Ursache einer Riechstörung ist ein Schädel-Hirn-Trauma, bei dem es zu einem Abriß der Fila olfactoria oder zu einer Kontusion des Bulbus olfactorius kommen kann. Bei schweren Schädel-Hirn-Traumata kann auch die relativ dünne Knochenlamelle der Lamina cribrosa brechen, so daß es zum Ausfluß von Liquor cerebrospinalis aus der Nase (Rhinoliquorrhoe) kommen kann, die dringend einer operativen Revision bedarf, um eine aufsteigende Infektion des Gehirns und der Hirnhäute aus dem Nasenschacht zu verhindern.

Andere Ursachen auf neurologischem Fachgebiet sind Tumoren der vorderen Schädelgrube (z.B. Olfactoriusmeningeom, Kraniopharyngeom). Ursachen auf HNO-ärztlichen Gebiet sind selbstverständlich Ventilationsstörungen der oberen Abschnitte des Nasenschachtes (über der oberen Nasenmuschel), die ganz unterschiedliche Ursachen haben können (Adenoide, Tumoren, Mukozelen, entzündliche Prozesse).

1.9.3 Nervus opticus

Klinische Prüfung: Der N. opticus ist entwicklungsgeschichtlich und von seinem Aufbau her ein vorgeschobener Hirnteil. Druckveränderungen im intrakraniellen Raum setzten sich deshalb bis zum Augenhintergrund fort und können als Papillenödem *(Stauungspapille)* am Augenhintergrund sichtbar werden. Vor allem deshalb untersucht der Neurologe routinemäßig den Augenhintergrund, um eine intrakranielle Druckerhöhung nicht zu übersehen.

Neben dem Augenhintergrund prüft man routinemäßig die Sehschärfe, die ein Maß für die Funktion der Macula (Stelle höchster räumlicher Auflösung) und natürlich der nachgeschalteten Hirnzentren ist, ferner das Gesichtsfeld, das entscheidende Hinweise auf die Lokalisation einer Störung im Verlauf der Sehbahn geben kann. Die Untersuchungen erfolgen jeweils monokulär, da sonst leicht Prozesse, die nur ein Auge betreffen, übersehen werden können.

Eine Vorverarbeitung der Seheindrücke findet bereits in den verschiedenen Schichten der Retina statt. Von den dort liegenden Ganglienzellen ziehen die Neurone durch den N. opticus zum Chiasma opticum, wo eine Kreuzung mit dem Sehnerv der Gegenseite in der Art stattfindet, daß alle Fasern von beiden rechten Hälften des Augenhintergrundes in die rechte Hirnhälfte (zunächst über den Tractus opticus zum Corpus geniculatum laterale und von dort zur Sehrinde am Okzipitalpol der rechten Hemisphäre) projizieren. Wegen der Kreuzung des optischen Strahlenganges leiten diese Strukturen die Seheindrücke aus der linken Hälfte des Gesichtsfeldes. Entsprechend werden Seheindrücke von den beiden linken Retinahälften, also aus dem rechten Gesichtsfeld, über das Corpus geniculatum laterale zur linken Sehrinde geleitet.

Klinisches Bild: Diese Kreuzung der Sehbahn hat zur Folge, daß krankhafte Prozesse vor der Kreuzung, die also den N. opticus oder das Auge selbst betreffen, zu *Sehstörungen auf einem Auge* führen, die häufig unbemerkt bleiben können, weil das andere Auge noch voll funktionsfähig ist. Sehstörungen nach der Kreuzung, die also den Tractus opticus, das

Corpus geniculatum laterale, die Sehstrahlung oder die okzipitale Hirnrinde betreffen, führen bei vollständiger Läsion zu einer *homonymen Hemianopsie,* d.h. einem Ausfall beider rechten oder beider linken Gesichtsfeldhälften.

Der Ausfall einer Gesichtsfeldhälfte wird ebenfalls vom Patienten häufig nicht bemerkt, weil das fehlende Gesichtsfeld einfach nicht mehr wahrgenommen und nicht etwa als schwarz oder grau empfunden wird. So wird der Gesichtsfeldausfall für den Patienten häufig erst durch resultierende, falsche motorische Reaktionen deutlich, z.B. dadurch, daß ein Patient bei einer homonymen Hemianopsie nach rechts mit der rechten Schulter am Türrahmen hängen bleibt oder beim Autofahren mit der rechten vorderen Fahrzeugecke mit der Garageneinfahrt oder anderen Hindernissen kollidiert. Eine homonyme Hemianopsie behindert den Patienten im Alltag also erheblich und kann insbesondere im Straßenverkehr zu gefährlichen Situationen führen. Deshalb dürfen auch Patienten mit einer homonymen Hemianopsie kein Kraftfahrzeug führen und sollten Radfahren sowie schnelle gefährliche Sportarten unterlassen.

Therapie: Da der Patient den Gesichtsfeldausfall nicht wahrnimmt, muß er in Kompensationsstrategien (Exploration des fehlenden Halbfeldes durch Augen- und Kopfbewegung) insbesondere für die Teilnahme als Fußgänger am Straßenverkehr trainiert werden. Dies kann auch durchaus einmal eine physiotherapeutische Aufgabe sein.

Im Chiasma opticum kreuzen die Neurone, die von den beiden nasalen Retinahälften kommen, d.h. also die Seheindrücke aus der rechten und linken lateralen Gesichtshälfte fortleiten. Prozesse, die direkt diese Kreuzungsstelle schädigen (überwiegend Hypophysentumoren, seltener andere Tumoren oder Blutungen der Mittellinie), führen klassischer Weise zu einer *bitemporalen Hemianopsie,* also einer Sehstörung in beiden äußeren Gesichtsfeldern, die aber bei dem langsamen Wachstum von Tumoren sich meist erst allmählich und nicht ganz symmetrisch entwickelt.

Ätiologie und Pathogenese: Störungen, die den N. opticus unilateral betreffen, sind im jüngeren Erwachsenenalter häufig Entzündungen des Sehnervs (Opticusneuritis oder Neuritis nervi optici), die auch erstes Symptom einer Encephalomyelitis disseminata (Multiple Sklerose) sein können. Bei älteren Patienten sind Durchblutungsstörungen der Sehnerven häufig, die zunächst vorübergehend sein können und zur kurzfristigen Erblindung eines Auge führen (Amaurosis fugax), aber auch gleich zu einer permantenten ischämischen Läsion des vorderen Opticusabschnittes (vordere ischämische Opticusneuropathie, Papillenapoplexie) oder zu einem Verschluß der A. centralis retinae führen können. Neben arteriosklerotischen Formen können auch Entzündungen der Arterien, wie z.B. die Arteriitis temporalis, ursächlich sein. Derartige Sehstörungen müssen immer Anlaß für eine sofortige Diagnostik sein.

1.9.4 Nervus oculomotorius, Nervus trochlearis, Nervus abducens

Der N. trochlearis innerviert den M. obliquus superior, der N. abducens den M. rectus laterialis und der N. oculomotorius alle übrigen Augenmuskeln (also den Rectus internus, den Rectus superior und inferior sowie den Obliquus inferior und zusätzlich den M. sphinkter pupillae). Da also alle drei Hirnnerven gemeinsam die Augenbewegungen steuern, sollen sie hier gemeinsam besprochen werden. Die Organisation der Augenbewegungen weicht in mancher Beziehung von der anderer motorischer Bewegungen ab, weil sich ja beide Augen im wesentlichen um den gleichen Betrag in die gleiche Richtung bewegen müssen *(konjugierte Augenbewegungen)*, damit die Sehachsen beider Augen immer die gleiche Richtung einnehmen und keine Doppelbilder entstehen.

Um dies zu erreichen, ist zwischen der zentralen Steuerung der Augenbewegung und den Augenmuskelkernen, in denen die Nervenzellen der okulomotorischen Neurone liegen, ein spezieller neuronaler Apparat zwischengeschaltet, der in der *Brücke* (Pons) und dem *Mittelhirn* (für vertikale und torsionale Augenbewegungen) liegt. Diese Strukturen sorgen z.B. dafür, daß bei dem Kommando des Gehirns „nach rechts blikken" der rechte Abducenskern und der linke Okulomotoriuskern innerviert werden.

Klinisches Bild: Läsionen im Nervensystem oberhalb dieser Strukturen führen deshalb dazu, daß beide Augen nicht mehr in eine bestimmte Richtung bewegt werden können (*Blickparese* nach rechts, links, oben oder unten).

Schädigungen in diesen Strukturen oder unterhalb dieser Strukturen (d.h. also in den Kernen) oder im Verlauf der okulomotorischen Nerven (nukleäre oder infranukleäre Läsionen) führen dazu, daß gleichgerichtete Augenmuskeln unterschiedlich innerviert werden, was in Doppelbildern resultiert. Durch die Doppelbilder werden nukleäre oder infranukleäre Schädigungen vom Patienten sofort bemerkt, während Blickparesen vom Patienten durch vermehrte Kopfbewegungen ausgeglichen werden und ganz überwiegend unbemerkt bleiben.

1.9.5 Nervus oculomotorius

Klinisches Bild: Die komplette Okulomotoriusparese ist durch eine *Ptose* (herunterhängendes Augenlid), eine weite Pupille (Lähmung des M. sphinkter pupillae) und eine *Abweichung des Auges* nach unten außen (Zugrichtung des nicht gelähmten M. rectus lateralis nach außen und des nicht gelähmten M. obliquus superior überwiegend nach unten) charakterisiert. Selbstverständlich kommen alle Varianten inkompletter Läsionen ohne Ptose mit Lähmung nur der pupillomotorischen (Ophthalmoplegia interna) oder nur der zu den Augenmuskeln ziehenden Fasern (Ophthalmoplegia externa) vor. Auch müssen nicht alle die Augenmuskeln versorgenden Fasern gleichmäßig betroffen sein, häufiger sind sogar inkomplette Läsionen, die auch die einzelnen Augenmuskeln unterschiedlich betreffen können.

Ätiologie: Als Ursache kommen neben Schädigungen des Okulomotorius-Kerngebietes im Mittelhirn Läsionen des Nervs in seinem intrakraniellen Verlauf in Frage. Hier ist insbesondere im Hinblick auf Schädel-Hirn-Traumata oder sonstige zerebral raumfordernde Prozesse die Herniation bei supratentorieller Raumforderung mit Druck des Nervs gegen die Clivus-Kante zu erwähnen, ferner die Kompression durch ein Aneurysma der an der Hirnbasis verlaufenden Arterien sowie an der Hirnbasis ablaufende entzündliche Prozesse, wie eine Tbc-Meningitis, Lues oder Meningokokken-Meningitis. Kurz vor Eintritt in die Orbita kann der Nerv durch paraselläre oder am Sinus cavernosus sowie der Fissura orbitalis superior ablaufende Prozesse geschädigt werden. Manchmal findet sich trotz eingehender Suche keine Ursache, so daß dann besonders bei Patienten mit Diabetes mellitus eine vaskuläre Ursache (also eine Ischämie des Nervs) zu vermuten ist.

1.9.6 Nervus trochlearis

Klinisches Bild: Die Lähmung des M. obliquus superior führt zu einer Einschränkung der Bulbussenkung und der Innenrotation des Auges, so daß die Patienten besonders beim Blick nach kontralateral unten (also zur gesunden Seite) schräg übereinanderstehende Doppelbilder wahrnehmen. Diese Doppelbilder lassen sich durch eine Neigung des Kopfes zur gesunden Seite unterdrücken, so daß die Patienten bevorzugt diese schräge Kopfhaltung einnehmen. Bei längerem Bestehen der Trochlearisparese kann dies natürlich Beschwerden von seiten der Halswirbelsäule und ihres Halteapparates verursachen und dies Anlaß zur Vorstellung beim Arzt oder Physiotherapeuten sein.

1.9.7 Nervus abducens

Klinisches Bild: Die Lähmung des N. abducens führt zu einem Abweichen des betroffenen Auges nach innen (Strabismus convergens) und zu horizontalen Doppelbildern. Durch Drehen des Kopfes zur Seite der Lähmung kann der Patient die Doppelbilder vermeiden. Schädigungen des N. abducens können innerhalb der Brücke nach Austritt aus dem Hirnstamm insbesondere an der Pyramidenspitze gemeinsam mit Läsionen des N. trigeminus *(Gradenigo-Syndrom)* vorkommen, erfolgen im weiteren Verlauf durch Prozesse im Bereich des Sinus cavernosus und der Fissura orbitalis superior, die dann natürlich häufig auch zu Schädigungen der übrigen okulomotorischen Nerven führen. Wie bei den anderen okulomotorischen Nerven kommen auch vaskuläre Läsionen, insbesondere im Rahmen eines Diabetes mellitus, allerdings seltener als die Okulomotoriusparese vor.

Neben den Läsionen der einzelnen okulomotorischen Nerven und ihrer Kerngebiete können Doppelbilder auch im Rahmen der Schädigung der supranukleären Strukturen in Pons und Mittelhirn auftreten, so z. B. bei der internukleären Ophthalmoplegie, der Skew-Deviation oder der Wernicke-Encephalopathie. Die okulomotorischen Nerven können auch im Rahmen einer *Polyradikulitis* (Miller-Fisher-Syndrom als Variante des Guillain-Barré-Syndroms) betroffen sein. Die *Myasthenia gravis* als Störung der neuromuskulären Übertragung manifestiert sich häufig zuerst durch Doppelbilder im späteren Tagesverlauf.

1.9.8 Nervus trigeminus

Der N. trigeminus ist ein gemischter Nerv, der mit seinen drei großen Ästen (N. ophthalmicus, N. maxillaris, N. mandibularis) das Gesicht und den frontalen Schädel bis zum Vertex sensibel und die Kaumuskulatur motorisch versorgt.

Klinische Prüfung: Die *Sensibilität* sollte man im Versorgungsgebiet der drei großen Äste prüfen (N. ophthalmicus: frontaler Schädel, Stirn und Oberlid, N. maxillaris: Wange und Oberlippe, N. mandibularis: etwas oberhalb der Mandibula-Kante bis zum Kinn). Zusätzlich kann man den Schmerz bei Druck auf die Nervenaustrittspunkte (N. frontalis, N. infraorbitalis, N. mentalis) prüfen. Bei zentralen, d. h. im Hirnstamm liegenden Läsionen kann eine andere, zwiebelschalenförmige Verteilung der Sensibilitätsstörung resultieren, wobei der Bezirk um Nase und Mund herum am weitesten oben, der Bezirk von Unterlippe über Wangen und Augenbrauen im mittleren und die weitere Gesichtsperipherie im unteren Abschnitt des Nucleus tractus spinalis N. trigemini repräsentiert ist.

Zur Prüfung des N. trigeminus insbesondere bei bewußtseinsgetrübten Patienten eignet sich ferner der *Kornealreflex*, der afferent über den N. trigeminus und efferent über den N. facialis (M. orbicularis oculi) geleitet wird. Eine motorische Trigeminus-Läsion kann man außer an einer verminderten Kontraktion bei Palpation des M. masseter an einem Abweichen des Unterkiefers zur gelähmten Seite durch Überwiegen des M. pterygoideus lateralis auf der gesunden Seite feststellen. Läsionen des Nervs kommen im Bereich des Kleinhirnbrückenwinkels durch Raumforderung, durch entzündliche Prozesse an der Pyramidenspitze und der Schädelbasis vor.

Klinisches Bild: Klinisch am wichtigsten ist die *Trigeminusneuralgie* mit attackenweise plötzlich einschießenden, aber nur ganz kurz dauernden stechenden Schmerzen, z.T. verbleiben zwischen den einzelnen Schmerzattacken auch dumpfe Dauerschmerzen.

Ätiologie: Häufig ist die Trigeminusneuralgie Folge einer mechanischen Schädigung des Nervs kurz nach Austritt aus dem Hirnstamm, durch eine arterielle Gefäßschlinge, die den Nerv bei jedem Pulsschlag mechanisch irritiert und so zu einer lokalen Demyelinisierung führt. Oft kommt die Trigeminusneuralgie auch im Rahmen einer Hirnstammschädigung bei Encephalomyelitis disseminata vor, kann aber auch Folge von Tumoren oder traumatischen Nervenläsionen sein.

1.9.9 Nervus facialis

Der N. facialis innerviert die mimische Gesichtsmuskulatur und zwar die mediale Kerngruppe die Muskulatur der unteren Wangenhälfte, der Unterlippe, das Platysma und den M. stylohyoideus und die laterale Kerngruppe die Muskulatur der Oberlippe, den M. orbicularis oculi, den M. frontalis und M. occipitalis. Die laterale Kerngruppe, die die mimische Muskulatur der oberen Gesichtshälfte versorgt, erhält Afferenzen von beiden Hemisphären, so daß bei einer supranukleären Läsion, sog. *zentrale Fazialisparese* (Abb. 1.**47 a**), keine Lähmung der mimischen Muskulatur der oberen Gesichtshälfte erfolgt, sondern nur eine Lähmung der mimischen Muskulatur der unteren Gesichtshälfte auf der Kontralateralseite.

Zusätzlich führt der N. facialis parasympathische Fasern über den N. petrosus major zur Tränendrüse und zu den Schleimdrüsen der Nase. Über die Chorda tympani gelangen parasympathische Fasern zu den Speicheldrüsen des Mundbodens. Sensorische Fasern von den vorderen zwei Dritteln der Zunge ziehen über den N. lingualis (Ast des N. trigeminus) und über die Chorda tympani und den zum N. facialis gehörenden N. intermedius nach zentral. Sensibel wird auch ein variables Hautareal an der Ohrmuschel und im äußeren Gehörgang über den N. intermedius innerviert.

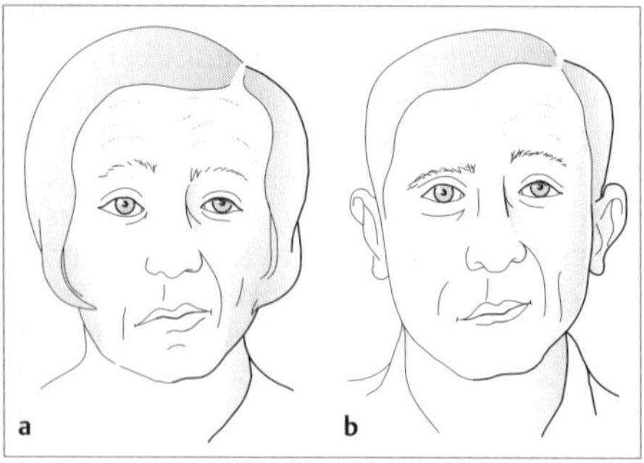

Abb. 1.**47 a** u. **b**
a Zentrale Fazialisparese
b Periphere Fazialisparese

Klinische Prüfung: Klinisch wird die Funktion des N. facialis durch die willkürliche Innervation der mimischen Muskulatur geprüft.

Klinisches Bild: Die *periphere Fazialisparese* (Abb. 1.**47 b**) zeichnet sich durch ein etwa gleichmäßig starkes Betroffensein der mimischen Muskulatur einer Gesichtshälfte aus, sie kann inkomplett oder komplett sein und geht bei stärkerer Ausprägung mit einem *inkompletten Lidschluß* einher, so daß das Auge nicht mehr ausreichend von Tränenflüssigkeit benetzt wird und die Hornhaut von Austrocknung und Infektionen bedroht ist (Behandlung mit Uhrglasverband = feuchte Kammer und Augensalbe). Auch Läsionen des Fazialiskernes im Hirnstamm (nukleäre Fazialisparese) erzeugen das Bild einer peripheren Fazialisparese.

Die häufigste Form der peripheren Parese ist die *idiopathische Fazialisparese*, die häufig nach einem vorangehenden banalen Infekt, zum Teil aber auch ohne vorausgehende Symptome abläuft. Wahrscheinlich kommt es zu einer Entzündung im Fallop-Kanal, in dem der Nerv durch den Knochen bei entzündlichen Veränderungen in seiner Ausdehnung gehindert wird und es durch die Druckerhöhung im Knochenkanal wahrscheinlich zu einer Ischämie kommt.

Diagnostik: Die idiopathische Fazialisparese ist eine Ausschlußdiagnose, d. h. daß andere Ursachen, wie ein Schädel-Hirn-Trauma mit Felsenbeinfraktur, Tumoren insbesondere im Bereich des Kleinhirnbrückenwinkels, Polyneuritiden und z. B. ein Zoster oticus ausgeschlossen wurden.

Prognose und Therapie: Die Spontanprognose und die Aussichten für eine Restitutio ad integrum sind insbesondere bei inkompletten Läsionen günstig. Durch frühzeitige Gabe von Kortikosteroiden läßt sich die Symptomatik verkürzen. Die operative Dekompression des Nervs im Kanal ist inzwischen weitgehend verlassen worden.

In ca. 70% heilt die periphere Fazialisparese ohne Folgen aus. Als Folgen können verbleiben:

- *Kontrakturen der Gesichtsmuskulatur* mit hochgezogenem Mundwinkel, enger Lidspalte und ausgeprägter Nasolabialfalte, die um so ausgeprägter sind, je schwerer die Fazialislähmung war, die zu einer störenden Gesichtsasymmetrie führen kann.
- *Fehlsprossungen* der auswachsenden Nervenfasern können zu *pathologischen Mitbewegungen* (Synkinesien) führen, z.B. daß bei intendiertem Augenschluß sich der Mundwinkel mit bewegt. Diese Mitbewegungen kommen dadurch zustande, daß ein Teil der Nervenfasern beim Auswachsen nicht wieder ihr ursprüngliches Bestimmungsgebiet erreicht, sondern einen anderen Muskel innerviert.
- Auch der *Spasmus facialis,* der durch unwillkürliche Zuckungen der mimischen Muskulatur gekennzeichnet ist, kann nach einer peripheren Fazialisparese als Symptom zurückbleiben, tritt aber häufig auch spontan auf *(idiopathischer Fazialisspasmus).* Er ist dann häufig Folge einer Kompression durch ein arterielles Gefäß (gleicher Schädigungsmechanismus wie der Trigeminusneuralgie). Therapeutisch werden membranstabilisierende Medikamente (Antiepileptika) mit Erfolg eingesetzt. Eine mikrochirurgische Operation mit Dekompression des Nervs behebt die Ursache.

1.9.10 N. vestibulocochlearis

Der N. vestibulocochlearis ist rein sensorisch und vermittelt zwei ganz unterschiedliche Sinnesqualitäten, nämlich einerseits das Gehör, andererseits das Gleichgewicht.

1.9.10.1 Nervus acusticus

Schallwellen werden nach mechanischer Übertragung vom Trommelfell über die Gehörknöchelchen des Mittelohres im Innenohr durch Haarzellen in elektrische Signale umgesetzt und über bipolare Zellen, deren Körper im Ganglion spirale in der Schnecke des Innenohres liegt, zum Hirnstamm fortgeleitet und dort in der Brücke ipsilateral und kontralateral mehrfach verschaltet und von dort zum Colliculis inferior und über das Corpus geniculatum mediale zum Hörkortex im oberen Temporallappen fortgeleitet.

Ätiologie: Hörstörungen sind sehr viel häufiger durch Erkrankungen des Mittel- und Innenohres als durch Erkrankungen des Hörnervs, des Hirnstamms oder des Gehirns bedingt und fallen daher ganz überwiegend in das HNO-ärztliche Fachgebiet. Da das Hören für die zwischenmenschliche Kommunikation besonders wichtig ist, sollte man im Zweifel Hörtests mit Umgangs- und Flüstersprache (ggf. auch mit der Stimmgabel) durchführen. Neurologische Ursachen der Hörstörung können Tumore im Kleinhirnbrückenwinkel, basale Meningitiden sein. Schwerere Hörstörungen bei Hirnstamm- oder Hirnläsionen sind selten, weil die Bahnen von jedem Ohr auf beiden Seiten des Hirnstamms verlaufen.

1.9.10.2 Nervus vestibularis

Für die Physiotherapie ist der Gleichgewichtssinn natürlich besonders wichtig. Das Gleichgewichtsorgan besteht aus fünf Sensoren, den drei Bogengängen, die die Drehbeschleunigung um drei senkrecht aufeinanderstehende Körperachsen messen, sowie dem Sacculus und dem Utriculus, die die Linearbeschleunigung, also im wesentlichen die Erdschwere bzw. die Neigung des Körpers zum Gravitationsvektor erfassen.

Klinisches Bild: Ein *einseitiger Ausfall des Gleichgewichtsorgans* oder des N. vestibularis führt zu einem akuten Drehschwindel um die aufrechte Körperachse zur Gegenseite, zu einer Falltendenz zur Seite der Läsion im Romberg-Versuch und einer Gangabweichung zur Seite der Läsion im Blindgang und einem Drehen im Unterberger-Tretversuch zur Läsionsseite sowie ferner zu vegetativen Symptomen wie Übelkeit, Erbrechen, Schweißausbruch.

Ätiologie: Die Ursache des akuten *Vestibularis-Ausfalls* bleibt meist unklar. Früher hat man häufig entzündliche Prozesse angenommen und das Krankheitsbild deshalb als *Neuritis vestibularis* bezeichnet, heute wird eher eine Durchblutungsstörung vermutet. Selten kann diese akute Schwindelsymptomatik aber auch erstes Symptom einer ernsthaften neurologischen Erkrankung, wie z. B. einer Hirnstammischämie bzw. einer beginnenden Basilaristhrombose sein.

Verlauf: Häufig klingt die Funktionsstörung des Gleichgewichtsorgans spontan wieder ab. Aber auch wenn sich das Gleichgewichtsorgan nicht wieder erholt, bessert sich der Drehschwindel im Laufe von wenigen Tagen erheblich und klingt meist im Laufe von Wochen vollständig ab. Bei verbleibender Funktionsstörung des Gleichgewichtsorganes werden Funktionsstörungen nur noch in Situationen bemerkt, die mit raschen Kopfbewegungen einhergehen. Der Schwindel hält dann nur für wenige Sekunden an. Tumore im Kleinhirnbrückenwinkel führen im allgemeinen kaum zu Schwindelbeschwerden, weil der Ausfall des vestibulären Nervs durch den zunehmenden Druck des Tumors langsam erfolgt und Kompensationsprozesse die zunehmende Schädigung laufend ausgleichen können.

•••• Gutartiger paroxysmaler Lagerungsschwindel

Klinisches Bild: Ein klinisch häufiges Krankheitsbild ist der *benigne, paroxysmale Lagerungsschwindel*, der typischerweise wenige Sekunden nach einer Kopfpositionsänderung zu einem heftigen Drehschwindel führt, der innerhalb von 10–30 Sekunden abklingt. Eine Wiederholung des den Schwindel provozierenden Lagerungsmanövers führt jeweils zu einer schwächeren Provokation der Symptomatik. Dieses Krankheitsbild ist gutartig und klingt spontan innerhalb von Wochen ab und ist ursächlich wahrscheinlich auf Ablagerungen in den Bogengängen (überwiegend im hinteren Bogengang während des Schlafes) zurückzuführen, so daß die Symptomatik typischerweise erstmals beim Umdrehen im Bett in den frühen Morgenstunden oder beim Aufstehen bemerkt wird. Schwindel- und Gleichgewichtsstörungen sind darüber hinaus häufige Symptome bei Hirnstammläsionen, Läsionen des vestibulären Cortex, des Kleinhirns, aber auch bei Störungen des Lagesinns, insbesondere an den Füßen, und der Leitungsbahn über die Hinterstränge des Rückenmarks (sensible Ataxie).

1.9.11 Nervus glossopharyngeus

Der N. glossopharyngeus versorgt sensibel einen Teil des weichen Gaumens und den Schlund (Meso- und Hypopharynx) sowie sensorisch das hintere Drittel der Zunge, wo die Geschmacksqualität „bitter" wahrgenommen wird.

Ätiologie: Als Ursache kommen Raumforderungen im Bereich der Schädelbasis, entzündliche Prozesse und ein verlängerter Processus styloideus in Frage. Relativ leicht wird der Nerv auch bei HNO-ärztlichen Eingriffen verletzt.

Klinisches Bild: Eine Läsion führt zur Schluckstörung und zur Abschwächung des Würgereflexes. Selten ist die sog. *Glosspharyngeusneuralgie* mit Schmerzattacken im Bereich des Rachens, des Zungengrundes oder im Ohr.

1.9.12 Nervus vagus

Der N. vagus hat vielfältige Funktionen. Am wichtigsten ist sicherlich seine parasympathische Funktion, d. h. gemeinsam mit dem sympathischen Nervensystem innerviert er die großen inneren Organe (Herz, Lunge, Gastrointestinaltrakt) und ist für die Blutdruckregulation von wesentlicher Bedeutung. Motorisch innerviert er das weiche Gaumensegel (bei einseitiger Lähmung verzieht sich das Zäpfchen zur nicht gelähmten Gegenseite).

Klinisches Bild: Bei beidseitiger Lähmung ist der Abschluß des Rachens zur Nase ungenügend, was zu näselnder Sprache und Flüssigkeitseintritt in die Nase beim Schlucken führt, ferner zu Schluckstörungen und zu Heiserkeit. Sensibel versorgt er den Larynx und Hypopharynx und Teile des äußeren Gehörgangs.

Ätiologie: Der Nerv kann durch pathologische Prozesse in der hinteren Schädelgrube an der Schädelbasis und im Halsbereich insbesondere auch leicht bei operativen Eingriffen beschädigt werden.

1.9.13 Nervus accessorius

Der N. accessorius ist ein rein motorischer Nerv, der den M. sternocleidomastoideus und teilweise den M. trapecius (überwiegend den mittleren und unteren Anteil) innerviert. Zusätzlich wird der M. trapecius vom 3. und 4. Zervikalnerv versorgt. Geprüft wird der M. sternocleidomastoideus durch Kopfwendung zur Gegenseite bei gleichzeitiger Palpation des Muskelbauches. Eine Parese schränkt die Kopfbewegung nicht ein und wird gut kompensiert.

Klinisches Bild: Der Ausfall des M. trapecius bewirkt ein Absinken und eine Lateralverlagerung des Schulterblattes und ein leichtes Abstehen des medialen Scapularandes auf der gelähmten Seite. Die Schulterhebung und die Armhebung bis zur Senkrechten sind eingeschränkt. Obwohl der N. accessorius ein rein motorischer Nerv ist, treten bei der Lähmung häufig Schmerzen und Mißempfindungen im Bereich der Schulter mit Ausstrahlung in den Arm auf, die auf eine Dehnung des Plexus brachialis durch das Hängen der Schulter zurückgeführt werden.

Ätiologie: Geschädigt wird der Nervus häufig bei operativen Eingriffen, insbesondere bei Lymphknotenexstirpation. Bei Schädigungen an der Schädelbasis werden häufig durch den benachbarten Austritt des IX., X., und XII. Hirnnervs diese gemeinsam geschädigt *(Foramen jugulare-Syndrom).*

1.9.14 Nervus hypoglossus

Klinisches Bild: Der N. hypoglossus innerviert die Zunge motorisch. Als Zeichen der Lähmung weicht die Zunge beim Herausstrecken zur gelähmten Seite ab und kann bei längerem Bestehen der Lähmung auf dieser Seite atrophisch sein und Fibrillationen (Kontraktionen einzelner Muskelfasern) zeigen.

Ätiologie: Hypoglossusparesen kommen als Folge von Schädigungen im Bereich der Schädelbasis, Entzündungen, Tumoren und auch iatrogen bei Operationen an den oberen Halsabschnitten vor.

1.10 Funktionsbereiche des Gehirns und typische Schädigungsmuster

Im folgenden sollen die Symptome besprochen werden, die für eine Lokalisation des Krankheitsprozesses im Gehirn sprechen.

Anatomie des Gehirns

Anatomisch werden folgende Hirnstrukturen unterschieden (Abb. 1.**48a** u. **b**): Das *Großhirn*, bestehend aus zwei Hemisphären, jede Hemisphäre aus einem Frontallappen (Lobus frontalis), einem Parietallappen (Lobus parietalis), einem Okzipitallappen (Lobus occipitalis) und einem Temporallappen (Lobus temporalis). Unter der Hirnrinde liegen Bahnsysteme, die verschiedene Hirnareale miteinander verbinden und solche, die die beiden Hemisphären miteinander verbinden (Corpus callosum), weiterhin Strukturen, die überwiegend automatisierte Bewegungen koordinieren (Stammganglien). Weiter absteigend (nach kaudal) schließen sich an: das *Zwischenhirn* (Diencephalon) mit Strukturen, die überwiegend die sensiblen und sensorischen Reize, die von der Peripherie zur Hirnrinde aufsteigen, vorverarbeiten (Thalamus), und zahlreichen Zentren für die vegetative und hormonelle Regulation, das *Mittelhirn* (Mesencephalon), die *Brücke* (Pons) mit Bahnsystemen zum Rückenmark, zum Kleinhirn, Hirnnervenkernen und weiteren Zentren der vegetativen Regulation (Atmung, Kreislauf, Schlaf-/Wach-Rhythmus) und daran anschließend das *verlängerte Mark* (Medulla oblongata) auf dem Weg zum Rückenmark.

Typische Schädigungsmuster des Gehirns

Neben den für die Physiotherapie besonders wichtigen motorischen Syndromen kommen natürlich auch genauso wie bei Läsionen des peripheren Nervensystems und des Rückenmarks sensible Symptome vor. Zusätzlich kann es zu Störungen der über die Hirnnerven vermittelten Sinneseindrücke, insbesondere des Sehens kommen. Beim Rechtshänder können insbesondere Läsionen der linken Hemisphäre zur Störung der Sprache, des Schreibens, des Lesens und Rechnens führen.

Umfangreich ist die Liste neuropsychologischer Störungen (Gedächtnisstörungen – insbesondere bei Läsionen des Temporallappens, räumlich-konstruktive Störungen – insbesondere bei Läsionen der rechten Hemisphäre, Störungen des Antriebs, der Motivation, der Konzentration und des Denkvermögens – insbesondere bei Läsionen des Frontalhirns).

Läsionen des Hirnstamms können außer zu einer kontralateralen sensomotorischen Parese auch zu Ausfällen der ipsilateralen Hirnnerven führen, so daß eine kontralaterale zentrale Lähmung an den Extremitäten

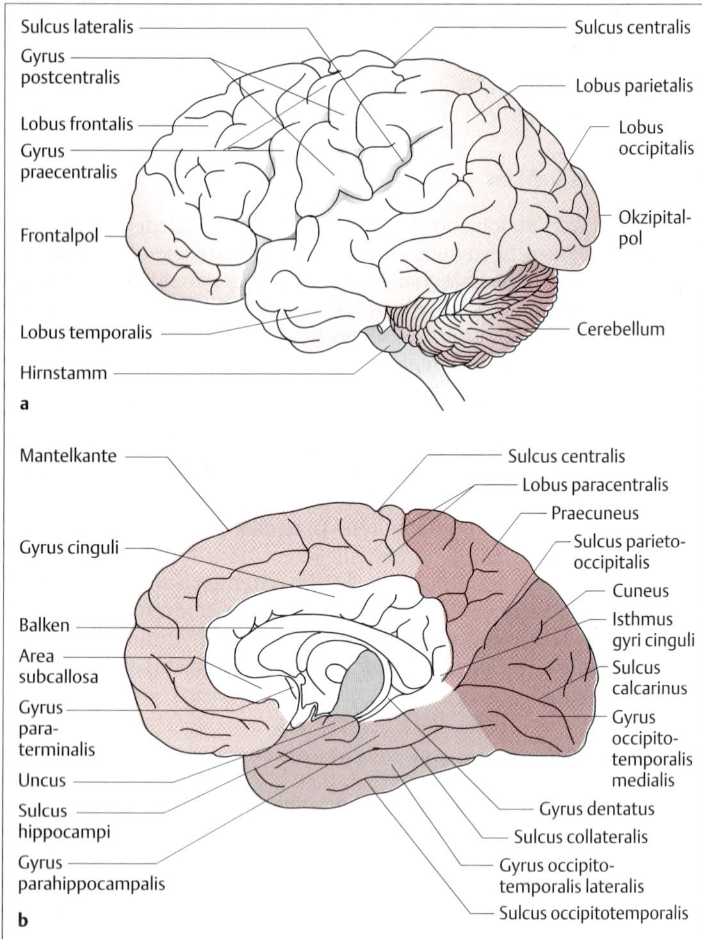

Abb. 1.**48** **a** Topografie des Gehirns (Lateralansicht) **b** Topografie des Gehirns (Medialansicht)

und eine ipsilaterale periphere Lähmung (Läsion des 2. motorischen Neurons) der Hirnnerven resultieren *(gekreuzte Symptomatik).*

Läsionen des Kleinhirns führen zu Störungen der Koordination. Bei Läsionen der Kleinhirnhemisphären ist insbesondere die Zielmotorik der Extremitätenbewegungen betroffen (z.B. bei Zeigebewegungen –

Zeigeataxie). Bei Läsionen der Mittellinienstrukturen des Kleinhirns (Wurm – Vermis cerebelli) ist insbesondere die Koordination von Rumpfbewegungen gestört (Rumpfataxie), im schlimmsten Fall mit der Unfähigkeit zu sitzen oder der Unfähigkeit zu stehen (Astasie).

1.10.1 Funktionen und Schädigungsmuster des Frontallappens

•••• Funktionen

Die aus physiotherapeutischer Sicht offensichtlichste Funktion des Frontallappens ist die der willkürlichen Initiierung von Motorik. Der motorische Cortex liegt unmittelbar vor dem Sulcus centralis, also am hinteren Ende des Frontallappens, unmittelbar benachbart dem sensorischen Cortex, der schon zum Parietallappen gehört. Im Bereich des motorischen Cortex findet sich eine somatotope Gliederung mit Lage des Beines und Rumpfes oben und dann nach unten absteigend die Lokalisation des Armes, der Hand und des Gesichtes mit Lippen und Zunge (Abb. 1.**49**).

Von diesen Arealen aus werden willkürlich intendierte Bewegungen gesteuert. Bei einer Läsion kommt es zu einer zentralen Parese auf der Gegenseite, da die Pyramidenbahn ja überwiegend in Höhe des Übergangs von der Medulla oblongata zum Rückenmark kreuzt. Vor diesem primär motorischen Cortex liegt der prämotorische und supplementärmotorische Cortex, der in der Bewegungsinitiierung und der Auslösung von Be-

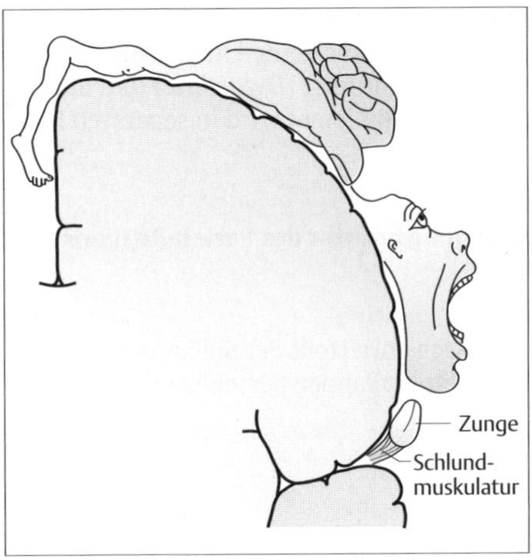

Abb. 1.**49** Somatotope Gliederung des Körpers im Bereich des motorischen Cortex

wegungssynergien wesentlich sind. Unmittelbar nach vorne anschließend finden sich Gebiete, von denen aus willkürliche Blickbewegungen zur Gegenseite ausgelöst werden können (frontale Augenfelder).

• • • • Schädigungsmuster

Läsionen des Frontalhirns führen außer zu einer zentralen Hemiparese zu einer Reihe von Ausfallmustern. Als *Enthemmungsphänomene*, die lokalisatorisch wenig spezifisch sind, deutet man Greifautomatismen von Mund und Hand, die sich so äußern, daß es durch einen sensiblen Reiz beim Annähern eines Gegenstandes zum Schließen von Lippen und Kiefer oder Faustschluß kommt, mit regelrechter Umklammerung des gereichten Gegenstandes. Einen passiven Widerstand gegen Stellungsänderung der Gliedmaßen bezeichnet man als *Gegenhalten*. Beim sogenannten *Haltungsverharren* werden vorgegebene Haltungen vom Patienten ungewöhnlich lange beibehalten. Auch die Ausführung von gesehenen Handlungen (*Echopraxie*) und die Wiederholung gehörter Worte *(Echolalie)* sind als Enthemmungsphänomene zu deuten. Bei frontobasalen Läsionen, also den Hirnabschnitten, die oberhalb der Augenhöhlen liegen, kann es zu psychopathologischen Auffälligkeiten mit sexueller Enthemmung kommen. Überwiegend besteht aber bei Patienten mit Frontalhirnläsionen eine Antriebsstörung mit vermindertem Interesse, verminderter Aufmerksamkeit und reduzierter psychomotorischer Aktivität. Im einzelnen wird darauf im Kapitel *Neuropsychologie* eingegangen.

Beim Rechtshänder führen die zur linken Schläfe hin liegenden Areale des Frontalhirns (Gyrus frontalis inferior) zu einer sogenannten *motorischen Aphasie* mit überwiegendem Betroffensein der expressiven Sprachfunktionen. Bei Läsionen der entsprechenden Areale auf der rechten Seite beobachtet man eine Sprechstörung *(Dysarthrie)* und Störungen der Sprachmelodie *(Prosodie)*. Auch hierauf wird in separaten Kapiteln näher eingegangen.

1.10.2 Funktionen und Schädigungsmuster des Parietallappens

• • • • Funktionen

Die Grenze des Parietallappens nach vorn stellt der Sulcus centralis dar, zum Okzipitallappen und zum Temporallappen bestehen keine scharfen Grenzen.

•••• Schädigungsmuster

Charakteristisches Zeichen einer Parietallappenläsion ist das Betroffensein des postzentral gelegenen sensiblen Cortex mit einer kontralateral gelegenen *halbseitigen Sensibilitätsstörung,* die auch motorische Auswirkungen hat. Charakteristisch sind weiterhin, insbesondere bei rechtsseitigen Läsionen, Störungen der *räumlichen Orientierung* sowie eine Vernachlässigung der Aufmerksamkeitszuwendung zu Gegenseite *(Neglect).*

Bei Läsionen auf der dominanten Seite (beim Rechtshänder auf der linken Seite) treten Störungen des *Lesens* und *Schreibens* sowie des Rechnens auf. Ferner kommt es zu komplexen Störungen der Zuordnung von Sinneseindrücken zu Gedächtnisinhalten, die für das bewußte Erkennen von Gegenständen notwendig sind (sogenannte *Agnosien*). Diese Agnosien kommen bei unterschiedlichen Sinnesmodalitäten vor. Bei der *visuellen Agnosie* ist der Patient z. B. nicht in der Lage, gesehene Gegenstände zu identifizieren, bei einer Sonderform, der *Prosopagnosie,* können von dem Patienten vertraute und bekannte Gesichter nicht identifiziert werden. Bei der *taktilen Agnosie* können Gegenstände bei geschlossenen Augen nicht durch Betasten erkannt werden, bei der *akustischen Agnosie* kann der Patient sonst vertraute Geräusche und Melodien nicht erkennen.

Auch kann es zu Orientierungsschwierigkeiten am eigenen Körper *(Autotopagnosie-Körperschemastörung)* mit Verwechslung der Körperseiten und Körperteile kommen. Eine Zifferblatt- bzw. Uhragnosie kann die zeitliche Orientierung erschweren. Das verminderte Einsichtsvermögen in die eigene Erkrankung wird als *Anosognosie* bezeichnet.

Wichtig für die Physiotherapie ist, daß in der Tiefe der Sylvischen Fissur am Übergang zum Temporallappen eine wichtige kortikale Repräsentation des vestibulären Systems (parietaler insulärer vestibulärer Cortex – PIVC) liegt, mit dem wir unsere Lage im Raum im Verhältnis zur Erdschwere wahrnehmen. Läsionen führen zu einer fehlerhaften Wahrnehmung der Körpervertikalen mit dem Resultat, daß der Patient seinen Schwerpunkt auf die Gegenseite verlagert, d. h., bei gleichzeitigem Bestehen einer Hemiparese (auch Lähmung auf der Gegenseite) wird der Schwerpunkt auf die gelähmte Seite verlagert, statt, wie zu erwarten, zur Kompensation der Lähmung auf die gesunde Seite. Dieses Syndrom mit Verlagerung des Schwerpunkts auf die gelähmte Seite wird in der Physiotherapie als *Pusher-Syndrom* bezeichnet.

1.10.3 Funktionen und Schädigungsmuster des Temporallappens

Der Temporallappen wird vom Frontallappen und teilweise vom Parietallappen von der Sylvischen Fissur getrennt. Eine wesentliche, im Temporallappen lokalisierte Funktion ist das Gedächtnis, das grobe Ausfälle bei beidseitigem Betroffensein des Temporallappens zeigt. Auf der dominanten Seite (also beim Rechtshänder links) ist hier das Sprachverständnis lokalisiert. In den basalen Abschnitten des Temporallappens endet die Riechbahn, in den hinteren Abschnitten die zentrale Hörbahn. Auch hier kommt es nur bei beidseitigem Betroffensein zu klinisch relevanten Ausfällen. Unter dem Cortex der hinteren Abschnitte des Temporallappens verläuft die Sehbahn vom Thalamus zum Okzipitallappen, so daß es hier bei tief ins Marklager reichenden Läsionen zu Gesichtsfeldausfällen bis hin zur Hemianopsie kommen kann. Charakteristisch für Läsionen des basalen und medialen Temporallappens ist die Entwicklung epileptischer Anfälle.

1.10.4 Funktionen und Schädigungsmuster des Okzipitallappens

Der Okzipitallappen nimmt nur einen relativ kleinen Teil am hinteren Abschnitt der Hirnoberfläche ein. Die größere Fläche des Okzipitallappens liegt medial, also sozusagen auf der Innenseite entlang der Falx. Hier endet die Sehstrahlung, so daß es je nach Ausdehnung zu Gesichtsfeldausfällen unterschiedlicher Begrenzung *(halbseitige Hemianopsie)*, eines $^1/_4$ Gesichtsfeldes oben oder unten *(Quadrantenanopsie)* und bei Mitbetroffensein der sekundären visuellen Areale zum Parietallappen hin auch zu Störungen der visuell-räumlichen Orientierung des visuellen Erkennens *(visuelle Agnosie)* oder der Farben *(Farbagnosie)* kommen kann. Gesichtsfeldausfälle beeinträchtigen natürlich auch höhere kortikale Funktionen wie z. B. das Lesen (bei Hemianopsie nach rechts das Lesen der folgenden Wörter, bei Hemianopsie nach links das Finden des Zeilenanfangs) und natürlich auch visuelle Exploration des Raumes in dem ausgefallenen Gesichtsfeldareal, da der Defekt selbst nicht bewußt wahrgenommen wird. Dies bringt insbesondere eine Gefährdung im Straßenverkehr mit sich.

1.10.5 Funktionen des Hirnstamms

▫ *Definition:* Unter dem Begriff *Hirnstamm* werden das Zwischenhirn (Diencephalon), das Mittelhirn (Mesencephalon), die Brücke (Pons) und das verlängerte Mark (Medulla oblongata) zusammengefaßt; das Stammhirn umfaßt zusätzlich die Stammganglien.

1.10.6 Funktionen und Schädigungsmuster der Stammganglien (extrapyramidale Syndrome)

Funktionen

Definition: Unter dem extrapyramidal-motorischen System werden die Bahnsysteme subsumiert, die nicht zum pyramidal-motorischen System (Tractus corticonuclearis), zu den Hirnnervenkernen und zum Tractus corticospinalis (eigentliche Pyramidenbahn) zählen. Zu diesen Bahnsystemen gehören einerseits die vom Cortex über die Pons zum Kleinhirn führenden Bahnsysteme sowie die Stammganglien oder Basalganglien (Nucleus caudatus, Putamen – auch zusammengefaßt als Corpus striatum, Globus pallidus, Substantia nigra und Nucleus ruber) und die Bahnsysteme, die diese Strukturen mit dem Cortex, dem Cerebellum und dem Rückenmark verbinden.

Über diese Bahnsysteme wird die automatisierte, wenig bewußte Motorik vermittelt, wie z.B. die Gleichgewichtsregulation beim Stehen, die Bewegungsabläufe beim Gehen und Laufen, aber auch von erst relativ spät in der Individualentwicklung erlernten motorischen Fähigkeiten, wenn sie so lange geübt worden sind, daß man über ihre Ausführung nicht mehr bewußt nachdenken muß, wie z.B. die Bewegungsabläufe bei geübten Sportlern.

Schädigungsmuster

Zwischen den verschiedenen Strukturen der Basalganglien, des Cortex und des Kleinhirns bestehen erregende und hemmende Regelkreise, die durch unterschiedliche Botenstoffe (Transmitter) vermittelt werden. Kommt es zwischen diesen Transmittern zu einem Ungleichgewicht, resultiert daraus eine Verminderung der Bewegungsfähigkeit *(Hypokinese* – besonders bei Läsionen des Pallidums und der Substantia nigra) oder eine Steigerung des Bewegungsdranges bis hin zum Auftreten unkontrollierbarer, unwillkürlicher Bewegungen (*Hyperkinesien,* besonders bei Schädigung des Putamens, des Caudatum, des äußeren Pallidums und des Nucleus subthalamicus). Meistens gehen mit der Hypokinese Tonussteigerungen *(hypokinetisch rigides Syndrom),* mit den Hyperkinesien eher eine Hypotonie der Muskulatur einher.

Je nach Bewegungscharakteristik werden die Hyperkinesien unterschiedlich bezeichnet: Als *Ballismus* bezeichnet man rasch ausfahrende schleudernde Bewegungen, als *Athetose* bizarre, langsame Bewegungen, insbesondere an den distalen Extremitätenabschnitten, wenn diese von rascheren Bewegungen überlagert werden, wird auch von *Choreoathetose* gesprochen. Langsame Verdrehungen des Rumpfes, des Nackens und der proximalen Extremitätenabschnitte werden als *Dystonie* bezeichnet, wenn diese nur den Nacken mit Verdrehung des Kopfes betreffen, spricht man von einem *Torticollis spasticus* oder *spasmodicus.*

1.10.7 Funktionen und Schädigungsmuster des Zwischenhirns

Zum Zwischenhirn gehören der Thalamus, der Hypothalamus und der Nucleus subthalamicus, der schon bei den Stammganglien angesprochen wurde. *Thalamusläsionen* führen zu einer Verminderung der Sensibilität mit Einschränkung der örtlichen und zeitlichen Wahrnehmung von sensiblen Reizen. Besonders unangenehm sind halbseitige Schmerzsyndrome mit verstärkter Wahrnehmung auch nur leichter sensibler Reize *(Thalamusschmerz).* Wahrscheinlich aufgrund der gestörten sensiblen Rückmeldung kommt es bei Läsionen des Thalamus zu bizarren, langsamen, suchenden Bewegungen, insbesondere der Finger (Athetose), zu einer abnormen Handhaltung mit Flexion in den Grundgelenken der Finger und Hyperextension in den distalen Fingergelenken (Thalamushand) und Unsicherheit bei der Ausführung von Bewegungen *(Ataxie).*

Bei Läsionen der dorsolateral gelegenen Thalamusanteile (Corpus geniculatum laterale), die die eingehenden Sehreize verarbeiten, kann es zu halbseitigen Gesichtsfeldausfällen *(Hemianopsie)* kommen. Bei bilateralen Thalamusläsionen kann es zu schweren Störungen der *Vigilanz* (Wachheit) kommen. Der Thalamus dient der Vorverarbeitung aller sensiblen Reize, erhält Afferenzen vom Rückenmark, aus den unteren Hirnstammabschnitten dem Cerebellum und dem Hypothalamus.

Die eingehenden sensiblen Reize werden nach Verarbeitung in den postzentralen sensiblen Cortex weitergeleitet, wo sie uns wahrscheinlich bewußt werden. Der *Hypothalamus,* der wie der Name sagt, unter dem Thalamus liegt, steuert wesentliche vegetative Funktionen des Körpers, z.T. auch durch die Produktion von Hormonen, die zur Hypophyse weitergeleitet werden *(Neurosekretion).*

Wichtig für die Aktivierung des gesamten Körpers ist das *sympathische Nervensystem* (Sympathikus), das vom Hypothalamus seinen Ausgang nimmt. Es spielt z.B. bei der Auslösung der Streßreaktion, Blutdruckregulation, Steigerung der Herzfrequenz und dem Schwitzen eine wesentliche Rolle.

Läsionen des Hypothalamus können zu Störungen der Temperaturregulation, des Schlaf-/Wachrhythmus, des Appetit- und Eßverhaltens, des Wasserhaushaltes (mit übermäßigem Wasserverlust über die Niere – Diabetes insipidus), Störungen des Sexualverhaltens, Eintritt der Pubertät und Störungen des Körperwachstums führen.

1.10.8 Funktionen und Schädigungsmuster des Mittelhirns

Durch das Mittelhirn führen alle Bahnsysteme auf dem Weg vom Großhirn zur Brücke und umgekehrt, so daß neben motorischen und sensiblen halbseitigen Lähmungserscheinungen aufgrund der relativ großen Nähe der Bahnsysteme beider Seiten von hier ab nach kaudal (Pons, Medulla oblongata, Rückenmark) auch Lähmungserscheinungen gleichzeitig auf beiden Körperseiten (Tetraparese) auftreten können. An Kerngebieten finden sich im Mittelhirn vor allem solche, die für die Steuerung von Augenbewegungen wichtig sind. In den oberen Abschnitten des Mittelhirns werden Augenbewegungen nach oben gesteuert, so daß ein Druck auf diese Augenbewegungszentren z. B. durch Tumoren von der darüberliegenden Zirbeldrüse (Epiphyse) zu einer Lähmung der Blickbewegungen nach oben führt. Blickbewegungen nach unten werden von Kerngebieten im unteren Mittelhirn gesteuert.

Bei Läsionen in diesem Bereich kommt es jedoch fast immer zu schweren Bewußtseinsstörungen bis hin zum Koma, so daß klinisch eine isolierte Blickparese nach unten eine große Seltenheit ist. Die oberen beiden der vier Hügel nehmen an der Steuerung von Blicksprüngen (Sakkaden) auf visuelle Ziele teil, die beiden unteren der vier Hügel sind Teile der Hörbahn, Läsionen werden hier nur relevant, wenn eine beidseitige Schädigung vorliegt. Für die Physiotherapie ist von besonderer Bedeutung, daß die Steuerung von Augenbewegungen eng mit der Steuerung des Gleichgewichts verknüpft ist und insofern durch das Mittelhirn Bahnen vom Vestibulariskerngebiet und vom Kleinhirn zu den vestibulären Cortexarealen aufsteigen. Diese Bahnen sind für die Wahrnehmung der Körpervertikalen, die Voraussetzung für das Stehen und Gehen sind, ausgesprochen wichtig.

1.10.9 Funktionen und Schädigungsmuster der Brücke und der Medulla oblongata

•••• Funktionen

Mit Ausnahme des 1. und 2. Hirnnervs, die vom Großhirn ihren Ausgang nehmen, haben hier die *Hirnnervenkerngebiete* ihren Sitz. Die Funktionen der Hirnnerven wurden schon in dem entsprechenden Kapitel besprochen. Im übrigen verlaufen durch die Brücke ebenso wie durch das Mittelhirn alle Bahnsysteme vom Großhirn zum Rückenmark. Darüber hinaus zweigen die Bahnverbindungen zum Cerebellum hier ab (oberer, mittlerer und unterer Kleinhirnstiel).

•••• Schädigungsmuster

Da hier ebenso wie im Mittelhirn die Bahnverbindungen eng benachbart sind, können auch kleine Läsionen schwerwiegende neurologische Ausfälle bedingen. Charakteristisch für Läsionen der Brücke und der Medulla oblongata ist, daß es auf der gleichen Seite zu Hirnnervenausfällen kommt und auf der Gegenseite durch eine Schädigung der erst weiter unten kreuzenden Bahnsysteme zu einer motorischen oder sensiblen oder sensomotorischen Halbseitensymptomatik. Da der Hirnnervenausfall und die Hemiparese auf unterschiedlichen Seiten liegen, spricht man von einer *gekreuzten Symptomatik* (Abb. 1.**50**).

Bei Läsionen der Verbindungen zum Kleinhirn können Unsicherheiten bei der Ausführung von Bewegungen *(Ataxie)* entstehen, Läsionen im Bereich der Medulla oblongata können ebenso wie bei Schädigungen im Bereich des Rückenmarkes zu einer sogenannten *dissoziierten Empfindungsstörung* führen, da hier die Bahnen für Schmerz und Temperatur einerseits und Berührung und Lagesinn andererseits noch getrennt auf unterschiedlichen Seiten der Medulla verlaufen.

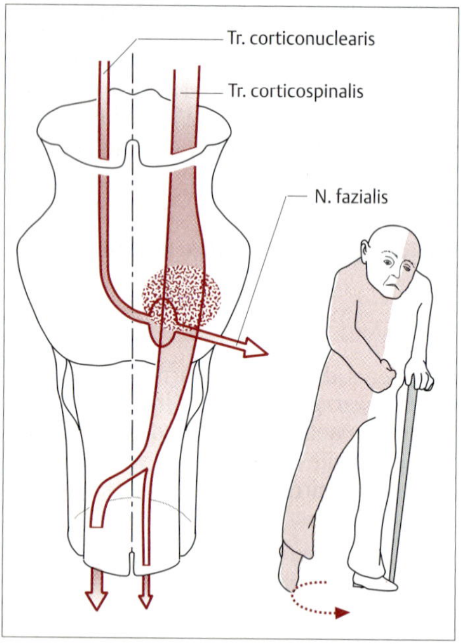

Abb. 1.**50** Gekreuzte Symptomatik: Prozeß in der kaudalen Brücke mit kontralateraler Hemiparese und homolateraler Fazialisparese

Funktionen und Schädigungsmuster des Kleinhirns

•••• Funktionen

Das Kleinhirn nimmt an der Feinabstimmung von Bewegungen teil. Über die drei Kleinhirnstiele empfängt es Informationen:

- vom Rückenmark über die Stellung des Körpers und der Extremitäten und über die gerade stattfindenden Bewegungsabläufe,
- vom Hirnstamm, besonders vom vestibulären System, über die Stellungen und Bewegungen des Kopfes im Verhältnis zur Erdschwere und über das Verhältnis von Kopf zum Rumpf,
- vom willkürlichen pyramidalmotorischen System als auch vom extrapyramidal-motorischen System über beabsichtigte Bewegungen.

Nach Verarbeitung der Afferenzen in der Kleinhirnrinde verlassen die motorischen Kommandos das Kleinhirn über die Kleinhirnkerne und gelangen über die Kleinhirnstiele über den Thalamus zurück zur Hirnrinde und ins Rückenmark.

•••• Schädigungsmuster

Im Kleinhirn sind die verschiedenen Körperregionen ähnlich wie auch in der Großhirnrinde örtlich geordnet repräsentiert, die Extremitäten überwiegend in den Hemisphären, der Rumpf in den Mittellinienstrukturen (Wurm – Vermis), die Regulation des Gleichgewichtes und der Augenbewegungen in den untersten Kleinhirnabschnitten (Unterwurm, Flocculus). Entsprechend führen Läsionen des Kleinhirns zu Störungen des Bewegungsablaufes und der Gleichgewichtsregulation. Eine herabgesetzte Zielsicherheit der Bewegung wird als *Ataxie* bezeichnet, als *Dysmetrie* bezeichnet man eine Störung des Bewegungsausmaßes, als *Dyssynergie* eine gestörte Koordination der an einer Bewegung beteiligten Muskelgruppen.

Charakteristisch für eine Kleinhirnläsion ist ferner ein bei Annäherung an das Ziel in der Amplitude zunehmender Tremor *(Intentionstremor)*, eine Störung der Abbremsung der Bewegung wird durch plötzliches Nachlassen eines vorher ausgeübten Widerstandes ausgelöst (pathologisches *Rebound-Phänomen)* (Abb. 1.**51 a–c**). Wie bei einer zentralen Lähmung sind auch bei zerebellaren Läsionen rasch alternierende Bewegungen gestört *(Dysdiadochokinese)*. Die Gleichgewichtsstörung durch Kleinhirnläsionen äußert sich in einem vermehrten Schwanken beim Romberg-Test mit geschlossenen Augen und in ausgeprägten Fällen in einer Falltendenz meist nach hinten. Der Gang wird breitbasig. Der Muskeltonus ist bei zerebellaren Läsionen typischerweise vermindert *(Hypotonie)*. Kleinhirnstörungen betreffen auch die Sprache, die explosiv

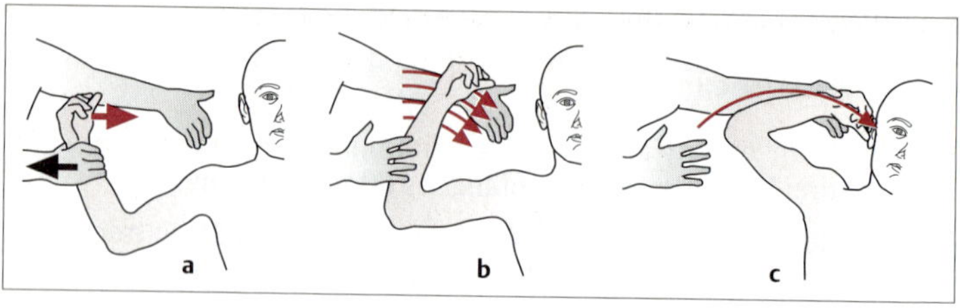

Abb. 1.**51 a–c** Rebound-Phänomen: **a** Untersuchungstechnik, **b** normale Reaktion mit abgebremster Bewegung, **c** fehlendes Abbremsen

und abgehackt wirkt *(skandierende Sprache)*. Augenbewegungsstörungen betreffen insbesondere die *Augenfolgebewegungen*, die nicht mehr glatt sind, sondern in zahlreiche kleine Sakkaden (Blicksprünge) zerfallen. Blicksprünge auf visuelle Blickziele können in ihrem Ausmaß gestört sein *(Sakkadendysmetrie)*. Auch das Halten einer exzentrischen Blickposition ist meist gestört *(Blickrichtungsnystagmus)*.

1.11 Syndrome bei Läsionen des Gehirns

1.11.1 Neuropsychologische Störungen und Syndrome

I. Keller

•••• Einführung

- *Definition:* Der Begriff Neuropsychologie wurde aus dem anglo-amerikanischen Sprachraum übernommen und ist eine neue Bezeichnung für eine in Europa seit 1800 systematisch entwickelte, traditionsreiche Wissenschaft.

Entstanden ist die Neuropsychologie aus der Neuropsychiatrie, die sich mit den Ursachen und der Behandlung psychischer Störungen organischen und nichtorganischen Ursprungs befaßt, und der klinischen Hirnpathologie, einem Sammelbegriff für die neuroanatomische Zuordnung zerebraler „Werkzeugstörungen“.

Die klinische Neuropsychologie beschäftigt sich vor allem mit Prozessen der Wahrnehmung, der Aufmerksamkeit, des Gedächtnisses, der Sprache und des Denkens. Diese psychischen Basisfunktionen, die nach einer Hirnschädigung in unterschiedlicher Ausprägung gestört sein können, sind jedoch nicht ohne ein Verständnis senso-motorischer Funktionen sowie emotionaler und affektiver Zustände zu beurteilen. Das gleichzeitige Auftreten mehrerer Beeinträchtigungen führt außerdem zu komplexen Wechselwirkungen, so daß eine Zuordnung zu den einzelnen Hirnfunktionen nicht immer eindeutig möglich ist. Dieses Kapitel gibt eine kurze Übersicht über die wichtigsten neuropsychologischen Störungen und zeigt Möglichkeiten im Umgang mit Defiziten auf, die innerhalb der Physiotherapie von Bedeutung sind.

•••• Wahrnehmung

Zerebrale Sehstörungen

Klinisches Bild: Sehstörungen treten in etwa 30–40% aller Schlaganfallpatienten und etwa ebenso häufig bei Patienten mit einem Schädel-Hirn-Trauma auf (Kerkhoff u. Mitarb. 1990). Die häufigsten Sehstörungen sind Gesichtsfeldausfälle und dadurch bedingte Probleme beim visuellen Absuchen der Umwelt *(visuelle Explorationsstörungen)*. Infolge von Mittelhirnschädigungen können auch *supranukleare* oder *nukleare Augenbewegungsstörungen* sowie aufgrund von peripheren Augenmuskelparesen *Doppelbilder* auftreten.

Weitere Sehleistungen, die nach Hirnschädigung gestört sein können, sind:
- Sehschärfe,
- Binokularsehen,
- Kontrastsehen,
- Akkomodation,
- Hell- und Dunkeladaptation,
- Farbsehen.

Therapie: Das Wissen über das Vorhandensein einer visuellen Wahrnehmungsstörung reicht in der Regel bereits aus, um diese innerhalb der Therapie in ausreichender Weise zu berücksichtigen. Häufig können visuelle Beeinträchtigungen durch einfache Maßnahmen, wie beispielsweise das Aufsetzen einer Sonnenbrille bei erhöhter Blendempfindlichkeit, gelindert werden. Bei reduziertem Binokularsehen ist zu berücksichtigen, daß auch das Tiefensehen und damit das Abschätzen von Entfernungen (z. B. beim Treppensteigen) verändert ist. In solchen Fällen kann es nützlich sein, die visuelle Kontrolle der Bewegungen möglichst gering zu halten und die Aufmerksamkeit auf die propriozeptiven Rückmeldungen aus den Gelenken zu fokussieren.

Visuell-räumliche Wahrnehmungsstörungen

▢ *Definition:* Hierunter werden verschiedene Wahrnehmungsleistungen zusammengefaßt, die es dem gesunden Menschen ermöglichen, sich in seiner Umwelt räumlich zurechtzufinden.

Klinisches Bild: Unterschieden werden können:

- Störungen der subjektiven Horizontalen und Vertikalen,
- Störungen der Längen-, Distanz- und Positionsschätzung sowie
- Beeinträchtigungen der Winkelschätzung.

Patienten mit visuell-räumlichen Defiziten werden dadurch auffällig, daß sie an Hindernisse anstoßen, Schwierigkeiten beim Ergreifen von Objekten wie Türklinken oder Gläsern haben oder infolge einer gestörten Winkelschätzung Analoguhren nicht korrekt ablesen können. Darüber hinaus sind auch Probleme beim Schreiben (Zeilen halten) sowie beim schriftlichen Rechnen (falsche Anordnung von Ziffern) zu beobachten.

Für die Physiotherapie sind vor allem Störungen der subjektiven Vertikalen von Bedeutung. Aufgrund einer Verschiebung der Wahrnehmung der eigenen Körperlängsachse um mehrere Grad nehmen die betroffenen Patienten eine in Richtung der Verschiebung geneigte Körperhaltung ein. Diese auch als *„Pushersyndrom"* bezeichnete Störung ist vor allem nach Schädigungen im Bereich des Parietallappens zu beobachten und tritt insbesondere nach rechtshirnigen Läsionen auf (Verschiebung der Vertikalen und „Pushen" nach links.

Therapie: Im Rahmen der Physiotherapie ist zu beachten, daß Patienten mit Beeinträchtigungen visuell-räumlicher Wahrnehmungsleistungen ein zusätzliches Handicap beim Erlernen von Bewegungsabläufen haben und eine größere Unterstützung beim Umgang mit physiotherapeutischen Geräten und Hilfsmitteln benötigen. Dabei hat es sich als nützlich erwiesen, äußere Hilfen wie Markierungen auf dem Fußboden oder an den Wänden anzubringen, die eine Orientierung im Raum (z.B. das Ausrichten der eigenen Körperachse oder das Einschätzen von Entfernungen) erleichtern.

Zerebrale Hörstörungen

Hörstörungen treten nach Schädigungen der primären und sekundären Hörrinde im Temporallappen oder der Kniehöcker im Thalamus auf. Bei Patienten mit traumatischen Hirnschädigungen können auch infolge einer begleitenden Hirnstammschädigung akustisch relevante Afferenzen in diesem Bereich betroffen sein. Zu den zentralen akustischen Leistungen zählen:

- das akustische Diskriminationsvermögen (z.B. Unterscheidung zweier unterschiedlicher Tonhöhen)
- das Erkennen von Geräuschen sowie
- das räumliche Hören (z.B. zur räumlichen Orientierung im Dunkeln).

Riechen

Das Riechen gilt zwar als „niederer" Sinn, dennoch können Riechstörungen für den Patienten subjektiv sehr beeinträchtigend sein. Unterschieden werden *qualitative Veränderungen*, wie Fremdwahrnehmungen von Gerüchen und Geruchshalluzinationen (Parosmien), von *quantitativen Veränderungen*, wie einer verminderten oder gesteigerten Geruchswahrnehmung (Hyposmien, Hyperosmien).

Agnosien

- *Definition:* Als Agnosien bezeichnet man die teilweise oder komplette Unfähigkeit, sensorische Reize zu erkennen (Kolb u. Mitarb. 1993).

Klinisches Bild: Die visuelle, auditive und taktile Modalität können einzeln oder in Kombination betroffen sein. Auch innerhalb einer Modalität sind selektive Ausfälle möglich. So sind Einzelfälle beschrieben, in denen nur das Erkennen von Farben *(Achromatopsie)* oder Gesichtern *(Prosopagnosie)* gestört waren. Eine weitere Sonderform der visuellen Agnosie ist die Unfähigkeit, Symbole und Buchstaben zu erkennen *(Alexie)*. In diesen Fällen können die gesehenen Grapheme aufgrund einer Diskonnektion zum sensorischen Lesezentrum im Gyrus angularis nicht in eine lautliche Form umgesetzt werden. Das Erkennen der Buchstaben über die taktile Wahrnehmung (z.B. durch Nachfahren der Buchstaben mit dem Finger) ist in diesen Fällen in der Regel möglich.

Neben der visuellen Agnosie ist die *taktile Agnosie* die zweithäufigste Erkennensstörung, die bei erhaltengebliebener visueller Perzeption jedoch gut kompensiert werden kann. Die Häufigkeit von Agnosien ist insgesamt niedrig und daher im Klinikalltag nur selten zu beobachten.

Abgegrenzt werden müssen Agnosien von Störungen des Benennens, bei denen nur die lautsprachliche Bezeichnung von Objekten, nicht aber das Wissen über die Bedeutung oder den Gebrauch der Gegenstände beeinträchtigt sind.

•••• Räumlich-konstruktive Störungen

- *Definition:* Während visuell-räumliche Leistungen als die innere Repräsentation des physikalischen Raumes definiert sind, können räumlich-konstruktive Leistungen als Bewegungsabläufe und Handlungen im Raum verstanden werden.

Ätiologie: Die Ursachen für räumlich-konstruktive Störungen können dabei unterschiedlich sein. So kann ein falsches inneres Abbild des Raumes auch dazu führen, daß ein Patient bei konstruktiven Anforderungen Schwierigkeiten hat. Ein Beispiel dafür sind Probleme beim Zeichnen zwei- und dreidimensionaler Objekte bei gestörter Winkelschätzung. Außer der räumlichen Komponente können jedoch auch Beeinträchtigungen der Handlungsplanung oder des Gedächtnisses (Abruf von Handlungsschemata aus dem Langzeitgedächtnis) zu Schwierigkeiten führen.

Apraxie

Die Apraxie ist die im klinischen Alltag am häufigsten vorkommende räumlich-konstruktive Störung.

Definition: Unter dem Begriff Apraxie werden üblicherweise Störungen bei der Ausführung zweckgebundener Handlungen zusammengefaßt, die nicht auf Lähmungen einer oder mehrerer Extremitäten zurückzuführen sind (Goldenberg 1993).

Klinisches Bild: Dabei können zwei Untergruppen unterschieden werden:

- Störungen der motorischen Planung mehrschrittiger Handlungsabläufe *(ideatorische Apraxie)* und
- Defizite bei der motorischen Programmierung einzelner Bewegungskomponenten *(ideomotorische Apraxie).*

Die ideatorische Apraxie scheint mehr eine Denkstörung als nur eine Bewegungsstörung zu sein. Patienten mit ideatorischer Apraxie werden auffällig, indem sie Alltagshandlungen unvollständig oder fehlerhaft ausführen (z. B. verkehrte Reihenfolge der Handlungsschritte beim Zähne putzen). Patienten mit ideomotorischer Apraxie sind bereits bei der sequentiellen Anordnung von Einzelbewegungen (z. B. bei der Imitation mimischer Gesten) beeinträchtigt.

Apraxie und Aphasie treten häufig gemeinsam auf, so daß eine Trennung zwischen gestörtem Sprachverständnis und gestörter Handlungsdurchführung oft nicht möglich ist. Neben der verbalen Aufforderung, Gesten und Handlungen durchzuführen, kann hier das Vorzeigen von Alltagsobjekten zur Prüfung der ideatorischen Apraxie und das Imitierenlassen von Bewegungsfolgen zur Prüfung der ideomotorischen Apraxie hilfreich sein. Apraxien können sich auch auf einzelne Körperteile wie das Gesicht (buccofaciale Apraxie) oder auf die bimanuelle Koordination der Hände (Balkenapraxie) beschränken.

Therapie: Da Apraxien nicht auf Störungen des Bewegungsapparates direkt zurückzuführen sind, können sie durch die klassischen physiotherapeutischen Behandlungsmethoden nur wenig beeinflußt werden. Bei gleichzeitig vorliegender Aphasie kommt das Problem hinzu, daß der Patient verbale Aufforderungen nur unzureichend versteht und physiotherapeutische Übungen oft nicht korrekt durchführt. Verbale Anweisungen sollten daher einfach sein und nicht zu viele Einzelschritte auf einmal beinhalten. Darüber hinaus kann es sinnvoll sein, die zu übenden Bewegungen schrittweise vorzumachen, um so eine Imitation anzuregen. Verwechselt der Patient zudem die Seiten, können sich Therapeut und Patient gemeinsam vor einen großen Spiegel stellen.

•••• Kognition

Aufmerksamkeit

Aufmerksamkeit ist eine zusammenfassende Bezeichnung für mehrere kognitive Einzelleistungen. Aus theoretischen und klinisch-praktischen Überlegungen heraus ist eine Aufteilung in folgende Komponenten sinnvoll:
- Kognitive Verarbeitungsgeschwindigkeit,
- selektive Aufmerksamkeit,
- geteilte Aufmerksamkeit,
- Daueraufmerksamkeit.

Unter *kognitiver Verarbeitungsgeschwindigkeit* versteht man allgemein die Geschwindigkeit, mit der mentale Prozesse durchgeführt werden können. Zu ihrer Beurteilung werden vor allem Symbolverbindungs- und Reaktionszeittests durchgeführt.

Die *selektive Aufmerksamkeit* kann definiert werden als aufmerksamkeitsgesteuerte Auswahl von Reizen und Reaktionen. Eine Beeinträchtigung der selektiven Aufmerksamkeit äußert sich subjektiv in einer erhöhten Ablenkbarkeit durch äußere Reize.

Unter *geteilter Aufmerksamkeit* wird die Fähigkeit verstanden, seine Aufmerksamkeit auf mehrere Reize zu richten oder mehrere Tätigkeiten zur gleichen Zeit durchzuführen.

Daueraufmerksamkeit definiert schließlich einen Zustand der Reaktionsbereitschaft über einen längeren Zeitraum.

Im Rahmen der Physiotherapie sind vor allem die geteilte Aufmerksamkeit und die Daueraufmerksamkeit von Bedeutung. So können manche Patienten Bewegungsabläufe, die sie in Einzeltherapien erlernt haben, unter Bedingungen, die eine Verteilung der Aufmerksamkeitsressourcen erfordert (z.B. Gehen und Sprechen), nicht mehr korrekt ausführen.

Um einen Transfer der besseren motorischen Fertigkeiten in den Alltag zu erreichen, sollten im Verlauf der Therapie auch solche Übungen durchgeführt werden, in denen parallel zur Physiotherapie kognitive Anforderungen gestellt werden. Die Möglichkeiten, eine Aufmerksamkeitsteilung zu provozieren, reichen von relativ einfachen Aufgaben, wie einer parallel zur Behandlung geführten Unterhaltung, bis zum Kopfrechnen. Ebenso ist zu berücksichtigen, daß die Behandlungsdauer der aktuellen Konzentrationsfähigkeit und Belastbarkeit eines Patienten angepaßt werden sollte.

Gedächtnis

Das Gedächtnis läßt sich in mehrere Komponenten unterteilen. Am bedeutendsten ist die Einteilung in Kurz- und Langzeitgedächtnis. Eine ausgeprägte Störung des Kurzzeitgedächtnisses liegt dann vor, wenn der Patient nicht in der Lage ist, Informationen länger als maximal einige Minuten im Gedächtnis zu behalten. Diese auch als *amnestisches Syndrom* bezeichnete Störung betrifft dabei im wesentlichen die Enkodierung deklarativen Wissens wie Namen und Daten. Motorische Lernprozesse sind dagegen auch bei schweren Amnesien möglich.

Leichter ausgeprägte Gedächtnisstörungen äußern sich vor allem in einem gestörten Abruf aus dem Langzeitgedächtnis, d.h. Informationen aus dem Kurzzeitgedächtnis können in das Langzeitgedächtnis übertragen werden, sind von dort jedoch nicht zuverlässig abzurufen. In Einzelfällen (z.B. nach Hypoxien) kann es auch zu Beeinträchtigungen des Altgedächtnisses kommen. Das bedeutet, daß autobiographische Daten, Fachkenntnisse sowie Allgemeinwissen, die längere Zeit vor Beginn einer Erkrankung erworben wurden, nicht erinnert werden können.

Durch die bei einem Schädel-Hirn-Trauma eintretende Bewußtlosigkeit findet man häufig ausgestanzte Erinnerungsverluste für die Zeit vor- bzw. nach dem Schädel-Hirn-Trauma *(retrograde und anterograde Amnesie).* Diese Erinnerungsverluste können je nach Schweregrad des Traumas zwischen einigen Minuten und mehreren Wochen schwanken.

Neben der Einteilung in Gedächtnisfunktionen lassen sich Gedächtnisstörungen auch nach der Art des zu lernenden Materials unterscheiden. So findet man in der Regel in Abhängigkeit von der Schädigung der sprachdominanten Hirnhälfte Störungen des Verbalgedächtnisses bzw. bei Schädigung der „nichtsprachlichen" Hirnhälfte Beeinträchtigungen des Figuralgedächtnisses.

Im Gegensatz zum verbalen und figuralen Lernen bleibt das motorische Lernen auch bei schweren Amnesien weitgehend erhalten. Je schwerer eine Gedächtnisstörung ist, desto weniger sind ausführliche Erklärungen der Übungen sinnvoll. Patienten mit schweren Amnesien können vor allem von der Stimulation sog. impliziter Lernvorgänge profitieren, indem Routinehandlungen durch wiederholtes Üben „eingeschliffen" werden. Dabei sollten schwierige Bewegungsfolgen in Teilschritte zerlegt und zunächst einzeln geübt werden.

Problemlösen

Störungen des problemlösenden Denkens treten meistens nach Schädigungen frontaler Hirnareale auf. Häufig bestehen zusätzlich Veränderungen des Antriebs, des Verhaltens und der Persönlichkeit. Im Bereich der sogenannten formalen Denkstörungen können folgende Aspekte unterschieden werden:
- Induktives Denken,
- divergentes Denken,
- Planen.

Unter *induktivem Denken* versteht man die Fähigkeit, aus spezifischen Erfahrungen allgemeine Regeln und Gesetzmäßigkeiten abzuleiten und auf neue Ereignisse anzuwenden. Im Klinikalltag wirken Patienten mit beeinträchtigtem induktiven Denkvermögen unflexibel. Sie haften beim Lösen von Alltagsproblemen an irrelevanten Details und haben Schwierigkeiten, geeignete Lösungsstrategien zu entwickeln.

Im Gegensatz zum induktiven Denken kennzeichnet *divergentes Denken* den „Ideenfluß" bzw. die Kreativität des Denkens. Einschränkungen in diesem Bereich spiegeln sich insbesondere in Ideenarmut des betroffenen Patienten wieder.

Unter *Planen* versteht man schließlich die Überführung eines gegebenen Anfangszustandes in einen erwünschten Zielzustand. Dabei kann bereits die Planung einfacher Alltagsaktivitäten gestört sein. Darüber hinaus ist es manchen Patienten unmöglich, mehrere Handlungsschritte im voraus zu überblicken oder gefundene Lösungen auf Fehler oder Plausibilität zu kontrollieren.

Patienten mit frontalen Gewebsläsionen zeigen zusätzlich häufig Verhaltensstörungen wie mangelnde Impulskontrolle, Antriebsminderungen, Aggressionen oder soziale Distanzlosigkeit. Derartige Beeinträchtigungen können die Durchführung der Physiotherapie erheblich stören. In solchen Fällen besteht die Möglichkeit, das unerwünschte Verhalten durch konsequentes Nichtbeachten oder Unterbrechen der Behandlung (time-out) zu reduzieren bzw. erwünschte Verhaltensweisen unmittelbar durch Loben zu verstärken. In schwierigen Fällen ist eine unterstützende Verhaltenstherapie unter Einbeziehung der Angehörigen notwendig, um einen geordneten Behandlungsablauf zu gewährleisten.

•••• Syndrome

Die Beschreibung der folgenden neuropsychologischen Syndrome orientiert sich an den Klassifikationssystemen DSM IV und ICD-10, in denen die für ein bestimmtes Syndrom notwendigen vorhandenen Symptome definiert sind.

Amnestisches Syndrom

Klinisches Bild: Es muß eine nachweisbare und ausgeprägte *Beeinträchtigung des Kurz- und Langzeitgedächtnisses* vorliegen. Zusätzlich kann der Abruf von Altwissen (z. B. vergangene, persönliche Lebensdaten, Fakten des Allgemeinwissens) gestört sein. Der Gedächtnisverlust darf nicht vorübergehend sein (wie z. B. während eines Delirs) und kann nicht durch andere Ursachen wie Aufmerksamkeitsstörungen erklärt werden. Intellektuelle Fähigkeiten sind – soweit sie keine Anforderungen an das Gedächtnis stellen – unbeeinträchtigt. Konfabulationen und emotionale Veränderungen sind in einzelnen Fällen beobachtbar. Die Krankheitseinsicht ist insbesondere in schweren Fällen gemindert.

Dementielles Syndrom

Klinisches Bild: Wie beim amnestischen Syndrom muß eine *deutliche Störung des Kurz- und Langzeitgedächtnisses* nachweisbar sein. Zusätzlich müssen eine oder mehrere der folgenden Beeinträchtigungen vorliegen:
- kognitive Verlangsamung,
- Apraxie,
- Sprachstörungen (z. B. geminderte Wortflüssigkeit, Aphasie),
- Intelligenzminderung,
- Störungen des emotionalen Erlebens,
- Beeinträchtigung der sozialen Interaktion,
- fehlende Krankheitseinsicht.

In Abhängigkeit von der organischen Ursache der Demenz können einzelne Symptome mehr oder weniger ausgeprägt sein. Die Anzahl auftretender Symptome nimmt im Verlauf einer Krankheit zu. So beginnen die meisten Demenzen bei degenerativen Erkrankungen mit Beeinträchtigungen des Gedächtnisses (z. B. Schwierigkeiten beim Wiedererkennen von Gesichtern). Später zeigen sich Veränderungen im Bereich der Kommunikation und des emotionalen Erlebens, bis es schließlich zum kompletten Zusammenbruch allgemeiner kognitiver Funktionen kommt. Tab. 1.**4** zeigt Krankheitsmuster bei Demenzen unterschiedlicher Genese.

Organische Persönlichkeitsstörungen

Klinisches Bild: Infolge einer Hirnschädigung können auch *Veränderungen des Verhaltens* auftreten. Da die Grundstruktur einer Persönlichkeit in der Regel erhalten bleibt, ist es für eine adäquate Beurteilung von entscheidender Bedeutung, die prämorbide Persönlichkeitsstruktur des Patienten durch Befragung der Angehörigen zu explorieren. Neben der Ak-

Tabelle 1.4 Klassifikation einiger ausgewählter Demenzen

Primär degenerative Demenz	
Pick-Krankheit	frontotemporale Dominanz Es sind überwiegend Frontalhirnsymptome (Enthemmung, Apathie, Ruhelosigkeit) zu beobachten. Später kommen Gedächtnisstörungen hinzu.
Alzheimer-Krankheit	temporoparietale Dominanz Typ 1 (Beginn vor dem 65. Lebensjahr): rascher Verlauf mit auftretender Aphasie, Alexie, Agraphie und Apraxie. Typ 2 (Beginn nach dem 65. Lebensjahr): ausgeprägte Gedächtnisstörung mit Konfabulationen, Unruhe, aphasische Symptome sind häufig weniger stark ausgeprägt als bei Typ 1.
Vaskuläre Demenz	
Multi-Infarkt-Demenz	Zu beobachten nach multiplen großen Infarkten (kortikal und subkortikal) oder einzelnen strategischen Infarkten (z. B. mit bilateraler Schädigung des Thalamus oder Hippocampus). Je nach betroffenen Hirnarealen können unterschiedliche kognitive Beeinträchtigungen mit Gedächtnisverlust und Intelligenzminderung, mangelnder Krankheitseinsicht und reduzierter Kritikfähigkeit auftreten.
Subkortikale vaskuläre Demenz	Dominierende extrapyramidale und pyramidale Bewegungsstörungen und psychomotorische Verlangsamung. Zusätzlich können Apathie und Gedächtnisstörungen vorhanden sein.
Sekundäre Demenzen	
Creutzfeld-Jakob-Krankheit	Erkrankung des extrapyramidalen und pyramidalen Systems mit Myoklonus und rasch fortschreitendem Verlauf. Gelegentlich sind Frontalhirnsymptome beobachtbar.
Demenz bei Hydrocephalus	Störungen des Kurz- und Langzeitgedächtnisses, Apathie, teilweise in Kombination mit extrapyramidalen und pyramidalen Symptomen sowie Harninkontinenz und Kopfschmerz.

zentuierung bereits vorhandener Persönlichkeitsmerkmale können Veränderungen des Antriebs, des Affekts und des emotionalen Erlebens hinzukommen. Dabei sind die Grenzen zu kognitiven Beeinträchtigungen einerseits und rein affektiven Störungen andererseits fließend. So kann nach einer rechtshemisphärischen Schädigung die Unfähigkeit, Emotionen auszudrücken und zu verstehen, leicht zu der Annahme einer bestehenden Depression führen. Genauso können schwere Beeinträchtigungen der Gedächtnisfunktionen und die dadurch veränderte soziale Interaktionsfähigkeit des Patienten als Persönlichkeitsänderung fehlinterpretiert werden. Tab. **1.5** gibt eine Übersicht über einige ausgewählte Persönlichkeits- und Verhaltensstörungen nach Hirnschädigung.

Anpassungsstörungen

Klinisches Bild: Neben den direkt durch eine Hirnschädigung entstehenden Beeinträchtigungen können auch sekundär *fehlangepaßte Reaktionen* auftreten. Diese sind häufig erst mehrere Monate nach der Erkrankung zu beobachten, wenn sich bleibende Leistungseinbußen abzeichnen. Am häufigsten findet man Anpassungsstörungen mit überwiegend depressiver Stimmung. Des weiteren können auch Anpassungsstörungen mit ausschließlich ängstlicher Symptomatik oder rein körperlichen Beschwerden auftreten.

Neglect

- *Definition:* Das Neglect ist ein komplexes Phänomen, das die unilaterale Vernachlässigung einer Körper- und Raumhälfte beschreibt.

Klinisches Bild: Obwohl es in seltenen Fällen auch nach linkshemisphärischer Schädigung zu einem Neglect kommen kann, kennzeichnet dieses Syndrom in der Regel eine Reihe von Symptomen, die nach einer rechtshemisphärischen Gewebsläsion (meistens infolge eines rechtsseitigen Infarktes der A. cerebri media) auftreten. Die halbseitige Vernachlässigung kann alle Modalitäten betreffen, ist jedoch vorzugsweise in der visuellen Modalität zu beobachten. Neglect-Patienten werden im Alltag auffällig, indem sie Personen und Objekte in dem zur Läsionsseite kontralateralen Gesichtsfeld übersehen. Das Ignorieren von Reizen in einer Raumhälfte hängt dabei nicht ursächlich mit einem Gesichtsfelddefekt zusammen, obwohl ein solcher zusätzlich bestehen kann.

Wesentliches Merkmal des Neglects ist es, daß dem Patienten die Störung nicht bewußt ist und er deshalb auch selbständig keine Kompensationsstrategien entwickelt. Inwieweit der Neglect eine Störung der Raumwahrnehmung oder der spatialen Aufmerksamkeitszuwendung ist, ist derzeit noch umstritten und hängt möglicherweise vom Ort der

Tabelle 1.5 Merkmale einiger ausgewählter Persönlichkeitsstörungen

Art der Persönlichkeitsstörung	Merkmale
Organische Persönlichkeitsstörung	
Affektive Instabilität	Übermäßig starke Reaktion auf emotionale Auslöser oder Anpassung der emotionalen Gestimmtheit an die Umgebung aufgrund mangelnder interner Impulssteuerung (z. B. nach Schädigung des Frontalhirns). Die Abgrenzung zu pathologischem Lachen und Weinen, das im Gegensatz zur affektiven Instabilität schablonenhaft und ohne Kongruenz zum tatsächlichen emotionalen Erleben abläuft, ist oft schwierig.
Apathie und Gleichgültigkeit	Störung der Intentions- oder Willensbildung, die sich in einer deutlichen Minderung an Eigeninitiative und selbstgeneriertem Verhalten äußert. Verwendet werden auch die Begriffe Abulie und Hypobulie. Zusätzlich kann emotionale Indifferenz (mangelnde emotionale Anteilnahme) oder Affektarmut (Reduktion der emotionalen Ausdrucksmittel) auftreten.
Minderung des sozialen Urteilsvermögens	Mangel an Feinfühligkeit, Takt und Nichtbeachten sozialer Konventionen; reduzierte Kritik- und Urteilsfähigkeit.
Paranoides Denken	Z. B. Füllen von Gedächtnislücken mit Konfabulationen oder auftretende Wahnideen.
Verändertes Sexualverhalten	Verminderte oder gesteigerte Sexualität oder Wechsel in der sexuellen Präferenz.
Postkonstitutionelles Syndrom	Syndrom, das sich aus einer Reihe verschiedener Symptome wie Schwindel, Kopfschmerzen, geminderter Konzentrationsfähigkeit, geringer Belastbarkeit und erhöhter Reizbarkeit zusammensetzt.
Postencephalitisches Syndrom	Es dominiert allgemeines Unwohlsein, Apathie oder erhöhte Reizbarkeit. Zusätzlich können weitere neuropsychologische Störungen wie Gedächtniseinbußen, Aphasie oder Veränderungen des Sexualverhaltens auftreten.

Schädigung ab (Robertson u. Mitarb. 1993). Außer den genannten Defiziten können auch visuell-räumliche Beeinträchtigungen (insbesondere Verschiebungen der subjektiven Vertikale) und Störungen des emotionalen Erlebens wie Affektinkontinenz, emotionale Indifferenz oder erhöhte Reizbarkeit auftreten. Die zur Läsionsseite kontralateralen Extremitäten werden – auch bei nur leichten Lähmungen – kaum in Bewegungsabläufe einbezogen. Ebenso werden die intakten Körperextremitäten nur selten in die nichtbeachtete Raumhälfte bewegt.

Therapie: Um eine bessere Beachtung der vernachlässigten Raumhälfte zu erreichen, können verschiedene therapeutische Methoden angewendet werden. Prinzipiell sollte man sich einem Neglect-Patienten von der beeinträchtigten Seite her nähern und ansprechen, um so eine initiale Aufmerksamkeitszuwendung zu erreichen. Während der Therapie kann eine im Raum angebrachte Markierung (z. B. roter Streifen) benutzt werden, um die Aufmerksamkeit zur vernachlässigten Seite zu lenken. Weitere nützliche Hilfen können Tongeber sein, die auf der zur Läsion kontralateralen Körperhälfte angebracht werden und in unregelmäßigen zeitlichen Abständen vom Patienten abgestellt werden müssen. Die Benutzung solcher Hilfsmittel, insbesondere das visuelle Suchen nach externen Markierungen, muß mit dem Patienten intensiv geübt werden. Des weiteren konnten Robertson u. Mitarb. (1993) zeigen, daß eine Aktivierung einzelner Körperteile auf der beeinträchtigten Seite zu einer Verringerung des Neglects und zu einer besseren Raumwahrnehmung führt. Weitere Methoden wie die kalorische Stimulation des Mittelohrs auf der betroffenen Seite oder die Stimulation der Nackenmuskulatur zeigen eine nahezu vollständige Rückbildung des Neglects (Karnath 1994), sind allerdings aufgrund der kurzzeitigen Wirkung nur begrenzt therapeutisch einsetzbar.

•••• Krankheitseinsicht (awareness)

Zu den als Folge einer Hirnschädigung auftretenden Leistungsminderungen können Probleme des Patienten bei der Wahrnehmung und Bewertung seiner Defizite hinzukommen. Der Extremfall ist eine völlig fehlende Einsicht in vorhandene Leistungseinbußen wie beim Neglect. Dieses, auch als *Anosognosie* bezeichnete Phänomen, tritt überwiegend nach rechtshirnigen oder frontalen Schädigungen auf. Patienten mit fehlender Krankheitseinsicht zeichnen sich durch ihre Sorglosigkeit aus.

Eine vorhandene, aber in ihrem Ausmaß reduzierte Krankheitseinsicht, wird als *Anasodiaphorie* bezeichnet. Diese Patienten sind sich über bestehende Leistungsdefizite bewußt, sie unterschätzen jedoch deren Auswirkungen auf den Alltag. In diesen Fällen ist eine geminderte Krankheitseinsicht nicht unbedingt Ausdruck der Hirnschädigung, sondern kann auch eine Folge fehlender Konfrontation mit den Defiziten sein.

Therapie: Um Patienten mit fehlender oder reduzierter Krankheitseinsicht erfolgreich zu behandeln, ist es oft notwendig, zunächst eine Krankheitseinsicht herzustellen, um überhaupt eine aktive Mitarbeit des Patienten innerhalb der Therapie zu erreichen. Eine Verbesserung der Krankheitseinsicht kann vor allem durch eine systematische *Konfrontation* mit den vorhandenen Defiziten erreicht werden. Um die Wirkung einer solchen Konfrontation zu erhöhen, ist es ratsam, den Patienten vorher seine Leistung für eine durchzuführende Aufgabe einschätzen zu lassen und ihn anschließend mit seiner tatsächlich erbrachten Leistung zu konfrontieren. Um den Patienten nicht in eine zu starke Frustration zu führen, sollte das Erleben derartiger Mißerfolge sehr behutsam vorgenommen werden. Die Präsentation von Videoaufzeichnungen der durchgeführten Aufgaben kann dabei hilfreich sein.

Literatur

Dilling, H., W. Mombour, M. H. Schmidt: Internationale Klassifikation psychischer Störungen (ICD-10). Hans Huber, Bern 1993

Goldenberg, G.: Praxie. In von Cramon, D. Y., N. Mai, W. Ziegler (Hrsg.): Neuropsychologische Diagnostik. Weinheim 1993

Karnath, O.-H.: Subjective body orientation in neglect and the interactive contribution of neck muscle proprioception and vestibular stimulation. Brain 117 (1994) 1001 – 1012

Kerkhoff, G., J. Schaub, Zihl: Die Anamnese zerebral bedingter Sehstörungen. Nervenarzt 61 (1990) 711 – 718

Kolb, B., I. Q. Wishaw: Neuropsychologie. Spektrum Akademischer Verlag, Heidelberg 1993

Robertson, I. H., J. C. Marshall: Unilateral Neglect: Clinical and experimental studies. Lawrence Erlbaum Publishers, Hillsdale 1993

Saß, H., H.-U. Wittchen, M. Zaudig: Diagnostisches und Statistisches Manual psychischer Störungen DSM-IV. Hogrefe & Huber, Göttingen 1996

1.11.2 Aphasie

G. Klingenberg

□ *Definition:* Als *Aphasie* wird eine Sprachstörung bezeichnet, die nach Schädigung von sprachrelevanten Strukturen im Versorgungsgebiet der A. cerebri media des menschlichen Großhirns auftritt.

Bei ca. 90% der Rechtshänder und bei etwa 60% der Linkshänder befinden sich die sprachrelevanten Verarbeitungszentren in der linken Hirnhemisphäre, so daß im wesentlichen linkshemisphärische Läsionen zu

Aphasien führen. Die Ätiologien sind dabei nach einer Studie der Rheinischen Landesklinik für Sprachgestörte in Bonn:

- 81,5% Hirngefäßerkrankungen,
- 10% Schädelhirntraumen,
- 6,4% Tumoren,
- 1,5% Enzephalitiden und
- weniger als 1% Hirnabzesse und -atrophien (n = 450, vgl. Leischner 1987).

Von den Aphasien abzugrenzen sind die Dysarthrien und Sprechapraxien. *Dysarthrien* sind Störungen der Sprechmotorik, die nach Funktionsbeeinträchtigungen der Sprechmuskulatur auftreten. Hier sind in der Regel neben der Artikulation auch die Stimmgebung und die Sprechatmung betroffen (vgl. dazu genauer das Kap. Dysarthrie in diesem Band).

Sprechapraxien dagegen betreffen die sprechmotorische Planung ohne eine Einschränkung in der Beweglichkeit der Artikulationsorgane. Bei der Sprechapraxie kommt es zu artikulatorischen Suchbewegungen und Verwechslungen von Artikulationsorten, die dann zu lautlichen Entstellungen führen. Eine Differenzierung zwischen sprechapraktischen und aphasischen Abweichungen in der Lautstruktur kann über die Schriftsprache erfolgen. Da sich die Planungsstörung der Sprechapraxie ausschließlich auf die Lautsprache bezieht, dürften bei einem sprechapraktischen Patienten keine schriftsprachlichen Beeinträchtigungen auftreten (Darley u. Mitarb. 1975; Huber u. Mitarb. 1989).

•••• Klinisches Bild

Aphasische Störungen beeinträchtigen die verschiedenen Ebenen des Sprachsystems. Dabei kann es zu *semantisch-lexikalischen Verarbeitungsstörungen* kommen, bei denen Patienten häufig entweder nicht auf gesuchte Wörter kommen können *(Wortfindungsstörungen)* und/oder ein Wort mit einer anderen Bedeutung als der gesuchten verwenden, beispielsweise „Hand“ statt „Fuß“ oder als deutlichere Abweichung „Auto“ statt „Werkstatt“ *(semantische Paraphasien).*

Es können auch sehr weit vom Zielwort entfernte Patientenreaktionen vorkommen (z.B. „Lampe“ statt „Nordpol“), teilweise treten auch *Wortneubildungen* (Neologismen) auf, wie zum Beispiel „Kaltschrank“ statt „Kühlschrank“. Solche Symptome können nicht nur unterschiedlich weit vom Zielwort entfernt sein, sondern sie beziehen sich auch auf verschiedene Wortarten, wie etwa „lernen“ statt „singen“ (Verben) oder „wunderbar“ statt „häßlich“ (Adjektive/Adverbien).

Es kann auch zu *phonematisch-phonologischen Abweichungen* (Veränderungen in der Lautstruktur von Wörtern) kommen, wie zum Beispiel

„Hand" statt „Hund" oder „naß" statt „Faß". Neben Lautersetzungen kommen auch Lauthinzufügungen („Bansane" statt „Banane") vor oder Lautumstellungen, wie „Urine" statt „Ruine". Außerdem kann es auch auf der phonematischen Ebene zu Neologismen kommen, beispielsweise „tiebenzein" an Stelle von „Tischbein".

Es kommt darüber hinaus zu *syntaktischen Symptomen* (Störungen bei der Satzbildung), bei denen entweder kurze, meist unvollständige Sätze mit erheblicher Sprachanstrengung (in schweren Fällen sogar im „Telegrammstil") geäußert werden (Agrammatismus) oder komplex angelegte Satzmuster flüssig produziert werden, bei denen es zu häufigen Satzabbrüchen, Verdopplungen und Verschränkungen von Satzteilen kommt (Paragrammatismus; in ausgeprägten Fällen bei starkem Rededrang). In beiden Fällen sind Probleme bei der Verarbeitung von Funktionswörtern (Artikel, Präpositionen, Pronomina, Konjunktionen) und Flexionsendungen (zur Kennzeichnung von Kasus, Numerus und Genus) zu beobachten.

Bei Aphasien sind meistens die expressiven Modalitäten (Sprechen und Schreiben), aber gleichzeitig fast immer auch die rezeptiven Modalitäten (Verstehen und Lesen) betroffen. Daher hat man Aphasien auch als „multimodale" also modalitätsübergreifende Störungen bezeichnet (Poeck u. Mitarb. 1978; Friederici 1984; Poeck 1981; Huber u. Mitarb. 1989). Wenn jemand etwa falsche Wortbedeutungen, Lautstrukturen und/oder Satzmuster produziert, kann man sehr häufig auch beobachten, daß er ähnliche Schwierigkeiten beim Verstehen von Wörtern (aufgrund von Schwierigkeiten mit semantischen Merkmalen und/oder Lautstrukturen) und beim Verstehen von Sätzen bzw. von Satzmustern hat.

Je nach Art und Ausmaß der Störungen können bestimmte Kombinationen von Symptomen beobachtet werden. Diese verschiedenen typischen Störungsmuster hat man als die *vier aphasischen Standardsyndrome* bezeichnet:

- globale Aphasie,
- Wernicke-Aphasie,
- Broca-Aphasie und
- amnestische Aphasie.

In geringerem Umfang trifft man auch *Leitungsaphasien* (bei denen das Nachsprechen besonders deutlich gestört ist) und *transkortikale Aphasien* an (bei denen die Nachsprechleistungen im Vergleich zu allen anderen sprachrelevanten Fähigkeiten herausragend gut erhalten sind).

In einer Studie an größeren Patientengruppen konnte gezeigt werden, daß verschiedenen aphasischen Syndromen unterschiedliche Lokalisationen der Läsionen in der sprachdominanten Hemisphäre zugeordnet werden können (Poeck u. Mitarb. 1984).

•••• Globale Aphasie

Bei der *globalen Aphasie* (vgl. z.B. Stachowiak u. Mitarb. 1977), der schwersten aphasischen Störungsform, geht man von einer Funktionsstörung im gesamten Versorgungsgebiet der A. cerebri media aus. Hier sind die Sprachproduktion und das Sprachverständnis sehr stark beeinträchtigt. In den überwiegenden Fällen beschränkt sich die Produktion auf einzelne Wörter oder auch nur Silben, die stockend und mit großer Sprachanstrengung hervorgebracht werden. Häufig werden diese Äußerungen stereotyp und gegen die Intention des Sprechers produziert. Dabei sind auch die Artikulation und die Prosodie (Satzmelodie) meist mitbetroffen. In Gesprächen können Patienten mit einer globalen Aphasie trotz der starken Sprachverständnisstörung oft über den situativen Kontext und einzelne Schlüsselwörter den Sinn des Gesagten erschließen, so daß erst bei einer gezielten Überprüfung das volle Ausmaß der Störung erfaßt werden kann.

•••• Wernicke-Aphasie

Im Gegensatz zur globalen Aphasie haben Patienten mit einer *Wernicke-Aphasie* (vgl. z.B. Huber u. Mitarb. 1975) eine flüssige, häufig überschießende Sprachproduktion mit unbeeinträchtigter Artikulation und Prosodie. Bei langen, komplexen Sätzen treten Satzverschränkungen und Satzteilverdopplungen auf. Weitere Störungsschwerpunkte liegen bei diesem Aphasietyp auf der semantischen und phonematischen Ebene. Es kommt zu vielen semantischen und phonematischen Abweichungen vom Zielwort, teilweise auch zu Neologismen (Wortneubildungen). Bei einzelnen Patienten kann es vorkommen, daß sie überwiegend phonematische Neologismen produzieren, dann spricht man von einem *phonematischen Jargon.* Ein *semantischer Jargon* liegt vor, wenn Wörter sinnlos aneinander gereiht werden. Außerdem ist das Sprachverständnis stark beeinträchtigt. Die Kommunikationsfähigkeit ist auch bei dieser Patientengruppe stark eingeschränkt. Diese Aphasieform ist mit retrorolandischen Läsionen im Versorgungsgebiet der hinteren Mediaastgruppe verbunden.

•••• Broca-Aphasie

Bei Patienten mit einer *Broca-Aphasie* (vgl. z.B. Kerschensteiner u. Mitarb. 1978) ist die Sprachproduktion verlangsamt und mit erheblicher Sprachanstrengung verbunden. Am auffälligsten ist dabei, daß die Sätze unvollständig sind, häufig sogar nur Ein- und Zweiwortäußerungen *(Agrammatismus)* vorliegen. Dabei ist die Artikulation oft aufgrund einer Fazialisparese dysarthrisch entstellt, und es liegt eine nivellierte

Prosodie vor. Zusätzlich treten auch bei dieser Aphasieform Veränderungen in der Lautstruktur von Wörtern auf *(phonematische Paraphasien)*. Semantische Abweichungen sind eher selten. Das Sprachverständnis ist in vielen Fällen nur gering beeinträchtigt. Hier ist die Kommunikation im wesentlichen aufgrund der expressiven Störung eingeschränkt. Die Lokalisation wird mit prärolandischen Läsionen, also im vorderen Bereich der Sprachregion angegeben.

•••• Amnestische Aphasie

Bei einer *amnestischen Aphasie* (vgl. z.B. Poeck u. Mitarb. 1974) stehen *Wortfindungsstörungen* im Vordergrund. Es kommen aber auch phonematische und semantische Paraphasien vor. Auf der syntaktischen Ebene liegen je nach Ausmaß der Wortfindungsstörung mehr oder weniger Satzabbrüche vor. Das Sprachverständnis ist meist nur gering betroffen. Diese leichteste Form der Aphasie kommt durch temporo-parietale Läsionen zustande.

•••• Sonderformen der Aphasie

Die Sonderformen der Aphasie *Leitungsaphasie* und *transkortikale Aphasie* lassen sich durch die Nachsprechleistung klassifizieren (vgl. z.B. Huber u. Mitarb. 1989). Bei der Leitungsaphasie ist das Nachsprechen herausragend gestört. Aber es kommt auch beim spontanen Sprechen zu phonematischen Paraphasien, die diesen Patienten im Gegensatz zu Wernicke Aphasikern aber stärker bewußt sind. Daher kommt es häufig zu Korrekturverhalten. Die Lokalisation der Läsion soll im Fasciculus arcuatus liegen, also eine Unterbrechung der Leitungsbahn, die die Wernicke- mit der Broca-Region verbindet.

Die transkortikalen Aphasien haben dagegen eine herausragend gute Nachsprechleistung. Bei dieser Aphasieform werden drei Typen unterschieden: eine transkortikal-motorische, eine transkortikal-sensorische und eine transkortikal-gemischte Aphasieform. Patienten mit einer transkortikal-motorischen Aphasie sprechen spontan wenig, haben aber ein gutes Sprachverständnis und können laut lesen. Eine transkortikal-sensorische Aphasie zeigt sich in einer flüssigen Spontansprache mit vorwiegend semantischen Paraphasien und Echolalien (Wiederholungen von Äußerungen des Gesprächspartners) und einem schwer gestörten Sprachverständnis. Bei einer transkortikal-gemischten Aphasie liegen eine geringe Sprachproduktion sowie starke Beeinträchtigungen im Sprachverständnis vor.

Seit einiger Zeit geht man zunehmend mehr dazu über, einzelne Krankheitsfälle nicht mehr anhand von sprachlichen Leitsymptomen den großen aphasischen Syndromgruppen zuzuordnen, sondern durch neurolinguistische Untersuchungen über die Anwendung von Aufgabengruppen anhand empirisch gewonnener Sprachverarbeitungsmodelle die Besonderheiten des Einzelfalles zu beschreiben. Wenngleich diese Modelle der kognitiven Neurolinguistik bisher im wesentlichen nur erst für die Beschreibung der Wortverarbeitung geeignet sind, scheint dieses Vorgehen für die Therapieplanung, -durchführung und -evaluation ein vielversprechendes Verfahren zu sein (Stadie u. Mitarb. 1994). Trotzdem sind die vier großen aphasischen Standardsyndrome bisher die für die interdisziplinäre Verständigung eingeführten Störungsbilder.

•••• Diagnostik

Für die Diagnose und Klassifizierung von Aphasien wird als standardisiertes Verfahren der *Aachener Aphasie Test* (Huber u. Mitarb. 1983) eingesetzt, mit dem das Vorliegen und der Schweregrad einer Aphasie sowie deren Klassifizierung vorgenommen werden. In diesem Test wird zuerst ein halbstandardisiertes Interview mit dem Patienten geführt, um die Spontansprache beurteilen zu können. Außerdem werden in verschiedenen Untertests die unterschiedlichen sprachlichen Verarbeitungsmodalitäten überprüft: *Nachsprechen, Schriftsprache, Benennen* und *Sprachverständnis.* Zusätzlich wird der *Token Test* durchgeführt, der ein wichtiges Instrument zur Auslese und Schweregradbestimmung ist. Das Testmaterial des Token Test umfaßt kleine und große, runde und rechteckige Plättchen in fünf Farben. Diese werden dem Patienten vorgelegt, und er soll nach mündlicher Aufforderung einfache Handlungen ausführen. Die Anweisungen werden im Verlauf des Tests (fünf Teile) immer komplexer.

Für weitergehende Fragestellungen liegen verschiedene Aufgabensammlungen vor, die je nach Störungsschwerpunkt in Einzelfällen individuell eingesetzt werden (vgl. z.B. Huber u. Mitarb. 1993).

•••• Therapie

Das sprachtherapeutische Vorgehen bei Aphasiepatienten kann in drei Phasen unterteilt werden (Springer u. Weniger 1980; Huber u. Springer 1988):

- Aktivierungsphase,
- störungsspezifische Übungsphase und
- Konsolidierungsphase.

In der *Aktivierungsphase* wird mit Hilfe stimulierender und deblockierender Verfahren versucht, das Produzieren von Sprache anzuregen.

Hierbei sollten bereits die realen Bedürfnisse des Patienten im Krankenhaus mit einbezogen werden. Hilfsmittel sind reale Gegenstände sowie Bild- und Schriftmaterial. Bei Patienten mit überschießender Sprachproduktion wird vorsichtig versucht, den überschießenden Redefluß zu hemmen.

In der *störungsspezifischen Phase* sollen die sprachlichen Fähigkeiten modifiziert bzw. bei Verlust des Sprachwissens wieder erarbeitet werden. Dazu wird symptomorientiert gearbeitet, also an der Lautstruktur, am Wortschatz, am Satzbau oder an Textstrukturen.

Während der *Konsolidierungsphase* wird nicht mehr schwerpunktmäßig an einzelnen Symptomen gearbeitet. Jetzt steht die Förderung der kommunikativen Kompetenz im Vordergrund. Hierzu eignet sich die Gruppentherapie in besonderer Weise. So können z. B. über Rollenspiele die sprachlichen Anforderungen verschiedener Alltagssituationen geübt und später auf reale Situationen übertragen werden. Ziel ist es, den aphasischen Patienten mehr und mehr in die Lage zu versetzen, eigenverantwortlich und selbständig seinen Alltag zu bewältigen (Huber u. Mitarb. 1991).

Aphasien treten häufig gemeinsam mit anderen neuropsychologischen Symptomen wie z. B. mit Störungen von Gedächtnis-, Aufmerksamkeits- und Wahrnehmungsleistungen auf. Nicht selten haben aphasische Patienten zusätzlich deutliche sensomotorische Störungen, die der Physiotherapie bedürfen. In diesen Fällen sind Physiotherapeuten unmittelbar mit den beschriebenen aphasischen Symptomen konfrontiert: Patienten verstehen therapeutische Anweisungen, aber auch Fragen zu ihrem Alltag oder allgemeine Beiträge zum Gespräch falsch. Und sie sind zum Teil nicht in der Lage, verständliche Fragen zu stellen, Antworten zu geben oder Erklärungen zu ihren sensomotorischen Symptomen zu geben. Dies führt oft zu Verunsicherungen und kann die Atmosphäre bei den Behandlungen beeinträchtigen. Manchmal ist dadurch sogar die Effektivität der Physiotherapie vermindert.

Die häufige Frage, wie sich Therapeuten anderer Behandlungsbereiche hinsichtlich der Aphasien verhalten sollen, ist nicht ganz einfach zu beantworten. Einerseits soll man mit aphasischen Patienten so natürlich wie möglich umgehen, bei Mißverständnissen nachfragen (anstatt das Thema zu ändern) und bei kommunikativen Schwierigkeiten geduldig und abwartend weiterhelfen. Dabei ist es hilfreich, in kurzen und einfachen Sätzen, ruhig und deutlich zu sprechen. Falls nötig, können die gleichen Sätze auch wiederholt werden, oder es kann der Sinn mit Hilfe von Gesten oder Zeichnungen verdeutlicht werden. Es wäre falsch, in Kindersprache oder unvollständigen Sätzen wie in Telegrammen zu sprechen. Aphasiker benötigen in der Kommunikation erheblich mehr Zeit als Sprachgesunde, sie lassen sich oft leichter ablenken und es ist ihnen häufig unangenehm ihre Symptome zu demonstrieren. Trotzdem sollten sich zum Beispiel Krankengymnasten dazu ermutigt fühlen, in ihren Behandlungen vorsichtig auf aphasische Abweichungen einzugehen. Beispielsweise können Benennungen von Körperteilen bei entsprechenden krankengymnastischen Übungen mehrmals wiederholt werden. Bei schwer gestörten Patienten kann zum Mit- und Nachsprechen ermutigt werden. Falls möglich sollten Benennungen von Körperteilen besser über Satzvervollständigungen provoziert werden. Fehlbenennungen von Körperteilen können behutsam korrigiert werden. Andererseits ist es wichtig, nicht ständig an den Patienten herumzuverbessern. Falls Äußerungen nicht verstanden werden, sollte durch Fragen oder das Angebot möglicher passender Wörter weitergeholfen werden. Wann immer eine Äußerung verstanden wurde, sollte sie auch bei sprachlicher Abweichung akzeptiert werden. Das Selbstbewußtsein von Patienten, die sowohl sprachlich als auch sensometrisch auffällig sind, ist ohnehin schon stark beeinträchtigt. Darum sollte es bei allen diesen Übungen um kommunikative Adäquatheit und nicht um sprachliche Richtigkeit im Gespräch gehen, denn bei der Entscheidung über sprachtherapeutische Therapieziele ist eine Vielzahl von Faktoren zu berücksichtigen, die nicht nebenbei in andere Therapien einbezogen werden können.

Statt dessen sollten sich die aphasischen Patienten gut aufgehoben fühlen, indem man behutsam auf sie zugeht, Schwierigkeiten beim Sprechen oder Verstehen geduldig zu lösen versucht und Verständnis für die schwierige Symptomatik zeigt.

Literaturhinweise

Darley, F. L., A. E. Aronson, J. R. Brown: Motor Speech Disorders. Saunders, Philadelphia 1975

Friederici, A. D.: Neuropsychologie der Sprache. Kohlhammer, Stuttgart 1984

Huber, W., F. J. Stachowiak, K. Poeck, M. Kerschensteiner: Die Wernicke-Aphasie. Journal of Neurology 210 (1975) 77

Huber, W., K. Poeck, D. Weniger, K. Willmes: Der Aachener Aphasie Test. Hogrefe, Göttingen 1983

Huber, W., L. Springer: Sprachstörungen und Sprachtherapie. In Ammon, U., N. Dittmer, K. J. Mattheier (Hrsg.): Soziolinguistik. Zweiter Halbband. de Gruyter, New York 1988

Huber, W., K. Poeck, D. Weniger: Aphasie. In Poeck, K. (Hrsg.): Klinische Neuropsychologie, 2. Aufl. Thieme, Stuttgart 1989

Huber, W., K. Poeck, L. Springer: Sprachstörungen. Ursachen und Behandlung von Sprachstörungen (Aphasien) durch Schädigungen des zentralen Nervensystems. Trias, Stuttgart 1991

Huber, W., G. Klingenberg, K. Poeck, K. Willmes: Die Supplemente zum Aachener Aphasie Test. Aufbau und Resultate der Validierung. Neurolinguistik 7 (1993) 43

Kerschensteiner, M., K. Poeck, W. Huber, F. J. Stachowiak: Die Broca-Aphasie. Journal of Neurology 217 (1978) 223

Leischner, A.: Aphasien und Sprachentwicklungsstörungen. Thieme, Stuttgart 1987

Poeck, K.: Was verstehen wir unter aphasischen Syndromen? In Schnelle, H. (Hrsg.): Sprache und Gehirn. Suhrkamp, Frankfurt 1981

Poeck, K.: Neurologie. Ein Lehrbuch für Studierende und Ärzte. Springer, Berlin 1982

Poeck, K., M. Kerschensteiner, F. J. Stachowiak, W. Huber: Die amnestische Aphasie. Journal of Neurology 207 (1974) 1

Poeck, K., M. Kerschensteiner, F. J. Stachowiak, W. Huber: Die Aphasien. Aktuelle Neurologie 2 (1975) 159

Poeck, K., R. De Bleser, D. Graf v. Keyserlingk: Computed tomography localization of standard aphasic syndromes. In Rose, F. C. (Ed.): Progress in Aphasiology. Raven Press, New York 1984

Springer, L., D. Weniger: Aphasietherapie in logopädisch-linguistischer Sicht. In Böhme G. (Hrsg.): Therapie der Sprach-, Sprech- und Stimmstörungen. Fischer, Stuttgart 1980

Stadie, N., J. Cholewa, R. De Bleser, S. Tabatabaie: Das neurolinguistische Expertensystem LeMo. I. Theoretischer Rahmen und Konstruktionsmerkmale des Testteils Lexikon. Neurolinguistik 8 (1994) 1

Stachowiak, F.-J., W. Huber, M. Kerschensteiner, K. Poeck, D. Weniger: Die globale Aphasie. Klinisches Bild und Überlegungen zur neurolinguistischen Struktur. Journal of Neurology 214 (1977) 75

1.11.3 Dysarthrie

C. Ledl

•••• Ätiologie und klinisches Bild

- *Definition:* Der Begriff Dysarthrie bezeichnet eine Gruppe von erworbenen Sprechstörungen nach Schädigung des zentralen und peripheren Nervensystems.

Ätiologie: Dysarthrien entstehen durch Bewegungsstörungen der Sprechorgane, die wiederum bedingt sind durch traumatische, zerebrovaskuläre, entzündliche oder degenerative Hirnschädigungen, insbesondere im Bereich der kortikonukleären Bahnen vom motorischen Kortex bis zu den Kernen des N. trigeminus, des N. facialis sowie der kaudalen Hirnnerven, des extrapyramidalen Systems, des Kleinhirns und der entsprechenden ponto-mesenzephalen Bahnen.

Klinisches Bild: Können unilaterale Schädigungen oft weitgehend kompensiert werden, so führen bilaterale Schädigungen der sprechmotorisch relevanten Areale bzw. Bahnen meist zu deutlichen Bewegungseinschränkungen der Sprechorgane. Die Sprechweise wird in der Folge als „verwaschen“, undeutlich und monoton wahrgenommen, die Verständlichkeit ist je nach dem Schweregrad der Dysarthrie herabgesetzt oder aufgehoben *(Anarthrie)*. Nach Darley, Aronson und Brown (1975) werden die Dysarthrien eingeteilt in schlaffe, spastische, ataktische, hypo- und hyperkinetische sowie in die gemischten Formen. Dysarthrien bezeichnen Störungen der Artikulation, Dysarthrophonien zusätzlich Beeinträchtigungen der Phonation und Dysarthropneumophonien, Störungen der Artikulation, der Phonation und der Sprechatmung.

Dysarthrien sind also Störungen in der motorischen Realisierung von Sprechbewegungen. Sie sind abzugrenzen von den sprachsystematischen Störungen, den Aphasien (vgl. dazu das Kap. Aphasie in diesem Band) und von dem Bild der Sprechapraxie, dem eine Planungs- bzw. Programmierungsstörung der Sprechbewegungsabläufe zugrunde liegt. Differentialdiagnostisch finden sich bei der Sprechapraxie insbesondere eine Inkonstanz der sprechsprachlichen Leistungen, die variable und nicht durch muskuläre Ausfälle erklärbare Fehlartikulationen aufweisen. Dazu finden sich artikulatorisches Suchverhalten und Parapraxien, die Koartikulation – also die ökonomisch und linguistisch sinnvolle Verbindung von Lauten – ist eingeschränkt, die Sprache wirkt abgehackt und monoton. Im allgemeinen lassen sich sprechsprachliche Leistungen durch wiederholte Artikulationsversuche und damit durch eine erleichterte sprechsprachliche Planung verbessern. Auch fällt den Patienten das Nachsprechen insbesondere der gut imitierbaren Lippenlaute leichter als etwa das Nachsprechen von Lauten, die mit dem Zungenrücken gebildet werden (Darley u. Mitarb. 1975). Die neurologischen Grundlagen der Sprechapraxie sind nicht eindeutig, es wird jedoch eine Läsion der Assoziationsfasern (Fasciculus arcuatus) zwischen den anterioren und posterioren Arealen der sprachdominanten Hemisphäre vermutet (Alexander, Naeser & Palumbo 1990).

•••• Diagnostik

Die motorische Realisierung lautsprachlicher Äußerungen geschieht unter Beteiligung dreier Systeme: der Atmung, der Phonation und der Artikulation. Stark vereinfacht dargestellt wird durch Bewegungen der interkostalen und abdominalen Muskulatur die eingeatmete Luft aus den Lungen gepreßt und ein konstanter subglottischer Druck erzeugt (Respiration). Daraufhin wird bei der Produktion stimmhafter Laute die Luftsäule durch einen aerodynamischen Vorgang im Larynx in Schwingung versetzt (Phonation) und im Vokaltrakt (Mund-, Nasen- und Rachenraum) durch genau abgestimmte Bewegungen von Lippen, Kiefer, Zunge, Gaumensegel und Rachen lautspezifisch moduliert (Artikulation). Sprechsprachliche Äußerungen entstehen auf motorischer Ebene also durch die Koordination zahlreicher Muskeln und Muskelgruppen. Angesichts der Komplexität dieser Abläufe und angesichts der schwierigen Zusammenhänge zwischen Sprechmotorik, Akustik und auditiver Wahrnehmung sollte die klinische Dysarthriediagnostik verschiedene Komponenten beinhalten. Dies sind:

1. ein physiologischer Untersuchungsteil zur Bewertung der sprechmotorischen Basisfunktionen,
2. ein ohrenphonetischer Untersuchungsteil, um das Zusammenwirken artikulatorisch-akustischer Parameter zu beschreiben und um eine Analyse der lautsprachlichen Struktur des Gesprochenen vorzunehmen,
3. eine Prüfung der Verständlichkeit zur Bestimmung des auditiv-rezeptiven Gesamteindrucks und des Schweregrads der dysarthrischen Störung.

Ziel der *physiologischen Untersuchung* ist die Einschätzung der motorischen Funktionsbeeinträchtigung. Durch den Vergleich der reflektorischen und willkürlichen Aktivität sollte eine grobe Lokalisation des Schädigungsortes und die für den weiteren Behandlungsverlauf wichtige Einteilung in *periphere* und *supranukleäre Störungen* erfolgen. Die Untersuchung beinhaltet sprachliche und nicht-sprachliche Aufgaben zur Prüfung der respiratorischen, phonatorischen und artikulatorischen Willkürfunktionen (Folkins u. Mitarb. 1995). Neben dem Atemtyp und nicht-sprachlichen respiratorischen Funktionen sind die Motilität der Stimmlippen und der Artikulationsorgane zu prüfen. Lippen-, Zungen-, Kiefer- und Rachenmuskulatur sollten in diesem Zusammenhang zur Tonusbeurteilung palpiert werden. Die Bedeutung dieses Untersuchungsteils ist insofern hoch einzuschätzen, als isolierte Ausfälle eines Artikulationsorgans sprechmotorische Koordinationsstörungen nach sich ziehen und somit auditiv die Ursache einer dysarthrischen Störung verschleiern können. So kann z. B. eine beideseitige Gaumensegellähmung durch unkontrollierten Luftverlust über die Nase zu einem Zusammenbruch der Sprechatmung und zur Aphonie (Stimmlosigkeit) führen, ohne daß die respiratorischen und phonatorischen Funktionen selbst geschädigt wären.

Ohrenphonetisch werden die Sprechatmung (Struktur und Dauer der Exspirationsphase, linguistisch sinnvolle Strukturierung der Inspiration und der Sprechpausen) und die Stimmqualität charakterisiert sowie das Lautinventar auf systematische Ausfälle überprüft. Unphysiologische Kompensationen beim Sprechen wie zum Beispiel eine Rückverlagerung von Zungenspitzenlauten sollten in diesem Untersuchungsteil aufgedeckt werden. Prosodische Störungen sind am Verlauf der Tonhöhen- und Lautstärkevariation, der Akzentuierung auf Wort- und Satzebene sowie der rhythmischen Ausgestaltung festzumachen. Phonetisch-phonologische Prozesse wie Koartikulation (Übertragung eines Lautmerkmals auf benachbarte Laute), Assimilation (Angleichung eines Lautes an benachbarte Laute) und Lautauslassungen sind Kennzeichen eines ökonomischen Sprechvorgangs und bei dysarthrischer Sprechweise häufig verändert (Kent & Minifie 1977, Brownman & Goldstein 1986).

Befaßten sich die bisherigen Untersuchungsteile mit den artikulatorisch-akustischen Grundlagen des Sprechvorgangs, so soll der Höreindruck das Zusammenwirken aller Faktoren widerspiegeln, von denen die *Verständlichkeit* gesprochener Sprache beeinflußt wird, und eine zusammenfassende Beurteilung der Verständlichkeit auf den Rezipienten erlauben. Insbesondere ist in diesem Zusammenhang auf das Münchener Verständlichkeits-Profil (MVP) zu verweisen. Es wurde von der Arbeitsgruppe Neurophonetik der Entwicklungsgruppe Klinische Neuropsychologie des Krankenhauses München-Bogenhausen (Ziegler u. Mitarb. 1992) entwickelt und stellt im deutschsprachigen Raum das einzige, umfassend normierte Verfahren zur perzeptiven Dysarthrie-Diagnostik dar.

•••• Therapie

Entsprechend dem individuellen Schädigungsmuster und in Absprache mit dem Patienten werden unterschiedliche Verfahren zur Therapie der Dysarthrien herangezogen. Insbesondere am Beginn der Behandlung und bei ausreichender Motivationslage des Patienten empfehlen sich jedoch die kausalen Therapieverfahren, die im weiteren Verlauf durch kompensatorische Verfahren ergänzt werden können.

Kausale Therapieverfahren

Kausale Therapieverfahren zielen auf das Wiedererlernen der beeinträchtigten motorischen und sensiblen Funktionen ab. In einem physiologisch orientieren Therapieansatz bedient man sich weitgehend aus der Physiotherapie abgeleiteter Techniken zur Tonusregulierung. Die Zusammenarbeit und die Abstimmung zwischen Physiotherapie und Sprachtherapie sind in diesem Zusammenhang von großer Wichtigkeit. Eine *aufrechte Sitzposition* und damt eine gute Rumpf-, Nacken- und Kopfkontrolle sind oftmals Voraussetzung für die Durchführbarkeit der Dysarthrietherapie, auch erweist sich die gemeinsame Behandlung insbesondere der Atemtätigkeit als vorteilhaft.

Hypertone Dysarthrieformen können durch Entspannungstechniken, hypotone Formen können unter genauer Beobachtung der muskulären Tonusveränderungen uni- oder multimodal stimuliert werden. Tonussenkung kann prinzipiell durch kontinuierliche, langsame Behandlungsformen oder auch durch das Ausstreichen der Muskulatur erreicht werden, Tonuserhöhung durch das kurzzeitige Verabreichen diskreter Stimuli. Taktil kann dies mittels Berührung, Vibration oder Druck, thermal durch Kälte- bzw. Wärmebehandlung erfolgen. In Betracht zu ziehen ist ebenso die gustatorische Stimulation durch das Verabreichen von Geschmacksreizen.

Erfahrungsgemäß stehen die *Techniken der sensorischen Stimulation* bzw. die *Entspannung* meist am Anfang der Dysarthriebehandlung. Im weiteren Verlauf ist jedoch darauf zu achten, daß nicht nur relativ isolierte respiratorische, phonatorische oder artikulatorische Bewegungen beübt werden, sondern Behandlungstechniken zur Anwendung kommen, die die Komplexität der sprechmotorischen Abläufe weitgehend abbilden können. Zwar herrscht über die Funktionsweise sprechmotorischer Kontrollmechanismen noch einige Unklarheit, es ist jedoch davon auszugehen, daß sowohl eingehende akustische als auch afferente und reafferente Informationen zur räumlichen und zeitlichen Koordination von Sprechbewegungen beitragen können. Durch die sprechsprachliche Eigen- und Fremdwahrnehmung, ein lautspezifisches Artikulationstraining, das systematische Beüben von Lautverbindungen und Lautübergängen kann diesen Zusammenhängen Rechnung getragen werden.

Biofeedback-Verfahren

Eine wertvolle Unterstützung der Dysarthrietherapie wie auch der -diagnostik stellen die in letzter Zeit entwickelten Biofeedback-Verfahren dar. Sie sind insofern von Bedeutung, als das Sprechen zwar der willkürlichen Kontrolle unterliegt, beim Normalsprecher jedoch kein explizites Wissen über das Funktionieren sprechsprachlicher Abläufe vorliegt. Sprechen stellt also einen hochautomatisierten Prozeß dar, jedoch entziehen sich die Artikulationsbewegungen von Zunge, Gaumensegel oder Rachen der direkten Beobachtung durch den Sprecher. Beim Einsatz von Biofeedback-Techniken werden deshalb dem Patienten über einen *akustischen* oder *visuellen Kanal* Informationen zur Verfügung gestellt, die ihm einerseits eine bewußte Kontrolle seiner sprechmotorischen Leistungen ermöglichen und andererseits die korrekte Ausführung von Sprechbewegungen aufzeigen sollen.

Eine detaillierte Schilderung der verwendeten Verfahren ginge über die Intention dieses Kapitels hinaus (siehe dazu Ziegler et al. 1993), erwähnt seien neben akustischen Messungen jedoch der Einsatz von Atemgürteln zur Darstellung der abdominalen und thorakalen Atembewegungen, die Spirometrie, die Laryngographie (Stimmlippenfunktion), die nasale und orale Luftstrommessung zur Bestimmung der Gaumensegelfunktion, die Elektropalatographie (Zungen-Gaumen-Kontakt) sowie die elektromagnetische Artikulographie (Sprechbewegungen von Lippen, Zunge, Kiefer und Gaumensegel).

Kompensatorische Verfahren

Kompensatorische Verfahren zielen durch den variablen Einsatz erhaltener Leistungen oder mechanischer Hilfen auf den Ausgleich beeinträchtigter Funktionen. Spontane Kompensationsmechanismen beim Normalsprecher sind etwa die unterschiedliche Beteiligung von Kiefer- und Lippenmuskulatur zur Erreichung des Mundschlusses, d.h. bei geringer Hebung des Unterkiefers kann der Mundschluß durch eine ausgedehntere Bewegung der Unterlippe erreicht werden. Lähmungserscheinungen ziehen meist spontane Kompensationen nach sich, die therapeutisch genau überwacht werden und auf ihre Sinnhaftigkeit hin überprüft werden müssen. So sind bei Patienten mit beidseitigen Gaumensegelparesen häufig Preßatmung, Sprechen auf Restluft und Hyperartikulation zu beobachten. In diesen Fällen ist – nach Erprobung der kausalen Therapieverfahren – die Anpassung einer *Gaumensegelprothese* (Vogel 1988) zu diskutieren. Durch die mechanische Anhebung des weichen Gaumens soll das unkontrollierte Entweichen von Sprechluft durch die Nase verhindert und damit ein Abbau der geschilderten Mechanismen erreicht werden. Silbisches Sprechen und als taktile Unterstützung der Einsatz eines Tastbretts (Pacing Board) sind zu erwägen, wenn die Sprechgeschwindigkeit zu reduzieren ist oder Störungen des Sprechrhythmus vorliegen. Die Blockade von Kieferbewegungen durch einen Beißklotz kann Koordinationsstörungen zwischen Kiefer und Zunge lindern und damit die Verständlichkeit des Patienten erhöhen. Bei dauerhaft schwer dysarthrischen oder anarthrischen Patienten wird auch an die Anpassung einer Kommunikationsprothese, wie etwa an den Einsatz einer synthetischen Sprachausgabe, zu denken sein.

Präventive Verfahren

Bei möglichst frühzeitigem Beginn der neurologischen Rehabilitation können häufige sprechmotorische Komplikationen vermieden werden. Eine Fehlstellung des Kiefers bei beidseitiger Hypotonie der Kaumuskulatur bzw. bei unterschiedlichen Tonusverhältnissen der linken und rechten Kaumuskulatur kann durch die frühzeitige Anpassung einer Aufbißschiene weitgehend vermieden werden. Auch ist bei Patienten mit Tendenz zur fazio-oralen Spastik auf eine vorsichtige Durchführung der Mundpflege zu achten. *Stimulierende Maßnahmen* bedingen eine rasche Tonuserhöhung und äußern sich alsbald durch eine geringe Mundöffnugsweite sowie labiale und linguale Bewegungseinschränkungen.

Literaturhinweise

Alexander M. P., Naesser M. A., Palumbo C. (1990). Broca's Area Aphasias: Aphasias after Lesions including the frontal operculum. Neurology 40: 353–361

Browman C. P., Goldstein L. P. (1986). Towards an articulatory phonoloy. In: Phonology Yearbook 3, 219–252

Darley, F. L., Aronson A. E., Brown J. R. (1975). Speech Motor Disorders. Saunders, Philadelphia

Folkins J. W., Moon J. B., Luschei E. S., Robin D. A., Tye-Murray N., Moll K. L. (1995). What can nonspeech tasks tell us about speech motor disabilities? Journal of Phonetics 23, 139–147

Kent, R. D., Minifie F. D. (1977). Coarticulation in recent speech production models. Journal of Phonetics. 5: 115–133

Vogel M., Ziegler W., Schröter-Morasch H. (1988). Sprechen. In: Cramon v. D., Zihl J. (Hrsg.). Neuropsychologische Rehabilitation. Berlin

Ziegler, W., Hartmann E., Wiesner I. (1992). Dysarthriediagnostik mit dem „Münchner Verständlichkeits-Profil" (MVP) – Konstruktion des Verfahrens und Anwendungen. Der Nervenarzt 63: 602–608

Ziegler, W. (1993). Assessment Methods in Neurophonetics: Speech Production. In: Blanken G., Dittmann, J., Grimm H., Marshall J. C., Wallesch C.-W. (Hrsg.). Linguistic Disorders and Pathologies. Berlin

1.11.4 Neurogene Kau- und Schluckstörungen

C. Ledl

•••• Neurologie des Schluckakts

Die neurologische Kontrolle des Kau- und Schluckakts erfolgt durch verschiedene Bereiche sowohl im Großhirn als auch im Hirnstamm. Dabei werden die willkürlichen Phasen des Schluckakts vom Frontalhirn, die reflektorischen Phasen vom Hirnstamm koordiniert. Die Weiterleitung der motorischen Impulse vom Frontalhirn erfolgt über kortiko-bulbäre Bahnen zu den paarigen Hirnnervenkernen und zu den Schluckzentren im Hirnstamm. Sensible Rückmeldungen (etwa über Bolusbeschaffenheit) verlaufen von den relevanten Hirnnervenkernen aufwärts über den Nucleus tractus solitarii und den Thalamus zum sensorischen Kortex, so daß der Schluckakt über neuronale Verbindungen zum motorischen Kortex moduliert werden kann.

Neurogene Dysphagien werden beobachtet nach kortikalen Läsionen im Bereich des unteren Gyrus praecentralis, der Amygdala, des Hypothalamus, im Bereich der Capsula interna, im Verlauf des Tractus cortico-bulbaris sowie im Hirnstamm im Bereich der Area tegmentalis ventralis und der kaudalen Hirnnerven (Buchholz, Prosiegel 1993). Die am Schluckakt beteiligten Hirnnerven und ihre motorischen und sensorischen Versorgungsgebiete sind:

N. trigeminus (V)	motorisch:	Kaumuskulatur
	sensorisch:	Gesichtshaut, Schleimhaut von Mund und Nase
N. facialis (VII)	motorisch:	mimische Gesichtsmuskulatur
	sensorisch:	Geschmack (vordere $^2/_3$ der Zunge)
N. glossopharyngeus (IX)	motorisch:	pharyngeale Konstriktoren
	sensorisch:	Geschmack (hinteres Drittel der Zunge), Gaumensegel, Pharynx
N. vagus (X)	motorisch:	Velum, Pharynx, Larynx
	sensorisch:	Pharynx, Larynx
N. hypoglossus (XII)	motorisch:	Zunge
	sensorisch:	Zunge

Ursache: Häufigste Ursache neurogener Schluckstörungen sind Insulte, Blutungen, diffuse Läsionen relevanter Areale nach Schädel-Hirn-Trauma, hypoxische Hirnschäden, hyperkinetische Erkrankungen (Parkinson), Multiple Sklerose (MS), Tumore, entzündliche Erkrankungen (Meningitiden, Enzephalitiden), Erkrankungen des peripheren Nervensystems (Guillain-Barré-Syndrom, sonstige Nervenläsionen), Amyotrophe Lateralsklerose (ALS) sowie Myasthenia gravis.

•••• Physiologie des Schluckakts

Normaler Kau- und Schluckakt

Der Kau- und Schluckvorgang, wie er sich nach dem Abbau frühkindlicher Saug- und Schluckmuster darstellt, wird in drei Phasen eingeteilt:

- a) die präorale und orale Phase,
- b) die pharyngeale Phase und
- c) die ösophageale Phase.

Dabei wird die präorale und orale Phase willkürlich gesteuert, wohingegen die nachfolgenden Phasen reflektorisch ablaufen.

a) Präorale/orale Phase
Ziel der präoralen (orale Vorbereitungsphase) und oralen Phase ist die Vorbereitung des Bolus zum Abschlucken, also die Zerkleinerung, Formung und Plazierung der Speise auf der Zunge mittels koordinierter Be-

wegungen von Lippen, Kiefer, Zunge und Gaumensegel. Fester Bolus wird durch das Zusammenwirken von Kaubewegungen des Kiefers zerkleinert und mit Speichel vermischt. Die Tonisierung der Lippen- und Wangenmuskulatur verhindert den Nahrungsaustritt bzw. das Verbleiben der Nahrung in den Wangentaschen. Durch laterale Bewegungen der Zunge wird die Nahrung immer wieder zur Zerkleinerung zwischen die Molaren geschoben. Flüssigkeiten werden während der Einatmung quasi angesaugt, wobei die Zunge schüsselförmig gewölbt und retrahiert wird, so daß sich die Flüssigkeit in der vorderen Mundhöhle ansammelt. Durch Retraktion der Zunge und eine Anteriorbewegung des Gaumensegels bilden Zungenrücken und Gaumensegel einen dorso-velaren Verschluß. Auf diese Weise sind Mund- und Rachenraum während der oralen Phase voneinander abgeschlossen, und es kann ein vorzeitiger Boluseinlauf in den Rachenraum insbesondere von Flüssigkeiten verhindert werden. Mit Auslösung des Schluckreflexes, die wahrscheinlich durch ein spezifisches räumlich-zeitliches Kontaktmuster am weichen Gaumen geschieht, wird der Bolus durch eine wellenförmige Bewegung der Zunge aus dem Mundraum ausgetrieben. Diese beginnt mit einer Anhebung der Zungenspitze und setzt sich über eine Hebung der Zungenmitte und des Zungenrückens fort.

b) Pharyngeale Phase
Mit Austreibung des Bolus aus dem Mundraum wird der dorso-velare Verschluß aufgehoben, das Velum angehoben und der Nasenraum abgeschlossen, nicht zuletzt um eine nasale Regurgitation zu vermeiden. Der Weitertransport der Nahrung im Rachen wird durch die Schubkraft der Zunge, die Aktivität der pharyngealen Konstriktoren *(pharyngeale Peristaltik)* sowie durch den hypopharyngealen Saugpumpenstoß gewährleistet. Anatomisch ist der Hypopharynx im anterioren Bereich durch den Kehlkopf (Larynx) mit kaudal anschließender Luftröhre (Trachea) begrenzt, im posterioren Teil durch die Speiseröhre. Während der Ruhe- und Sprechatmung ist eine freie Luftpassage gewährleistet. Es besteht eine direkte Passage vom Hypopharynx in den Larynx, der Übergang in den Ösophagus ist verschlossen. Aufgrund dieser anatomischen Voraussetzungen muß während des Schluckakts die Luftröhre vor einem Boluseintritt (Aspiration) geschützt werden. Dies geschieht insbesondere durch drei Mechanismen

- *Glottaler Schließreflex:* Durch die Adduktion der Stimmlippen und der Taschenfalten wird der Eingang der Trachea verschlossen. Mit dem glottalen Schließreflex ist ein Atemstop verbunden;
- *Absenkung der Epiglottis* (Kehldeckel): Im Zuge einer Bewegung des Kehlkopfes nach superior-anterior (Larynxelevation) senkt sich die Epiglottis ab und legt sich schützend über die Stimmritze. Der Bolus gleitet über den Rücken der Epiglottis in den Ösophagus;

- *Reflektorischer Hustenstoß:* Kommt es dennoch zur Aspiration, wird durch einen prompt einsetzenden Hustenstoß die Trachea bzw. das pulmonale System wieder gereinigt.

Die Larynxelevation ist also wichtiger Bestandteil der Schutzmechanismen vor Aspiration. Muskuläre Verbindungen zwischen Zungenbein (Hyoid), Larynx und dem oberen Ösophagus-Sphinkter (OÖS bzw. M. cricopharyngeus) führen dazu, daß mit der Bewegung des Zungenbeins und des Larynx nach superior-anterior auch der OÖS aufgezogen und der Boluseintritt in den Ösophagus ermöglicht wird. In Verbindung mit der Sphinkteröffnung kommt es zusätzlich zu einer Relaxation des M. cricopharyngeus, dessen Öffnungsweite entsprechend der Konsistenz und der Größe des jeweiligen Bolus variiert.

c) Ösophageale Phase
Nach Boluseintritt in die Speiseröhre wird die Nahrung durch wellenartige Kontraktionen *(ösophageale Peristaltik)* mit einer Geschwindigkeit von 2–4 cm/Sek. in den Magen transportiert. Ein sofortiger Verschluß des OÖS soll das Eindringen von Luft in den Ösophagus bei wiedereinsetzender Inspiration vermeiden. Manometrische Messungen (Groher 1984) haben einen wellenartigen Druckabfall im Ösophgus vor Boluspassage und eine Druckzunahme *nach* Boluspassage ergeben. Auf diese Weise wird die Nahrung durch die primäre peristaltische Welle, die noch durch die Schwerkraft unterstützt wird, in den Magen gepreßt.

Eine sekundäre peristaltische Welle dient der Reinigung des Ösophagus von etwaigen Bolusresten. Am Übergang Speiseröhre – Magen muß der untere Ösophagusspinkter (UÖS) geöffnet werden. Die Öffnung des unteren Ösophagussphinkters ist reflektorisch gesteuert. Auch der UÖS wird nach Boluseintritt in den Magen sofort wieder verschlossen, wodurch der Reflux u.a. von Speisebrei verhindert wird.

Pathomechanismen des Kau- und Schluckakts

Im Formenkreis neurologischer Erkrankungen entstehen Dysphagien insbesondere aufgrund motorischer und sensibler Beeinträchtigungen der am Schluckakt beteiligten Strukturen. Der Schweregrad einer Schluckstörung wird unterschieden nach der Menge des aspirierten Bolus sowie nach der Effizienz des Hustenstoßes zur Reinigung des tracheo-pulmonalen Systems.

Der schwersten Form der Schluckstörungen, der „silent aspiration", liegt meist eine paryngolaryngeale Anästhesie zugrunde. In deren Folge werden Speichel oder Bolus unbemerkt, also ohne klinische Anzeichen eines Hustenstoßes, aspiriert.

Fernerhin werden drei Aspirationstypen unterschieden:
- *prädeglutitive Aspiration:* Überlauf von Bolus in die Trachea vor dem eigentlichen Schluckakt;
- *intradeglutitive Aspiration:* Überlauf während des Schluckakts;
- *postdeglutitive Aspiration:* Überlauf nach Beendigung des Schluckakts.

Störungen der oralen Phase

Mundastschwächen können je nach Schweregrad zu Speichelaustritt und Wiederaustritt von Nahrung aus dem Mund führen. Eine unzureichende Tonisierung der Wangenmuskulatur begünstigt Retentionen von Essensresten in den Wangentaschen. Eine reduzierte Kieferkontrolle behindert die Kaufunktionen, eine Hypotonie der Kiefermuskulatur erschwert den Mundschluß, hat ebenfalls Speichel- und Bolusaustritt aus dem Mund zur Folge und erschwert die Auslösung des Schluckreflexes (mit offenem Mund kann nur unter großer Anstrengung geschluckt werden). Bei Hypertonie der Kieferöffner zeigt sich die Mundöffnung reduziert, die Nahrungsaufnahme ist erschwert. Im Extremfall ist ein *Trismus* (Kiefersperre) zu beobachten.

Paresen der Zunge erschweren die Positionierung größerer Boli zwischen den Molaren und damit ebenfalls die Kaufunktion sowie den Transport der Nahrung in den Nasopharynx und bedingen das Verbleiben der Nahrung im Mundraum.

Lähmungen des Gaumensegels oder ein unkoordiniertes Zusammenspiel von Zungenrücken und Gaumensegel vermindern die orale Boluskontrolle und führen infolge des verfrühten Boluseintritts in den Pharynx oft zur prädeglutitiven Aspiration.

Intraorale Sensibilitätsminderungen (orale Hyästhesien bzw. Anästhesien) sind ebenfalls durch das Verbleiben von Retentionen im Mundraum sowie durch eine herabgesetzte Boluskontrolle gekennzeichnet. Ein herabgesetzter Würgereflex ist Hinweis auf Probleme bei der Triggerung des Schluckreflexes und damit bei der Koordination des gesamten Schluckakts.

Besondere Beachtung verdienen in diesem Zusammenhang die Aufmerksamkeitsstörungen. Ohne neuromuskuläre Störungen im faszio-oralen Bereich finden sich häufig orale Retentionen bei Neglect-Patienten, antriebsgestörte Patienten müssen bisweilen zur Sicherstellung einer ausreichenden Flüssigkeits- und Kalorienzufuhr über eine Magensonde aufbilanziert oder voll ernährt werden.

Störungen der pharyngealen Phase

Beeinträchtigungen der Schutzmechanismen innerhalb der pharyngealen Phase erhöhen deutlich das Aspirationsrisiko. So kann die Funktion des glottalen Schließreflexes und des Hustenstoßes durch eine laryngeale Hyp- oder Anästhesie sowie durch eine uni- oder bilaterale Plegie der Stimmlippe(n) herabgesetzt bzw. aufgehoben sein. Die Kraft des Hustenstoßes ist abhängig von der Inspirationstiefe, von der Fähigkeit zur Bauchpresse, dem glottalen Schluß sowie der Gaumensegelhebung. Im Normalfall wird durch den Verschluß der Stimmlippen und der Taschenfalten ein subglottischer Überdruck aufgebaut, der zur suffizienten Reinigung der Atemwege benötigt wird.

Eine reduzierte Larynxelevation bedingt meist eine deutlich ausgeprägte Schluckstörung. Bei unzureichender Hebung und Anterior-Bewegung des Kehlkopfes ist davon auszugehen, daß die Absenkung der Epiglottis mechanisch behindert oder gar nicht initiiert wird.

Darüber hinaus kann ohne ausreichende Aufdehnung des OÖS eine *Einschluckstörung* resultieren. In diesem Fall bleibt die Nahrung auf Höhe des Larynx liegen, und es besteht ein hohes Aspirationsrisiko dieser Retentionen. Patienten klagen bei vorhandener Sensibilität über ein Bolusgefühl im Rachen, meist besteht eine brodelnde bzw. gurgelnde Stimmqualität.

Sensible Defizite im pharyngo-laryngealen Bereich oder auch der Atemwege verzögern bzw. verhindern durch die herabgesetzte Fähigkeit zur Boluskontrolle die Koordination des Schluckakts sowie unter Umständen die korrekte Initiierung der reflektorisch gesteuerten Schutzmechanismen.

Störungen der ösophagealen Phase

Morphologische Veränderungen des Ösophagus, Beeinträchtigungen der Peristaltik sowie Öffnungsstörungen des oberen und unteren Ösophagussphinkters sind die häufigsten Ursachen ösophageal bedingter Dysphagien. Symptome sind insbesondere Einschluckstörungen und Reflux und bedürfen genauer diagnostischer Abklärung (Röntgenkinematographie, Ösophagusmanometrie).

•••• Klinische Untersuchung

Ziel der klinischen Untersuchung ist die Hypothesenbildung über die Lokalisation des Störungsschwerpunktes (orale, pharyngeale, ösophageale Phase?, motorische oder/und sensorische Störung?) und über den Schweregrad einer Schluckstörung. Insbesondere dient sie zur Bestimmung des weiteren diagnostischen Vorgehens. Angesichts der oft lebensbedrohlichen Formen von „silent“-Aspirationen kann die klinische Untersuchung nicht das alleinige diagnostische Mittel sein, sondern muß beim Auftreten klinischer Aspirationszeichen durch apparative Verfahren ergänzt werden.

Die klinische Untersuchung umfaßt einen ausführlichen *Status der kaudalen Hirnnerven* zur Beurteilung der fazio-oralen und der laryngealen Funktionen. Im Gesichtsbereich werden das Stirnrunzeln, der Augenschluß, das Nasenrümpfen sowie das Lippenspitzen und -spreizen und die Wangenmuskulatur geprüft. Dabei sollten die Tonusverhältnisse, Kraft, Geschwindigkeit und Amplitude (Ausmaß) der intendierten Bewegungen beobachtet werden. Kaufunktionen zeigen sich anhand rotatorischer Kieferbewegungen. Das Herausstrecken der Zunge und deren laterale Bewegungen sind ebenso von Bedeutung wie die willkürliche Hebung des Gaumensegels während der Phonation auf /a/ und die reflektorische Hebung nach Auslösung des Würgereflexes. Die Stimmqualität läßt Rückschlüsse auf die Stimmlippenfunktion zu. Die Kehlkopfhebung kann getastet werden, indem man den Schildknorpel mit Zeige- und Mittelfinger umfaßt und den Patienten zum Schlucken auffordert. Fernerhin sollten Atemstop und Hustenstoß beurteilt werden.

Die Austestung flüssiger, breiiger und fester Konsistenzen vermag einen guten Eindruck über Störungen der oralen Phase zu geben. Größte Vorsicht ist allerdings geboten, sobald Unklarheit über die Effizienz der Schutzreflexe besteht, also insbesondere Hustenstoß und Larynxelevation reduziert erscheinen oder der Würgereflex nicht auslösbar ist. Bei Verdacht auf eine pharyngo-laryngeale Hypästhesie ist stets die Gefahr der „silent“-Aspiration in Erwägung zu ziehen. Liegen klinische Aspirationszeichen vor, muß deshalb unbedingt eine instrumentelle Abklärung der Schluckstörung mittels fiberoptischer oder röntgenkinematographischer Untersuchungen erfolgen.

Klinische Zeichen der Aspiration sind:
- orale Retentionen,
- verlangsamte oder erhöhte Transitzeit des Bolus,
- verzögerte, reduzierte oder fehlende Larynxelevation,
- ein reduzierter Würgereflex,
- Husten oder Räuspern im Zusammenhang mit der Nahrungsaufnahme sowie
- eine gurgelnde Stimmqualität.

•••• Therapieformen

Kausale Therapieverfahren

Zur Restitution motorischer und sensorischer Defizite der fazio-oralen Strukturen kommen Behandlungsansätze zum Einsatz, die weitgehend auf *physiotherapeutische Methoden* zurückgreifen. Dies sind insbesondere die Behandlung nach Bobath und Coombes (Behandlung des faziooralen Trakts), die propriozeptive neuromuskuläre Fazilitation nach Kabat, Knott und Voss, die sensorische Stimulation nach Rood und im Bereich der Kindertherapie die orofaziale Regulation nach Castillo-Morales.

Voraussetzungen für eine effektive Behandlung der Kau- und Schluckfunktionen sind eine ausreichende Kopf- und Rumpfkontrolle und eine möglichst physiologische Sitzposition. Das Behandlungsprinzip beim Erwachsenen mit neurogener Dysphagie ist gestaffelt in einen Abbau primitiver pathologischer Reflexe und Schablonen (Beiß-, Such-, Saugreflex, Kau- und Saugautomatismen) und eine zunächst passive Anbahnung und dann aktive Ausführung orofazialer Willkürbewegungen.

Hyp- oder Anästhesien im Gesichts- und Mundbereich werden durch *multimodale Stimulationsformen* (thermisch, taktil, gustatorisch) behandelt, sensible Defizite im Rachenraum sind nur durch *thermale Stimulationen* zu beeinflussen. Liegen Hyperästhesien vor, ist zwischen der Anwendung von Entspannungs- und Desensibilisierungstechniken abzuwägen.

Entsprechend dem Vorgehen bei der Dysarthrietherapie werden straffe bzw. spastische Lähmungen tonussenkend behandelt, also etwa durch kontinuierliche und langsam ausgeführte Dehnungen der betroffenen Muskulatur. Schlaffe Paresen sollen mittels kurzfristig anzuwendender taktiler Reize, wie Dehnung, Druck und Vibration, sowie mittels diskreter thermischer Reize therapiert werden. Bei der autonomen Ausführung fazio-oraler Willkürbewegungen werden die Kraft durch Bewegung gegen fein dosierten Widerstand und die Geschwindigkeit insbesondere durch Artikulationsübungen trainiert.

Eine Auflistung der verschiedenen Interventionstechniken ginge über das Ziel dieses Kapitels hinaus, eine Zusammenfassung aller wichtigen Behandlungsformen findet sich jedoch bei Bartholome u. Mitarb. (1993) sowie bei Schalch (1992).

Kompensatorische Therapieverfahren

Auf physiologischer Ebene finden in diesem Zusammenhang verschiedene modifizierte Schlucktechniken Anwendung.

Mendelsohn-Manöver

Durch den *Einsatz des Mendelsohn-Manövers* soll die Larynxelevation verlängert bzw. erhöht werden, indem der Patient die Hebung des Zungenrückens etwa durch willkürliche Artikulationsbewegungen für die Laute /k/, /i/ oder /u/ trainiert.

Supraglottisches Schlucken

Die *Technik des supraglottischen Schluckens* wird angewendet bei insuffizientem glottalem Schluß und basiert auf einer forcierten laryngealen Adduktion, einem verlängerten Atemstop und einem anschließenden Hustenstoß, um etwaige laryngeale Retentionen zu entfernen.

Kopfhaltung

Die *Anteflexion des Kopfes* während der oralen Phase ist indiziert bei einem insuffizienten dorso-velaren Verschluß und soll die prädeglutitive Aspirationsgefahr reduzieren. Bei Hypästhesien oder Lähmungen des Gaumensegels, der Zunge, der Pharynxmuskulatur oder auch einer Stimmlippe kann eine Drehung des Kopfes zur paretischen Seite ebenfalls die prädeglutitive Aspirationsgefahr durch mechanische „Abklemmung" verringern. Je nach Schweregrad insbesondere hypotoner Lähmungen kann eventuell auch durch eine Drehung des Kopfes weg von der paretischen Seite eine ausreichende Tonisierung (Dehnungsreiz) erreicht werden.

Die genannten Verfahren sollten jedoch nicht ohne klare Indikationsstellung, die meist durch eine endoskopische Untersuchung erfolgt, angewandt werden.

Nahrungsauswahl

Durch die *Auswahl geeigneter Nahrungskonsistenzen* kann eine Kau- und Schluckstörung ebenfalls günstig beeinflußt werden. Bei oropharyngealen Hypästhesien empfiehlt sich die Gabe von fester bzw. warmer oder kalter Nahrung, da deren stimulativer Wert größer ist als der nicht temperierter oder breiiger Nahrung. Bei reduzierter oraler Boluskontrolle ist von krümeliger Nahrung (Zwieback, Reis) abzusehen. Gemischte Konsistenzen (Nudelsuppe) werden unterschiedlich schnell transportiert und sind deshalb schwerer zu kontrollieren. Bei schlechter Kaufunktion sollte weiche oder breiige Kost verabreicht werden, bei reduzierter oraler Transportfunktion ist zu überprüfen, ob das Abschlucken durch die Plazierung breiiger Nahrung in Nähe des Zungenrückens erleichtert werden kann.

Darüber hinaus sind verschiedene Trink- und Eßhilfen (Trinkbecher, Schneid- und Fixierbretter, rutschfeste Unterlagen, Bestecke, Teller) erhältlich, die insbesondere hemiparetischen Patienten die selbständige Nahrungsaufnahme erleichtern.

Literaturhinweise:

Bartolome G., Buchholz D. W., Hannig C., Neumann S., Prosiegel M., Schröter-Morasch H., Wuttge-Hannig A. (1993). Diagnostik und Therapie neurologisch bedingter Schluckstörungen. Fischer Verlag, Stuttgart.

Groher M., Hrsg. (1984). Dysphagia: Diagnosis and Management. Butterworths, Boston.

Schalch, F. (1992). Schluckstörungen und Gesichtslähmung. Fischer Verlag, Stuttgart.

1.11.5 Zentrale Hemiparese

E. Koenig

•••• Anatomie der Pyramidenbahn

Die einseitige Läsion des motorischen Kortex oder der von dort zum Rückenmark absteigenden Bahnen für die Willkürmotorik führt zu einer *kontralateralen Hemiparese* (häufiger arm- als beinbetont) und ist sicherlich das für die Physiotherapie wichtigste neurologische Syndrom. Die Pyramidenbahn, die die menschliche Willkürmotorik vermittelt, geht von den in der Hirnrinde (Cortex cerebri) gelegenen Pyramidenzellen aus. Dabei liegt eine somatotopische Gliederung vor (Abb. 1.**52**), mit Lokalisation des Beines nahe der Mittellinie. Anschließend sind der Rumpf, der proximale, dann der distale Arm, die Hand, das Gesicht und die Zunge repräsentiert, wobei Finger und Gesichtsmuskulatur und Zunge entsprechend der hohen Anforderung an eine fein abgestimmte Motorik besonders große Areale einnehmen.

Die Pyramidenbahnfasern (Axone der Pyramidenzellen) treten dann in der Capsula interna nahe zusammen, so daß hier kleine Läsionen zu schwerwiegenden Ausfällen führen können. Im Hirnstamm kreuzen dann die Fasern zu den motorischen Hirnnervenkernen auf die Gegenseite (Tractus corticonuclearis), während die Pyramidenbahn für die Skelettmotorik erst am Übergang vom Hirnstamm zum Rückenmark ganz überwiegend auf die Gegenseite kreuzt (75–95% der Fasern), ein kleinerer Teil der Fasern verläuft also ipsilateral im Rückenmark. Die in der Pyramidenbahn absteigenden Bahnen stammen zwar überwiegend von den im primär motorischen Kortex liegenden Neuronen (nach Affenexperimenten 52% der Fasern), 12% stammen aber aus dem prämotorischen und supplementär-motorischen Kortex und 22% aus dem postzentralen, überwiegend sensiblen Kortex.

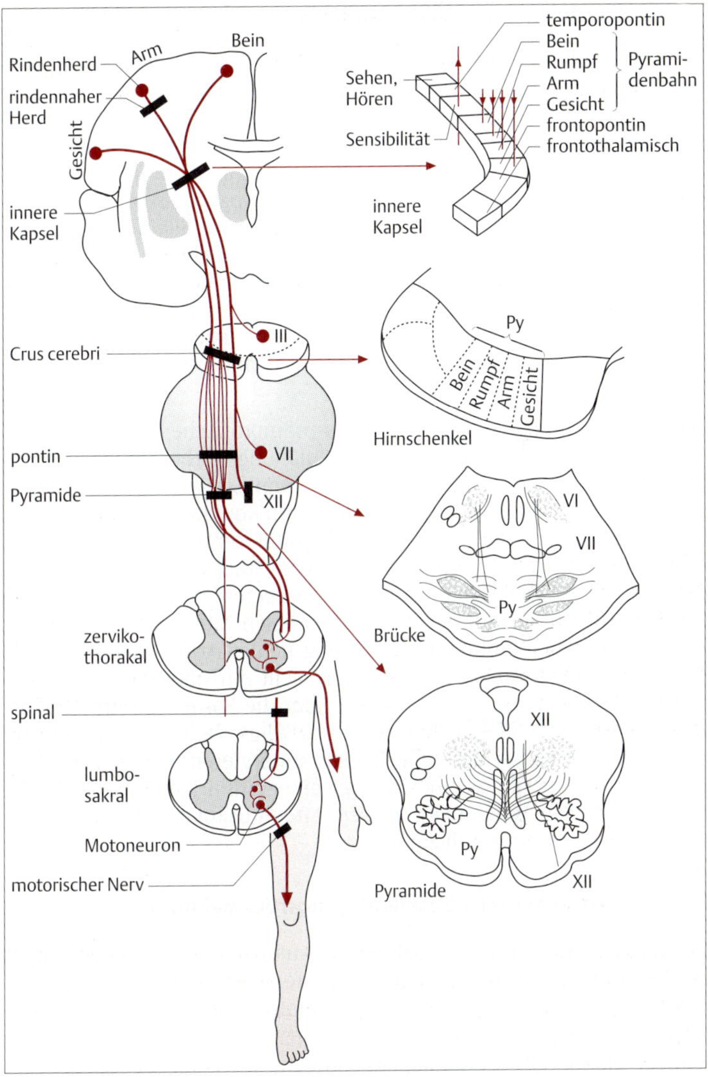
Rindenherd
Arm
Bein
rindennaher Herd
Gesicht
innere Kapsel
Crus cerebri
III
pontin
VII
Pyramide
XII
zerviko-thorakal
spinal
lumbo-sakral
Motoneuron
motorischer Nerv
temporopontin
Bein
Rumpf
Arm
Gesicht
Pyramidenbahn
Sehen, Hören
Sensibilität
frontopontin
frontothalamisch
innere Kapsel
Py
Bein
Rumpf
Arm
Gesicht
Hirnschenkel
VI
VII
Py
Brücke
XII
Py
XII
Pyramide

Abb. 1.**52**

•••• Physiologie der Willkürmotorik

Im primär motorischen Kortex wird insbesondere die *willkürlich intendierte Motorik* ausgelöst, wobei feinmotorische Leistungen wie feine Bewegungen von Finger und Hand nur von dort gesteuert werden. Die Nervenzellen sind dabei nicht nach einzelnen Muskeln lokal angeordnet, sondern nach Bewegungsrichtungen. Unterschiedliche Nervenzellpopulationen sind für rasche, großamplitudige, sog. *ballistische Bewegungen*, wie z. B. beim Werfen, zuständig (eine relativ kleine Zahl großer kortikospinaler Neurone), während langsamere feinmotorische Leistungen von den zahlreicher vorkommenden kleinen Neuronen ausgelöst werden. Möglicherweise liegt in der kleineren Zahl der großen kortikospinalen Neurone ein Grund dafür, warum nach einer Schädigung die ballistischen Bewegungen deutlicher verschlechtert sind, als langsamere Bewegungen.

Der supplementär-motorische und der prämotorische Kortex haben eine große Bedeutung bei der Bewegungsplanung, Vorbereitung und Initiierung. In diesen Kortexarealen werden komplexe synergistische Bewegungsmuster, z. B. gleichzeitige Drehung von Kopf und Augen, generiert und insbesondere die proximale Extremitätenmuskulatur innerviert. Charakteristisch für Läsionen dieser Areale sind außerdem Störungen der zeitlichen Aktivierungssequenz der an einer Bewegung beteiligten Muskelgruppen, insbesondere der proximalen Muskulatur und insbesondere auch bei simultaner Bewegung beider Arme oder Beine. Die Neurone dieser Kortexareale verlaufen nicht nur über die Pyramidenbahn, sondern steigen auch bilateral über die Formatio reticularis ab. Der bilaterale Verlauf und die Tatsache, daß diese Neurone insbesondere die proximale Extremitätenmuskulatur innervieren, sind wahrscheinlich die Grundlage dafür, daß sich nach einer einseitigen Schädigung die Innervation der proximalen Extremitätenmuskulatur üblicherweise besser erholt als die der distalen.

•••• Beitrag der sensiblen Bewegungsrückmeldung

Die aufsteigenden sensiblen Bahnen verlaufen teilweise eng benachbart zur Pyramidenbahn, insbesondere in Kortexnähe, so daß es bei hier gelegenen Läsionen häufig gleichzeitig zu motorischen und sensiblen Ausfallserscheinungen kommt. Die grundlegenden Qualitäten wie Berührungs-, Druck- und Bewegungsempfinden, Lagesinn, die Lokalisation kutaner Stimuli und die Differenzierung zwischen simultanen und sukzessiven Reizen sind Leistungen des primär sensiblen Kortex, der direkt hinter dem Sulcus centralis an den primärmotorischen Kortex anschließt und eine ganz ähnliche somatotopische Gliederung wie der motorische Kortex aufweist. Dahinter folgen der sekundäre sensible Kortex und dann der parietale Assoziationskortex. Beides sind Areale, in denen höhere somästhetische Leistungen erbracht werden, wie die Generation von zeitlich-räumlichen Bewegungsmustern, etwa zur Exploration und Manipulation von Objekten sowie imitatorische und Ausdruckbewegungen.

Die Tatsache, daß 22% der Neurone der Pyramidenbahn vom sensiblen Kortex ihren Ursprung nehmen, mag zunächst überraschend sein, aber es ist sicher so, daß eine enge Zusammenarbeit von motorischem und sensiblem System für einen ungestörten Bewegungsablauf notwendig ist, weil die sensible Rückmeldung über den eingetretenen Bewegungserfolg für die weitere Steuerung des Bewegungsablaufes von entscheidender Bedeutung ist. Daher nimmt man an, daß die vom sensiblen Kortex in der Pyramidenbahn absteigenden Neurone dafür verantwortlich sind, daß die Empfindlichkeit für die Weitermeldung von sensiblen Reizen einer dauernden steuernden Kontrolle des motorischen Systems unterliegt. Die Relevanz eines sensiblen Reizes ist natürlich im Rahmen eines Bewegungsablaufes ganz anders als ohne diesen. So können sensible Störungen auch zu einer deutlichen Beeinträchtigung motorischer Leistungen führen *(taktile Apraxie)*. Insbesondere motorische Leistungen, bei denen eine Position gehalten oder eine konstante Kraft ausgeübt werden muß, sind natürlich ganz unmittelbar von sensiblen Rückmeldungen abhängig.

•••• Pathophysiologie

Eine Schädigung des Pyramidenbahnsystems entweder durch eine direkte Läsion des Kortex, eine Läsion im Bereich der zerebralen Bahnsysteme (Capsula interna), in der Brücke oder der Medulla oblongata führt zunächst zu einer schlaffen kontralateralen Parese mit besonderem Betroffensein der Feinmotorik. Darüber hinaus kommt es bei dem Versuch, feinmotorische Bewegungen auszuführen, zum Auftreten von Massenbewegungen, die proximale Gliedmaßenabschnitte einbeziehen.

Wenn die Schädigung auch den supplementär-motorischen und prämotorischen Kortex einbezieht, werden die Lähmungserscheinungen in den proximalen Extremitätenabschnitten stärker, bei Betroffensein der vom Hirnstamm ausgehenden motorischen Systeme (rubrospinale, vestibulospinale und reticulospinale Projektionen) kommt es zusätzlich zu einer Beeinträchtigung der Haltungsregulation. Insbesondere solange die zentrale Parese schlaff ist, ist das *Auftreten pathologischer Reflexe* (z.B. des Babinski-Zeichens) für die Differenzierung zwischen zentraler und peripherer Parese wichtig.

Tonuserhöhung – Spastik

Erst in einem gewissen Intervall zur Läsion entwickelt sich eine *spastische Tonuserhöhung,* die bei ganz auf den Kortex begrenzten Läsionen auch fehlen kann und insgesamt in ihrer Ausprägung interindividuell und auch situationsabhängig variiert. Die *Spastik* (Abb. 1.**53 a**) hat folgende Charakteristika: In Ruhe, vor allem im Liegen, kann sie vollständig fehlen, bei langsamen, gleichmäßigen Bewegungen der Extremitäten bleibt sie minimal. Durch Aufrichten des Patienten beim Stehen und Gehen nimmt sie zu. Insbesondere betrifft sie die der Schwerkraft entgegenwirkenden Muskeln, d. h. im Bein die Streckmuskulatur, im Arm die Beugemuskulatur. Bei brüsker, passiver Dehnung eines Muskels nimmt sie stark zu und läßt klassischerweise, wenn die Bewegung ein gewisses Ausmaß überschritten hat, plötzlich nach, so daß die Extremität in dem gebeugten Gelenk zusammenklappt *(Taschenmesserphänomen).*

Eine Vermehrung des Tonus, der weniger von der Dehnungsgeschwindigkeit abhängt und nicht im Sinne des Taschenmesserphänomens plötzlich nachgibt, sollte eigentlich nicht – wie häufig der Fall – als Spastik, sondern als *Rigor* (Abb. 1.**53 b**) bezeichnet werden. Bei vielen zentralen Lähmungen beobachtet man mehr eine rigorartige als eine spastische Tonuserhöhung. Für die Wiedergewinnung der Willkürkontrolle über die Bewegungen ist eine Reduktion der Spastik wünschenswert. Für die Aufrechterhaltung der Haltefunktion der Antischwerkraftmuskeln ist die Spastik aber auch positiv zu werten.

Zum Teil werden in einer weiter gefaßten Bedeutung des Begriffes Spastizität, außer dem erhöhten Widerstand der Muskulatur gegen Dehnung, auch die gesteigerten Eigenreflexe und die gestörte Willkürbewegung unter diesem Begriff subsumiert. Auch der Begriff *spastische Lähmung* wird zum Teil leider synonym für eine zentrale Parese verwendet, auch ohne daß in jedem Fall eine ausgeprägte Spastik oder ein Rigor vorhanden wäre.

Ätiologie: Die Ursache der Spastik im engeren Sinne, also des gesteigerten Widerstandes des Muskels gegen passive Dehnung, wurde zunächst durch eine Enthemmung der Eigenreflexschleife erklärt. Experimentelle Untersuchungen zeigten jedoch eine verminderte Muskelantwort auf Dehnungsreize und einen hohen Dehnungswiderstand der Muskulatur. Diese Befunde wurden mit einer strukturellen Veränderung des Muskels erklärt, die die viskoelastischen Eigenschaften des Muskels verändert. Solche strukturellen Veränderungen benötigen natürlich Zeit, so daß das verzögerte Einsetzen der Spastik nach der Läsion auf diese Weise zu erklären wäre. Allerdings spielt eine Enthemmung von Muskeldehnungsreflexen wohl auch eine Rolle, da sich z. B. bei dem Versuch, eine in Beugefehlstellung fixierte Extremität zu strecken, in der Beugemuskulatur

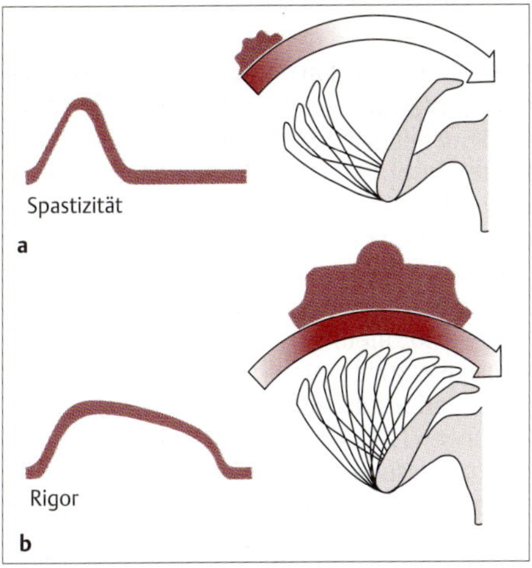

Abb. 1.**53 a** u. **b** Bewegungscharakteristika **a** der Spastik und **b** des Rigor

elektromyographisch eine anhaltende muskuläre Aktivität nachweisen läßt. An diesem neuronal bedingten Anteil der Spastik muß die Physiotherapie zunächst ansetzen.

Ein weiterer Mechanismus, der zur Spastik beiträgt, ist wahrscheinlich die verstärkte Koaktivierung von Agonisten und Antagonisten. Eine solche Koaktivierung führt einerseits zu einer Zunahme der Gelenksteifigkeit, andererseits hemmt die Aktivität des Antagonisten den Bewegungserfolg insbesondere von raschen, kraftvollen Bewegungen durch den Agonisten.

Klinisches Bild: Zusammenfassend hat man die Symptome der Spastik eingeteilt in:

- *Plussymptome:* vermehrter muskulärer Widerstand bei passiven Bewegungen, gesteigerte Muskeleigenreflexe, Auftreten pathologischer Reflexe (Pyramidenbahnzeichen), Mitbewegung von Extremitätenabschnitten in bestimmten Mustern (assoziierte Reaktionen), Massenbewegungen, Beugesynergien am Arm, Strecksynergien am Bein), und
- *Minussymptome:* Kraftminderung, reduzierte Feinmotorik, verminderte Frequenz bei raschen Wechselbewegungen (Dysdiadochokinese), verminderte Geschwindigkeit ballistischer Bewegungen, verminderte Antagonistenhemmung).

Motorische Ausfälle

Die Ursache der Kraftminderung bei zentralen Paresen liegt in einer verminderten willkürlichen Erregbarkeit der α-Motoneurone im Rückenmark. Um das α-Motoneuron zum Feuern zu bringen, bedarf es mehrerer zeitlich gut synchronisierter Impulse der zentralen Motoneurone. Durch die Schädigung erleidet ein Teil der Motoneurone einen vollständigen Funktionsverlust, andere leiten verlangsamt. Sowohl der Verlust der Zahl funktionsfähiger zentraler Neurone wie auch verlangsamte Leitgeschwindigkeiten führen zu einer unzureichenden Summation der exzitatorischen Potentiale am α-Motoneuron und damit zum Ausbleiben dessen Erregung. Der zeitlich exakte Ablauf motorischer Erregung ist natürlich bei den schon oben angesprochenen, rasch ausfahrenden, kräftigen, ballistischen Bewegungen (z. B. beim Ballwerfen) als auch bei differenzierten feinmotorischen Leistungen wie Schreiben und Öffnen oder Schließen von Knöpfen besonders wichtig. Derartige Bewegungen erfordern eine genaue Abstufung der Entladungsfrequenz, um die aufgewendete Kraft zu dosieren. Gerade bei solchen Bewegungen ist wiederum evident, daß die sensible Rückmeldung von entscheidender Bedeutung ist.

• • • • Spontanverlauf und Therapie

Für die Besserung bzw. *Rückbildung der zentralen Lähmungserscheinungen* nach Läsionen des motorischen Kortex oder der Pyramidenbahn sind mehrere Faktoren verantwortlich. Zum Teil laufen die *Erholungsvorgänge* spontan ab, zum Teil ist die Verbesserung durch die differente Einwirkung physiotherapeutischer Maßnahmen zu erklären. Eine rasch nach der Läsion auftretende Besserung der Lähmungserscheinung ist im allgemeinen auf eine *Spontanerholung* der Nervenzellen zurückzuführen. Es ist möglich, daß die Schädigung so leicht war, daß Nervenzellen nicht zugrunde gegangen sind, sondern nur zeitweise ihre Funktion verloren haben. D.h., daß der Stoffwechsel, der zur Erhaltung der Zelle notwendig war, aufrechterhalten werden konnte, der zusätzliche Stoffwechsel aber, der für eine Funktion der Nervenzelle notwendig ist, nicht mehr geleistet werden konnte. Auch eine vorübergehende Unterbrechung der Leitungsfähigkeit der Nervenfaser führt zu demselben Erscheinungsbild. Im Randbereich der Läsion geht es eigentlich immer um Areale, die einen reversiblen Funktionsverlust erlitten haben, die sich also in einiger zeitlicher Distanz von der Schädigung wieder von selbst erholen.

Weiterhin hängt die Erholung sehr stark davon ab, ob die zerebralen Strukturen, die die Bewegungen steuern, stark lateralisiert sind, d. h. sich nur in einer Hemisphäre befinden, wie das insbesondere für die differenzierte Motorik am Unterarm und der Hand, aber auch an den unteren Abschnitten des Gesichtes, der Fall ist. Andere Teile der Skelettmotorik, wie die oberen Abschnitte der Gesichtsmuskulatur, die Rumpfmuskulatur und die proximale Extremitätenmuskulatur sind weniger stark lateralisiert oder stehen unter geringerer Kontrolle des pyramidalmotorischen Systems, d.h. sie sind stärker extrapyramidalmotorisch gesteuert. Die Muskulatur kann dann entweder für intendierte, willkürliche Bewegungen von der anderen Hemisphäre gesteuert werden (wie z.B. bei der Gesichtsmuskulatur bei der Aufforderung, die Stirn zu runzeln) oder kann bei stärker automatisierten Bewegungen von anderen Hirnzentren (Stammganglien, Kleinhirn) gesteuert werden, wie z.B. beim Gehen oder beim Halten des Gleichgewichtes im Stand (Stehen ist nämlich auch eine aktive motorische Leistung).

Die bisher besprochenen Mechanismen legen im wesentlichen dar, warum bestimmte Bewegungsarten und Abschnitte der Extremitätenmuskulatur stärker betroffen sind als andere. Es kommt aber im Gefolge einer Schädigung auch zu Veränderungsprozessen im Gehirn, deren Ergebnis aber erst mit einer gewissen Latenz eintritt. In Tierexperimenten konnte zunächst gezeigt werden, daß die Lokalisation bestimmter Funktionen im motorischen Kortex eine gewisse *Plastizität* hat, daß also nach einer Schädigung die benachbarte Region die Funktion der geschädigten Region übernehmen kann. Durch die funtkionelle Kernspintomographie konnten solche „Reparaturmechanismen“ auch beim Menschen gezeigt werden. D.h., es handelt sich letztlich um das *Umtrainieren* einer Nervenzelle bzw. richtiger gesagt eines Nervenzellverbandes auf eine neue Funktion. Damit wäre diese Therapie sozusagen kausal, da ja wieder eine kortikale Steuerungsmöglichkeit erreicht wird.

Durch welche Prozesse man dieses Umtrainieren von Nervenzellverbänden im Kortex erreichen kann, ist bisher unklar. Letztlich kommt es darauf an, eine synchronisierte Entladung bestimmter α-Motoneuronverbände im Rückenmark zu erreichen. Daher zielt die Physiotherapie darauf ab, die *Entladungsbereitschaft des α-Motoneurons kontrolliert zu beeinflussen.* Möglichkeiten, diese Entladungsbereitschaft zu beeinflussen, sind z.B. *sensible Reize* (Bestreichen der Haut), aber insbesondere auch eine *Reizung der Muskelspindeln,* entweder durch rasche Dehnung des Muskels oder Beklopfen (Tapping) der Sehne oder Vibrationsreize. Dies führt zu einer Erregung der Ia-Afferenzen der Muskelspindeln und des gedehnten Muskels sowie zu einer Hemmung seines Antagonisten über den spinalen Muskeleigenreflex.

Eine *Verminderung der Entladungsbereitschaft* des α-Motoneurons kann man dagegen z.B. durch *langsame Muskeldehnung* erreichen. Es findet dann eine *Adaptation* an die neue Dehnungsbedingung statt, und wenn man dann die Dehnung vermindert, kommt es zu einem geringeren Einstrom von Ia-Afferenzen auf das α-Motoneuron und damit zu einer *Hemmung des Tonus.* Wesentlich ist auch die *Körperhaltung* im Verhältnis zur Schwerkraft. Über vestibulospinale Reflexe kommt es zu einer Erregung der α-Motoneurone der Antischwerkraftmuskeln. *Kälte* führt, soweit sie nicht so stark angewandt wird, daß sie eine Empfindungslosigkeit (Anästhesie) nach sich zieht, zu einem verstärkten sensiblen Einstrom. Temperaturen nahe der Körpertemperatur hemmen diese Afferenzen. Insofern ist es nicht verwunderlich, daß stark spastische Patienten in horizontaler Körperhaltung im Wasser bei einer Temperatur von etwa 32° am besten entspannt werden können. Das Eintauchen des Körpers in das Wasser führt zusätzlich zu einer weitgehenden Aufhebung der Körperschwere, so daß der Druck durch Kontakt mit unterstützenden Oberflächen minimiert wird und sich die Haltefunktion der Antischwerkraftmuskeln weitestgehend erübrigt.

1.11.6 Erkrankungen der Basalganglien und des extrapyramidal-motorischen Systems

Definition: Unter den Basalganglien versteht man Kerngebiete, die im Inneren des Großhirns neben und vor dem Thalamus liegen und von diesem durch die innere Kapsel, durch die die Pyramidenbahn zieht, getrennt werden.

Die Basalganglien werden von außen nach innen aufgeteilt in den *Nucleus caudatus,* das *Putamen* und den *Globus pallidus.* Ferner gehören das *Corpus amygdaloideum* und *Kerngebiete des Mesencephalons,* nämlich die Substantia nigra, der Nucleus ruber und im Zwischenhirn der Nucleus subthalamicus, funktionell dazu.

Im wesentlichen projiziert die motorische Hirnrinde (Kortex) zum Nucleus caudatus und Putamen, diese Strukturen zum Globus pallidus und dieser zum Thalamus, der zurück zum Kortex projiziert, so daß hier ein Regelkreis entsteht. Diesem sind noch weitere Regelkreise angeschlossen, einerseits vom Kortex über die Pons zum Cerebellum und von dort zum Thalamus, andererseits vom Kortex direkt zum Thalamus sowie vom Nucleus caudatus zur Substantia nigra und zurück.

Die Funktionen der Basalganglien sind noch nicht vollständig erfaßt. Sie spielen eine große Rolle bei der Ausführung automatisierter Bewegungen, deren Ausführungen wir uns nicht mehr im einzelnen überlegen müssen (wie z.B. beim Gehen oder bei den Bewegungen des geübten Sportlers). Wichtige Funktionen hat das extrapyramidal-motorische System neben dem Cerebellum aber auch bei der genauen Steuerung kortikal geplanter Bewegungen. In den Basalganglien kommen, wie auch im übrigen Gehirn, verschiedene Überträgerstoffe zwischen den Nervenzellen vor. Bei Erkrankungen der Basalganglien kann das Gleichgewicht zwischen diesen Überträgerstoffen bei Krankheitsbildern in charakteristischer Weise gestört sein. Am wichtigsten ist das Verhältnis von Azetylcholin zu Dopamin, wobei ein Dopamin-Mangel durch ein relatives Überwiegen des cholinergen Systems zu einem hypokinetisch-rigiden Syndrom (Parkinson-Syndrom) und das Überwiegen von Dopamin zu einem hyperkinetisch-hypotonen Syndrom (Chorea) führt.

•••• Parkinson-Syndrom

Klinisches Bild: Das wichtigste extrapyramidale Krankheitsbild ist das Parkinson-Syndrom, das durch die drei wesentlichen Symptome *Akinese, Rigor* und *Tremor* charakterisiert ist, die in gleicher Ausprägung vorhanden sein können (Äquivalenz-Typ). Es können aber auch Akinese und Rigor dominieren (akinetisch-rigider Typ) oder der Tremor (tremor-dominanter Typ). Die Ausprägung der Symptome kann auch über Tag und mit dem psychischen Zustand des Patienten wechseln.

Das Erkrankungsalter liegt meist jenseits des 50. Lebensjahres. Erkrankungen vor dem 40. Lebensjahr kommen aber vor. Beim senilen Parkinson mit Beginn nach dem 70. Lebensjahr überwiegt der akinetisch-rigide Typ.

Ätiologie: Die Ursache der Erkrankung liegt in einem Verlust von Nervenzellen in der Substantia nigra, wodurch ein Dopamin-Mangel entsteht. Die Ursache dieses Neuronenverlustes ist unklar, in 5% der Fälle liegt eine erbliche Häufung vor.

Neben den ideopathischen Parkinson-Syndrom gibt es sekundäre Formen, die durch Stoffwechselstörungen, Intoxikationen oder eine Virusencephalitis ausgelöst wurden. Außerdem kann ein Parkinson-Syndrom als Nebenwirkung von Medikamenten auftreten (insbesondere Neuroleptika).

Akinese

- *Definition:* Unter Akinese versteht man eine Bewegungsarmut, die sich dadurch auszeichnet, daß Bewegungen nur noch gerade so weit ausgeführt werden, wie sie für die Erreichung des Zieles notwendig sind.

Klinisches Bild: Gestische und mimische Ausdrucksbewegungen sind reduziert *(Hypomimie)*, die Mitbewegung der Arme beim Gehen herabgesetzt, aber auch die Schrittlänge und die Ganggeschwindigkeit sind reduziert. Häufig besteht eine Schwierigkeit, Bewegungen zu initiieren, insbesondere Startschwierigkeiten beim Gehen, und eine Erschwernis beim Umdrehen, so daß mehrere Zwischenschritte notwendig sind.

Die Körperhaltung ist häufig nach vorne gebeugt, die Arme sind im Ellenbogen meist gebeugt, Hüfte und Knie sind im Stehen nicht vollständig gestreckt. Diese Körperhaltung bleibt zum Teil bei fortgeschrittenen Syndromen sogar im Liegen bestehen, so daß der nach vorn gebeugte Kopf nicht mehr auf der Unterlage aufliegt, sondern vom Bett abgehoben ist *(psychisches Kopfkissen)*. Die Sprache ist häufig monoton, stimmlos und leise sowie schlecht artikuliert, die Handschrift auffallend klein *(Mikrographie)*.

Rigor

- *Definition:* Unter Rigor versteht man eine Erhöhung des Muskeltonus mit einem erhöhten Widerstand gegen passive Bewegungen, der – anders als die Spastik – während der gesamten Bewegungsexkursion gleich ausgeprägt ist.

Der Rigor bestimmt meist Beuger und Strecker gleichzeitig und ist weniger positions- und situationsabhängig als die Spastik. Bei der Bewegung merkt man häufig einen rasch wechselnden Widerstand, so daß man das Gefühl hat, die Extremität bewegt sich in der passiven Bewegung ruckartig *(Zahnradphänomen,* Abb. 1.**54**). Gesteigerte Reflexe oder Pyramidenbahnzeichen finden sich beim Rigor nicht, es sei denn, es besteht eine zusätzliche Pyramidenbahnläsion.

Tremor

Klinisches Bild: Der Tremor beim Parkinson-Syndrom ist ein Ruhetremor, d. h., typischerweise bewegen sich die distalen Arme in Ruhe mit einer Frequenz von 4–6 Schlägen pro Sekunde, bei Intention einer Bewegung nimmt der Tremor ab. Der Tremor kann auch die Finger (Pillendrehertremor) oder den Kopf („Ja"- oder „Nein"-Tremor) betreffen.

Zusätzlich bestehen häufig vegetative Begleitsymptome in Form einer starken Talgsekretion *(Salbengesicht)*. Ob tatsächlich ein verstärkter Speichelfluß besteht oder ob dieser durch Behinderung des Schluckaktes vorgetäuscht wird, wird kontrovers diskutiert.

Therapie: Mit der medikamentösen Therapie, bestehend aus der Gabe von L-Dopa, Dopaminagonisten und Anticholinergika läßt sich die Symptomatik zunächst gut bessern. Der Untergang der Nervenzellen in der Substantia nigra schreitet jedoch fort, so daß im späteren Verlauf die Medikamente nicht mehr ausreichend wirksam sind und es zu starken Wirkungsschwankungen kommt. Diese können einerseits in einer Unterdosierung mit Bewegungsblockade bis hin zur völligen Bewegungsunfähigkeit bestehen, andererseits in Überdosierungssymptomen mit Hyperkinesen (willkürlich nicht unterdrückbare überschießende Bewegungen) und psychotischen Symptomen wie Halluzinationen.

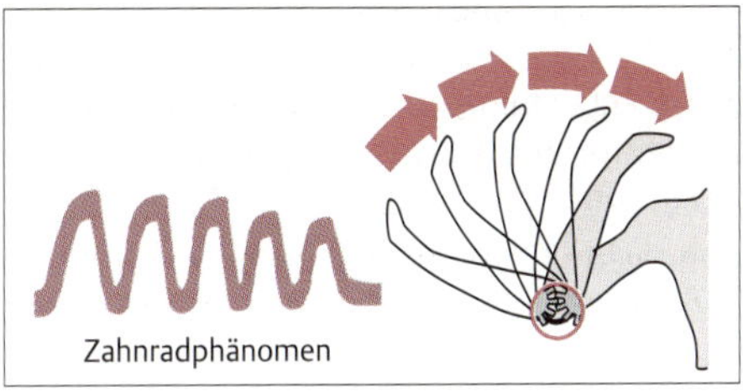

Abb. 1.**54** Bewegungscharakteristika des Zahnradphänomens

Ähnliche Krankheitsbilder

Elemente der Parkinson-Symptomatik kommen auch bei *anderen hirnatrophischen Erkrankungen* vor. Die progressive supranukleäre Lähmung (Steele-Richardson-Olszewski) zeichnet sich durch eine supranukleäre Blicklähmung für vertikale Augenbewegungen, Hypokinese, Rigor, insbesondere im Bereich des Nackens, und ein ähnlich gebundenes Gangbild wie beim Parkinson-Syndrom aus. Häufig sind Gleichgewichtsstörungen mit der Neigung, nach hinten zu fallen.

Unter der *Multisystematrophie (MSA)* versteht man ein Krankheitsbild mit Hypokinese und Rigor und der Neigung zur orthostatischen Dysregulation (Neigung zu Blutdruckabfällen mit Ohnmachten bei Aufrichtung von der horizontalen in die vertikale Körperlage). Die Differenzierung eines Parkinson-Syndroms von einem akinetisch-rigiden Typ kann zunächst sehr schwierig sein, so daß das schlechte Ansprechen auf die Dopamin-Medikation ein diagnostischer Hinweis sein kann.

Choreatisches Syndrom

- *Definition:* Unter einem choreatischen Syndrom versteht man ein Krankheitsbild mit unwillkürlichen, willkürlich nicht unterdrückbaren, unregelmäßigen, raschen Muskelzuckungen, die nicht im Sinne synergistischer Bewegungsabfolgen gesteuert sind.

Sie treten bereits in Ruhe auf und können bei Intention zu Bewegungen sich stark steigern *(choreatischer Bewegungssturm).* Zunächst sind die distalen Extremitätenabschnitte mehr betroffen als die proximalen, im fortgeschrittenen Stadium ergreift die Erregungsunruhe den gesamten Körper. Zwei wesentliche Krankheitsbilder werden unterschieden: *Chorea major* (Huntington) und *Chorea minor Sydenham.*

Chorea major

Ätiologie: Die *Chorea major* ist eine dominante Erbkrankheit, die im mittleren Erwachsenenalter beginnt und auf dem Untergang von Nervenzellen im Corpus striatum beruht.

Klinisches Bild: Die raschen unregelmäßigen Bewegungen, zunächst an den distalen Extremitäten, sind etwas gröber als bei der Chorea minor, ergreifen früh auch die mimische Muskulatur (Grimassieren) und die Schlund-, Kehlkopf- und Atemmuskulatur, so daß es zu Schluck-, Atem- und Phonationsstörungen kommt. Später ergreift die Bewegungsunruhe die proximalen Extremitäten und den Rumpf mit dann eher langsamen Bewegungsabläufen, die dyston und athetoid (wurmförmige und wälzende Bewegungen) wirken. Der Muskeltonus ist zunächst herabgesetzt, im weiteren Verlauf der Erkrankung kann es zu einer Rigidität kommen, so daß auch Kontrakturen und Arthrosen entstehen können. Im weiteren Verlauf kommt es zu einem zunehmenden intellektuellen Abbau (Demenz) mit Störungen der Merkfähigkeit, der Aufmerksamkeit und des Konzentrationsvermögens, der Denkabläufe und der Urteilsfähigkeit. Häufig wird der intellektuelle Abbau auch angesichts der Tatsache, daß eine ursächliche Behandlung nicht möglich ist, von einer Depression begleitet, die ihrerseits eine Antriebsstörung bedingt. Es kommen aber auch Störungen der Affektkontrolle mit aggressiven Durchbrüchen vor.

Therapie: Eine kausale Therapie ist nicht möglich. Die Bewegungsunruhe kann symptomatisch mit Medikamenten aus der Gruppe der Neuroleptika gedämpft werden. Wegen der dominanten Vererblichkeit sollte eine genetische Beratung erfolgen.

Chorea minor Sydenham

Ätiologie: Die *Chorea minor Sydenham* ist ein Krankheitsbild, das durch eine pathologische Immunreaktion nach Streptokokkeninfektion (rheumatisches Fieber, Myokarditis, Polyarthritis und gehäufte Anginen) auftritt. Die Krankheit tritt typischerweise im Kindes- oder jungen Erwachsenenalter auf.

Klinisches Bild: Die Hyperkinesen sind kurz dauernd, arrhythmisch zukkend und betreffen zunächst die distalen Extremitätenabschnitte, die Gesichts- und die Schlundmuskulatur und werden anfangs in natürliche Bewegungseinläufe eingebunden, so daß sie oft nicht als pathologisch erkannt werden. Häufig bestehen psychopathologische Begleitsymptome in Form von Antriebsarmut, Konzentrationsstörungen, Ängstlichkeit und affektiver Labilität. Die Krankheitsdauer beträgt mehrere Wochen bis Monate.

Therapie: Unbehandelt kann es zu Rezidiven kommen. Die Behandlung besteht in einer hochdosierten Penizillin-Therapie, einer antiphlogistischen, medikamentösen Therapie (Kortison, Salizylate) und einer symptomatischen Therapie bei ausgeprägten Bewegungsstörungen (Benzodiazepine, Chloraldurat, Tiaprid, Neuroleptika).

Darüber hinaus gibt es noch die *Chorea gravidarum.* Bei diesem Krankheitsbild kann es bei jungen Frauen in den ersten 3–5 Monaten der Schwangerschaft und unter der Gabe von oralen Antikonzeptiva zu einer gleichartigen Symptomatik kommen, die man auf eine hormonell bedingte Sensitivitätserhöhung der Dopamin-Rezeptoren zurückführt.

Choreatische Krankheitsbilder können auch aus zahlreichen anderen Ursachen entstehen:

- perinatale Asphyxie
- akute Encephalitis,
- Lupus erythematodes,
- Thyreotoxikose,
- Morbus Wilson,
- Nebenwirkung zahlreicher Medikamente.

•••• Dystonien

Definition: Unter Dystonien versteht man Krankheitsbilder mit langsamen Bewegungsabläufen, die nicht willkürlich unterdrückbar sind und zu bizzaren Verdrehungen der Gliedmaßen, des Nackens oder des Körpers führen. Je nach Ausdehnung der Symptomatik werden *fokale, segmentale, halbseitige* und *generalisierte* Dystonien unterschieden.

•••• Torticollis spasticus

Die häufigste Dystonie ist der *Torticollis spasticus* (oder *spasmodicus*).

Klinisches Bild: Durch eine tonische Hyperaktivität der Nackenmuskulatur des M. trapezius und des M. sternocleidomastoideus kommt es zu einer Verdrehung und meistens auch Neigung des Kopfes gegenüber dem Rumpf. Die Symptomatik ist nicht dauernd vorhanden, Phasen der muskulären Überaktivität können mit Phasen normaler Kopfhaltung abwechseln. Willkürlich lassen sich die Bewegungen nicht unterdrücken, dagegen manchmal durch das Anlegen der Hand oder des Zeigefingers an das Kinn. Sekundär kann es zur Hypertrophie der Halsmuskulatur (M. sternocleidomastoideus, M. trapezius, Nackenmuskeln) kommen.

Neben den symptomatischen Formen (nach Encephalitis, bei Chorea Huntington und Wilson-Krankheit) ist die idiopathische Form am häufigsten.

Therapie: Therapeutisch spielt neben der Physiotherapie die Behandlung mit Botulinus-Toxin eine wesentliche Rolle, wenn der Torticollis durch die Überaktivität weniger Muskeln ausgelöst ist. Die intramuskuläre Injektion kleinster Mengen von Botulinus-Toxin verhindert die neuromuskuläre Übertragung und lähmt somit die betroffene Muskulatur.

Andere fokale Dystonien sind der *Blepharospasmus* mit intermittierenden oder anhaltenden beidseitigem Augenschluß, die *spasmotische Dysphonie* mit Betroffensein der Zungen-, Schlund- und Kehlkopfmuskulatur und die *oromandibuläre Dystonie* mit Betroffensein von Kiefer, Zunge und mimischer Muskulatur. Bei gleichzeitigem Bestehen eines Blepharospasmus spricht man von einem *Meige-Syndrom.* Auch bei diesen Bewegungsstörungen wird, soweit sie eng begrenzt sind, am effektivsten Botulinus-Toxin eingesetzt.

Beschäftigungsdystonien

□ *Definition:* Unter *Beschäftigungsdystonien* versteht man dystone Syndrome, die nicht spontan auftreten, sondern an eine bestimmte Tätigkeit gebunden sind.

Hierzu gehören die Verkrampfungen der Finger beim Geige- und Klavier-Spielen und der *Schreibkrampf.* Während früher überwiegend eine psychogene Genese angenommen wurde, wird heute aufgrund elektrophysiologischer Befunde (Ausfall der reziproken Hemmung antagonistischer Muskeln) überwiegend eine organische Genese angenommen.

Torsionsdystonie

Klinisches Bild: Bei der Torsionsdystonie kommt es zu Verdrehungen des ganzen Rumpfes und der proximalen Extremitätenabschnitte, ferner zu langsamen unphysiologischen Kontraktionen der mimischen Muskulatur (Grimassieren). Neben symptomatischen Formen (perinatale Hirnschädigung, Encephalitis, Ischämien, Intoxikationen, Morbus Wilson, Chorea Huntington) kommen idiopathische Formen vor.

Therapie: Bei der generalisierten Form ist eine Botulinus-Toxin-Behandlung nicht möglich. Medikamentös läßt sich jedoch häufig eine gewisse Linderung der Symptome erreichen.

Athetose

Definition: Unter Athetose versteht man eine Hyperkinese mit unwillkürlichen, langsamen, drehenden und wurmförmigen Bewegungen, überwiegend der distalen Extremitätenabschnitte (Hände, Finger, Füße und Zehen), wobei die Bewegungsabläufe in den einzelnen Gelenken gegenläufig sind.

Klinisches Bild: Die Bewegungen laufen ununterbrochen und nicht wie bei der Dystonie im frühen Krankheitsstadium intermittierend ab. Die Symptomatik kann bilateral oder einseitig *(Hemiathetose)* vorhanden sein. Gleichzeitig bestehen häufig andere extrapyramidale Bewegungsstörungen und eine Spastik.

Ätiologie: Schädigungen im Bereich der Stammganglien, meistens perinatal (Asphyxie, Kernikterus), gelegentlich auch ischämische Hirninfarkte im Erwachsenenalter kommen als Ursachen in Betracht.

Ballismus

Definition: Unter Ballismus versteht man plötzlich auftretende, rasche, weit ausfahrende, schleudernde Bewegungen, die so heftig sein können, daß die Patienten sich verletzen oder stürzen.

Klinisches Bild: Die Bewegungen treten überwiegend im Schulter- oder Beckengürtel und in der proximalen Extremitätenmuskulatur, seltener an Kopf und Rumpf auf. Meistens sind die Bewegungen auf eine Körperseite begrenzt *(Hemiballismus).* Der Versuch intendierter Bewegungen sowie Aufmerksamkeit, Erregung und plötzliche Sinnesreizung verstärken die Symptomatik. Auf der Seite der Hyperkinesen findet sich häufig eine leichte Hemiparese.

Ätiologie: Ursächlich ist eine Läsion des Nucleus subthalamicus oder seiner Verbindung zum Pallidum.

Therapie: Zur Behandlung kann man neben der Physiotherapie Medikamente einsetzen, die eine Hypokinese auslösen (Tiaprid, Neuroleptika).

1.11.7 Kleinhirnerkrankungen

Funktionen des Kleinhirns

Das Kleinhirn ist der pyramidalen und extrapyramidalen Motorik als Regelkreis vorgeschaltet und nimmt auf vorwiegend kortikal initiierte und bewußt kontrollierte Bewegungen wie auch überwiegend automatisierte (extrapyramidale) Bewegungsabläufe Einfluß. Funktionell und entwicklungsgeschichtlich hat man das Kleinhirn in drei große Abschnitte unterteilt:

Vestibulocerebellum

Das *Vestibulocerebellum* (oder Archicerebellum) besteht aus den untersten Abschnitten des Kleinhirns, nämlich dem Flocculus, dem Paraflocculus, dem Nodulus sowie der Uvula und bekommt insbesondere starke Eingänge vom vestibulären Kerngebiet. Es ist für die Aufrechterhaltung des Gleichgewichts und die Steuerung der Augenbewegungen von wesentlicher Bedeutung. Der vestibulo-okuläre Reflex hat die Funktion, die intendierte Blickrichtung zu stabilisieren, während der Körper sich bewegt.

Bei Störungen kommt es zu visuellen Scheinbewegungen, die gesehenen Gegenstände stehen nicht mehr ganz still, was wiederum zu Gleichgewichtsstörungen führt. Ferner findet man Störungen der Augenfolgebewegungen und des Haltens von exzentrischen Blickpositionen. Neben den Augenbewegungsstörungen haben diese Patienten Schwierigkeiten bei der Aufrechterhaltung des Gleichgewichtes unter statischen *(Standataxie)* und dynamischen Bedingungen *(Gangataxie)*.

Spinocerebellum (Palaeocerebellum)

Anatomisch besteht das *Spinocerebellum* aus dem Oberwurm und den vorderen Anteilen der Kleinhirnhemisphären. Funktionell dient es insbesondere der Kontrolle von Rumpf und proximalen Extremitäten. Die Patienten schwanken beim Stand mit geschlossenen Augen (Romberg-Versuch) überwiegend in Vorwärts-/Rückwärtsrichtung, fallen aber im Gegensatz zu Patienten mit Läsionen des Vestibulocerebellums nicht um.

Neocerebellum

Das *Neocerebellum,* bestehend aus den Kleinhirnhemisphären und dem Nucleus dentatus, reguliert im wesentlichen die kortikal initiierte Motorik, wie Zielbewegungen der distalen Extremitäten, willkürliche Blickbewegungen *(Sakkaden)* und die komplizierte Abfolge der zahlreichen Muskelaktivitäten beim Sprechen. Bei einer Läsion erfolgen somit überwiegend Unsicherheiten der Zielbewegungen der oberen Extremität (Dysdiadochokinese, Hypermetrie, Intentionstremor, Blickdysmetrie und Dysarthrie).

•••• Schädigungen durch Noxen

Schädigungen des Kleinhirns können im Prinzip durch die gleichen Noxen wie die Schädigung des Großhirns eintreten. So gibt es zerebrale ischämische Infarkte, zerebrale Blutungen, Entzündungen (Zerebellitis) sowie ein häufiges Mitbetroffensein des Cerebellums im Rahmen der Encephalomyelitis disseminata (Multiple Sklerose). Im Gegensatz zu den zerebralen Schädigungen wirkt sich die Pathologie des Kleinhirns ipsilateral aus, d.h., eine Schädigung z.B. der rechten Kleinhirnhemisphäre führt zu einer rechtsseitigen Hypotonie, Ataxie, Dysmetrie und Dysdiadochokinese.

•••• Kleinhirndegenerationen

Das Kleinhirn ist gegenüber *toxischen Schädigungen* (Alkohol, Medikamente, Metalle, organische Lösungsmittel), Vitamin-Mangelzuständen und Stoffwechselerkrankungen relativ empfindlich.

Eine *alkoholische Kleinhirndegeneration* zeichnet sich vor allem durch eine Gangataxie und eine Standataxie mit Schwankung in Vorwärts-Rückwärtsrichtung und einen Tremor des gesamten Körpers im Stand (posturaler Tremor) mit einer Frequenz von etwa 3 Hz aus. Nach Alkoholkarenz kann sich ein wesentlicher Teil der Symptome zurückbilden.

Unter den Medikamenten, die zu einer Kleinhirndegeneration führen, ist insbesondere *Diphenylhydantoin,* das als Antiepileptikum von den Patienten jahrelang eingenommen werden muß, bekannt geworden. Da das Medikament eine sehr lange Halbwertzeit hat, kann es relativ leicht zu Intoxikationen kommen. Weitere toxische Ursachen können sein:

- Litium-Medikation,
- Gabe von Zytostatika,
- Metall und
- organische Lösungsmittel.

Vitamin-Mangelzustände sind insbesondere im Hinblick auf das Vitamin E (Fettmalabsorption durch Ileumresektion, Zöliakie oder biliäre Atresie) beschrieben.

Paraneoplastische Kleinhirndegenerationen treten insbesondere beim Bronchialkarzinom, Ovarialkarzinom, Mammakarzinom, Lymphom und Morbus Waldenström auf. Ein typisches paraneoplastisches Syndrom ist auch das Myoklonus-Opsoklonus-Syndrom (Dancing-eye-and feet-Syndrom). Da die Ataxie der klinischen Manifestation des Tumorleidens jahrelang vorausgehen kann, sollte, wenn sich sonst keine Ursache für die Ataxie findet, eine Tumorsuche durchgeführt werden.

Zahlreiche *stoffwechselbedingte Erkrankungen* betreffen auch in erheblichem Umfang das Cerebellum und gehen typischerweise mit einer Ataxie und zusätzlich z.T. mit Polyneuropathien, Retinopathien, Pyramidenbahnschädigung und Demenz einher, wie der Morbus Refsum (Phytansäurespeicherung), Morbus Bassen-Kornzweig (A-Betalipoproteinämie), metachromatische Leukodystrophie (Arylsulfatase-A-Mangel), Adrenoleukomyeloneuropathie (Speicherung langkettiger Fettsäuren) sowie Störungen des Kohlenhydratstoffwechsels (subakute nekrotisierende Enzephalomyopathie nach Leigh, Kearns-Sayre-Syndrom) und Störungen des Eiweißstoffwechsels (Marple Syrup-Krankheit, Hartnup-Krankheit).

Von der Krankheitsgruppe der zerebellaren und spino-zerebellaren Degenerationen ist die *Friedreich-Ataxie* (eine autosomal-rezessive Erkrankung), die vor dem 25. Lebensjahr beginnt, die bekannteste.

Klinisches Bild: Störungen des Lagesinnes, beim Vollbild mit einer Areflexie, Dysarthrie und Muskelatrophien mit Skelettdeformitäten und einer Kardiomyopathie.

Ganz ähnlich sind die klinischen Symptome bei der *Vitamin-E-Mangel-Ataxie,* die ebenfalls rezessiv vererbt wird.

Auch bei der *Ataxia teleangiectatica* (Louis-Bar-Syndrom) handelt es sich um eine autosomal-rezessive Erkrankung mit Beginn der Ataxie in der Kindheit, Störungen der Sakkaden und Teleangiektasien an lichtexponierten Körperteilen.

Die zahlreichen anderen erblichen zerebellaren Ataxien, die bisher meist nach ihren Erstbeschreibern benannt wurden, hat man neuerdings (nach Harding und Klockgether) eingeteilt in:
- frühbeginnende zerebellare Ataxien mit erhaltenen Muskeleigenreflexen (early onset cerebellar atrophy, EOCA),
- frühbeginnende zerebellare Ataxien mit besonderen Kennzeichen, z. B. mit einer Opticusatrophie (Behr-Syndrom), pigmentärer Retinadegeneration (Hallgren-Syndrom), mit Katarakt (Marinesco-Sjögren), mit Myoklonien und Epilepsie (Ramsay-Hunt-Syndrom),
- autosomal-dominante zerebellare Ataxie (ADCA) mit 3 bzw. 4 Untertypen und
- idiopathische zerebellare Ataxie (IDCA) mit einer uneinheitlichen Gruppe neurogenerativer Erkrankungen, von denen eine Gruppe mit rein zerebellaren Atrophien einhergeht, die andere mit zusätzlichen nicht zerebellaren Symptomen (olivopontozerebellare Atrophie, striatonigrale Degeneration, Multisystematrophie).

Klinisches Bild: Die klinische Symptomatik ist bei diesen Erkrankungen typischerweise langsam fortschreitend, wobei die zerebellare Ataxie mit unsicherem Stand, Gang und Armbewegungen sowie eine Dysarthrie zunächst im Vordergrund steht und die anderen neurologischen Krankheitszeichen sich erst später entwickeln, so daß eine Klassifikation der Erkrankungen in der Frühphase häufig nicht möglich ist.

Diagnostik: Die den einzelnen Erkrankungen zugrundeliegenden Gendefekte werden zunehmend aufgeklärt, so daß wahrscheinlich in einigen Jahren durch Genanalyse eine sehr viel frühere Diagnosestellung möglich sein wird.

Therapie: Ursächlich sind diese Erkrankungen auch bei bekanntem Gendefekt zur Zeit noch nicht behandelbar. Die symptomatische Physiotherapie zielt darauf ab, dem Patienten möglichst lange die Beweglichkeit zu erhalten.

1.12 Wichtige Erkrankungen des Gehirns

1.12.1 Hirntumoren

Klinisches Bild: Hirntumoren können primär vom Hirngewebe ausgehen oder als Metastasen extrazerebraler Tumoren auftreten. Die Symptomatik der Hirntumoren hängt von der Lokalisation und den indirekten Druckfolgen ab. Insofern können sehr vielgestaltige Krankheitsbilder resultieren. Durch die langsame Größenzunahme des Tumors können Ausfälle häufig relativ lange kompensiert werden, so daß die Tumoren häufig erst entdeckt werden, wenn es zu Zeichen des gesteigerten Hirndrucks gekommen ist. Insbesondere bei Verlegung des Liquorabflusses kann es dann relativ rasch zu einem Aufstau des Liquors (Hydrocephalus occlusus) kommen. Zeichen des erhöhten Hirndrucks sind Kopfschmerzen, Nüchternerbrechen, psychische Veränderungen, meist mit Gleichgültigkeit, Antriebslosigkeit und vermehrtem Schlafbedürfnis. Relativ häufig ist auch ein erstmals im Erwachsenenalter auftretender epileptischer Anfall Zeichen eines Hirntumors. Das charakteristischste Zeichen bei der neurologischen Untersuchung ist die Stauungspapille bei Inspektion des Augenhintergrundes.

Die größte unmittelbar drohende Gefahr ist die sogenannte *Einklemmung* mit Schädigung der lebenswichtigen vegetativen Zentren im Hirnstamm (Atmung, Kreislaufregulation). Zwei Formen der Einklemmung werden unterschieden:

- die sogenannte obere Einklemmung des Hirnstamms beim Durchtritt durch das Tentorium des Kleinhirns (mit Strecksynergismen-Streckanfällen) mit vertiefter und zeitweise frequenzgesteigerter Atmung und
- die sogenannte untere Einklemmung mit Kompression der Medulla oblongata durch die Kleinhirntonsillen im Bereich des Hinterhauptloches (mit schlaffem Muskeltonus und unregelmäßiger Atmung).

Therapie: Die Behandlung besteht bei einem Verschlußhydrocephalus zunächst in der Ableitung des Liquors, um den intrakraniellen Druck zu senken und erst dann in der Operation des Tumors. Insbesondere bösartige Tumoren bilden in ihrer Umgebung ein Hirnödem aus, das ebenfalls erheblich zum Hirndruck beitragen kann und das durch die Gabe von Kortison-Präparaten gemindert werden kann. Die Prognose der Hirntumorerkrankungen hängt wesentlich von der Lokalisation des Tumors und damit von der Möglichkeit ab, ihn vollständig zu entfernen, sowie von seiner Gutartigkeit bzw. Bösartigkeit. Das Kriterium der Bösartigkeit bei vom Hirngewebe ausgehenden Tumoren berücksichtigt im wesentlichen die Wachstumsgeschwindigkeit und das infiltrierende Wachstum. Tochtergeschwülste (Metastasen) treten bei Hirntumoren nur ganz selten auf.

•••• Glioblastoma multiforme

Diese Form des Hirntumors ist am häufigsten (30%). Dabei handelt es sich um einen von den Gliazellen ausgehenden hoch malignen Tumor, der entweder in den Großhirnhemisphären oder dem Corpus callosum (Schmetterlingsgliom) lokalisiert ist. Die Prognose ist infaust, die mittlere Überlebenszeit beträgt nur 6 – 12 Monate. Die Therapie mit Operation und Bestrahlung des Tumors vermag die Überlebenszeit nur wenige Monate zu verlängern.

•••• Astrozytom

Die Astrozytome sind die gutartigeren Varianten des Glioblastoms. Nach dem histologischen Befund werden sie in die Stadien I – IV eingeteilt, wobei das Grad I-Astrozytom gutartig ist, Grad II und II Übergansformen sind und Grad IV mit dem Glioblastoma multiforme identisch ist. Beim Astrozytom Grad I und teilweise bei Grad II wird das Wachstum zunächst beobachtet und keine Therapie durchgeführt. Grad II-Tumoren werden teilweise, Grad III-Tumoren regelmäßig therapiert. Die Prognose im Hinblick auf das weitere Tumorwachstum hängt immer von den bösartigsten Zellen ab, wobei sich diese im Laufe der Zeit rascher vermehren und die gutartigeren Tumorteile überwuchern. Die feingewebliche Untersuchung aus einer Tumorprobe ist deshalb nur bedingt zuverlässig, weil nicht mit Sicherheit auszuschließen ist, daß der Tumor in anderen Anteilen bösartiger ist.

•••• Oligodendrogliom

Oligodendrogliome (5% der primären Hirntumore) sind langsam infiltrierend wachsende Tumoren, die häufig (computertomographisch gut sichtbar) Verkalkungen aufweisen, aber auch im weiteren Verlauf maligne entarten können.

•••• Medulloblastom

Medulloblastome sind maligne Kleinhirntumoren des Kindesalters, die bei kombinierter Therapie (Operation, Bestrahlung und gegebenenfalls Zytostatika) trotz der Malignität inzwischen eine relativ günstige Prognose haben (die 5-Jahres-Überlebensrate liegt bei 50%). Die Metastasen, die der Tumor teilweise setzt, treten entlang des weiteren Liquorflusses auf, d.h. überwiegend spinal, so daß bei diesen Patienten auch nach der Operation ein besonderes Augenmerk auf die mögliche Entwicklung einer Querschnittssymptomatik gerichtet werden muß.

•••• Meningeom

Das Meningeom geht nicht direkt vom Hirngewebe aus, sondern von der harten Hirnhaut (Dura mater). Im allgemeinen handelt es sich um einen gutartigen, langsam wachsenden Tumor, der außerhalb des Gehirns liegt und sich relativ gut entfernen läßt. Rezidive und maligne Entartungen treten jedoch auf. Hyperostosen des darüber liegenden Knochens lassen sich gelegentlich nachweisen oder sogar von außen an der Schädeloberfläche ertasten.

•••• Neurinom

Dabei handelt es sich um einen von den Schwann-Zellen ausgehenden Tumor der Hirnnerven. Am häufigsten ist das sogenannte *Akusticusneurinom,* das jedoch ganz überwiegend nicht vom N. acusticus, sondern vom N. vestibularis ausgeht und bei längerem Bestehen zu einseitiger Ertaubung führt. Der langsame Ausfall des betroffenen N. vestibularis führt nicht zu akuter Schwindelsymptomatik, sondern kann lange unbemerkt bleiben, bis eine Kompression des Hirnstamms, des N. facialis oder des N. trigeminus auftritt. Ziel muß eine möglichst frühe Entdekkung mit gehörerhaltender Operation sein.

•••• Hypophysentumoren

Hypophysentumoren gehen vom Vorderlappen aus, sind benigne und führen durch Kompression der Sehnervenkreuzung von unten zunächst zu einer bitemporalen oberen Quadrantenanopsie, später zu einer bitemporalen Hemianopsie. Die Tumoren sezernieren z.T. Hormone und werden dann nach der Hormonsekretion (Prolactin, Wachstumshormon, ACTH, TSH, FSH-/LH-Sekretion) eingeteilt. Neben den Sehstörungen sind die seitliche Schädelaufnahme mit Erweiterung der Sella turcica, in der die Hypophyse liegt, und das Computertomogramm wegweisend. Bei nicht zu großen Tumoren erfolgt heute eine transnasale Operation.

•••• Kraniopharyngeom

Das Kraniopharyngeom entwickelt sich aus in der Embryonalentwicklung versprengten Zellresten bei Kindern und Jugendlichen meist über oder hinter der Hypophysenregion und führt ebenfalls zu einer Kompression der Sehnervenkreuzung mit ähnlichen Symptomen wie die Hypophysentumore und häufig einer verzögerten körperlichen Entwicklung der Kinder. Schließlich entwickelt sich durch Kompression des Ventrikelsystems von unten ein Hydrocephalus. Die operative Therapie ist problematisch, Rezidive sind häufig.

•••• Ependymom

Das Ependymom ist ein von der Auskleidung der Liquorräume (Ependym) ausgehender Tumor, bei Kindern kommt er häufiger im Ventrikelsystem des Gehirns, bei Erwachsenen häufiger spinal vor. Meist wird der Tumor durch Verlegung der Liquorzirkulation oder bei Erwachsenen durch ein Konus-Kaudo-Syndrom symptomatisch. Wie das Medulloblastom kann er auch zu Metastasen im Liquorraum führen. Bei Kindern werden eine Shunt-Anlage und eine Bestrahlung, bei spinaler Lokalisation eine Operation und eine Strahlentherapie durchgeführt.

•••• Plexuspapillom

Das Plexuspapillom ist ein gutartiger Tumor, der vom Plexus choroideus, der den Liquor produziert, ausgeht. Der Tumor wird meist durch die Hirndrucksymptomatik symptomatisch (z.T. durch vermehrte Liquorproduktion).

Außerdem kommen insbesondere bei Kindern durch Mißbildung oder bei der Embryonalentwicklung falsch lokalisierte Zellverbände verschiedene Tumoren vor, die meistens nahe der Mittellinie liegen. Dazu gehören *Epidermoide, Teratome* und *Germinome,* die häufig im Bereich der Vier-Hügel-Region lokalisiert sind und durch Druck auf den Aquädukt zu einem Verschlußhydrocephalus und zu okulomotorischen Störungen *(Parinaudsyndrom)* führen. Die gleiche Symptomatik kann auch durch Tumoren der Zirbeldrüse *(Pinealom)* hervorgerufen werden.

Die bisherige Aufzählung ist nicht vollständig, insbesondere kommen noch rein zerebrale *Lymphome* und natürlich *Metastasen* der verschiedensten Malignome zerebral vor.

1.12.2 Entzündliche Erkrankungen des Gehirns

Bei den entzündlichen Erkrankungen ist zunächst zu differenzieren zwischen *erregerbedingten*, also durch Bakterien, Viren und Pilze hervorgerufenen Erkrankungen und *nicht erregerbedingten* Entzündungen, bei denen es sich meist um Autoimmunerkrankungen handelt. Der wichtigste Vertreter der letzten Gruppe ist die *Encephalomyelitis disseminata* (häufig auch als *Multiple Sklerose* bezeichnet). Im Hinblick auf die Ausdehnung muß differenziert werden zwischen Entzündungen der Hirnhäute (Meningitis) und Entzündungen des Gehirns (Enzephalitis). Am häufigsten ist eine Beteiligung sowohl der Hirnhäute als auch des Gehirns (Meningoenzephalitis). Die Infektionen können sich über den Liquorraum rasch ausbreiten. Es kommen aber auch ganz eng begrenzte Enzephalitiden vor, die sich im Rahmen der Immunreaktion abkapseln können, so daß ein Hirnabszeß entsteht. Für das Auftreten einer Meningoenzephalitis spielt meist eine Schwäche der Immunabwehr eine wesentliche Rolle. Bei der zunehmenden Verbreitung der Immunschwächekrankheit durch das HIV-Virus (AIDS) ist sie häufig eine Komplikation dieser Grunderkrankung. Andere im Körper vorliegende Infektionen (Endokarditis, Pneumonie, Tuberkulose) können auf dem Blutweg (hämatogen) ins Gehirn verschleppt werden. Für die Entstehung von Abszessen sind häufig vorausgehende Schädel-Hirn-Traumata mit der Bildung von Eintrittspforten durch Frakturen des Schädels und Zerreißung der Hirnhäute eine Voraussetzung.

•••• Erregerbedingte Enzephalitiden

Bakterielle Meningitis und Meningoenzephalitis

Klinisches Bild: Die bakterielle Meningoenzephalitis ist ein akutes lebensbedrohliches Krankheitsbild, das typischerweise mit hohem Fieber, Kopfschmerzen, Nackensteifigkeit (Meningismus) und teilweise einer raschen Verschlechterung der Bewußtseinslage einhergeht. Fokalneurologische Zeichen hängen von den betroffenen Hirnarealen ab. Infektionen können insbesondere bei virulenten Bakterien (z.B. Meningokokken) ohne vorausgehende anderweitige Entzündung auftreten. Die Infektion kann aber auch von angrenzenden Strukturen fortgeleitet werden, z.B. rhinogen von den Nasennebenhöhlen aus oder otogen vom Mittelohr und Mastoid aus. Insbesondere die Pneumonie und die Endokarditis können sich auf dem Blutwege ins Gehirn ausbreiten.

Diagnostik: Diagnostisch wegweisend ist die Lumbalpunktion mit einer starken Vermehrung der Zellzahl im Liquor.

Therapie: Entscheidend ist eine rasche antibiotische Therapie, die insbesondere bei Beginn der Erkrankung problematisch sein kann, wenn ein Antibiogramm des Erregers noch nicht vorliegt. Bei Infektionen der dem Hirn benachbarten Strukturen muß eine operative Revision der Rhinobasis bzw. der Otobasis durchgeführt werden, um die Infektionsquelle zu sanieren. In der Folge einer Meningitis kann es durch Verklebungen an den Hirnhäuten zu einem Aufstau des Liquors kommen (Hydrocephalus malresorptivus) so daß die Implantation eines Shunt-Systems notwendig werden kann.

Virusenzephalitis

Ätiologie: Ein breites Spektrum von Viren kann eine Enzephalitis auslösen, meist geht der Meningoenzephalitis eine generalisierte Infektion des Organismus voraus. Besondere Bedeutung haben heute die HIV-Infektion (human immunodeficiency virus) sowie wegen der guten Behandelbarkeit Infektionen mit dem Herpex-simplex- und dem Herpes-zoster-Virus.

Klinisches Bild: Das Krankheitsbild ist meist weniger gravierend als bei der bakteriellen Meningitis, aber auch hier kommt es zum Auftreten von Kopfschmerzen, Fieber, Meningismus, Lichtempfindlichkeit, Erbrechen und Vigilanzstörungen.

Für die Herpesenzephalitis ist das frühe Auftreten epileptischer Krampfanfälle charakteristisch. Anfälle kommen jedoch auch bei anderen Enzephalitiden vor.

Diagnostik: Diagnostisch wegweisend ist wiederum die Untersuchung des Liquors, wo sich eine Erhöhung der Zellzahl findet, die allerdings nicht so ausgeprägt ist wie der bei bakteriellen Meningitis. Im weiteren Verlauf der Krankheit finden sich auch ganz überwiegend Lymphozyten, so daß man auch von einer *lymphozytären Meningitis* spricht. Am Anfang können jedoch auch die Granulozyten überwiegen, so daß eine Differenzierung zu einer beginnenden bakteriellen Meningitis schwierig sein kann.

Therapie: Infektionen mit Herpes-simplex-, Herpes-zoster- und Zytomegalie-Virus können mit Aciclovir und Ganciclovir ursächlich behandelt werden. Bei den übrigen Virusinfektionen ist man auf eine symptomatische Therapie beschränkt. Die Frühsommer-Meningoenzephalitis, die durch Insekten übertragen wird, tritt in einigen Gebieten Süddeutschlands gehäuft auf, so daß Personen, die sich häufig im Wald bewegen (Waldarbeiter, Förster, Jäger, gegebenenfalls auch Kinder), mit den heute gut verträglichen Impfstoffen immunisiert werden sollten.

Auf die Poliomyelitis wurde schon im Rahmen der Rückenmarkserkrankungen eingegangen.

AIDS (acquired immunodeficiency syndrome)

Klinisches Bild: Das HIV-Virus (human immunodeficiency virus) kann zu einer akuten Meningoenzephalitis mit Kopfschmerzen und neurologischen Ausfällen führen, noch bevor die Antikörpertests positiv sind (Serokonversion). Auch im späteren Stadium der Erkrankung können chronische Meningitiden mit Kopfschmerzen und Hirnnervenbeteiligung (insbesondere des N. facialis und des N. vestibulo-trochlearis) auftreten. Der AIDS-Demenz-Komplex mit Störungen des Antriebs, Demenz und Koordinationsstörung ist Folge einer chronischen Enzephalopathie. Beteiligungen des Rückenmarks (Myelopathie) mit der Pyramidenbahn und Hinterstrangsymptome kommen ebenso vor wie eine HIV-bedingte Polyneuritis. Charakteristisch für die Infektion mit HIV ist die Immuninkompetenz, so daß infizierte Individuen gehäuft Infektionen und Enzephalitiden durch andere Erreger erleiden, insbesondere Zytomegalie-Virus, Herpes-simplex- und Varizella-zoster-Virus, Papova-Virus (progressive multifokale Leukenzephalopathie), Toxoplasmose, Cryptococcose, Tuberkulose, gehäuftes Auftreten von zerebralen Lymphomen.

Diagnostik: Diagnostisch führend sind der positive HIV-Test, die Reduktion der T4-Helferzellen und die Lymphadenopathie.

Therapie: Eine ursächliche Behandlung der Krankheit ist bisher nicht bekannt, die Gabe von Acidothymidin kann den Verlauf der Erkrankung verlangsamen.

Andere erregerbedingte Meningoenzephalitiden

Die hier erwähnten Meningitiden gehören im allgemeinen ebenfalls zu einer lymphozytären Meningitis mit eher subakut verlaufenden Krankheitsbildern.

Auf die Borreliose (Infektion mit Borrelia burgdorferi) wurde bereits bei den Polyneuritiden eingegangen.

Klinisches Bild: Die Borrelie wird durch Zeckenbiß übertragen. Im 1. Stadium kommt es zu einer sich ausbreitenden Hautrötung in der Region des Zeckenbisses (Erythema chronicum migrans), im 2. Stadium zu einer entzündlichen Beteiligung der Hirnhäute und Nervenwurzeln mit radikulär verteilten Schmerzen, Sensibilitätsstörungen und Lähmungserscheinungen, z.T. auch der Hirnnerven (beidseitige Facialislähmung). Im 3. Stadium kann es zu einer chronisch-progredienten Entzündung des Gehirns und des Rückenmarks (Enzephalomyelitis) kommen.

Diagnostik: Diagnostisch führend sind der Liquor und der Antikörpertiter.

Therapie: Durch Antibiotikagabe bestehen gute Heilungsaussichten.

Neurolues

Klinisches Bild: Durch Infektion mit Treponema pallidum (einer Spirochaete) kommt es nach einer Hautaffektion (Stadium I) häufig nach Wochen zu einer relativ leichten, meningealen Reaktion (Zellzahlerhöhung) und nur relativ selten zu einer klinisch manifesten Meningoenzephalitis mit Persönlichkeitsveränderung und Hirnnervenbeteiligung insbesondere des N. oculomotorius (Stadium II). Nach zwei und mehr Jahren kann es zu einer chronischen Meningoenzephalomyelitis kommen (Tertiärstadium). Die Endstadien nach jahrelangem Krankheitsverlauf sind die progressive Paralyse mit dementiellem Abbau, Psychosen, Bewegungsunruhe und Artikulationsstörungen und die Tabes dorsalis mit einer Entmarkung der Hinterwurzeln und des sensiblen Hinterstrangsystems und einer daraus resultierenden schweren Lagesinnstörung, die zu einem ataktischen Gangbild führt. Ebenfalls zum Krankheitsbild gehören einschießende Schmerzen insbesondere im Ausbreitungsgebiet des N. ischiadicus sowie abdominell und ein Visusverfall bis zur Erblindung durch eine Opticusatrophie.

Therapie: Die Therapie besteht in einer frühzeitigen Diagnose und Gabe von Penicillin.

Tuberkulöse Meningitis

Klinisches Bild: Inbesondere in der 3. Welt, aber zunehmend auch bei uns, nimmt die tuberkulöse Meningitis an Häufigkeit zu. Es gibt akute Verlaufsformen mit den typischen meningitischen Erscheinungen, aber häufig auch relativ schleichende Verläufe mit uncharakteristischer Mattigkeit und Antriebslosigkeit. Häufig läuft die Entzündung insbesondere an der Hirnbasis ab, so daß es zu Hirnnervenausfällen kommt.

Diagnostik: Im Liquor ist eine lymphozytäre Zellzahlvermehrung, eine starke Eiweißerhöhung und Zuckerverminderung charakteristisch.

Therapie: Die Therapie besteht in einer relativ langfristigen Mehrfachantibiose mit Tuberkulostatika.

Creutzfeldt-Jakob-Krankheit

Im Rahmen der öffentlichen Diskussion um die Rinderseuche BSE (bovine spongiform encephalopathia), die sehr wahrscheinlich durch infektiöses Tiermehl von infizierten Schafen (Traber-Krankheit – Scrapie) übertragen wurde, ist der bisher sehr seltenen Creutzfeldt-Jakob-Erkrankung des Menschen erhöhte Aufmerksamkeit zuteil geworden.

Klinisches Bild: Die Krankheit wird sehr wahrscheinlich durch infektiöse Eiweiße (Prionen) übertragen und führt zunächst zu Persönlichkeitsveränderungen, Störungen des Gedächtnisses und schließlich über eine hochgradige Demenz zu globalen Funktionsstörungen des Gehirns mit zentralen Paresen mit Bewegungsstörungen, Dysarthrie, Schluckstörung und extrapyramidalen Symptomen wie Choreaathetose, zerebellaren Ausfällen (Ataxie), Visusminderung, Myoklonien und epileptischen Anfällen. Das EEG zeigt charakteristische Veränderungen. Die Erkrankung führt innerhalb von Monaten zum Tode. Früher spielte eine Infektion durch neurochirurgische Instrumente, Therapien mit Wachstumshormonen und Organtransplantation eine Rolle, wobei darauf hinzuweisen ist, daß die infektiösen Eiweißbestandteile erst bei Temperaturen von über 130 °C zerstört werden. Bisher betraf die Erkrankung insbesondere Patienten in höherem Erwachsenenalter (über 60 Jahre). In letzter Zeit sind in Großbritannien aber einige Fälle bei ungewöhnlich jungen Patienten aufgetreten, so daß sich der Verdacht einer Übertragung über infizierte Rinder ergeben hat. Eine Therapie ist bisher nicht bekannt.

Weiterhin kommen zahlreiche andere Erreger in Betracht: Tetanus- und Tollwutinfektion kann durch Immunisierung vorgebeugt werden. Infektionen durch Protozoen (Toxoplasmose, Malaria), Würmer (Zystizerkose, Echinokokkose, Bilharziose) und Pilze (Candidiasis, Aspergillose und Cryptococcose) sind bei uns relativ selten, insbesondere Pilzerkrankungen kommen aber bei immungeschwächten Individuen (z. B. durch HIV-Infektion) und bei der Selektion antibiotikaresistenter Keime auf Intensivstationen durchaus vor.

•••• Nicht erregerbedingte Enzephalomyelitiden

Encephalomyelitis disseminata (Multiple Sklerose)

Klinisches Bild und Epidemiologie: Die Encephalomyelitis disseminata ist eine Autoimmunerkrankung mit einer Immunreaktion gegen Bestandteile des zentralen Myelins. Die Erkrankung beginnt typischerweise im frühen Erwachsenenalter (in $^2/_3$ der Fälle zwischen dem 20. und 40. Lebensjahr). Bei der Auslösung der Erkrankung scheinen Umweltfaktoren eine Rolle zu spielen. So ist die Erkrankung in Nordeuropa, im Norden der USA und Kanada und im Süden Australiens deutlich häufiger als etwa in Südeuropa, im Süden der USA und im Norden Australiens.

Ätiologie: Möglicherweise spielt ein infektiöses Agens in der Kindheit mit daraus resultierender Veränderung der Immunitätslage eine Rolle.

Eine familiäre Häufung und Zwillingsstudien sprechen für eine gewisse genetische Prädisposition.

Pathologie/Anatomie: Bei der Erkrankung kommt es zu herdförmigen Entmarkungsherden, im akuten Stadium mit Infiltration von Lymphozyten und mononukleären Zellen, im chronischen Stadium mit Astrozytenproliferation und Narbenbildung. Bevorzugte Lokalisationen liegen im Sehnerv, im Kleinhirnstamm, im Rückenmark und in den Hemisphären im Marklager der Ventrikel.

Verlauf: Verschiedene Verlaufsformen können unterschieden werden. Beim *schubartigen Verlauf* kommt es zum relativ akuten Auftreten neurologischer Symptome, die innerhalb weniger Tage ihre maximale Ausprägung erlangen. Darauf folgt eine Phase der Rückbildung, die Wochen bis Monate anhalten kann. Diese Symptomatik kann komplett remittieren. Remissionsfreie Intervalle können Monate bis Jahre betragen. In Einzelfällen, in denen keine weiteren Schübe auftreten, bleibt die Diagnose unsicher. Sehr selten treten schwerste, rasch progrediente Schübe auf (akute MS), die gelegentlich zum Tode führen können. Am häufigsten unter den jüngeren Patienten ist jedoch der Verlauf mit schubartigen Verschlechterungen und inkompletter Rückbildung der Symptome in den rezidivfreien Intervallen.

Die *chronisch-progrediente Verlaufsform* geht, wie der Name sagt, ohne schubartige Verschlechterung mit langsam progredienten neurologischen Ausfällen einher. Die Symptomatik hängt zu Beginn und im weiteren Verlauf von der Lokalisation der Entmarkungsherde ab. Die neurologischen Ausfälle können daher sehr vielgestaltig sein. Ein absolut charakteristisches Ausfallsmuster besteht nicht. Charakteristisch ist vielmehr, daß *mehrere Systeme des Nervensystems,* die keine enge anatomische Beziehung zueinander haben, *gleichzeitig betroffen* sind. 40–45% der Patienten zeigen zentrale Paresen, z.T. mit *Pyramidenbahnzeichen* und in ca. 30% mit Ausbildung einer *Spastik,* etwa ebenso häufig sind *Sensibilitätsstörungen,* meistens verbunden mit Mißempfindungen und distal an den Extremitäten lokalisiert, in 30–40% der Fälle kommt es zu einer *Optikusneuritis,* die zu einer Visusminderung vom Verschwommensehen bis zur totalen Erblindung eines Auges führt, ohne daß zu Beginn der Erkrankung bereits eine Abblassung der Papille am Augenhintergrund nachweisbar wäre. *Zerebellare Störungen* mit Ataxie, Intentionstremor, skandierender Sprache sind mit 25% ebenfalls relativ häufig.

Bei Beteiligung des Hirnstamms kann es zu *Okulomotorikstörungen* mit Ausbildung von Doppelbildern, Störungen der Augenfolgebewegungen und der Blickhaltefunktion kommen. Relativ häufig ist die bei den Hirnnervensyndromen besprochene *internukleäre Ophthalmoplegie* als Zeichen einer mittelliniennahen Demyelinisierung im Bereich der Brücke. Demyelinisierungen im Bereich des Hirnstammes können eine Trigeminusneuralgie hervorrufen. Später im Verlauf der Erkrankung kommt es häufig zu einer ausgeprägten Paraspastik oder Tetraspastik, Miktionsstörungen und psychischen Veränderungen.

Diagnostik: Die *Diagnose* gründet sich auf den Nachweis der Schädigung unterschiedlicher Hirnareale mit einer vielfältigen Symptomatik, auf den Nachweis eines entzündlichen Liquorsyndroms mit leichter bis mäßiger Zellzahlerhöhung und einer Immunglobulinvermehrung. Elektrophysiologische Untersuchungen, insbesondere mit Ableitung evozierter Potentiale, weisen die Beteiligung des somatosensiblen und des visuellen Systems nach. Die Kernspintomographie vermag die multilokulären Demyelinisierungsherde sehr viel deutlicher darzustellen als die Computertomographie.

Therapie: Die Therapie besteht im akuten Schub in der hochdosierten Gabe von Kortison, was die Rückbildung der neurologischen Symptomatik beschleunigt, aber keinen Effekt auf den Langzeitverlauf hat. Bei häufigen Schüben kann die Schubrate durch Immunsuppressiva wie Azathioprin oder durch die Gabe von Betainterferon gesenkt werden.

Bei rasch progredienten Verläufen kann auch die Gabe von Zytostatika oder einer Plasmapherese gerechtfertigt sein. 50% der Patienten zeigen einen gutartigen Verlauf über 30 Jahre oder mehr. Nach einer Krankheitsdauer von 18 Jahren ist noch etwa $^{1}/_{3}$ der Patienten voll berufstätig. Bösartige Verläufe mit Eintritt des Todes innerhalb des 1. Erkrankungsjahres sind ausgesprochen selten.

Prognose: Die Einschätzung der Prognose im Hinblick auf den weiteren Verlauf ist insbesondere am Anfang der Erkrankung sehr schwierig, da man die Dauer der Remissionsphasen bzw. umgekehrt der Schubhäufigkeit und die Progredienz noch nicht abschätzen kann. Da die Allgemeinheit mit der Diagnose „Multiple Sklerose“ eine sehr viel ungünstigere Prognose als tatsächlich gegeben verbindet, ist auch die Aufklärung am Beginn der Erkrankung äußerst wichtig.

•••• Andere nicht erregerbedingte Enzephalitiden

Weitere, aber sehr seltene in den Formenkreis der nicht erregerbedingten Enzephalomyelitiden gehörende Erkrankungen sind die *Neuromyelitis optica* (Devic-Krankheit) und die *Encephalitis pontis et cerebelli*, die auch als Sonderform der Encephalomyelitis disseminata betrachtet werden, die *Sneddon-Erkrankung*, die *konzentrische Sklerose* (Baló-Krankheit), die *progressive multifokale Leukenzephalopathie* und *para-* und *postinfektiöse* sowie *postvakzinale Enzephalomyelitiden*.

1.12.3 Gefäßerkrankungen des Gehirns

Bei den Gefäßerkrankungen des Gehirns ist im wesentlichen zu differenzieren zwischen:

- arteriellen Durchblutungsstörungen,
- venösen Durchblutungsstörungen und
- Hirnblutungen.

Die arterielle Durchblutungsstörung und die Hirnblutung führen meist zum plötzlichen Auftreten einer neurologischen Symptomatik, so daß sich im allgemeinen Sprachgebrauch der Ausdruck „Schlaganfall" durchgesetzt hat. 75% der Schlaganfälle beruhen auf arteriellen Ischämien und 20% auf Hirnblutungen, 5% sind Hirnvenenthrombosen. Pro 100000 Einwohner ist mit 150 Neuerkrankungen pro Jahr zu rechnen.

•••• Zerebrale Ischämien

Zerebrale Ischämien werden nach der Dauer der neurologischen Symptomatik unterteilt in:

Transitorische ischämische Attacke mit einer Dauer von Minuten bis Stunden mit einer vollständigen Rückbildung des neurologischen Defizites innerhalb von 24 Stunden. Eine besondere Form der transitorischen ischämischen Attacke (TIA) ist die Amaurosis fugax mit flüchtiger einseitiger Erblindung. Je nach betroffenem Gefäßterritorium können aber auch alle anderen neurologischen Symptome auftreten (Paresen, Gefühlsstörungen, Sprach- und Sprechstörung, Ataxie, Schwindel usw.). Auch wenn sich die TIA zurückbildet, ist die Symptomatik ernst zu nehmen, da sie häufig ein Vorbote eines Schlaganfalls mit bleibender Symptomatik ist.

Prolongiertes reversibles ischämisches neurologisches Defizit (PRIND): Unter einem prolongierten reversiblen ischämischen neurologischen Defizit versteht man eine durch eine Ischämie ausgelöste Symptomatik, die sich innerhalb von 7 Tagen komplett zurückbildet. Das zur TIA Gesagte gilt hier auch in vollem Umfang.

Progredienter Hirninfarkt (progessiv stroke): Unter einem progredienten Hirninfarkt versteht man eine über Stunden bis zu zwei Tage progrediente neurologische Symptomatik, die durch eine zunehmende Thrombosierung von Arterien zustande kommt. Die neurologischen Ausfälle können permanent sein, aber auch sich mehr oder weniger zurückbilden.

Kompletter Hirninfarkt: Ein kompletter Hirninfarkt liegt vor, wenn das neurologische Defizit plötzlich auftritt und sich im weiteren Verlauf nicht wesentlich verändert. Bei ausgedehnten Infarkten kann insbesondere bei jüngeren Patienten ohne altersphysiologische Hirnvolumenminderung durch die Entwicklung eines Hirnödems, üblicherweise mit einer maximalen Ausprägung nach 48 Stunden, eine Hirndrucksymptomatik und damit eine Verschlechterung des klinischen Zustandes bis hin zur Einklemmung und zum Tod eintreten, ohne daß ein weiteres ischämisches Ereignis zusätzlich auftritt.

Risikofaktoren

Risikofaktoren für das Auftreten des ischämischen Schlaganfalles sind insbesondere:

- Hypertonie,
- Herzerkrankungen wie Erkrankungen der Herzkranzgefäße, Erkrankungen der Herzklappen und Rhythmusstörungen des Herzens,
- Diabetes mellitus,
- Nikotinkonsum,
- Einnahme von oralen Kontrazeptiva,
- Hyperlipidämie und
- periphere arterielle Verschlußkrankheit.

Ursachen

Ursachen für die Ischämie können in einer hochgradigen Arteriosklerose der hirnversorgenden Arterien (A. carotis communis, A. carotis interna, A. vertebralis) und der großen Hirnarterien (A. cerebri anterior, media, posterior und A. basilaris) liegen. Die Arteriosklerose kann zu einer hochgradigen *Lumeneinengung* und zum *Verschluß* führen, so daß sie direkt die Ischämie auslösen. Eine andere Möglichkeit besteht darin, daß sich thrombotisches Material von dem arteriosklerotischen Bett löst und so in Form eines Embolus vom Blutstrom weggeschwemmt wird und dann Blutgefäße kleineren Kalibers verlegt (arterio-arterielle Embolien).

In gleicher Weise können auch *Embolien vom Herzen* ausgehen und Hirninfarkte verursachen. Kardiale Embolien entstehen auf dem Boden von Entzündungen (Endokarditis) infolge eines Herzinfarktes mit Ischämie der Herzwand und hypokinetischen Abschnitten der Herzwand, aufgrund von Veränderungen an der Mitralklappe und der Aortenklappe. Darüber hinaus können sie durch eine dilatative Kardiomyopathie und Thromben im linken Vorhof bei absoluter Arrhythmie bedingt sein.

Ein weiterer Mechanismus sind die hypertoniebedingten Veränderungen an den kleinen Arterien, die sich insbesondere bei längeren Gefäßen im Bereich der Stammganglien, im Marklager, den Hemisphären und den Hirnstammarterien bemerkbar machen. Neben den Embolien und der Arteriosklerose spielen entzündliche Gefäßerkrankungen (Arteriitiden), wie sie insbesondere beim Vorliegen von Kollagenosen auftreten, eine untergeordnete Rolle. Man hat die Hirninfarkte deshalb auch in solche bei Erkrankungen der großen Gefäße *(Makroangiopathie)* und solche der kleinen Gefäße *(Mikroangiopathie)* aufgeteilt.

Makroangiopathie

Bei Vorliegen einer *Makroangiopathie* kommt es entweder durch Embolien oder durch thrombotische Verschlüsse zu einer Verlegung größerer Arterienäste, so daß es dann zu einem begrenzten Infarkt (Territorialinfarkt) kommt, soweit keine Umgehungskreisläufe bestehen. Arterior-arterielle Embolien streuen in das gleiche Gefäßversorgungsgebiet, kardiale Embolien in unterschiedliche Gefäßgebiete.

Seltener als zu embolischen Infarkten kommt es zu *hämodynamisch bedingten Endstrom-* und *Grenzzoneninfarkten* durch proximale Strombahnhindernisse und Minderperfusion des distal davon gelegenen, terminalen Versorgungsgebietes (Endstrominfarkte). Grenzzoneninfarkte liegen im Grenzgebiet zwischen den Versorgungsterritorien größerer Hirnarterien, also an der Grenze des Versorgungsgebietes zwischen A. cerebri anterior und A. cerebri media, also im Bereich des Frontallappens, und zwischen A. cerebri media und A. cerebri posterior (temporoparietal).

Mikroangiopathie

Die *zerebrale Mikroangiopathie* führt durch Verschlüsse von kleinen Gefäßen zu relativ kleinen Defekten (2 – 10 mm Durchmesser), den sogenannten *Lakunen.* Bevorzugte Lokalisationen sind die Stammganglien, das Marklager, der Hirnstamm und das Kleinhirn. Bei zahlreichen Lakunen spricht man von einem *Status lacunaris.* Zusätzlich kann eine Demyelinisierung im Marklager und periventrikulär auftreten, die als subkortikale, arteriosklerotische Enzephalopathie bezeichnet wird und meist mit der Entwicklung einer Demenz einhergeht.

Einige wichtige Hirninfarkte sind in Tab. 1.**6** dargestellt.

Tabelle 1.**6** Wichtige Hirninfarkte und ihre Symptome

Hirninfarkt	% aller Infarkte	Symptome
Infarkt der A. cerebri anterior	5%	– sensomotorische, beinbetonte Hemiparese – neuropsychologische Auffälligkeiten wie Verlangsamung und Antriebsstörung (Abb. 1.**55 a**)
Infarkt der A. cerebri media	65%	– kontralaterale, sensomotorische, brachiofazial betonte Hemiparese – ggf. Sprachstörung bei Betroffensein der dominanten Hemisphäre – z. T. Sehstörungen in Form einer Quadranten- oder Hemianopsie (nähere Differenzierung der unterschiedlichen Symptomatik s. Abb. 1.**55 b**, 1.**56**)
Infarkt der A. cerebri posterior	10%	– Hemianopsie nach kontralateral (Abb. 1.**55 c**)
Basilaristhrombose		– variable Ausfälle des Hirnstamms mit Hemi- oder Tetraparese – variable Hirnnervenausfälle – Störungen des Bewußtseins bis zum Koma – Sehstörungen (beide Aa. cerebri posteriores entspringen aus der Basilaris) – fluktuierende Symptomatik mit Zunahme der Ausfälle im Sinne eines progressive stroke und zwischenzeitlichen Besserungen, die wahrscheinlich durch die körpereigene Lyse hervorgerufen werden

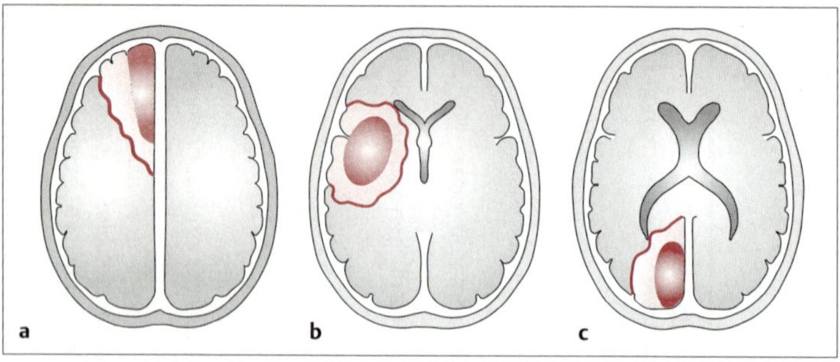

Abb. 1.**55 a – c** Zusammenfassende schematische Darstellung **a** eines Anteriorinfarktes anhand von Schnitten des zerebralen Computertomogramms, **b** der Akutphase eines Mediainfarktes, **c** eines Posteriorinfarktes (dunkelrot: vermutliche Nekrosezone, hellrot: ödematöse Randzone)

Einige wichtige Hirninfarkte

Am häufigsten ist der *Infarkt der A. cerebri media* (65% aller Infarkte) mit kontralateraler, sensomotorischer, brachiofazial betonter Hemiparese und gegebenenfalls einer Sprachstörung bei Betroffensein der dominanten Hemisphäre, und zum Teil Sehstörungen in Form einer Quadranten- oder Hemianopsie.

Der *Infarkt der A. cerebri anterior* (5%) wird meist durch eine sensomotorische, beinbetonte Hemiparese und neuropsychologische Auffälligkeiten wie Verlangsamung und Antriebsstörung symptomatisch.

Der *Infarkt der A. cerebri posterior* (10%) führt typischerweise zu einer Hemianopsie nach kontralateral.

Der *A. choroidea anterior-Infarkt* macht ein dem Mediainfarkt ähnliches Ausfallsmuster. Die *Basilaristhrombose* kann zu variablen Ausfällen des Hirnstamms mit Hemi- oder Tetraparese, variablen Hirnnervenausfällen, Störungen des Bewußtseins bis zum Koma und Sehstörungen (beide Aa. cerebri posteriores entspringen aus der Basilaris) einhergehen. Relativ häufig zeigt sich bei der Basilaristhrombose eine fluktuierende Symptomatik mit Zunahme der Ausfälle im Sinne eines progressive stroke und zwischenzeitlichen Besserungen, die wahrscheinlich durch die körpereigene Lyse hervorgerufen werden.

Ein relativ häufiges Syndrom unter den zahlreichen beschriebenen *Hirnstammischämien* ist das *Wallenberg-Syndrom* (dorsolaterales Oblongatasyndrom). Wie alle Hirnstammsyndrome führt es einerseits zu einseitigen Hirnnervenparesen (Gaumensegelparese, Trigeminusausfall,

	Lokalisation	Verschluß	Infarkt, Oberflächenverwaltung	Infarkt, Koronarschnitt	Klinik
A. cerebri media	gesamtes Versorgungsgebiet	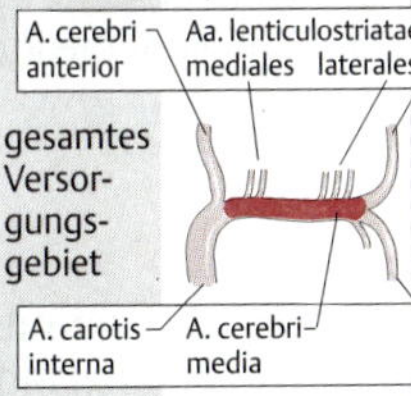	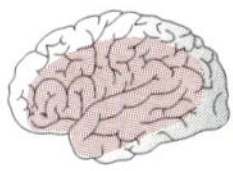	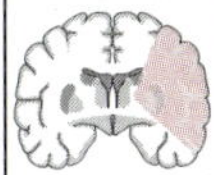	kontralaterale Blicklähmung, Hemiplegie, sensible Halbseitensymptomatik, räumliche Orientierungsstörung, Hemianopsie globale Aphasie bei linksseitiger Lokalisation, kann über Hirnödem zum Koma führen
	In der Tiefe	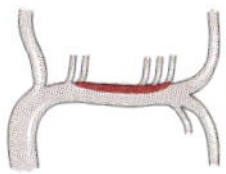	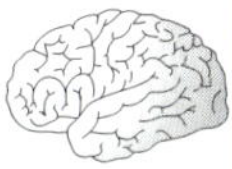	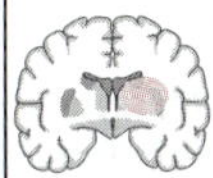	kontralaterale Hemiplegie, sensible Halbseitensymptomatik transkortikale motorische und/oder sensorische Aphasie bei linksseitiger Lokalisation
	Abschnitt neben Sulcus lateralis	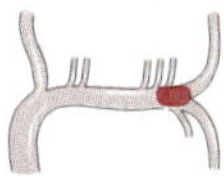	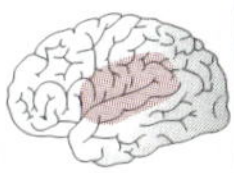	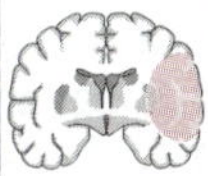	kontralaterale Schwäche und Sensibilitätsstörung im Gesicht und an der Hand Leitungsaphasie, Apraxie und Gestmann-Syndrom (bei linksseitiger Lokalisation) konstruktive Apraxie (bei rechtsseitiger Lokalisation)
	oberer Stamm	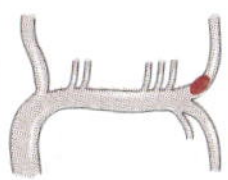	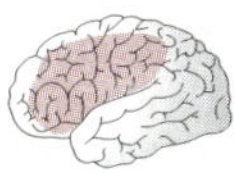	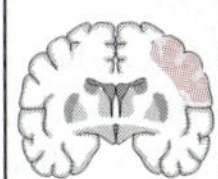	kontralaterale Hemiplegie, sensible Halbseitensymptomatik, Blicklähmung, räumliche Orientierungsstörung Broca-Aphasie (bei linksseitiger Lokalisation)
	unterer Stamm	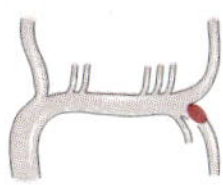	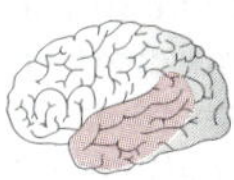	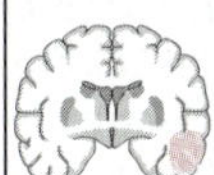	kontralaterale Hemianopsie oder obere Quadrantenanopsie Wernicke-Aphasie (bei linksseitiger Lokalisation) konstruktive Apraxie (bei rechtsseitiger Lokalisation)

Abb. 1.**56** Verschlüsse der Aa. cerebri media und ihrer Äste

Stimmbandparese durch Vaguskernläsion), einer ipsilateralen Ataxie, bei Einbeziehung der Vestibulariskerne zu Spontannystagmus und Schwindel und durch Läsion der zentralen Symphatikusbahn zu einem Horner-Syndrom. Eine dissoziierte Sensibilitätsstörung besteht kontralateral am Rumpf. Eine Halbseitenparese besteht nicht, weil die Pyramidenbahn ventral im Hirnstamm verläuft.

Therapie

Bei TIA und PRIND läßt sich der komplette Hirninfarkt noch verhindern, so daß eine sorgfältige *Abklärung im Hinblick auf Risikofaktoren* indiziert ist (Strömungshindernisse bzw. Verschlüsse der hirnversorgenden Arterien, Herzrhythmusstörungen, Suche nach Emboliequellen mit Ultraschall, Suche nach Risikofaktoren und deren Behandlung).

Bei einem frisch aufgetretenen Hirninfarkt hat eine kürzlich in den USA durchgeführte Studie ergeben, daß eine Lyse (Auflösung des Thrombus mit gerinnungshemmenden Medikamenten) kurz nach dem Ereignis günstigere Resultate erbringt, wenn die Lyse maximal 3 Stunden nach Beginn der Schlaganfallsymptomatik beginnt. In einer europäischen Studie mit Einschluß von Patienten bis zu 6 Stunden nach dem Schlaganfall waren keine besseren Ergebnisse mehr zu verzeichnen. Eine *Lysetherapie* ist daher kurz nach dem Schlaganfall in Zentren der Maximalversorgung gerechtfertigt, hängt aber ganz davon ab, ob der Patient auf raschestem Wege in ein solches Zentrum gelangt, denn die vor der Lyse notwendige klinische Untersuchung und Diagnostik inkl. einer Computertomographie zum Ausschluß einer zerebralen Blutung erfordert ca. eine Stunde.

Bei der sonst durchgeführten konservativen Therapie geht es im wesentlichen darum, *Sekundärschäden zu vermindern.* Um im Randbereich des Infarktes die Durchblutung nicht zu gefährden, sollte der Blutdruck nicht zu sehr gesenkt werden, ein erhöhter Blutzucker muß normalisiert werden. Bei sehr großen Infarkten, insbesondere bei jungen Patienten, ist mit einem zunehmendem Hirnödem, das durch Einklemmung zum Tode führen kann, zu rechnen. In solchen Fällen beginnt sich immer mehr die *dekompressive Kraniotomie* mit temporärer Entfernung eines großen Teils der Schädelkalotte durchzusetzen. Bei ausgedehnteren infratentoriellen Insulten kann es zu einer Verlegung des Liquorabflusses mit Hydrocephalus kommen, so daß eine Shunt-Operation zur Liquorableitung indiziert sein kann. Ausgedehnte Insulte können auch hier zu einer Einklemmung führen, so daß eine okzipitale Kraniotomie lebensrettend sein kann.

Nach abgelaufenem Schlaganfall gilt es, eine Wiederholung zu vermeiden. Zur Prophylaxe wird im allgemeinen Acetylsalicylsäure in einer Dosis von 100–300 mg pro Tag eingesetzt. Beim Versagen dieser Behandlung und Herzrhyhtmusstörungen ist eine aggressivere Therapie indiziert.

•••• Sinusthrombose

▢ *Definition:* Bei der Sinusthrombose handelt es sich um einen thrombotischen Verschluß der großen venösen Blutleiter des Gehirns (Sinus) oder der Hirnvenen.

Die Sinusthrombose tritt häufiger bei Frauen, insbesondere bei Einnahme von Ovulationshemmern, in der Schwangerschaft, im Wochenbett, bei Blutkrankheiten aber auch sekundär bei der Verlegung der Blutleiter (z. B. durch Hirntumoren) oder als septische Sinusthrombose durch benachbarte infektiöse Herde besonders an der Schädelbasis auf.

Klinisches Bild: Das klinische Bild kann sehr vielgestaltig sein mit Herdsymptomen, die sich verschlechtern und auch wieder bessern. Leitsymptom ist der Kopfschmerz, häufig mit Abgeschlagenheit und Antriebslosigkeit. In 50% der Fälle kommt es zu epileptischen Anfällen, seltener zum Auftreten einer ein- oder beidseitigen Stauungspapille.

Diagnostik und Therapie: Bei Verdacht muß die Diagnose durch eine Gefäßdarstellung (Angiographie oder MR-Angiographie) gesichert werden und dann umgehend eine Vollheparinisierung eingeleitet werden.

•••• Intrakranielle Blutungen

Intrakranielle Blutungen kommen vor als:

- primäre Blutung in das Hirngewebe (intrazerebrale Blutung),
- Blutung in den Liquorraum (Subarachnoidalblutung),
- Blutung unter der Dura mater (Subduralhämatom) und
- Blutung zwischen Knochen und Dura mater (epidurale Blutung).

Hier sollen zunächst die spontanen intrakraniellen Blutungen besprochen werden, das häufiger, traumatisch bedingte, subdurale und epidurale Hämatom wird im Kapitel „Schädel-Hirn-Trauma" besprochen.

Spontane intrazerebrale Blutung

▢ *Definition:* Darunter wird eine Blutung in das Hirngewebe ohne Anschluß an den Liquorraum und ohne Trauma verstanden.

Ätiologie: Die meisten intrazerebralen Blutungen (ca. 50%) entstehen auf dem Boden einer Hypertonie mit bevorzugter Lokalisation in den Stammganglien. Weitere Ursachen sind Mißbildungen des Gefäßsystems mit Kurzschlüssen zwischen dem arteriellen und venösen System (arterio-venöse Malformationen), Gefäßaussackungen (Aneurysmen), entzündliche Gefäßveränderungen, Einblutungen in Tumoren oder in vorher bestehende ischämische Hirninfarkte (hämorrhagische Transformation des Infarktes). Auch die gerinnungshemmende Behandlung des Hirninfarktes (Antikoagulantien-Therapie) begünstigt die Entstehung von Hirnblutungen.

Klinisches Bild: Die klinische Symptomatik hängt ganz von der Lokalisation und Ausdehnung ab. Häufig ist eine Hemiparese. Im Gegensatz zum ischämischen Hirninfarkt sind Kopfschmerzen häufiger. Bei ausgedehnten Blutungen kann es rasch zu einer Verschlechterung der Bewußtseinslage kommen.

Diagnostik: Die Diagnose läßt sich im Computertomogramm leicht sichern, insbesondere ist dadurch eine Differenzierung zwischen Blutung und ischämischem Hirninfarkt (der erst mehrere Stunden nach dem Ereignis im CT sichtbar wird) schnell möglich.

Therapie: Die Therapie ist überwiegend konservativ. Nur bei ausgedehnten Hämatomen ist eine Entleerung des Hämatoms indiziert.

Subarachnoidealblutung

▢ *Definition:* Bei der Subarachnoidealblutung handelt es sich um eine Blutung in den Liquorraum, meist durch die Ruptur einer sackförmigen Ausstülpung einer Hirnarterie (Aneurysma), die sich insbesondere an Verzweigungsstellen an der Hirnbasis findet.

Klinisches Bild: Charakteristisch für die Subarachnoidealblutung ist ein plötzlich einschießender maximaler Kopfschmerz. In ungünstigen Fällen führt das Ereignis rasch zu Koma und Tod. Man schätzt, daß 50% der betroffenen Patienten das Krankenhaus nicht lebend erreichen. Durch den Reiz, den das Blut im Liquorraum darstellt, kommt es zur Ausbildung eines Meningismus und später teilweise auch zu Spasmen der Hirnarterien, so daß sekundär noch ischämische Hirninfarkte hinzutreten können.

Diagnostik: Die Diagnose läßt sich computertomographisch durch das im Liquorraum liegende Blut oder durch Lumbalpunktion und den Nachweis von Blut im lumbalen Liquor sichern.

Therapie: Da Rezidivblutungen häufig sind, versucht man das Aneurysma bei Patienten in guter Bewußtseinslage durch einen Gefäßclip möglichst innerhalb der ersten 3 Tage zu verschließen, da später das Auftreten der schon besprochenen Gefäßspasmen zu Komplikationen führen kann. Voraussetzung dafür ist natürlich, daß man mit Hilfe einer Angiographie die Lage des Aneurysmas bestimmt hat. Als Folge der Blutbeimengung im Liquor kann es zu einem Hydrocephalus kommen, so daß eine Shunt-Anlage notwendig werden kann.

1.12.4 Schädel-Hirn-Trauma

Das Ausmaß des Schädel-Hirn-Traumas hängt natürlich im wesentlichen von der Stärke der Gewalteinwirkung ab. Unter *Schädelprellung* versteht man ein Schädel-Hirn-Trauma ohne oder mit Prellmarke, gegebenenfalls auch mit Platzwunde, jedoch ohne Bewußtlosigkeit.

•••• Klassifikation

Zur Klassifikation des Hirntraumas kann man beim akuten Schädel-Hirn-Trauma die Dauer der Bewußtlosigkeit heranziehen (nach Todorow u. Mitarb., vgl. Tab. 1.**7**).

Der Begriff „leichtes Schädel-Hirn-Trauma“ deckt sich in dieser Klassifikation weitestgehend mit dem früher häufig verwendeten Begriff „Gehirnerschütterung“ (Commotio cerebri). Im Rettungswesen hat sich mittlerweile auch durchgesetzt, die Komatiefe durch den Notarzt skalieren zu lassen. Dazu wird ganz überwiegend die Glasgow-Coma-Scale verwendet (s. Anhang).

Klinisches Bild: Beim Schädel-Hirn-Trauma kommt es zu einer plötzlichen Be- oder Entschleunigung des Kopfes (Abb. 1.**57 a** u. **b**), so daß es zu einer relativen Verschiebung zwischen Gehirn und den knöchernen Strukturen des Schädels kommt. Beim Anprall des Gehirns gegen die Schädelkalotte kann es zu Gewebsschädigungen mit Zerreißungen des

Tabelle 1.**7** Klassifikation des Schädel-Hirn-Traumas (SHT)

Schweregrad	Dauer der Bewußtlosigkeit
leichtes SHT	Bewußtlosigkeit oder Bewußtseinstrübung bis zu einer Stunde Dauer mit anschließender vollständiger Wiederherstellung
mittelschweres SHT	Bewußtlosigkeit oder Bewußtseinstrübung bis zu 24 Stunden
schweres SHT	längere Bewußtlosigkeit oder Bewußtseinsstörung oder zusätzlich Zeichen der Hirnstammdysfunktion

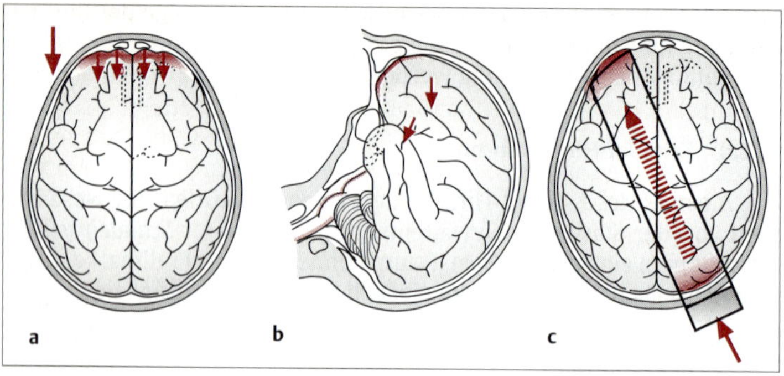

Abb. 1.**57 a – c** Schematische Darstellung der Einwirkung von Beschleunigungskräften auf den Schädel und das Gehirn.
a Ansicht von oben bei Sturz auf den Hinterkopf,
b seitliche Ansicht,
c Stoßwelle nach Aufprall eines Gegenstandes durch das Gehirn mit Kontusionsblutungen an der Aufprallzone (coup) und kontralateral dazu (contre coup)

Hirngewebes *(Kontusion,* Abb. 1.**57 c**) kommen. Durch elastische Rückstellkräfte kommt es anschließend zu einer Bewegung des Gehirns in die Gegenrichtung, die zu einer Kontusion an der gegenüberliegenden Stelle des Gehirns führen kann (*Contrecoup-Läsion,* Abb. 1.**57 c**). Kontusionen treten bevorzugt am Frontalhirn, am Temporalpol und am Okzpitalhirn auf. Durch die auftretenden Scherbewegungen kann es zu Verletzungen der Blutgefäße kommen. Drehbewegungen des Kopfes können aufgrund der größeren Dichte der Hirnrinde gegenüber dem Marklager zu Zerreißungen an der Markrindengrenze mit kleinen Blutungen führen. Durch die Verschiebung des Gehirns kann es auch zu Axonzerreißungen im Marklager *(diffuser Axonschaden)* kommen. Gefäßzerreißungen können natürlich zu *intrazerebralen Blutungen* führen, die eine erhebliche Ausdehnung erreichen und auch in das Ventrikelsystem einbrechen können.

•••• Posttraumatische Komplikationen

Unter einer *traumatischen Subarachnoidalblutung* versteht man eine Blutung in den Liquorraum durch Gefäßeinrisse oder aus kontusioniertem Hirngewebe.

Das *Subduralhämatom* (zwischen Dura und Arachnoidea gelegen) kann akut auftreten und lagert sich in einem mehr oder weniger breiten Saum der Hirnkonvexität auf. Das akute Subduralhämatom kann in Kombination mit dem meist auftretenden Hirnödem zu einer erheblichen Seitverlagerung mit drohender Einklemmung führen. Insbesondere bei alten Patienten mit einer schon fortgeschrittenen Hirnatrophie kann es auch nach relativ geringen Traumata, an die sich die Patienten zum Teil nicht einmal erinnern, zur Entwicklung eines *chronischen Subduralhämatoms* kommen, das erst durch rezidivierende Nachblutungen und dadurch bedingte Größenzunahme nach Wochen klinisch symptomatisch wird.

Das *Epiduralhämatom,* zwischen Knochen und Dura gelegen, entwickelt sich meist sehr rasch durch eine arterielle Blutung, die meistens durch eine Zerreißung der A. meningea media, bedingt durch eine *Fraktur des Schläfenbeins,* ausgelöst wird. Die Zunahme der Hirnverlagerung, die Steigerung des Hirndrucks und die dann folgende Einklemmung erfolgen noch rascher als beim akuten Subduralhämatom. Eine notfallmäßige Druckentlastung durch eine Kraniotomie oder gegebenenfalls auch nur ein Bohrloch ist dringend indiziert. Neben der akuten *Hirndrucksteigerung* bei Hämatomen muß man nach dem Trauma mit einem langsamen Ansteigen des Hirndruckes durch ein zunehmendes *Hirnödem* rechnen. Der Hirndruck wird daher heute auf entsprechend eingerichteten Intensivstationen kontinuierlich mit einer Drucksonde überwacht. Die Hirndrucktherapie stellt ein zentrales Element in der Versorgung dar.

•••• Folgezustände nach schweren Schädel-Hirn-Traumen

Das *Wiederaufwachen aus dem Koma* kann beim schweren Schädel-Hirn-Trauma sehr verzögert sein. Trotzdem kann noch eine relativ befriedigende Wiederherstellung erreicht werden. In der Aufwachphase kommt es häufig zu psychomotorischer Unruhe und psychotischen Symptomen. *Störungen der vegetativen Steuerung* mit Herzrhythmusstörungen, Blutdruckspitzen und -abfällen, vermehrtem Schwitzen können relativ lange nach dem Schädel-Hirn-Trauma noch auftreten.

Als Syndrom der Rückbildung aus dem Koma kann sich als Durchgangssyndrom wie auch als Defektzustand ein sogenanntes *Apallisches Syndrom („Coma vigile“,* Wachkoma) einstellen. Die Patienten liegen mit geöffneten Augen im Bett und wirken daher wach, fixieren aber nicht und sind zu keinen gerichteten Handlungen zur Kontaktaufnahme mit der Außenwelt in der Lage. Die vegetativen Funktionen, wie die Regulation der Atmung, des Herzschlags, des Blutdrucks und der Temperatur sind weitgehend erhalten. Man ist daher davon ausgegangen, daß eine Entkopplung zwischen Hirnstamm und Großhirn stattgefunden hat (daher die Bezeichnung apallisch = ohne Hirnmantel). Im englischen Sprachgebrauch wird dieser Zustand als „vegetative state“, wenn er nicht Durchgangssyndrom sondern Endzustand ist, als „persistent vegetative state" bezeichnet, was zum Ausdruck bringt, daß nur die vegetative Regulation noch intakt ist. Inwieweit Patienten in diesem Zustand eine Wahrnehmung haben und wie weit diese bewußt ist, ist sehr schwer zu entscheiden. Das Fehlen evozierter Potentiale legt zumindest die Störung, wenn nicht das Fehlen einer geordneten Reizverarbeitung nahe. Reaktionen auf äußere Reize wie Lärm oder Kälte werden aber an Veränderungen der vegetativen Steuerung (z.B. Beschleunigung der Atmung oder des Herzschlages) sichtbar. Von einer völlig fehlenden Wahrnehmung äußerer Reize kann man daher also wohl nicht ausgehen.

Ein großer Teil der Patienten kann sich nach einem Trauma aus diesem Status heraus sehr langsam über Monate hinweg bessern. Mit einer zunehmenderen Differenzierung der Motorik verläuft parallel eine Differenzierung neuropsychologischer Funktionen. Zunächst bestehen überwiegend Zustände von Unruhe und Angst, dann eine Phase häufig auftretender Affektschwankungen mit Aggressivität, aber auch Streben nach Geborgensein. Darauf folgt eine Phase der zunehmenden Realisierung der eigenen Defizite, die in eine tiefe Depression führen kann und schließlich im günstigen Fall zu einer zunehmend realistischen Einschätzung der eigenen Defizite und Verbesserungsmöglichkeiten durch therapeutische Intervention und einer daran adaptierten Lebensplanung führt.

Spätfolgen des Schädel-Hirn-Traumas können neben fokal neurologischen Ausfällen, die von der Lage der Hirnverletzung abhängen, und neben dem schon angesprochenen chronischen Subduralhämatom *Liquorzirkulationsstörungen* sein, die die Implantation eines Shunts notwendig machen, sowie eine *Rhinoliquorrhoe* mit Abtropfen des Liquors durch die Nase bei Zerreißung der Frontobasis. Bei frontaler Gewalteinwirkung resultiert auch häufig eine *Anosmie* durch Abriß der Fila olfactoria. *Epileptische Anfälle* können sowohl früh innerhalb der ersten 24 Stunden als auch als sogenannte *Spätepilepsie* mit einem Intervall von Monaten auftreten.

Häufige Folgen des Schädel-Hirn-Traumas sind auch *neuropsychologische Störungen* mit Beeinträchtigung des Gedächtnisses, der Konzentrationsfähigkeit, des Antriebes und der Affektsteuerung. Diese Persönlichkeitsveränderungen können auch besonders für das soziale Zusammenleben sehr belastend sein.

Die Komplikationen nach Schädel-Hirn-Trauma sind zusammenfassend in Abb. 1.**58** dargestellt.

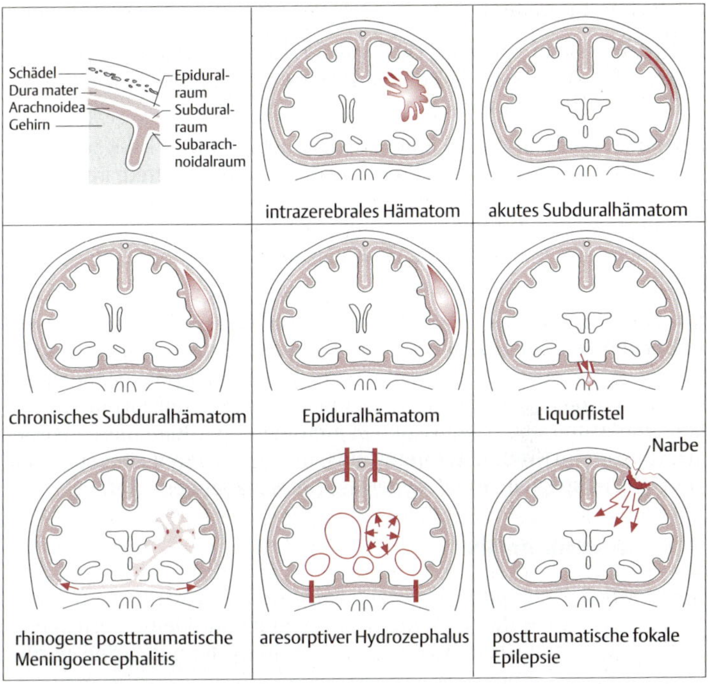

Abb. 1.**58** Komplikationen nach Schädel-Hirn-Trauma (aus M. Mumenthaler: Neurologie, 7. Aufl. Thieme, Stuttgart 1982)

1.12.5 Epilepsien

□ *Definition:* Unter einer Epilepsie versteht man das *wiederholte Auftreten* von zerebralen Krampfanfällen.

Ein einzelner zerebraler Krampfanfall berechtigt nicht zu der Diagnose eines epileptischen Anfallsleidens, sondern wird als *Gelegenheitsanfall* bezeichnet.

Pathogenese: Dem epileptischen Anfall liegt eine gleichzeitige (synchronisierte) Entladung großer Verbände von Nervenzellen zugrunde. Man unterscheidet eine *genuine Epilepsie,* bei der sich keine morphologischen Veränderungen des Gehirns nachweisen lassen, von einer *symptomatischen* Form, bei der eine faßbare Hirnschädigung vorliegt. Bei der Auslösung der Anfälle spielen eine Rolle:

- erbliche Faktoren,
- situative Bedingungen (Schlafmangel, Hyperventilation, Synchronisierung von Nervenzellsentladungen durch äußere Reize wie z.B. rhythmische Lichtblitze).

Bei einer Kombination solch ungünstiger Bedingungen kann prinzipiell jedes Gehirn mit einem zerebralen Krampfanfall reagieren. Das Auftreten einzelner epileptischer Anfälle im Laufe des Lebens ist häufiger als vermutet; etwa 5% der Bevölkerung erleiden zumindest einmal im Leben einen Anfall. Bei 0,5% der Bevölkerung liegt ein epileptisches Anfallsleiden vor.

Klinisches Bild: Das klinische Erscheinungsbild des Anfalls hängt im wesentlichen von der Lokalisation des epileptischen Focus und davon ab, ob die pathologische, synchronisierte Entladung regional begrenzt bleibt oder das ganze Gehirn mit einbezieht (Generalisierung des Anfalls). Aufgrund dieser klinischen Symptomatik hat man die Epilepsien klassifiziert. Im Kindesalter treten aufgrund des anderen Reifezustandes des Gehirns spezielle Anfallstypen auf (altersgebundene Anfälle).

•••• Partielle Anfälle

- *Definition:* Unter *partiellen oder fokalen Anfällen* versteht man Epilepsien, bei denen die pathologische Erregung auf kleine Cortexareale begrenzt bleibt. Das Bewußtsein ist erhalten oder nur gering getrübt.

Klinisches Bild: Die klinische Symptomatik hängt von der Lokalisation des epileptischen Geschehens ab (Abb. 1.**59**). So können z.B. rhythmische Zuckungen der Hand und der mimischen Muskulatur bei Betroffensein des motorischen Cortex *(Jackson-Anfall)* auftreten. Der fokale Anfall kann selten sehr lange über Stunden bis Tage anhalten *(Epilepsia partialis continua)*. Er kann sich auch auf benachbarte Muskelgruppen erstrekken, dann auf die Gegenseite übergreifen und schließlich in einem großen zerebralen Krampfanfall mit Bewußtseinsverlust enden (Jackson-Anfall mit March of convulsion).

Aufgrund der Symptomatik des fokalen Anfalls kann häufig die Lokalisation des Anfallsgeschehens im Gehirn erschlossen werden. Liegt der epileptische Fokus etwas weiter vorn im Frontallappen in der supplementärmotorischen Region und den Augenfeldern kommt es zu komplexeren Bewegungssynergismen wie einer Wendung von Kopf, Augen und Rumpf und zum Teil einer Elevation und Abduktion des kontralateralen Armes *(Adversivanfälle)*. Auch sensible fokale Anfälle mit Parästhesien und Kribbelgefühl kommen vor *(sensibler Jackson-Anfall)*. Auch sensorische Anfälle mit optischen oder akustischen Wahrnehmungen oder auch Geruchs- und Geschmackswahrnehmung treten auf. Auch die Au-

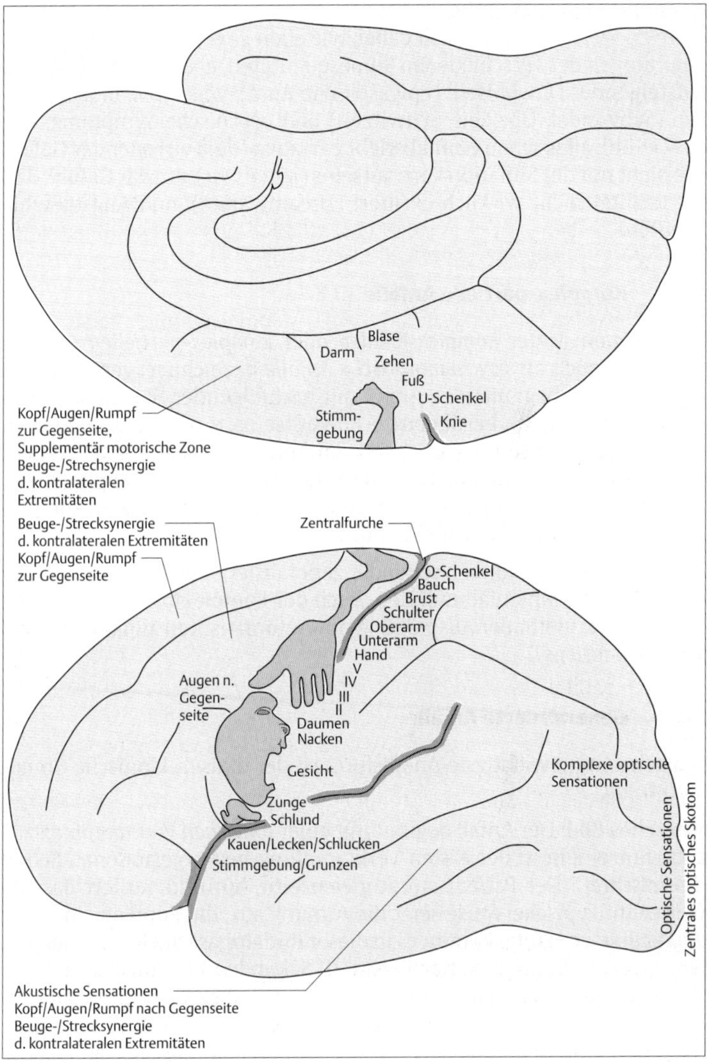

Abb. 1.**59** Symptomatik fokaler epileptischer Anfälle in Abhängigkeit zur Lokalisation des Anfallgeschehens im Gehirn

ra, die einem Anfall häufig vorausgeht, ist als fokales epileptisches Symptom zu werten. Es kann sich dabei, wie eben angesprochen, um Wahrnehmungen der verschiedenen Sinnesqualitäten, aber auch vom Magen aufsteigendes Unwohlsein (epigastrische Aura), vegetative Erscheinungen (Schwindel, Übelkeit, Schwitzen) und psychische Symptome, wie das Gefühl, alles schon einmal erlebt zu haben (déjà vu) oder das Gefühl des nicht mit der Situation Vertrautseins (jamais vu), um das Gefühl, daß die Realität nicht wirklich existiert (Dreamy state), und Angstgefühle handeln.

•••• Komplex-partielle Anfälle

- *Definition:* Unter *komplex-fokalen* oder *komplex-partiellen Anfällen* (früher auch als *psychomotorische Anfälle* bezeichnet) versteht man einen fokal beginnenden Anfall mit nachfolgender Bewußtseinsstörung oder Anfälle, bei denen die Bewußtseinsstörung und damit auch die Erinnerungslücke (Amnesie) von Anfang an besteht und bei dem es nach einer initialen Phase des Innehaltens zu stereotypen Bewegungen (Nesteln, Kauen, Schmatzen) oder auch zu ziellosen komplexeren Bewegungsabläufen kommt.

Auch diese Anfälle können sekundär generalisieren und in einen großen zerebralen Krampfanfall münden. Auch der komplexfokale Anfall kann lange in fluktuierender Ausprägung mit Automatismen anhalten *(Status psychomotoricus).*

•••• Generalisierte Anfälle

Die bei weitem wichtigste Anfallsform ist der tonisch-klonische *Grand-mal-Anfall.*

Klinisches Bild: Der Anfall beginnt mit einer *tonischen Verkrampfung* z.T. auch mit einem in der ersten Verkrampfung hervorgestoßenen Schrei *(Initialschrei).* Der Patient stürzt gleichzeitig hin und verliert das Bewußtsein. Typischerweise setzt die Atmung aus, die Pupillen sind weit und lichtstarr. Häufig kommt es in dieser Initialphase auch zum Zungenbiß und zum Einnässen. Nach etwa 30 Sekunden beginnt die mehrere Minuten anhaltende *klonische Phase* mit Zuckungen der Extremitäten, die sich über den ganzen Körper ausbreiten und auch die mimische Muskulatur umfassen. Häufig tritt in Folge des Zungenbisses blutiger, schaumiger Speichel aus dem Mund. Langsam nehmen Heftigkeit und Frequenz der Kloni ab, und es folgt eine komatöse Phase ohne motorische Entäußerungen mit schnarchender Atmung, die in einen sogenannten *Terminalschlaf* übergehen kann.

Neben dieser klassischen Form können auch nur tonische oder nur klonische Anfälle auftreten. Durch den typischen, plötzlichen, unabgebremsten Sturz am Anfang des Anfalls besteht eine nicht unerhebliche Verletzungsgefahr (Ausfall von Schutzreflexen).

Im ungünstigen Fall kann sich der Grand-mal-Anfall wiederholen oder ohne zwischenzeitliche Reorientierungsphase in einen *Grand-mal-Status* übergehen, der auch heute noch trotz antikonvulsiver Behandlung, lebensbedrohlich sein kann. Daher sollte ein Patient mit einem Grand-mal-Anfall grundsätzlich zur weiteren Beobachtung in ein Krankenhaus eingewiesen werden.

Absencen sind Sekunden dauernde Bewußtseinspausen ohne motorische oder vegetative Zeichen. Sie können als eigene Anfallsform auftreten, kommen aber häufig beim gleichen Patienten zusammen mit Grand-mal-Anfällen oder auch komplex-fokalen Anfällen vor.

Im Kinder- und Jugendalter kommen eine Reihe spezieller Anfallsformen vor:

- amorphe Neugeborenenkrämpfe,
- Propulsivanfälle (Blitz-, Nick- und Salaamkrämpfe),
- myoklonisch-astatische Anfälle (Lennox-Gastaut-Syndrom),
- pyknoleptische Absencen und
- myoklonische Anfälle des Jugendalters (Impulsiv-petit mal).

Diagnostik: Die Diagnose der Epilepsie gründet sich auf anamnestische Angaben. Da der Patient bei einer Bewußtseinstrübung natürlich keine exakten Angaben machen kann, ist die Fremdanamnese wesentlich, soweit der Arzt oder Therapeut nicht zufällig Zeuge eines Anfalls wird. Die Anfallsbereitschaft kann mit dem EEG abgeklärt werden. Ein erster sogenannter *Gelegenheitsanfall* wird üblicherweise nicht therapiert.

Erst bei wiederholtem Auftreten epileptischer Anfälle ist eine antikonvulsive Medikation indiziert. Gleichzeitig sollten andere Anfälle provozierende Maßnahmen wie Schlafentzug und Alkoholkonsum vermieden werden. Treten trotzdem weiterhin Anfälle auf, muß die Dosierung des Antikonvulsivums zunächst gesteigert, das Antikonvulsivum gewechselt oder gegebenenfalls eine Kombinationstherapie versucht werden. Bei durch Antikonvulsiva nicht ausreichend therapierbaren Epilepsien hat sich heute unter bestimmten Voraussetzungen eine operative Entfernung des epileptogenen Fokus nach vorheriger Lokalisierung mit aufwendigen EEG-Tiefenableitungen bewährt (*Epilepsiechirurgie*). Dies ist aber wenigen, medikamentös nicht ausreichend behandelbaren Patienten vorbehalten.

Für den Therapeuten ist wichtig, daß man insbesondere während des Grand-mal-Anfalles versucht, den Patienten vor Verletzungen zu schützen. Für die Therapie im Wasser stellt ein Anfallsleiden mit komplexen und generalisierten Anfällen eine Kontraindikation dar. Auch die Fahrtauglichkeit ist nicht gegeben, erst bei 2–3 Jahre lang bestehender Anfallsfreiheit unter regelmäßiger Überwachung durch einen Neurologen mit EEG-Ableitungen darf die Fahrerlaubnis unter weiterer Überwachung und regelmäßiger Medikamenteneinnahme wieder erteilt werden.

•••• Nicht epileptische Anfälle

Nicht jeder plötzliche Sturz, Bewußtseinsverlust oder jede plötzliche motorische Entäußerung ist auf einen epileptischen Anfall zurückzuführen. Die folgenden Krankheitsbilder sind deshalb in die Differentialdiagnose mit einzubeziehen.

Synkope

- *Definition:* Unter einer Synkope versteht man ein plötzliches Schwarzwerden vor den Augen, ein Leeregefühl im Kopf und gegebenenfalls Tinnitus und Übelkeit mit darauffolgendem In-sich-Zusammensacken des Patienten.

Klinisches Bild: Der Sturz ist weniger plötzlich als beim Grand-mal-Anfall und Verletzungen selten. Der Patient ist blaß, der Blutdruck niedrig.

Ursache: Ursächlich ist meistens eine nicht ausreichende vegetative Regulation des Blutdrucks. Affekte, wie das Erschrecken *(Ohnmacht)*, oder das lange Aufrechterhalten der aufrechten Körperstellung können eine Rolle spielen *(orthostatische Synkope)*. Ein hypersensitiver Carotissinus, das Schlucken kalter Flüssigkeiten *(Schlucksynkope)* oder die Miktion *(Miktionssynkope)* können ebenfalls Synkopen auslösen. Polyneuropathien mit vegetativer Beteiligung und degenerative Hirnstammerkrankungen mit Beteiligung des vegetativen Nervensystems *(Multisystematrophie)* können die Ursache sein. Synkopen können auch aufgrund von zerebralen Mangeldurchblutungen, im wesentlichen durch Herzrhythmusstörungen bedingt sein.

Hypoglykämischer Schock

Klinisches Bild: Bei Tachykardie, Übelkeit, Unruhe, Schwitzen, Schwächegefühl und Bewußtseinsverlust sollte man auch immer an die Möglichkeit einer Hypoglykämie denken. Beim Diabetiker, der natürlich besonders zur Hypoglykämie neigt, können diese Warnsymptome auch fehlen. Durch die Hypoglykämie kann auch ein epileptischer Anfall provoziert werden.

Tetanischer Anfall

Klinisches Bild: Durch eine Hypokalzämie kann es zu Parästhesien im Bereich von Gesicht und Händen, unwillkürlichen Kontraktionen der Muskulatur, insbesondere distal an den Extremitäten mit Karpopedalspasmen und Pfötchenstellung der Finger kommen. Eine erhöhte Erregbarkeit der peripheren Nerven ist durch Beklopfen im Nervenverlauf (z. B. des N. facialis) mit Auslösung einer Zuckung der mimischen Muskulatur (Chvostek-Zeichen) nachweisbar.

Ähnliche Symptome treten bei der Hyperventilationstetanie auf, bei der es durch vermehrtes Atmen, meist in angstauslösenden Situationen, zu einem Abatmen von CO_2 kommt, was das ionisierte Kalzium vermindert. Durch Atmen in einen Plastikbeutel läßt sich diese Symptomatik einfach durchbrechen.

Narkolepsie

Klinisches Bild: Bei der Narkolepsie kommt es zum Auftreten von Schlafanfällen, d. h. einem unwiderstehlichem Schlafbedürfnis *(Hypersomnie)* auch während motorischer Tätigkeiten wie Schwimmen oder Fahrrad fahren. Diese Zustände können von im Halbschlaf auftretenden meist unangenehmen Sinnestäuschungen (z. T. gewalttätige Szenen), sogenannten *hypnagogen Halluzinationen* begleitet sein.

Kataplexie (affektiver Tonusverlust)

Klinisches Bild: Als Folge einer überraschenden Gemütsregung kommt es zu einem Tonusverlust, der zu einem Sturz führen kann, aber teilweise auch nur auf die Kopfmuskulatur beschränkt ist, ohne daß das Bewußtsein verlorengeht. Auch ein plötzlicher Schreck durch ein Geräusch oder plötzliches Lachen können die Symptomatik auslösen.

2 Physiotherapie in der Neurologie

Ingeborg Liebenstund

2.1 Physiotherapie bei Muskelerkrankungen und atrophischen Paresen

Eine tabellarische Übersicht über die Muskelerkrankungen ist im ersten Kapitel zu finden. Die folgenden Ausführungen beziehen sich auf erwachsene Muskelkranke. Die Behandlung muskelkranker Kinder wird in der pädiatrischen Literatur beschrieben.

2.1.1 Allgemeine Richtlinien

Die physiotherapeutische Untersuchung bei einer Schädigung des zweiten motorischen Neurons oder des Skelettmuskels erfaßt das Ausmaß des motorischen, sensiblen und vegetativen Funktionsverlustes. Aus den Untersuchungsergebnissen leitet sich der Behandlungsplan ab.

Außerdem dient die Untersuchung, in regelmäßigen Abständen wiederholt, der Dokumentation von Verlauf und Erfolg der Behandlung.

•••• Befund

Im Hinblick auf die Ausfall- oder Reizerscheinungen werden untersucht:

- *Haut, Hautanhangsgebilde, Durchblutung:*
  - *Sichtbare* Veränderungen der Haut betreffen die Farbe. Sie kann über einem größeren und einem umschriebenen Körperabschnitt livid verfärbt oder weiß aussehen.
    Trophisch bedingte Veränderungen der Hautanhangsgebilde wie Haare und Nägel zeigen sich in einem vermehrten oder verminderten Haarwuchs, die der Nägel in Form von Querwülsten oder Brüchigkeit. Durch Druck belastete Körperpartien sind hinsichtlich der Ausbildung und Ausprägung von Druckgeschwüren intensiv zu kontrollieren.
  - *Tastbare* Veränderungen der Haut betreffen ihren Spannungszustand. Es kann Schwellung oder Austrocknung vorliegen. Die Haut kann auffallend trocken oder feucht, schilfrig oder schuppig ver-

ändert sein. Die Hauttemperatur zeigt sich über den paretischen Abschnitten des Körpers in der Regel deutlich herabgesetzt. Eine Erhöhung der Hauttemperatur legt den Verdacht von Komplikationen nahe (Thrombophlebitis oder Morbus Sudeck), welcher durch weitere Untersuchungen verifiziert werden muß.

- *Gelenke:* Die passive Beweglichkeit der Gelenke in allen ihren Freiheitsgraden wird im Seitenvergleich geprüft und nach der Neutral-Null-Methode schriftlich fixiert. Eine Bewegungseinschränkung kann muskulär und/oder kapsulär bedingt sein.
- *Muskulatur:*
  - *Sichtbare Atrophien* werden durch *seitenvergleichende Umfangsmessungen* objektiviert. Diese Objektivierung ist jedoch bei Schwellungen und bei symmetrischem Befall nicht möglich.
  - Über *Tonus* und *Dehnfähigkeit* sowohl der paretischen als auch der nichtparetischen, antagonistischen Muskulatur gibt das *passive Bewegen* von Extremitäten oder Extremitätenabschnitten Auskunft. Besondere Aufmerksamkeit ist der Dehnfähigkeit mehrgelenkiger Muskeln zu schenken.
    Als weitere Möglichkeit ist das *gezielte Durchtasten* einzelner Muskelgruppen bekannt.
  - *Muskelkraftprüfung* (Muskelstatus). Zur Dokumentation des Ergebnisses der *klinischen* Muskelkraftprüfung verwenden wir die Einteilung in die Teststufen 0–5. Die einzelnen Stufen sind wie folgt definiert:
    0 = keine sicht- oder tastbare Muskelkontraktion;
    1 = sicht- oder tastbare Muskelkontraktion ohne Bewegung;
    2 = voller Bewegungsweg unter vermindertem Schwerkrafteinfluß;
    3 = voller Bewegungsweg gegen die Schwere;
    4 = voller Bewegungsweg gegen die Schwere und Widerstand;
    5 = voller Bewegungsweg gegen die Schwere und starken Widerstand.
    Diese *manuell durchgeführte* Muskelprüfung erfolgt stets im Seitenvergleich und sollte in 3- bis 4wöchigem Abstand wiederholt werden. Bei einigen Krankheitsbildern mit rascher Progredienz ist die Prüfung allerdings in kürzeren Abständen vorzunehmen. Wird der volle Bewegungsweg durch Gelenkkontrakturen verhindert, so ist hinter der Muskeltestangabe ein „K" hinzuzufügen. Das Ausmaß der Kontraktur ist den Gradangaben des Gelenkstatus zu entnehmen. Pareseskala nach dem Medical Research Council – MRC-Scale – (Masur, 1995).

- Der folgende Muskelprüfbogen ermöglicht die Übersicht und erleichtert die segmentale Zuordnung der Ausfälle. Der Bogen ist nicht auf Vollständigkeit angelegt; er enthält nur die wesentlichen Muskeln.
  Die für die Muskelerkrankungen entwickelten Skalen, Scores und Klassifikationen sind dem oben erwähnten Buch von H. Masur zu entnehmen.
- *Erstellen einer i/t-Kurve.* Die partielle oder totale Denervierung bestimmter Muskeln und ihre Reinnervation lassen sich durch charakteristische Veränderungen der elektrischen Erregbarkeit feststellen. Der Grund der Veränderung kann durch die Bestimmung der Chronaxie genauer erfaßt werden. Graphisch wird die Beziehung zwischen Reizstärke und Reizzeit als sog. *i/t-Kurve* (i = intensity, t = time) dargestellt.
- *Faszikulationen.* Darunter sind sicht- und fühlbare Kontraktionen einzelner Muskelfaserbündel zu verstehen. Es handelt sich um motorische Reizerscheinungen. Faszikulationen sind durch Beklopfen provozierbar und stellen sich nach Beendigung der willkürlichen Kontraktionen deutlicher dar.
- *Prüfen der Gleitfähigkeit* neuromeningealer Strukturen (Brieg 1979, Butler 1987). Wichtige Nervendehnungszeichen vgl. Tab. 2.**1.**
- Tonus, Dehnfähigkeit und Kraft der nichtparetischen Muskulatur werden ermittelt.
- *Ausweichbewegungen.* Bei jeder Parese sind neben typischen auch individuelle Ausweichbewegungen zu beobachten. Sie sind als Kompensation der geschwächten oder ausgefallenen Funktion zu bewerten und hinsichtlich ihrer Art und Notwendigkeit zu analysieren. Persistierende Ausweichbewegungen können über Veränderung der Statik zu Sekundärschäden führen.

- *Oberflächen-* und *Tiefensensibilität, Parästhesien, Dysästhesien* und *Schmerzen.* Erfaßt werden Ausfall- und Reizerscheinungen entsprechend der segmentalen oder peripheren Innervation der Haut in bezug auf:
  - das Berühungsempfinden als Hypästhesie, Anästhesie oder Hyperästhesie,
  - das Schmerzempfinden als Hypalgesie, Analgesie oder Hyperalgesie,
  - das Kalt- oder Warmempfinden als Thermhypästhesie, Thermanästhesie oder Thermhyperästhesie,
  - das Lageempfinden der kleinen Gelenke (Tiefensensibilität),
  - das räumliche Auflösungsvermögen (Zwei-Punkte-Diskrimination und Zahlenschreiben),
  - den Vibrationssinn,

MUSKELTEST

Behandelnder Arzt ....

Behandelnde KG: ....

Behandelnde ET: ....

Wirbelfraktur:

Läsionshöhe: sens.: motorisch:

Mehrfachverletzung:

Rechts | Links

Prüfer:

Datum:

Muskel	C 1	C 2	C 3	C 4	C 5	C 6	C 7	C 8	Th 1	Nerv
Mm. erectores spinae cerv.										Rr. dorsales Nn. spinalium
M. sternocleidomastoideus										N. accessorius
M. trapezius p. sup.										N. occipitalis minor
p. med.										N. accessorius
p. inf.										
Diaphragma										N. phrenicus
M. levator scapulae										N. dorsalis scapulae
Mm. rhomboidei										N. dorsalis scapulae
M. supraspinatus										N. suprascapularis
M. infraspinatus, M. teres minor										N. suprascapularis
M. deltoideus p. ant.										N. axillaris
p. med.										
p. post										
M. biceps brachii, M. brachialis										N. musculocutaneus
M. supinator										N. radialis
M. brachioradialis										N. radialis
M. serratus anterior										N. thoracis longus
M. pectoralis major p. clav.										Nn. pectorales
p. stern.										

Muskel	C 1	C 2	C 3	C 4	C 5	C 6	C 7	C 8	Th 1	Nerv
M. extensor carpi radialis long.										N. radialis
M. extensor carpi radialis brev.										
Mm. teres major. subscapularis										N. musculocutaneus/N. subscapularis
M. pronator teres,										N. medianus
M. pronator quadratus										
M. triceps brachii										N. radialis
M. latissimus dorsi										N. thoracodorsalis
Mm. extensores digitorum communis/										N. radialis
M. indicis proprius										
M. flexor carpi radialis										N. medianus
M. extensor carpi ulnaris										N. radialis
M. extensor pollicis long.										N. radialis
M. extensor pollicis brevis										N. radialis
M. abductor pollicis long.										N. radialis/N. medianus
M. flexor pollicis brev.										N. medianus/N. ulnaris
M. opponens pollicis										N. medianus
M. flexor pollicis long.										N. medianus
M. flexor carpi ulnaris										N. ulnaris
M. palmaris long.										N. medianus
M. flexor digitorum superficialis										N. medianus
M. flexor digitorum profundus										N. medianus/N. ulnaris
M. adductor pollicis										N. ulnaris
M. abductor pollicis brevis										N. ulnaris
Mm. interossei dorsales										N. ulnaris
Mm. interossei ventrales										N. ulnaris
Mm. lumbricales I–IV										N. ulnaris/N. medianus
M. flexor digiti minimi										N. ulnaris
M. abductor digiti minimi										N. ulnaris
M. opponens digiti minimi										N. ulnaris

Fortsetzung ▶

Rechts (Prüfer: / Datum:)	Muskel	Th 1	Th 2	Th 3	Th 4	Th 5	Th 6	Th 7	Th 8	Th 9	Th 10	Th 11	Th 12	L 1	L 2	L 3	L 4	L 5	Links	Nerv
	Mm. intercostales ext./int.	■	■	■	■	■	■	■	■	■	■	■	■							Nn. intercostales
	M. erector spinae thoracalis	■	■	■	■	■	■	■	■	■	■	■	■							Rr. dorsales Nn. spinalium
	Mm. obliquii abd.ext./int.						■	■	■	■	■	■	■							Nn. intercostales
	M. transversus abdominis						■	■	■	■	■	■	■							
	M. rectus abdominis ob. Ant.						■	■	■	■										Nn. intercostales
	unt. Ant.										■	■	■	■						et N. iliohypogastr.
	M. quadratus lumborum												■	■	■	■				N. subcostalis
	M. erector spinae lumbalis													■	■	■	■	■		Rr. dorsales Nn. spinalium
		Th 1	Th 2	Th 3	Th 4	Th 5	Th 6	Th 7	Th 8	Th 9	Th 10	Th 11	Th 12	L 1	L 2	L 3	L 4	L 5		

Rechts	Muskel	L1	L2	L3	L4	L5	S1	S2	S3	S4	S5	Links	Nerv
	M. iliopsoas	■	■	■									N. femoralis et plexus lumbalis
	M. sartorius		■	■									N. femoralis
	Mm. adductores, M. gracilis long./brev./magn.		■	■	■	■							N. obturatorius
	M. quadriceps femoris (cap. 1, 2, 4)		■	■	■	■							N. femoralis
	M. vast. med (cap. 3)		■	■	■	■							
	M. tensor fasciae latae		■	■	■	■							N. glutaeus superior
	M. tibialis anterior			■	■	■	■						N. peronaeus profundus
	M. extensor hallucis long.			■	■	■	■						N. peronaeus profundus
	Mm. extensores digitorum long./brev.			■	■	■	■						N. peronaeus profundus
	M. glutaeus med.			■	■	■	■						N. glutaeus superior
	M. glutaeus min.			■	■	■	■						N. glutaeus superior
	M. semitendinosus			■	■	■	■						N. tibialis
	M. semimembranosus			■	■	■	■						
	Mm. rotat. ext. coxae			■	■	■	■	■					N. obturatorius et plexus sacralis
	M. biceps femoris, cap. long./brev.				■	■	■	■					N. ischiadicus et N. peronaeus comm.

								L1	L2	L3	L4	L5	S1	S2	S3	S4	S5								
							M. triceps surae																		N. tibialis
							M. tibialis post.																		N. tibialis
							Mm. peronaei long./brev.																		N. peronaeus superficialis
							M. glutaeus maximus																		N. glutaeus inferior
							Mm. flexores digitorum long./brev.																		N. tibialis et N. plantaris medialis
							Mm. flexores hallucis long./brev.																		N. tibialis et Nn. plant. med./lat.
							Mm. lumbricales																		Nn. plantares med. et lateralis
							Mm. interossei																		N. plantaris lateralis

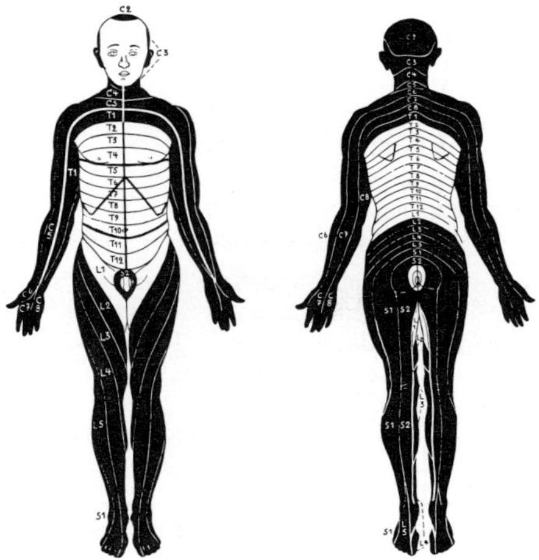

Reflexe

Biceps	C_5 - C_6
Radiusperiost	C_5 - C_6
Triceps	C_6 - Th_1
Bauchhaut	Th_5 - L_1
Patellarsehnen	L_2 - L_4
Achillessehnen	L_5 - S_2

Muskelfunktionsbogen mit Darstellung der segmentalen und nervalen Innervation der verschiedenen Muskelgruppen an oberen und unteren Extremitäten. Schwarz eingezeichnet ist die segmentale Versorgung (nach Abteilung für Behandlung und Rehabilitation Querschnittgelähmter, Orthopädische Universitätsklinik Heidelberg und Querschnittsgelähmten-Zentrum, Berufsgenossenschaftliches Unfallkrankenhaus Hamburg).

Tabelle 2.1 Wichtige Nervendehnungszeichen (aus P. Berlit: Neurologe 1988)

Bezeichnung	Auslösung	Antwort	Bedeutung
1. Lasègue	Passives Beugen des gestreckten Beins im Hüftgelenk (Anheben des Beins beim auf dem Rücken liegenden Patienten)	Radikuläre Schmerzen	Kompression der Wurzeln L4 bis S1 oder meningeale Reizung (dabei beidseitig positiv)
2. Umgekehrter Lasègue	Passives Heben des Beins beim auf dem Bauch liegenden Patienten (Überstrekkung des Hüftgelenks)	Radikuläre Schmerzen	Kompression der Wurzeln L1 – L4
3. Gekreuzter Lasègue	Wie Lasègue	Schmerzen auf der Gegenseite der Dehnung	Ausgeprägte kontralaterale Wurzelkompression
4. Bragard	Wie Lasègue: zusätzlich passive Dorsalextension des Fußes	Zunahme der radikulären Schmerzen	Wie Lasègue
5. Kernig	Wie Lasègue	Beugung im Kniegelenk	Meningeale Reizung
6. Brudzinski	Passive Beugung des Kopfes	Beugung in den Kniegelenken	Meningeale Reizung

- Parästhesien (Kribbeln, Jucken, pelziges Empfinden),
- Dysästhesien (qualitative Umdeutung eines bestimmten Reizes, z.B. brennendes Gefühl nach Berührungsreiz),
- Schmerzen (z.B. Druckschmerzhaftigkeit von Muskeln und Nervenstämmen und Nervenästen, Dehnschmerz nervaler Strukturen).
- Bezüglich der aufgeführten sensiblen Reizerscheinungen ist es wichtig zu ermitteln, ob sie durch Belastung, Bewegung, Dehnung oder Druck provozierbar sind.

❖ *Schienen- oder sonstige orthopädische Versorgung.* Bei neurogenen oder myogenen Schädigungen mit Abschwächung oder Ausfall von Muskeln und ganzen Muskelgruppen kann die Versorgung mit Lagerungs- und Funktionsschienen oder anderweitigen orthopädischen Hilfsmitteln angezeigt sein. Eine Lagerungsschiene verhütet den Dehnschaden der paretischen Muskulatur und verringert die Gefahr der Kontrakturbildung. Funktionsschienen und orthopädische Apparate fixieren muskulär nicht ausreichend geführte Gelenke ganz oder teilweise und ermöglichen so den optimalen Einsatz der nichtparetischen Muskulatur. Außerdem muß ein orthopädischer Apparat für die untere Extremität vorhandene Beinlängendifferenzen berücksichtigen und ausgleichen. Durch trophische Störung kann ein Defizit an Längenwachstum dann entstehen, wenn die Erkrankung den wachsenden Organismus trifft. Vorhandene Schienen sollten auf Paßform (Druckstellen) und Funktion kontrolliert werden.

•••• Behandlungsziel

Das Behandlungsziel wird bestimmt durch das Grundleiden, welches *volle Restitution, partielle Restitution, keine Restitution* oder *Progredienz* beinhaltet. Dementsprechend kann Ziel der Physiotherapie sein:

- Wiedererlangen der vollen Funktion,
- Erreichen der bestmöglichen Funktion,
- Verhindern von Sekundärschäden, soweit dies möglich ist.

So gesehen ist eine Physiotherapie zumeist sinnvoll und sollte, sofort vom Arzt verordnet, so lange fortgeführt werden, bis das bestmögliche Behandlungsziel erreicht ist.

•••• Behandlungsplan

Die Physiotherapie zielt in *Interpretation des physiotherapeutischen Befundes* auf die Verringerung bzw. Beseitigung der dort erfaßten Ausfall- oder Reizerscheinungen. Demzufolge gliedert sich der Behandlungsplan wie folgt:

- Verbessern der Durchblutung:
  - Fördern der arteriellen Durchblutung,
  - Fördern des venösen Rückstroms,
  - Verhüten oder Behandeln von Dekubitalgeschwüren,
- Verhüten oder Beseitigen von Gelenkkontrakturen.
- Muskulatur:
  - Aufhalten der Atrophie,
  - Fördern der Kontraktion und Steigern von Kraft und Ausdauer der reinnervierten Muskulatur, Einordnen und Automatisieren der reinnervierten Muskulatur in Bewegungsabläufe im Sinne von Gebrauchsbewegungen, Hausaufgaben,
  - Erhalten oder Erreichen der Kontraktionskraft und Elastizität der nichtparetischen Muskulatur,
  - Kontrollieren und evtl. Korrigieren von Ausweichbewegungen.
- Beeinflussen von Sensibilitätsstörungen, Parästhesien und Schmerzen:
  - Oberflächensensibilität,
  - Tiefensensibilität,
  - Parästhesien und Schmerzen,
  - Druck- und Dehnschmerzhaftigkeit.
- Schienenversorgung.

Den einzelnen Punkten des Behandlungsplanes werden Maßnahmen und Durchführung zugeordnet.

•••• Maßnahmen und Durchführung

- *Fördern der arteriellen Durchblutung.* Haut- und Unterhauttechnik der Bindegewebsmassage; Kneipp-Güsse, Bürstenbäder, ansteigendes Teilbad, Wechselteilbad, Kohlensäure- und Kohlensäuregasbad; Zwei- bzw. Vierzellen- und Stanger-Bad; diadynamischer Strom; stabile Galvanisation; dynamische Muskelkontraktionen; Übungsbehandlung = Muskelarbeit der nichtparetischen Muskulatur zur Ausnutzung einer konsensuellen Reaktion.
- *Fördern des venösen Rückstroms.* Hochlagern, Umlagern, u.U. Unterhaut- und Faszientechnik der Bindegewebsmassage im Bereich der zugehörigen Rumpf- und Extremitätenabschnitte, Streichungen, intermittierende Drückungen, absteigendes Teilbad, Antiemboliestrümpfe, Kompressionsverbände.
- *Verhüten oder Beseitigen von Dekubitalgeschwüren.* Der durch mangelnde afferente Rückmeldung und verringerte Durchblutung bedingten Vulnerabilität der Haut muß Rechnung getragen werden durch sorgfältige druckentlastende, gewebsschonende Lagerung

mittels gut gepolsterter Schienen, Felle, Wasserkissen, Druckmatratzen sowie bei Lähmungen größerer Körperabschnitte durch Umlagerungen im Zweistundenrhythmus (s. neurologische Intensivstation, S. 474). Möglichkeiten zur Behandlung eines bestehenden Dekubitalgeschwürs sind neben ärztlichen und pflegerischen Maßnahmen die Fönbehandlung, die Eis-Fön-Behandlung, das Kohlensäuregasbad und daran anschließend die entlastende Lagerung.

- *Erhalten oder Wiedererlangen der vollen Gelenkbeweglichkeit.* Die Erhaltung der Beweglichkeit eines Gelenkes, das Erfolgsorgan der betroffenen Muskulatur ist, bedarf besonderer Aufmerksamkeit und Maßnahmen. Um die Beweglichkeit eines Gelenkes in allen seinen Freiheitsgraden zu erhalten, muß dieses täglich intensiv passiv unter gleichmäßigem Zug, wenn möglich natürlich aktiv oder aktiv-passiv, bewegt werden.
  Liegen Paresen *einer* Muskelgruppe vor, so ist diese Muskulatur in Annäherung von Ursprung und Ansatz zu lagern, jedoch nicht in der Endstellung des Gelenkes. Sind *agonistisch* und *antagonistisch* wirkende Muskeln gelähmt, so ist eine Mittelstellung der Gelenke erforderlich, um einen Dehnschaden der paretischen Muskelfasern, der Gelenkkapseln und der Bänder hintanzuhalten.
- Bei *muskulär* bedingten Kontrakturen werden, je nach Muskelprüfwert, die aktiven Entspannungstechniken aus der PNF-Methode (propriozeptive neuromuskuläre Fazilitation) eingesetzt. Auf den kontrakten, innervierten Muskel unterstützend wirken kann die Langzeitanwendung.
  Bei verkürzten antagonistischen Muskeln bieten sich folgende Möglichkeiten an: auflockernde Massagegriffe, Langzeiteisanwendung, kombiniert mit isometrischer Kontraktion, die Entspannungstechnik gegenspannen – entspannen – passiv weiterziehen.
- Bei *kapsulär* bedingten Kontrakturen ist als weitere Mobilisationstechnik die manuelle Therapie zu nennen. Über das Ausmaß einer möglichen Inaktivitätsosteoporose sollte der Physiotherapeut sich beim Arzt informieren, da sich daraus Konsequenzen für die Intensität der Mobilisation ergeben.
- Die Mobilisation von Wirbelsäule, Schulter- und Hüftgelenken kann auch bei Teilaufhängung im Schlingentisch vorgenommen werden.

Behandlung der paretischen Muskulatur

- Als Methode der Wahl zur Verzögerung der Atrophie des paretischen Muskels gilt die Reizung dieses Muskels durch elektrischen Strom. Die Nachahmung der nervösen Impulse durch elektrische Reizung dient auch der Anregung zur Kontraktion. Grundsätzlich wird die

Reizstrombehandlung der einzelnen gelähmten Muskeln mit Exponentialstrom oder mittels bidirektionaler Ströme durchgeführt. Die optimale Stromcharakteristik wird durch die i/t-Kurve ermittelt. 15 – 20 Kontraktionen des Muskels werden als notwendig angesehen, um die Geschwindigkeit des Atrophievorgangs zu verringern. Der Extremitätenabschnitt ist so zu lagern, daß sich der zu reizende Muskel in Annäherung befindet, es durch den elektrischen Strom also zu einer Spannungserhöhung im Muskel kommt.
Der Patient wird bei der Reizstrombehandlung aufgefordert, die Kontraktion des Muskels gedanklich und durch Bewegen der gesunden Extremität mitzuvollziehen. Dieser gedankliche und motorische Bewegungsvollzug soll dazu dienen, die kortikale Repräsentation einzelner Bewegungen zu erhalten (Einzelheiten zur Indikation, Wirkungsweise und Technik der Reizstrombehandlung s. Band 3 dieser Taschenbuchreihe.

Kritische Stellungnahmen zur Indikation der Elektrotherapie werden einerseits begründet mit dem nicht nachgewiesenen Effekt, andererseits mit dem hohen Zeit- und Kostenaufwand (Mumenthaler u. Mitarb. 1993).

- Neben dem elektrischen Reiz zur Erhaltung der Kontraktionsfähigkeit des Muskels werden solche thermischer und mechanischer Art gesetzt. So wird der Muskel durch Kurzzeiteisanwendung, Greifen in den Muskelbauch, Rollen der Sehne quer zu ihrem Verlauf, Streichen über die Haut oder Setzen von Druckreizen auf das Gelenk in axialer Richtung zur Kontraktion angeregt.
  Diese Maßnahmen sowie die Anwendung von Biofeedback werden *intensiviert,* wenn die *Muskelstatusstufe 1* vorliegt. In den Vordergrund tritt nun die isometrische (statische) Muskelkontraktion unter Ausschaltung der Schwere und in Annäherung von Ursprung und Ansatz der betroffenen Muskulatur.
  In diese Annäherungsstellung wird der zu übende Muskel durch den Physiotherapeuten gebracht. Es empfiehlt sich noch nicht, von der Dehnstellung auszugehen oder kurze Dehnreize als Kontraktionsanreiz zu setzen, da bei der Muskelteststufe 1 die Anzahl der innervierten Muskelfasern zur Beantwortung von Dehnreizen zu gering ist. Es ist hingegen sinnvoll, geeignete, voll innervierte Muskeln statisch arbeitend einzusetzen *im Sinne der Verstärkung nach der PNF-Methode.*
  Um die nächsthöhere Teststufe – *Muskelstatuswert 2* – zu erreichen, sollte der Muskel zunehmend zum Zurücklegen eines kleinen, später des vollen Bewegungsweges gebracht werden, dies jedoch immer noch unter Ausschaltung der Schwere. Hierbei können sowohl statisch arbeitende Muskelgruppen zum Zwecke der Irradiation als auch intensiv angesetzte Stimulationen an verschiedenen Abschnitten des

Weges zur Kontraktionsförderung effektiv sein. Die Bewegungen sind als „langsame Umkehr" und als „langsame Umkehr-Halt" ausführbar. Durch den nun erlaubten angepaßten Widerstand wird die Möglichkeit zum Erreichen des Muskeltestwerts 3 geschaffen.

In den Parametern *räumliche Ausdehnung, zeitliche Ausdehnung* und *Bewältigen eines Widerstandes* liegen die Charakteristika der Parese. Die Behandlung will erreichen, daß der volle Bewegungsweg zurückgelegt werden kann, eine beliebige Anzahl von Wiederholungen möglich ist und der Muskel schließlich entsprechend seinem Faserquerschnitt volle Kraft aufweist.

Als Möglichkeit, gezielt Muskelgruppen zu kräftigen, kann ab der Teststufe 2 der Schlingentisch eingesetzt werden. Das Kriterium des Zurücklegens des vollen Bewegungsweges unter Ausschalten der Schwere ist durch die Aufhängung in idealer Weise erfüllt, und es kann aus gelenkunbelastenden Stellungen Widerstandsarbeit erfolgen.

Mit Erreichen der *Muskelstatusstufe 3* werden weitere Elemente aus der PNF-Methode angewendet. Der Wechsel zwischen der konzentrischen, exzentrischen und statischen Kontraktionsform darf vorgenommen werden gegen die Einwirkung der Schwerkraft und unter Zurücklegung des vollen Bewegungsweges. Als Reiz für den Kraftzuwachs soll gegen Widerstand gearbeitet werden; Möglichkeiten sind:

- manueller Widerstand durch den Physiotherapeuten unter Ausnützung geeigneter PNF-Muster in der Technik der wiederholten Kontraktionen und mit wechselnden Drehpunkten;
- Verwendung von Expandern, auch des Pulling-formers;
- entsprechende Teil- oder Ganzaufhängungen im Schlingentisch (die Arbeit bei Ganzaufhängung im Schlingentisch fordert durch Lotverschiebungen maximale Arbeit bestimmter Muskelgruppen bei Einsetzen des Körpergewichts des Patienten als Trainingswiderstand);
- Ausnützen des Wasserwiderstandes im Bewegungsbad;
- Kräftigung am Trainingsgerät (z. B. Cybex).

Die Ermüdbarkeit der Muskulatur bei der Rückbildung von Lähmungen ist zu berücksichtigen. Sobald ein Nachlassen der Intensität der Kontraktion zu beobachten ist, bedarf dieser Muskel einer Erholungspause.

Bei *Muskelstatusstufe 4* wird der Einsatz der reinnervierten Muskulatur bei Gebrauchsbewegungen und unter Belastung durch Körpergewicht und Geräte eingeübt.

Den Abschluß einer Behandlung von atrophischen Paresen bildet, wenn diese Möglichkeit im Rahmen der Grundkrankheit liegt, die Auslösung automatischer oder reflektorischer Bewegungen der zuvor paretischen Muskulatur zum Zwecke der subkortikalen Verankerung der willkürlich eingeübten isolierten und komplexen Bewegungen. Hierzu sind als Geräte das Schaukelbrett, die große Rolle und der Pezzi-Ball sowie Laufband, Pedalino, Trampolin und Sportkreisel hervorragend geeignet.

- Zum Erhalten der Kontraktionskraft und Elastizität der nichtparetischen antagonistischen Muskulatur hat sich konzentrisch-dynamische Muskelarbeit gegen Widerstand bewährt. Überspannen die innervierten Antagonisten mehrere Gelenke, so ist auf ihre Dehnfähigkeit über allen diesen Gelenken zu achten.
- Ausweichbewegungen sind je nach Art der Erkrankung auszuschalten oder zu fördern. Dies wird bei den einzelnen Krankheitsbildern besprochen.

Oberflächen- und Tiefensensibilität, Parästhesien und Schmerzen

Diese Punkte gehören in das Rehabilitationsprogramm peripherer Läsionen; im besonderen gilt dies für die Sensibilität der Hand. Übereinstimmung herrscht darüber, daß eine sensibel „blinde" Hand nicht eingesetzt wird, auch wenn die motorischen Fähigkeiten dazu vorhanden wären.

Es sollte der Versuch unternommen werden, die Parästhesien zu beeinflussen. Gleiches gilt für Schmerzen.

- Mit Stoffen wie Wolle, Leder, Seide, Samt, Gegenständen verschiedenster Form und Materialien mit unterschiedlichen Gewichten, durch Pinsel verschiedener Härte, außerdem mit Metallfolien, in welche punktförmige Erhabenheiten verschiedenster Form eingestanzt sind, wird der Versuch unternommen, eine ausreichende Berührungs- und Lageempfindung zu erreichen.
  Eine wesentliche Erweiterung der Sensibilitätsschulung erfolgt durch die Ergotherapie.
- Bewußtes Einüben von Stellungen und Lageempfinden kleiner und großer Gelenke geschieht zunächst unter Sichtkontrolle, später ohne diese. Die Technik „langsame Umkehr-Halt" und „rhythmische Stabilisation" kann hierbei sinnvoll eingesetzt werden.
- Zur Beeinflussung von Parästhesien und Schmerzen sind folgende Maßnahmen zu empfehlen: Stanger-Bad, Zwei- bis Vierzellenbad, Kohlensäurebad, Luftsprudelbad, Anwendung diadynamischer Ströme, Eiskurzzeitanwendung.

Versorgung mit orthopädischen Hilfsmitteln

Effizienz und Sitz der orthopädischen Apparate sind zu überprüfen, der Patient im Umgang mit den Hilfsmitteln anzuleiten, gegebenenfalls zu korrigieren. In Zusammenarbeit mit Arzt, Ergotherapeut und Orthopädiemechaniker ist die jeweils optimale funktionsverbessernde Lösung apparativer oder operativer Art zu suchen.

•••• Zusammenfassung

In den einzelnen Abschnitten der Behandlungsrichtlinien wurden Maßnahmen beschrieben, die sich in der Praxis bewährt haben. Ein Anspruch auf Vollständigkeit wird nicht erhoben.

Die Anwendbarkeit der Maßnahmen wird bei den einzelnen Krankheitsbildern erwähnt und beschrieben. Im Einzelfall in der Praxis ist die Anwendbarkeit und Auswahl der Maßnahmen vom individuellen Befund abhängig.

Bei der Besprechung der Übungsbehandlung der einzelnen Lähmungsbilder wird, was Grundsätzliches anbelangt, auf die vorstehenden Richtlinien verwiesen und das Vorgehen bei den einzelnen Muskelteststufen nicht noch einmal wiederholt. Besonderheiten der Behandlung werden jedoch bei den einzelnen Krankheitsbildern abgehandelt.

2.1.2 Progressive Muskeldystrophie

•••• Befund

- Atembefund.
- Störung der arteriellen und venösen Durchblutung.
- Gelenkkontrakturen und Deformitäten.
- Muskulatur:
  - Muskelschwäche,
  - erloschene Muskelfunktion,
  - dehnunfähige Muskulatur,
  - Pseudohypertrophien.

Die Progredienz der Erkrankung reduziert das *Ziel* auf das Erhalten von Funktionen soweit wie möglich und das Vermeiden von Sekundärschäden. Ob das Tempo der Funktionsverschlechterung positiv beeinflußt werden kann, ist nicht schlüssig bewiesen. Negative Beeinflussung durch Überforderung erscheint möglich.

Durch Hilfsmittel verschiedener Art kann der Aktionsradius des Patienten vergrößert werden.

•••• Behandlungsplan

- Atemtherapie
- Verbessern der Durchblutung:
  - Anregen der arteriellen Durchblutung,
  - Fördern des venösen Rückstroms,
  - Vermeiden bzw. Behandlung von Dekubitalgeschwüren.
- Verhindern oder Behandeln von Gelenkkontrakturen unter Berücksichtigung der Deformitäten.
- Behandlung der Muskulatur:
  - Erhalten der Muskelkraft,
  - entlastendes Lagern und Umlagern,
  - vorsichtiges Dehnen der verkürzten Muskulatur.
- Anleitung im Umgang mit Hilfsmitteln.
- Anleitung von und Zusammenarbeit mit Angehörigen.

•••• Maßnahmen und Durchführung

- *Atemtherapie.* Dem Atembefund entsprechend müssen die Maßnahmen gewählt werden: inspirations- oder expirationsfördernde, sekretlösende oder mobilisierende Techniken.
- *Verbesserung der arteriellen und venösen Durchblutung:*
  - Umlagern, Hautreizgriffe, Bindegewebsmassage;
  - Hochlagern, Ausstreichen, intermittierende Drückungen, Kompressionsstrümpfe.
- *Gelenkkontrakturen.* Durch passives Bewegen und häufige Stellungsänderung der Gelenke soll der Entstehung von Kontrakturen vorgebeugt werden. Die Beseitigung von Kontrakturen ist nicht immer möglich, weil sich die morphologisch veränderte Muskulatur kaum dehnen läßt. In bestimmten Fällen können durch gut angepaßte Schienen und Apparate (z.B. Orthesen) funktionell ungünstige Kontrakturen und Deformitäten verhindert sowie Steh- und Gehfähigkeit erhalten werden.
- *Muskulatur:*
  - *Isometrische* und *isotonische Muskelarbeit* zur Erhaltung der Muskelkraft bei dieser Erkrankung. Gearbeitet wird in Muskelketten. Es werden alle Muskelgruppen nacheinander in verschiedenen Ketten beübt. Der Schwerpunkt liegt auf den Muskelgruppen, die der jeweils bevorzugten Haltung entgegenwirken. Günstige Ausgangsstellungen sind Rückenlage, Seitlage, Bauchlage und der Sitz.

Die Dauer einer Behandlung hängt von der Übungsfähigkeit der Muskulatur ab. Es darf nicht bis zur Ermüdung einzelner Muskelgruppen geübt werden. Nach wenigen Kontraktionen folgt die Arbeit einer anderen Muskelgruppe.

- Bei der Lagerung zur Entlastung der betroffenen Muskulatur ist ein häufiger (stündlicher) Wechsel von Ausgangs- und Gelenkstellungen vorzunehmen, wobei dauernde maximale Dehnung der Muskeln zu vermeiden ist. Die Lagerung einzelner Gelenke richtet sich schwerpunktmäßig nach den im Befund erfaßten Vorzugshaltungen, in denen die Kontrakturgefahr am ausgeprägtesten ist (z. B. Abduktions-, Außenrotationshaltung beider Beine, Flexionshaltung der Kniegelenke, Plantarflexionsstellung der oberen Sprunggelenke). Man versucht, der jeweiligen Vorzugshaltung entgegenzuwirken.
- Die Dehnung kontrakter Muskeln kann versucht werden, wenn hierdurch eine Funktionsverbesserung zu erwarten ist. Vorbereitend sind feuchtwarme Packungen sinnvoll. Auch Entspannungstechnik aus der PNF-Methode (z. B. gegenspannen – entspannen – passiv weiterziehen) kann angewandt werden.

❖ *Umgang mit Hilfsmitteln.* Als Hilfsmittel sind einzusetzen: Handstock, Kirschner-Stock, Unterarm-, evtl. Achselkrücken, Pyramidenstöcke, reziprokes Gehgestell.
Der Rollstuhl ist für viele Patienten eine wertvolle und unentbehrliche Hilfe. Bei ausreichender Armkraft muß der Patient selbständig mit dem Rollstuhl umgehen können. Auch die Betätigung eines elektrisch betriebenen Rollstuhls muß eingeübt werden.
Der Ergotherapeut wird geeignete Hilfsmittel für Körperhygiene, Haushalt und verschiedenste Tätigkeiten erproben und beschaffen.

❖ *Angepaßte Hilfestellung.* Da der Patient in zunehmendem Maße von den Menschen seiner Umgebung abhängig sein wird, ist es notwendig, geeignete Personen zur Hilfestellung zu aktivieren und anzuleiten. Das Ausmaß der Hilfe ist der Progredienz der Krankheit anzupassen.
Hilfestellungen im Anfangsstadium sind die Unterstützung beim Aufstehen, Hinsetzen, Treppensteigen sowie beim An- und Ausziehen von Orthesen, letztlich bei allen anstrengenden Tätigkeiten. Bei günstiger familiärer Konstellation kann das Lagern, Umlagern, Durchbewegen und Üben nach entsprechender Anleitung und regelmäßiger Kontrolle zu Hause erfolgen. In Fragen der Veränderung von Einrichtungen und Anschaffung von Geräten können Physiotherapeut und Ergotherapeut beraten.

2.1.3 Myotonia congenita (Thomsen)

Bezüglich Verlauf und Symptomen dieser seltenen Muskelerkrankung wird auf Kapitel 1 verwiesen. Eine spezielle Technik zur Beeinflussung dieser Störung ist nicht bekannt. Es gelten somit die allgemeinen Richtlinien.

2.1.4 Dystrophische Myotonie (Curschmann-Steinert)

Die Physiotherapie konzentriert sich auf die durch den Befund ermittelten und zumeist an Unterarm und Unterschenkel lokalisierten Paresen, außerdem auf die Beeinflussung der dysarthrischen Sprechstörung. Die aktive Übungsbehandlung gestaltet sich vergleichbar der bei den übrigen Muskeldystrophien.

2.1.5 Polymyositis (Dermatomyositis)

Im akuten Stadium einer Polymyositis sind im allgemeinen physiotherapeutische Maßnahmen nicht angezeigt. Im Einzelfall wird zwischen Arzt und Physiotherapeut zu erörtern sein, ob Kontraktur-, Thrombose- und Pneumonieprophylaxe erforderlich sind. Zur Kontrakturprophylaxe dient eine schmerzfreie Lagerung und vorsichtiges passives Bewegen unterhalb der Schmerzgrenze. Bewährt haben sich feuchtkalte Umschläge mit 3%iger Kochsalzlösung während des passiven Bewegens. Das Durchbewegen kann auch im Bewegungsbad (26 – 28 °C) schonend erfolgen.

Die Thromboseprophylaxe ist im Abschnitt „Neurologische Intensivmedizin“ S. 497) beschrieben.

Zur Pneumonieprophylaxe wird Atemtherapie mit dem Ziel der gleichmäßigen Belüftung aller Lungenabschnitte durchgeführt.

Zeigen der Rückgang der Muskelenzyme im Serum, die Normalisierung der Blutsenkungsgeschwindigkeit, das Nachlassen der Spontanaktivität im Elektromyogramm sowie das Verschwinden der Muskelschmerzen das Abklingen des floriden Stadiums an, so ergibt sich im Regelfall eine spontane Wiederherstellung der Funktion, die eine Physiotherapie meistens nicht erforderlich macht. In Einzelfällen kann die Physiotherapie sinnvoll sein zur Wiederherstellung von Muskelkraft und Ausdauer, dies um so mehr, als nach Abklingen eines Schubes die Muskulatur durchaus beübbar ist. Die Behandlung kann folgendermaßen durchgeführt werden:
- als Bewegungstherapie im Bewegungsbad bei einer Wassertemperatur von 28 – 30°;
- in Form von aktiven Übungen bei Teil- oder Ganzaufhängung im Schlingentisch;

- als isometrisches Muskeltraining in Rücken-, Bauch- und Seitlage in Form der Stabilisation von Gelenkstellungen und Körperhaltungen;
- als dynamisches Muskeltraining in Form des dynamisch-konzentrischen Bewegens in den PNF-Diagonalen oder in der Technik der wiederholten Kontraktionen.

2.1.6 Myasthenia gravis

Eine Physiotherapie im eigentlichen Sinne ist bei der Myasthenia gravis nicht indiziert. Physiotherapeutische Maßnahmen können erforderlich werden, wenn

- der Patient wegen plötzlicher intensiver Atemstörungen im Rahmen einer myasthenen oder cholinergen Krise auf der neurologischen Intensivstation künstlich beatmet werden muß (s. auch Stadium IIb nach Ossermann),
- atemtherapeutische und sonstige postoperative physiotherapeutische Maßnahmen nach Thymektomie indiziert sind (s. auch Stadium IIb nach Ossermann),
- der Patient aufgrund deutlich ausgeprägter generalisierter Muskelschwächen ausschließlich oder überwiegend bettlägerig geworden ist (Stadien IIb – V nach Ossermann).

•••• Befund

- Atembefund,
- Kontrolle von Puls und Blutdruck,
- Kontrolle der Venendruckpunkte,
- Erfassen der Gelenkbeweglichkeit.

Ärztlicherseits werden zur Erfassung von Ausdauerleistungen der Skelettmuskulatur und zur Einteilung in Krankheitsgruppen klinische Myasthenie-Scores verwendet. Sie erfassen die Leistungen der Skelett-, Gesichts-, Kehlkopf- und Augenmuskulatur.

Aus Gründen der Information und der Zuordnung von physiotherapeutischen Maßnahmen zu den Krankheitsstadien werden die Scores nach Ossermann und nach Besinger hier vorgestellt (Tab. 2.**2**, 2.**3**).

•••• Behandlungsziel

Das Ziel der Physiotherapie konzentriert sich auf die Verhütung bzw. Behandlung von Sekundärproblemen, insbesondere in bezug auf die Atmung, den Kreislauf und die Gelenkbeweglichkeit. Die Zielvorstellung erstreckt sich in keiner Weise auf die Kräftigung der Muskulatur.

Tabelle 2.2 Myastheniegruppen. (Nach: Ossermann, K. E., Genkins, G. [1971] Studies in myasthenia gravis. Mt. Sinai J Med (N4) 38: 497 – 537)

I	Lokalisierte nichtfortschreitende Form der Myasthenie, ausgezeichnete Prognose (z. B. okuläre Myasthenie)
IIa	Generalisierte Myasthenie, die mehr als eine Gruppe quergestreifter Muskeln betrifft, mit allmählichem Beginn – gewöhnlich durch Medikamentengabe zugänglich, recht gute Prognose
IIb	Schwere generalisierte Form mit Beteiligung von Schlund- und Atemmuskulatur, mäßige Prognose
III	Akute, bedrohliche generalisierte Myasthenie mit schweren Augenmanifestationen, gewöhnlich ist der Atemtrakt früh betroffen; diese Patienten sprechen schlecht auf eine medikamentöse Behandlung an, schlechte Prognose
IV	Spätform: schwere Myasthenie, die sich innerhalb von 2 Jahren aus Symptomen der Gruppe I oder II entwickelt und danach klinisch den Gruppe-III-Patienten ähnelt
V	Myasthenie mit Muskelatrophie; die meisten dieser Patienten gehören zunächst zur Gruppe II, aber sie zeigen innerhalb von 6 Monaten nach Beginn eine Atrophie. Die Prognose hängt bei diesen Patienten von anderen klinischen Merkmalen ab (Defektmyasthenie)

•••• Maßnahmen und Durchführung

Siehe neurologische Intensivstation, S. 480.

2.2 Physiotherapie bei Vorderhornerkrankungen

Vorderhornerkrankungen sind die infantile Muskelatrophie Werdnig-Hoffmann, die Atrophia musculorum spinalis pseudomyopathica Kugelberg-Welander, die spinale Muskelatrophie des Erwachsenen Aran-Duchenne, der Peroneal-Typ der nukleären Atrophien, die proximale spinale Muskelatrophie des Schultergürtelbereiches Vulpian-Bernhardt. Sie sind gekennzeichnet durch den unaufhaltsamen Untergang von Vorderhornzellen mit unterschiedlich rascher Progredienz.

•••• Befund

Siehe allgemeine Richtlinien (S. 235)

Tabelle 2.3 Myasthenia-Score nach Besinger

Klinischer Myasthenie Score

1. Generalisierte Symptome

1.1 Extremitäten und Rumpfmuskulatur

	ohne Sympt.	Gering	Ausprägung der Schwäche mäßig	stark
Scorewertskala	0	1	2	3
Armvorhalten (90° stehend)	> 240″	> 90 – 240″	> 10 – 90″	< 10″
Beinvorhalten (45° Rückenlage)	> 120″	> 30 – 120″	> 0 – 30″	0″
Kopfheben (45° Rückenlage)	> 120″	> 30 – 120″	> 0 – 30″	0″
Treppensteigen (10 stand. Stufen ohne Hände)	< 6″	> 6 – 10″	> 10 – 30″	unmöglich > 30″
Vigorimetertest (Dekrement nach 10 max. Faustschlüssen)	0	> 20 %	> 20 – 75 %	> 75 %
Vitalkapazität (max. Expir. nach max. Inspir.)	♂ 4 L ♀ 3 L	> 1,5 – 4 L > 2 – 3 L	> 1,5 – 2,5 L > 1,2 – 2 L	< 1,5 L < 1,2 L

Tabelle 2.3 Fortsetzung

Klinischer Myasthenie Score				
1. Generalisierte Symptome				
1.1 Extremitäten und Rumpfmuskulatur				
	ohne Sympt.	Gering	Ausprägung der Schwäche mäßig	stark
Scorewertskala	0	1	2	3
1.2 Facio-Pharyngeale Muskulatur				
Gesichtsmuskulatur	normal	mim. Schwäche (Lidschluß-Test, 1,0)	Lidschluß inkomplett 1,0 deutl. eingeschr.)	Animie
Kauen	normal	Kauschwäche (Ermüdung während des Essens)	Zerkleinerte Kost	Magensonde
Schlucken	normal	Erschwert (Ermüdung bei Essen und Trinken)	Inkompl. Gaumenschluß (Häufiges Verschlucken, nasale Sprache)	Magensonde
2. Okuläre Symptome				
Doppelbilder	> 60	> 10 – 60	> 0 – 10	spontan

•••• Behandlungsziel

Das Ziel der Physiotherapie kann höchstens das Erhalten von Muskelfunktionen und das Vermeiden von Sekundärschäden sein.

•••• Behandlungsplan

Siehe allgemeine Richtlinien (S. 243).

•••• Maßnahmen

Die anzuwendenden Maßnahmen richten sich nach der durch den Befund erfaßten Lokalisation der Störung. Besondere Sorgfalt ist der exakten Bestimmung und Interpretation der Muskelfunktionsprüfung zu widmen. Eine Reizstrombehandlung als atrophiebeeinflussende Maßnahme entfällt.

Es bestehen keine Beeinträchtigungen der Oberflächen- und Tiefensensibilität, so daß hierauf in der Behandlung keine besondere Rücksicht genommen wird.

Beim Typ Aran-Duchenne und beim Peronealtyp sind durchblutungsfördernde Maßnahmen intensiv zu gestalten. Bewährt haben sich Wechselbäder, ansteigende Teilbäder sowie die Unterhauttechnik der Bindegewebsmassage.

2.3 Physiotherapie bei Erkrankungen des Plexus und der peripheren Nerven

2.3.1 Parese des Plexus brachialis (C 5 – Th 1)

Diese Schädigung bedeutet den kompletten motorischen, sensiblen und vegetativen Funktionsverlust eines Armes sowie der Bewegungen des Schulterblattes. Die Schädigung kann den oberen oder den unteren Plexusanteil betreffen. Bei der oberen Plexuslähmung (Erb) sind folgende Muskeln ausgefallen: M. serratus anterior, Mm. rhomboidei, M. supraspinatus, M. infraspinatus, M. subscapularis, Mm. pectorales, M. deltoideus, M. triceps brachii, M. biceps brachii, M. brachialis, M. supinator und manchmal die Extensoren der Hand. Sensible Ausfälle finden sich an der Außenseite des Oberarms und der dorsoradialen Seite des Unterarms. Bei der unteren Plexusparese (Klumpke) sind die kleinen Handmuskeln und die langen Fingerbeuger paretisch. Der Sensibilitätsverlust betrifft den ulnaren Unterarm und das ulnare Handgebiet (s. Abb. 1.**14**).

Nachfolgend wird die komplette Plexus-brachialis-Parese abgehandelt.

Befund

- Haut und Hautanhangsgebilde:
  - bläuliche Verfärbung der Haut, gestörtes Haarwachstum und brüchige Nägel.
  - Die Hauttemperatur ist meist erniedrigt. Mitunter bestehen Schwellungen im Bereich der Mittelhand. Vermehrtes Schwitzen wird besonders im Bereich der Hand deutlich.
- Gelenke: Abhängig von der Dauer der Schädigung und der bisherigen Behandlung ist die Beweglichkeit sämtlicher Armgelenke beeinträchtigt.
- Muskulatur:
  - Die seitenvergleichenden Umfangmessungen werden an allen Meßstellen Differenzen aufweisen.
  - Es liegt ein Tonusverlust der Armmuskulatur vor. Bei Ausfall der das Schultergelenk bewegenden Muskulatur besteht die Gefahr der Schulterluxation, da das Gewicht des hängenden Armes den passiven Gelenkhalt (Gelenkkapsel und -bänder) elongiert.
  - Der Muskeltest ermittelt den totalen oder subtotalen Innervationsverlust.
  - Mitunter sind Faszikulationen zu beobachten.
  - Ausweichbewegungen wie Hochziehen des Schultergürtels und Lateralflexion der Wirbelsäule zur nicht betroffenen Seite sind obligat.
- Ausfall der Oberflächen- und Tiefensensibilität. Diffus verteilte, ziehende, quälende Schmerzen.

Behandlungsplan

Siehe allgemeine Richtlinien (S. 243).

Maßnahmen und Durchführung

- *Passives Bewegen* des Schultergürtels und sämtlicher Armgelenke. Wichtig ist hierbei, das Ellbogengelenk aus extendierter und aus flektierter Schultergelenkstellung in Beugung und Streckung zu bewegen. Die Bewegungen Pro- und Supination sollen bei flektierter und extendierter Ellbogengelenkstellung erfolgen. Die Fingergelenke dürfen voll extendiert und flektiert werden bei dorsalextendiertem Handgelenk, sie dürfen hingegen nicht voll flektiert werden bei volarflektiertem Handgelenk. Den Bewegungen Abduktion – Adduktion sowie Opposition und Reposition im Daumensattelgelenk ist Aufmerksamkeit zu widmen.

- Als *Dauerlagerung* sollen eingehalten werden:

  im Schultergelenk 70 Grad Abduktion, 30 Grad Flexion, Rotationsmittelstellung,
  im Ellbogengelenk 70 – 80 Grad Flexion,
  im Handgelenk 20 Grad Dorsalflexion,
  Daumensattelgelenk in Abduktion,
  Fingergelenke in leichter Flexion.

  Als Hilfsmittel kommen in Frage: Sand- oder Streusäcke, Schaumgummi oder eine Abduktionsschiene. Als Kompromißlösung kann der Arm kurzzeitig in einer Mitella mit eingelegtem Kissen getragen werden, wobei die Hand höher als der Ellbogen liegen soll.

- Erlernen der *aktiven Fixation* des Schultergürtels über die Schulterblattmuster nach der PNF-Methode, Antagonistentechnik langsame Umkehr – Halt. Korrektur der skoliotischen Haltung in Rückenlage, Bauchlage, Sitz und Stand mit und ohne Spiegel.

- *Elektrotherapie* zur Beeinflussung von Schmerzen kann sowohl über dem Schmerzpunkt als auch über dem Ganglion stellatum erfolgen.

- Als *Lagerungsschiene* sei die Abduktionsschiene erwähnt. Bei inkompletter Reinnervation ergibt sich die notwendige Schienenversorgung durch den Befund.

•••• Komplikationen bei Parese des Plexus brachialis

- Morbus Sudeck,
- Luxation des Schultergelenks,
- Osteoporose,
- skoliotische Fehlhaltung.

Morbus Sudeck

Treten Symptome wie Glanzhaut, rötlich-livide Verfärbung, Schwellung, erhöhte Hauttemperatur, vermehrte Schweißsekretion, Bewegungs- und Ruheschmerz besonders im Bereich der Hand auf, so liegt der zwingende Verdacht eines Morbus Sudeck nahe.

Luxationen des Schultergelenks

Prophylaktische Maßnahmen sind das Tragen der Abduktionsschiene und der Mitella. Eine luxierte Schulter wird vom Arzt reponiert und anschließend auf der Abduktionsschiene ruhiggestellt. Beim passiven Bewegen sind danach alle Bewegungen hinter die Frontalebene, die volle Flexion und Außenrotation zu vermeiden.

Osteoporose

Um die Entwicklung einer schweren Osteoporose zu verzögern, kann frühzeitig versucht werden, den Arm unter gelenkabsichernder Hilfestellung zu belasten (stützen).

•••• Behandlung bei irreparabler, kompletter Plexusschädigung

Frühestens zwei Jahre nach Eintreten der Schädigung kann erwogen werden, den funktionslosen Arm zu amputieren und durch einen Kunstarm zu ersetzen. Der Gebrauch des Kunstarmes (Schultergegenzugprothese) ist mit dem Patienten einzuüben. Bei irreparabler oberer Plexusparese ist eine Funktionsverbesserung durch eine Arthrodese im Schultergelenk zu erzielen. Auch kompensierende Bewegungen des Schultergürtels sind zu üben.
Seit einigen Jahren wird versucht, durch mikrochirurgische Eingriffe (Nerventransplantationen) und Muskeltransplantationen Teilfunktionen der Hand zu erzielen.

2.3.2 Parese des Nervus thoracicus longus (C 5–7)

Dieser Nerv innerviert den M. serratus anterior. Der Muskel bewirkt zusammen mit dem M. trapezius (Pars descendens und Pars ascendens) zum einen die Stellungsänderung des Schulterblatts bei der Erhebung des Armes über 90 Grad, zum zweiten sichert er die Stellung des Schulterblatts am Rumpf, dies gemeinsam mit dem M. rhomboideus und dem M. trapezius. Ist der M. serratus anterior ausgefallen, so kann der Arm trotz intaktem M. trapezius nicht über 90 Grad gehoben werden. Der mediale Schulterblattrand steht nach dorsal ab (Scapula alata), auch wenn die Mm. rhomboidei funktionstüchtig sind.

•••• Befund

- Muskelstatus. Die Zuordnung zum Testwert 1 ist nicht ganz leicht, da die Kontraktion des Muskels äußerlich nicht sichtbar und allenfalls zwischen vorderer und hinterer Achselwand tastbar ist.
- Ausweichbewegungen. Nach Beendigung der Bewegung im Schultergelenk wird der Schultergürtel hochgezogen (M. trapezius, Pars descendens) und ferner in eine Lateralflexion der Wirbelsäule zur gesunden Seite ausgewichen.

•••• Behandlungsziel

Das Behandlungsziel ist meist die vollständige Wiedererlangung der Funktion des M. serratus anterior.

Behandlungsplan

Siehe allgemeine Richtlinien (S. 243).

Maßnahmen und Durchführung

- Bei der *Bewegungsbehandlung* muß der Patient lernen, den medialen Schulterblattrand am Thorax zu fixieren, das Schulterblatt als Ganzes zu abduzieren und diese Position gegen Widerstand zu halten.

  Muskelstatusstufen 0–2:
  Ausgangsstellung Sitz. Der Arm liegt auf einer Unterlage in 70 Grad Anteversion (Flexion):
  - Kontakt unter medialem Schulterblattrand. Schulterblatt an Rippen anlegen und halten.
  - Schulterblatt an die Rippen anlegen, dort halten und den Arm nach vorne herausschieben.
  - Dasselbe gegen dosierten Widerstand am Schulterblatt und Oberarm.

  Ausgangsstellung Rückenlage. Der Arm ist in 90 Grad Anteversion.
  - Abduktion des Schulterblatts und Herausschieben des Armes.

  Ausgangsstellung Stand:
  - Gleiche Übung wie oben. Widerstand durch Stemmen gegen die Wand.

  Ausgangsstellung Sitz. Der Arm ist 90 Grad abduziert oder antevertiert:
  - Arm wird durch Dehnung des Schulterblatts in Flexion über 100 Grad gebracht.

  Ab Stufe 3–4:
  PNF-Muster:
  - Flexion – Abduktion – Außenrotation,
  - Flexion – Adduktion – Außenrotation,
  - Trizepsstoßbewegung.

  Hausaufgaben ab Stufe 4:
  - Stützen mit dem betroffenen Arm gegen eine Wand.
  - Vierfüßlerstand mit beiden oder nur mit dem betroffenen Arm.
  - Prellen oder Stoßen eines schweren Balls.
  - Liegestütz.

  Empfehlenswerte Sportarten: Tennis, Basketball, alle Schwimmstile.

- Kontrolle der Ausweichbewegungen. Der Schultergürtel muß bei allen Bewegungen aktiv unten gehalten werden. Hilfen hierfür sind der manuelle Kontakt am Angulus inferior scapulae und optische Kontrolle durch den Spiegel. Ausweichbewegungen in der Wirbelsäule werden auch optisch kontrolliert.

2.3.3 Parese des Nervus dorsalis scapulae (C 4–5)

Dieser rein motorische Nerv versorgt die Mm. rhomboidei und den M. levator scapulae. Der mediale Schulterblattrand der betroffenen Seite steht weiter von der Wirbelsäule entfernt als auf der gesunden Seite und ist vom Thorax abgehoben.

Kompensation. Der M. levator scapulae wird durch den M. trapezius, Pars descendens, kompensiert. Der Ausfall der Mm. rhomboidei mit ihrer Funktion der Adduktion und kranialen Bewegung des Schulterblatts wird zwar nicht kompensiert, ist jedoch bei Gebrauchsbewegungen des Armes von untergeordneter Bedeutung. Beim Tragen von Lasten macht sich die mangelnde Schulterblattfixierung bemerkbar.

•••• Befund

- Die Atrophie im Bereich des Muskelverlaufs ist sichtbar.
- Der Tonus ist erniedrigt.
- Muskelfunktionsprüfung beider Muskeln.

•••• Behandlungsplan

Siehe allgemeine Richtlinien (S. 243).

•••• Maßnahmen und Durchführung

- *Übungsbeispiele bei Muskelstatusstufen 0–2:*
  Ausgangsstellung Seitenlage, betroffene Seite oben. Arm vor dem Körper gelagert. Verstärker Mm. rhomboidei der anderen Seite. Eine Hand greift von ventral unter den Schultergürtel, die andere Hand gibt Kontakt über den betroffenen Muskeln.
  - Bewegung des Schulterblattes in Elevation – Retroversion. Ausgangsstellung Bauchlage. Arme neben dem Körper.
    Verstärker und Kontakt s. oben.
  - Bewegung des Schulterblatts in Elevation – Retroversion.

  Stufen 3–4:
  Ausgangsstellung Seitenlage, Bauchlage, Sitz:
  - Skapulapattern Elevation – Retroversion nach PNF. Technik der wiederholten Kontraktionen.

2.3.4 Parese des Nervus suprascapularis (C 4–6)

Die motorische Versorgung durch diesen Nerv erstreckt sich auf die Mm. supra- und infraspinatus.

Kompensation. Der M. deltoideus kompensiert teilweise die Funktion des M. supraspinatus und der M. teres minor die Außenrotationsfunktion des M. infraspinatus. Dennoch kommt es zu einer deutlichen Außenrotationsverringerung. Diese ist hinderlich z. B. beim Schreiben oder bei dem Versuch, die Hand hinter den Kopf zu bringen. Als sensibler Nerv versorgt er Bänder und Gelenkkapsel des Schultergelenks.

•••• Befund

- Die Beweglichkeit des Schultergelenks ist zu prüfen.
- Muskulatur:
  - Die Atrophie der beiden Muskeln läßt die Spina scapulae deutlich hervortreten.
  - Muskelfunktionsprüfung der paretischen Muskeln.
  - Abhängig von der Bewegungsrichtung sind Ausweichbewegungen im Schultergürtel und in der Wirbelsäule festzustellen.

•••• Behandlungsplan

Siehe allgemeine Richtlinien (S. 243).

•••• Maßnahmen und Durchführung

- Freihalten der vollen Schultergelenkbeweglichkeit, insbesondere der Außenrotation.
- *Übungsbeispiele bei Muskelstatusstufen 0 – 2:*
  M. infraspinatus. Ausgangsstellung Sitz. Schultergelenk in 0-Stellung, das Ellbogengelenk rechtwinklig gebeugt. Aktive Fixation über Adduktion des Oberarms. Griff am distalen Unterarm:
  - Bewegung: Außenrotation durch Auswärtskreiseln des Arms.

  M. supraspinatus. Ausgangsstellung Rückenlage. Schultergelenk in 0-Stellung. Ellbogengelenk gebeugt und supiniert. Proximaler Kontakt dorsolateraler Oberarm, distaler Griff proximal des Handgelenks:
  - Bewegung aus 0-Stellung in 15 Grad Abduktion und Außenrotation.
  - Ausgangsstellung Sitz. Ausgangsposition und Bewegung wie in Rückenlage.

  Stufen 3 – 4:
  - PNF-Muster Flexion – Abduktion – Außenrotation,
  - Flexion – Adduktion – Außenrotation.

  Hausaufgaben:
  Gebrauchsbewegungen, die die Rotation beinhalten:
  - Hand zum Gesicht, auf und hinter den Kopf führen,

- kämmen,
- Kopftuch binden,
- Krawatte binden,
- ausholen zur Wurfbewegung.

Es ist sinnvoll, die Hausaufgaben mit beiden Armen gleichseitig und symmetrisch auszuführen und vor dem Spiegel zu kontrollieren.

2.3.5 Parese des Nervus musculocutaneus (C 5–6)

Dieser Nerv versorgt den M. coracobrachialis, den M. biceps brachii und den M. brachialis.

Das sensible Innervationsgebiet ist die Haut der lateralen Unterarmseite.

Kompensation. Der M. brachioradialis, der M. pronator teres und die langen Fingerbeuger können die Flexion des Ellbogengelenks ausführen. Die Supination kann durch den M. supinator erfolgen, in geringerem Umfang durch den M. brachioradialis. Die Kraftminderung jedoch ist erheblich.

•••• Befund

- Gelenkstatus des Ellbogen- und der Umwendgelenke.
- Muskulatur:
  - Umfangmaße der oberen Extremität.
  - Der Muskeltonus ist deutlich reduziert; beim hängenden Arm besteht die Gefahr eines Dehnschadens.
  - Muskelfunktionsprüfung der genannten Muskeln.
- Festlegen des Sensibilitätsausfalls.

•••• Behandlungsplan

Siehe allgemeine Richtlinien (S. 243).

•••• Maßnahmen und Durchführung

- *Übungsbeispiele bei Muskelstatusstufen 0–2:*
  Ausgangsstellung Sitz. Arm in 70 Grad Anteversion, Ellbogengelenk gestreckt und proniert. Proximaler Kontakt am ventralen Oberarm. Verstärker ist der M. pectoralis major. Distaler Griff um das Handgelenk:
  - Bewegung aus Extension – Pronation in Flexion – Supination.

M. brachialis. Ausgangsstellung und Kontakte s. oben.
- Bewegung aus Extension – Supination in Flexion – Pronation.

Übungsbeispiele bei Stufen 3–4:
- PNF-Muster Flexion – Adduktion – Außenrotation zum gebeugten Ellbogen;
- PNF-Muster Flexion – Abduktion – Außenrotation zum gebeugten Ellbogen.

Müssen wegen irreparabler Parese die *kompensierenden Muskeln* auftrainiert werden, so sind außer den genannten folgende PNF-Muster anwendbar:
- Extension – Adduktion – Innenrotation,
- Flexion – Adduktion – Außenrotation,
  beide zum gebeugten Ellbogen.

Hausaufgaben:
Der Patient wird angeleitet, mehrmals täglich alle Bewegungen im Schultergelenk mit Hilfe des anderen Armes im vollen Umfang zu üben.

Beim Sitzen sollte darauf geachtet werden, daß der Arm mit gebeugtem Ellbogen aufliegt.

Beim Stehen und Gehen muß eine Mitella getragen oder die Hand in die Tasche gesteckt werden.

2.3.6 Parese des Nervus axillaris (C 5–7)

Der N. axillaris versorgt motorisch den M. deltoideus und den M. teres minor.

Kompensation. Für den Ausfall der Abduktionsbewegung wird der M. supraspinatus eingesetzt. Dabei ist die Abduktion mit einer Außenrotation verbunden und erreicht erst nach Hypertrophie des M. supraspinatus ihr volles Bewegungsausmaß. Den Ausfall der Pars clavicularis des M. deltoideus können der lange Bizepskopf, der M. coracobrachialis und der M. pectoralis major kompensieren. Bei der Bewegung der Anteversion und Adduktion kommt es dann zu einer Flexion und Supination im Ellbogengelenk. Die Pars spinalis des M. deltoideus kann in ihrer Funktion, der Retroversion, teilweise durch den langen Trizepskopf ersetzt werden. Der Ausfall des M. teres minor kann als unbedeutend angesehen werden. Das sensible Versorgungsgebiet des N. axillaris liegt an der Außenseite des proximalen Oberarms.

Befund

- Der Gelenkstatus erfaßt die passive Beweglichkeit des Schultergelenks.
- Muskulatur:
  - Der M. deltoideus atrophiert sehr rasch, so daß sich die Konturen von Akromion und Oberarmkopf sehr deutlich durch die Haut abzeichnen.
  - Der Tonusverlust dieses Muskels verringert erheblich die Sicherung der Stellung des Oberarmkopfes in der kleinen Schultergelenkspfanne. Hieraus resultieren eine sicht- und tastbare Diastase zwischen Akromion und Oberarmkopf und eine erhöhte Luxationsgefahr.
  - Muskelstatus des M. deltoideus.
  - Im M. latissimus dorsi und in den Mm. pectorales entwickeln sich rasch Tonuserhöhung und Dehnunfähigkeit.
  - Ausweichbewegungen sind das Hochziehen des Schultergürtels und eine Lateralflexion des Rumpfes zur gesunden Seite. Der funktionelle Nutzen dieser Ausweichbewegung ist relativ gering. Ungünstig ist die sich im Laufe der Zeit entwickelnde asymmetrische Gewohnheitshaltung.
- Der Ausfall der Sensibilität ist zu erfassen.

Behandlungsplan

Siehe allgemeine Richtlinien (S. 243).

Maßnahmen und Durchführung

Wegen der Luxationsgefahr ist beim passiven Bewegen auf sorgfältiges, achsengerechtes Arbeiten zu achten.

- *Übungsbeispiele bei Muskelstatusstufen 0–2:*
  M. deltoideus, Pars acromialis. Ausgangsstellung Rückenlage. Schultergelenk in 0-Stellung. Ellbogengelenk in Extension – Pronation. Proximaler Kontakt zur aktiven Fixation des Schulterblattes in Depression – Retroversion. Distaler Kontakt über dem M. deltoideus bei Abnahme des Armgewichts.
  - Bewegung aus 0-Stellung in Abduktion.
  - Aus gleicher Ausgangsposition, jedoch bei 70 Grad Abduktion Herausstemmen des Armes.
  - Gleiche Bewegung aus dem Sitz. Der Arm wird hierbei in 70 Grad Abduktion gehalten oder gelagert.

M. deltoideus, Pars clavicularis. Ausgangsstellung Sitz. Arm in 70 Grad Abduktion und Ellbogenextension gehalten. Proximaler Kontakt über der Pars clavicularis.
- Bewegung aus 70 Grad Abduktion in Anteversion.

M. deltoideus, Pars spinalis. Ausgangsposition s. oben, proximaler Kontakt über der Pars spinalis.
- Bewegung aus 70 Grad Abduktion in Retroversion.

Ab *Stufen 3–4:*
- PNF-Muster Flexion – Abduktion – Außenrotation, Flexion – Adduktion – Außenrotation.

- Es ist notwendig, den Arm auf einer *Abduktionsschiene* in 70 Grad zu lagern, bis der M. deltoideus die Muskelteststufe 3 erreicht hat. Damit wird ein Dehnschaden des Muskels vermieden und der Elongation der Kapsel vorgebeugt.

2.3.7 Parese des Nervus thoracodorsalis (C 6–8)

Der M. latissimus dorsi und der M. teres major werden durch diesen Nerv innerviert.

Der Ausfall des M. latissimus dorsi macht sich bemerkbar, wenn der Patient den betroffenen Arm hinter dem Rücken über die Mittellinie führen will, was nicht gelingt.

Kompensation: Für die Retroversion treten der hintere Teil des M. deltoideus und der lange Kopf des M. triceps brachii ein. Somit ergibt sich keine große funktionelle Beeinträchtigung; insbesondere fällt der Verlust des M. teres major nicht ins Gewicht.

•••• Befund

- Deutliche Verschmächtigung der hinteren Achselwand.
- Im Seitenvergleich ist der Spannungszustand auf der betroffenen Seite deutlich verringert.
- Muskelstatus des M. latissimus dorsi.

•••• Behandlungsplan

Siehe allgemeine Richtlinien (S. 243).

•••• Maßnahmen und Durchführung

- *Übungsbeispiele für den M. latissimus dorsi, Muskelstatusstufen 0–2:*
  Ausgangsstellung Seitenlage, die betroffene Seite oben.
  - Aus 90 Grad Abduktion im Schultergelenk, Bewegung in Retroversion – Innenrotation – Adduktion über die Mittellinie.

  Ausgangsstellung Sitz:
  - gleiche Bewegung wie oben.

  Stufen 3–4:
  Ausgangsstellung Seitenlage:
  - PNF-Muster Retroversion – Adduktion – Innenrotation.

  Ausgangsstellung Bauchlage:
  - PNF-Muster s. oben.
  - Hochstemmen des Körpers aus Langsitz, am Barren und an den Ringen.

2.3.8 Parese der Nervi pectorales medialis und lateralis (C 5–Th 1)

Diese Nerven innervieren die Mm. pectorales major und minor. Die Schädigung kann im Rahmen einer Parese des Plexus cervicobrachialis und in seltenen Fällen isoliert auftreten. Es resultiert eine Adduktions- und Innenrotationsschwäche des Armes.

Kompensation. Gute Kompensation bis zur Körpermittellinie durch den langen Bizepskopf und den M. coracobrachialis; der Arm kann jedoch nicht über die Mittellinie hinaus adduziert werden. Die Innenrotation kann z. T. durch den M. subscapularis ausgeführt werden.

Es bestehen keine sensiblen und trophischen Ausfälle.

•••• Befund

- Deutliche Atrophie der vorderen Achsel- und der vorderen Thoraxwand.
- Muskelstatus des M. pectoralis major.

•••• Behandlungsplan

Siehe allgemeine Richtlinien (S. 243).

•••• Maßnahmen und Durchführung

- *Übungsbeispiele bei Muskelstatusstufen 0–2:*
  Ausgangsstellung Sitz. Oberarm in 70 Grad Anteversion gelagert, Ellbogengelenk gebeugt. Proximaler Kontakt über der vorderen Achselwand. Griff um distalen Unterarm und Handgelenke.

- Bewegung aus 70 Grad Anteversion in Adduktion – Innenrotation.
- Ausgangsstellung Rückenlage. Oberarm in 70 Grad Abduktion. Im übrigen Position und Kontakte s. oben.
- Bewegung aus 70 Grad Abduktion in Adduktion – Innenrotation.

Stufen 3–4:
Ausgangsstellung Sitz oder Rückenlage.
- PNF-Muster Extension – Adduktion – Innenrotation.

2.3.9 Parese des Nervus radialis (C 5–8, Th 1)

Bei Schädigung des N. radialis ist der motorische Ausfall an Hand und Fingern bedeutungsvoll; demgegenüber treten die sensiblen und vegetativen Ausfälle zurück (s. Abb. 1.**24**).

Kompensation. Der M. triceps brachii, der Handgelenksextensoren und der lange und kurze Extensor des Daumens werden durch keine anderen Muskeln ersetzt. Der M. brachioradialis kann bezüglich der Ellbogenbeugung durch die Mm. biceps brachii und brachialis, bezüglich der Pronation durch die Mm. pronator teres und pronator quadratus ersetzt werden. Für den M. extensor digitorum communis treten für die Extension in den Fingermittel- und -endgelenken die Mm. interossei und lumbricales ein, nicht jedoch für die Streckung im Grundgelenk. Der M. abductor pollicis longus kann z. T. durch den M. abductor pollicis brevis ersetzt werden. Griffe zwischen dem Daumen und den übrigen Fingern finden in einer Flexionsstellung im Daumengrund- und -endgelenk statt. Der Ausfall der Handgelenkstrecker ist schwerwiegend, da nahezu allen Greifformen eine Dorsalflexionsstellung im Handgelenk als proximale Stabilisation zugrunde liegt.

•••• Befund

- Durchblutung:
  - Unterarm und Hand sind häufig deutlich kühler als die nichtparetische Extremität.
  - Über dem Handrücken bildet sich in vielen Fällen eine Schwellung (Gubler-Schwellung).
- Der Gelenkstatus erstreckt sich auf das Ellbogengelenk, die Umwendgelenke, das Handgelenk, die Finger- und Daumengelenke.
- Muskulatur:
  - seitenvergleichende Umfangmessungen an Oberarm, Unterarm und Hand.
  - Der Muskeltonus ist erniedrigt. Das Hängen der Hand bei gebeugtem Ellbogen- und Handgelenk zieht einen Dehnschaden der paretischen Muskeln nach sich.

- Muskelstatus der oben aufgeführten Muskeln.
- Die Flexoren von Hand und Fingern erhöhen ihren Tonus, es besteht die Neigung zur Kontraktur, besonders in den mehrgelenkigen Muskeln.

- Die Oberflächensensibilität ist gestört im Bereich des dorsalen Unterarms, der dorsalen, radialen Handhälfte, der Streckseite des Daumens, des 2. und 3. Fingers sowie der radialen Hälfte des 4. Fingers. An den Fingern ist jedoch die Haut über den Endphalangen ausgenommen. Das *Autonomgebiet* liegt im Interdigitalraum zwischen Daumen und Zeigefinger (s. Abb. 1.**24b**).

Behandlungsplan

Siehe allgemeine Richtlinien (S. 243).

Maßnahmen und Durchführung

- Das passive Bewegen in den Umwendgelenken ist bei flektierter und extendierter Ellbogengelenkstellung vorzunehmen, um eine Einschränkung der Pronation und Supination zu verhüten. Die langen Daumen- und Fingerbeuger müssen über allen von ihnen überzogenen Gelenken gedehnt werden.
- *Übungsbeispiele bei Muskelstatusstufen 0–2:*
  M. triceps brachii. Ausgangsstellung Sitz; der Oberarm ist in Anteversion oder Abduktion gelagert.
  Das Ellbogengelenk ist in 90 Grad Flexion.
  - Bewegung aus Flexion und Extension des Ellbogengelenks.

  M. supinator. Ausgangsstellung Sitz. Arm in Anteversion gelagert, Ellbogengelenk gestreckt und proniert. Proximaler Kontakt am dorsalen Oberarm, distaler Griff um das Handgelenk.
  - Bewegung aus Extension – Pronation in Extension – Supination (Ausschaltung des M. biceps brachii).

  Mm. extensores carpi radialis und ulnaris. Ausgangsstellung Sitz. Unterarm auf ulnarer Kante aufliegend, Handgelenk frei. Proximaler Kontakt dorsolateral am Unterarm, distaler Griff um Handgelenk.
  - Bewegung zunächst aus 0-Stellung in Dorsalextension.

  M. extensor digitorum communis. Ausgangsstellung Sitz. Unterarm und Hand auf ulnarer Kante aufliegend.
  Finger ab den Grundgelenken frei. Proximaler Kontakt dorsal–lateral am Unterarm. Distaler Griff um die Mittelphalangen.
  - Bewegung aus 90 Grad Flexion der Fingergrundgelenke in 0-Stellung. Mittel- und Endgelenke bleiben gebeugt.

M. extensor pollicis longus. Ausgangsstellung Sitz. Unterarm und Hand liegen volar auf. Daumen am Metakarpale I und Grundphalanx in Abduktion gehalten. Distaler Griff um Endphalanx des Daumens.
- Bewegung aus Endgelenkflexion in Extension.

M. abductor pollicis longus. Ausgangsstellung s. oben. Proximaler Kontakt dorsal – lateral am Unterarm.
Distaler Kontakt um das Metakarpale I.
- Bewegung aus Adduktion in Abduktion – Reposition des Daumens.

Ab *Stufe 3* sind mit der Technik der wiederholten Kontraktionen und unter Einsatz von Ellbogen-, Hand- und Fingergelenken als wechselnden Drehpunkten folgende PNF-Muster verwendbar:
- Flexion – Abduktion – Außenrotation,
- Extension – Abduktion – Innenrotation,
- Trizepsstoßbewegung.
- Fein- und grobmotorische Funktionen wie Spitzgriffe, Schreiben, Prellen und Stoßen eines Balles runden das Behandlungsprogramm ab.
- Sinnvolle automatische Reaktionen sind die schützende Streckung der Arme und Gleichgewichtsreaktionen im Sitz und Stand auf der großen Rolle, dem Schaukelbrett und dem großen Ball.

❖ Die *Schienenversorgung* wird nach ärztlicher Verordnung von Ergotherapeuten oder Orthopädiemechanikern durchgeführt. Eine Nachtschiene zur Lagerung soll Dehnschäden vermeiden. Das Handgelenk ist in 30 Grad Dorsalextension, das Daumensattelgelenk in leichter Abduktion und sämtliche Fingergelenke sind in leichter Flexion gelagert.
Während des Tages trägt der Patient eine Funktionsschiene, welche die Hand in Dorsalextension fixiert und die Fingergrundgelenke in leichter Beugung abstützt. Mittel- und Endgelenke bleiben frei. Der Daumen steht günstig in einer Abduktions- und Oppositionsstellung. Auch mit dieser Schiene wird ein Dehnschaden der paretischen Muskulatur vermieden. Außerdem sind Trage- und Spitzgriffe möglich, und die Kraftminderung der nichtparetischen Muskulatur kann zeitlich aufgehalten werden.

2.3.10 Parese des Nervus medianus (C 5 – Th 1)

Die Schädigung dieses Nervs führt zu einer beträchtlichen Einbuße von motorischen, sensiblen und trophischen Funktionen an Unterarm, Hand und Fingern.

Folgende Muskeln sind ausgefallen: M. flexor carpi radialis, M. palmaris longus, M. flexor digitorum superficialis, M. flexor digitorum profundus des 2. und 3. Fingers, M. flexor pollicis longus, M. pronator teres und M.

pronator quadratus, M. flexor pollicis brevis, Caput superficiale, M. abductor pollicis brevis, M. opponens pollicis und die Mm. lumbricales I und II.

Kompensation. Der M. pronator teres und der M. pronator quadratus werden vom M. brachioradialis bezüglich der Pronation unvollständig ersetzt. Den M. flexor carpi ulnaris kann man für den M. flexor carpi radialis und den M. palmaris longus einsetzen, jedoch ist die Volarflexion dann mit der ulnaren Abduktion gekoppelt. Sie ist dadurch funktionell wertgemindert und erheblich geringer in der Kraftentfaltung. Für den M. opponens pollicis und den M. abductor pollicis brevis gibt es keinen muskulären Ersatz; es entfallen Spitzgriffe zwischen dem Daumen und den übrigen Fingern, und beim Erfassen zylindrischer Gegenstände zwischen Daumen und Zeigefinger legt sich der Daumen der Rundung des Gegenstandes nicht voll an (positives Flaschenzeichen nach Lüthy). Keine Kompensation besteht für den M. flexor pollicis longus; die Beugung im Daumenendgelenk ist nicht möglich, die im Grundgelenk nur angedeutet. Eine Beugung in den Grundgelenken des 2.–5. Fingers kann durch die Mm. interossei dorsales und palmares und die beiden ulnaren Mm. lumbricales ausgeführt werden, hingegen nicht in den Mittel- und Endgelenken des 2. und 3. Fingers. Für die Beugung in diesen Gelenken steht beim 4. und 5. Finger der vom N. ulnaris versorgte M. flexor digitorum profundus zur Verfügung. Deshalb kommt beim Versuch des Faustschlusses die Schwurhand zustande. Trotz einer Reihe kompensierter Einzelfunktionen resultiert aus dieser Parese die Unmöglichkeit, die Hand für den Grob- oder Tragegriff und für Spitzgriffe einzusetzen.

•••• Befund

- Durchblutung:
  - Die Haut an Unterarm und Handinnenfläche zeigt sich oft bläulich verfärbt. An den volaren Seiten der Finger ist die Haut zigarettenpapierartig dünn und knittrig. Die Fingerspitzen verjüngen sich abnorm. Die Papillarlinien sind abgeflacht.
  - Die Hautspannung im Hohlhandbereich ist deutlich herabgesetzt; häufig ist vermehrtes Schwitzen zu beobachten. Im Regelfall ist die betroffene Hand kühler als die gesunde. Die Temperaturerhöhung als Ausnahme von der Regel läßt die bei dieser Parese nicht seltene Entwicklung eines Morbus Sudeck befürchten.
- Die passive Beweglichkeit der Umwendgelenke, des Handgelenks und sämtlicher Fingergelenke ist im Gelenkstatus festzulegen.
- Muskulatur:
  - seitenvergleichende Umfangmessungen der oberen Extremität mit möglicherweise vorliegenden Umfangsdiffernzen an Unterarm und Mittelhand.

Die Tonusprüfung erbringt herabgesetzten Tonus der Beugemuskulatur an Unterarm und Hand.

- Der Muskelstatus erstreckt sich auf die aufgeführten Muskeln.
- Bei länger bestehender Parese entwickeln sich in der antagonistischen Streckmuskulatur ein unausgeglichener Spannungszustand und eine Verringerung ihrer Dehnfähigkeit.

❖ Der *Ausfall der Sensibilität* befindet sich auf der volaren Fläche des Daumens im Bereich der radialen zwei Drittel der Hohlhand, der volaren Fläche des 2., 3. und der radialen Hälfte des 4. Fingers sowie auf der dorsalen Seite der Endphalangen des 4. und 5. Fingers.
Bei dieser Parese kommt es fast stets zu Schmerzen und Parästhesien. Sie können durch mechanische und thermische Reize ausgelöst werden und sind hinsichtlich ihrer Ausbreitung zu erfassen.

•••• Behandlungsplan

Siehe allgemeine Richtlinien (S. 243).

•••• Maßnahmen und Durchführung

❖ Beeinflussung der Durchblutung s. allgemeine Richtlinien. Wegen der Gefahr der Entwicklung eines Morbus Sudeck empfiehlt sich ein abgewogenes Vorgehen, um ein Zuviel an Reizen zu vermeiden.

❖ *Übungsbeispiele bei Muskelstatusstufen 0–2:*
M. pronator teres und M. pronator quadratus. Ausgangsstellung Sitz. Arm in Anteversion, Ellbogengelenk gestreckt oder leicht gebeugt. Fixation am distalen Oberarm. Griff um das Handgelenk.

- Bewegung aus Supination in Pronation.

M. flexor carpi radialis und M. palmaris longus. Ausgangsstellung Sitz. Arm ulnar aufliegend, Hand ab Handgelenk frei. Proximaler Kontakt am ventralen Unterarm, distale Hand um Mittelhand des Patienten. Als Verstärker sind die Ellenbogenbeuger einzusetzen.

- Bewegung aus 0-Stellung im Handgelenk in Volarflexion.

M. flexor digitorum superficialis. Ausgangsstellung und Verstärker s. oben.
Grundgelenke des 2.–5. Finger werden in 0-Stellung fixiert.
Kontakt an Mittelphalangen.

- Bewegung aus 0-Stellung in den Mittelgelenken des 2.–5. Fingers in Flexion.

M. flexor digitorum profundus, 2. und 3. Finger. Ausgangsstellung und Verstärker s. oben, Grund- und Mittelgelenke des 2. und 3. Fingers in 0-Stellung fixiert, distaler Kontakt an den Endphalangen.

- Bewegung aus 0-Stellung in den Endgelenken in Flexion.

M. flexor pollicis longus. Hand liegt volar auf, das Handgelenk ist in 0-Stellung. Das Daumensattelgelenk ist in Abduktion. Fixation des Daumengrundgelenks in 0-Stellung.

M. abductor pollicis brevis. Unterarm und Hand dorsal aufliegend. Fixation an ulnarer Kante der Grundphalanx des kleinen Fingers. Möglicher Verstärker M. abductor digiti minimi.
- Bewegung aus Adduktion des Daumensattelgelenks in Abduktion Richtung Hohlhand.

M. opponens pollicis. Ausgangsstellung s. oben. M. opponens digiti minimi als Verstärker eingesetzt. Griff am Daumengrundgelenk.
- Bewegung aus Extension – Abduktion des Daumens in Opposition.

Mm. lumbricales I und II. Unterarm und Mittelhand ulnar aufliegend. Die Mm. lumbricales III und IV sind in Grundgelenksflexion und Mittel- und Endgelenksextension vorgezogen.
- Bewegung aus 0-Stellung im Grundgelenk des 2. und 3. Fingers in Flexion. Die Mittel- und Endgelenke bleiben gestreckt.

Stufen 3 – 4:
- PNF-Muster Flexion – Adduktion – Außenrotation.
- Extension – Adduktion – Innenrotation.

Drehpunkte sind Ellbogen-, Hand- und Fingergelenke.

- Die langen Fingerstrecker müssen im Falle der Verkürzung über allen Gelenken gedehnt werden.
- In Zusammenarbeit mit dem Ergotherapeuten ist die Sensibilitätsschulung besonders wichtig.
- Eine kleine *Schiene*, die den Daumen in Oppositionsstellung fixiert, ermöglicht durch den Einsatz der Mm. interossei das Greifen mit dem Daumen und den übrigen Fingern.

2.3.11 Parese des Nervus ulnaris (C 8 – Th 1)

Dieser Nerv innerviert folgende Muskeln: M. flexor carpi ulnaris, M. flexor digitorum profundus IV und V, Mm. lumbricales III und IV, Mm. interossei dorsales und palmares, M. adductor pollicis, M. flexor digiti minimi, M. opponens digiti minimi, M. abductor digiti minimi. Deutlich zeigen sich die motorischen Ausfälle bei dem Versuch, eine Faust zu machen. Durch das Ungleichgewicht der Muskelzugwirkung an den einzelnen Fingergelenken kommt es zur Extension in den Grundgelenken bei gleichzeitiger Flexion aller Fingermittel- und -endgelenke. Der Daumen gerät in Abduktion-Extensions-Stellung im Sattel- und Grundgelenk und in eine Flexionsstellung im Endgelenk. Diese Krallenhand ist nicht zum Grob- und Tragegriff einzusetzen. Auch feinmotorische Funktionen wie Schreiben, Zeichnen, Nähen und Greifen von kleinen Gegenständen sind unmöglich (s. Abb. 1.**27**).

Kompensation. Der M. flexor carpi ulnaris wird durch den M. flexor carpi radialis und den M. palmaris longus ersetzt, jedoch nicht die Volarflexion bei gleichzeitiger ulnarer Abduktion. Der Ausfall des M. adductor pollicis wird durch den M. flexor pollicis longus kompensiert. Dabei erfolgt die Adduktion des Daumens jedoch nicht in der Ebene der Metakarpalknochen, sondern nach volar verschoben; gleichzeitig beugt sich das Endgelenk des Daumens (Froment-Zeichen). Die Beugung der Endgelenke des 4. und 5. Fingers fehlt. Der M. abductor digiti minimi wird bezüglich der Abduktion durch den M. extensor digiti minimi ersetzt; dabei kommt es zur Extension im Grundgelenk des kleinen Fingers. Der M. opponens digiti minimi ist nicht zu ersetzen, da kein anderer Muskel das Einwärtskreiseln des 5. Metakarpalknochens bewirkt. Damit entfällt die Gegenüberstellung des 5. Fingers; der Spitzgriff mit dem Daumen ist nicht möglich. Den Ausfall der Mm. interossei dorsales und palmares kompensieren funktionell sinnlos die Fingerextensoren und der oberflächliche Fingerbeuger. Bei Abduktionsbewegungen des 2.–5. Fingers kommt es gleichzeitig zur Extension in den Fingergrundgelenken. Bei Adduktion der Finger durch den M. flexor digitorum superficialis erfolgt gleichzeitig eine Beugung in den Grund- und Mittelgelenken. Der sog. *lumbrikale Griff* (Beugung in den Grundgelenken bei gleichzeitiger Extension in den Mittel- und Endgelenken des 2.–5. Fingers) ist unmöglich. Das sensible Versorgungsgebiet erstreckt sich an der ulnaren Handkante ulnar und dorsal und schließt den kleinen Finger und die ulnare Hälfte des Ringfingers ein.

•••• Befund

- Haut und Hautanhangsgebilde:
  - In manchen Fällen tritt eine Behaarung an der ulnaren Dorsalseite der Hand auf.
  - Der ulnare Teil der Hand ist häufig kalt.
- Die passive Beweglichkeit sämtlicher Fingergelenke und des Daumensattelgelenks ist zu erfassen.
- Muskulatur:
  - Umfangmessungen ergeben eine Seitendifferenz im Mittelhandbereich.

    Auffallend abgeflacht ist der Hypothenar. Die eingefallenen Interossealräume und die deutlich sichtbare Radialkante des 2. Metakarpalknochens vervollständigen das Bild der verschmächtigten

Hand. Kennzeichnend für diese Lähmung ist das sehr rasche Einsetzen der Atrophie der kleinen Handmuskeln.
- Funktionsprüfung sämtlicher paretischer Muskeln.
- Sämtliche Handmuskeln, die keine funktionsfähigen Antagonisten haben, erhöhen den Tonus und verkürzen sich. Innerhalb kurzer Zeit entwickeln sich aus der Krallenhandhaltung zunächst muskuläre, später arthrogene Kontrakturen.

❖ Das *Ausmaß des Sensibilitätsverlustes* wird festgestellt. Parästhesien und Schmerzen sind im sensiblen Versorgungsgebiet des N. ulnaris nicht selten.

•••• Behandlungsplan

Siehe allgemeine Richtlinien (S. 243).

•••• Maßnahmen und Durchführung

❖ *Übungsbeispiele bei Muskelstatusstufen 0–2:*
M. flexor carpi ulnaris. Ausgangsstellung Sitz. Arm in Anteversion und Ellbogenbeugung. Unterarm auf ulnarer Kante aufliegend, Handgelenk frei. Proximaler Kontakt ventraler Unterarm, Verstärker sind die Ellbogenbeuger. Distale Hand umfaßt Mittelhand.
- Bewegung aus 0-Stellung im Handgelenk in Volarflexion.

M. flexor digitorum profundus IV und V. Ausgangsposition wie oben. Proximale Fixation Mittelhand und Fingergrund- und -mittelphalangen. Verstärker M. flexor digitorum profundus II und III.
- Bewegung in den Endgelenken des 4. und 5. Fingers aus 0-Stellung in Flexion.

Mm. lumbricales III und IV. Ausgangsposition s. oben. Verstärker sind die Mm. lumbricales I und II mit Flexion in den Grundgelenken und Streckung in den Mittel- und Endgelenken.
- Bewegung aus 0-Stellung der Grundgelenke und Beugung der Mittel- und Endgelenke in Beugung der Grundgelenke und Streckung der Mittel- und Endgelenke.

Mm. interossei dorsales und palmares. Ausgangsstellung Sitz. Unterarm und Hand liegen volar auf, Handgelenk in Dorsalflexion, Finger ab Grundgelenken frei. Grundgelenke in leichter Flexion. Mittel- und Endgelenke in 0-Stellung gehalten.
- Bewegung aus Abduktion in Adduktion,
- Bewegung aus Adduktion in Abduktion.

M. adductor pollicis. Ausgangsstellung Sitz. Unterarm, Hand und Finger volar aufliegend. Daumen ab Sattelgelenk frei.

Fixation an radialer Seite der Mittelhand. Kontakt am Metakarpale I.
- Bewegung aus Abduktion in Adduktion in Abduktion des Daumens.

M. opponens digiti minimi. Ausgangsstellung Sitz. Unterarm und Hand dorsal aufliegend. Verstärkter M. opponens pollicis. Kontakt volar am Metakarpale V und an der Grundphalanx des 5. Fingers.
- Bewegung aus 0-Stellung in Opposition des 5. Metakarpalknochens.

Stufen 3–4:
- PNF-Muster Flexion – Adduktion – Außenrotation. Drehpunkte sind Hand- und Fingergelenke.

Hausaufgaben:
- Eine Spielkarte mit dem lumbrikalen Griff vom Tisch nehmen.
- Rollen einer Knetmasse auf dem Tisch und Eindrücken jedes einzelnen Fingers durch Beugung in den Grundgelenken.
- Halten einer kleinen Kugel zwischen Daumen und den übrigen Fingern mit Pinzettgriff.

❖ Eine volare *Lagerungsschiene* hält das Handgelenk in Dorsalextension, die Fingergrundgelenke in Beugung, Mittel- und Endgelenke in Streckung, den Daumen in mittlerer Abduktion und Streckung. Bei irreparabler Schädigung kann eine kleine Schiene zwischen Daumen und Metakarpale II das Metakarpale I in Abduktion und Opposition fixieren und so den Spitzgriff zwischen Daumen, Zeige- und Mittelfinger ermöglichen.

2.3.12 Parese des Plexus lumbalis ([Th 12] L 1–3)

Bei der Läsion des Plexus lumbalis in allen seinen Anteilen sind sensible Ausfälle im Becken- und Oberschenkelbereich festzustellen. Sie bedürfen keiner Therapie.

Die motorischen Ausfälle erstrecken sich auf die Hüftbeuger, die Außenrotatoren und Adduktoren des Hüftgelenks sowie auf die Kniestrecker. Die physiotherapeutischen Maßnahmen sind im einzelnen beschrieben bei der Parese des N. femoralis und des N. obturatorius.

2.3.13 Parese des Plexus sacralis (L 3–S 3)

Sensible Ausfälle finden sich bei der Läsion dieses Plexus an der Oberschenkelrückseite, am Unterschenkel und am Fuß.

Motorisch sind die Hüftstrecker, die Kniebeuger sowie sämtliche Muskeln des Unterschenkels und des Fußes betroffen. Die physiotherapeutischen Maßnahmen sind dargestellt im Rahmen der Parese des N. glutaeus inferior, des N. ischiadicus, des N. fibularis und des N. tibialis.

2.3.14 Parese des Nervus femoralis (L 2–4)

Folgende Muskeln werden durch diesen Nerv versorgt: M. iliopsoas, M. pectineus, M. sartorius und M. quadriceps femoris (Abb. 1.**33**).

Kompensation. Der Ausfall des M. iliopsoas kann höchst unvollkommen durch den M. tensor fasciae latae und den M. glutaeus minimus ausgeglichen werden. Die ausgefallenen Mm. sartorius und pectineus sind dagegen funktionell nicht so bedeutend.

Für den M. quadriceps femoris besteht keine muskuläre Kompensation. Das sensible Versorgungsgebiet erstreckt sich auf den ventralen, medialen Umfang des Oberschenkels, den medialen Kniegelenksbereich, die mediale Fläche des Unterschenkels bis zum medialen Fußrand im Fußwurzelbereich. Das *Autonomgebiet* ist eine Zone über der medialen Fläche der Tibia.

•••• Befund

- Gelenkstatus des Hüft- und Kniegelenks.
- Muskulatur:
  - vergleichende Umfangmessungen der unteren Extremität. Durch die rasch einsetzende Atrophie des M. quadriceps femoris sind die Umfangsdifferenzen meist beträchtlich.
  - Prüfungen des Muskeltonus.
  - Funktionsprüfung des M. iliopsoas, des M. sartorius und des M. quadriceps femoris.
  - Die ausgefallene Flexionsbewegung im Hüftgelenk versucht der Patient durch Schwung auszugleichen. In der Standphase bringt er seinen Rumpf nach vorne und damit das Hüftgelenk in Beugung. Diese Stellung kann durch den M. glutaeus maximus gehalten werden. Somit liegt die Schwerelinie ventral des Kniegelenks, und es erfolgt durch Einwirkung der Schwerkraft eine Überstreckung des Kniegelenks. Diese Stellung ist durch Gelenkkapsel und Bänder gehalten und kann über den Tractus iliotibialis gesichert werden. Kein Zweifel besteht jedoch darüber, daß der Betroffene eine schwere funktionelle Beeinträchtigung erfährt. Sie kann beim Gehen auf ebenem Gelände aufgrund der oben beschriebenen Ausweichbewegungen in der Lendenwirbelsäule, dem anderen Hüftgelenk und dem passiven Gelenkhalt gering sein, wird jedoch beim Aufstehen aus dem Sitz, beim Treppensteigen und Gehen in unebenem Gelände äußerst belastend.
- Erfassen des Sensibilitätsausfalls.

•••• Behandlungsplan

Siehe allgemeine Richtlinien (S. 243).

•••• Maßnahmen und Durchführung

- Die volle Flexion im Hüftgelenk sowie die volle Beweglichkeit in Außen- und Innenrotation müssen erhalten bleiben. Eine Einschränkung der Extension im Kniegelenk ist in der Regel nicht zu befürchten, da der Patient das Gelenk passiv rekurviert.
- *Übungsbeispiele bei Muskelstatusstufen 0–2:*
  M. iliopsoas. Ausgangsstellung Seitenlage, betroffenes Bein oben, durch Behandler gehalten. Kniegelenk in Flexion. Die proximale Hand fixiert das Becken oben und gibt den verstärkenden Hüftextensoren des anderen Beines Widerstand.
  - Bewegung aus 0-Stellung in Flexion im Hüftgelenk.
  - Gleiche Bewegung bei Teilaufhängung im Schlingentisch in Seitenlage.
  - Bei gleicher Aufhängung im Schlingentisch können Pendelschwung und Halt eingesetzt werden.

  M. quadriceps femoris. Ausgangsstellung Seitenlage, betroffenes Bein oben. Hüftgelenk in 0-Stellung. Oberschenkel gelagert. Unterschenkel auf Unterarm des Physiotherapeuten gehalten. Proximaler Kontakt über dem M. quadriceps. Bei innerviertem M. iliopsoas (Läsion des N. femoralis nach Abgang der Äste zu diesem Muskel) kann dieser als Verstärker arbeiten, ebenso die Fußheber.
  - Bewegung aus 90 Grad Flexion im Kniegelenk in 0-Stellung. Ausgangsstellung Sitz. Unterschenkel hängt frei. Proximaler Kontakt über dem M. quadriceps. Die distale Hand gibt den verstärkenden Dorsalextensoren Widerstand.
  - Bewegung aus 90 Grad Flexion in 0-Stellung im Kniegelenk.
  - Gleiche Bewegung mit Abheben des Oberschenkels.
  - Gleiche Bewegung; Verstärker ist der M. tibialis anterior.
  - Gleiche Bewegung; Verstärker ist der M. extensor digitorum longus.

  Stufen 3–4:
  - PNF-Muster Flexion–Adduktion-Außenrotation mit gestrecktem Kniegelenk; Drehpunkt ist das Hüftgelenk.
  - Gleiches Muster vom gebeugten zum gestreckten Hüftgelenk. Drehpunkte sind Hüft- und Kniegelenk.
  - Flexion–Abduktion–Innenrotation mit gestrecktem Kniegelenk.
  - Flexion–Abduktion–Innenrotation vom gebeugten zum gestreckten Kniegelenk.

Gangschulung:
Bis zum Erreichen des Muskelwertes 3 muß eine Kniehülse aus Gips oder Kunststoff getragen werden.
Bis Stufe 4 sind zum Gehen Stöcke erforderlich, da das Belasten bei überstrecktem Kniegelenk den passiven Gelenkhalt lockern würde. Knickt jedoch das Bein in Flexion ein, so würde der Patient ohne Gehhilfen fallen. Deshalb ist bei der Gangschulung darauf zu achten, daß genügend Gewicht auf die Stöcke übertragen wird, um den physiologischen Gangablauf des betroffenen Beines auch in der Belastung zu gewährleisten. Der M. quadriceps soll beim Gehen vom Mittelschwung über Fersenkontakt bis zum Mittelstand seiner Teststufe entsprechend eingesetzt werden; Schrittlänge und Rhythmus sollen seitengleich sein, sowohl bei Verwendung von Gehhilfen als auch ohne.

Hausaufgaben:
Bei den Teststufen 0–2 soll der Patient beim Sitzen darauf achten, daß das Kniegelenk weder stark flektiert ist noch passiv durchhängt, sondern in 30 Grad Flexion unterstützt ist.

Muskelstatusstufen 1–2:
Ausgangsstellung Langsitz:
- Isometrische Spannung für den M. quadriceps.

Stufe 3:
Ausgangsstellung im Sitz. Rechtwinklig gebeugtes Kniegelenk.
- Bewegung: Extension im Kniegelenk und Abheben des Oberschenkels, Training im Sinne der wiederholten Kontraktionen sowohl für den M. iliopsoas als auch für den M. quadriceps.

2.3.15 Parese des Nervus obturatorius (L 2–4)

Dieser Nerv innerviert die Adduktorengruppe des Hüftgelenks. In manchen Fällen wird der M. adductor magnus auch vom N. ischiadicus und der M. adductor longus vom N. femoralis innerviert (Abb. 1.**34a**).

Kompensation. Die ausgefallene Adduktion kann muskulär nicht kompensiert werden. Für die Außenrotation im Hüftgelenk stehen die vom N. ischiadicus und die vom N. glutaeus inferior innervierten Muskeln zur Verfügung.

Das sensible Versorgungsgebiet ist ein kleines Areal an der medialen Fläche des Oberschenkels oberhalb des Kniegelenks.

•••• Befund

- Muskulatur:
  - Umfangmaße der Beine.
  - Feststellen des Muskeltonus.
  - Muskelstatus der Adduktorengruppe (die Mm. pectineus, adductor brevis, obturator externus, gracilis, adductor magnus und adductor longus werden in ihrer gemeinsamen Hauptfunktion, der Adduktion, erfaßt).
  - Durch das Übergewicht der abduzierten Muskeln wird das Bein in der Schwungbeinphase vermehrt über die Abduktion nach vorn gebracht.
- Feststellen des Sensibilitätsausfalls.

•••• Behandlungsplan

Siehe allgemeine Richtlinien (S. 243).

•••• Maßnahmen und Durchführung

- *Übungsbeispiele für die Muskelstatusstufen 0–2:*
  Adduktorengruppe. Ausgangsstellung Rückenlage, betroffenes Bein in 0-Stellung durch den Behandler gehalten. Gesundes Bein in Abduktion; die Adduktorengruppe dieses Beines arbeitet verstärkend gegen Haltewiderstand.
  - Bewegung betroffenes Bein aus 0-Stellung in Adduktion–Außenrotation.

  Gleiche Ausgangsstellung. Proximaler Kontakt über den Adduktoren der betroffenen Seite. Verstärker sind die Supinatoren des gleichen Beines.
  - Bewegung des Beines aus 0-Stellung in Adduktion–Außenrotation.

  Gleiche Ausgangsstellung, gesundes Bein in Hüft- und Kniegelenk gebeugt. Verstärkung über Flexion–Adduktion dieses Beines.
  - Bewegung aus 0-Stellung in Adduktion–Innenrotation.
  - Gleiche Bewegung bei Teilaufhängung im Schlingentisch.

  Stufen 3–4:
  - PNF-Muster Flexion–Adduktion–Außenrotation,
  - Extension–Adduktion–Innenrotation.
  - Ganzaufhängung im Schlingentisch: Es kann mittels Lotverschiebung gekräftigt werden, wobei das Körpergewicht des Patienten oder der Expander als Widerstand eingesetzt wird.

Hausaufgaben:
Ab Muskelstatusstufe 4 können aus Rückenlage oder Sitz Gegenstände, z.B. Gymnastikball oder Buch, zwischen Knie oder Füße geklemmt und gegen Widerstand gehalten werden.

2.3.16 Parese des Nervus glutaeus inferior (L 4 – S 2)

Der Nerv innerviert den M. glutaeus maximus, d.h. den Hauptstrecker im Hüftgelenk.

Kompensation. Für die Extension im Hüftgelenk stehen kompensierend die ischiokrurale Muskulatur, der M. glutaeus medius und z.B. der M. adductor magnus zur Verfügung. Die Außenrotation kann durch die pelvitrochantären Muskeln ausgeführt werden.

•••• Befund

- Die Atrophie des M. glutaeus maximus ist als Abflachung des Gesäßes deutlich sichtbar.
- Die Glutäalfalte steht auf der betroffenen Seite deutlich tiefer. Der Muskeltonus ist reduziert.
- Funktionsprüfung des M. glutaeus maximus.

•••• Behandlungsplan

Siehe allgemeine Richtlinien (S. 243).

•••• Maßnahmen und Durchführung

- *Übungsbeispiele bei Muskelstatusstufen 0 – 2:*
  Ausgangsstellung Seitenlage; krankes Bein ist oben und liegt auf dem Arm des Behandlers. Kontakt dorsal – lateral am Oberschenkel. Verstärkung durch Flexionsspannung des gesunden Beines.
  – Bewegung aus 0-Stellung im Hüftgelenk in Extension.
  Ausgangsstellung Seitenlage. Teilaufhängung des betroffenen Beines im Schlingentisch. Kontakt und Verstärker s. oben.
  – Bewegung s. oben.

  Stufen 3 – 4:
  Ausgangsstellung Bauchlage; Becken auf festem Kissen. Proximaler Kontakt dorsal – lateral am Oberschenkel, Kniegelenk gebeugt, distaler Kontakt an der Fußsohle.
  – Bewegung aus leichter Flexion in volle Extension im Hüftgelenk.
  Gleiche Ausgangsstellung, Kniegelenk gestreckt.

- Bewegung s. oben.
- Bewegung aus leichter Flexion in Extension – Abduktion – Außenrotation im Hüftgelenk.
- PNF-Muster Extension – Abduktion – Innenrotation zum gestreckten Kniegelenk.

Ausgangsstellungen Kniestand, Halbkniestand und Stand einschließlich Einbeinstand.

- Stabilisation der Hüftgelenksstellung in den einzelnen Positionen sowie bei Positionswechsel. Kontrolle durch Seitenvergleich und Spiegel.
- In der Behandlung soll das Gehen mit einem Handstock und das Treppensteigen in korrekter Ausführung geübt werden.

Hausaufgaben:
Ausgangsstellung Rückenlage. Gesundes Bein abgehoben, betroffenes Bein gebeugt und angestellt, Fuß auf der Unterlage.

- Bewegung: Becken anheben.

❖ Zur Kräftigung der kompensierenden Muskulatur (Mm. ischiocrurales) kommen folgende PNF-Muster zur Anwendung:
  - Ausgangsstellung Seitenlage, Extension – Abduktion – Innenrotation zum gebeugten Kniegelenk.
  - Ausgangsstellung Rückenlage, Extension – Adduktion – Außenrotation zum gebeugten Knie.
    Kräftigung des M. glutaeus medius s. Parese des N. glutaeus superior.

2.3.17 Parese des Nervus glutaeus superior (L 4 – S 2)

Dieser Nerv innerviert die Mm. glutaei medius und minimus und den M. tensor fasciae latae. Seine isolierte Schädigung ist selten.

Die Stabilisation der Hüftgelenksstellung in Extension – Abduktion – Innenrotation während der Standbeinphase ist nicht möglich *(positives Trendelenburg-Zeichen).*

Kompensation. Für die M. glutaei besteht keine muskuläre Kompensation. Für die Flexions-Abduktions-Komponente des M. tensor fasciae latae können der M. sartorius und der M. iliopsoas teilweise eingesetzt werden, allerdings nicht für die Bewegungskombination Flexion – Abduktion – Innenrotation.

Befund

- Gelenkstatus des Hüftgelenks.
- Muskulatur:
  - Sichtbar ist die Atrophie der kleinen Glutäen oberhalb des M. trochanter major.
  - Der Muskeltonus ist herabgesetzt.
  - Funktionsprüfung der genannten Muskeln.
  - Ausweichbewegungen können erfolgen in der Wirbelsäule: Entweder wird der Rumpf während der Standbeinphase zur betroffenen Seite geneigt *(Duchenne-Hinken)*, oder es sinkt das Becken auf der Schwungbeinseite deutlich sichtbar ab *(Trendelenburg-Zeichen)*. Außerdem wird das Becken während der Belastungsphase in der Frontalebene zur betroffenen Seite verschoben. Beim Einbeinstand stützt sich das gesunde Bein am betroffenen Standbein ab.

Behandlungsplan

Siehe allgemeine Richtlinien (S. 243).

Maßnahmen und Durchführung

- Auf die Erhaltung der vollen Abduktion im Hüftgelenk muß geachtet werden.
- *Übungsbeispiele bei Muskelstatusstufen 0 – 2:*
  Mm. glutaeus medius und minimus. Ausgangsstellung Rückenlage, betroffenes Bein in 0-Stellung im Hüftgelenk durch Behandler gehalten. Gesundes Bein in Abduktion als Verstärker eingesetzt.
  - Bewegung aus 0-Stellung in Abduktion – Extension – Innenrotation.

  Weitere Verstärkungsmöglichkeiten bietet der kontralaterale Arm in dem Muster Extension – Abduktion – Innenrotation oder der homolaterale Arm in Flexion – Adduktion – Außenrotation.
  - Gleiche Bewegung kann bei Teilaufhängung des betroffenen Beines oder beider Beine im Schlingentisch geübt werden.

  M. tensor fasciae latae. Ausgangsstellung und Griff wie oben. Verstärker sind die Extensoren und Abduktoren des gesunden Hüftgelenks sowie die Arme in den oben angegebenen Mustern.
  - Bewegung aus 0-Stellung in Flexion – Abduktion – Innenrotation.

  Der Patient kann zur Verstärkung gegen einen Sandsack oder die Wand spannen; somit kann der Behandler mit einer Hand die paretischen Muskeln stimulieren.

– Das Gehen wird mit zwei Stöcken eingeübt, wobei die vorhandene Muskelkraft des Beines optimal einzusetzen ist.

Stufen 3–4, Mm. glutaeus medius und minimus:
– Ausgangsstellung Seitenlage. Das betroffene Bein ist oben.
– PNF-Muster Extension–Abduktion–Innenrotation.
– Bei Ganzaufhängung im Schlingentisch kann mit dem Einsatz des Körpergewichts des Patienten als Widerstand eine intensive Kräftigung der kleinen Glutäen vorgenommen werden.

❖ Im Stand vor dem Spiegel wird die partielle Gewichtsübernahme auf das betroffene Bein geübt. Ein Stock als Hilfe und Verstärkung auf der gesunden Seite ist nötig. Durch optische Kontrolle, taktile Reize über der betroffenen Muskulatur und Einsatz des kontralateralen Armes in Extension–Abduktion–Innenrotation soll das Absinken des Beckens auf der Schwungbeinseite vermieden werden. Die jeweils gewonnene maximale Belastung kann quantifiziert werden, wenn auf der Waage geübt wird.

Aufbau der Gewichtsübernahme und der Gangschulung:
– Stand mit Rücken an der Wand unter Spiegelkontrolle. Belastung des Fußes mit Ferse, Außenrand, Groß- und Kleinzehe und Kontrolle des Kniegelenks bei 5 Grad Flexion, beide Arme in Extension–Abduktion–Innenrotation. Das betroffene Bein soll in dieser Position in den Boden gestemmt und die Spannung kurz gehalten werden. Es darf zu keiner der genannten Ausweichbewegungen kommen.
– Stand mit gesunder Seite zur Wand. Gesunder Arm stemmt in Abduktion–Innenrotation gegen die Wand. Weiterer Aufbau s. oben.
– Steigerung in beiden Positionen durch breitere Beinstellung, längeres Halten, geringere Verstärkung und Abheben des gesunden Beines.
– Freier Stand, Übungsaufbau s. oben, zunächst mit Stockhilfe auf der gesunden Seite, später ohne, soweit dies möglich ist.
– Stand mit gesunder Seite zur Wand. Gesunder Arm stemmt in Abduktion–Innenrotation gegen die Wand. Gewichtsübernahme durch das betroffene Bein. Abheben des gesunden Beines und Schritt nach vorne, zur Seite und nach hinten. Die oben genannten Hilfen werden eingesetzt und bei zunehmender Kraft reduziert.
– Freier Gang (ab Muskelstatusstufe 4 zum Üben ohne Stock): Die Kontrolle der Gelenkstellungen vom Fersenkontakt bis zur Zehenablösung muß geübt werden. Für das Gehen während des Tages empfiehlt sich hingegen die Benützung eines Stockes, da die Ausdauerleistung der kleinen Glutäen noch nicht gegeben ist.
– Das Schaukelbrett bietet eine gute Möglichkeit, die Gewichtsübernahme auf das betroffene Bein und das Halten der Gelenkstellun-

gen zu schulen. Ausgangspositionen sind Kniestand, Halbkniestand und Stand in Grätsch- und Schrittstellung längs, quer und diagonal zur Längsachse des Schaukelbretts.

Hausaufgaben (ab Muskelstatusstufe 3):
- Sitz auf dem Boden, Arme hinter dem Rücken aufgestützt. Betroffenes Bein in Flexion angestellt. Bewegung: Gesäß und gesundes Bein abheben, wobei auf exakt waagerechte Beckenhaltung zu achten ist.
- Üben des Einbeinstandes mit und ohne Hilfen je nach Muskelkraft.

2.3.18 Parese des Nervus ischiadicus (L 4–S 3)

Die motorische Innervation des N. ischiadicus erstreckt sich auf folgende Muskeln: M. obturator internus, M. biceps femoris, M. adductor magnus (manchmal vom N. obturatorius versorgt), M. semimembranosus, M. semitendinosus, M. piriformis, M. gemellus superior und inferior, M. quadratus femoris sowie auf die von den Endästen des N. ischiadicus versorgten Muskeln. In vielen Fällen sind die Endäste, N. tibialis und N. fibularis communis, bereits in Höhe des Foramen infrapiriforme vom Ischiadikusstamm getrennt. Liegt die Schädigung des N. ischiadicus distal dieser Trennungsstelle, so ist die Innervation der von den beiden Endästen versorgten Muskeln erhalten. Liegt die Schädigung proximal, so fallen auch die Muskeln des Unterschenkels und des Fußes aus.

Kompensation. Für die Hüftgelenkskomponente der ischiokruralen Muskulatur tritt der M. glutaeus maximus ein, der auch den Ausfall der pelvitrochontären Muskeln mit ihrer Außenrotationsfunktion partiell kompensieren kann. Die Kniekomponente der ischiokruralen Muskulatur wird teilweise vom M. gastrocnemius ersetzt; es kommt in der Standbeinphase des betroffenen Beines jedoch zu einer deutlichen Überstekkung des Kniegelenks. Die sensible Versorgung des N. ischiadicus erstreckt sich auf einen Teil der lateralen und dorsalen Fläche des Unterschenkels und der Fußes; ausgenommen davon sind die mediale Knöchelregion und ein schmaler Streifen am medialen Fußrand. Diese Gebiete werden vom N. saphenus versorgt.

Die Parese des N. fibularis communis und des N. tibialis wird gesondert behandelt. Im folgenden wird nur die Läsion des N. ischiadicus besprochen.

•••• Befund

- Haut:
  - Die Glutäalregion und der Oberschenkel sind deutlich kühler.
- Gelenkstatus von Hüft- und Kniegelenk.

- Muskulatur:
  - Umfangmessungen der unteren Extremität.
  - Reduzierter Muskeltonus.
  - Muskelstatus der genannten Muskulatur.
- Feststellen des Sensibilitätsausfalls.

Behandlungsplan

Siehe allgemeine Richtlinien (S. 243).

Maßnahmen und Durchführung

- *Übungsbeispiele bei Muskelstatusstufen 0–2:*
  Ischiokrurale Muskulatur. Ausgangsstellung Seitenlage auf der gesunden Seite. Oberschenkel des betroffenen Beines in 0-Stellung des Hüftgelenks gelagert. Behandler hält den Unterschenkel. Proximaler Kontakt am dorsalen Oberschenkel.
  - Bewegung aus 0-Stellung im Kniegelenk in Flexion.

  Ausgangsstellung Seitenlage auf der gesunden Seite. Betroffenes Bein wird vom Behandler in ca. 30 Grad Hüftflexion und Knieextension gehalten. Proximaler Kontakt s. oben.
  - Bewegung aus dieser Position in Hüftextension und Knieflexion.

  Pelvitrochantäre Muskeln. Ausgangsstellung Rückenlage, beide Beine in 0-Stellung. Verstärkung Außenrotation des gesunden Beines. Kontakt dorsolateral am Oberschenkel des betroffenen Beines.
  - Bewegung aus 0-Stellung in Außenrotation.

  Stufen 3–4 (beide Muskelgruppen):
  Ausgangsstellung Rückenlage.
  - PNF-Muster Extension–Adduktion–Außenrotation zum gebeugten Kniegelenk. Drehpunkte sind Hüft- und Kniegelenk.
  - PNF-Muster Extension–Abduktion–Innenrotation zum gebeugten Kniegelenk. Drehpunkte sind Hüft- und Kniegelenk.

  Ausgangsstellung Bauchlage. Betroffenes Bein in 0-Stellung.
  - Bewegung in Knieflexion und Hüftextension.

  Gangschulung:
  Die Überstreckung des Kniegelenks kann vermieden werden, indem der Patient während der Standbeinphase eine geringe Knieflexion einhält. Die Insuffizienz der ischiokruralen Muskulatur wird so durch Mehrarbeit des M. quadriceps femoris kompensiert. Fühlt sich der Patient unsicher, so ist zur Benützung eines Stockes zu raten.

  Hausaufgaben:
  Ausgangsstellung Rückenlage, beide Beine angestellt.

- Bewegung: Gesäß abheben und kleine Schritte nach distal machen.
- Rückenlage auf glatter Unterlage. Beine angestellt.
- Bewegung: Gesäß abheben und den Rumpf zu den feststehenden Füßen ziehen.

Rückenlage. Füße auf Schwebebank, Sprossenwand, Pezzi-Ball o.ä. aufgestellt.

- Bewegung: Gesäß abheben und üben im Sinn der wiederholten Kontraktionen. Erschwerung durch geringeren Flexionswinkel im Kniegelenk.

2.3.19 Parese des Nervus fibularis communis (L 4 – S 2)

Der N. fibularis communis teilt sich in zwei Äste: den N. fibularis profundus und den N. fibularis superficialis. Der N. fibularis profundus innerviert den M. tibialis anterior, die Mm. extensores hallucis longus und brevis, die Mm. extensores digitorum longus und brevis. Der N. fibularis superficialis versorgt die Mm. fibulares (peronei) longus und brevis.

Kompensation. Für die Fußheber gibt es keine muskuläre Kompensation. Für die Plantarflexionskomponente der Mm. fibulares werden der M. triceps surae und die langen Zehenbeuger eingesetzt; die Pronationskomponente aus Plantarflexion der Mm. fibulares bleibt hingegen muskulär unkompensiert.

Sensible Ausfälle finden sich an der lateralen Unterschenkelseite und auf dem Fußrücken. Im gleichen Bereich lokalisieren sich vegetative Störungen.

•••• Befund

- Durchblutung:
  - Unterschenkel und Fuß der betroffenen Seite sind deutlich kühler als die der gesunden Seite. Diese Region kann bläulich verfärbt sein.
  - Mitunter bildet sich im Vorfuß- und Knöchelbereich eine Schwellung aus. Es wird vermehrtes Schwitzen beobachtet.
- Gelenkstatus des oberen und unteren Sprunggelenks und der Zehengelenke. Die Dorsalextension im oberen Sprunggelenk und die Zehenextension sind sehr rasch eingeschränkt.
- Muskulatur:
  - vergleichende Umfangmessungen der unteren Extremität.
  - Der Tonus der paretischen Muskulatur ist herabgesetzt.
  - Funktionsprüfung der betroffenen Muskeln.

- Tonus und Dehnunfähigkeit des M. triceps surae und der Zehenbeuger nehmen sehr rasch zu.
- Beim Gehen wird das Bein im Hüft- und Kniegelenk stärker angebeugt, damit die hängende Fußspitze nicht am Boden schleift. Der Fuß wird mit dem lateralen Rand zuerst aufgesetzt. Es besteht die Gefahr des Umknickens, da die laterale muskuläre Führung des unteren Sprunggelenkes ausgefallen ist. Bei mangelnder passiver Dorsalflexion wird das Kniegelenk des betroffenen Beines überstreckt und der Schritt mit dem gesunden Bein sehr kurz gehalten.

- Feststellen des Sensibilitätsausfalls.

•••• Behandlungsplan

Siehe allgemeine Richtlinien (S. 243).

•••• Maßnahmen und Durchführung

- Das Erhalten der vollen Gelenkbeweglichkeit auf Dauer bedarf großer Aufmerksamkeit und konsequenter Behandlung; zur Unterstützung ist die Schienenversorgung nötig.
- *Übungsbehandlung bei Muskelstatusstufen 0 – 2:*
  M. tibialis anterior. Ausgangsstellung Seitenlage oder Rückenlage. Betroffenes Bein in Streckung des Kniegelenks gelagert, Fuß vom Behandler gehalten. Distaler Griff um Mittelfuß, proximaler Kontakt ventral – lateral am Unterschenkel. Verstärker M. quadriceps femoris und M. tibialis anterior des gesunden Beines.
  - Bewegung aus 0-Stellung in Dorsalflexion – Supination.

  M. extensor digitorum longus. Ausgangsstellungen s. oben. Distaler Griff zum Mittelfuß. Proximaler Kontakt ventral – lateral am Unterschenkel. Verstärker M. quadriceps femoris der gleichen und M. extensor digitorum longus der anderen Seite.
  - Bewegung aus 0-Stellung in beiden Sprunggelenken in Dorsalflexion – Pronation.

  M. extensor hallucis longus und M. extensor digitorum longus. Ausgangsstellung Rückenlage. Mittelfuß in 0-Stellung der Sprunggelenke gehalten. Distaler Kontakt des 1. – 5. Fingers.
  - Bewegung aus 0-Stellung in Extension der Zehengelenke.

  Mm. fibulares. Ausgangsstellung Rücken- oder Seitenlage. Das betroffene Bein ist in leichter Kniegelenksflexion gelagert. Der Fuß ist durch den Behandler in 0-Stellung gehalten. Distaler Griff um Mittelfuß. Proximaler Kontakt lateral am Unterschenkel. Verstärker kleine Glutäen und M. quadriceps femoris des betroffenen Beines und Mm. fibulares des anderen Beines.

- Bewegung aus 0-Stellung in den Sprunggelenken in Plantarflexion – Pronation.

Stufen 3 – 4:
M. tibialis anterior und M. extensor hallucis longus. Ausgangsstellung Rückenlage.
- PNF-Muster Flexion – Adduktion – Außenrotation zum gestreckten oder gebeugten Knie, Drehpunkte Sprunggelenke.

M. extensor digitorum longus. Ausgangsstellung Rückenlage.
- PNF-Muster Flexion – Abduktion – Innenrotation zum gestreckten oder gebeugten Kniegelenk. Drehpunkte sind Sprunggelenke und Zehengelenke.

Mm. fibulares. Ausgangsstellung Rückenlage.
- PNF-Muster Extension – Abduktion – Innenrotation zum gestreckten Kniegelenk. Drehpunkt Sprunggelenke.
- Zur Schulung reaktiver Bewegungen können sowohl im Stand als auch im Gang auf dem Schaukelbrett Gleichgewichtsreaktionen ausgelöst werden.

Hausaufgaben:
- Das Dehnen des M. triceps surae aus verschiedenen Positionen (Sitz, Halbkniestand, Stand) unter Einhaltung achsengerechter Stellungen der Gelenke wird mit dem Patienten eingeübt und ihm als Aufgabe mitgegeben.
- Das Heben des Fußes und Halten der Stellung kann entsprechend der wiederkehrenden Kontraktionskraft bei nichtbelastender (Rückenlage), teilbelastender (Sitz) und vollbelastender (Stand) Ausgangsstellung geübt werden.

❖ Auflockernde Massage, Bindegewebsstriche an den Muskelrändern und an der Achillessehne sowie statische und dynamisch-konzentrische Muskelarbeit gegen Führungskontakt fördern die Durchblutung des M. triceps surae, der anschließend intensiv gedehnt wird. Gleiches gilt für die Zehenbeuger. Da der M. triceps surae durch Verlust seiner Antagonisten außer Tonuserhöhung und Elastizitätsverlust auch einen erheblichen Kraftverlust aufweist, ist es notwendig, diesen durch die Technik der wiederholten Kontraktionen zu vermindern.

❖ Zur Vermeidung eines Dehnschadens der paretischen Muskulatur sowie eines Spitzfußes ist die sofortige *Schienenversorgung* unerläßlich. Eine Lagerungsschiene für die Nacht muß durch eine Bandage die Fesselung der Ferse in der Schiene gewährleisten. Die optimale Stellung im oberen Sprunggelenk ist die submaximale Dorsalextension. Das untere Sprunggelenk ist in 0-Stellung.

Eine Funktionsschiene hält den Fuß in Dorsalextension und ermöglicht so den Fersenkontakt und das plane Aufsetzen des Fußes.
Eine Einlagenversorgung zur Unterstützung des Längsgewölbes erscheint wegen des Ausfalls der beiden Steigbügelmuskeln eine notwendige Maßnahme.

2.3.20 Parese des Nervus tibialis (L 4 – S 3)

Dieser Nerv versorgt folgende Muskeln: M. triceps surae, M. plantaris, M. tibialis posterior, Mm. flexores hallucis longus und brevis, Mm. flexores digitorum longus und brevis, M. abductor hallucis, Mm. lumbricales, Mm. interossei dorsales und palmares und M. abductor digiti minimi.

Kompensation. Eine geringe Kompensation der Plantarflexion erfolgt durch die Mm. fibulares, jedoch mit gleichzeitiger pronatorischer Kantung. Die Plantarflexion mit Supination, das Beugen der Zehen in allen Gelenken sowie das Spreizen und Schließen der Zehen sind nicht möglich. Die kurzen Muskeln der Fußsohle werden ebenfalls muskulär nicht ersetzt. Dies wirkt sich weniger in dynamischer Hinsicht als vielmehr auf die muskuläre Verspannung der Fußgewölbe aus. Bei irreparabler Parese flachen die Gewölbe ab, der Fuß kommt in eine Hackenfußstellung, die Zehen in den Grundgelenken in Hyperextension, in den Mittel- und Endgelenken in Flexion.
Der Sensibilitätsausfall erstreckt sich auf den dorsalen Unterschenkel, die Ferse, die Fußsohle und den lateralen Rand des Fußes bis zur Kleinzehe. Das *Autonomgebiet* ist die gesamte Fußsohle.

Der N. tibialis führt besonders viele trophische Fasern mit sich.

•••• Befund

- Haut:
  - Unterschenkel und Fuß sind bläulich verfärbt. Die Haut über der Ferse ist manchmal gerötet. Es kann sich an dieser Stelle ein Druckgeschwür entwickeln (mal perforant du pied).
  - Die Hautspannung kann deutlich erhöht sein. Unterschenkel und Fuß sind kühl und neigen zu vermehrtem Schwitzen.
- Der Gelenkstatus erfaßt die Beweglichkeit des oberen und unteren Sprunggelenkes und sämtlicher Zehengelenke.
- Muskulatur:
  - Umfangmessungen der unteren Extremität.
  - Der Tonus der paretischen Muskulatur ist erniedrigt.
  - Funktionsprüfung der genannten Muskulatur.
  - Der Tonus der Fußheber kann erhöht oder unausgeglichen sein.

- Im Mittelstand des betroffenen Beines kommt es zur Überstrekkung im Kniegelenk. Der Fuß wird nicht abgerollt, sondern als Ganzes vom Boden abgehoben. Nach unauffälliger Schwungbeinphase wird der Fuß wieder mit der Ferse aufgesetzt. Die Standbeinphase des betroffenen und die Schrittlänge des gesunden Beines sind verkürzt.

- Der Sensibilitätsausfall wird erfaßt.

•••• Behandlungsplan

Siehe allgemeine Richtlinien (S. 243).

•••• Maßnahmen und Durchführung

- Die Maßnahmen zur Förderung der *Durchblutung* sind besonders intensiv und sorgfältig durchzuführen, da die Gefahr des Morbus Sudeck besteht. Bei Bildung eines Dekubitalgeschwürs im Bereich der Tubercula calcanei und der Zehen sind diese ringförmig abzupolstern.
- Außer der Beweglichkeit der Sprung- und Zehengelenke muß auch die Beweglichkeit des Mittelfußes in sich erhalten bleiben. Maßnahmen hierzu sind das Bewegen der Metatarsalknochen gegeneinander, Formen des Quergewölbes, pro- und supinatorisches Verwinden des Vorfußes gegen den Rückfuß.
- *Übungsbeispiele bei Muskelstatusstufen 0–2:*
  M. triceps surae. Ausgangsstellung Seiten- oder Rückenlage. Bein in Extension–Adduktion–Außenrotation bei gestrecktem Kniegelenk gelagert. Der Fuß ist frei und wird vom Behandler um den Mittelfuß gehalten. Proximaler Kontakt dorsal–medial am Unterschenkel. Verstärkung über Extension–Adduktion–Außenrotation im Hüftgelenk und Extension im Kniegelenk.
  - Bewegung aus 0-Stellung in Plantarflexion–Supination.

  Ausgangsstellung Rückenlage. Hüftgelenk in 0-Stellung, Oberschenkel aufliegend, Unterschenkel und Fuß frei. Kontakt und Griff wie oben. Verstärker M. glutaeus maximus des betroffenen Beines.
  - Bewegung aus 0-Stellung in Plantarflexion–Supination und Knieflexion.

  Mm. flexores digitorum longus und hallucis longus. Ausgangsstellung Rückenlage. Bein in 0-Stellung. Griff um Mittelfuß, distaler Kontakt an den Zehen.
  Mitarbeit der Zehen des gesunden Beines.
  - Bewegung der Zehen aus 0-Stellung in Flexion.

Ausgangsstellung s. oben. Bein in 0-Stellung gelagert. Die Ferse bleibt frei. Proximaler Kontakt dorsal–medial am Unterschenkel, distaler Griff um Mittelfuß und Zehen.

- Bewegung aus 0-Stellung in Flexion der Zehen und Plantarflexion–Supination des Fußes.

Stufen 3–4:

M. triceps surae. Ausgangsstellung Rückenlage und Sitz.

- PNF-Muster Extension–Adduktion–Außenrotation zum gebeugten Knie. Drehpunkte Kniegelenk und Sprunggelenke.

Zehenflexoren. Ausgangsstellung s. oben.

- Gleiches PNF-Muster zum gebeugten und gestreckten Knie. Drehpunkte Sprung- und Zehengrundgelenke.

Kurze Fußmuskeln:

- Sitz auf dem Pezzi-Ball, Seil unter den Grundgelenken halten und nicht herausziehen lassen.
- Sitz auf dem Pezzi-Ball, Zehen und Vorfuß in den Boden stemmen und sich so nach hinten verschieben.
- Sitz auf dem Hocker, Ball mit den Fußsohlen festhalten.
- Stand, Gewichtsverlagerung auf den Vorfuß, Fersen anheben.
- Zehenstand in Grätsch- und in Schrittstellung. Gewichtsverlagerung auf das betroffene Bein und Einhalten des Zehenstandes.
- Einbeinstand auf dem betroffenen Bein. Hochkommen zum Zehenstand.
- Gehen auf der schiefen Ebene und auf unebenem Gelände sowie Treppengehen, besonders abwärts.
- Federn, hüpfen und seilspringen.

Hausaufgaben:

Anregungen hierzu können dem beschriebenen Programm entnommen werden.

- Das Berührungsempfinden an Ferse und Fußsohle durch verschiedene Stoffe sollte während der Behandlung intensiv geschult werden.
- Zur Unterstützung der Fußgewölbe sollten sofort Einlagen individuell angepaßt und bis zur Erlangung der muskulären Unterstützung getragen werden. Bei irreparabler Parese ist es nötig, die Einlage ständig zu tragen sowie einen Apparat, der den Fuß in 0-Stellung fixiert und damit die Hackenfußstellung verhindert.

2.4 Physiotherapie bei Engpaßsyndromen

Die physiotherapeutische Befunderhebung, der Behandlungsplan und die Physiotherapie selbst erfolgen nach dem im Abschnitt „Allgemeine Richtlinien für die Physiotherapie bei atrophischen Paresen und Muskelerkrankungen" (S. 235) beschriebenen Schema. Bei allen Engpaßsyndromen, die einer neurochirurgischen oder orthopädisch-chirurgischen Behandlung unterzogen werden (z. B. Karpaltunnelsyndrom oder Wurzelkompressionssyndrom) ist das physiotherapeutische Vorgehen nach dem operativen Eingriff mit dem Arzt zu besprechen.

2.5 Physiotherapie bei Polyradikulitis und Polyneuropathie

Unabhängig von der Ätiologie und Pathogenese dieser Erkrankungen lassen sich motorische, sensible und vegetative Ausfälle ermitteln. Es können symmetrisch angeordnete Paresen bis zur kompletten Tetra- oder Paraplegie oder aber sensible Ausfall- oder Reizerscheinungen im Vordergrund stehen. Unterschieden wird zwischen *akuten, subakuten* und *chronischen Verlaufsformen.* Tägliche Befundkontrollen (Muskeltest) sind in den Fällen mit akut einsetzenden und rasch aufsteigenden Paresen erforderlich, um die Landry-Verlaufsform sofort zu erfassen.

Der Ausfall der Atemmuskulatur und Störungen der autonomen Regulation machen die Behandlung des Patienten auf der Intensivstation notwendig. Sensible und motorische Hirnnerven können zusätzlich betroffen sein. Außerdem sind in manchen Fällen Störungen der Blasen- und Darmfunktion zu verzeichnen.

Bei behandelbarem Grundleiden (s. 1. Kapitel) haben beide Erkrankungen eine gute Prognose, manche sogar eine weitgehende Restitution.

•••• Befund

- Haut, Hautanhangsgebilde, Durchblutung:
  - Die Haut der betroffenen Körperabschnitte kann auffallend weiß, aber auch livid verfärbt sein. Die Nägel weisen häufig eine harte Konsistenz auf. Haarverlust oder auffallende Behaarung zeigen sich im Bereich der sensibel oder motorisch gestörten Bereiche. Bei weitgehend immobilen Patienten besteht Dekubitusgefahr.
  - Der Tastbefund besteht in einer auffallend trockenen oder feuchten Haut sowie einer erhöhten oder herabgesetzten Hauttemperatur. Außerdem können im Knöchelbereich und prätibial Schwellungen vorliegen.
- Der Gelenkstatus erfaßt die passive Gelenkbeweglichkeit in den paretischen Abschnitten des Körpers.
- Muskulatur:
  - seitenvergleichende Umfangmessungen zur Feststellung der Atrophien.
  - Der Muskeltonus ist herabgesetzt. Die paretischen Muskeln sind auf Dehnfähigkeit zu prüfen.

- Funktionsprüfung der betroffenen Muskulatur.
- Tonus, Kraft und Dehnfähigkeit der nichtparetischen Muskulatur werden festgestellt.
- Ausweichbewegungen beachten.

- Feststellen der Oberflächen- und Tiefensensibilitätsstörungen. Erfassen von Parästhesien und Schmerzen hinsichtlich ihrer Lokalisation und Provozierbarkeit.
- Schienenversorgung.
- Atembefund bei immobilen Patienten.

•••• Behandlungsplan

Siehe allgemeine Richtlinien bei der Behandlung peripherer Paresen (S. 235).

Atemtherapie zur Pneumonieprophylaxe s. neurologische Intensivstation (S. 493).

•••• Maßnahmen und Durchführung

- Aktive *Muskelarbeit,* kombiniert mit der Eisabtupftechnik. Wechselbäder. Haut- und Unterhauttechnik der Bindegewebsmassage. Hydro- und hydroelektrotherapeutische Maßnahmen wie Stanger-Bad, diadynamische Durchflutung, Zwei- bis Vierzellenbad. Bei den verschiedenen Polyneuropathieformen ist Vorsicht geboten, da die Rückmeldung über thermische, mechanische und elektrische Reize fehlen kann.
- Möglichkeiten zur Anregung der venösen *Durchblutung* sind intensive dynamische Muskelarbeit, falls dafür ausreichend intakte Muskulatur zur Verfügung steht, Tragen von Antiemboliestrümpfen und von sorgfältig angepaßten Kompressionsstrümpfen beim Aufstehen. Hochstellen des Bettfußendes um ca. 15 – 20 Grad bei gleichzeitigem Tragen von Antiemboliestrümpfen, dies auch bei der täglichen Behandlung auf dem *Stehbrett.* Auf dem Stehbrett ist außerdem eine Anregung der Atmung, des Muskeltonus, eine Druckbelastung der Knochen und der Gelenke und eine Einwirkung auf die ableitenden Harnwege gegeben. Der Kreislauf kann sich in zunehmenden Maße an die vertikale Ausgangsstellung anpassen.
- Die *Dekubitusprophylaxe* erfordert Umlagerungen und sorgsame Schienenlagerung. Bewährt hat sich auch die Lagerung auf Fellen, Schaumstoff und der Fellschutz an prominenten Stellen. Besonders zu schützende Stellen sind an Kreuz- und Steißbein, den Dornfortsätzen der Wirbelsäule, den Trochanteren, dem Fibulaköpfchen und den

Malleolen, der Ferse, den Schulterblättern und den Epicondyli humeri.

- Die Verhütung bzw. Beseitigung von *Kontrakturen* erfolgt nach dem in den allgemeinen Richtlinien (S. 245) beschriebenen Vorgehen. Ist, wie im Falle der Tetraplegie, auch der Rumpf von der Lähmung betroffen, so muß er ebenfallls gelagert werden. Die Lagerung für einen tetraplegischen Patienten sollte folgendermaßen aussehen:
  Rückenlage. Kopf in der Mitte auf kleinem Kissen, Schultergelenke in 25 – 30 Grad Abduktion, Ellbogengelenke in 20 Grad Flexion und Pronation, zeitweise in Supination; Handgelenke in 20 Grad Dorsalextension, Fingergrundgelenke in 20 Grad Flexion, Interphalangealgelenke in leichter Flexion, Daumen in leichter Flexion, Abduktion und Opposition.
  Hüftgelenke in Extension, 30 Grad Abduktion und Rotationsmittelstellung; Kniegelenke in leichter Flexion, Sprunggelenke in Dorsalflexion, Pronations-Supinations-0-Stellung.
  Bezüglich der Lagerung bei ausschließlich distal ausgeprägten Paresen (z. B. Fußheber- oder Handextensoren) s. Fibularisparese oder Radialisparese.

- Meistens können alle beschriebenen mechanischen *Stimuli* gesetzt werden. Bei den berührungs- und druckempfindlichen Polyneuropathieformen muß jedoch vorsichtig dosiert werden. In diesen Fällen kann versucht werden, die Behandlung im warmen Wasser vorzunehmen oder zwischen Haut des Patienten und Hand des Behandlers ein weiches Tuch zu legen.
  Bei distal ausgeprägten Paresen eignet sich zur Anregung der Kontraktion besonders der Einsatz von proximalen verstärkenden Muskeln und Muskelgruppen.
  Für das Kraft- und Ausdauertraining gelten die allgemeinen Richtlinien. Die komplexen Bewegungsmuster aus der PNF-Methode mit der Technik der wiederholten Kontraktionen und der wechselnden Drehpunkte sind einzusetzen. Bei den auf den Rumpf ausgedehnten Paresen werden die oberen und unteren Rumpfmuster in symmetrischer und asymmetrischer Ausführung sowie das Mattentraining aus der PNF-Methode angewandt. Die Bewegungstherapie im Schlingentisch und im Wasser erweitert das Behandlungsrepertoire.
  Um die reinnervierte Muskulatur einzuordnen und zu automatisieren, wird die Antagonistentechnik „langsame Umkehr – Halt" aus der PNF-Methode angewandt. Hierin liegt auch eine Möglichkeit, Störungen der Tiefensensibilität zu beeinflussen.
  Das Üben der Bewegungsabläufe beim Übergang von Rückenlage – Seitenlage – Bauchlage – Vierfüßlerstand – Seitsitz – Kniestand – Halbkniestand – Stand ist ferner effektiv. Um die Bewegungsüber-

gänge in belastende Ausgangsstellungen und die Stabilisation in diesen vorzunehmen, ist eine ausreichende Muskelkraft (mindestens Muskelteststufen 3–4) erforderlich, um nicht durch Stürzen eine Schädigung des Kapsel-Band-Apparates, der Gelenke oder sogar eine Fraktur zu riskieren. Die in verschiedenen Ausgangsstellungen gewonnene Sicherheit kann weiter gefördert werden, indem Geräte wie die große Rolle, das Schaukelbrett oder der Pezzi-Ball eingesetzt werden. Dabei können auch *Gleichgewichtsreaktionen* geschult werden.

- Die nichtparetische Muskulatur kann und soll als *Verstärker* bei der Behandlung der paretischen Muskulatur eingesetzt werden und erfährt so eine Kräftigung. Zur Erhaltung der Dehnfähigkeit s. allgemeine Richtlinien (S. 248).

- Dem im einleitenden Abschnitt beschriebenen *Schulen der Berührungsempfindung* (S. 248) der Hand kommt in den Fällen einer vorwiegend sensiblen Polyneuropathie hohe Bedeutung zu. Die Störung der Oberflächen- und Tiefensensibilität wirkt sich an der unteren Extremität besonders schwerwiegend beim Gehen aus. Die Bewegungen sind zögernd, unsicher, wirken schwach, auch bei guter Muskelkraft. Unzureichende oder fehlende afferente Informationen beeinträchtigen den erforderlichen Haltetonus. Eine Verbesserung der Bewegungsabläufe kommt zustande über die intensive Vermittlung taktiler, thermischer und propriozeptiver Reize. Ein kompensatorischer Wert kommt in diesen Fällen einer peripheren Ataxie („sensible Ataxie"), außerdem der Verwendung optischer und akustischer Informationen zu (Spiegel und Kommando).
  Parästhesien und Schmerzen s. allgemeine Richtlinien (S. 248). Zu beachten sind die Einschränkungen hinsichtlich der Dosierung der einzelnen Reize.

- Versorgung mit Hilfsmitteln. In manchen Fällen führt die Versorgung mit einer Peronäusschiene zur Führung des oberen und unteren Sprunggelenks oder durch einen Innenschuh zu einem günstigeren Bewegungsablauf des Beines beim Gehen. Bei Ausfall der kleinen Fußmuskeln kann zur Unterstützung der Fußgewölbe eine Einlagenversorgung angezeigt sein.
  Die Greiffunktion einzelner Finger ist durch eine Funktionsschiene mit Abstützung des Handgelenks in Dorsalflexion und der Fingergrundgelenke in leichter Flexion erheblich zu verbessern. In Frage kommt diese Schiene bei persistierender Schwäche der Handgelenk- und Fingerstrecker (s. Parese des N. radialis, S. 269). Auch kann eine Opponensschiene bei Schwäche des M. opponens pollicis und des M. abductor pollicis brevis eine Verbesserung der Spitzgriffe zwischen Daumen und den übrigen Fingern erbringen (s. Parese des N. medianus, S. 271).

2.6 Physiotherapie bei Hirnnervensyndromen

Der Physiotherapie zugänglich sind die Ausfälle bei Läsionen der im folgenden beschriebenen Hirnnerven.

Die Übungsbehandlung der äußeren Augenmuskeln teilen sich Orthoptisten und Physiotherapeuten:
- N. oculomotorius,
- N. trochlearis,
- N. abducens.

Die Übungsbehandlung bei Ausfällen der folgenden Hirnnerven teilen sich Physiotherapeuten und Logopäden:
- N. facialis,
- N. glossopharyngeus,
- N. hypoglossus.

Die Übungsbehandlung erfolgt durch Physiotherapeuten:
- N. vestibulocochlearis,
- N. accessorius.

•••• Behandlungsmethoden

Derzeit sind folgende Behandlungsmethoden auf neurophysiologischer Grundlage üblich:
- die entwicklungsneurologische Methode nach B. und K. Bobath,
- die orofaziale Regulationstherapie nach Castillo-Morales,
- die entwicklungskinesiologische Behandlung nach Vojta,
- die propriozeptive neuromuskuläre Fazilitation nach Kabat/Kaiser/Knott.

2.6.1 Paresen der Nn. oculomotorius, trochlearis, abducens

Die Behandlung des Schielens bei Paresen der Augenmuskelnerven ist in erster Linie Aufgabe der Augenheilkunde und der Orthoptik. Die Verordnung von Augenklappen und Prismengläsern zur Beeinflussung der Doppelbilder und die korrigierende Operation bei irreparablen Läsionen sind allgemein übliche Behandlungsprinzipien.

Wenn Physiotherapeuten mit Problemen der gestörten Augenbewegungen und des herabhängenden Oberlids konfrontiert werden, so geschieht dies auch wegen Beschwerden im Bereich der Halswirbelsäule in Form von Bewegungseinschränkungen, Schmerzen bei Bewegungen und in Ruhe sowie Verspannungen der Nackenmuskulatur. Dieser Beschwerdekomplex läßt sich wohl erklären durch die zur Kompensation der Doppelbilder eingenommene Haltung der Halswirbelsäule. Ein weiterer Grund ist die Stand- und Gangunsicherheit als Ausdruck eines visuellen Schwindels bei gestörter Okulomotorik.

2.6.2 Parese des N. oculomotorius

Innervation: Der N. oculomotorius versorgt den M. levator palpebrae superioris, den M. rectus superior, den M. rectus inferior, den M. rectus medialis und den M. obliquus inferior.

Symptome: Das Oberlid hängt (Ptose). Schrägstehende Doppelbilder, die sich beim Blick nach oben und innen verstärken. Kompensierende Kopfhaltung (Extension der Halswirbelsäule, Rotation zur Gegenseite). Unspezifische Stand- und Gangunsicherheit.

Ursachen: Traumen, raumfordernde Prozesse oder Aneurysmen an der Schädelbasis, basale Meningitis.

•••• Maßnahmen und Durchführung

Ausgangsstellung: Sitz vor dem Spiegel ist günstig; der Physiotherapeut steht hinter dem Patienten.

Übungsbeispiele für den M. levator palpebrae, M. rectus superior, M. obliquus inferior:
- Geringgradige Extensionsbewegung in der oberen Halswirbelsäule gegen Führungskontakt, Halten dieser Stellung gegen dosierten manuellen Widerstand am Hinterhaupt. Das Halten dieser Muskelspannung wirkt bahnend und soll während der folgenden Übungen beibehalten werden.
- Heben der Augenbrauen (Kontraktion der Mm.frontales) und Halten der Kontraktion während einiger Sekunden.
- Heben der Oberlider (Kontraktion des M. levator palpebrae). Bei fehlender oder unzureichender Kontraktion wird die Bewegung manuell unterstützt.
- Der Behandler führt einen Finger nach oben in Richtung Zimmerdekke. Der Patient soll dieser Bewegung mit den Augen folgen (Kontraktion des M. rectus superior).
- Der Behandler führt seinen Finger nach oben außen; der Patient soll der Bewegung mit den Augen folgen (Kontraktion des M. obliquus inferior).

Die Bewegungen von Kopf, Oberlid und Augen können auch durch Patterns des gleichseitigen Armes nach der PNF-Methode (Technik wiederholter Kontraktionen) geübt werden:
- Für den M. levator palpebrae und den M. rectus superior:
  Aus Extension – Abduktion – Innenrotation in Flexion – Adduktion – Außenrotation.
- Für den M. obliquus inferior:
  Aus Extension – Adduktion – Innenrotation in Flexion – Abduktion – Außenrotation.

Übungsbeispiele für den M. rectus medialis:
- Aus Mittelstellung wird der Kopf geringgradig zur gesunden Seite gedreht und hier gegen manuellen Kontakt am Unterkiefer gehalten.
- Nun folgen die Augen einem entsprechend bewegten Gegenstand bis zur bestmöglichen horizontalen Adduktion des betroffenen Auges.
- Bei bereits deutlicher Adduktionsfähigkeit kann der ganze Bewegungsweg von Kopf und Auge geübt werden:
  Aus kompletter Gegenstellung von Kopf und Augen wird der Kopf wie beschrieben in geringgradiger Rotation zur gesunden Seite aktiv fixiert, dann folgen die Augen dem Finger des Behandlers aus Abduktionsstellung des betroffenen Auges in die bestmögliche horizontale Adduktionsstellung des Bulbus.

Auch bei der Regeneration von inkompletten peripheren Okulomotoriusparesen treten Mitbewegungen auf (vgl. Fazialisparese, S. 304): Beim Blick nach unten erfolgt eine Lidhebung, bei Adduktion hebt sich das Oberlid, bei Hebung oder Senkung des Auges kommt es zur Adduktion des Bulbus, oder die Pupille verengt sich, wenn der Augapfel gehoben oder adduziert wird. Der Augenarzt oder der Orthoptist wird dem Patienten dieses Phänomen erklären und ihn beruhigen können.

Beweglichkeit und Schmerzfreiheit der Halswirbelsäule werden regelmäßig kontrolliert und bei entsprechendem Befund behandelt.

Tritt bei Paresen der drei Augenmuskelnerven visueller Schwindel (S. 454) auf, so kann ein dynamisches Stand- und Gangtraining vorgenommen werden.

2.6.3 Parese des Nervus trochlearis

Innervation: Der N. trochlearis innerviert den M. obliquus superior.

Symptome: In Ruhestellung steht der betroffene Augapfel etwas höher. Der Patient hat schrägstehende, ungekreuzte Doppelbilder, die beim Schauen nach unten zunehmen.

Ursachen: Trauma, Diabetes mellitus, raumfordernde Prozesse.

• • • • Maßnahmen und Durchführung

Ausgangsstellung: Sitz vor dem Spiegel; der Physiotherapeut steht hinter dem Patienten.
- Der Kopf wird geringgradig zur betroffenen Seite geneigt und gedreht. Halten dieser Stellung gegen manuellen Kontakt am Unterkiefer.
- Aus Mittelstellung der Augen folgt der Patient dem bewegten Finger des Therapeuten nach unten – außen bis zur bestmöglichen Senkung und Abduktion des betroffenen Auges.

- Bewegen des Kopfes aus kompletter Gegenstellung in leichte Flexion und Rotation zur betroffenen Seite.
- Aus Heben und Adduktion folgen die Augen einem Gegenstand in die weitestmögliche Senkung und Abduktion des betroffenen Auges.
- Kombination von Kopf-, Augen- und Armbewegungen (Arm auf der Seite des betroffenen Auges) durch das PNF-Pattern Flexion – Adduktion – Außenrotation in Extension – Abduktion – Innenrotation.

2.6.4 Parese des Nervus abducens

Innervation: Der N. abducens versorgt den M. rectus lateralis.

Symptome: Der Augapfel steht in Adduktion (Strabismus convergens paralyticus). Der Patient hat nebeneinanderstehende, horizontale, geradestehende Doppelbilder. Kompensierende Kopfhaltung: Rotation in der Halswirbelsäule in Richtung des gelähmten Muskels.
Stand- und Gangunsicherheit.

Ursachen: Trauma, Entzündungen, raumfordernde Prozesse an der Schädelbasis, Subarachnoidal- und Basilarisaneurysma, Encephalomyelitis disseminata, Guillain-Barré-Syndrom, Akustikusneurinom.

•••• Maßnahmen und Durchführung

Ausgangsstellung: Sitz vor dem Spiegel.

- Aus Mittelstellung geringgradige Rotation des Kopfes zur betroffenen Seite, Halten dieser Stellung gegen manuellen Kontakt.
- Die Augen folgen dem Finger des Behandlers in die bestmögliche horizontale Abduktion des betroffenen Auges.
- Bei deutlicher Reinnervation wird der Kopf aus der kompletten Rotation zur gesunden Seite in geringgradige Rotation zur betroffenen Seite bewegt und dort aktiv fixiert.
- Nun folgen die Augen einem bewegten Gegenstand aus der horizontalen Adduktionsstellung des betroffenen Auges in die bestmögliche horizontale Abduktionsstellung.

Patienten mit Augenmuskelparesen bzw. *peripheren Okulomotorikstörungen* kann nach entsprechender Anleitung ein Eigentraining empfohlen werden. Die Anregungen zu diesem Eigentraining verdanken wir Frau Prof. Dr. M. Dieterich, Oberärztin der Neurologischen Klinik der Ludwig-Maximilians-Universität, München, Klinikum Großhadern.

Der Patient sitzt dabei mit angelehntem Rücken entspannt in einem Sessel oder auf einem Stuhl. Geübt wird mehrere Male am Tag für ca. zehn Minuten. Eine Hilfe für die Augenbewegungen kann das Blicken entlang einer Kante oder Linie (z. B. Sofalehne, Kleiderschrankkante, Kante eines Bücherregals, längs der Zimmerdecke o. ä.) sein.

Die Augen bewegen sich langsam (Die Bewegungsführung geht vom intakten Auge aus.)
- von rechts nach links,
- von links nach rechts,
- von oben nach unten,
- von unten nach oben,
- von oben außen – nach unten innen,
- von unten innen – nach oben außen,
- von oben innen – nach unten außen,
- von unten außen – nach oben innen,
- auf einer halbkreisförmigen Bogenlinie, der Bogen ist einmal – nach oben offen – nach unten offen.

Augenbewegungen in Form von Blicksprüngen (sog. *Sakkaden*) schließen sich an, es kommt zu Bewegungen
- sprunghaft von einem Punkt am oberen Ende einer senkrecht stehenden Linie zu einem am unteren Ende,
- von einem Punkt am unteren Ende einer senkrecht stehenden Linie zu einem am oberen Ende,
- von einem Punkt links außen gelegen zu einem Punkt rechts außen gelegen,
- von einem Punkt rechts außen gelegen zu einem Punkt links außen gelegen,
- von einem Punkt oben außen gelegen zu einem Punkt unten innen gelegen,
- von einem Punkt unten innen gelegen zu einem Punkt oben außen gelegen,
- von einem Punkt oben innen gelegen zu einem Punkt unten außen gelegen,
- von einem Punkt unten außen gelegen zu einem Punkt oben innen gelegen,
- sprunghaft von einem Punkt am rechten Ende auf einer halbkreisförmigen Bogenlinie zu einem links gelegenen,
- sprunghaft von einem Punkt am linken Ende auf einer halbkreisförmigen Bogenlinie zu einem rechts gelegenen. Dabei ist die der Bogen einmal nach oben, ein anderes Mal nach unten offen.

Nicht nur periphere Okulomotorikstörungen, sondern auch *zentrale* können im Eigentraining zu verbessern versucht werden. Es sollte auch dabei täglich mehrere Male aus der beschriebenen Körperposition für ca. zehn Minuten trainiert werden. Bei Störungen der *horizontalen* oder *vertikalen Blickhaltefunktion*, erkennbar an *einem Blickrichtungsnystagmus*, werden *Blickhalteübungen* in alle exzentrischen Blickrichtungen ausgeführt.

Der zu fixierende Punkt liegt jeweils in folgender Richtung:
- oben außen – unten innen,
- oben innen – unten außen,
- oben – unten,
- innen – außen.

Jeder dieser Punkte wird jeweils für 30 – 60 Sekunden fixiert. Im Laufe des Trainings steigert man diese Zeit allmählich.

Liegt eine Störung der *raschen Blicksprünge* vor, werden Blicksprünge von der Mittelstellung des Auges ausgehend, in die oben aufgeführten *acht Blickrichtungen* trainiert. Störungen der *langsamen Blickfolge* werden im Rahmen einer orthoptischen Behandlung z.B. durch Verfolgen eines sich langsam bewegenden Punktes behandelt. Dies kann mit Hilfe eines Pendels für das horizontale Blickfolge-System oder mittels Computerspielen für alle Richtungen erfolgen.

Bei stärkeren Defekten in den einzelnen okulomotorischen Systemen können *Ersatzstrategien* geschult werden. So sind bei Ausfall oder starker Beeinträchtigung vertikaler Sakkaden
- schräge Sakkaden in Serien zu üben, d.h. der Patient bewegt seine Augen auf einer Zick-zacklinie und nicht auf einer vertikalen Geraden. Dies ist sinnvoll, da diese schrägen Sakkaden über das horizontale System gesteuert werden;
- oder anstelle einer gestörten größeren Sakkade von z.B. 40 Grad kann der Patient mehrere kleine Sakkaden von 10 Grad hintereinander schalten. Dabei wird diese Ersatzstrategie in Blickrichtung der jeweils ausgefallenen Funktion trainiert.
- Schließlich kommen sakkadierte Bewegungen des Kopfes in horizontaler oder vertikaler Richtung anstelle von horizontalen oder vertikalen Blicksakkaden in Frage.

2.6.5 Physiotherapie bei Parese des Nervus facialis

Wenngleich unterschiedliche Ursachen zu einer zentralen oder peripheren Fazialisparese führen, so gelten doch physiotherapeutische Befunderhebung und Behandlung gleichermaßen. Mit der Physiotherapie sollte in jedem Falle sofort begonnen werden. Diese Behandlung erstreckt sich primär auf den Ausfall der mimischen Muskulatur. Die nicht sehr ausgeprägte Verringerung der Durchblutung der betroffenen Gesichtshälfte steht nicht im Vordergrund der Behandlung; die sekretorischen Ausfälle sind ohnehin einer Physiotherapie nicht zugänglich.

Äußeres Erscheinungsbild: Der Ausfall der mimischen Muskulatur einer Gesichtshälfte ist manchmal in Ruhe nicht auffallend. Dies gilt in noch stärkerem Ausmaß für die doppelseitige Fazialisparese. Es kann jedoch sichtbar werden, daß ausgeprägte Quer- und Längsfalten auf der Stirn einseitig verschwunden sind und die Augenbraue auf der betroffenen Seite tiefer steht. Nase und Philtrum können zur gesunden Seite verzogen, das Nasenloch der betroffenen Seite kleiner und die Nasolabialfalte verstrichen sein. Das Herabhängen des Mundwinkels, das die zentrale Fazialisparese prägende Symptom, vervollständigt das Bild. Vermehrter oder verminderter Tränenfluß, vermehrte oder verminderte Speichelsekretion und Schwierigkeiten beim Essen, Trinken und manchmal Schlucken irritieren den Betroffenen und seine Umgebung zusätzlich.

•••• Befund

- Haut und Durchblutung:
  - Der Hautturgor ist auf der betroffenen Seite manchmal herabgesetzt; die Gesichtshälfte wirkt geschwollen.
  - Die Hauttemperatur kann auf der kranken Seite niedriger sein.
- Muskulatur:
  - Eine Atrophie der Muskulatur fällt allenfalls bei lange bestehenden Fazialisparesen im Bereich der Wange auf.
  - Der Tastbefund besteht in einem herabgesetzten Muskeltonus auf der betroffenen Seite und häufig einem erhöhten auf der gesunden. Im Falle der Kontrakturbildung bei inkomplett ausheilenden Fazialisparesen findet sich hingegen auf der kranken Seite ein sehr erhöhter Tonus in bestimmten Muskeln (M. zygomaticus, M. orbicularis oculi, M. depressor anguli oris).
  - Muskelstatus. Folgende Muskeln sind zu prüfen: M. frontalis, M. corrugator supercilii, M. depressor supercilii, M. orbicularis oculi, die Pars orbitalis des M. orbicularis oculi, M. nasalis, Pars transversa und Pars alaris, M. depressor septum nasi, M. levator labii superioris alaeque nasi, M. depressor labii inferioris, M. orbicularis oris, M. depressor anguli oris, M. levator anguli oris, M. mentalis.
  - Unter Mitbewegungen als einer Form der Defektausheilung versteht man die unwillkürliche, nicht unterdrückbare Kontraktion eines Muskels bei willkürlicher Betätigung eines anderen. Bekannteste Formen sind der Lid-Lippen-Typ (beim Sprechen kontrahiert sich der M. orbicularis oculi), der Lid-Stirn-Typ und der Lid-Platysma-Typ.
  - Kontrakturen. Bei einer Defektheilung kann es zu Muskelkontrakturen kommen; sie sind Ausdruck einer aktionsstromlosen, nicht fortgeleiteten Erregung in bestimmten Muskeln. Die Muskelkontraktur kann in Ruhe den positiven Effekt eines nahezu symmetrischen Gesichts bewirken. In manchen Fällen ist das Auge der betroffenen Seite kleiner. Bei Bewegung fällt jedoch auf, daß der Elastizitätsverlust der betroffenen Muskeln das Bewegungsausmaß einschränkt.
  - Befundbogen 1 und 2

Tabelle 2.4 Stadieneinteilung nach Janda

Stufe	Kontraktion
5	Normale Muskelkontraktion, keine Asymmetrie gegenüber der gesunden Seite
4	Fast normale Kontraktion, die Asymmetrie gegenüber der gesunden Seite ist nur gering
3	Die Kontraktion der betroffenen Muskelgruppe beträgt ungefähr die Hälfte des Bewegungsausmaßes auf der gesunden Seite
2	Auf der kranken Seite hat der Muskel nur etwa ein Viertel des normalen Bewegungsausmaßes
1	Beim Bewegungsversuch läßt der Muskel nur noch eine deutliche Kontraktionsspannung erkennen
0	Beim Bewegungsversuch wird keine Muskelspannung mehr festgestellt

•••• Behandlungsziel

Das Ziel der Physiotherapie ist die Wiedererlangung der Gesichtssymmetrie in Ruhe und Bewegung. Es läßt sich in vielen Fällen erreichen.

Bei inkompletter Ausheilung liegt das Ziel der Physiotherapie darin, Kontrakturen und Mitbewegungen so gering wie möglich zu halten.

•••• Behandlungsplan

- Beeinflussen der Haut.
  - Anregung der Hautdurchblutung,
  - Einwirkung auf den Hautturgor.
- Beeinflussen der Muskulatur:
  - Beeinflussen des Muskeltonus,
  - Fördern der Kontraktion,
  - Beeinflussen der Mitbewegungen,
  - Beeinflussen der Kontrakturen.

•••• Maßnahmen und Durchführung

- Beeinflussen der Haut:
  - Galvanisation mit der Gesichtselektrode, Rotlicht, Mikrowelle, Dampfdusche, Eisabtupftechnik, Hautreizgriffe;
  - Streichungen.

Fazialis-Parese

☐ rechts ☐ links ☐ bds seit: ....

Ursache: ☐ .... ☐ idiopathisch

Rekonstruktion: ☐ nein ☐ ja OP-Art: .... am: ....

OP-Hinweis zur Nachbehandlung: ....

Verlaufskontrolle

Ⓐ Muskelwerte:

Zeichnung mit M.-Kontraktionsrichtung

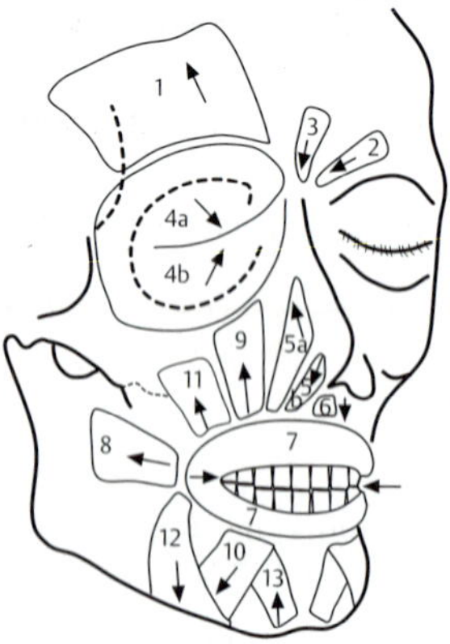

1 M. frontalis
2 M. corrugator supercilii
3 M. depressor supercilii
4a M. orbicul. oculi, pars palpebralis
4b M. orbicul. oculi, pars orbitalis
5a M. nasalis, pars transversa
5b M. nasalis, pars alaris
6 M. depressor septum nasi
7 M. orbicularis oris
8 M. zygomaticus
9 M. levator labii superioris
10 M. depressor labii inferioris
11 M. levator anguli oris
12 M. depressor anguli oris
13 M. mentalis

Datum:

Ⓑ Sekretion: Ø: o.B. —: fehlt
↑: vermehrt ↓: vermindert } Tränen: / Speichel:

Ⓒ Mundschluß bei Nahrungsaufnahme
+: genügend —: ungenügend } fest: / flüssig:

Befundbogen 1

- Beeinflussen der Muskulatur:
  - Fingerzirkelungen, verwindende Knetungen.
- *Aktive Behandlung nach der PNF-Methode:*
  Sie enthält folgende Elemente: den manuellen Kontakt auf beiden Seiten des Gesichts als sensiblen Reiz für den jeweils zu übenden Muskel, den kurzen Dehnreiz (stretch) für den zu übenden Muskel und den deutlichen Auftrag für die Bewegung. Der Dehnreiz ist auch auf der kranken Seite anwendbar.

	Datum									
	Ø = o.B. ↑ = vermehrt ↓ = vermindert — = fehlt									
Tränensekretion										
Speichelsekretion										

Mundschluß bei Nahrungsaufnahme	+ = genügend — = ungenügend									
fest										
flüssig										

Sprechen
Datum

Kontrakturen		
Datum	betroffene Muskulatur	Ausprägung

Mitbewegungen			
Datum	wo?	wie?	wobei?

Befundbogen 2

Solange die Parese komplett ist, wird durch Zug auf der kranken Seite die Symmetrie erreicht. Erst bei zurückkehrender Innervation erhält auch die betroffene Seite einen der jeweiligen Muskelteststufe angepaßten Haltewiderstand. Lernhilfe für den Patienten beim Erlernen dieser schwierigen isolierten mimischen Bewegungen stellt die optische Kontrolle vor dem Spiegel dar. Außerdem ermöglicht der Spiegel dem Behandler die Kontrolle der Griffe.

Die Übungsaufträge lauten im einzelnen:

- M. frontalis: Augenbrauen hochziehen – halten – lockerlassen.
- M. corrugator supercilii: Augenbrauen zusammenziehen usw.
- M. depressor supercilii: quere Falte über der Nase machen.
- M. orbicularis oculi: Augen schließen.
- M. orbicularis oculi, Pars orbitalis: Unterlid anspannen.
- M. nasalis, Pars transversa: Nase kraus machen.
- M. nasalis, Pars alaris: Nasenflügel blähen.
- M. depressor septum nasi: Nase lang nach unten ziehen.

- M. levator labii superioris: obere Zahnreihe zeigen – halten – lockerlassen.
- M. depressor labii inferioris: untere Zahnreihe zeigen.
- Beide Muskeln zusammen: alle Zähne zeigen – Lippen geöffnet lassen – wieder schließen (hierbei sollten die Zähne aufeinanderbleiben).
- M. orbicularis oris: Mund spitz machen – halten – lockerlassen.
- M. zygomaticus: Mundwinkel nach außen ziehen und Lippen aufeinanderhalten – halten – usw.
- M. levator anguli oris: Mundwinkel leicht nach oben ziehen.
- M. depressor anguli oris: Mundwinkel nachunten ziehen.
- M. mentalis: Unterlippe über die Oberlippe stülpen.

- Beim Auftreten von *Mitbewegungen* werden die beteiligten Muskeln nicht mehr gereizt. Manchen Patienten gelingt es, durch eine sehr disziplinierte Mimik die Mitbewegungen sehr gering zu halten. In der Übungsbehandlung kann versucht werden, den betroffenen Muskel passiv in die Endstellung zu bringen und erst dann den Haltewiderstand entgegenzusetzen. Ob und wieviel Haltewiderstand geleistet werden kann, hängt davon ab, ob die Mitbewegungen bei einer bestimmten Stärke des Widerstandes vermieden werden können. Auf jeden Fall sollte versucht werden, die an der Mitbewegung beteiligten Muskeln „auseinanderzuüben". Hierbei ist volle Konzentration von Behandler und Patient erforderlich.
- Nach Vorbereitung durch feuchtwarme Kompressen werden die *Kontrakturen* durch Fingerzirkelungen und BGM-Striche gedehnt sowie durch Vibration beeinflußt. In einzelnen Fällen bewirken diese Maßnahmen jedoch das Gegenteil und sind dann abzusetzen.
  In der Übungsbehandlung wird versucht, durch intensiven Zug den vollen Bewegungsweg des betroffenen Muskels zu erreichen.

2.6.6 Paresen der Nervi vestibulocochlearis, glossopharyngeus, vagus, hypoglossus

Befund und Behandlung bei Parese des N. vestibulocochlearis werden im Kap. „Ataxien, Gleichgewichtsstörungen und Schwindel" (S. 414) beschrieben.

2.6.7 Parese des Nervus accessorius (XI. Hirnnerv)

Die Schädigung des Nervs bewirkt den Ausfall des M. sternocleidomastoideus und des absteigenden Teils des M. trapezius.

Kompensation. Für den M. sternocleidomastoideus stehen die tiefen Nackenmuskeln des Erektorsystems zur Verfügung. Kopfdrehen, Kopfneigen und -extendieren erfahren bei vertikaler Ausgangsstellung keine wesentliche Beeinträchtigung. Bei Anheben des Kopfes bei Rückenlage kann bei beidseitigem Befall dies überhaupt nicht, bei einseitigem Befall nicht gerade erfolgen.

Durch Ausfall des absteigenden Teils des M. trapezius wird der Schultergürtel nicht im vollen Ausmaß hochgezogen. Hier können teilweise kompensierend die Mm. rhomboidei und der M. levator scapulae eingesetzt werden.

Die hohe Armhebung kann zwar ausgeführt werden, weist jedoch in Ausmaß der Bewegung und Kraftentfaltung Unterschiede zur gesunden Seite auf.

•••• Befund

- Die Atrophie des M. sternocleidomastoideus ist am deutlichsten an seinem Ansatz am Schlüsselbein. Durch die Atrophie der Pars descendens des M. trapezius verändert sich die Kontur der Schulter-Nacken-Linie. Anstelle des leichten Abfalls vom Hals zur Schulterhöhe verläuft dieser Übergang nun nahezu rechtwinklig. Das Schulterblatt steht in Abduktionsstellung.
- Die paretischen Muskeln weisen einen verminderten Tonus auf. Die Pars descendens des M. trapezius ist bei vertikaler Ausgangsstellung ständig gedehnt.
- Funktionsprüfung der beiden Muskeln.
- Als Ausweichbewegung kann es während der Armhebung zur Lateralflexion zur gesunden Seite kommen.

•••• Behandlungsplan

Siehe allgemeine Richtlinien (S. 235).

•••• Maßnahmen und Durchführung

- *Übungsbeispiele für den M. sternocleidomastoideus bei Muskelstatusstufen 0–2:*
  Ausgangsstellung Sitz. Aus 0-Stellung der Halswirbelsäule Lateralflexion zur betroffenen Seite und Rotation zur anderen Seite.
  Ausgangsstellung Seitlage. Betroffene Seite unten.
  Der Kopf wird durch Behandler in 0-Stellung gehalten.
  - Bewegung: Flexion, Lateralflexion zur betroffenen und Rotation zur anderen Seite.
  - Ausgangsstellung Rückenlage. Bewegung s. oben.

Stufen 3–4:
- Aus Rückenlage oder Sitz Kopfpattern nach PNF.

- *Übungsbeispiele für den M. trapezius bei Muskelteststufen 0–2:* Ausgangsstellung Seitlage, betroffene Seite oben.
  - Skapulapattern Elevation–Retroversion.
  - Ausgangsstellung Rücken- oder Bauchlage, Bewegung s. oben.

  Stufen 3–4:
  - Ausgangsstellung Sitz. Skapulapattern Elevation–Retroversion.
  - Armmuster nach PNF: Flexion–Abduktion–Außenrotation, Flexion–Adduktion–Außenrotation.

2.6.8 Progressive Bulbärparalyse

Die meist symmetrische Degeneration der Hirnnervenkerne V, VII, X, XI und XII kennzeichnet diese Erkrankung. Wenn auch eine rasche Progredienz vorliegt, so lassen vorwiegend psychologische Aspekte eine physiotherapeutische Tätigkeit angezeigt sein. In den Endstadien handelt es sich ja um pflegerische Aufgaben.

•••• Befund

- Hirnnervenausfälle:
  - N. trigeminus. Die motorischen Ausfälle erstrecken sich auf den M. masseter, M. temporalis, M. pterygoideus lateralis und medialis, M. tensor tympani, M. tensor veli palatini, M. mylohyoideus und den vorderen Bauch des M. digastricus. Der Ausfall dieser Muskeln erschwert den Kauvorgang.
  - N. facialis. Es entsteht meist eine beidseitige Fazialisparese.
  - N. vagus. Die Folge sind Paresen der Larynx- und Pharynxmuskulatur.
    Aphonie aufgrund der Stimmbandlähmung. Dysphonie bei unilateralen Störungen in Form von Näseln und Heiserkeit.
    Dysphagie. Quälende Schluckstörungen mit Regurgitation von Flüssigkeit durch die Nase.
    Parese des weichen Gaumens.
  - N. accessorius. Sein Ausfall bedingt die Parese der Mm. sternocleidomastoidei und der Pars descendens und horizontalis des M. trapezius.
  - N. hypoglossus. Ein- oder doppelseitige Atrophie der Zunge. Die Sprache wird dysarthrisch, der Schluckvorgang ist zusätzlich erschwert.

Behandlungsplan

- Beeinflussen des Kauvorgangs.
- Anregen der Kontraktion der mimischen Muskulatur.
- Beeinflussen der Stimmgebung.
- Anregen der Kontraktion der Mm. sternocleidomastoidei sowie der betroffenen Anteile des M. trapezius.

Maßnahmen und Durchführung

Es wird verwiesen auf folgende Kapitel:
- Physiotherapie der Fazialisparese (S. 303),
- Beeinflussung der dysarthrischen Sprechstörung (S. 318),
- Beeinflussung der Akzessoriusparese (S. 335),
- Beeinflussung der Schluckstörung (S. 313).

2.7 Physiotherapie bei Erkrankungen des ersten und zweiten Motoneurons

2.7.1 Myatrophische Lateralsklerose

Bei der myatrophischen Lateralsklerose findet sich die Kombination von nukleären Atrophien (atrophischen Paresen) und Degeneration der Pyramidenbahnen (spastische Paresen).

Die Physiotherapie ist bereits im frühen Stadium angezeigt, auch aus psychologischen Gründen. Hausbesuche werden erforderlich werden.

Befund

Siehe allgemeine Richtlinien bei Muskelerkrankungen und atrophischen Paresen (S. 235) sowie allgemeine Richtlinien bei zentralen Paresen (S. 321).

Behandlungsziel

Die rasche Progredienz der Erkrankung erfordert realistische Zielvorstellungen hinsichtlich Funktionserhalt und Vermeidung von Sekundärschäden.

Behandlungsplan

- Erhalten der Muskelfunktion,
- Reduzieren der spastischen Tonussteigerung,

- Erhalten von Bewegungsabläufen,
- Verhüten bzw. Beseitigen von Einschränkungen der Gelenkbeweglichkeit,
- Fördern der Lungenbelüftung,
- Hilfestellung beim Einsatz von Atemgeräten,
- Zusammenarbeit mit der Ergotherapeutin bei Auswahl und Einsatz von Hilfsmitteln,
- Anleiten von Angehörigen hinsichtlich Transfer und Hilfsmittelverwendung.

•••• Maßnahmen

Die erforderlichen physiotherapeutischen Maßnahmen sind den allgemeinen Richtlinien für die Physiotherapie von Muskelerkrankungen, atrophischen Paresen (S. 235) und von zentralen Paresen (S. 321) zu entnehmen und dem jeweils aktuellen Befund anzupassen.

2.7.2 Syringomyelie

Eine Physiotherapie ist bei dem langsamen Verlauf dieser Erkrankung angezeigt, um Gehfähigkeit und Gebrauch der oberen Extremität so lange wie möglich zu erhalten. Das Endstadium ist als inkomplettes Querschnittbild zu bezeichnen.

•••• Befund

- Oberflächensensibilität. Im allgemeinen findet sich ein halbseitig ausgeprägter Verlust der Schmerz- sowie der Kalt- und Warmwahrnehmung.
- Trophische Störungen, besonders im Bereich der oberen Extremität. Die Haut kann livid verfärbt, trocken, schilfrig, aber auch teigig verändert sein. Die Finger sind tatzenartig angeschwollen. Die Fingernägel erscheinen glanzlos und brüchig.
  Da die trophischen Störungen sich auch auf die Knochen der oberen Extremität auswirken, besteht die Gefahr von Spontanfrakturen.
- Attackenweise heftige Schmerzen von bohrendem, ziehendem Charakter im Bereich von Schulter, Arm und Thorax.
- Muskulatur:
  - Muskelstatus der oberen Extremität. Das Ausmaß peripherer Paresen an Finger-, Hand- und Unterarmmuskulatur wird ermittelt.
  - Faszikulationen vorwiegend an der oberen Extremität.

- Tonusprüfung. Es findet sich im Bereich der oberen Extremität zumeist eine Herabsetzung des Muskeltonus. Abhängig vom Alter steigert sich der Muskeltonus in der unteren Extremität.
- Prüfen von Bewegungsabläufen. An der unteren Extremität entwickeln sich, abhängig von der Zeitdauer der Störung, pathologische Bewegungsmuster und eine Abnahme der Kraft.

- Ein kleinerer Teil der Patienten leidet an einer Blasen- und Darmstörung.

Behandlungsplan

- Beeinflussen der gestörten Trophik.
- Beeinflussen der Schmerzen.
- Erhalten der Muskelkraft so lange wie möglich.
- Verhüten oder Beseitigen von Kontrakturen.
- Schulen von Bewegungsabläufen der unteren Extremität.
- Beeinflussen der Muskeltonussteigerung an der unteren Extremität.

Maßnahmen und Durchführung

Es wird auf den allgemeinen und speziellen Teil des Abschnitts „Atrophische Paresen“ (S. 235) und des Abschnitts „Zentrale Paresen“ (S. 321) verwiesen.

2.8 Physiotherapie bei Schluckstörungen

Die Behandlung der Dysphagien in der neurologischen Rehabilitation ist ohne die Kooperation vieler Disziplinen kaum durchführbar. Die Rolle der Physiotherapie, aus deren Behandlungsmethoden zahlreiche Therapieansätze entnommen wurden, umfaßt dabei insbesondere die folgenden Aufgaben:

- Aufbau und Sicherstellung eines physiologischen Haltungsmusters (Kopf- und Rumpfkontrolle);
- Fördern der respiratorischen Funktionen: im allgemeinen Verbesserung der Atemtiefe, Training des Atemstops, Verbesserung des Hustenstoßes;
- Behandeln von Störungen der oralen Phase, also motorische und sensible Defizite von Lippen, Kiefer, Zunge und Gaumensegel (s. dazu Bartholome u. Mitarb. 1993, Schalch 1992).

Die Behandlung von Störungen der pharyngealen Phase sollte durch erfahrene Sprach- und Schlucktherapeuten erfolgen. Kompensatorische Manöver sollten nur nach klarer Indikationsstellung und unter wiederholten Erfolgskontrollen durch geeignete apparative Untersuchungsverfahren durchgeführt werden.

•••• Befund

Erfaßt werden Funktionen im Bereich von Lippen, Zunge, Unterkiefer, Mund, Gaumensegel, Rachen und Kehlkopf. Registriert werden orale Reflexe. Der Vorgang der Flüssigkeits- und Nahrungsaufnahme, des Weitertransports und des Schluckens wird analysiert.

Im einzelnen werden untersucht:

- Die mimische Muskulatur von Lippen und Wangen (N. facialis) in Ruhe:
  In Ruhe: z.B. hängender Mundwinkel auf einer Seite, mangelnder Lippenschluß, hängende Wange auf einer Seite.
  In Bewegung: z.B. Mund spitzen (M. orbicularis oris), obere und untere Zahnreihe zeigen (Mm. levatores und depressores labii superiores et inferiores), Wangen aufblasen bei geschlossenen Lippen (M. buccinatorius), Mundwinkel heben (M. levator anguli oris), Mundwinkel senken (M. depressor anguli oris).
- Die Kaumuskulatur (N. trigeminus):
  In Ruhe: Tonuslage palpieren (M. masseter, M. temporalis, M. pterygoideus lateralis und medialis).
  In Bewegung: Mund öffnen und schließen (M. pterygoideus lateralis, M. masseter, M. temporalis), Unterkiefer nach vorn schieben (M. masseter, M. pterygoideus lateralis), Unterkiefer nach rechts/links verschieben (M. pterygoideus lateralis), Unterkiefer zurückziehen (M. temporalis).
- Die Zunge (N. hypoglossus):
  In Ruhe: z.B. retrahiert.
  In Bewegung: Zunge nach vorn strecken (M. genioglossus), Zunge nach oben und hinten bewegen, Seitenränder der Zunge aufwärts bewegen (M. styloglossus), Heben des Zungenbeins (u.a. M. stylohyoideus), Bewegen der Zunge nach unten und hinten, Bewegen des Zungenbeins nach oben (M. hyoglossus, Innervation N. facialis).
- Gaumen und das Gaumensegel (N. glossopharyngeus und N. facialis): Willkürliche Hebung (M. levator palatini), Gaumen- oder Würgreflex.
- Die Sensibilität der Zunge (vordere zwei Drittel der Zunge: N. lingualis des N. trigeminus, Chorda tympani des N. facialis, hinteres Drittel der Zunge: N. glossopharyngeus):
  Qualitäten: süß, sauer, salzig, bitter.

- Die Sensibilität der Mundhöhle, der Zähne und des Schlunds (N. trigeminus, N. glossopharyngeus, N. vagus): Hyper-, Hypo- und Anaesthesie.
- Die oralen Reflexe:
  Such-, Saug-, Beiß-, Mundöffnungs-, Würg-, Kaureflex.
- Das Essen und Trinken:
  nasale Regurgitation, Schlucken, Räuspern, Husten, Bolusformung und Boluskontrolle.
- Die Kopfhaltung und Stellung der Halswirbelsäule in ihren einzelnen Abschnitten und wichtige Muskeln: M. sternocleidomastoideus (N. accessorius), zervikale Anteile des Erectorsystems (Rr. dorsales C1 – C8). Stellung der Halswirbelsäule und des Kopfes überwiegend oder ausschließlich pathologisch, auch in Abhängigkeit von der Ausgangsstellung.
- Beweglichkeit in der Halswirbelsäule:
  z. B. partiell oder zirkulär eingeschränkt, hypermobil.
- Der Rumpf und die Extremitäten bezüglich Haltung und Tonus der Muskulatur (z. B. schlaff, spastisch, rigide).

•••• Maßnahmen und Durchführung

Unterteilt wird in eine *indirekte* und *direkte* Therapie (Hörmann et al.). Ob die indirekte oder direkte Behandlung der Schluckstörungen erfolgbringend ist, hängt von folgenden Faktoren ab.
- Grunderkrankung,
- Stadium der Grunderkrankung,
- Kooperationsmöglichkeit des Patienten und seiner Bezugspersonen.
- Zusammenarbeit aller diagnostisch und therapeutisch Tätigen bei der Realisation des befundbezogenen Therapiekonzeptes.

Indirekte Therapie

Die indirekte Therapie befaßt sich mit den Störungen der oralen Bolusverarbeitung, der Boluskontrolle und dem Transport des Bissens, bevor das eigentliche Schlucken stattfindet. Die Störungen betreffen die Lippen, die Wangen, die Zunge, den Unterkiefer, die Gaumensegel, den Pharynx und Larynx. Die neurologischen Ausfälle erstrecken sich auf die Kontraktionskraft, die Koordination, die Sensibilität und den Muskeltonus.

Derzeit werden zur Beeinflussung von Schluckstörungen folgende Behandlungsmethoden auf neurophysiologischer Grundlage angewandt:

- die entwicklungsneurologische Behandlung nach B. und K. Bobath,
- die orofaziale Regulationstherapie nach Castillo Morales,
- die entwicklungskinesiologische Behandlung nach V. Vojta,
- die propriozeptive neuromuskuläre Fazilitation nach Kaiser/Kabat/Knott,
- Stimulationstechniken nach H. S. Müller und M. Rood.

Vorschläge zur Stimulation von Funktionen:

- Thermische und mechanische Reize, z.B. mit Eisstäbchen oder Eiswürfeln.
  Rasches Streichen mit Eis soll den Tonus steigern, langsames eine Tonussenkung bewirken. Die Anwendungsdauer soll bei drei- bis fünfmaliger Wiederholung nicht länger als fünf Sekunden betragen.
- *Anwendungsbereiche:*
  - Mund und Wangen, jeweils vom Mund weg streichen.
  - Gaumen, von vorn nach hinten kreisen, dies mit der Aufforderung zum Schlucken verbinden.
  - Zunge, von vorn nach hinten streichen. Bei Hypertonus Druck setzen und dann schlucken lassen. Bei Hypotonus leichtes Beklopfen der Zunge, dann schlucken lassen.
  - Äußeres und inneres Zahnfleisch, von vorn nach hinten kreisen.
  - Wangenschleimhaut, analoges Vorgehen.
- Mechanische Reize, z.B.
  - mit weichem Pinsel fünfzehn Sekunden im Bereich von Mund, Wange, Unterkiefer pinseln, Mund schließen oder geschlossen halten und auffordern zum Schlucken (auch mit einer Latenz von bis zu einer halben Stunde nach Stimulation).
  - Klopfen mit Fingerspitzen, gleiche Region.
  - Kurzer Dehnreiz („stretch") bezogen auf Lippenmuskulatur (s. Behandlung bei Facialisparese S. 309).
  - Druck, z.B. mit einem Spatel auf den Zungengrund, bewirkt Elevation des Zungenrückens.
  - Druck auf die unteren Backenzähne, verbunden mit der Aufforderung, die Zähne aufeinander zu drücken und zu schlucken.
  - Dehnung über längere Zeit: Mit einem Tuch die Zunge fassen, hervorziehen und in dieser Dehnstellung bis zu zwanzig Sekunden bleiben, um eine Tonussenkung zu erzielen.
- Mechanisch-sensorische Reize durch Kauen eines Apfelstückchens, durch Schlucken von Pürree, alles in kleinen Portionen angeboten (Wirth).

Hat die Fazilitation zur aktiven Bewegungsmöglichkeit geführt, so werden Kraft und Bewegungskoordination intensiviert. Dies erfolgt durch Arbeiten gegen Widerstand (manuell gegeben durch den Spatel oder einen Beißblock) oder durch häufig wiederholtes Sprechen von Silbenreihen (z.B. mam-tam-pam, flip-flop-flap). Ist ein positiver Effekt zu verzeichnen, so kann der Patient nach erfolgreicher Anleitung selbständig üben.

Direkte Therapie

Die direkte Therapie zielt ab auf das sinnvolle Verhalten während des Schluckens. Der Schluckvorgang kann durch folgende äußere Bedingungen erleichtert werden:

Ausgangsstellung:
Aufrechte Haltung oder Lagerung des Patienten in den Ausgangsstellungen Sitz, Lage mit erhöhtem Kopfteil, Stand. Dabei sind beide Arme und Hände auf Lehnen, Kissen oder Schienen entspannt gelagert.
Hochzervikale Flexion soll durch Lagerung gesichert werden. Dies erleichtert die Zungen- und Larynxelevation. Beide Beine werden bei spastischer Tonuslage tonusregulierend gelagert, ansonsten in entspannter Position.

- Beim Schlucken werden Kiefer- und Lippenschluß durch den Therapeuten unterstützt oder durchgeführt. Der Unterkiefer und die Unterlippe werden von unten, die Oberlippe von oben durch manuelle Führung kontrolliert.
- Bei einseitiger Kehlkopflähmung wirkt sich die Neigung des Kopfes zur betroffenen Seite günstig aus.
- Bei Hypotonus im Wangenbereich soll der Kopf zur gesunden Seite geneigt gehalten oder gelagert sein.
- Positionierung der Nahrung: Der Bolus wird auf bestimmte Stellen der Zunge gelegt. Grundsätzlich soll der Bissen auf den sensibel am besten versorgten Anteil der Zunge positioniert werden.
- Nahrungskonsistenz: Es muß nach Befund ausgewählt werden, ob flüssige, halbfeste oder feste Nahrung angeboten wird.
- Supraglottisches Schlucken (Logemann): Zur Kompensation des ausgefallenen reflektorischen Glottisschlusses kann der willkürliche geübt werden, um Aspiration des Bolus zu vermeiden. Der Patient nimmt die Nahrung auf und kaut sie, atmet dann ein, hält die Luft an und schluckt. Anschließend soll er ausatmen oder husten.

Stimulation des Schluckaktes:

- Von außen werden am Zungenrand kreisende Bewegungen manuell durchgeführt, unmittelbar vor dem Schluckvorgang.
- Von außen werden in gerader Linie oder wellenförmig mit leichtem Druck Streichungen ausgeführt, vom Mundboden bis zum Zungengrund hin.
- Vor dem Schlucken wird der Kehlkopf seitlich gefaßt und hin und her bewegt.
- Vor dem Schlucken wird seitlich am Schildknorpel ein leichter Druck ausgeübt.

Hilfsmittel für das Schlucken:

- Flacher, vorne abgerundeter Löffel,
- Becher oder Trinkgefäß mit ausgesparter Nasenkerbe zur Vermeidung der hochzervikalen Überstreckung,
- Ergotherapie zur Beratung und Anleitung im Umgang mit Hilfsmitteln bei Funktionsstörungen der oberen Extremitäten.

2.9 Physiotherapie bei Dysarthrie

☐ *Definition:* Unter Dysarthrie (auch Dysarthrophonie oder Dysarthropneumophonie) versteht man die Störung des Sprechens aufgrund von Läsionen des zentralen und peripheren Nervensystems und der Muskulatur. Die anderen sprachlichen Modalitäten „Lesen", „Schreiben" und „Verstehen" sind nicht gestört. Nicht selten bestehen gleichzeitig Schluckstörungen.

•••• Befund

Die Störung des Sprechens besteht aus folgenden Komponenten:

- Störung der Artikulation (unpräzise gesprochene Konsonanten und Vokale),
- Störung der Phonation (geringe Resonanz, nasales Sprechen, rauher oder gepreßter Ton, verringerte Tonhaltedauer und Lautstärke),
- Störung der Prosodie (Abnahme der Sprechmelodie und der Modulationsfähigkeit hinsichtlich der Tonhöhe).
- Störung der Sprechatmung (Verringerung der Vitalkapazität, Erhöhung der Atemfrequenz und Verkürzung der Exspiration).

Lokalisation der Schädigung: Die neuroanatomisch relevanten Strukturen liegen im Bereich der Großhirnrinde, der Basalganglien, des Kleinhirns, des Hirnstamms, im Rückenmark, in der motorischen Endplatte und in der Muskulatur.

Diagnostik: Damit befassen sich in erster Linie Neurologen, Phoniater, Linguisten und Logopäden. Die klinische und apparative Diagnostik erstreckt sich auf Innervation, Tonus, Koordination von Lippen, Zunge, Kiefer, Gaumensegel, Rachenwand und Kehlkopf.
Aufgrund der Diagnostik werden die Dysarthrien wie folgt klinisch klassifiziert (Tab. 2.**5**):

Behandlungsansätze ergeben sich durch die klinische Zuordnung. Die Behandlung der Dysarthrien sollte in den Händen von Phoniatern und Logopäden liegen.

Aus Gründen der Information werden nachfolgend spezielle Therapiemöglichkeiten aufgeführt, die von Logopäden, z. B. im Sprachlabor oder als Selbsthilfemöglichkeit, eingesetzt werden.

- Verwendung des „pacing-board“: Der Patient klopft mit einem Finger auf das Brett und segmentiert so die Silben. Über die Verlangsamung des Sprechens und durch die Betonung der Silben sind Artikulation und Prosodie beeinflußbar. Die positive Beeinflussung kann vorübergehend oder länger anhaltend sein. Die Akzeptanz des „pacing board“ durch die Patienten ist unterschiedlich (Prosiegel, 1991).

Tabelle 2.**5** Klinische Klassifikation der Dysarthrien

Form der Dysarthrie	Diagnostik
Periphere Dysarthrie (schlaff)	
diffus	Polyneuritis, Myopathie, Myasthenia gravis
fokal	Isolierte Hirnnervenläsionen
Zentrale Dysarthrie	
spastisch	Pseudobulbärparalyse
ataktisch	Kleinhirnläsion
hypokinetisch	Parkinson-Syndrom
hyperkinetisch	Chorea, Dystonien
Mischformen	
spastisch-schlaff	Myatrophische Lateralsklerose
spastisch-ataktisch-hypokinetisch	Morbus Wilson
variable Kombination	Encephalomyelitis disseminata

(Berlit, P., Neurologie)

- Durch Verwendung von Sprachsichtgeräten im Sprachlabor können Lautstärke und Tonhöhe beeinflußt werden. Die Kurve auf dem Bildschirm gibt dem Patienten die Rückmeldung (Biofeedback) über seine Tonhöhe und Lautstärke. Eine weitere „ideale" Kurve – vorgegeben durch den Therapeuten – vermittelt dem Patienten die Möglichkeit, die Tonhöhe und Lautstärke seiner Stimme dieser Kurve anzupassen.
- Die Verwendung eines elektronischen Schreibgerätes, des Communicators, ist bei Patienten mit nahezu erloschener verbaler Kommunikationsfähigkeit ein unentbehrliches Hilfsmittel.
- Spezielle Prothesen, z. B. bei komplettem Ausfall der Gaumensegelbeweglichkeit. Dieses Hilfsmittel gehört hinsichtlich Indikation, Anpassung und Überwachung in den Zuständigkeitsbereich der Hals-Nasen-Ohren-Medizin.

•••• Behandlung

Da der Physiotherapeut bei vielen neurologischen Patienten auch mit dem Problem der Dysarthrie konfrontiert wird, wird seine Aufgabe in diesem Zusammenhang nachfolgend kurz aufgeführt. Einzelheiten sind in dem Kapitel „Parkinson-Syndrom" (S. 467) beschrieben.

•••• Behandlungsplan

- Einwirken auf die Ruheatmung,
- Förderung der abdominalen und Flankenatembewegungen bei geschlossenem Mund,
- Förderung der Atembewegungen bei Rücken-, Seiten- und Bauchlage,
- Erspüren der Atembewegungen bei anderen therapeutischen Körperstellungen,
- Erspüren der Atembewegungen bei tonusregulierenden Positionen im Liegen und im Sitz,
- Verlängern der Exspiration,
- Einwirken auf die Tonhaltedauer,
- Herabsetzen von Gewebswiderständen,
- Koppeln der stimmhaften Exspiration an Extremitätenbewegungen,
- Einnehmen von tonusregulierenden Körperpositionen bei Übungen für Lippen, Wangen, Kiefer und Zunge,
- Schulen von selektiven Bewegungen von Lippen, Wange, Kiefer und Zunge.

2.10 Physiotherapie bei zentralen Paresen

2.10.1 Allgemeine Richtlinien

Kommt es beim Erwachsenen zu einer Schädigung des ersten Motoneurons, so resultieren daraus je nach Lokalisation und Umfang der Schädigung eine Mono-, Hemi-, Para- oder Tetraplegie oder -parese. In der Regel ist der Muskeltonus in den entsprechenden Körperabschnitten gesteigert im Sinne der Spastik.

Die Blasen- und Darmtätigkeit kann gestört sein.

Außer den sensomotorischen Defiziten bestehen häufig in Abhängigkeit von der Lokalisation der Läsion neuropsychologische Syndrome.

Ursachen:

- Zirkulationsstörungen des Gehirns und des Rückenmarks,
- Entzündungen,
- Traumen,
- raumfordernde Prozesse,
- Systemerkrankungen.

•••• Befund

Durchblutung:

- Arterielle Durchblutung: Die betroffenen Extremitäten weisen häufig eine herabgesetzte Hauttemperatur auf, besonders deutlich in den distalen Bereichen. Die Hautfarbe ist meistens blasser.
- *Venöse* Durchblutung. Die Störung des venösen Rückstroms zeigt sich durch Blauverfärbung der betroffenen Extremitäten, aber häufig nur dann, wenn der Patient sitzt oder steht. Besteht auch bei horizontaler Lagerung eine livide Verfärbung, so ist sie sehr häufig begleitet von Schwellung und Temperaturerhöhung des Extremitätenabschnittes und legt damit den Verdacht des beginnenden Morbus Sudeck oder der Phlebothrombose nahe.
- Dekubitusgefährdet sind die bekannten Hautareale (s. Intensivmedizin, S. 496) der Auflageflächen. Beim bettlägerigen Patienten sind tägliche Kontrollen dieser Hautpartien nötig, um frühzeitig Maßnahmen zur Verhinderung von Dekubitalgeschwüren zu ergreifen.

Atembefund:
Patienten, die fast ausschließlich liegen oder sitzen, sind durch Hypoventilation pneumoniegefährdet. Der Atembefund erfaßt Atembewegung, Atemtiefe, Atemfrequenz und Atemstoßwert.

Gelenkstatus:
Die passive Beweglichkeit der Gelenke wird nach der Neutral-Null-Methode festgehalten.

Bei Patienten mit Tonussteigerung kann es äußerst schwierig sein, die tatsächliche Beweglichkeit des Gelenkes zu erfassen; dies ist oft erst nach intensivem passiven Bewegen möglich und macht dadurch die enorme Kontrakturgefährdung deutlich.

Beginnende oder bestehende Gelenkkontrakturen sind häufig von Schmerzen begleitet. Diese sind bezüglich ihrer Abhängigkeit von Gelenkstellung, Bewegung und Lokalisation zu ermitteln, und nach Möglichkeit ist die für den Schmerz verantwortliche Struktur zu finden (Sehne, Kapsel, Schleimbeutel).

Muskulatur:

- Bei Patienten, *die auf Dauer* einen reduzierten Muskeltonus aufweisen, ist eine hochgradige Atrophie zu beobachten. In jedem Fall wird die Muskulatur der betroffenen Extremitäten sowie der nicht betroffenen Extremitäten durch Inaktivität atrophieren; das Ausmaß und die Progredienz der Atrophie ist abhängig von der funktionellen Beanspruchung.
- Tonusprüfung. Durch passives Bewegen in bestimmten Bewegungskombinationen und in wechselndem Tempo wird die Tonusverteilung der oberen und unteren Extremitäten getestet. Ausgangsstellung ist in der Regel die Rückenlage. Um wechselnde oder dezent ausgeprägte Tonussteigerungen zu erfassen, sind auch andere Ausgangsstellungen wie Bauchlage, Sitz und Stand möglich. Es können auch Rückschlüsse auf Abhängigkeit von tonischen Reflexen gezogen werden: Bedingt durch die Ausgangsstellung, weisen in Rückenlage meistens die Strecker, in Bauchlage die Beuger einen höheren Muskeltonus auf. Die Beobachtungskriterien bei der Tonusprüfung (nach B. Bobath, 1986) sind:
  - Geht die Bewegung auffallend leicht?
  - Wird der Bewegung ein Widerstand entgegengesetzt?
  - Geht die Extremität auffallend, fluchtartig in die Bewegung mit?

Diese Kriterien bilden bei jeder der folgenden Testsituationen die Bewertungsgrundlage und können somit Aussagen machen über die vorliegenden Tonusqualitäten.
  - Hypotonus,
  - Hypertonus,
  - einschießende Spasmen und Automatismen.

Obere Extremität:
Passives Bewegen des Armes aus seiner Lage in folgende Endstellungen:

- Schultergelenk Flexion – Abduktion – Außenrotation, Ellbogengelenk Extension – Supination, Handgelenk 0-Stellung.

Der Rückweg hat folgende Endstellungen:

- Schultergelenk Extension – Abduktion – Rotationsmittelstellung, Ellbogengelenk Extension – Pronation, Handgelenk 0-Stellung.
- Ausgangsstellung im Schultergelenk Flexion – Abduktion – Außenrotation. Das Ellbogengelenk wird bewegt aus Extension – Supination in Flexion – Supination und aus Extension – Pronation in Flexion – Pronation.
- Ausgangsstellung: Die Handfläche liegt auf der Gegenschulter und wird dort gehalten. Der Arm wird passiv hochgehoben. Die Hand bleibt liegen. Gleiche Testsituation. Nur liegt der Handrücken auf. Er bleibt dort liegen, wenn der Ellbogen hochgehoben wird.

Untere Extremität:

- Ausgangsstellung Rückenlage. Beide Beine liegen gestreckt. Passives Bewegen des zu prüfenden Beines in folgende Endstellungen: Hüft- und Kniegelenk in Flexion. Sprunggelenke in Dorsalflexion, Pronation durch Untersucher gehalten.
  Gleiche passive Flexionsbewegung des einen Beines erfolgt bei Flexionsstellung des anderen Beines. Die Bewegung findet jeweils exakt in der Sagittalebene statt.
- Ausgangsstellung Rückenlage. Das zu prüfende Bein steht gebeugt über dem gestreckten und adduzierten anderen Bein. Passives Bewegen vom Knie aus in Adduktion – Innenrotation und Abduktion – Außenrotation des Hüftgelenks.
- Ausgangsstellung seitlicher Überhang. Bei passiv gehaltener Dorsalflexion – Pronation in den Sprunggelenken wird das Kniegelenk passiv gestreckt und gebeugt.
- Ausgangsstellung: seitlicher Überhang. Das Kniegelenk ist in 90 Grad Flexion. Im oberen Sprunggelenk wird passiv dorsalflektiert und plantarflektiert. Außerdem wird im unteren Sprunggelenk aus 0-Stellung, im oberen Sprunggelenk passiv supiniert und proniert.

❖ Bewertung und Dokumentation:
Mit der Quantifizierung der Spastik befassen sich eine Reihe von Skalen. Eine allgemein verbindliche und innerhalb der neurologischen Rehabilitation übereinstimmend benutzte liegt jedoch nicht vor. Am bekanntesten ist die Spastikskala nach Ashworth (s. S. 324). Neben dieser klinischen Muskeltonusprüfung können apparativ-diagnostische Verfahren (Pendeltest, Winkelmaßbestimmung) eingesetzt werden.

Einschätzung des Grades der Spastizität (aus Ashworth, B.: Practitioner 192 [1964] 540)

Geprüft wird mit passiver Bewegung der Extremitäten.
0 = kein Tonusanstieg
1 = leichter Anstieg des Tonus, der einen „Anschlag“ („Sperre“) gibt, wenn die Extremität in Beugung oder Streckung bewegt wird.
2 = stärker ausgeprägter Anstieg des Tonus, aber leichte Beugung der Extremität
3 = beträchtlicher Anstieg des Tonus – passive Bewegung ist schwierig
4 = Extremität ist fixiert in Beugung oder Streckung

- Prüfung der Willkürmotorik. Zur Beurteilung der Willkürmotorik werden die bei der Tonusprüfung passiv vollzogenen Bewegungsabläufe aktiv nach verbalem Auftrag ausgeführt. Außerdem wird die Fähigkeit zu selektiven Bewegungen an Hand und Fingern sowie am Fuß folgendermaßen geprüft:
  - Ausgangsstellung Rückenlage oder Bauchlage.
    Schultergelenk Flexion – Abduktion – Außenrotation,
    Ellbogengelenk Extension – Supination oder Extension – Pronation.
    Aktiv auf Auftrag hin die Hand zur Faust schließen, die Finger strecken und spreizen, den Daumen abduzieren, opponieren und adduzieren, Spitzgriffe zwischen Daumen und Fingern ausführen, bei dorsalflektierter Hand die Finger einzeln beugen und strecken.
  - Ausgangsstellung Rückenlage. Schultergelenk in 30 Grad Abduktion und Anteversion, Rotationsmittelstellung, Ellbogengelenk in Flexion – Supination.
    Geprüft werden die gleichen Bewegungen von Hand und Fingern wie oben.
  - Ausgangsstellung Rückenlage. Das Bein wird in 90 Grad Hüft- und Kniegelenksflexion gehalten. Aktive Bewegungen im oberen und unteren Sprunggelenk.
    Dorsalflexion – Pronation,
    Dorsalflexion – Supination,
    Plantarflexion – Pronation,
    Plantarflexion – Supination.
  - Ausgangsstellung Rückenlage. Hüft- und Kniegelenk in 0-Stellung. Der Fuß ist so gelagert, daß die Ferse frei ist. Gleiche Bewegungen wie oben.
  - Ausgangsstellung Rückenlage. Seitlicher Überhang. Das Hüftgelenk ist in 0-Stellung, leichter Abduktion und Rotationsmittelstellung. Das Kniegelenk ist in 90 Grad Flexion. Bewegungen des Fußes wie oben.

Ashworth – Spastik – Skala

Name: ____________________ Geb. dat.: ____________________

Diagnose: ____________________

Untersucher: ____________________

Untersucht wird die Muskelspannung im Bereich von Hüft-, Knie und oberen Sprunggelenk durch passive Flexion – Extension.

	Datum	Datum	Datum	Datum	Datum
re. Hüftgelenk					
re. Kniegelenk					
re. ob. Sprunggelenk					
re. Schultergelenk					
re. Ellbogengelenk					
re. Handgelenk					
Summe der Punkte:					
li. Hüftgelenk					
li. Kniegelenk					
li. ob. Sprunggelenk					
li. Schultergelenk					
li. Ellenbogengelenk					
li. Handgelenk					
Summe der Punkte:					

Bei der Beurteilung der Ausführung ist darauf zu achten, daß die Bewegung in der angegebenen Ebene abläuft, keine anderen Gelenke der betroffenen Extremität mitbewegt werden und auch keine Bewegungen in anderen Extremitäten erfolgen.

•••• Befundinterpretation

- Weicht die Extremität von der vorgegebenen Ebene ab, so bedeutet dies eine Beeinträchtigung der Willkürmotorik durch Abhängigkeit von einem pathologischen Bewegungsmuster.
- Treten in anderen Gelenken der gleichen Extremität Bewegungen auf, so sind diese als Massenbewegungen zu deuten.
- Erfolgt eine Tonussteigerung in anderen Extremitäten mit oder ohne Bewegungseffekt, so bezeichnet man dieses Phänomen als assoziierte Reaktion.

Diese pathologischen Erscheinungen treten vermehrt auf bei dem Versuch, selektive, feinmotorische Bewegungen auszuführen. Bei Bewegungen nach Auftrag sowie gegen Widerstand werden ebenso Massenbewegungen und assoziierte Reaktionen provoziert. Dies bedeutet für die Behandlung, tonusregulierende Maßnahmen zu beachten sowie mit Aufträgen sorgfältig und mit Widerständen dosiert umzugehen.

Bewertungsskalen

Für die Quantifizierung der zentral gestörten Willkürmotorik liegen verschiedene Bewertungsskalen vor. Sie erfassen zumeist Funktionsdefizite und nicht Einzelaktionen. Bekannt sind

- die Skala zur Erfassung der Selbständigkeit nach Hirninfarkt (Barthel-Index),
- die Skala für die Aktivitäten des täglichen Lebens (Schwab u. England 1969, Prosiegel 1991),
- die ADL-Skala nach Barthel (Prosiegel 1991) (s. S. 464),
- die Rivermead Stroke Assessment (Lincoln u. Leadbitter 1979) (s. S. 358).

Pathologische Reaktionen

Bei zentralen Paresen ist das Vorhandensein tonischer Haltungsreflexe, von Kloni und/oder spinaler Automatismen anzunehmen. Ausprägungsgrad und Überwiegen einzelner Reflexe unterliegen einer großen Variationsbreite. Im Befund festgehalten werden durch Spontanhaltungen des Patienten nicht zu übersehende und leicht provozierbare Reflexaktivitäten. Bei diskreter Wirksamkeit der pathologischen Reflexe werden diese oft erst in bestimmten Behandlungssituationen deutlich, als solche erkannt und berücksichtigt.

Barthel-Index

Skala zur Erfassung der Selbständigkeit nach Hirninfarkt – Barthel-Index.
[Nach: Barthel D. Mahoney F (1965) Functional evaluation. State Med J 2: 61 – 64]

Essen
10 = unabhängig (mit Hilfsmitteln)
5 = braucht Hilfe (z. B. beim Schneiden)
0 = muß gefüttert werden

Waschen
5 = ohne Hilfe möglich
0 = nur mit Hilfe möglich

Körperpflege (Zähneputzen, Kämmen, Rasieren)
5 = ohne Hilfe möglich
0 = nur mit Hilfe möglich

Anziehen
10 = unabhängig
5 = nur mit Hilfe möglich
0 = völlig abhängig

Mastdarmkontrolle
10 = mit Hilfsmitteln unabhängig
5 = gelegentlich unfreiwilliger Aggang, auf Hilfe angewiesen
0 = unfreiwilliger Stuhlabgang

Blasenkontrolle
10 = unabhängig
5 = gelegentlicher Urinabgang, auf Hilfe angewiesen
0 = Inkontinenz oder Dauerkatheter

Toilettenbenutzung
10 = auf Toilette oder mit Bettpfanne unabhängig
5 = auf Hilfe angewiesen
0 = bettlägerig, völlig abhängig

Rollstuhl-Bett-Transfer
15 = unabhängige Benutzung eines Rollstuhls
10 = minimale Unterstützung erforderlich
5 = kann sitzen, braucht aber massive Unterstützung
0 = bettlägerig

Bewegungsfähigkeit
15 = kann 50 Schritte gehen (mit Gehhilfe, kein Gehwagen)
10 = kann mit Hilfe 50 Schritte gehen (Begleitperson, Gehwagen)
5 = kann mit Rollstuhl 50 Schritte zurücklegen
0 = kann Rollstuhl nicht selbst bewegen

Treppensteigen
10 = unabhängig (mit Hilfsmitteln)
5 = mit Hilfe möglich (Begleitperson)
0 = unmöglich

Skala für die Aktivitäten des täglichen Lebens (Schwab u. England, 1969)

100 %	Völlig selbständig. Erfüllt alle täglichen Verrichtungen ohne Verlangsamung, Schwierigkeiten oder Beeinträchtigung. Im wesentlichen gesund. Ist sich keiner Schwierigkeit bewußt.
90 %	Völlig selbständig. Erfüllt alle Verrichtungen, aber mit einer gewissen Verlangsamung, Schwierigkeiten und Beeinträchtigung. Es kann doppelt so lange dauern wie normal. Beginnt, sich der Schwierigkeiten bewußt zu werden.
80 %	In den meisten Belangen völlig selbständig. Es dauert doppelt so lange wie normal. Ist sich der Schwierigkeiten und Verlangsamung bewußt.
70 %	Nicht mehr ganz selbständig. Vermehrt Schwierigkeiten bei einigen Verrichtungen. Braucht zum Teil drei- bis viermal so lange. Braucht einen großen Teil der Zeit für die täglichen Verrichtungen.
60 %	Teilweise von Hilfe abhängig. Kann die meisten täglichen Verrichtungen erfüllen, ist aber sehr langsam und muß sich sehr anstrengen. Einiges geht nicht mehr. Macht Fehler.
50 %	Stärker abhängig. Braucht bei der Hälfte der täglichen Verrichtungen Hilfe, noch langsamer. Hat mit allem Schwierigkeiten.
40 %	Stark abhängig. Kann bei den meisten täglichen Verrichtungen noch mithelfen, macht nur noch wenige allein.
30 %	Macht oder beginnt hin und wieder mit Anstrengung einzelne Verrichtungen. Braucht viel Hilfe.
20 %	Macht nichts mehr alleine. Hilft bei einzelnen Verrichtungen noch etwas mit. Schwer invalid.
10 %	Völlig abhängig und hilflos. Komplett invalid.
0 %	Vegetative Funktionen wie Schlucken, Blase und Mastdarm schwer gestört. Bettlägerig.

Zum Verständnis wird nun die Aktivität der pathologischen Reaktionen in verschiedenen Situationen beschrieben.

- *Asymmetrisch-tonischer Nackenreflex.* Er wird ausgelöst durch Drehung des Kopfes nach einer Seite. Es erfolgt eine Streckung oder eine Zunahme des Strecktonus auf der Gesichtsseite in Arm und Bein sowie eine Zunahme des Beugetonus oder eine Beugung von Arm und Bein auf der Hinterhauptseite. Die Stärke der Reaktion schwankt. Der betroffene Patient zeigt möglicherweise eine sofortige Reaktion in Form einer starren Streckung der gesichtsseitigen Extremitäten. Bei geringer Aktivität des Reflexes kann sich seine Auswirkung Sekunden verzögert und weniger deutlich ausprägen. Am stärksten zeigen sich die Auswirkungen des asymmetrisch-tonischen Nackenreflexes, wenn der Patient den Kopf aktiv oder gegen einen Widerstand streckt und dreht. Der asymmetrisch-tonische Nackenreflex ist in Rückenlage oder im Sitz bei extendierter Halswirbelsäule am deutlichsten ausgeprägt.

- *Symmetrisch-tonischer Nackenreflex.* Bei Flexion der Halswirbelsäule kommt es zur Steigerung des Beugetonus der oberen Extremitäten und einer Zunahme des Strecktonus der unteren Extremitäten. Eine Extension der Halswirbelsäule führt zu einer Steigerung des Strecktonus in der oberen und einer Verminderung in der unteren Extremität bis zur relativen Zunahme des Beugetonus in der unteren Extremität. Liegt der Patient in Rückenlage mit unterlagertem Kopf, so vermag er zwar die Hände zusammenzuführen und bimanuell zu greifen, doch kann er die Beine nicht anbeugen und sich zum Sitz aufrichten. Im Vierfüßlerstand zeigt sich der Einfluß des symmetrisch-tonischen Nackenreflexes deutlich: Hebt der Patient den Kopf, so verstärkt sich der Extensorentonus der Arme; das Gewicht des Oberkörpers kann von ihnen getragen werden. Zugleich zwingt ihn aber die Zunahme des Beugetonus in den Beinen in den Fersensitz. Erst mit Zunahme der Flexion in der Halswirbelsäule erniedrigt sich der Flexorentonus in den Beinen. Jedoch kommt es bei zunehmender Flexion in der Halswirbelsäule zu einer abrupten Streckung der Beine. Da gleichzeitig der Strecktonus der Arme zusammenbricht, stürzt der Patient auf sein Gesicht. Bei einem reinen symmetrisch-tonischen Nackenreflex kann der Patient nur bei flektierter Halswirbelsäule stehen. Verringert sich im Zusammenhang mit einer Extensionsbewegung in der Halswirbelsäule der Strecktonus in den Beinen, so besteht die Gefahr, daß der Patient zu Boden stürzt. Die symmetrische Ausprägung des symmetrisch-tonischen Nackenreflexes macht die zum Gehen notwendige alternierende Bewegung der Beine unmöglich. Die Fortbewegung ist äußerst mühsam, der Patient schiebt sich mit geringen Schrittlängen vorwärts, und die Gesamtgehstrecke ist bei diesen Patienten sehr kurz.

- *Tonischer Labyrinthreflex.* Dieser Reflex ist häufig von den beiden vorher geschilderten tonischen Nackenreflexen überdeckt und beim Erwachsenen kaum isoliert darstellbar; am ehesten kann man ihn beim sog. *apallischen Syndrom* finden.

  Bei diesem Reflex ist die Tonuslage in den Gliedmaßen abhängig von der Stellung des Kopfes im Raum. Liegt die Mundspalte unter der Horizontalen, so erhöht sich in allen 4 Extremitäten der Beugetonus. Liegt umgekehrt die Mundspalte über der Horizontalen, so kommt es zu einer Erhöhung des Strecktonus in allen 4 Extremitäten.

Der tonische Labyrinthreflex führt zu einer hochgradigen Behinderung. In der Rückenlage entsteht in der Regel ein Extensorentonus, der es dem Patienten unmöglich macht, den Kopf anzuheben, die Hände zusammenzuführen oder sich zum Sitz aufzurichten. Die Patienten bohren ihren Hinterkopf in das Kissen. In Bauchlage betrifft die Tonussteigerung die Beuger: Der Patient liegt auf dem Gesicht, er kann den Kopf nicht heben, die Extremitäten befinden sich in Beugestellung unter dem Rumpf.

- *Positive Stützreaktion.* Sie wird ausgelöst durch Druck gegen die Fußsohle und hat eine Kontraktion der Flexoren und Extensoren des Beines zur Folge. Das Bein wird so zur starren Säule, nur die Zehen haben Bodenkontakt. Ist es einem paraplegischen Patienten z.B. möglich, relativ gut auf beiden Beinen zu stehen, so wird der Versuch, ein Bein vom Boden abzuheben, unverzüglich eine Tonussteigerung in allen Muskeln des belasteten Beines im Sinne einer Kokontraktion zur Folge haben. Das Körpergewicht kann zwar von diesem Bein getragen werden, eine Gleichgewichtsreaktion jedoch kann nicht erfolgen, da keines der Beingelenke des belasteten Beines bewegt werden kann. Beim Hinsetzen fällt dieser Patient rücklings in den Stuhl. Die negative Stützreaktion würde mit der Entlastung eines Beines dessen Entspannung ermöglichen, doch kommt dies beim spastischen Patienten wegen der Erhöhung des Grundtonus nicht zur Auswirkung.

- *Gekreuzter Streckreflex.* Auf Berührung eines Fußes erfolgt eine Beugung in den Gelenken dieses Beines bei gleichzeitiger Streckung in den Gelenken des anderen Beines. Auch bei passiver Beugung eines Beines kommt es über diesen Reflex zur Extension–Adduktion–Innenrotation des anderen Beines, was bei para- und tetraspastischen Patienten zu beobachten ist.

- *Spinale Automatismen.* Automatische Bewegungen beider Beine im Sinne von doppelseitigen oder gekreuzten Beuge- oder Strecksynergien treten in Fällen kompletter oder partieller Schädigung des Rükkenmarks, unabhängig von der Willkür, auf. Exterozeptive Reize wie Berührungen, Lagewechsel und interozeptive Reize wie Blasenfüllung spielen bei der Auslösung dieser reflektorischen Bewegungsabläufe eine Rolle. Die Intensität der spinalen Automatismen ist möglicherweise abhängig von der Höhe des spinalen Prozesses, d.h., je höher der spinale Prozeß lokalisiert ist, um so häufiger sind sie zu beobachten.

- *Kloni.* Auf einen einmaligen Dehnreiz eines Muskels erfolgen Reizantworten in Form von Kontraktionen dieses gedehnten Muskels. Die bekanntesten sind der Quadrizepssehnenklonus und der Triceps-surae-Klonus. Jedoch lassen sich auch an den anderen Skelettmuskeln Kloni provozieren und während der Behandlung beobachten.

Physiologische Reaktionen

- *Sprungbereitschaft oder schützende Streckung der Arme.* Wenn man in Gefahr ist hinzustürzen, werden Finger, Hand und Ellbogen gestreckt, um den Kopf zu schützen und den Sturz aufzufangen. Bei Aktivität des tonischen Labyrinthreflexes oder des symmetrisch-tonischen Nackenreflexes sowie bei Verlust der Willkürmotorik kann diese Schutzreaktion verhindert werden oder nur verspätet erfolgen.
- *Gleichgewichtsreaktionen.* Sie sind als eine Kette von automatischen Reaktionen anzusehen, bei denen vielfältige Vorgänge der Anpassung an Haltung und Bewegung ablaufen. Sie werden ausgelöst durch Verlagern des Körperschwerpunkts. Als Reaktion erfolgt die Veränderung der Lage des Körpers in bezug auf die Unterstützungsfläche. Gleichgewichtsreaktionen können in Ausgangsstellungen wie Sitz, Kniestand, Vierfüßlerstand, beim Stehen und Gehen provoziert und geschult werden. Bei Bestehen tonischer Reflexaktivitäten sind Gleichgewichtsreaktionen erschwert bis unmöglich, da der hohe Muskeltonus den Patienten in einer Haltung fixiert und die Modifikation dieser Haltung nicht zuläßt. Andererseits kann eine gelähmte Extremität dem Anstoß zu einer Gleichgewichtsreaktion nicht nachkommen.
  Somit erleidet der Patient einen Verlust an posturaler Kontrolle, d.h. er kann gar nicht oder nur mit Mühe seinen Körperschwerpunkt über der jeweiligen Unterstützungsfläche sichern.

Oberflächen- und Tiefensensibilität, Parästhesien und Schmerzen

- Die Prüfung einzelner sensibler Qualitäten erfolgt wie im Abschnitt über die Störungen des 2. motorischen Neurons beschrieben. Dabei wird Abschwächung oder Verlust nach einem halbseitigen oder segmentalen Verteilungsmuster festgehalten. Die keinem Verteilungstyp zuzuordnenden Sensibilitätsstörungen werden hinsichtlich Ausbreitung und Lokalisation beschrieben. Auch dissoziierte Empfindungsstörungen sollen berücksichtigt werden.
- *Tiefensensibilität.* Das Lageempfinden der kleinen Gelenke wird geprüft. Imitationsversuch: Wechselnde Stellungen, in welche man Arm und Bein einer Seite bringt, sollen vom Patienten mit geschlossenen Augen von den anderen Extremitäten imitiert werden. Dies ist jedoch häufig aufgrund des hohen Muskeltonus und/oder fehlender Willkürmotorik erschwert oder nicht möglich.
  Alle Koordinationsprüfungen (s. allgemeine Richtlinien für die Physiotherapie ataktischer Bewegungsstörungen, S. 416) sind nur aussagekräftig, wenn weder ein zu hoher Muskeltonus noch Abschwächung bis Verlust der Muskelkraft vorliegen.

- *Parästhesien und Schmerzen.* Art, Ausprägung sowie Lokalisation von Parästhesien werden erfragt. Schmerzen sind genau zu eruieren, und die betroffene Struktur ist zu ermitteln. Von manchen Patienten werden ziehende Schmerzen in den spastischen Muskeln angegeben. Des weiteren sind Schmerzen in oder in der Umgebung von Gelenken sowie die Schmerzhaftigkeit der Venendruckpunkte genau voneinander zu trennen.

Zerebrale Krampfanfälle und andere Beeinträchtigungen

Wenn das Vorhandensein eines zerebralen Krampfleidens bekannt ist, so wird die Information hierüber durch den Arzt erfolgen. Möglicherweise beobachtet der Physiotherapeut als erster Symptome, die auf ein zerebrales Krampfleiden hinweisen. Diesbezügliche Beobachtungen müssen mit dem behandelnden Arzt besprochen werden.

- Scheinbares Unbeteiligtsein oder plötzliches Aufschrecken bei der Behandlung legen den Verdacht auf Absencen oder psychosomatische Anfälle nahe.
- Jackson-Anfälle sind auf kleinere (z. B. Daumen) oder größere Körperabschnitte begrenzt und äußern sich durch sensible sowie motorische Sensationen in Form von tonisch-klonischen Krämpfen. Möglicherweise werden diese durch mechanische oder thermische Reize, besonders im Bereich von Hand und Fingern, ausgelöst. Diese Tatsache ist bei der Physiotherapie zu berücksichtigen. Am Beginn können auch tonische Adversivbewegungen stehen. Eine Bewußtseinsstörung liegt oft zunächst nicht vor.
- Das Grand mal kündigt sich häufig an durch Verdrehen der Augen, Schmatzen, Aufschreien, tonische Verkrampfung, Opisthotonus, Einnässen und Einkoten.
- Beeinträchtigungen der körperlichen Leistungsfähigkeit, der Aufmerksamkeit, Störungen der Sprache, Lern- und Gedächtnisstörungen, Neglectphänomene, Störungen der räumlich-konstruktiven Leistungen und schließlich affektive Störungen bestehen abhängig von Lokalisation, Art und Umfang der Schädigung entweder kurz nach dem hirnschädigenden Ereignis, wechselnd, auf Dauer oder zunehmend.

•••• Behandlungsplan

- Anregen der Durchblutung:
  - Anregen der arteriellen Durchblutung,
  - Fördern des venösen Rückstroms,
  - Vermeiden oder Behandeln von Dekubitalgeschwüren.

- Atemtherapie zur Vermeidung von Pneumonie, Atelektasen sowie zur Sekretlösung.
- Vermeiden oder Beseitigen von Gelenkkontrakturen:
  - Beeinflussen der Atrophie,
  - Erhöhen oder Reduzieren des Muskeltonus,
  - Anregen der Willkürmotorik und Fördern selektiver Bewegungen unter Vermeidung von Massenbewegungen und assoziierten Reaktionen.
- Hemmen pathologischer Reflexaktivitäten.
- Fördern von Schutz- und Gleichgewichtsreaktionen.
- Anregen der Oberflächen- und Tiefensensibilität; Beeinflussen von Parästhesien und Schmerzen.
- Berücksichtigen neuropsychologischer Syndrome.
- Berücksichtigen von zerebralen Krampfanfällen.
- Berücksichtigen der reduzierten körperlichen und geistigen Leistungsfähigkeit sowie der labilen Affektlage.

In der Behandlung werden diese einzelnen Punkte nicht nacheinander, sondern schwerpunktmäßig und ineinandergreifend berücksichtigt. Der Übersichtlichkeit halber werden sie hier jedoch nacheinander besprochen.

•••• Maßnahmen und Durchführung

- Anregen der arteriellen *Durchblutung* durch Muskelarbeit der gesunden Extremitäten (konsensuelle Reaktion in Form von Kreislaufgymnastik und Umkehrbewegungen gegen Widerstand in den PNF-Mustern). Durch Lagern von Kopf, Rumpf und betroffenen Extremitäten sind assoziierte Reaktionen zu vermeiden.
  Unterhaut- und Faszientechnik der Bindegewebsmassage in den zugehörigen Rumpf- und Extremitätenabschnitten.
  Hydroelektrisches Vollbad (Stanger-Bad) mit absteigender Stromrichtung sowie Vier- oder Zweizellenbad. Gleichzeitig wird durch diese Maßnahme der Muskeltonus gesenkt.
- Bei nicht gehfähigen Patienten ist die tägliche Kontrolle der *Venendruckpunkte* dringend angezeigt. Fördern des venösen Rückstroms ist möglich durch das Tragen von Antiemboliestrümpfen oder Kompressionsverbänden, das passive Bewegen sowie Ausstreichen und Ausdrücken. Durch Hochstellen des Fußendes des Bettes und Lagern auf Schaumstoffkeilen und Sandsäcken werden untere und obere Extremität rückstromfördernd gelagert. Ambulanten Patienten wird das zeitweilige Hochlagern der Extremitäten dringend empfohlen. Wäh-

rend des Sitzens soll der Arm auf einer Tischplatte oder Sessellehne gelagert werden und nicht herunterhängen.
Bei ausgeprägten lymphatischen Stauungen haben sich eine *apparative Saug-Druck-Massage* sowie die sog. *Lymphdrainage* bewährt.

- Vermeiden oder Behandeln von *Dekubitalgeschwüren* (s. allgemeine Richtlinien zur Physiotherapie atrophischer Paresen, S. 235, und Intensivmedizin, S. 496).

- Bei ausschließlich oder vorwiegend bettlägerigen Patienten kommen inspirations- und exspirationsfördernde sowie sekretlösende Maßnahmen zur Anwendung (s. auch Intensivmedizin, S. 493):
  - Atmen gegen Handkontakt,
  - aktives und/oder passives Bewegen der Extremitäten im Atemrhythmus,
  - Abklatschen mit feuchtem Handtuch,
  - Verwendung des Giebel-Rohrs, nach Anleitung auch vom Patienten selbst durchzuführen,
  - zeitweise Verwendung des Therapie-Bird-Respirators,
  - Packegriffe und Hautrollungen,
  - Vibrationen und Klopfungen über dem Thorax in der Ausatemphase,
  - Komprimieren der unteren Thoraxapertur,
  - Anleiten zum Husten beim Komprimieren der unteren Thoraxapertur.

Bei besonderer Gefährdung des Patienten durch pulmonale Komplikationen ist es notwendig, mehrmals täglich *Atemtherapie* durchzuführen.

- Zur Verhütung von *Kontrakturen* ist tägliches, intensives aktives bzw. aktiv-passives oder nur passives Bewegen der kontrakturgefährdeten Gelenke erforderlich. Das Bewegen erfolgt weich, langsam und nicht ruckhaft.
  Bei *Zustandsbildern mit verringertem Muskeltonus* ist hierbei auf gleichmäßigen Zug zu achten. Die Gelenke sind in allen ihren Freiheitsgraden und in vollem Bewegungsausmaß freizuhalten. Jede beginnende Bewegungseinschränkung ist sofort zu erkennen, und es bedarf eines größeren Zeitaufwandes, sie in derselben Behandlung wieder zu beseitigen. Wird diese Forderung nicht erfüllt, so ist das rasche Fortschreiten der Kontraktur die unausweichliche Folge.
  Eine weitere Maßnahme zur Kontrakturprophylaxe ist die Lagerung in Positionen um die Mittelstellung eines Gelenkes. Damit werden Überdehnungen der paretischen Muskulatur und der Gelenkkapseln vermieden.
  Bei *Zustandsbildern mit Tonussteigerung* und Ausprägung bestimmter Haltungsmuster sind die Gelenke erhöht kontrakturgefährdet. Vor

dem passiven Bewegen kommen folgende tonussenkende Maßnahmen zur Anwendung:
- absteigendes Stanger-Bad,
- Langzeiteisanwendung über den Muskelgruppen mit der stärksten Tonussteigerung,
- Lagerung in tonusbeeinflussenden Stellungen,
- Bewegen von Wirbelsäule und Schultergürtel,
- Dehnlagerungen für die Muskelgruppen der stärksten Tonussteigerung mit Hilfe von Schaumstoffteilen, Sandsäcken und im Schlingentisch.

Das passive Bewegen erfolgt von proximal nach distal (s. Intensimedizin, S. 497). Die Lagerung in tonusregulierenden Positionen ist unabdingbar. Sie erstreckt sich auf Rumpf und Extremitäten und wechselt zwischen Rücken-, Seiten- und Bauchlage. Als Hilfsmittel finden Verwendung:
- Schaumstoffteile,
- gut gepolsterte Schienen,
- Sand- und Spreusäcke,
- Schuhe oder Druckmanschetten.

Die Behandlung von Kontrakturen gestaltet sich häufig außerordentlich schwierig, da diese sowohl muskulär als auch kapsulär bedingt sein können. Neben der Langzeiteisanwendung auf den erhöht gespannten Muskelgruppen und den Entspannungstechniken sowie der rhythmischen Stabilisation werden manualtherapeutisch ausgerichtete Techniken verwendet.

Sind bei hochgradigen Kontrakturen diese Möglichkeiten nicht gegeben, so sind Dehnlagerungen im Schlingentisch oder eine 20–30 Minuten dauernde Lagerung im warmen Wasser (ca. 26–32 °C) als unterstützende Maßnahmen vor dem Bewegen hilfreich.

- Das *Beeinflussen* der *Atrophie* des betroffenen Körperabschnittes ist bedingt möglich durch Maßnahmen zur Erhöhung des Muskeltonus bei schlaffparetischen Zustandsbildern und durch funktionelle Beanspruchung (Stützen auf den betroffenen Arm und Belasten des betroffenen Beines).

- Patienten, die wegen des reduzierten Grundtonus steh- und gehunfähig sind, können mit Einverständnis des Arztes zur Provozierung einer *Tonussteigerung* täglich auf das Stehbrett gebracht werden. Hierzu ist es erforderlich, die Beine fest zu wickeln. Fußgewölbe und unteres Sprunggelenk sind durch geeignetes Schuhwerk und Einlagen zu stützen.

Nötig sind Puls- und Blutdruckkontrollen vor, während und nach der Stehbrettbehandlung: Durch Änderung des Neigungswinkels des Stehbretts und Steigerung der zeitlichen Dauer kann eine Steigerung erfolgen. Bei negativen Reaktionen wie Schweißausbruch, Blutdruckveränderungen, Übelkeit, Kopfschmerzen, Schwindel ist der Neigungswinkel zu verringern und der Arzt zu benachrichtigen. Die Beeinflussung der Inaktivitätsatrophie der nicht betroffenen Körperabschnitte erfolgt durch dynamisch-konzentrisches Bewegen gegen Widerstand. Eine gleichzeitige Tonussteigerung in den betroffenen Körperabschnitten ist zu verhindern durch Lagerung in tonusregulierenden Positionen, Veränderung der Ausgangsstellung, Dosierung des Widerstands und Modifikation des Musters.

- Liegt eine *komplette Parese einer oder mehrerer Extremitäten ohne Tonussteigerung* vor, so sind Reize zur Erhöhung des Grund- oder Haltetonus zu setzen. Ferner müssen Reize zur Anregung der Willkürmotorik und Förderung selektiver Bewegungen eingesetzt werden. Zur Erhöhung des Grundtonus sind folgende Techniken und Maßnahmen geeignet:
  - Plazieren einer Extremität in einer bestimmten Gelenkstellung und Aufforderung zum Halten = Placing and holding;
  - Setzen von Druckreizen auf die Gelenke einer Extremität in bestimmten Gelenkstellungen und Ausgangspositionen des Körpers = Pressure tapping (z. B. Unterarmstütz für die obere Extremität, Kniestand, Halbkniestand oder Sitz für die untere Extremität);
  - rasches Hin- und Herbewegen einer Extremität in einer bestimmten Ausgangsstellung des Körpers und der betreffenden Extremität und dann Aufforderung, eine bestimmte Stellung zu halten = alternierendes Tapping;
  - intensive Widerstandsarbeit der gesunden Extremität.

  Das *Reduzieren des Muskeltonus* kann erfolgen durch:
  - hydroelektrisches Vollbad mit absteigender Stromrichtung;
  - Langzeiteisanwendung;
  - Lagerung von Kopf, Rumpf und Extremitäten in Stellungen, in denen die tonische Reflexaktivität weniger oder gar nicht zur Auswirkung kommen kann, oder in Gelenkstellungen, die den pathologischen Haltungsmustern entgegengesetzt sind;
  - intensives passives Bewegen von proximal nach distal unter Zug und Dehnung;
  - aktives Bewegen gegen Widerstand.

- Das *Anregen der Willkürmotorik* und Fördern selektiver Bewegungen unter Vermeidung von Massenbewegungen und assoziierten Reaktionen kann erfolgen durch:

- Klopfen auf den Muskelbauch – stimulierendes Tapping und aktivierender verbaler Bewegungsauftrag;
- Streichen über die Haut, das Gelenk, den Muskel;
- Setzen von kurzen Dehnreizen (stretch);
- Kurzzeiteisanwendung über dem anzuregenden Muskel;
- Druckreize auf das Gelenk = Pressure tapping oder Approximation;
- aktive Beendigung einer passiv begonnenen Bewegung;
- Umkehrbewegungen nach der PNF-Methode gegen Führungskontakt oder Widerstand.

Liegt keine Tonussteigerung vor, so sind diese Maßnahmen zur Förderung der Willkürmotorik und selektiver Bewegungen aus jeglicher Ausgangsstellung des Körpers und der Extremitäten möglich. Liegt eine Tonussteigerung vor, so ist auf die tonusregulierenden Stellungen des Körpers und der Extremitätengelenke, deren einzelne Muskeln stimuliert werden sollen, zu achten. Kommt eine isolierte (selektive) Bewegung in Verbindung mit einer Massenbewegung zustande, so ist diese durch Veränderung der Stellung in den proximalen und/ oder distalen angrenzenden Gelenken zu unterbinden und die selektive Bewegung zu fördern. Kommt es bei isolierter Bewegungsintention und Stimulation zu assoziierten Reaktionen, so sind die Lagerung der Extremitäten und des Körpers und die Stimulationstechnik zu überdenken und zu verändern.

❖ Das Verhalten des Behandlers im Hinblick auf spinale Automatismen und Kloni wird auf S. 502 erläutert.
Tonische Haltungsreflexe können über sog. tonusregulierende Positionen (Stellungen des Körpers im Raum und Stellungen in den Gelenken der Wirbelsäule und der Extremitäten) gehemmt werden.
Für den asymmetrisch-tonischen Nackenreflex bedeutet dies: aus Rückenlage den Kopf des Patienten in die Mitte drehen, die Hals- und Brustwirbelsäule beugen und die Schultern nach vorne bringen.
Für den symmetrisch-tonischen Nackenreflex und den tonischen Labyrinthreflex ist die Seitenlage eine günstige hemmende Position. Über mehr oder weniger Flexion in Hals- und Brustwirbelsäule muß versucht werden, die genannten tonischen Reflexe zu beeinflussen. Das Ausmaß der nötigen Flexion variiert von Fall zu Fall. Beim Lagern oder Behandeln in Rückenlage ist ebenfalls auf eine mehr oder weniger stark ausgeprägte Flexion in Hals- und Brustwirbelsäule zu achten.
Für die obere Extremität werden als sog. *Kontroll-* oder *Schlüsselpunkte* die Gelenkkette der Hals- und Brustwirbelsäule, der Schultergürtel und das Schultergelenk angesehen.

Als Kontrollpunkte für das Bein gelten die Gelenke der Lendenwirbelsäule und das Hüftgelenk.
Auch von diesen Schlüsselpunkten aus kann der Muskeltonus in der jeweiligen Extremität im Sinne der Reduzierung beeinflußt werden. Im Rahmen einer entwicklungsneurologischen Behandlung können alle Positionen wie Vierfüßlerstand, Seitsitz, Kniestand, Halbkniestand, Sitz, Stand und Gang als tonusregulierende Ausgangsstellungen zum Übergang in eine andere Stellung verwendet werden.
Von der Intensität der tonischen Reflexe hängt es ab, wie viele Kontrollpunkte beachtet werden müssen: An erster Stelle sind es die proximalen Kontrollpunkte. Liegt hingegen eine geringe tonische Reflexaktivität vor, so können an der oberen Extremität das Hand- und Daumensattelgelenk, an der unteren Extremität die Sprunggelenke als Schlüsselpunkte ausreichen.

- Das Anbahnen (Fazilitieren) und Auslösen von Schutz- und Gleichgewichtsreaktionen wird vorgenommen, wenn der Muskeltonus in einer bestimmten Position sich annähernd normalisiert hat. Außerdem muß ein Teil der Willkürmotorik und ein ausreichender Grundtonus vorhanden sein. Die wichtigsten Komponenten der Tonusregulation müssen während der Bewegung beibehalten werden, um das Wirksamwerden tonischer Reflexe während des Bewegungsablaufes zu verhindern. Beim Anbahnen dieser Bewegungsabläufe wird nicht über Auftrag gearbeitet, sondern nach Einleitung der Bewegung vom Kopf, Arm oder Bein aus oder nach Veränderung des Körperschwerpunkts und die folgende Reaktion seitens des Patienten abgewartet. Wichtig ist, daß dem Ablauf der Bewegung genügend Zeit gelassen wird; gegebenenfalls muß der Anbahnungsvorgang mehrere Male hintereinander wiederholt werden. Das Heben des Kopfes, das Drehen des Körpers in der zeitlichen Aufeinanderfolge der einzelnen Körperabschnitte, das Abstützen auf einen oder beide Arme und die Fähigkeit, den Körper auch unter erschwerten Bedingungen stets über die Unterstützungsfläche zu bringen und nicht zu fallen, sollen intensiv und mit vielen Wiederholungen geübt werden. Hierbei ist entscheidend, daß die erwartete Reaktion nicht über verbalen Auftrag, sondern nach Auslösung spontan und als Reaktion erfolgt. Sie wird damit dem Patienten als Erfahrung bewußt und steht ihm in gewissem Umfang im Alltag zur Verfügung. Hilfsmittel wie Schaukelbrett, Rolle und Ball ermöglichen durch ihre Form fein dosiertes Bewegen und können spontane Reaktionen provozieren. Bei der Verwendung des Spiegels zur optischen Kontrolle sind neben hemianoptischen, koordinativen und neuropsychologischen auch psychische Schwierigkeiten zu beachten.

- Zur Anregung der *Oberflächensensibilität* sind mechanische und thermische Reize anwendbar:
  - manueller Kontakt,
  - Tapping,
  - wechselnde Berührungsflächen (Bewegungsabläufe, Umlagerungen),
  - Kurzzeiteisanwendungen,
  - Berührung mit verschiedenen Materialien, besonders an Hand und Fingern.

  Zur Beeinflussung der *Tiefensensibilität* sind geeignet:
  - Pressure tapping,
  - Approximation,
  - Placing and holding,
  - Lagewechsel,
  - optische Kontrolle unter Beachtung der erwähnten Einschränkungen,
  - Verwendung des Imitationsversuchs als Therapieform (sog. *mirroring*).
- Einige Patienten klagen über diffuse, nicht exakt lokalisierbare und belastungsunabhängige Schmerzen in der spastischen Muskulatur. Neben der Behandlung in tonusregulierenden Stellungen können eine Langzeiteisanwendung über der spastischen Muskulatur oder feucht-warme Kompressen, intensive Dehnung der Muskeln oder das hydro-elektrische Vollbad mit absteigender Stromrichtung, erfolgreich sein.
- Für die Behandlung der sensiblen Reizerscheinungen und der oft sehr quälenden Tiefenparästhesien (Spannungs- und Umklammerungsempfindungen im Bereich der Taille, des Kniegelenks sowie der Sprunggelenke) liegt keine spezielle Therapie vor. Eine Beeinflussung kann versucht werden durch
  - Luftsprudelbad,
  - Kohlensäuregasbad,
  - Stanger-Bad oder Vierzellenbad,
  - diadynamischen oder Interferenzstrom.
- Zur Physiotherapie bei neuropsychologischen Syndromen s. S. 398.
- *Zerebrale Krampfanfälle.* Werden bei der Behandlung Phänomene beobachtet, die als zerebrale Krampfanfälle interpretiert werden können, so ist dies dem Arzt mitzuteilen.

  Absencen werden übergangen. Die Behandlung wird fortgeführt; wenn erforderlich, muß der Auftrag wiederholt werden.

  Auch nach einem Jackson-Anfall kann im allgemeinen die Behandlung fortgesetzt werden. Bei wiederholtem Auftreten von Jackson-

Anfällen während der Behandlung muß der Behandler versuchen herauszufinden, welcher Reiz die Anfälle provozieren könnte. Es bleibt dann auszuprobieren, auf welche Weise Anfälle vermieden werden können und doch das Behandlungsziel erreicht werden kann. Kündigt sich ein Grand mal an, so ist dafür zu sorgen, daß sich der Patient nach Möglichkeit keinen Schaden zufügen kann (horizontale Lage, Gegenstände beiseite räumen). Der Arzt ist sofort zu benachrichtigen. Eine Behandlung am gleichen Tag entfällt. Befindet sich der Patient am nächsten Tag noch in einem reduzierten Zustand, so ist mit dem Arzt zu besprechen, ob und in welchem Umfang behandelt werden kann.

- Die Beeinträchtigung der genannten Fähigkeiten kann bedingt sein durch das neurologische Zustandsbild, die neurologische Grunderkrankung, internistische Begleiterkrankungen, Alter oder Persönlichkeitsstruktur. Aus diesen Gegebenheiten läßt sich im Einzelfall ableiten, welches *Ziel realisierbar* erscheint und welche Maßnahmen nötig und möglich sind.
  Kreislaufdysregulationen sind durch Puls- und Blutdruckkontrolle vor, während und nach der Behandlung zu erfassen und mit dem Arzt zu besprechen.
  Ferner ist zu ermitteln, welche Tageszeit im Hinblick auf Schlaf-Wach-Rhythmus und Nahrungsaufnahme (z. B. Diabetes mellitus) für die Behandlung am sinnvollsten ist.
  Die Anforderungen sind den vorhandenen Fähigkeiten in der Weise anzupassen, daß der Patient weder über- noch unterfordert wird, um mögliche Reaktionen wie Ablehnung, Resignation, Regression und Depression, aber auch Euphorie zu vermeiden.
- Für jeden Patienten ist es schwierig, den Willen zu entwickeln, mit seiner Behinderung fertigzuwerden. Wichtig hierbei ist die Art und Weise der Ansprache durch die Behandler. Das Pflegen früherer und das Wecken neuer Interessen kann und soll auch durch die Angehörigen erfolgen.
  Konzentration und Merkfähigkeit werden bei der Physiotherapie angesprochen durch:
  - häufiges Wiederholen des Auftrags,
  - wiederholtes Kommentieren des Bewegungsablaufs, auch durch den Patienten,
  - Vermeiden ausschweifender Erklärungen,
  - ausgewogenes Verhalten des Behandlers zwischen Geduld und Forderung.

Der Behandler sollte bei labiler Affektlage des Patienten Verständnis für die Tatsache zeigen und darüber hinwegsehen.

Zusammenfassung

In den Abschnitten Befund, Plan, Maßnahmen und Durchführung der allgemeinen Richtlinien zur Physiotherapie zentraler Paresen wurde versucht, die Vielgestaltigkeit neurologischer Zustandsbilder bei Schädigung des 1. motorischen Neurons praxisbezogen darzustellen. Es kann sich dabei nicht um eine erschöpfende Darstellung handeln. Nachfolgend werden Befund, Plan, Maßnahmen und Durchführung an den Bildern der *zentralen Monoparese* und der *Hemiplegie speziell* behandelt. Für die neurologischen Zustandsbilder der Para- und Tetraplegie wird auf den Band 9 verwiesen. Handelt es sich bei diesen neurologischen Zustandsbildern auch um andere Ursachen (z. B. Querschnittmyelitis, Syringomyelie, myatrophische Lateralsklerose, Gefäßsyndrome des Rükkenmarks, Strahlentrauma, funikuläre Myelose, Encephalomyelitis disseminata, zervikale Myelopathie und Schädel-Hirn-Trauma), so kann die Behandlung doch in Übereinstimmung mit dem jeweiligen Befund zu der traumatischen Querschnittsläsion aufgebaut werden. Weitere Behandlungsmöglichkeiten sind den nachfolgend behandelten Bildern der Mono- und Hemiparese zu entnehmen.

Die Zielsetzung muß bei dem jeweiligen Krankheitsbild realistisch eingeschätzt werden. Einige der aufgeführten Krankheitsbilder zeigen eine gute Prognose und erlauben eine hohe rehabilitative Zielsetzung, andere hingegen eine chronisch-progressive Verschlechterung und damit eine zunehmende Reduzierung des therapeutischen Zieles. *Die physiotherapeutische Untersuchung erfaßt stets nur die gegenwärtige Situation und muß daher in Abständen wiederholt werden.* Bei einigen Krankheitsbildern werden dann im zeitlichen Verlauf andere Probleme in den Vordergrund rücken, und die Zielsetzung der Behandlung wird sich im Laufe der Zeit wesentlich verändern.

2.10.2 Zentrale Monoparese

Eine Monoparese zentraler Genese ist sicherlich selten. Sie kann jedoch vorkommen im Zusammenhang mit einem Schädel-Hirn-Trauma, Hirntumoren, kleinen Hirnblutungen, kortikalen oder Kapselinfarkten und schließlich der Encephalomyelitis disseminata.

Befund

- Durchblutung s. allgemeine Richtlinien (S. 321).
- Gelenkstatus s. allgemeine Richtlinien (S. 322).

- Muskulatur:
  - Vergleichende Umfangmessungen der oberen oder der unteren Extremität.
  - Die Tonusprüfung ermittelt eine Hypo- oder Hypertonie der betroffenen Extremität.
    Bei deutlicher Erhöhung des Muskeltonus sind manchmal nur im Sitz, Stand oder Gang folgende Haltungsmuster beobachtbar:

Schultergürtel:	Elevation – Protraktion oder Depression – Retraktion
Schultergelenk:	Extension – Adduktion – Innenrotation.
Ellbogengelenk:	Flexion – Pronation oder Flexion – Supination oder Extension – Pronation.
Handgelenk:	Volarflexion – ulnare Abduktion.
Daumensattelgelenk:	Adduktion.
Daumenendgelenk:	Flexion.
Fingergelenke:	Flexion.
Lendenwirbelsäule:	in vermehrter Lordose oder steilgestellt.
Hüftgelenk:	Extension – Adduktion – Innenrotation oder Flexion – Abduktion – Außenrotation oder Flexion – Adduktion – Innenrotation.
Kniegelenk:	geringe Flexion oder Extension.
Sprunggelenke:	Plantarflexion – Supination oder Dorsalflexion – Supination.

  - Die Prüfung der Willkürmotorik und der selektiven Bewegungen und das Erfassen von Massenbewegungen und assoziierten Reaktionen entspricht den allgemeinen Richtlinien. Vollständig paretisch oder geschwächt sind an der oberen Extremität nahezu ausnahmslos die Hand- und Fingerstrecker, die Extensoren und Abduktoren des Daumens sowie die Muskeln des Thenars.
    Damit entfallen die Grob-, Klemm- und Spitzgriffe. Der M. triceps brachii bleibt oft geschwächt; häufig ist seine Aktion mit einer Abduktion im Schultergelenk oder einer Elevation des Schultergürtels gekoppelt. Auch bei Kontraktion des M. biceps brachii sind Massenbewegungen im Schultergürtel und Schultergelenk beobachtbar.
    An der unteren Extremität bleiben in der Regel die Fußheber und Pronatoren paretisch. Als schwach hinsichtlich Kraft und Ausdauer fallen die Glutäal- und die ischiokrurale Muskulatur auf. Hieraus resultieren Schwierigkeiten durch den hängenden Fuß in der Schwungbeinphase sowie eine unzulängliche Kontrolle von Hüft-, Knie- und Sprunggelenken in der Standbeinphase.
- Pathologische Reaktionen s. allgemeine Richtlinien (S. 326).

- Physiologische Reaktionen. Im Falle einer Monoparese eines Armes ist die schützende Streckung dieses Armes sowie seine Tätigkeit im Rahmen einer Gleichgewichtsreaktion zu prüfen. Ein monoparetisches Bein ist hinsichtlich seiner Aufgaben bei Gleichgewichtsreaktionen und bei der Gewichtsübernahme zu testen.
- Oberflächen- und Tiefensensibilität.

Behandlungsplan

Siehe allgemeine Richtlinien (S. 332).

Maßnahmen und Durchführung

- Neben den in den allgemeinen Richtlinien (S. 333) enthaltenen Vorschlägen sind folgende Lagerungen erforderlich:
  - Rückenlage. Lagerung im Schultergelenk in Abduktion – Rotation – Mittelstellung, Ellbogengelenk in Extension – Pronation – Supination – Mittelstellung, Handgelenk in leichter Dorsalflexion, Fingergrundgelenke in 0-Stellung, Fingermittel- und -endgelenke in leichter Flexion. Das Daumensattelgelenk soll in Abduktion, End- und Grundgelenk in 0-Stellung sein.
  - Ist der betroffene Arm in diesen Stellungen durch eine Schiene gesichert, so kann bei *Seitlage* des Patienten das Schultergelenk zeitweise in Anteversion oder Retroversion gelagert sein.
  - Während des *Sitzens* im Rollstuhl oder anderen Sitzmöbeln empfiehlt es sich, den Arm in Anteversion auf eine Platte oder die Tischplatte zu legen. Das Herabhängen des Armes ist unbedingt zu vermeiden.

    Kann durch eine volare Handschiene mit Stützung des Handgelenks und der Fingergrundgelenke eine *Funktionsverbesserung* erreicht werden, so sollte eine Schiene durch den Ergotherapeuten angefertigt werden. Die funktionell günstige Oppositionsstellung des Daumens ist ebenfalls durch eine Schiene zu erreichen. In den Fragen der Schienenversorgung ist die Zusammenarbeit mit dem Ergotherapeuten besonders zu intensivieren.
  - In Rückenlage wird das betroffene *Bein* folgendermaßen gelagert: im Hüftgelenk in Extension – Abduktion – Rotation – 0-Stellung, im Kniegelenk in leichter Flexion, die Sprunggelenke in Dorsalflexion und Pronation – Supination – 0-Stellung. Diese Lagerung kann auf einer dorsalen Schiene erfolgen, die den Fuß mit einschließt, oder auf Sand- oder Spreusäcken. Zur Funktionsverbesserung dienen eine Knieschwere zur Vermeidung der Hyperextension und eine Fibularisschiene zur Sicherung der Sprunggelenke.

- Zusätzlich zu den allgemeinen Richtlinien (S. 333) werden nachfolgend Muster für Umkehrbewegungen gegen manuellen Kontakt oder Widerstand für die obere und untere Extremität bei Rücken-, Seiten- und Bauchlage beschrieben.
  Bei den Umkehrbewegungen des Schulterblattes (Tab. 2.**6**) bei Seiten- oder Bauchlage werden die Beine gelagert: In Seitenlage auf der gesunden Seite ist das untere Bein gestreckt, das obere Bein auf Kissen in Flexion gelagert. In Bauchlage sind die Beine in Extension – Abduktion – 0-Stellung; durch eine Rolle unter den distalen Unterschenkeln befinden sich die Kniegelenke in leichter Flexion, die Sprunggelenke in 0-Stellung.
- Die Bewegungen des Schulterblattes sind:
  Depression – Abduktion oder Depression – Adduktion,
  Elevation – Adduktion oder Elevation – Abduktion.

Diese Bewegungsfolgen (Tab. 2.**7**) sind auch dazu geeignet, der Hand sensible Informationen zu vermitteln, wenn es zur Berührung des Kopfes oder der gegenseitigen Schulter kommt. Die *Schulung der Umkehrbewegungen in Hand- und Fingergelenken* erfolgt bei gleichzeitiger aktiver Fixation der proximalen Armgelenke. Dies ist erfahrungsgemäß äußerst schwierig, da es bei der Intention distaler, selektiver Bewegungen zur Mitbewegung und/oder Tonussteigerung im proximalen Bereich kommt. Dennoch ist die strikte Einhaltung der beschriebenen tonusregulierenden Stellungen in den proximalen Gelenken die unabdingbare

Tabelle 2.**6** Umkehrbewegungen für das Schulterblatt

Schultergelenk	Ellbogengelenk	Handgelenk	Daumensattelgelenk
Extension Abduktion Rotations-0-Stellung Flexion Abduktion Außenrotation	Extension Pronation	0-Stellung	Abduktion
Extension Adduktion Innenrotation Flexion Abduktion Außenrotation	Extension Pronation Extension Supination	0-Stellung	Abduktion

Tabelle 2.**7** Umkehrbewegungen für das Ellbogen- und die Umwendgelenke

Schultergelenk	Ellbogengelenk	Handgelenk	Daumensattelgelenk
Flexion Abduktion Außenrotation	Extension Supination	0-Stellung	Abduktion
	Flexion Supination		
Flexion Abduktion Außenrotation	Extension Pronation	0-Stellung	Abduktion
	Flexion Pronation		
Anteversion Rotationsmittelstellung	Extension Supination	0-Stellung	Abduktion
	Flexion Supination		
Anteversion Rotationsmittelstellung	Extension Pronation		
	Flexion Pronation		

Vorbedingung für das Gelingen selektiver Bewegungen von Hand und Fingern. Die möglichen Ausgangsstellungen sind Rücken-, Seiten-, Bauchlage und Sitz. Die selektiven Hand- und Fingerbewegungen sind am schwierigsten zu erreichen bei Rückenlage und Sitz; größere Erfolgsaussichten bestehen für sie bei Bauch- und Seitenlage.

Nachfolgend werden die Umkehrbewegungen für Hand und Finger beschrieben in der *Ausgangsstellung Rückenlage* (Tab. 2.**8**).

Ausgangsstellung Seitenlage (Tab. 2.**9**). Das untere Bein ist in Streckung, das obere Bein in Beugung, leichter Abduktion und Rotations-0-Stellung gelagert. Der betroffene Arm liegt auf Kissen oder Sandsack.

Ausgangsstellung Bauchlage (Tab. 2.**10**). Die Beine sind in Extension-Abduktion-Rotations-0-Stellung gelagert. Durch eine Rolle unter dem distalen Unterschenkel kommt es zur leichten Flexion in den Kniegelenken. Die Sprunggelenke sind in 0-Stellung.

Tabelle 2.8 Umkehrbewegungen für Hand und Finger, Ausgangsstellung Rückenlage

Schultergelenk	Ellbogengelenk	Handgelenk	Sattelgelenk	Fingergelenk
Flexion Abduktion Außenrotation	Extension Supination	Volarflexion	Adduktion	Flexion
		Dorsalflexion	Abduktion	Extension
Extension Abduktion Außenrotation	Flexion Supination	Volarflexion	Adduktion	Flexion
		Dorsalflexion	Abduktion	Extension
Extension Abduktion Innenrotation	Extension Pronation	Volarflexion	Adduktion	Flexion
		Dorsalflexion	Abduktion	Extension

Tabelle 2.**9** Umkehrbewegungen für Hand und Finger, Ausgangsstellung Seitenlage

Schultergelenk	Ellbogengelenk	Handgelenk	Sattelgelenk	Fingergelenk
Anteversion Rotations-0-Stellung	Extension Pronation	Volarflexion	Adduktion	Flexion
		Dorsalflexion	Abduktion	Extension
Anteversion Rotations-0-Stellung	Extension Pronation	Dorsalflexion	Adduktion	Flexion
			Abduktion	Extension

Tabelle 2.**10** Umkehrbewegungen für Hand und Finger, Ausgangsstellung Bauchlage

Schultergelenk	Ellbogengelenk	Handgelenk	Sattelgelenk	Fingergelenk
Flexion Abduktion Außenrotation	Extension Pronation	Volarflexion	Adduktion	Flexion
		Dorsalflexion	Abduktion	Extension

Diese Bewegungsabläufe können für Handgelenk, Finger- und Daumengelenke zusammen geübt werden; es ist jedoch auch möglich, bei gehaltener Dorsalflexion die Streckung von Fingern und die Abduktion des Daumens getrennt zu schulen. Die Umkehrbewegungen für die untere Extremität bei Rücken-, Seiten- und Bauchlage sind in Tab. 2.**11** – 2.**13** dargestellt.

Es folgen die Umkehrbewegungen im Kniegelenk (Tab. 2.**14** – 2.**16**). Die Hüftgelenksstellung soll aktiv fixiert werden. In günstigen Fällen wird die Dorsalflexion im oberen Sprunggelenk während der Umkehrbewegungen im Kniegelenk aktiv gehalten werden können; in den meisten Fällen hingegen wird der Krankengymnast den Fuß in dieser Position halten müssen.

Tabelle 2.**11** Umkehrbewegungen für die untere Extremität, Ausgangsstellung Rückenlage

Hüftgelenk	Kniegelenk	Sprunggelenke
0-Stellung Abduktion Rotations-0-Stellung Flexion Adduktion Innenrotation	0-Stellung	Dorsalflexion Pronations-Supinations- 0-Stellung
0-Stellung Abduktion Rotations-0-Stellung Flexion Adduktion Innenrotation	0-Stellung 0-Stellung	Dorsalflexion Pronations-Supinations- 0-Stellung

Tabelle 2.**12** Umkehrbewegungen für die untere Extremität, Ausgangsstellung Seitenlage

Hüftgelenk	Kniegelenk	Sprunggelenke
Flexion Adduktion Rotation-0-Stellung Extension Abduktion Innenrotation	0-Stellung Flexion	Dorsalflexion Pronations-Supinations- 0-Stellung

Tabelle 2.**13** Umkehrbewegungen für die untere Extremität, Ausgangsstellung Bauchlage

Hüftgelenk	Kniegelenk	Sprunggelenke
0-Stellung Abduktion Rotations-0-Stellung	0-Stellung	Dorsalflexion Pronations-Supinations-0-Stellung
Extension Abduktion Innenrotation	Flexion	

Tabelle 2.**14** Umkehrbewegungen im Kniegelenk, Ausgangsstellung Rückenlage

Hüftgelenk	Kniegelenk	Sprunggelenke
0-Stellung Abduktion Rotations-0-Stellung	Flexion 0-Stellung	Dorsalflexion Pronations-Supinations-0-Stellung
Flexion Adduktion Innenrotation	Flexion 0-Stellung	Dorsalflexion Pronations-Supinations-0-Stellung

Tabelle 2.**15** Umkehrbewegungen im Kniegelenk, Ausgangsstellung Seitenlage

Hüftgelenk	Kniegelenk	Sprunggelenke
Extension Abduktion Innenrotation	Flexion 0-Stellung	Dorsalflexion Pronations-Supinations-0-Stellung

Bei aktiver Fixation von Hüft und Kniegelenk erfolgen die *Umkehrbewegungen im oberen und unteren Sprunggelenk* (Tab. 2.**17** – 2.**18**).

- Die schützende Streckung des Armes kann bei Seitsitz, Sitz, Kniestand, Stand und Bauchlage über Rolle und Ball provoziert werden.

Tabelle 2.**16** Umkehrbewegungen im Kniegelenk, Ausgangsstellung Bauchlage

Hüftgelenk	Kniegelenk	Sprunggelenke
0-Stellung Abduktion Rotations-0-Stellung	0-Stellung	Dorsalflexion Pronations-Supinations-0-Stellung
	Flexion	

Tabelle 2.**17** Umkehrbewegungen im oberen und unteren Sprunggelenk, Ausgangsstellung Rückenlage

Hüftgelenk	Kniegelenk	Sprunggelenke
0-Stellung Abduktion Rotations-0-Stellung	Flexion	Plantarflexion Supination
		Dorsalflexion Pronation
0-Stellung Abduktion Innenrotation	0-Stellung	Plantarflexion Supination
		Dorsalflexion Pronation

Tabelle 2.**18** Umkehrbewegungen im oberen und unteren Sprunggelenk, Ausgangsstellung Bauchlage

Hüftgelenk	Kniegelenk	Sprunggelenke
0-Stellung Abduktion Rotations-0-Stellung	Flexion	Dorsalflexion Pronation
		Plantarflexion Supination

- Das Stützen auf den paretischen Arm wird durch die aufgeblasene Druckmanschette möglich (Abb. 2.**1**).

Eine Gleichgewichtsreaktion im Sinne einer Abduktions-Extensions-Bewegung des Armes läßt sich ebenfalls bei den obengenannten Ausgangsstellungen erzielen, entweder durch rasches Verlagern des Körperschwerpunktes des Patienten oder durch Bewegen des Gerätes (Schaukelbrett, Rolle, Ball). Zur Schulung der Gewichtsübernahme auf das betroffene Bein sowie zur Auslösung von Gleichgewichtsreaktionen sind folgende Ausgangsstellungen sinnvoll:

- auf der Matte Kniestand, Halbkniestand und Stand;
- Sitz auf dem Ball;
- auf der Rolle Sitz, Vierfüßlerstand, Kniestand, Halbkniestand;
- auf dem Schaukelbrett Langsitz, Seitsitz, Vierfüßlerstand, Kniestand, Halbkniestand und Stand.

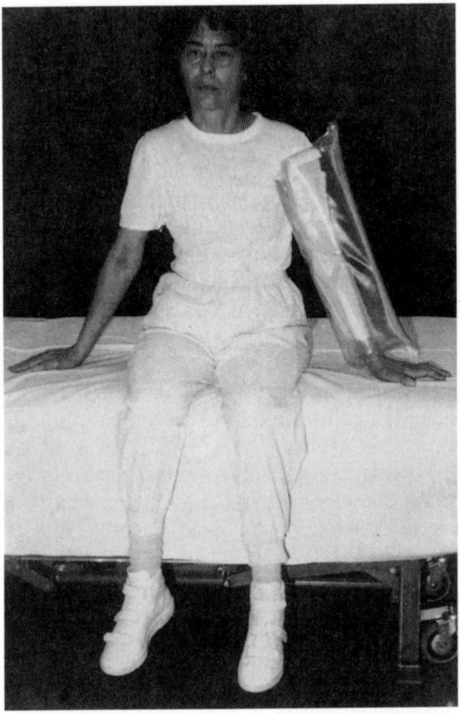

Abb. 2.**1** Aufblasbare Druckmanschette nach Margaret Johnstone

2.10.3 Zentrale Hemiplegie und Hemiparese

•••• Allgemeine Richtlinien

Das hervorstechende Symptom, unabhängig von der Ursache, ist der Verlust sensomotorischer Funktionen einer Körperhälfte, in ausgeprägter Form der oberen und unteren Extremität. Während grobmotorische Fähigkeiten der Rumpf- und proximalen Extremitätenmuskulatur sich entweder restituieren oder deutlich weniger beeinträchtigt sind, bleibt die Feinmotorik der betroffenen Hand häufig vollständig, überwiegend oder diskret beeinträchtigt. Abhängig vom Ort der Schädigung kommen Hirnnervenausfälle hinzu. Häufig betroffen ist der N. facialis, wobei die Kontraktionsschwäche der Mundmuskulatur deutlicher ist als diejenige der übrigen mimischen Muskulatur.

Gleichzeitig auftretende neuropsychologische Syndrome (S. 398) stellen erheblich komplizierende Faktoren bei der funktionellen Rehabilitation hemiplegischer Kranker dar.

•••• Befund

- Gelenkstatus s. allgemeine Richtlinien (S. 322). Besondere Probleme entwickeln sich in vielen Fällen am Schultergelenk: In den ersten Wochen nach dem Ereignis werden beim passiven (oder aktiven) Bewegen Schmerzen angegeben, die in der Folgezeit nahezu unerträglich werden können. In einigen Fällen besteht der Schmerz sogar in Ruhe. Die zwangsläufige Folge ist eine hartnäckige Kontraktur. Elevation, Außenrotation, Abduktion und Innenrotation sind in zunehmendem Maße eingeschränkt. Während des schlaffen Stadiums kann es bei unsachgemäßem Umgang durch Zug des Armes am passiven Gelenkhalt zur Elongation der Kapsel und der Bänder und damit zur Luxation sowie zur Tonussteigerung kommen.
  Mit Erhöhung des Tonus in den adduzierenden Muskeln erhöht sich die Kontrakturgefahr.
  Bei unsachgemäßem Umgang sind ferner von einer raschen Kontraktrentwicklung bedroht: die Umwendgelenke des Unterarms, das Daumensattelgelenk, das Hüftgelenk und die Sprunggelenke.
- Atrophie s. allgemeine Richtlinien (S. 322).
- Tonusprüfung. Abhängig vom zeitlichen Abstand zur Läsion sind unterschiedliche Tonusqualitäten festzustellen: Die betroffene Seite kann hypoton oder hyperton sein. An *Arm* und *Bein* kann die Tonuslage verschieden sein. Die Muskelgruppen *einer Extremität* können unterschiedlichen Tonus aufweisen. Häufig sind die proximalen Muskelgruppen hyperton, die distalen hypoton; in einigen Fällen ist dies jedoch umgekehrt.

Manchmal bleibt der Muskeltonus auf Dauer herabgesetzt. Mit Ausprägung einer Tonussteigerung lassen sich bestimmte Haltungsmuster feststellen:

Obere Extremität:	
Schultergürtel:	Protraktion oder Retraktion.
Schultergelenk:	Anteversion – Adduktion – Innenrotation oder Abduktion – Innenrotation.
Ellbogengelenk:	Flexion – Pronation oder Flexion – Supination oder Extension – Pronation.
Handgelenk:	Volarflexion – Ulnarabduktion.
Daumensattelgelenk:	Adduktion.
Daumengrund- und -endgelenk:	Flexion.
Fingergelenke:	Flexion (manchmal sind die Fingergrundgelenke in Flexion, die Mittel- und Endgelenke in Extension).
Untere Extremität:	
Lendenwirbelsäule:	häufig lordotische, seltener kyphotische Stellung.
Hüftgelenk:	leichte oder ausgeprägte Flexion – Abduktion – Außenrotation.
Kniegelenk:	Hyperextension oder leichte Flexion.
Oberes und unteres Sprunggelenk:	Plantarflexion – Supination oder Dorsalflexion – Pronation.
Zehengelenke:	Flexion.

❖ Die Prüfung der Willkürmotorik (s. allgemeine Richtlinien, S. 324) ist häufig zu wiederholen, um jegliches Zeichen wiederkehrender motorischer Funktionen zu erfassen. In den meisten Fällen sind Hand- und Fingergelenksextensoren, sowie Daumenabduktoren und Extensoren, paretisch. Um die Behinderung der phasischen Innervation dieser Muskeln durch die hohe tonische Innervation ihrer Antagonisten auszuschließen sowie um die günstigste Ausgangsstellung für ihre Behandlung zu ermitteln, empfiehlt es sich, die Aufträge für Hand- und Fingerstrecker bei folgenden Stellungen der proximalen Schulter- und Ellbogengelenke vorzunehmen:
- Flexion – Abduktion – Außenrotation im Schultergelenk und
- Extension – Supination im Ellbogengelenk oder
- Extension – Außenrotation im Schultergelenk und Flexion – Supination im Ellbogengelenk oder
- Extension – Abduktion – Rotations-0-Stellung im Schultergelenk und Extension – Pronation im Ellbogengelenk.

Die Ausgangsstellung des Körpers ist hierbei die Rückenlage. Ist die Ausgangsstellung der Sitz, so gelten diese Ausgangsstellungen ebenfalls für die Prüfung der oberen Extremität.
In Bauchlage sind folgende Schulter- und Ellbogengelenksstellungen einzuhalten:

- Flexion – Abduktion – Außenrotation und Extension – Pronation. Ehe nicht diese differenzierten Möglichkeiten der Erfassung isolierter Muskelfunktionen ausgeschöpft sind, sollte nicht hinsichtlich feinmotorischer Funktionen der Hand resigniert werden. Ob sich der hemiplegische Patient mit rein grobmotorischen Funktionen wie Grobgriff und dem Einsatz des Armes beim Stützen bescheiden muß, hängt ab von Ausmaß und Lokalisation der Schädigung, Grundleiden und Alter des Patienten.

An der unteren Extremität sind zumeist die Fußheber und Pronatoren von der Parese betroffen. Als schwach imponieren jedoch auch die kleinen Glutäen, der M. glutaeus maximus und die ischiokrurale Muskulatur.

Die Fußheber können in *Rückenlage* in folgenden Positionen von Hüft- und Kniegelenk geprüft werden:

- Flexion in beiden Gelenken von 90 Grad oder
- Extension – Abduktion – Rotations-0-Stellung im Hüft- und Flexion im Kniegelenk oder
- Extension – Abduktion – Innenrotation und 0-Stellung.

In der *Bauchlage* kann die Funktion des M. glutaeus maximus für die Extension im Hüftgelenk bei gehaltener Flexion im Kniegelenk geprüft werden.

Ebenfalls in der Bauchlage kann die Funktion der ischiokruralen Muskulatur – Flexion im Kniegelenk – bei 0-Stellung im Hüftgelenk getestet werden.

In der Ausgangsstellung *Seitenlage* können die kleinen Glutäen durch die Bewegung Extension – Abduktion – Innenrotation im Hüftgelenk bei gehaltener Knieflexion hinsichtlich ihrer Innervation erfaßt werden. Ihre Schwäche wird auch beim Stehen auf dem betroffenen Bein am Absinken des Beckens auf der unbelasteten Seite = Trendelenburg-Zeichen deutlich. Anstelle des Absinkens des Beckens zur Spielbeinseite kann die Lateralflexion der Wirbelsäule die Schwäche der Glutäalmuskulatur anzeigen = Duchenne. Jedoch ist diese Testposition aufgrund der muskulär nicht ausreichend gesicherten distalen Gelenke nicht ganz exakt hinsichtlich ihrer Aussagekraft, sondern zeigt die Funktion dieser Muskulatur nur im Stand an. Bei der Prüfung der Willkürmotorik sollten auch Haltungsabweichungen in Sitz und Stand sowie während des Gehens erfaßt werden.

Im *Sitzen* neigen manche Patienten den Kopf zur gesunden, andere hingegen zur kranken Seite. Manchmal wird eine Kopfhaltung bevorzugt. Bezogen auf die Haltung der Wirbelsäule wird festgestellt, ob diese nach vorne und bevorzugt zu einer Seite flektiert ist. Die Belastung kann eindeutig auf einer Gesäßhälfte liegen. Das Becken ist in manchen Fällen nach hinten oder nach vorne aus der Frontalebene herausgedreht. Im Hüftgelenk des betroffenen Beines prägt sich häufiger eine Flexion – Abduktion – Außenrotation-Stellung aus als eine Flexion – Adduktion – Innenrotation-Stellung. Der Fuß steht bei vielen Patienten nur mit den Zehen oder dem lateralen Fußrand auf; außerdem steht er vor dem gesunden Fuß.

Der *Stand* ist ebenfalls durch eindeutige Abweichungen von der Norm erkennbar geprägt. Die Kopfhaltung mit Betonung der Neigung zu einer Seite, der hochgezogene und protrahierte oder der hängende retrahierte Schultergürtel, die leichte Abduktion – Innenrotation-Stellung im Schultergelenk sowie die flektierte und pronierte (supinierte) Unterarmstellung und die gebeugten Finger mit adduziertem und flektiertem Daumen können auffallen. Unterarm, Hand und Finger können jedoch auch locker herunterhängen.

Veränderungen der Rumpfhaltung zeigen Variationen von unauffällig bis deutlich abweichend: Lateralflexion zu einer Seite und Drehung des Rumpfes aus der Frontalebene nach vorne oder nach hinten. Die Lendenwirbelsäule wird häufig lordosiert, manchmal flektiert gehalten. Das betroffene Bein steht in den meisten Fällen in leichter Flexion – Abduktion – Außenrotation-Stellung vor dem gesunden Bein. In dieser Situation ist das Kniegelenk leicht flektiert. Der Fuß steht häufig voll auf dem Boden auf; manchmal berührt er ihn nur mit den Zehen. Diese können gestreckt oder gebeugt sein.

Der *Gang* hemiplegischer Kranker weicht während der Stand- und Schwungbeinphase in einer Vielzahl von Einzelheiten vom Gang Gesunder ab. Der Physiotherapeut sollte den Patienten, möglichst nur mit kurzer Hose und Hemd bekleidet, eine ausreichend lange Strecke gehen lassen, um abweichende Gelenkstellungen des betroffenen Beines in Stand- und Schwungbeinfunktion genau zu erfassen. Außerdem werden assoziierte Reaktionen seitens der oberen Extremität und kompensierende Bewegungen an der Wirbelsäule beobachtet. Weitere Beobachtungen zielen auf Erfassen der Gangbreite, der Schrittlänge, der Gehgeräusche und des Tempos.

Die *Standbeinphase* des betroffenen Beines erfolgt selten mit dem Fersenkontakt; häufiger berühren die Zehen zuerst den Boden. Die Belastung liegt stärker am lateralen Fußrand. Beim Gesunden erfolgt zwischen Fersenkontakt und Vorfußkontakt im unteren Sprunggelenk eine Pronationsbewegung, korrespondierend zur Innenrotationsbewegung

im Hüftgelenk im gleichen Zeitabschnitt. Diese Abläufe entfallen beim hemiplegischen Patienten nahezu ausnahmslos. Das Kniegelenk wird bei manchen Patienten in einer leichten Flexionsstellung konstant gehalten, oder es kommt gleich nach Kontakt des Fußes mit dem Boden zur Überstreckung. Als weitere Möglichkeit ist zu beobachten, daß die Überstreckung im Kniegelenk erst im Mittelstand des betroffenen Beines erfolgt, d. h. im Augenblick der vollen Gewichtsübernahme. Im Hüftgelenk vollzieht sich selten der zur Gewichtsübernahme erforderliche Ablauf von einer leichten Flexionsstellung beim Fersenkontakt bis zur Extension – Abduktion – Innenrotation-Stellung beim Mittelstand. Mehr oder weniger deutlich ausgeprägt bleibt es bei einer Flexion – Abduktion – Außenrotation-Stellung. Das Becken wird nach hinten oder nach vorne aus der Frontalebene herausgedreht. Während der *Schwungbeinphase* ist es fast allen Patienten nicht möglich, den Fuß zu heben. Gründe dafür können sein:
- paretische Fußheber bei reduziertem Muskeltonus distal,
- paretische Fußheber bei erhöhtem Muskeltonus ihrer Antagonisten,
- schwache Fußheber bei erhöhtem Muskeltonus ihrer Antagonisten.

Die Folge ist, daß die funktionelle Verlängerung des Beines den Patienten zwingt, durch Zirkumduktion oder Hochziehen des Beckens zu kompensieren. Einigen Patienten ist es möglich, den Fuß im Rahmen einer Beugesynergie zu heben, jedoch stets mit einer Supination. In diesen Fällen kommt es zwar zur nötigen Verkürzung des Beines; es besteht jedoch die Gefahr des Umknickens zu Beginn der sich anschließenden Standbeinphase. Die Belastung liegt eindeutig auf dem lateralen Fußrand. Das Kniegelenk wird häufig in leichter oder deutlicher Flexion gehalten. Bei erhöhtem Strecktonus bleibt es in starrer Haltung (0-Stellung oder rekurviert). Bei reduziertem Muskeltonus distal wird der Unterschenkel nach vorn geschleudert (unzureichende muskuläre Führung).

Fast allen Patienten ist es unmöglich, mit der Hüftgelenkstellung variabel umzugehen und die während der Schwungbeinphase nötige Zunahme an Flexion zu vollziehen. Kompensiert wird in unterschiedlicher Ausprägung in folgenden Mustern:
- Hochziehen der Beckenseite mit Spannungserhöhung der seitlichen Rumpfmuskulatur;
- Hochdrücken in den Zehenstand auf dem gesunden Bein bei schwunghaftem Vorsetzen des kranken Beines;
- Zirkumduktion des kranken Beines bei vermehrter Innenrotation über dem gesunden Standbein;
- Nachsetzen des betroffenen Beines.

Die im Stand zu beobachtende Rumpfhaltung wird in der Regel beim Gehen beibehalten oder verstärkt. Der Schwerpunkt wird nach vorn und zur gesunden Seite hin verlagert. Der Handstock auf der gesunden Seite bedeutet deshalb eine Hilfe. Durch die Lotabweichung und die fehlenden wechselnden Rotationsbewegungen in der Brustwirbelsäule kommt es häufig zur muskulären Überlastung und damit zu Rückenschmerzen.

Schultergürtel- und Armhaltung entsprechen den im Sitz und Stand zu beobachtenden Mustern. Diese werden verstärkt im Sinne assoziierter Reaktionen, wenn das Gehen sehr problematisch ist, wenn das Gangtempo beschleunigt oder die Gehstrecke verlängert wird. Dezent vorhandene assoziierte Reaktionen bei sonst unauffälliger Armhaltung werden deutlich unter gesteigerten Anforderungen wie Treppensteigen oder Hüpfen. Die Kopfhaltung kann unauffällig oder asymmetrisch sein. Die in anderen Positionen beobachtete Haltungsabweichung und veränderte Schwerpunktlage – betont die Neigung zu einer Seite, aber auch nach vorn oder hinten – wird beim Gehen meist verstärkt. Durch exakte Beobachtung der Körperhaltung kann die Vielzahl der Probleme des einzelnen Patienten erfaßt und interpretiert werden. Nur so kann eine ideenreiche und zielgerichtete Behandlung erfolgen. Die große Anstrengung des Gehens muß verringert werden durch den sinnvollen Umgang mit dem Schwerpunkt, die Erhöhung der Muskelkraft und die Reduzierung der spastischen Tonussteigerung. Damit werden auch die assoziierten Reaktionen der oberen Extremität positiv beeinflußt. Der Muskeltonus des Armes wird reduziert und seine funktionelle Rehabilitation begünstigt.

❖ Dokumentation
Die nachstehend aufgeführte Rivermead Stroke Assessment ist eine sehr ausführliche Befunderhebung der willkür-motorischen Möglichkeiten. Im Rahmen der funktionellen Rehabilitation kann sie, als Verlaufskontrolle eingesetzt, die Veränderungen der grob- und feinmotorischen Fähigkeiten des Patienten eindrucksvoll dokumentieren.

Pathologische Reaktionen

Siehe allgemeine Richtlinien (S. 326).

Zu beobachten sind
- der asymmetrisch-tonische Nackenreflex,
- der symmetrisch-tonische Nackenreflex,
- die positive Stützreaktion,
- Kloni.

Rivermead Stroke Assessment

Rivermead Rehabilitation Centre, Oxford

Physiotherapeutischer Befund für hemiplegische Patienten

Name des Patienten: ______________________________

Ergebnis am: ______________________________

Hemiparese: ______________ ______________
rechts links

Physiotherapie seit: ____________________

Vorgehensweise:

Nur mit 1 = funktioniert
oder 0 = funktioniert nicht

notieren.

Drei Versuche pro Testsituation sind erlaubt.

Wird eine Testsituation drei Mal hintereinander 0 erbringen, sollte zur nächsten Testsituation übergegangen werden.

Der Patient erhält keine Rückmeldung darüber, ob die Aufgabe korrekt oder nicht durchgeführt wurde.

Die Instruktionen dürfen wiederholt oder vorgemacht werden.

(Lincoln, N., Leadbitter, D.)

I. Grobmotorik

Bewegungsübergänge:
Lage, Sitz – Stand, Gang

Datum

1. Sitz am Bettrand ohne Abstützen durch Arme oder Füße					
2. Aus Rückenlage zum Sitz am Bettrand ohne Vorgabe des Ablaufs.					
3. Übergang Sitz – Stand mit Abstützen. Fünfzehn Sekunden mit oder ohne Hilfe.					
4. Übergang Rollstuhl – Stuhl über die betroffene Seite, evtl. mit Abstützen auf der gesunden Hand.					
5. Übergang Rollstuhl – Stuhl über betroffene Seite, evtl. mit Abstützen					
6. Zehn Meter selbständiges Gehen mit Gehhilfe.					
7. Eine Stockwerkhöhe Treppensteigen. Benützen des Treppengeländers oder einer Gehhilfe.					
8. Zehn Meter Gehen ohne jegliche Hilfe.					
9. Nach fünf Metern Gehstrecke Sandsäckchen vom Boden aufheben, umdrehen und Sandsäckchen zurücktragen. Mit oder ohne Gehhilfe					
10. Im Freien vierzig Meter Gehen mit Gehhilfe oder Schiene.					
11. Vier Treppenstufen hinauf- und hinuntersteigen mit Gehhilfe, jedoch ohne Festhalten am Geländer.					
12. Zehn Meter symmetrisch-rhythmisch laufen.					
13. Fünf Mal an Ort und Stelle ohne Unterbrechung auf dem betroffenen Bein hüpfen. Abfangen des Hüpfens mit Vorfuß. Kein Abstützen mit den Armen.					
Summe:					

II. Grobmotorik

Bewegungsübergänge:
Rückenlage – Seitenlage, Sitz – Stand

Datum

1. Von Rückenlage auf betroffene Seite drehen ohne Hilfe der Hände.					
2. Von Rückenlage auf die nicht betroffene Seite drehen.					
3. Aus Rückenlage Bridge-Position nur auf betroffenem Bein. Möglicherweise bringt Untersucher das Bein in die benötigte Position.					
4. Übergang Sitz – Stand ohne Hilfe. Belastung auf beiden Füßen gleichmäßig verteilt.					
5. Aus Rückenlage mit erhöhtem Oberkörper betroffenes Bein seitlich aus dem Bett hängen und Fuß aufstellen. Hüftgelenk in 0 und Kniegelenk in 90°-Stellung. Bein wieder zurück ins Bett legen. Bei beiden Abläufen keine Außenrotation im Hüftgelenk.					
6. Stand. Nicht betroffenes Bein auf Schemel und wieder zurückstellen. Beckenhälfte der betroffenen Seite darf nicht retrahiert und Kniegelenk nicht überstreckt werden.					
7. Stand. Mit nicht betroffenem Fuß fünf Mal auf den Boden tippen. Bezüglich Hüft- und Kniegelenk des betroffenen Beines siehe 6.					
8. Rückenlage. Aus Flexion im Hüft- und Kniegelenk des betroffenen Beines Dorsalflexion des Fußes. Die Dorsalflexion sollte die Hälfte des Bewegungsausschlages im nicht betroffenen Sprunggelenk ausmachen.					
9. Rückenlage. Bei gestrecktem betroffenen Bein Dorsalflexion des Fußes. Dabei sollte keine Inversion oder/und Hüft- und Knieflexion auftreten. Die 0-Position im oberen Sprunggelenk sollte erreicht werden.					
10. Stand. Patient versucht, das Kniegelenk des Betroffenen Beines zu beugen bei 0-Stellung im Hüftgelenk					
Summe:					

III. Arm und Hand

	Datum
1. Rückenlage. Schultergürtel durch Untersucher protrahiert. Der betroffene Arm wird eleviert, u. U. vom Untersucher gehalten.	☐ ☐ ☐ ☐ ☐
2. Rückenlage. Der Patient hält den außenrotierten Arm zwei Sekunden eleviert. Das Ellbogengelenk soll fast gestreckt und der Unterarm supiniert sein.	☐ ☐ ☐ ☐ ☐
3. Gleiche Ausgangsposition. Die Ellbogenstrekkung sollte nahezu vollständig sein.	☐ ☐ ☐ ☐ ☐
4. Sitz. Arm seitlich gehalten. Pro- und Supination des Unterarms. Die Bewegungsausschläge sollten drei Viertel des jeweilig vollen Bewegungsumfanges erreichen.	☐ ☐ ☐ ☐ ☐
5. Sitz. Ein großer Ball wird mit beiden Händen, gestreckten Ellbogen und protrahiertem Schultergürtel vom Tisch hochgehoben und wieder abgelegt. Handflächen liegen dem Ball an. Auf Dorsalflexion der Hand und Extension der Finger vor Ergreifen des Balles achten.	☐ ☐ ☐ ☐ ☐
6. Betroffene Hand ergreift Tennisball vom Tisch, legt ihn seitlich neben dem betroffenen Oberschenkel wieder ab, holt ihn von dort zurück und legt ihn zurück auf den Tisch. Fünfmalige Wiederholung der Bewegungsabläufe.	☐ ☐ ☐ ☐ ☐
7. Greifen eines Bleistiftes mit Daumen und Zeigefinger. Ansonsten siehe 6.	☐ ☐ ☐ ☐ ☐
8. Aus gleicher Ausgangsstellung wie unter 6. mit Daumen und Zeigefinger ein Stück Papier aufnehmen. Ansonsten bei fünfmaliger Wiederholung gleich Abläufe wie unter 6.	☐ ☐ ☐ ☐ ☐
9. Kitt wird – auf einer Antirutschfolie liegend – mit Messer und Gabel in kleine Stücke geschnitten. Die Stücke in einen seitlich stehenden Behälter legen.	☐ ☐ ☐ ☐ ☐
10. Stand. Ball mit Handfläche fünf Mal auf den Boden prellen	☐ ☐ ☐ ☐ ☐

11. Sitz. Arm liegt auf. Der Daumen berührt die Fingerspitzen der übrigen Finger vierzehn Mal in zehn Sekunden.	☐	☐	☐	☐	☐
12. Sitz. Zwanzig Pro- und Supinationsbewegungen der betroffenen Hand auf der gesunden Handfläche.	☐	☐	☐	☐	☐
13. Stand. Die betroffene Hand stützt gegen die Wand bei 90° Abduktion im Schultergelenk. Drehen des Körpers zur Wand und wieder zurück. Der Ellbogen bleibt dabei gestreckt.	☐	☐	☐	☐	☐
14. Stirnband um Kopf legen und hinten knoten. Den Kopf dabei nicht beugen. Die betroffene Hand sollte nicht nur zum Halten benutzt werden.	☐	☐	☐	☐	☐
15. In Schulterhöhe sind zwei Markierungen an einer Wand angebracht. Beide Hände werden zusammengeklatscht, dann klatschen beide Hände auf die Markierungen, dann wieder Hände zusammenklatschen. Nun klatscht die rechte Hand auf die linke Markierung, die linke Hand klatscht auf die rechte Markierung, dann klatschen beide Hände wieder zusammen. Diese Abläufe sollen in fünfzehn Sekunden sieben Mal durchgeführt werden.	☐	☐	☐	☐	☐
Summe:	☐	☐	☐	☐	☐

Physiologische Reaktionen

- Die „schützende Streckung" des betroffenen Armes ist meistens wegen Plegie oder Parese, ausgeprägter spastischer Tonussteigerung oder Störung des Lageempfindens nicht möglich.
- Gleichgewichtsreaktionen sind häufig angedeutet vorhanden; selten jedoch sind sie qualitativ und quantitativ der jeweiligen Situation angepaßt.

Oberflächen- und Tiefensensibilität, Schmerzen: Die Oberflächensensibilität kann voll erhalten sein. Sie kann in Arm oder Bein oder in beiden Extremitäten ganz, teilweise oder nur für einzelne Qualitäten erloschen oder herabgesetzt sein.
Gleiches gilt für die Tiefensensibilität.
Parästhesien werden im Bereich von Fingern und Zehen beschrieben.

Schmerzen können vielerlei Ursachen haben:
- Beginnende muskuläre und kapsuläre Kontrakturen schmerzen beim passiven und aktiven Bewegen, in manchen Fällen sogar in Ruhe.
- Der Schulterschmerz als häufiges Problem kann mechanisch und trophisch bedingt sein. Je nach betroffener Struktur sind zu finden: Kontraktur mit Kapselmuster, Tendinose, Bursitis, Irritation des Segments C 5, Sudeck-Atrophie im Anfangsstadium.
- Schmerzen im Bereich der Hand, verbunden mit Schwellung und livider Verfärbung, können auf eine beginnende Sudeck-Atrophie hinweisen.
- Bei Schmerzen im Bereich des Handgelenks beim Aufstützen sollte die Lage der Handwurzelknochen zueinander untersucht werden (manuelle Therapie).
- Durch Kontrolle der Venendruckpunkte an oberer und unterer Extremität kann eine Venenentzündung als Schmerzursache ausgeschlossen werden.
- Schmerzen im Bereich des Hüftgelenks bei der Bewegung können neben einer Venenentzündung durch Kapselirritation oder durch Hypertonus der kurzen Adduktoren bedingt sein.

•••• Behandlungsplan

Siehe allgemeine Richtlinien (S. 332).

•••• Maßnahmen und Durchführung

- Je nach Befund kommen alle in den allgemeinen Richtlinien genannten Maßnahmen und Techniken zur Anwendung. Genauer ausgeführt wird hier die Lagerung. Sie erfolgt unabhängig von der Höhe des Muskeltonus im augenblicklichen Stadium stets in Gelenkstellungen, die dem zu erwartenden oder bestehenden pathologischen Haltungsmuster entgegenwirken sollen (reflexhemmende oder tonusbeeinflussende Stellungen). Die Lagerungen sollen häufig gewechselt werden, spätestens alle 2 – 3 Stunden. Neben der Beeinflussung des Muskeltonus kommt es zur positiven Auswirkung auf Oberflächen- und Tiefensensibilität, Hautdurchblutung und Gelenkbeweglichkeit.
  - *Lagerung in Rückenlage:*
    Bei permanenter asymmetrischer *Kopfhaltung* muß diese durch Lagerungskissen korrigiert werden.
    Der *Schultergürtel* wird in die gleiche Position wie auf der gesunden Seite gebracht.
    Die Lagerung des Armes erfolgt in variierbaren *Schultergelenks*stellungen (Anteversion, Abduktion, Flexion, Außenrotation).

Das *Ellbogengelenk* wird in Extension – Supination, *Hand-* und *Fingergelenke* in 0-Stellung, der *Daumen* in Abduktion gelagert. Das *Hüftgelenk* soll möglichst gestreckt, leicht abduziert und in Rotationsmittelstellung gelagert sein. Das *Kniegelenk* muß in 10 – 20 Grad Beugung gelagert sein, damit die dorsalen Kapselanteile nicht überdehnt werden.

Die *Sprunggelenke* werden durch Schuhe oder Druckmanschetten in optimaler Stellung gehalten. Zur Vermeidung von Wärme- und Feuchtigkeitsstau werden an Sohlen und Obermaterial der Schuhe kleine Löcher ausgestanzt; außerdem trägt der Patient Baumwollsokken.

- *Lagerung auf der gelähmten Seite:* Das Bett ist möglichst flach gestellt; *Kopf* und *Hals*wirbelsäule werden gut unterlagert.
  Der betroffene *Arm* kann in Anteversion oder Retroversion gelagert werden.
  Der *Rumpf* wird ventral oder dorsal durch Sandsack oder Rolle abgestützt.
  Das betroffene Bein ist im *Hüftgelenk* gestreckt. Das *Kniegelenk* ist leicht gebeugt.
  Die *Sprunggelenke* können durch Schuhe oder aufblasbare Druckmanschetten gesichert werden.
  Das *gesunde Bein* ist in Flexion und Abduktion auf einem Polster gelagert.
- *Lagerung auf der gesunden Seite:*
  Lager von *Kopf* und *Rumpf* wie beschrieben.
  Der betroffene Arm wird im *Schultergelenk* in Anteversion oder Retroversion und leichter Abduktion gelagert.
  Das *Ellbogengelenk* ist extendiert – supiniert oder extendiert – proniert.
  Hand- und *Fingergelenke* bleiben in 0-Stellung: der *Daumen* ist abduziert.
  Das gesunde Bein wird in Hüft- und Kniegelenk gebeugt (stabile Seitenlage).
  Das betroffene Bein wird gestreckt und in Hüftgelenk-0-Stellung auf Kissen gelagert;
- *Korrektur der Sitzhaltung:*
  Die Sitzhöhe des Rollstuhls oder Sitzmöbels sollte der Körpergröße des Patienten entsprechen. Das Tragen von Stiefeln ist günstig. Die Füße sollen parallel aufstehen. Hüft- und Kniegelenke sind gebeugt, das Hüftgelenk ist in Abduktion – Adduktion- und Rotation-0-Stellung. Durch ein festes Polster unter der vermehrt belasteten Seite kann die Belastung besser verteilt werden. Becken und Wirbelsäule sollen in der sagittalen Ebene geradegehalten werden.

Dafür kann ein kleines Kissen zur Abstützung der Lendenwirbelsäule Sorge tragen. Der betroffene Arm soll im Schultergelenk antevertiert und abduziert, im Ellbogengelenk extendiert und/oder supiniert – proniert, Hand- und Fingergelenke sollen in 0-Stellung auf einer Platte, auf der Rollstuhllehne oder dem Tisch gelagert sein.

- Die im Abschnitt Monoparese (S. 341) beschriebenen Umkehrbewegungen für die obere und die untere Extremität und Stimulationsformen für die Anregung der Willkürmotorik sind beim Zustandsbild der Hemiplegie sinnvoll anzuwenden. Dies gilt besonders für solche Fälle, bei denen eine umfassende Behandlung auf der Matte, der großen Rolle oder dem Schaukelbrett wegen des Grundleidens noch nicht oder nicht mehr möglich ist.
- Pathologische Reaktionen: s. allgemeine Richtlinien (S. 321) und neurologische Intensivmedizin (S. 480).
- Anbahnen und Auslösen von Schutz- und Gleichgewichtsreaktionen. Bei allen nachstehend beschriebenen Behandlungsbeispielen ist an eine wechselweise Ausführung gedacht, um den Einsatz der betroffenen Extremität sowohl in Stütz- als auch in Spielfunktion zu fordern.
  - Ausgangsstellung Lage auf der gesunden Seite. Das betroffene Bein ist auf einem flachen Kissen in Hüft- und Kniegelenk flektiert gelagert. Auf die gerade Lagerung der einzelnen Wirbelsäulenabschnitte ist zu achten. Der betroffene Schultergürtel wird nach vorn und hinten bewegt, zunächst passiv, später aktiv. Dabei hält der Therapeut den betroffenen Arm gestreckt am Rumpf des Patienten.
  - Siehe oben. Nun wird die Bewegung des Schultergürtels nach vorn und hinten fortgeleitet und durch die Bewegungen im Schultergelenk in Richtung Flexion – Adduktion – Außenrotation sowie in Richtung Extension – Abduktion – Außenrotation oder aber bei beherrschter Tonuslage in Extension – Abduktion – Innenrotation geführt. Die Kontakte können an Schulterblatt und Hand (Abb. 2.**2**) oder an Schulterblatt und Oberarm sein.
  - Siehe oben. Der betroffene Arm ist hinter dem Körper in Extension – Abduktion – Außenrotation gelagert. Intensives Bewegen der oben liegenden Beckenhälfte nach vorn und zurück.
  - Siehe oben. Der Arm ist gestreckt vor dem Körper gelagert. Intensives Bewegen der oben liegenden Beckenhälfte nach hinten und zurück.
  - Siehe oben. Der Arm liegt gestreckt vor dem Körper. Intensive Schulung der gleichzeitig erfolgenden gegenläufigen Bewegungen von Schulter- und Beckengürtel.

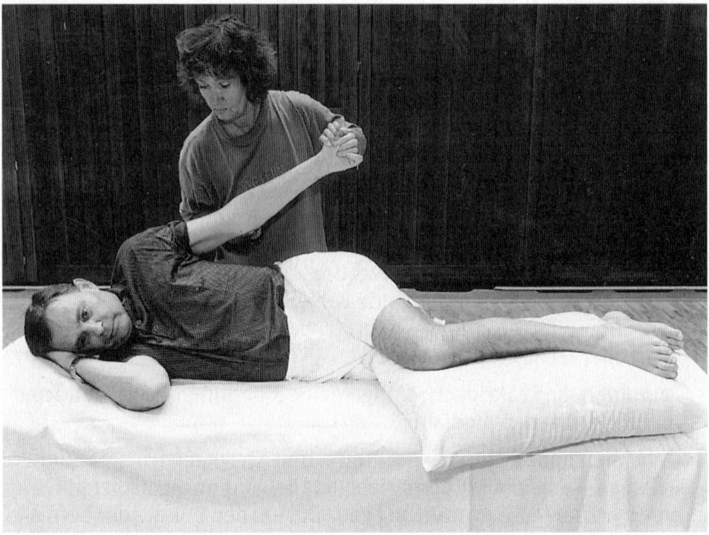

Abb. 2.**2** Nach Einüben der Schultergürtelbewegungen wird der Arm in Flexion – Adduktion – Außenrotation und in Extension – Abduktion – Außenrotation (oder Innenrotation) passiv oder aktiv bewegt

- Ausgangsstellung Rückenlage. Kopf in der Mitte, evtl. durch Kissen unterlagert. Beide Beine angebeugt, beide Arme in Extension – Abduktion – Außenrotation neben dem Körper oder die Hände hinter dem Kopf. Schließlich kann der Patient den betroffenen Arm auch mit Hilfe des gesunden in Ellbogenstreckung vor dem Körper halten. Beine zusammen nach rechts/links ablegen. Die Adduktionsbewegung in Flexionsstellung des betroffenen Beines fällt oft sehr schwer. Bei der Abduktionsbewegung gelingt häufig die erforderliche Pronationsbewegung im unteren Sprunggelenk nicht. Alternierendes Tapping am Oberschenkel, Pressure tapping vom Knie aus, Druck am lateralen Malleolus nach innen – unten sind Hilfen.
- Ausgangsstellung Rückenlage. Beide Beine sind flektiert, Füße und Knie berühren sich. Abheben des Beckens (Bridging-Position). Die Bewegung wird eingeleitet durch die kyphotische Einstellung der Lendenwirbelsäule über Bauchmuskelkontraktion. Nach intensivem stimulierendem Tapping des M. glutaeus maximus auf der betroffenen Seite erfolgt die Extensionsbewegung in beiden Hüftgelenken. Dabei soll die Abduktion-Adduktion-0-Stellung und die Rotation-0-Stellung in beiden Hüftgelenken nicht aufgegeben werden (Abb. 2.**3**).

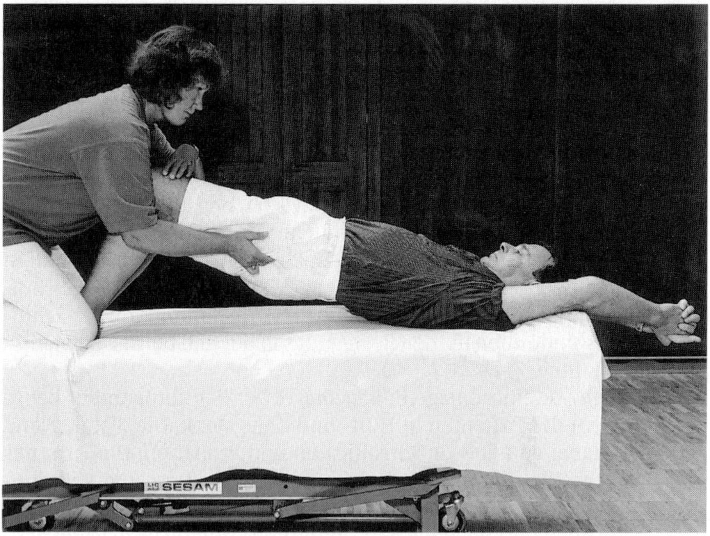

Abb. 2.**3** Erarbeiten der Bridging-Position aus der Rückenlage. Der Patient kontrolliert selbst die Tonuslage im betroffenen Arm und verhindert das Auftreten assoziierter Reaktionen im Arm

- Siehe oben. Nun wird im Wechsel die rechte/linke Beckenhälfte nach oben gedreht.
- Siehe oben. Nun wird im Wechsel das Becken nach rechts/links bewegt, ohne daß die Knie sich in die gleiche Richtung bewegen.
- Siehe oben. Die Füße stehen nur mit den Fersen auf.
- Siehe oben. Abheben des rechten/linken Fußes, wobei das gesunde Bein mehrmals von der Unterlage angehoben werden soll, so daß die Beckenstellung durch das betroffene Bein gehalten werden muß.
- Siehe oben. Langsames „Wandern" der Füße nach rechts/links.
- Rückenlage auf dem Schaukelbrett. Bei Bewegen des Schaukelbretts erhöht sich in dem tiefer liegenden Körperabschnitt der Strecktonus, z. B. im Arm mit Abstützen auf dem Brett und im Bein der Extension-Abduktion-Tonus. Auf der höher stehenden Seite des Schaukelbretts kommt es zu einer Abduktion-Extension-Bewegung des Armes und zu einer Flexion-Abduktion-Bewegung des Beines.
- Übergang Rückenlage – Seitsitz. Dieser Bewegungsablauf wird zuerst mit dem gesunden Arm als Stützarm, dann mit dem hemiple-

gischen Arm ausgeführt. Beide Beine sind angebeugt und zur rechten/linken Seite abgelegt. Der Arm liegt auf dieser Seite leicht abduziert und im Ellbogengelenk leicht flektiert neben dem Rumpf. Der Physiotherapeut leitet die Bewegung des Aufrichtens in den Seitsitz mit Drehung des kontralateralen Schultergürtels zur Stützarmseite und Zug in die Richtung schräg unten ein. Die andere Hand des Physiotherapeuten schient den Stützarm am proximalen Unterarm. Der Patient beugt und dreht den Kopf zur Stützhand hin und soll das Gewicht zuerst auf den Unterarm, später, nach erfolgter Streckung im Ellbogengelenk, auf die Hand bringen und in den Seitsitz gelangen. Stimulierendes Tapping am M. tripces brachii, Tapping in die Bewegung und Pressure tapping von der Schul ter aus sind Hilfen für den Bewegungsablauf und bei der Gewichtsübernahme.

- Drehen von Rückenlage in Bauchlage. Der Physiotherapeut beugt ein Bein des Patienten in Hüft- und Kniegelenk. Die distale Hand hält dabei den Fuß in Dorsalflexion und Pronation. Der Arm der Körperhälfte, über die gedreht wird, liegt flektiert und außenrotiert neben dem Kopf. Nun wird das flektierte Bein über das andere leicht abduziert liegende Bein geführt und durch Zug in Längsrichtung des Oberschenkels der Anreiz für die Drehung von Becken, Schultergürtel und Kopf gegeben. Auf das zeitliche Nacheinander dieser Bewegungsfolgen ist zu achten, da das Drehen en bloc vermieden werden soll.
- Bei Ausführung dieser Bewegungsabläufe auf dem Schaukelbrett intensivieren sich die Anforderungen hinsichtlich der Einstellung des Kopfes, des Drehens des Schultergürtels und der Leistung des Stützarms.
- Ausgangsstellung Bauchlage. Anheben des Schultergürtels der gesunden, dann der betroffenen Seite, bis der Patient im Unterarmstütz ist. Die Schultergelenksstellungen Anteversion und Außenrotation, die Ellbogengelenksstellung Flexion – Pronation und die 0-Stellung im Handgelenk sind die Bedingungen für die Gewichtsübernahme auf den gesunden und den betroffenen Arm. Stimulierendes Tapping der Rhomboideen zur Sicherung der Schulterblattstellung und Pressure tapping von der Schulter aus in Richtung Ellbogengelenk sollen zur Gewichtsübernahme allein auf den betroffenen Arm führen.
- Ausgangsstellung Bauchlage. Die Arme sind flektiert und außenrotiert neben dem Kopf oder im Unterarmstütz. Durch Zug an der Spina iliaca anterior hebt der Physiotherapeut das Becken an. Als Reaktion sollte es zu Flexion – Abduktion – Außenrotation des gleichseitigen Beines kommen. Die Auslösung dieser Amphibienreaktion erfolgt rechts und links wechselweise. Der Kopf beugt

und dreht sich jeweils zum gebeugten Bein. Bei ausgeprägtem Extensorentonus kommt die Reaktion gar nicht oder nur angedeutet zustande. Liegt ein Adduktion – Innenrotation-Muster vor, so kann der Patient den Unterschenkel nicht auf der Unterlage halten. Der Fuß steht dann höher als das Kniegelenk. Ist das betroffene Bein vorwiegend paretisch, so ist die Flexionsbewegung ebenfalls nur angedeutet. Durch Tapping in die Bewegung hilft der Physiotherapeut das Bein in die volle Beugung zu bringen. Durch häufige Wiederholung und Veränderung der Kopf- und Armstellung wird eine Tonusbeeinflussung erreicht. Kommt es beim Auslösen dieser Amphibienreaktion stets und unausweichlich zu einem Beugemuster, so sollte auf diesen Bewegungsablauf verzichtet werden.

- Die alternierende Beuge- und Streckbewegung der Beine kann von den Armen her ausgelöst werden. Der Physiotherapeut kniet vor dem Patienten, dessen flektierte und außenrotierte Arme er an den Oberarmen hält. Durch Zug an dem einen und Stauchen in Richtung Schulterblatt am anderen Arm werden das Anbeugen des Beines auf der gestauchten und die Streckung des Beines auf der Zugseite provoziert. Beugung und Drehung des Kopfes zum gebeugten Bein hin erfolgen automatisch.
- Bauchlage auf dem großen Ball. Einsatz des betroffenen Armes zum Stützen, nachdem die Hand plaziert wurde (Abb. 2.**4**).
- Bauchlage auf dem großen Ball. Durch dosiertes Bewegen des Balles mit Annäherung der Hände an den Boden kann die Streckung von Ellbogen-, Hand- und Fingergelenken geübt werden.
- Aus der Bauchlage in den Vierfüßlerstand. Anbeugen des rechten Beines über Auslösen der Amphibienreaktion. Linker Arm wird in den Unterarmstütz gebracht. Es folgt der Unterarmstütz des rechten Armes. Nun stemmt der linke Arm durch Streckung im Ellbogengelenk das Gewicht auf die rechte Seite. Durch Zug an der linken Beckenhälfte und dem rechten Schultergürtel nach oben wird das Körpergewicht auf alle vier Extremitäten gebracht.
- Im Vierfüßlerstand sind die Hüftgelenke in 90 Grad Flexion und leichter Abduktion, die Kniegelenke flektiert, das obere Sprunggelenk plantarflektiert und die Fersen zueinander gedreht. Die Wirbelsäule ist gerade, der Kopf in der Mitte, die Schultergelenke in Anteversion und leichter Abduktion, die Ellbogengelenke sowie Hand- und Fingergelenke sind gestreckt. Aus dieser Position wird der Patient vorsichtig nach vorn und hinten bewegt. Hierbei sollen weder der Verlust des Strecktonus in den Armen noch das Zurücksetzen in den Fersensitz provoziert werden.
- Bei der gleichen Ausgangsstellung wird die seitliche Gewichtsverlagerung aktiv und passiv vorgenommen werden.

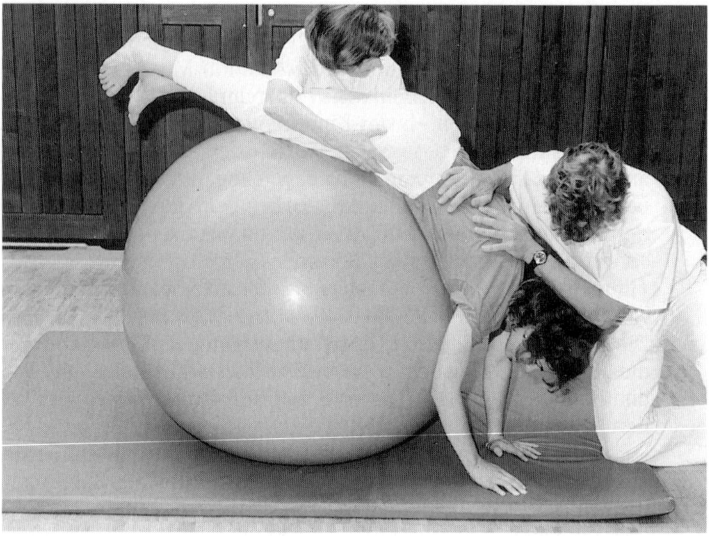

Abb. 2.**4** Patientin mit Hemiparese rechts. Nach erfolgter Plazierung des rechten Armes wird versucht, die rechte Hand durch Bewegen des Balles am Stützen zu beteiligen

- Wird das Körpergewicht gut von Arm und Bein der gleichen Seite gehalten, können die Gleichgewichtsreaktionen der betroffenen Seite in Stütz- und Spielfunktion intensiv geschult werden. Vom flektierten, abduzierten und außenrotierten Arm aus kann die Gewichtsverlagerung nach hinten und zur Seite geübt werden.
- Vom extendierten, abduzierten und außenrotierten Bein aus ist die Gewichtsverlagerung nach vorne und zur Seite zu fördern.
- Gewichtsverlagerung und Gleichgewichtsreaktionen können hervorragend auf dem Schaukelbrett geschult und ausgelöst werden. Der Patient kann, in Längs-, Quer- und diagonaler Richtung auf dem Schaukelbrett stehend, mit der Neigung des Schaukelbretts konfrontiert werden.
- Gleiches gilt von der großen Rolle.
- Übergang Vierfüßlerstand – Seitsitz – Vierfüßlerstand. Der Physiotherapeut befindet sich hinter dem Patienten. Er hält mit seinen Knien die Füße des Patienten und verlagert durch Zug am Becken das Gewicht des Patienten nach hinten. Auf der Seite des belasteten Beines gibt er hinter dem Trochanter major Druck auf die kleinen Glutäen. Auf der weniger belasteten Seite übt er einen Zug

nach hinten am Becken aus. Es soll zum langsamen Hinsetzen neben den Unterschenkel des belasteten Beines kommen. Dabei lösen sich die Hände des Patienten allmählich von der Unterlage, und deutlich oder nur angedeutet erfolgt eine Streckung der Arme zur unbelasteten Seite hin. Bedingungen für das Zustandekommen dieses schwierigen Bewegungsablaufs sind die Gewichtsverlagerung nach hinten, die Übernahme des Gewichts auf ein Bein und die Drehung über diesem belasteten Bein.

- Den Rückweg in den Vierfüßlerstand leitet die Gewichtsverlagerung nach vorne ein: Auf der Seite des höher liegenden Beins wird durch Druck auf die kleinen Glutäen und Schub nach vorn die Gewichtsübernahme eingeleitet. Die Beckenhälfte des unteren Beines wird etwas nach hinten gezogen. Die Arme sind zur Übernahme des Gewichts wieder vorne aufgestützt.
- Im Seitsitz wird die aufrechte Sitzhaltung folgendermaßen stimuliert:
  Streichen über den beidseitigen Erector spinae, alternierendes Tapping auf Rücken- und Bauchmuskeln, Streichen der konkavseitigen Körperhälfte nach oben und der konvexseitigen nach unten. Druck auf den Kamm der höher stehenden Beckenhälfte nach unten.
- Zur Erzielung der aufrechten Körperhaltung im Seitsitz ist die große Rolle hilfreich (Abb. 2.**5**).
  Durch die ständige Bewegung der Unterstützungsfläche erfolgen die Einstellung und Aufrichtung des Körpers eher spontan.
- Beim Sitz auf der linken Seite werden beide Arme zum Stützen nach links sowie vorne und hinten gebracht. Gleiches gilt für den Seitsitz rechts (Abb. 2.**6**).
- Das spontane Abstützen mit dem betroffenen Arm ist auslösbar, wenn der Physiotherapeut den gesunden Arm flektiert hält und von diesem aus die Gewichtsverlagerung auf den betroffenen Arm provoziert.
- Der Wechsel Seitsitz – Langsitz – Seitsitz kann vom Becken aus ausgelöst werden. Das Rückverlagern des Schwerpunktes und betonte Verlagern auf eine Gesäßhälfte, also zur Seite, leiten den Ablauf ein. Durch Zug an der Spina iliaca anterior der nun entlasteten Beckenseite nach hinten wird der Anreiz zum Anbeugen der beiden Beine gesetzt. Die Einstellung von Kopf und Schultergürtel sollte automatisch erfolgen.
- Dieser Bewegungsablauf kann auch geschult werden, wenn der Patient die Arme flektiert, abduziert und außenrotiert hat. Der Physiotherapeut greift an den Oberarmen des Patienten, verlagert den Körperschwerpunkt nach hinten, zur Seite und dreht die Schulter auf der belasteten Seite nach vorne, die der unbelasteten Beckenhälfte nach hinten.

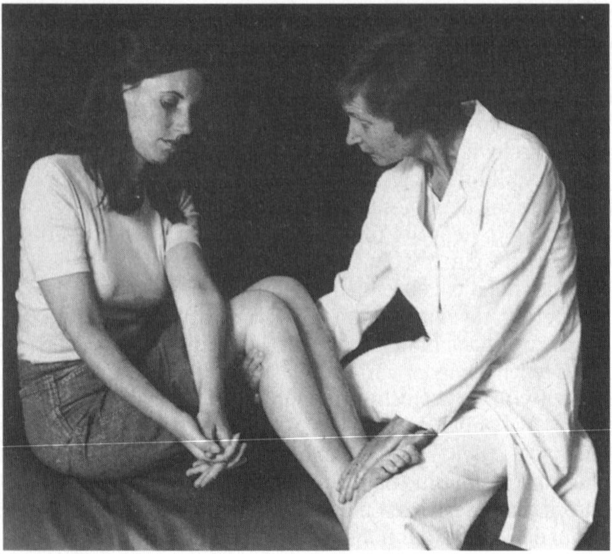

Abb. 2.5 Bei diesem gehaltenen Seitsitz auf der großen Rolle wird die aufrechte Sitzhaltung angeregt durch Rollen bevorzugt zur Fußseite hin

- Übergang Seitsitz – Kniestand. Er kann vorgenommen werden von den flektierten und außenrotierten oder abduzierten und außenrotierten Armen. Eine weitere Möglichkeit ist seine Auslösung vom Becken aus. Der Physiotherapeut kann hinter oder vor dem Patienten stehen. Verlagerung des Gewichts nach vorne, auf die Seite des oben liegenden Beines und Drehung des Schultergürtels auf dieser Seite nach vorne sind die einzelnen Komponenten des Bewegungsablaufs.
- Im Kniestand sollen die Hüftgelenke in 0-Stellung, leichter Abduktion mit Rotation-0-Stellung sein, die Kniegelenke in 90 Grad Flexion, die Füße gestreckt und die Fersen zueinandergedreht. Der Rumpf soll aufrecht, d.h. weder gebeugt noch überstreckt und lateralflektiert sein. Der Schultergürtel steht senkrecht über dem Becken; der Kopf ist in der Mitte.

Diese Ausgangsstellung fällt vielen Patienten sehr schwer. Sie zeigen eine ausgeprägte Lordose der Lendenwirbelsäule, meist mit einer leichten Lateralflexion. Möglichkeiten zur Beeinflussung der genannten Fehlhaltungen sind:

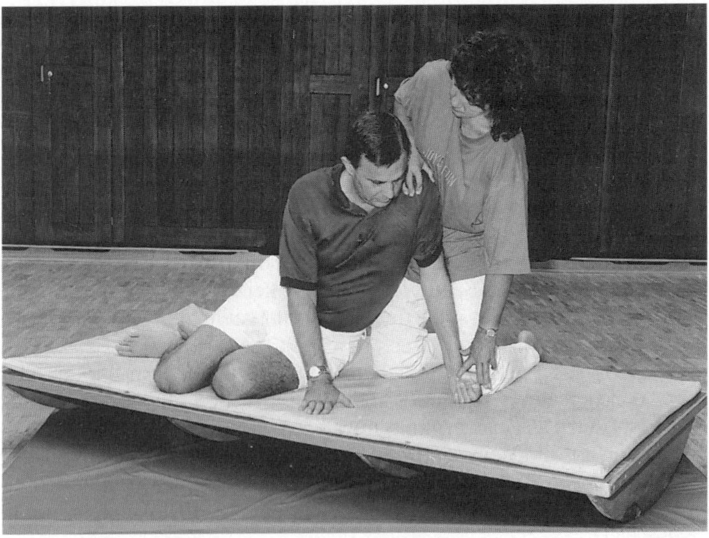

Abb. 2.**6** Patient mit Hemiparese links, Spastik distal betont. Durch Bewegen des Schaukelbretts nach hinten wird mehr Gewicht auf den linken Arm gebracht. Das Öffnen der Finger gelingt nicht

- alternierendes Tapping am M. glutaeus maximus und an den Bauchmuskeln zum Ausgleich der Lendenlordose und zur Verbesserung der Hüftgelenksstellung;
- intensives Vorverlagern des Gewichtes vom Becken aus mit Druck hinter dem Trochanter major nach vorn.
- Wird auch die Brustwirbelsäule sehr gestreckt, so sollten die Arme über der Brust gekreuzt, Hände an den Schultern, gehalten werden.
- Weiterhin kann der Physiotherapeut von den flektierten oder abduzierten Armen her das Gewicht auf ein Bein verlagern, den Schultergürtel zur Gegenseite drehen und durch Druck am Becken der Standbeinseite nach unten die seitliche Rumpfmuskulatur dehnen.
- Die aufrechte Rumpfhaltung kann erzielt werden durch Stimulation der entsprechenden Rumpfmuskeln, wie beim Seitsitz beschrieben.
- Nach erreichter Korrektur wird vom Becken oder von den Armen aus der Schwerpunkt zur Seite, nach vorne und nach hinten verlagert.

- Es können Gleichgewichtsreaktionen vorbereitet und ausgelöst werden. Die dazu erforderlichen Gewichtsverlagerungen erfolgen sinnvollerweise symmetrisch nach vorne, betont auf eine Seite oder/und schräg nach vorne und schräg nach hinten. Hierbei sind Schaukelbrett und große Rolle ausgezeichnet verwendbar (Abb. 2.**7**).
- Gezielt kann aus dem Kniestand die Streckung des betroffenen Armes geschult werden. Durch Gewichtsverlagerung nach vorne, schräg nach vorne und zur Seite wird Anteversion, Extension von Ellbogen, Hand und Fingern sowie Abduktion eingeleitet und bei entsprechender Beantwortung des Reizes durch den Arm die Übernahme des partiellen Körpergewichts vorgenommen (Abb. 2.**8**).
- Übergang Kniestand – Halbkniestand. Er kann vom Becken oder von den flektierten oder abduzierten Armen aus vorgenommen werden. Der Schwerpunkt muß nach vorne verlagert werden, betont auf ein Bein, und der Schultergürtel dieser Standbeinseite wird nach vorne gedreht. Ein Zug nach oben am schwungbeinseitigen Arm kann zusätzlich hilfreich sein. Bei Auslösung der moto-

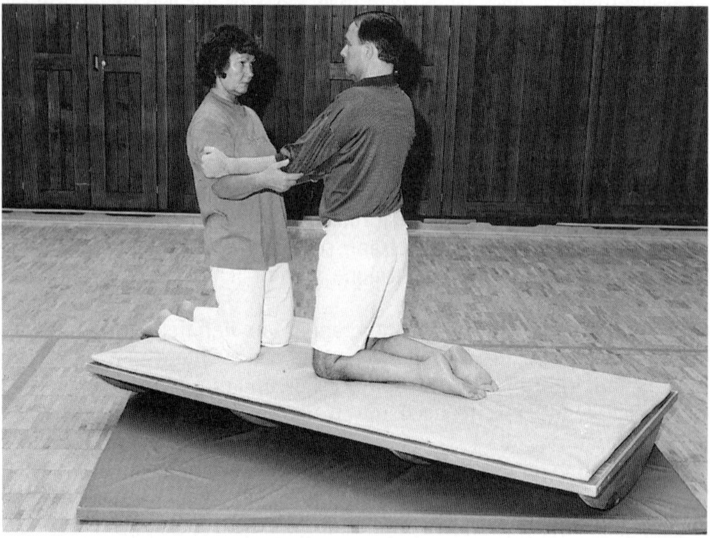

Abb. 2.**7** Patient mit Hemiparese links. Durch Bewegen des Schaukelbretts zur linken Seite des Patienten soll das linke Bein mehr belastet und eine Gleichgewichtsreaktion provoziert werden

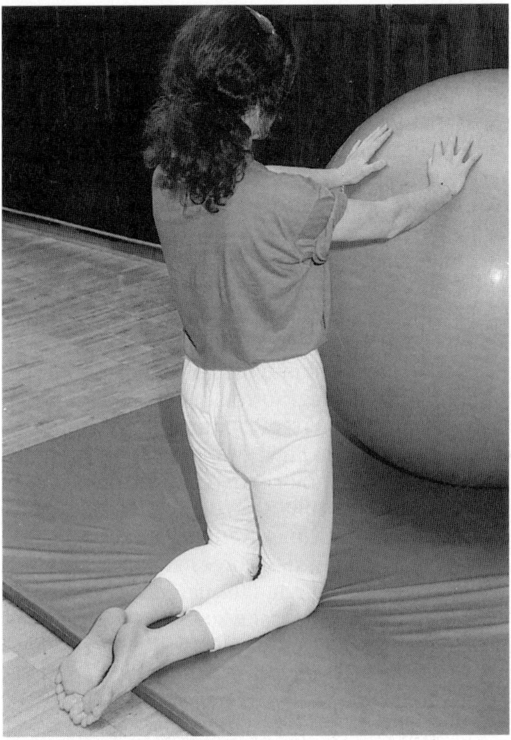

Abb. 2.**8** Patientin mit Hemiparese rechts. Der Ball befindet sich an der Wand und wird von der Patientin nach rechts und links gerollt. Dabei wird abwechselnd das rechte und linke Bein mehr belastet

rischen Reaktion vom Becken aus wird die schwungbeinseitige Beckenhälfte betont zurückgezogen.

Dieser Ablauf bedeutet für die meisten hemiplegischen Patienten ein großes Hindernis. Die Flexion in Hüft- und Kniegelenk sowie die Dorsalflexion im Sprunggelenk des Spielbeins sind häufig nicht ausreichend, so daß der Patient mit den Zehen am Boden hängenbleibt. Er kann dann das Bein nur über eine Abduktionsbewegung über dem Standbein oder im spielbeinseitigen Hüftgelenk nach vorne bringen. Auch wird er häufig die aufrechte Rumpfhaltung nicht einhalten können. Entscheidend für die Bewegungsabläufe sind die Gewichtsübernahme auf dem Standbein in Extension-Abduktion-Innenrotation-Stellung im Hüftgelenk, ein annähernd normaler Tonus der Spielbeinmuskulatur und eine gewisse Muskelkraft der Hüftbeuger und Dorsalflektoren. Wenngleich vielen Patienten die Gewichtsübernahme auf das gesunde Bein als

Standbein möglich ist, scheitert das Vorbringen des betroffenen Beines an einem oder beiden der beschriebenen Faktoren. Dennoch sollte gerade dieser Ablauf immer wieder geübt werden, da die Problematik in der Schwungbeinphase beim Gehen in dieser Situation gezielt bearbeitet werden kann.
Ist das betroffene Bein in Standbeinfunktion, so sind die erforderlichen Gelenkstellungen selten gegeben. Damit wird die Haltung instabil, und der Patient kann bei einer derart unsicheren Unterstützung nur sehr unvollkommen sein gesundes Bein nach vorne bringen. Dies geschieht meist sehr hastig.
Intensive Vorbereitung der Gewichtsverlagerung unter Verwendung vieler Stimuli wie Druck auf das Hüftgelenk, stimulierendes Tapping der kleinen Glutäen und des M. glutaeus maximus, weiches und intensives Dehnen der Rumpfmuskulatur in der Vorbereitung, Beachtung der Kopfhaltung, Korrektur der Schultergürtelhaltung sowie Hemmung assoziierter Reaktionen seitens des Armes und Auslösung der reaktiven Bewegung erst dann, wenn die wesentlichen Faktoren der pathologischen Muster kontrolliert sind, müssen als unabdingbare Voraussetzungen für das Zustandekommen dieses Ablaufes bezeichnet werden.

- Die Ab- oder Adduktionsstellung des vorgestellten betroffenen Beines im Halbkniestand kann durch alternierendes Tapping an der Oberschenkelaußen- oder -innenseite korrigiert werden.
- Durch Bewegen des Fußes auf der Unterlage kann die Oberflächensensibilität geschult werden. Der Physiotherapeut hält den Fuß in Dorsalflexion – Pronation und bewegt ihn nach vorne und zur Seite.
- Ist das betroffene Bein in Standbeinfunktion, so kann vom gesunden vorgestellten Bein aus das Gewicht nach vorne oder zur Seite bewegt werden. Zur Vermeidung assoziierter Reaktionen wird der betroffene Arm in Abduktion – Außenrotation und Ellbogenstreckung zu halten sein. Dies kann durch Griff am Oberarm oder an der Hand geschehen (Abb. 2.**9**).
- Übergang Halbkniestand – Stand. Ausführbar vom Becken oder von den antevertierten, flektierten oder abduzierten und jeweils außenrotierten Armen aus. Der Physiotherapeut kann vor oder hinter dem Patienten stehen.
  Der Schwerpunkt wird nach vorne verlagert auf das vorgestellte Bein und der Schultergürtel der Seite des vorgestellten Beines zur Gegenseite gedreht.
  Bei Auslösung vom Becken aus wird die Beckenhälfte des Spielbeins zurückgedreht und das standbeinseitige Hüftgelenk von dorsal her nach vorne gedrückt.

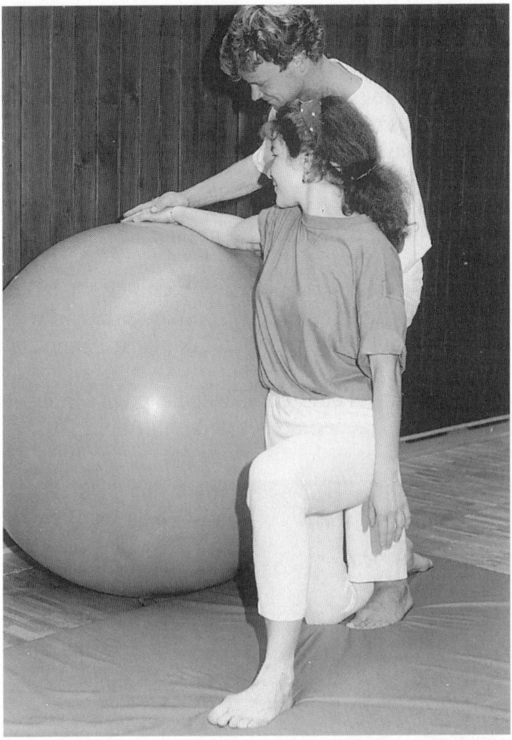

Abb. 2.**9** Patientin mit Hemiparese rechts. Bei der Gewichtsverlagerung nach vorn und hinten wird durch den kontrolliert gehaltenen Arm der Ball mitgerollt

- Kann die Abduktion-Adduktion-0-Stellung des betroffenen vorgestellten Beines nicht gehalten werden, so kann der Physiotherapeut das vorgestellte Bein zwischen seinen Knien fixieren. Er steht in diesem Fall vor dem Patienten.
- Eine Tonussteigerung im betroffenen Arm kann der Patient selbst hemmen, indem er mit seiner gesunden Hand die betroffene Hand in Dorsalflexion und Abduktion des Daumens faßt und das Ellbogengelenk in Streckung zieht. Auf das Vordrehen des Schultergürtels auf der Seite des vorgestellten Beines ist zu achten, da es andernfalls zum Vordrehen von Arm und Bein der gleichen Seite kommt.
- Ausgangsstellung Sitz auf der Behandlungsbank. Belastung auf beiden Gesäßhälften, Hüft-, Knie- und Fußgelenke parallel.

Durch Zug am betroffenen abduzierten und außenrotierten Arm mit kontrollierter Schultergürtelstellung Verlagerung des Gewichts auf die betroffene Seite.

- Von den flektierten und außenrotierten Armen aus Verlagerung des Gewichts auf eine Gesäßhälfte und Drehung des Schultergürtels zur Gegenseite; Stimulation der Hüftflexion der unbelasteten Seite.
- Ausgangsstellung Sitz auf der Behandlungsbank. Die Füße hängen frei. Vom Becken aus verlagert der Therapeut das Gewicht auf die betroffene Gesäßhälfte.
- Siehe oben. Das gesunde Bein wird über das betroffene Bein geschlagen; es soll die asymmetrische Schwerpunktlage bewußt gemacht werden (das Gewicht ist vermehrt auf der betroffenen Seite).
- Siehe oben. Der Schultergürtel der betroffenen Seite wird intensiv in Richtung des übergeschlagenen Beines gedreht (Abb. 2.**10**).

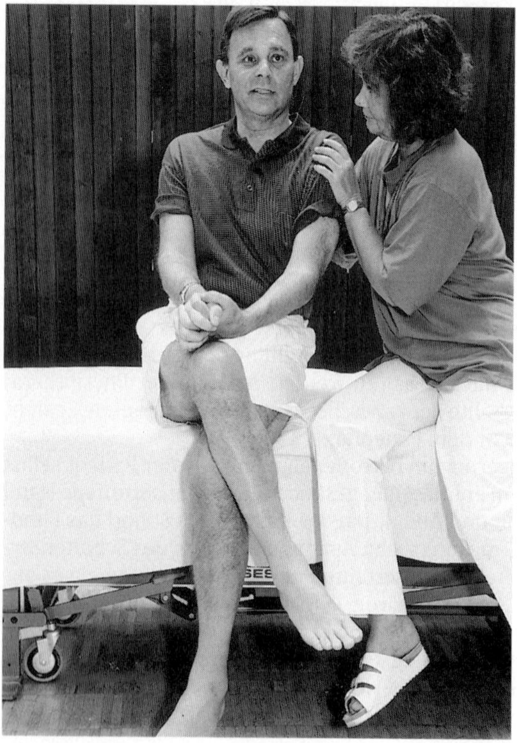

Abb. 2.**10** Patient mit Hemiparese links. Durch Überschlagen des gesunden Beines wird die betroffene Seite mehr belastet. Durch die Gegendrehung des Rumpfes wird dies noch intensiviert

- Der Physiotherapeut befindet sich hinter dem Patienten und bringt die antevertierten und extendierten Arme zum Stützen rechts und links neben den Körper.
- Hilfen für das Stützen auf den betroffenen Arm sind Druck vom Schultergelenk aus nach kaudal und stimulieren des Tapping am M. triceps brachii.
  Bei retrahierter oder protrahierter Schultergürtelstellung muß die Korrektur vom Schulterblatt aus angestrebt werden.
- Der Physiotherapeut verlagert von den dorsalflektierten und pronierten Füßen aus das Gewicht nach hinten zu einer Seite sowie nach hinten und auf eine Seite. Die Einstellung von Kopf und Armen soll automatisch erfolgen.
- Bei gleicher Ausgangsstellung und bei gleichem Griff Auslösung der Rumpfdrehung durch eine Flexion-Adduktion-Innenrotation-Bewegung eines Beines.
- Beim Sitzen auf dem großen Ball lassen sich durch Bewegen des Balles nach hinten, schräg nach hinten, zur Seite und nach vorne Streckung der Arme, Drehung des Rumpfes mit Streckung der Arme sowie Abduktion und Streckung der Beine auslösen (Abb. 2.**11**).
- Der Langsitz auf dem Schaukelbrett in den möglichen Positionen ermöglicht ebenfalls spontane Reaktionen von Kopf, Rumpf und Extremitäten.
- Übergang vom Sitz am Bettrand oder der Behandlungsbank. Der Patient sitzt schräg an der Bettkante. Das gesunde Bein liegt auf dem Brett oder der Behandlungsbank; der gesunde Arm stützt sich dort ab. Das betroffene Bein steht auf, der Fuß ist in leichter Dorsalflexion, das Kniegelenk leicht flektiert, mit dem Gesäß ist der Patient noch auf der Bettkante. Der Physiotherapeut gibt mit einer Hand Kontakt unterhalb der Kniescheibe. Die andere Hand tappt am M. glutaeus maximus das betroffene Hüftgelenk in Streckung.
- Aufstehen vom Stuhl. Der Physiotherapeut steht seitlich zum Patienten und kontrolliert durch Griff am Schultergürtel dessen pro- oder retrahierte Stellung. Beide Füße des Patienten sind auf gleicher Höhe. Durch Zug nach vorne und oben erfolgt der Anreiz zum Aufstehen (Abb. 2.**12**).
- Aufstehen vom Stuhl. Gleicher Griff. Das betroffene Bein steht hinter dem gesunden Bein. Durch Zug nach vorn und Drehung der Schulter des zurückstehenden Beines zur Gegenseite Hochkommen zum Stand.
- Übt der Patient das Hochkommen allein, so kann zur Vermeidung assoziierter Reaktionen im betroffenen Arm die gesunde Hand die betroffene halten und für Abduktion des Daumens, Abduktion der Finger, Extension des Ellbogens und Anteversion im Schultergelenk sorgen. Auf die Drehung der standbeinseitigen Schulter nach

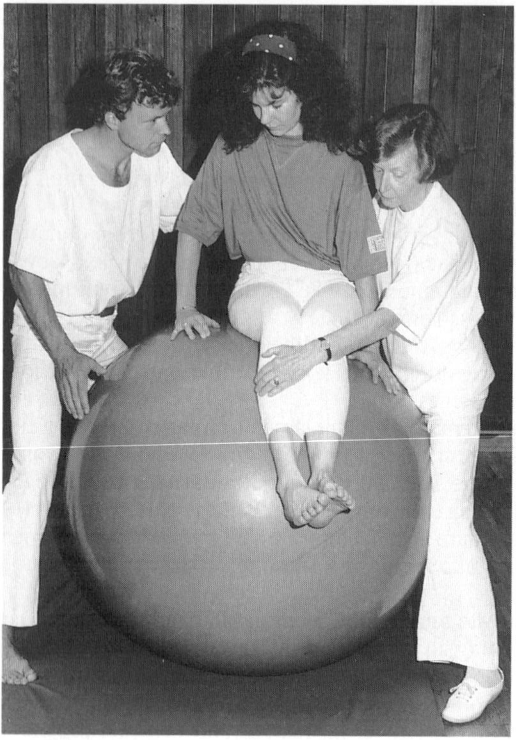

Abb. 2.**11** Patientin mit Hemiparese rechts. Auslösen von Gleichgewichtsreaktionen

vorne ist zu achten. Andernfalls käme es zur Drehung en bloc. Da besonders beim Gehen die Gegendrehung zwischen Schulter- und Beckengürtel fehlt, ist bei diesem Ablauf, sozusagen vorbereitend, hierauf besonders zu achten.

- Das Aufstehen und Hinsetzen wird von unterschiedlichen Sitzhöhen aus geübt. Zeigt sich bei diesen und bei den folgenden Bewegungsabläufen im Stand und während des Gehens distal eine Tonussteigerung in den Zehenbeugern, so ist zu versuchen, ob diese durch Abspreizen der Zehen mittels Schaumstoffstückchen oder Tempotaschentuch verringert werden kann.
- In Sitz und Stand kann die Beuge-Streck-Bewegung im Kniegelenk durch ein Handtuch unter dem Fuß oder einen Rollschuh erleichternd geübt werden (Abb. 2.**13 a** u. **b**).
- Im Stand sollen die Hüftgelenke in leichter Abduktion und sonstigen 0-Stellungen sein, die Kniegelenke in 0-Stellung, die Füße plan

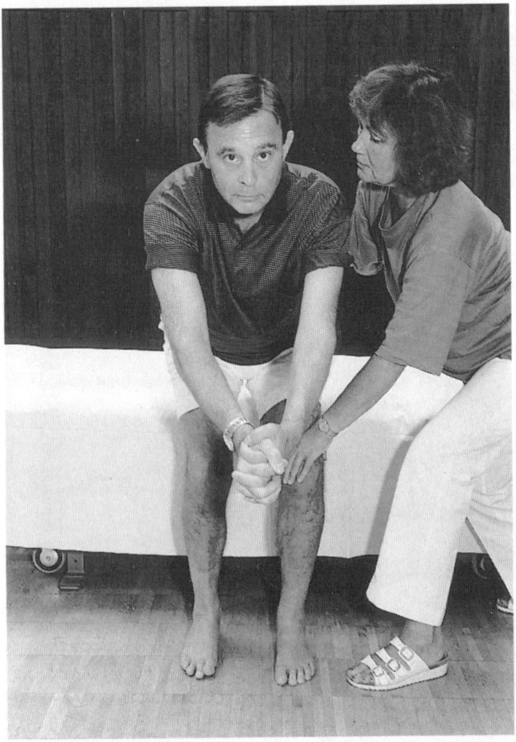

Abb. 2.**12** Patient mit Hemiparese links. Übergang vom Sitz zum Stand. Druck auf das linke Bein und Unterstützung bei der Schwerpunktverlagerung nach vorn ermöglichen die symmetrische Einstellung der Körpers

aufstehen und die Zehen nach vorne gerichtet sein. Der Rumpf soll aufrecht und der Kopf in der Mitte sein.

- Kontrolle der Knie- und Hüftgelenksstellung an der Wand. Der Physiotherapeut kniet vor dem Patienten. Kontakt unterhalb der Kniescheibe. Der Patient wird aufgefordert, beide Kniegelenke leicht zu beugen.
  Dann wird der Kontakt in der Kniekehle eingesetzt, um die kontrollierte Streckung der Kniegelenke und nicht ihre Überstreckung einzuüben.
- Bei erlernter Kontrolle der leichten Kniegelenksflexion erfolgt die Extension in den Hüftgelenken, wobei Rücken und Kopf noch an der Wand lehnen. Kommt es zur Tonussteigerung im betroffenen Arm, so muß dieser in leichter Abduktion – Außenrotation und Ellbogenstreckung gehalten werden.

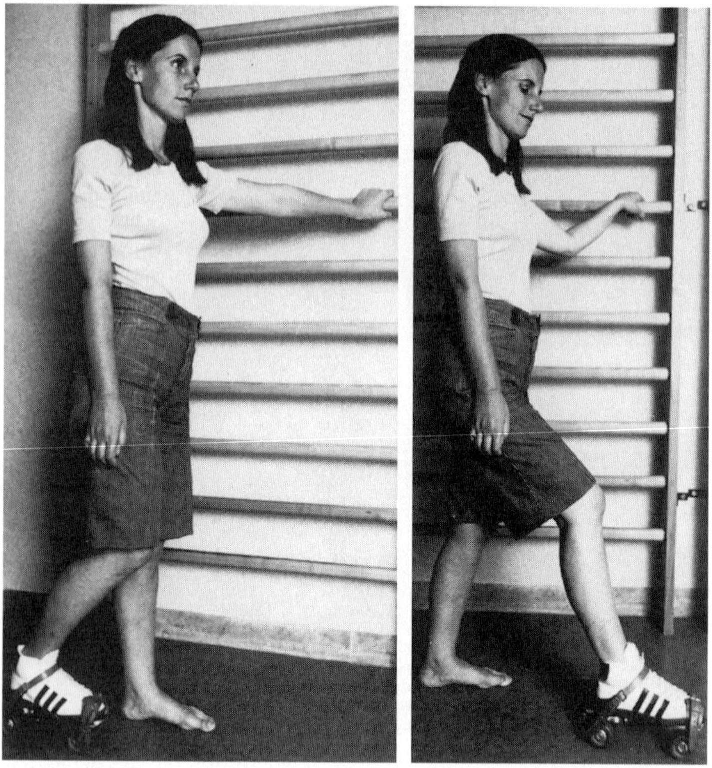

Abb. 2.**13a** u. **b** Erleichterung der Beuge-Streck-Bewegung im Kniegelenk im Stand durch Verwendung eines Rollschuhs

- Wird die Kniegelenksflexion bei gleichzeitiger Hüftgelenksextension gehalten, kann versucht werden, ob der Patient sein betroffenes Bein auf den Oberschenkel des Physiotherapeuten oder einen kleinen Hocker mit schiefer Ebene stellen und als weitere Steigerung Rücken und Kopf von der Wand entfernen kann.
- Beim Stand auf dem Schaukelbrett senkrecht zu den Kufen wird betont zur betroffenen Seite bewegt.
- Stand auf dem Schaukelbrett senkrecht zu den Kufen in Schrittstellung. Gegenläufige Rotation des Schultergürtels als Beginn der Gehschulung (Abb. 2.**14**).

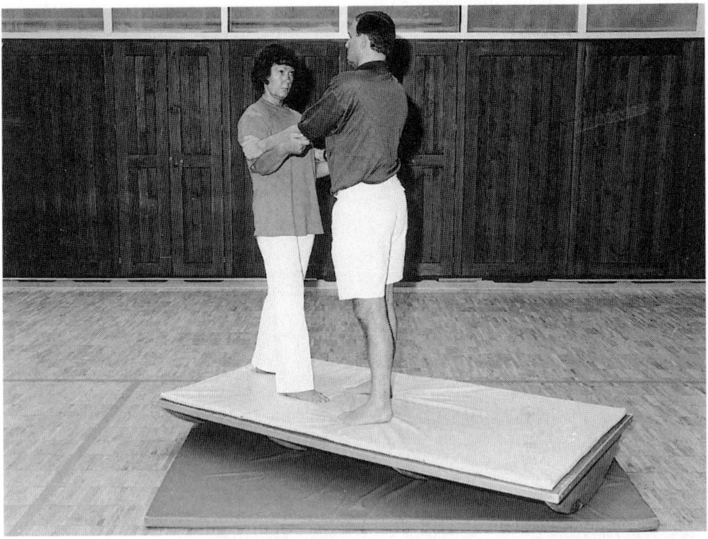

Abb. 2.**14** Patient mit Hemiparese links. Stand auf dem Schaukelbrett, das betroffene Bein steht weiter hinten. Durch Bewegen des Schaukelbrettes nach links wird das linke Bein mehr belastet

- Einbeinstand auf dem betroffenen Bein zur betonten Wahrnehmung der Belastung und der Schwerpunktlage (Abb. 2.**15**).
- Aus dem Stand auf dem belasteten Bein Aufsetzen des gesunden Beins auf eine kleine Stufe.
- Nach Verlagern des Schwerpunktes nach vorne, zur Seite auf ein Bein und Rückdrehung der spielbeinseitigen Beckenhälfte wird der Schritt nach vorn ausgelöst.
- Der Schritt kann auch vom abduzierten und außenrotierten Arm aus eingeleitet werden.
- Der Physiotherapeut faßt Arm und Bein des Patienten, zuerst der gesunden, dann der betroffenen Seite, und verlagert das Gewicht auf dem Standbein nach vorne und zur Seite. Als Reaktion kann Hüpfen erfolgen (Abb. 2.**16**).
- Das Gehen kann vom Becken her eingeleitet und kontrolliert werden (Abb. 2.**17**). Die Verlagerung nach vorne, zur Seite und der Zug nach hinten an der spielbeinseitigen Beckenhälfte sind Auslöser für den Schritt. Die kleinen Glutäen können durch Druck hinter dem Trochanter major für die Übernahme des Gewichts in der Standbeinphase des betroffenen Beines stimuliert werden.

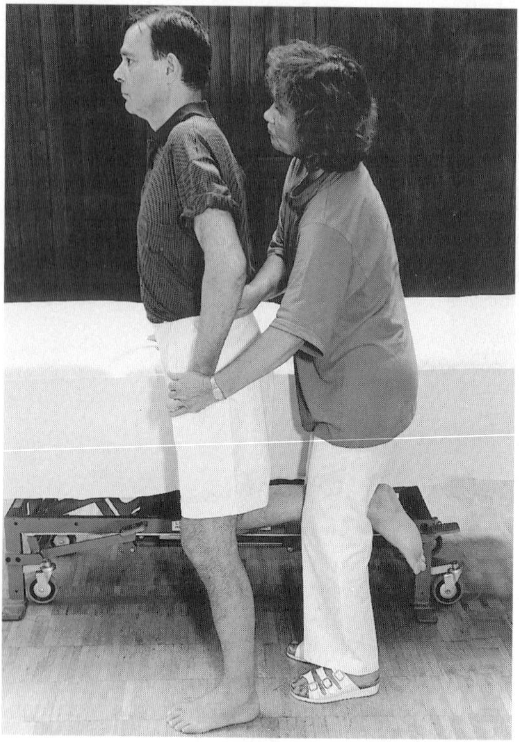

Abb. 2.**15** Patient mit Hemiparese links. Es wird versucht, das ganze Körpergewicht auf das linke Bein zu bringen und den Schwerpunkt nach hinten zu verlagern

- Die Schulung des Gehens kann vom abduziert-außenrotierten Arm aus erfolgen. Wichtig hierbei ist die Korrektur der Schultergürtelstellung sowie die Gegendrehung zur Anregung der Rotation über dem betroffenen Bein als Standbein (Abb. 2.**18**).
  Bei eindeutig protrahiertem Schultergürtel ist der betroffene Arm günstigerweise in Retroversion – Außenrotation und Extension zu halten.
- Bei eindeutig retrahiertem Schultergürtel ist die Schulung des Gehens von dem flektierten Arm her günstig (Abb. 2.**19**).
- Besteht eine starke Tendenz, das Becken auf der betroffenen Seite während der Schwungbeinphase hochzuziehen, so kann dies entweder durch Halten des betroffenen Armes in Flexion – Außenrotation oder durch Druck auf den Beckenkamm auf der betroffenen Seite nach unten oder durch beides gehemmt werden (Abb. 2.**20 a–c**).

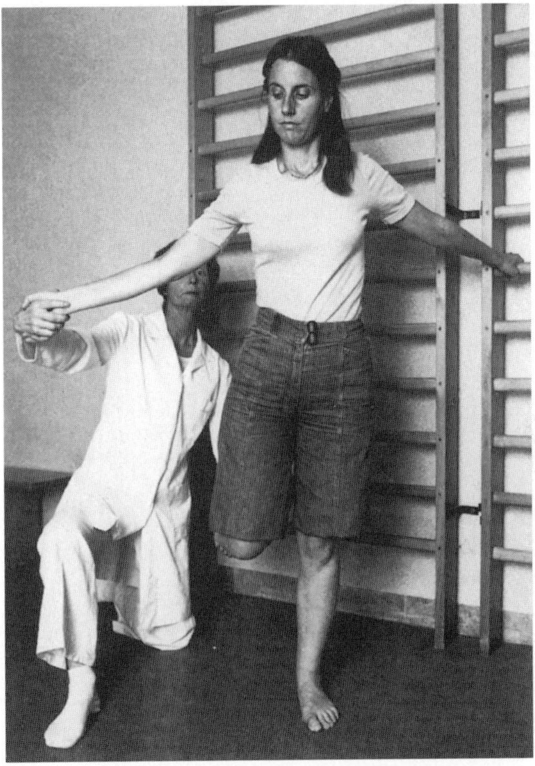

Abb. 2.**16** Kontrollierte Stellung von Arm und Bein der stärker betroffenen Seite vor Auslösung einer Hüpfreaktion

- Die Neigung mancher Hemiplegiker, das Becken während der Schwungbeinphase zurückzudrehen, kann während der Gangschulung durch Drehung nach vorn bei gleichzeitigem Druck nach schräg unten beeinflußt werden.
- Das Steigern des Gangtempos, das Rückwärts- und Seitwärtsgehen, das Gehen im Kreis mit der betroffenen Seite zur Kreismitte und das alternierende Treppensteigen sind Bestandteile der Gangschulung.
- Auf- und Absteigen auf der schiefen Ebene fördern die Kontrolle von Knie- und Sprunggelenk.
- Durch Gehen auf dem Laufband werden die Kontrolle der Gelenkstellungen und die Ausdauer trainiert.

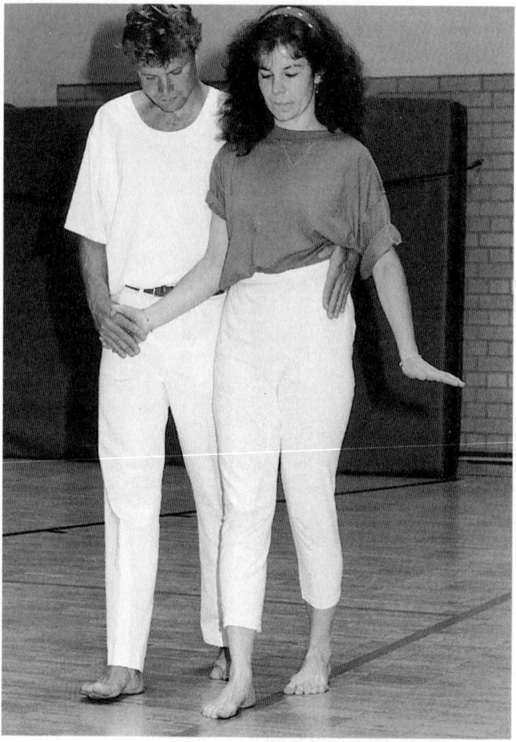

Abb. 2.**17** Patientin mit Hemiparese rechts. Intensivieren der Gewichtübernahme auf das rechte Bein. Die Linie am Boden gibt eine Orientierung bei der Plazierung des Fußes

Bleiben die Fußheber paretisch und zeigen die langen Zehenbeuger sowie der M. triceps surae auch unter erhöhten Anforderungen keinen erhöhten Muskeltonus, so sollte der Patient mit einer Fibularisschiene oder einem Innenschuh versorgt werden. Manchen Patienten kann durch eine Sohlenerhöhung am lateralen Schuhrand oder einem Pronationskeil im Schuh zu einem Ausgleich der Supinationsstellung verholfen werden und damit zu einer besseren Auftrittsfläche.

Diese Maßnahmen wie auch eine Absatzerhöhung bei Plantarflexionsstellung sind mit großer Sorgfalt und exakter Interpretation der Gangprobleme des Patienten vorzunehmen, da ein Zuviel an Stellungsveränderungen an den distalen Gelenken allzuleicht eine unerwünschte Tonussteigerung in proximalen Abschnitten nach sich zieht.

Bei der Versorgung des hemiplegischen Patienten mit einem Handstock steht vor allem beim älteren und alten Menschen der Gesichtspunkt der

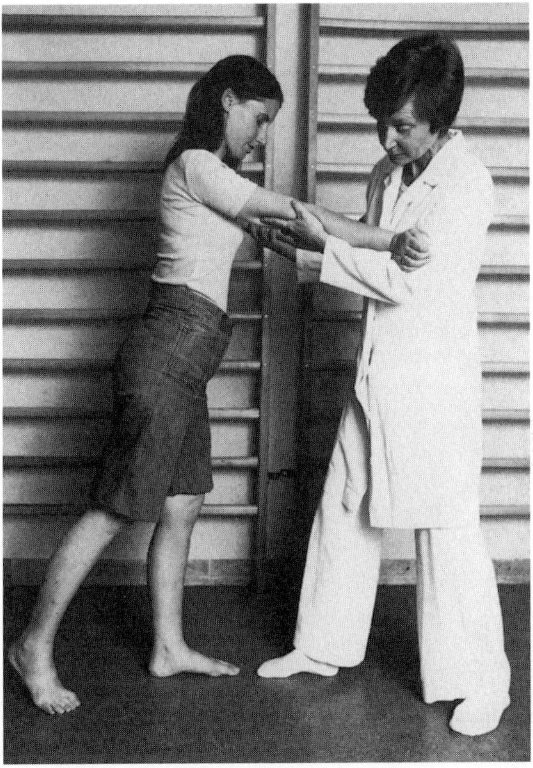

Abb. 2.**18** Augenblick der Zehenablösung des stärker betroffenen Beines bei protrahiert gehaltenem Schultergürtel

Sicherheit im Vordergrund. Es ist auch aus zahlreichen Gründen vorzuziehen, daß der Patient täglich geht, als daß er aus Angst und Unsicherheitsgefühlen weitgehend immobil wird. Ob es durch eine intensive Gangschulung zu einem Integrieren des Stockes in den Bewegungsablauf, zu einer guten Belastung des betroffenen Beines als Standbein und zur weiterlaufenden Bewegung in der Brustwirbelsäule kommt oder ob die Verlagerung des Gewichts auf die gesunde Seite und eine nur geringe und kurze Belastung des kranken Beines in Kauf genommen werden muß, wird im Einzelfall entschieden werden müssen.

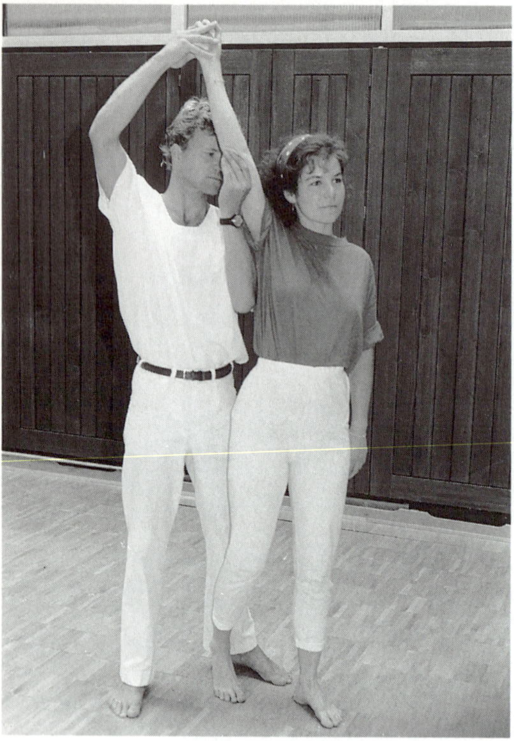

Abb. 2.**19** Patientin mit Hemiparese rechts. Der Arm wird zur Tonusregulierung flektiert und außenrotiert gehalten. Dadurch wird das Hochziehen der gleichen Beckenseite vermieden und die Zirkumduktion während der Spielbeinphase verringert

2.11 Physiotherapie bei Encephalomyelitis disseminata

•••• Einführung

Die *neurologischen Zustandsbilder* bei dieser Erkrankung können eingeteilt werden in

- spastische Bewegungsstörungen (in Form einer Para-, Tetra- und seltener Hemiplegie),
- ataktische Bewegungsstörungen (in Form einer Gangataxie, einer Gang- und Rumpfataxie und/oder Koordinationsstörungen der oberen Extremitäten, des Sprechens und Sehens),

a

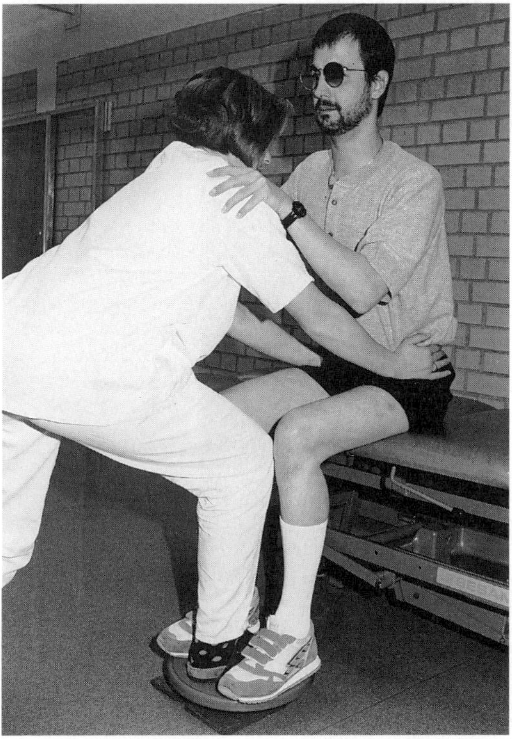

Abb. 2.**20 a – c** Patient mit Rumpf- und Standataxie. Übergang vom Sitz zum Stand auf dem Sportkreisel

Abb. 2.**20 b, c** ▶

- spastisch-ataktische Bewegungsstörungen (wobei die häufige Symptomenkombination die Paraspastik der Beine mit Ataxie von Rumpf und oberer Extremität darstellt).

Als Verlaufsformen dieser Erkrankung kommen vor:

- akuter Schub,
- chronisch-progredienter Verlauf,
- Formen des Übergangs zwischen beiden Verlaufstypen.

Befunderhebung, Behandlungsplan, Maßnahmen und Durchführung erfolgen grundsätzlich entsprechend den allgemeinen Richtlinien für die Physiotherapie zentraler Paresen (S. 321) und/oder den allgemeinen Richtlinien für die Physiotherapie von ataktischen Bewegungsstörungen (S. 414) sowie den Vorschlägen für die Behandlung von Hirnnervensyndromen (S. 298).

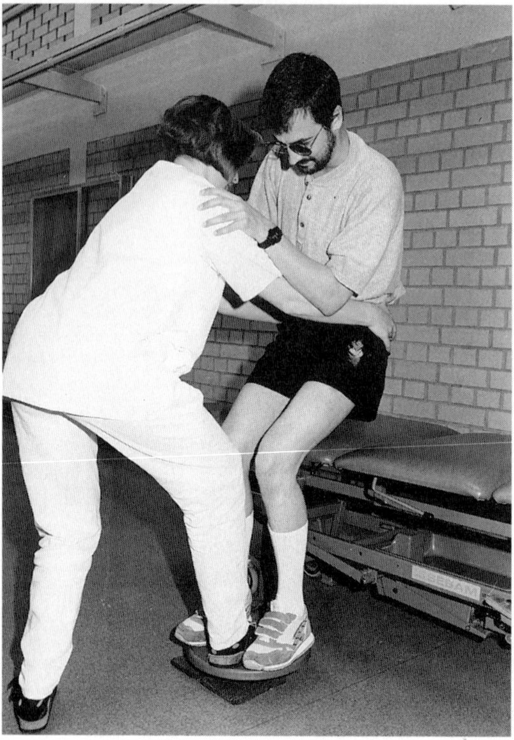

Abb. 2.**20 b**

•••• Dokumentation

In Klinik, Therapie und Forschung der Encephalomyelitis disseminata werden zusätzlich zum klinischen neurologischen Befund weitere Befundschemata benutzt:

- die Expanded Disability Status Scale (EDSS),
- die Functional Systems (FS), beide nach Kurtzke,
- die FIM-Skala nach Granger (Masur).

Wenn auch das Erstellen und Auswerten der beiden Befundschemata nach Kurtzke nicht zum physiotherapeutischen Aufgabenbereich gehört, so ermöglicht ihre Kenntnis doch einen guten Überblick über die Vielfalt der Symptome und mögliche Verläufe dieser Erkrankung. Bei der Erhebung der FIM-Skala sind Physiotherapeuten beteiligt.

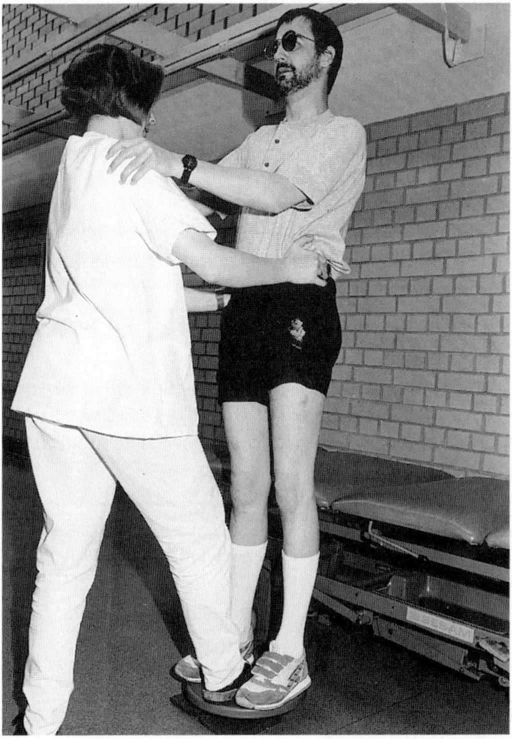

Abb. 2.**20 c**

Zur Dokumentation von Funktionsveränderungen eignen sich für den physiotherapeutischen Bereich folgende Schemata:

- der Ambulationsindex nach Hauser, der das Gangtempo auf einer definierten Gehstrecke bzw. die Entwicklung zur Rollstuhlpflichtigkeit erfaßt,
- die Ashworth-Skala zur Quantifizierung der spastischen Tonuslage (S. 324),
- der Barthel-Index (S. 464) als Bewertungsskala für den Selbsthilfebereich.

Die physiotherapeutische Befunderhebung erfolgt zu unterschiedlichen Zeitpunkten, um die Symptomatik in verschiedenen Stadien der Erkrankung und das Tempo der Progredienz zu erfassen.

Ambulations Index

0 asymptomatisch, voll aktiv

1 Gang normal, Ermüdbarkeit bei Anstrengungen

2 Gang nicht normal, zeitweise Gangunsicherheit, Gangstörung wird von Angehörigen bemerkt, kann 8 m in < 10 s gehen

3 benötigt keine Unterstützung, kann 8 m in < 20 s gehen

4 benötigt einseitige Unterstützung (Stock), kann 8 m in < 20 s gehen

5 benötigt beidseitige Unterstützung und geht 8 m in < 20s *oder* benötigt einseitige Unterstützung und geht 8 m in > 20 s

6 benötigt beidseitige Unterstützung und geht 8 m in > 20 s, benutzt gelegentlich Rollstuhl

7 Gehen auf einige Schritte mit beidseitiger Unterstützung limitiert, kann nicht 8 m gehen, meist an Rollstuhl gebunden*

8 an Rollstuhl gebunden, Transfer zum/vom Rollstuhl ohne Hilfe möglich

9 Rollstuhlgebunden, Transfer ohne Hilfe nicht möglich

* Gebrauch des Rollstuhls kann von Motivation abhängen. Erwartet wird, daß Patienten mit Grad 7 den Rollstuhl häufiger benutzen als Grad 5 und 6. Wesentlich für den Grad ist die Gehstrecke des Patienten.

(Hauser, S. L. et al.)

•••• Behandlungsziel

- Erhalten der vorhandenen Funktionen und Verhüten von Sekundärschäden im akuten Schub. Die Behandlung sollte sofort erfolgen und auf 2mal täglich aufgeteilt werden, um die einzelne Behandlungseinheit nicht zu lange auszudehnen.
- Bei völlig bettlägerig gewordenen und bewegungsunfähigen Patienten reduziert sich das Ziel auf die Erhaltung der Pflegeerleichterung und die Vermeidung von Sekundärschäden.
- Die Behandlung nach Abklingen des Schubes, die sog. intervalläre Behandlung, strebt eine Verbesserung bzw. Erhaltung von Funktionen an. Hier kommt u.U. nur eine Überwacherfunktion durch den Physiotherapeuten nach Einüben eines Hausaufgabenprogramms in Betracht.
- Die Förderung und Erhaltung von Funktionen so lange wie möglich sind die Ziele der Physiotherapie chronisch-progredienter Formen. Es kann sich hierbei um eine ambulante Betreuung mit 2- bis 3maliger Behandlung pro Woche handeln. Bei großer Eigeninitiative, Teilnahme an Gruppenarbeit (z.B. im Rahmen der örtlichen MS-Gesellschaft) oder Versehrtensportgruppen oder Unterstützung durch Be-

Tabelle 2.**19** Übersicht über die symptombezogene Physiotherapie (MS-Info 2, Liebenstund, I., Wingruber, M., 1983)

Symptom	Kennzeichen	Therapeutisches Verhalten
Para-, Tetra- oder Hemispastik	– Widerstand gegen passives Bewegen – Schweregefühl in den Extremitäten – Zunahme des Schweregefühls und Empfinden der Ermüdung bei längerem Stehen und Gehen – Schwächegefühl im Rücken – rasches Ermüden bei Bewegungsabläufen	– Bewegen unter vermindertem Schwerkrafteinfluß, z. B. Schlingentisch, Bewegungsbad (McMillan), Schaukelbrett, Rolle – Gehschulung unter Betonung der Rotation und reflexhemmenden Positionen im Hüft- und Schultergelenk, Verwendung von Gehhilfen (Kreuzgangmuster), Gehstrecke kürzer wählen als vom Patienten angegeben, Pausen – Kontrolle der Sitzhaltung im Stuhl, Sessel, Rollstuhl u. ä. Erarbeiten der Rumpfkontrolle auf bewegter Unterlage – Schaukelbrett, Rolle, Hippotherapie, Bewegungstherapie im Wasser – Erarbeiten der Bewegungsübergänge unter Beachtung tonusregulierender Positionen in den Schlüsselgelenken. Übergänge von Rückenlage und Bauchlage bis zum Stand dem jeweiligen neurologischen Zustand anpassen.
Stand-Gangataxie	– Schwankender Gang, Abweichen nach einer oder beiden Seiten – rasche Ermüdung, Schwächegefühl – Gefühl der Unsicherheit in Gelenken, insbesondere Kniegelenk	– Gangschulung: Gehen gegen Widerstand, Standschulung, Bewegungsübergänge gegen dosierten Widerstand vom Seitsitz – Kniestand – Halbkniestand – Stand auf dem Schaukelbrett. Gehhilfen, Eistauchbad für die Füße.

Tabelle 2.**19** Fortsetzung

Symptom	Kennzeichen	Therapeutisches Verhalten
Rumpfataxie	– Unsicherheit beim Sitzen, Fallneigung, Schwierigkeit beim Hantieren mit den Händen	– Rumpfkontrolle im Sitz auf Hocker, Rolle, Ball, Schaukelbrett (Hippotherapie), Langsitz, Seitsitz mit verschiedenen Armhaltungen. Rücken-/Brustschwimmen nur mit Arm- oder Beinschlag.
Koordinationsstörungen der Arme	– Schwierigkeiten beim Schreiben, bei persönlicher Hygiene und Ankleiden, handwerklichen-feinmotorischen Aktionen	– aus sicherer Ausgangsstellung Arme gegen gegebenen oder gedachten Widerstand zu markiertem Ziel bewegen, Rücken-/Brustschwimmen nur mit Armschlag
Gleichgewichtsstörungen	– Unsicherheit, Schwindel beim Gehen, bei Lagewechseln, raschen Kopfbewegungen	– auf bewegter Unterstützungsfläche wie Schaukelbrett, Rolle, Ball (Hippotherapie), Positionen wie Rücken-/Seitenlage, Seitsitz, Langsitz, Vierfüßlerstand, Kniestand, Halbkniestand, Stand mit geschlossenen Augen einnehmen und bewahren bei Bewegungen der Unterstützungsfläche – Bewegungsübergänge in Sequenzen aufteilen und durch Kopfbewegungen einleiten – langsames Vorwärts-, Rückwärts-, Seitwärtsgehen entlang vorgegebener Markierungen. Steigerung: Schwebebalken
Spastisch-ataktisches Mischbild		Hier ist aus dem Vorgenannten auszuwählen. In der Therapie wird vorrangig das im Alltag am stärksten behindernde neurologische Symptom am intensivsten aufgegriffen.

zugspersonen des Patienten kann die physiotherapeutische Betreuung auch in größeren Abständen erfolgen.

Der Physiotherapeut wird sich im Team an Fragen der Hilfsmittelversorgung, geeigneter Sportarten oder sonstiger Aktivitäten beteiligen (Tab. 2.**19**).

Maßnahmen

Wenn der Verlauf der Erkrankung überwiegende oder ausschließliche Bettlägerigkeit erzwingt, so rücken Maßnahmen zur Vermeidung von sekundären Schäden wie Dekubitus, Kontrakturen, Pneumonie oder Thrombose in den Vordergrund.

- Lagern und Umlagern, möglichst in einem Zweistundenrhythmus: Bei jeder Lagerung ist auf Abpolsterung bzw. Freihalten von Druck zu achten. Gefährdete Bereiche sind Hinterkopf, Ohren, Schulterblätter, seitliche Schulterregion, Brustwirbeldornforsätze, Kreuz- und Steißbein, seitliche Hüftregion, Wadenbeinköpfchen, Ferse, Knöchel, seitliche Knochenvorsprünge am Ellbogengelenk.
  - Rückenlage:
    - Kopf gerade und flach gelagert,
    - Rumpf gerade,
    - beide Beine leicht abduziert (Schaumstoffkeil), im Hüftgelenk gestreckt, Beine nicht nach innen oder außen gedreht (schwere Rolle an Außen- oder Innenseite),
    - beide Kniegelenke leicht gebeugt (kleine Rolle oder gefaltetes Frottiertuch),
    - Schuhe (bei Spastik) oder Fußbrett mit Fellüberzug gegen die ganze Fußsohle,
    - beide Arme abgespreizt und erhöht (Keilkissen),
    - Ellbogen gestreckt,
    - Handgelenk gestreckt,
    - Daumen zum Körper zeigend und abgespreizt,
    - Finger in allen Gelenken leicht gebeugt.
  - Wechselnde Seitlage:
    - Halswirbelsäule mit kleinem Kissen unterstützt,
    - Rumpf gerade, evtl. feste Rolle im Rücken,
    - unten liegendes Bein im rechten Winkel in Hüft- und Kniegelenk,
    - oberes Bein auf großem Kissen in Streckung im Hüftgelenk und leichter Beugung im Kniegelenk gelagert,
    - unten liegender Arm unter dem Kopf angebeugt oder vor dem Körper gelagert mit gestrecktem Ellbogen,

  - oben liegender Arm im Ellbogen gestreckt auf Keil vor oder hinter dem Körper. Grundregel: Hand liegt höher als Ellbogen, Ellbogengelenk höher als Schulter.
- Bauchlage:
  - Kopf zur Seite gedreht,
  - Rumpf gerade,
  - beide Arme gestreckt seitlich neben dem Rumpf oder langgestreckt neben dem Kopf,
  - beide Beine leicht abduziert, im Hüftgelenk gestreckt,
  - unter Unterschenkel Rolle oder Kissen, damit leichte Kniebeugung erreicht wird.
- Sitz: Unabhängig vom Sitzmöbel muß der Rumpf gerade sein. Dazu muß entweder die Lendenwirbelsäule durch Kissen im Rücken oder der Rumpf seitlich durch Kissen abgestützt werden. Bei ausgeprägter Instabilität im Rumpf ist eine individuell angefertigte Sitzschale (Orthopädiemechaniker) erforderlich. Beide Beine sind durch Kissen, Schaumstoffkeile oder Gurte seitlich abgespreizt zu lagern. Die Füße stehen auf dem Fußraster auf. Es sollten feste Schuhe oder Basketballstiefel getragen werden. Patienten mit vorhandenen Armfunktionen bewegen den Rollstuhl am Greifring (Kurbel). Patienten mit gelähmten Armen sollten beide Arme auf einem Brett gelagert haben; dieses Brett wird auf die Armlehnen aufgesteckt. Die Arme sind leicht abduziert. Die Unterarme auf den Oberschenkel und die Oberarme an den Rumpf zu legen ist eine unbedingt zu vermeidende Armstellung.
- Stand: Jeder geh- und stehunfähige Patient aber auch einer, der nur kurzzeitig stehen und gehen kann, sollte täglich mehrmals stehen. Dies wirkt sich positiv aus auf Knochen (Osteoporose) und Gelenke (Spitzfuß), Atmung, Kreislauf, ableitende Harnwege und Darm.
  Stehhilfen sind das Stehbrett (auch als Bauchliegebrett verwendbar), der Stehbarren, kniegelenkstabilisierende Schienen oder der Kniegelenkstützverband. Zu beachten im Stand ist die abduzierte Beinstellung sowie die Lagerung der Arme, wie beim Sitz beschrieben.

- Passives Bewegen: Bei allen ständig oder überwiegend bettlägerigen Patienten besteht die Gefahr, daß ihre Gelenke unbeweglich werden. Diese Einschränkung der Gelenkbeweglichkeit (=Kontraktur) verstärkt die Immobilität, erhöht die Dekubitusgefahr, steigert die Spastik und erschwert die Pflege. Kontrakturen entwickeln besonders rasch spastisch gelähmte Patienten. Es ist demzufolge erforderlich, die Gelenke der Betroffenen mindestens einmal täglich zu bewegen. Wo dies nicht durch Physiotherapeuten erfolgen kann, sollte irgend jemand nach Anleitung diese Aufgabe übernehmen. Außer auf das passive Bewegen ist auf eine sorgfältige, kontrakturverhütende Lagerung und Umlagerung Wert zu legen.

Passives Bewegen soll nicht wehtun. Spannungsempfindungen in der Muskulatur können durch Anlegen von Eisumschlägen oder, falls diese nicht vertragen werden, durch feuchtwarme Wickel reduziert werden. Sollten heftige, nicht abklingende Schmerzen in den Gelenken oder in ihrer nächsten Umgebung auftreten, so müßte der Arzt um Rat gefragt werden. Bei spastisch gelähmten Patienten beginnt man mit dem Bewegen an Kopf und Wirbelsäule und den großen Gelenken und nicht in der Peripherie an den kleinen Gelenken. Die günstigste Ausgangsstellung für das passive Bewegen der Wirbelsäulenabschnitte ist die Seitenlage. Als erstes wird der Kopf nach vorne bewegt, so daß das Kinn das Brustbein berührt. Das Bewegen des Schultergürtels nach vorne und hinten folgt. Man faßt mit beiden Händen das Schulterblatt und bewegt es nach oben und unten, zur Wirbelsäule hin und von ihr fort. Danach wird das Becken vor- und zurückbewegt.

In den beiden Seitlagen wird das Bein im Hüftgelenk wiederholte Male nach vorne in die Hüftbeugung und nach hinten in die Hüftstreckung gebracht. Das unten liegende Bein ist dabei in Hüft- und Kniebeugung gelagert. Dazu benötigt man bei sehr spastischen Patienten unter Umständen einen Sandsack, um die Position dieses Beines während des Bewegens des anderen aufrechtzuerhalten. Der Oberschenkel wird nun auf Kissen abgelegt und das Kniegelenk bis zur vollen Beugung und Streckung bewegt. Das soll nicht zu einer Bewegung im Hüftgelenk führen. Bei passiv voll gebeugtem Kniegelenk berührt die Ferse das Gesäß.

Weiteres Bewegen erfolgt in der flachen Rückenlage. Wieder beginnt man mit dem Kopf; er wird zur rechten und zur linken Seite geneigt und gedreht. Der rechte/linke Arm wird nach oben neben die Ohren und ferner vors Gesicht gebracht. Wenn der Oberarm neben den Ohren ist, beugt und streckt man das Ellbogengelenk, und zwar so, daß einmal der Handrücken zum Kopf weist und einmal die Handfläche. Weiterhin wird der Arm zur Seite geführt auf die Höhe der Schulter und die Hand, dann zur gegenüberliegenden Schulter gebracht. Dann faßt man die Hand des Patienten; der Oberarm liegt seitlich neben dem Rumpf und bringt einmal den Handrücken zur Schulter und zum anderen die Innenfläche der Hand. Als nächstes greift man mit der einen Hand um den Unterarm; die andere Hand faßt die Patientenhand wie zur Begrüßung. Nun bewegt man die Hand des Patienten auf und ab; der Daumen zeigt dabei nach oben. Mit gleichem Griff – nur zeigt der Daumen der Patientenhand nun zur Seite – wird die Hand seitlich hin- und herbewegt. Daran schließt sich das Bewegen sämtlicher Fingergelenke in voller Streckung und Beugung an. Die Beugung in den drei Fingergelenken muß so weit gehen, daß die Fingerkuppen die Hohlhand berühren. Besonders intensiv wird der Daumen gebeugt und gestreckt, zu den übrigen Fingern hin und von ihnen fort bewegt.

Das rechte/linke Bein wird nun bei gestreckt gehaltenen Hüft- und Kniegelenken zur Seite – vom Körper fort bewegt. Hierbei ist das andere Bein ebenfalls vom Körper weg gelagert (= abduziert). Möglicherweise muß es hier durch einen Sandsack fixiert werden. Das gestreckte Bein wird dann intensiv nach innen und nach außen gedreht. Nun beugt man das Bein mit gestrecktem Kniegelenk so weit, bis im Hüftgelenk mehr als ein rechter Winkel erreicht ist (d. h. über 100 Grad). Bei gestreckt liegendem Bein wird der Fuß ausgiebig nach oben und unten, nach innen und außen bewegt. Auch die Zehengelenke werden gebeugt und gestreckt. Sind die Zehen durch einen zu hohen Muskeltonus eingekrallt, so kann versucht werden, durch Schaumstoffstückchen zwischen den Zehen diese zu spreizen und damit den Tonus zu senken, ehe man bewegt.

Zur Dosierung der physiotherapeutischen Maßnahmen

Unabhängig vom Alter und Geschlecht der Patienten und von der gewählten Behandlungsform müssen bei dieser Erkrankung in der individuellen Therapiesituation einige Aspekte berücksichtigt werden:
- Die Behandlung darf nie zur Erschöpfung führen.
- Dauer- und Ausdauerleistungen sind nicht anzustreben.
- Ein Krafttraining bedarf genauester Kontrolle durch den Therapeuten.
- Eisanwendungen sind hinsichtlich der Aktivierung der Patienten günstiger als Wärmeanwendungen.
- Bei der Therapie im Bewegungsbad sollte die Wassertemperatur zwischen 28 und 30 °C liegen.
- Es sollen regelmäßige, über den Tag verteilte Ruhezeiten eingeplant und auch eingehalten werden.

2.12 Physiotherapie bei neuropsychologischen Syndromen

Neuropsychologische Syndrome rücken in der funktionellen Rehabilitation von Schäden des zentralen Nervensystems immer stärker in das Blickfeld des Interesses. Es handelt sich um

- Störungen der Sprache (Aphasie),
- Störungen räumlicher Leistungen,
- Neglectformen,
- Störungen des Handlungsentwurfs (Apraxie),
- Störungen der Aufmerksamkeit, des Lernens und Behaltens,
- Störungen des problemlösenden Denkens,
- Störungen des emotionalen Erlebens und des Verhaltens.

In Forschung, Diagnostik und Therapie befassen sich damit die Neurologie, die medizinische Psychologie, die Neuropsychologie, die Linguistik, die Sprachheilkunde, die Logopädie, die Physiotherapie und die Ergotherapie. Es liegen Testverfahren zur Quantifizierung und Qualifizierung der Defizite vor oder sind in der Entwicklung begriffen. Das gleiche gilt für spezifische Trainingsmethoden.

Ursachen: Neuropsychologische Syndrome kommen vor nach zerebrovaskulären Läsionen, Schädel-Hirn-Traumen, Hirntumoren, seltener nach entzündlichen oder bei degenerativen Erkrankungen des Gehirns.

Rolle der Physiotherapie

Wenn zu Erscheinungsformen und Therapie neuropsychologischer Syndrome von physiotherapeutischer Seite etwas gesagt werden soll, so hat das folgende Gründe:
- Zahlenmäßig sind in Kliniken, Krankenhäusern, Rehabilitationseinrichtungen und freien Praxen mehr Physiotherapeuten mit diesen Problemen konfrontiert als Logopäden und Ergotherapeuten.
- Die Physiotherapeuten sind meistens früher und länger mit den Betroffenen beschäftigt.
- Die unterschiedlichen neuropsychologischen Störungen stellen unmittelbar Probleme für die Physiotherapie dar.
- Informationen über Art und Auswirkung der Störungen, spezielle Testverfahren und spezifische Trainingsmethoden dienen der Intensivierung der Teamarbeit, der Abstimmung des therapeutischen Grundkonzepts und damit der Optimierung des Rehabilitationsergebnisses.

2.12.1 Aphasien

☐ *Definition:* Unter Aphasie versteht man die Störung der inneren Sprache (zentrale Sprachstörung). Dabei sind die sprachlichen Modalitäten Verstehen, Lesen, Schreiben ebenfalls mehr oder weniger beeinträchtigt.

•••• Formen

- Broca-Aphasie (Störungen des Entwurfs von Wort- und Satzbildung),
- Wernicke-Aphasie (Störungen des Verständnisses für gesprochene Sprache),
- amnestische Aphasie (Störungen im Auffinden von zutreffenden Bezeichnungen für Begriffe und Namen),

- globale Aphasie (Störungen, in denen alle bisher aufgeführten Teilaspekte ganz oder teilweise enthalten sind).

Von den Aphasien abzugrenzen sind die sog. *Sprechstörungen*. Sie betreffen den Sprechapparat und die dazugehörigen Muskeln. Es sind dies die Dysarthrie (S. 318), das Lispeln und das Näseln.

Unter dem Begriff Aphasie werden ebenfalls nicht solche Störungen zusammengefaßt, die vor Abschluß des Spracherwerbs (bis zum 8. Lebensjahr) auftreten. Sie werden als *Sprachentwicklungsstörungen* bezeichnet. Zu den Störungen der Sprachentwicklung kommen manchmal bei diesen Fällen noch andere Symptome einer allgemeinen Hirnschädigung hinzu.

Leitsymptome der aphasischen Syndrome. Die sprachlichen Äußerungen der Kranken werden unter folgenden Aspekten untersucht und klassifiziert:
- Sprachproduktion,
- Artikulation,
- Prosodie (Sprachmelodie und -rhythmus),
- Satzbau,
- Wortwahl,
- Lautstruktur,
- Verstehen.

Broca-Aphasie

Bei der Broca-Aphasie ist die Sprachproduktion erheblich verlangsamt; auffallend ist die große Sprachanstrengung. Die Artikulation ist oft dysarthrisch verändert), z. B. infolge einer zentralen Fazialisparese. Die Prosodie ist meist nicht vorhanden. Die sprachlichen Äußerungen klingen nivelliert, manchmal sogar skandierend. Der Satzbau ist äußerst einfach und die Wortwahl sehr begrenzt. Die Lautstruktur der Sprache ist durch viele phonematische Paraphasien verändert (Ersetzen einzelner Laute durch andere, Auslassen oder Umstellen von Lauten, z. B. Tolle statt Rolle, Chistoph statt Christoph, Phantastie statt Phantasie). Das Sprachverständnis ist leicht gestört. Ein Gespräch kommt mit einem derart Gestörten nicht zustande. Er gibt auf Fragen nur kurze Antworten, redet im *Telegrammstil* (Agrammatismus) und entwickelt keine spontanen sprachlichen Aktivitäten. Die Kommunikation ist beeinträchtigt. Der Patient reagiert auf diese Beeinträchtigung häufig durch Verstimmung und völliges Verweigern sprachlicher Äußerungen.

Wernicke-Aphasie

Sprachproduktion, Artikulation und Prosodie sind meist gut erhalten. Der Satzbau zeigt hingegen deutlich Störungen. Es kommen fehlerhafte Kombinationen von Wörtern, Satzabbrüche und falsche Endungsformen der Sätze vor (Paragrammatismus). Die Wortwahl ist durch semantische Paraphasien (Auftreten von Wörtern mit entfernter oder gar keiner Beziehung zum eigentlich Geforderten und Neologismen (= Neubildung von Wörtern, die in der geforderten Sprache gar nicht vorkommen) grob entstellt. Diese Neologismen und reichlich vorkommende phonematische Paraphasien verändern die Lautstruktur. Am stärksten gestört ist das Wort-, Satz- und Textverständnis. Die Betroffenen reden sehr viel (Logorrhö) und versuchen, den fehlenden Ausdruck zu umschreiben. Sie wiederholen Wörter und Laute häufig (Perseveration). Eine Kommunikation ist meistens möglich, in manchen schweren Fällen jedoch nicht.

Amnestische Aphasie

Im Hinblick auf Sprachproduktion, Artikulation, Prosodie und Satzbau zeigen sich die Kranken nicht oder nur geringgradig gestört. Die Wortwahl hingegen ist stark verändert. Das fehlende Wort wird weitschweifig umschrieben. Die Patienten weichen in allgemeinen Floskeln aus und versuchen, durch Pantomime die Kommunikation zu verbessern. Die Lautstruktur weist einzelne phonematische Paraphasien auf. Das Verstehen ist nur in leichter Form beeinträchtigt.

Globale Aphasie

Diese ist die schwerste Form einer Aphasie. Sie wird stets begleitet von Hemiplegie und ideomotorischer Apraxie. Die Sprachproduktion ist spärlich bis erloschen oder durch Sprachautomatismen (pa pa, o mei o mei, jessas na) gekennzeichnet. Spontan nehmen die Kranken keinen sprachlichen Kontakt auf. Das Sprechen ist stockend, von großer Anstrengung und manchmal dysarthrisch. Die Prosodie ist bei den Automatismen erkennbar. Im Satzbau herrschen Einzelwörter, Floskeln und die erwähnten Automatismen vor. Die Lautstruktur weist sehr viele phonematische Paraphasien und Neologismen auf. Das Sprachverständnis ist ähnlich schwer gestört wie das der Wernicke-Aphasiker. Auch der Patient mit globaler Aphasie zeigt häufig eine starke depressive Reaktion auf seine Behinderung und neigt zur Verweigerung der Behandlung.

•••• Untersuchung zum Erfassen des aphasischen Syndroms

Die Diagnose einer Aphasie wird durch ausführliche Testverfahren durch den Neurologen, den medizinischen Psychologen, den Linguisten oder den Logopäden gestellt. Der derzeitig gebräuchlichste Test zur Diagnostik einer Aphasie ist der Aachener Aphasietest (AAT). Die Klassifizierung eines aphasischen Syndroms ist nicht die Aufgabe des Physiotherapeuten. Jedoch erhält die Information über den Ablauf einer Testsituation ihren Sinn im Hinblick auf das therapeutische Vorgehen. Zuerst wird das *Spontanaussprechen* erfaßt. Gesprächsweise soll der Patient über Befinden, Beschwerden, berufliche Tätigkeit, Liebhabereien u.ä. sprechen. Gezielte Fragen lenken dieses Interview, das jedoch Gesprächscharakter haben soll. Sprachproduktion und -anstrengung, Artikulation, Prosodie, Perseverationen, Automatismen, phonematische und semantische Paraphasien sowie Neologismen können bereits hier konstatiert werden. Das Reihensprechen (sog. automatisierte Reihen wie Wochentage, Monatsnamen, Zahlenreihen) läßt man in den Fällen anschließen, in denen eine spontane sprachliche Produktion nicht erfolgt. Den Anfang einer solchen Reihe kann der Untersucher vorsprechen.

Erforderlich ist dieses Reihensprechen bei Broca- und globaler Aphasie. In Fällen spontaner Sprachproduktion ist es entbehrlich.

Durch das Nachsprechen wird überprüft, ob der Patient alle Konsonanten und Vokale wiedergeben kann. Ferner werden linguale, dentale und gutturale Konsonanten geprüft (linguale = b, f, p, m, k, w, y; dentale = c, d, j, l, n, s, t, z; gutturale = h, k, q, r). Es folgen ein- und mehrsilbige Wörter und schließlich Sätze. Die Sätze nehmen an Länge und Schwierigkeitsgrad zu. Durch dieses Nachsprechen sind phonematische Paraphasien sowie Störungen in der Wort- und Satzbildung zu erfassen.

Die Prüfung auf Benennen erfolgt mittels Abbildungen, Farbtafeln und Objekten. Auf diese Weise werden Verben, Adjektive und Substantive geprüft.

Zur Prüfung des Sprachverständnisses werden dem Patienten mehrere Bilder gezeigt, die zu dem als Zielwort gegebenen Begriff eine Beziehung haben. Wieder werden Verben, Adjektive und Substantive geprüft. Das Satzverständnis wird anhand mehrerer Abbildungen ermittelt.

Das Verständnis für einen kurzen Text kann erfaßt werden, indem man dem Patienten mehrere Bilder vorlegt und eines der Bilder erzählend beschreibt. Der Patient muß aufgrund der erzählten Geschichte das richtige Bild erkennen.

Lesen und Schreiben sind meistens gestört (Alexie und Agraphie).

Die Prüfung des Lesens erstreckt sich auf Buchstaben, Wörter, Sätze und kurze Texte.

Die Prüfung des Schreibens erfolgt über Diktat- und Spontanschreiben.

Bei diesen Prüfungen sind Störungen wie Hemiparese, Hemianopsie, Apraxie und räumliche Orientierungsstörung zu berücksichtigen.

•••• Behandlungsziel

Spontanremissionen sind möglich, jedoch keinesfalls sicher. Bessere sprachliche Leistungen sind zu erzielen, wenn
- die logopädische Therapie sofort nach dem Ereignis einsetzt,
- es sich um eine störungsspezifische Therapie handelt,
- die Therapie über einen ausreichenden Zeitraum (8 – 12 Wochen mit täglicher logopädischer Einzeltherapie und weiterer Gruppentherapie) erfolgt.

Diese positiven Effekte waren bei einem Drittel der aphasischen Patienten nachweisbar (von Cramon u. Zihl 1988, Huber u. Mitarb. 1991, Poeck 1982, Prosiegel 1991).

Das Ausmaß der Restitution sprachlicher Leistungen hängt neben der konsequenten Therapie ab
- vom Alter des Patienten,
- von der zerebralen Leistungsbreite,
- vom Grundleiden,
- von der prämorbiden Persönlichkeit, insbesondere hinsichtlich des Bewältigens von Konflikten,
- vom psychosozialen Umfeld.

Das Therapieziel besteht aus dem Wiedererlangen der Kommunikationsfähigkeit und nicht darin, zum „status ante" hinsichtlich der Sprache zu gelangen.

Bemerkungen zur logopädischen Behandlung von Aphasikern

Die logopädische Behandlung kann
- die spontane Rückbildung unterstützen,
- sinnvolle Hilfsstrategien finden,
- störende Ersatzstrategien vermeiden helfen.

Alle Therapeuten müssen sich absprechen, um während der phasenspezifischen Therapie einheitlich vorgehen zu können. Auch die Angehörigen des Betroffenen müssen hinsichtlich ihres Verhaltens informiert, beraten und unterstützt werden.

Gliederung der phasenspezifischen Behandlung der Aphasie

- Aktivierungsphase: Dauer ca. 6 – 8 Wochen, tägliche Behandlungszeit 10 – 20 Minuten. Unmittelbar nach dem Ereignis und in den darauffolgenden Wochen wird durch Singen oder Klopfen mit den Fingern oder dem Fuß versucht, sprachliche Äußerungen zu erreichen.
- Störungsspezifische Übungsphase: Dauer ca. 2 – 3 Jahre, Behandlung 3- bis 5mal pro Woche je 30 Minuten. Es wird versucht, eine einfache verbale Kommunikation, eine „Ein-Wort-Kommunikation", zu erreichen. Außerdem werden mimische und gestische Verständigungsstrategien gezielt eingesetzt.
  Es muß vermieden werden, daß sich Automatismen, ständige Wiederholungen („recurring utterances"), der partiellen Restitution hemmend in den Weg stellen.
- Konsolidierungsphase: Sie überlappt teilweise die störungsspezifische Übungsphase. Behandlung einmal pro Woche als Einzeltherapie oder in der Gruppe.
  In Alltagssituationen, Selbsthilfegruppen und Rollenspielen werden die wiedererworbenen sprachlichen Strategien angewendet und „durchgespielt". Tonband- und Videoaufzeichnungen können, auch in der logopädischen Supervision, sinnvoll eingesetzt werden.

Therapeutische Ansätze bei Aphasien

Es kann sich hier nur um kurze Vorschläge zur Behandlung von Aphasien handeln. Der mit der Materie befaßte Physiotherapeut wird sich mit Hilfe der Literatur einen Behandlungsplan erarbeiten müssen.

Um beim Totalaphasiker sprachliche Äußerungen in Gang zu setzen, kann der Therapeut einen Satz beginnen, den Patienten auffordern, ihn mitzusprechen oder zu vollenden.

Gemeinschaftsspiele wie Dame, Mühle, Halma, Schach, Skat oder Mensch-ärgere-dich-nicht sind mögliche Hilfen zur Überwindung der Isolation.

Durch Zuordnung des richtigen Wortes zu einem Gegenstand mit Hilfe von Bild-Wort-Karten kann die Wortfindung geübt werden. Weitere Hilfen bei der Wortfindung sind die Vorgabe des Anlauts oder das Vervollständigen von Lückensätzen.

In der Behandlung ist immer der Bezug zur Umwelt zu beachten. Konkrete Wörter sind zuerst zu üben (z. B. in Zusammenhang mit der Physiotherapie die Aufzählung der einzelnen Körperteile); später kommen Verben in der Infinitivform und Adjektive in der Grundform hinzu, zuletzt folgen abstrakte Substantive. Zum Substantiv können zugehörige

Adjektive und Verben gefunden werden, wie Apfel – rot, Fahrrad – fahren usw. Aus diesem Wortschatz werden dann kleine Sätze gebildet. Die Sätze dürfen anfänglich im Telegrammstil gehalten sein. Die Wörter sollten sowohl als Bildkarte als auch in der geschriebenen Form angeboten werden. Außerdem kann auch das Zusammensetzen von Buchstaben zu Wörtern mit eingesetzt werden. Bei phonematischen Paraphasien muß im Einzelfall entschieden werden, ob korrigiert wird oder ob der Fehler vorläufig akzeptiert werden kann, um den Patienten nicht zu entmutigen. In der Sprachbehandlung – dies gilt auch für die anderen Aphasieformen – können erhebliche Hemmungen und Verzweiflungszustände des Patienten auftreten. Durch Ruhe, Geduld und Verständnis muß das Vertrauen des Patienten gewonnen und ihm Mut zum Sprechen gemacht werden. Der Therapeut kann die Worte beginnen und vom Patienten vollenden lassen. Teilnahme, Aufforderung und Lob können und sollen auch von den Mitpatienten, dem Pflegepersonal und Angehörigen erbracht werden.

Die Wiedererlangung des Sprachverständnisses und die Wahrnehmung der eigenen Sprachproduktion stehen im Vordergrund. Über Zeigen auf konkrete Dinge bei gleichzeitiger Benennung wird das Sprachverständnis geschult. In der Physiotherapie muß ohnehin durch Vormachen, passives Ausführen bei gleichzeitigem Verbalisieren, der gewünschten Bewegung die Mitarbeit des Patienten erarbeitet werden.

Begonnen wird mit Zeigen und Benennen einzelner Körperabschnitte, z. B. Nase, Ohr, Mund, Auge. Es schließen sich Gegenstände aus der nächsten Nähe an wie Tisch, Bett, Nachttisch, Waschbecken. Weitere Bereiche wie Haus, Garten, Straße werden hinzugenommen.

Eine gute Hilfe sind Bild-Wort-Karten. Das Satzverständnis wird geschult durch das Auswählen des zutreffenden Bildes unter mehreren vorgelegten Bildkarten. In der Physiotherapie kann das motorische Ausführen und sprachliche Kommentieren eines verbal gegebenen Auftrags zur Schulung des Satzverständnisses herangezogen werden.

•••• Arbeitsmaterial

Einige Hilfsmittel sollen kurz aufgeführt werden:
- Bild-Wort-Karten, Serie 1 u. 2, Kuhlemann Lernmittelverlag, Göppingen;
- Bimbo, das vielseitige Kartenspiel, Scholz-Mainz, Wiesbaden;
- Lettera, Lesedomino, Posi nega, Wrnamenta, Diago, Triangel, Domino und Contact, Ravensburger Spiele, Maier, Ravensburg.

2.12.2 Störungen räumlicher Leistungen

☐ *Definition:* Unter Störungen räumlicher Leistungen versteht man Störungen von Wahrnehmungen und Handlungen, bezogen auf den eigenen Körper und den Raum.

•••• Formen

- Störungen der visuell-räumlichen Wahrnehmung: Hierbei erstreckt sich das Defizit auf die Einschätzung von Positionen mehrerer Objekte zueinander, auf Längen, Distanzen, auf die subjektive Vertikale und Horizontale sowie auf die Fähigkeit, Linien exakt in der Mitte zu halbieren.
- Störung der Wahrnehmung der eigenen Körperlängsachse („Pusher-Syndrom" nach Davies): Sie besteht aus der Verschiebung der eigenen Körperlängsachse im Sitzen und im Stand zur linken Seite, überwiegend bei Patienten mit rechtshemispärischen Läsionen. Patienten mit linkshemisphärischen Läsionen zeigen das Phänomen seltener und in schwächerer Ausprägung.
- Störungen visueller Raumoperationen:
  1. Die Störung der mentalen Rotation, d.h., die Unfähigkeit, gedanklich Objekte im Raum zu rotieren.
  2. Störungen der Transformationsleistungen, d.h., die Unfähigkeit, das Maßstabverhältnis zweier verschieden langer Linien oder zweier verschieden großer Winkel einzuschätzen (Prosiegel 1991).
- Störungen räumlich-konstruktiver Leistungen: Diese manifestieren sich z.B. beim Anziehen, beim Zeichnen, beim Zusammensetzen mehrerer Teile zu einem Ganzen, beim Umgang mit Eßbestecken sowie beim Abzeichnen von einer Vorlage.
- Störungen in der topographischen Orientierung: Der Betroffene verläuft sich häufig, auch in eigentlich vertrauter Umgebung.

Auf Fragen der Zuordnung, der weitergehenden Differenzierung und Klassifizierung sowie der Abgrenzung der einzelnen Störungen wird hier nicht eingegangen.

Einige früher gebräuchliche Bezeichnungen wie konstruktive Apraxie, Ankleideapraxie, Fingeragnosie, Rechts-links-Störungen, Akalkulie und Agraphie werden seitens der Neuropsychologie verworfen, haben keine Berechtigung oder werden sehr kontrovers diskutiert.

Lokalisation und Vorkommen: Störungen der räumlichen Leistungen werden überwiegend bei Läsionen der parietookzipitalen Rindenareale, meistens der rechten Hirnhemisphäre, beobachtet. Ursachen sind in der Regel Infarkte oder Blutungen.

•••• Behandlung

Die Behandlung der räumlichen Leistungsstörungen teilen sich Physio- und Ergotherapeuten. Als etablierte Methoden gelten das Bobath-Konzept und die Vorgehensweise nach Affolter. Die Störungen der visuell-räumlichen Wahrnehmung und der räumlich-konstruktiven Leistungen werden überwiegend durch Ergotherapeuten behandelt.

Bei der Störung der Wahrnehmung der eigenen Körperlängsachse wird das Vorgehen nach dem Bobath-Konzept vorgeschlagen.

Weitere Vorschläge zur Therapie der verschobenen subjektiven Vertikalen:
- Die Verwendung von zwei Personenwaagen zur Schulung der Wahrnehmung für die differierende Belastung beider Füße im Stand auf den Waagen.
- Die visuelle Orientierung mittels Lot, angebracht an einem Spiegel, zur vertikalen Ausrichtung der Haltung im Sitz und im Stand.
- Die Ausrichtung nach senkrechten Linien an Wänden bei Stand auf dem Schaukelbrett.
- Biofeedback-Training mittels Posturographieplattform: Die Schwerpunktlage wird auf dem Monitor zur visuellen Information und Kontrolle für Patienten und Behandler dargestellt (Prosiegel 1991).

Gangschulung von hemiplegischen Patienten mit verschobener subjektiver Vertikale:
- Während der Fortbewegung manueller Kontakt an Beckenseite und Arm der weniger belasteten Seite zur geraden Ausrichtung des Rumpfes und zur Schulung der rhythmisch-alternierenden Verlagerung des Schwerpunktes.
- Durch Plazieren des weniger belasteten Beines auf einen auf den Boden gezeichneten Fuß.
- Durch nachdrückliches Approximieren der weniger belasteten Bekkenseite.
- Durch akustische Betonung der Übernahme des Gewichts und der Standbeinphase des zu gering belasteten Beines.

Für Patienten mit topographischen Orientierungsstörungen wird ein Reorientierungstraining durchgeführt. Die Angaben zur Orientierung betreffen solche zur Person, zu Zeit und Ort, zu Einrichtung und Lage des Zimmers, der Station, des Krankenhauses und der Umgebung. In dieses Reorientierungstraining ist sinnvollerweise das ganze Behandlerteam eingebunden. Die topographische Orientierung vom Zimmer bis in die nähere Umgebung als planmäßig durchgeführte Therapie liegt günstigerweise bei einer Bezugsperson. Orientierungshilfen wie Zimmernummer, Stockwerk, Himmelsrichtung, Angaben zu benachbarten Gebäuden, Einrichtungsgegenständen usw. müssen häufig angeboten werden. Der Patient soll die Angaben häufig wiederholen.

In einigen Fällen kann auch die Verwendung eines „Gedächtnisbuches" als externe Hilfe zur Reorientierung hilfreich sein. Hier trägt der Patient alle notwendigen Informationen, wie Datum, Aufenthalt, Termine- und Angehörigenbesuche ein.

2.12.3 Neglect

Definition: Dieser Begriff bezeichnet Vernachlässigungsphänomene in bezug auf den eigenen Körper oder den externen Raum.

Formen

- Motorisches Neglect (Störung der Repräsentation des eigenen Körpers). Die Auffälligkeit besteht darin, daß eine Körperseite (häufig die linke) bei motorischen Aktionen deutlich weniger benutzt wird, als es dem sensomotorischen Defizit entspricht. Dies heißt aber auch, daß ein motorisches Neglect bei kompletter Plegie nicht eruiert werden kann. Die Störung wirft bei allen fein- und grobmotorischen Aktivitäten Probleme auf. Darüber hinaus werden auch weniger oder keine Bewegungen mit den gesunden Extremitäten in die vernachlässigte Raumhälfte durchgeführt.
- Somatosensorisches Neglect, d.h., sensible Reize werden auf einer Körperhälfte nicht beachtet. Bei doppelt-simultaner Stimulation durch Berührung werden diese auf der betroffenen Seite nicht registriert. Dies gilt auch für taktiles Erkennen von Objekten in einer Raumhälfte. Betrifft das Neglect die Temperatur- und Schmerzwahrnehmung, so fehlt ein wesentlicher Schutz vor Verletzungen.
- Visuelles und akustisches Neglect, d.h., visuelle und akustische Reize aus einer Raumhälfte werden ohne Vorliegen einer signifikanten Seh- oder Hörminderung vernachlässigt. Probleme entstehen daraus in Form von Anstoßen an Gegenständen und Übersehen von Objekten, z.B. im Straßenverkehr, beim Autofahren. Außerdem kommen Lesestörungen sowie das „Nichthören" von akustischen Signalen aus der Richtung der vernachlässigten Seite vor.
- Störungen der Repräsentation des äußeren Raumes. Beim Zeichnen und Kopieren nach Vorlage oder Beschreibung wird eine Raumhälfte ganz ausgelassen oder in wesentlichen Teilen reduziert dargestellt. Dieses Neglect kann berufliche Probleme aufwerfen bei Bauzeichnern, Architekten, Konstrukteuren oder artverwandten Berufen.

- Anosognosie ist der Begriff für das Nichtwahrnehmen von Defiziten durch den Betroffenen.
- Anosodiaphorie drückt aus, daß der Betroffene seine Störung hinsichtlich ihrer Auswirkungen nicht adäquat einschätzen kann.
  Beide Phänomene können vom Patienten und vom Therapeuten während der Physiotherapie als sehr problematisch erlebt werden. Der Therapeut kann beides falsch interpretieren als mangelnde Motivation, Kooperation und Akzeptanz von Ersatzstrategien. Der Patient wird sich nicht verstanden und nicht angenommen fühlen. Von neuropsychologischer Seite wird ein verhaltenstherapeutisch orientiertes Vorgehen als Therapie der Wahl betrachtet. Für Physiotherapeuten ist es hilfreich, das eigene Verhalten und das therapeutische Vorgehen im Einzelfall mit dem Psychotherapeuten oder Neuropsychologen abzusprechen.

Lokalisation: Läsionen in der rechten Hirnhemisphäre scheinen für Neglectphänomene verantwortlich zu sein. Da bei rechtsparietalen Läsionen neben Neglectphänomenen auch Störungen räumlicher Leistungen vorkommen, findet sich die als *Pusher-Syndrom* bezeichnete Störung der Verschiebung der subjektiven Vertikalen als weiteres Symptom.

•••• Behandlung

Die Behandlung der Neglectproblematik liegt bei Neuropsychologen, Psychotherapeuten, Physiotherapeuten, Krankenschwestern und Pflegern sowie Ergotherapeuten.

Das Bobath-Konzept enthält effektive Elemente zur Beeinflussung der Defizite:
- Lagern bzw. Umlagern als visuelle, akustische und sensible Stimulation.
- Ansprache, Handreichungen, ärztliche, pflegerische, physiotherapeutische Maßnahmen von der betroffenen Seite her bei entsprechender Position des Bettes.
- Frühestmögliches Anbahnen von grob- und feinmotorischen Aktionen der betroffenen Extremitäten und des Rumpfes.
- Intensive, taktile Stimulation durch manuellen Kontakt, Eis, Berührungen durch die eigene, gesunde Hand.
- Frühzeitige Anleitung zu Selbsthilfemaßnahmen unter Zuhilfenahme der gesunden Extremitäten.
- Bilaterales Arbeiten zum Training feinmotorischer Handfunktionen.

Das visuelle Neglect wird von Neurologen und Ergotherapeuten einem spezifischen Training unterzogen.

Prognose: Die Prognose für die Neglectphänomene ist in vielen Fällen gut. Häufig bereiten sie im Alltag nur geringe Probleme. Anders ist es bei Reizintensität oder Reizüberflutung. In solchen Situationen kann sich die Neglectsymptomatik wieder voll ausprägen.

Die Prognose ist deutlich schlechter bei Patienten, bei denen die Kombination aus Neglect und Störungen räumlicher Leistungen vorliegt.

2.12.4 Apraxie

- *Definition:* Unter Apraxie versteht man die Störung der zeitlichen Handlungsprogrammierung. Der Betroffene ist unfähig, komplexe, aus mehreren Folgen bestehende, früher erlernte und vertraute Handlungen nach Auftrag oder imitatorisch auszuführen. Die Beeinträchtigung anderer Systeme wie der Oberflächen- und Tiefensensibilität, der Koordination und der Willkürmotorik ist an der Störung des Handlungsentwurfs und an der sequentiellen Folge der Handlungen ursächlich nicht beteiligt.

•••• Ideomotorische Apraxie

Bei dieser Form ist die Einzelbewegung intakt; es kommt jedoch nicht zu ihrer sinngemäßen Zusammensetzung zu Bewegungsfolgen. Die ideomotorische Apraxie betrifft bestimmte Körperteile, z. B. die Hände, Füße, Beine (Gliedmaßenapraxie) oder das Gesicht, die Zunge, den Mund (bukkofaziale oder Gesichtsapraxie). Im Alltag von Bedeutung sind die Apraxie einer Hand und die Gangapraxie.

Untersuchung

Der Patient soll nach Auftrag oder als Imitation Ausdrucksbewegungen ausführen, z. B. drohen, winken, schwören, lange Nase machen. Ferner soll er vorgestellte Tätigkeiten nachahmen, z. B. hämmern, sägen, Zähne putzen, kämmen. Beide Hände werden getrennt geprüft. Liegt eine Hemiplegie vor, dann entfällt die Prüfung für die plegische Hand.

Um eine Gesichtsapraxie zu untersuchen, lassen sich folgende Bewegungen verwenden: Zungen nach oben und unten bewegen, herausstrecken und wieder zurückziehen, außen um die Lippen bewegen, Backen aufblasen, ferner pfeifen, schnalzen, husten, räuspern, Lippen spitzen und breitziehen.

Um eine Gangapraxie zu untersuchen, soll der Patient vorwärts, rückwärts und seitwärts gehen. Zeichen einer Gangapraxie sind:

- Schwierigkeit, das Gehen zu starten,
- kleine Trippel- oder Nachstellschritte,
- Trippeln an Ort und Stelle,
- Unfähigkeit, rasche Umwendmanöver oder Richtungswechsel auszuführen,
- flektierte Rumpfhaltung,
- rasche Ablenkbarkeit durch äußere Reize,
- Unfähigkeit, zwei motorische Programme zur gleichen Zeit durchzuführen (vgl. Parkinson-Syndrom).

•••• Ideatorische Apraxie

Gestört ist die Handlungsfolge, d.h., der Betroffene kann mehrteilige Handlungen sequentiell nicht ordnen. Es besteht nur geringgradige oder keine Beeinträchtigung der Motorik, Sensibilität oder Koordination. Die Reihenfolge der Teilhandlungen wird vertauscht. Es werden Teilhandlungen ausgelassen oder ständig wiederholt, ohne daß ein sinnvolles Ergebnis zustande kommt.

Untersuchung

Der Patient soll einen Briefbogen falten und diesen in einen Umschlag stecken, einer Zahnpastatube Zahncreme entnehmen und auf die Zahnbürste legen, ein Streichholz aus einer Streichholzschachtel holen, anzünden und eine Kerze damit anzünden, einen Bleistift spitzen, ein Blatt Papier lochen und in einen Ordner einordnen oder mit einer Schere Papierstreifen zurechtschneiden.

Zeichen einer ideatorischen Apraxie sind sog. Parapraxien:
- Perseveration, d.h., zuvor ausgeführte Bewegungen werden häufig wiederholt.
- Auslassung, d.h., es wird eine andere als die gewünschte Bewegung ausgeführt.
- Überschußbewegung, d.h., zusätzlich zur gewünschten werden andere Bewegungen ausgeführt.
- amorphe Bewegungen, d.h., es werden Bewegungen ausgeführt, die nicht im Kontext einzuordnen sind.
- conduite rapprochée, d.h., die Bewegung wird vorzeitig abgebrochen.

Interpretation

Die Apraxie behindert zusätzlich zu den hemiplegiebedingten Problemen

- die gestische Verständigung,
- Alltagsleistungen wie waschen, ankleiden,
- mimische Ausdrucks- und Einzelbewegungen,
- die Nahrungsaufnahme,
- die Fortbewegung.

Lokalisation: Das neuroanatomische Korrelat der Apraxien sind Läsionen in der sprachdominanten Hemisphäre, d.h., sie werden überwiegend bei linkshemisphärischen Schädigungen beobachtet. Gleichzeitig können aphasische Störungen vorliegen. Hierdurch wird die Prüfung einer ideatorischen Apraxie erschwert.

Behandlung

Mit der Therapie beider apraktischer Störungen befassen sich Logopäden (Sprach-, Sprech- und Schluckstörungen, bukkofaziale Apraxie), Ergotherapeuten (Essens-, Ankleide-, Selbsthilfetraining) und Physiotherapeuten (Gangapraxie, bukkofaziale Apraxie, Sprech- und Schluckstörungen, Behandlung spastischer Paresen).

Da es sich überwiegend um hemiplegische Patienten mit sensomotorischen und aphasischen Defiziten handelt, kommt der differenzierenden Befunderhebung und der multimodalen Therapie von Anfang an große Bedeutung zu.

Für isolierte apraktische Störungen gelten im Rahmen der Physiotherapie folgende Prinzipien:

- Durch knappe verbale Formulierungen der Bewegungsaufträge zuerst isolierte, dann komplexere Bewegungen vorbereiten.
- Die Bewegungen selbst sollen stets funktionsorientiert sein.
- Durch gedankliche Antizipation des Bewegungsablaufs die Aufmerksamkeit des Patienten fokussieren.
- Durch verbale Wiederholung des Auftrags durch den Patienten, falls dies möglich ist, die Ausführung unterstützen.
- Bei der Auswahl der einzuübenden Handlungen und Bewegungen den sinnvollen und zweckgerichteten Inhalt erkennen lassen.
- Über Hilfsmittel den Raum zunächst eindimensional, später mehrdimensional gliedern (Gangapraxie).

Vorschläge zur Beeinflussung der Gangapraxie, der bukkofazialen Apraxie und der ideomotorischen Apraxie können den Ausführungen zur Physiotherapie der Hypokinese und Hypomimie beim Parkinson-Syndrom (S. 465) entnommen werden.

2.12.5 Störungen der Aufmerksamkeit

Definition: Mit dem Begriff „Aufmerksamkeit" ist eine wesentliche Leistung des Gehirns umschrieben, sich Informationen, Ereignissen, Gegenständen oder Prozessen konzentriert zuzuwenden.

Aufmerksamkeit wird in vier Komponenten gegliedert:

- *Unteraktiviertheit*, darunter versteht man die allgemeine Wachheit. Der Aktiviertheit wird die Geschwindigkeit der Informationsverarbeitung zugeordnet.
- *Selektive Aufmerksamkeit*, auch Konzentrationsfähigkeit genannt, ist die Fähigkeit, die Aufmerksamkeit einem bestimmten Reiz zuzuwenden und gleichzeitig die Aufmerksamkeit für andere Reize zu löschen.
- *Geteilte Aufmerksamkeit* ist die Fähigkeit, zwei Reize gleichzeitig wahrzunehmen und zu beantworten oder mehr als eine Handlung gleichzeitig durchzuführen (z. B. Gehen und Sprechen).
- *Daueraufmerksamkeit* ist die Fähigkeit, sich bei wechselnden Anforderungen für einen längeren Zeitraum zu konzentrieren.

Lokalisation: Die Aufmerksamkeit scheint eine Leistung des gesamten Gehirns zu sein, wobei jedoch die rechte Hirnhemisphäre, die Basalganglien, die Formatio reticularis, Gyrus cinguli, Thalamus und der Hirnstamm als relevante Strukturen diskutiert werden.

Ursachen: Störungen der Aufmerksamkeit sind zu beobachten bei diffusen, generalisierten Hirnerkrankungen, nach Schädel-Hirn-Traumen, nach Apoplex, im Zusammenhang mit multiplen Hirninfarkten und bei der Encephalomyelitis disseminata.

•••• Untersuchung

Neuropsychologische Testverfahren. Die Testdiagnostik ist entscheidend zur Differenzierung der Phänomene und zur Abgrenzung hinsichtlich der Auswirkungen von Sprach- und Sprechstörungen, epileptischen Anfällen, Störungen des Gedächtnisses und der Sensomotorik.

•••• Behandlung

Verwendet werden z. B. Computerprogramme (Software-Katalog „Computer helfen heilen" des Kuratoriums ZNS für Unfallverletzte mit Schäden des zentralen Nervensystems e. V., Bonn).

Da sich Störungen der Aufmerksamkeit während der Physiotherapie von gleichzeitig bestehenden sensomotorischen Defiziten sehr negativ auswirken können, sollen folgende Punkte beachtet werden:

- Wahl eines günstigen Behandlungszeitpunktes, d.h. nicht unmittelbar vor oder nach dem Essen, Schlafen, vor oder nach anderen diagnostischen oder therapeutischen Sitzungen und wichtigen Gesprächen.
- Möglichst gleicher Ort und Zeitpunkt der Behandlung.
- Verwendung weniger, gleicher Geräte.
- Akustische, visuelle oder taktile Reize nur als Entweder-oder- und nicht als Sowohl-als-auch-Strategie.
- Knappe Darlegung der Zielsetzung.
- Knappes Resümee der Behandlung.
- Knappe Rekapitulation in Wort und Aktion am nächsten Tag.
- Kurze verbale Aufträge vor der Aktion, bezogen auf nur eine Bewegung.
- Wiederholung des Auftrages durch den Patienten, wenn möglich.
- Nicht mehr als ein Behaltensgegenstand.
- Keine kommentierenden Ausführungen während der Aktion.
- Keine Zeichen von Ungeduld.
- Sparsamer Umgang mit negativem Feedback.
- Anleitung zur Führung eines Therapiestundenplans.

Diese Prinzipien finden auch Beachtung bei der Physiotherapie von Patienten, die zusätzlich zu ihren sensomotorischen Defiziten Störungen des Lernens, Behaltens und Abrufens von verbalen und nichtverbalen Informationen haben.

2.13 Physiotherapie bei Ataxien, Gleichgewichtsstörungen und Schwindel

2.13.1 Allgemeine Richtlinien

Um zielgerichtete, zeitlich und räumlich geordnete Bewegungen durchzuführen, muß ein Zusammenspiel von innervatorischen Vorgängen im Sinne einer Stützmotorik einerseits und einer Zielmotorik andererseits zusammenkommen. Ist dies nicht der Fall, so werden Haltungen unsicher, und zielgerichtete Bewegungen schwanken um das Ziel herum oder schießen über es hinaus.

Aus dem Begriff Zusammenspiel geht hervor, daß Störungen auf verschiedenen Ebenen der sensomotorischen Steuerung der Willkürmotorik vorliegen und zum Erscheinungsbild der Ataxie (Unordnung) führen können. Hier sind kurz folgende Ebenen zu nennen:
- die reflektorische Kontrolle der Motorik, insbesondere der sensible Anteil des Reflexbogens. Auf dieser Ebene kann z.B. die Störung bei der Polyneuropathie liegen;

- auf der Rückenmarksebene Verhinderung der afferenten Impulsleitung durch Schädigung von Hinterstrang- und/oder spinozerebellaren Bahnsystemen wie bei der Tabes dorsalis, bestimmten Systemerkrankungen (z. B. spinale Heredoataxie, olivopontozerebellare Ataxie, zerebellare Heredoataxie, späte Kleinhirnatrophie) und der Vitamin-B_{12}-Avitaminose;
- auf der Ebene des Kleinhirns hinsichtlich der Verarbeitung afferenter und efferenter Impulse, z. B. durch Tumore, atrophische und vaskuläre Prozesse, chronischen Alkoholmißbrauch und die Encephalomyelitis disseminata;
- auf der zerebralen Ebene durch Unterbrechung frontopontozerebellarer Bahnen, z. B. bei Stirnhirnprozessen.

Demzufolge läßt sich Ataxie kennzeichnen als

- peripher-sensible Ataxie,
- spinal-sensible Ataxie,
- zerebellare Ataxie in drei Formen:
  - Neozerebellare Ataxie bei Lokalisation der Störung in den Kleinhirnhemisphären. Leitsymptome sind ipsilaterale armbetonte Extremitätenataxie, Hypotonie und Hyperreflexie, Hypermetrie, Dysdiadochokinese, terminaler Intentionstremor, Blickdysmetrie, Dysarthrie.
  - Vestibulozerebellare Ataxie bei Lokalisation der Störung im Archizerebellum, Lobus flocculonodularis. Leitsymptome sind Stand- und Gangataxie, Rumpf- und Kopfataxie, gestörter vestibulookulärer Reflex, Downbeat-Nystagmus, Dysarthrie.
  - Spinozerebellare Ataxie bei Lokalisation der Störung im Paläozerebellum, Lobus anterior der Kleinhirnhemisphären und Oberwurm. Leitsymptome sind Gang- und Standunsicherheit, Schwanken nach vorn und hinten, ohne daß der Patient hinfällt, gestörte Zielmotorik der unteren Extremitäten, sakkadierte Blickfolge (Berlit 1990).
- zerebrale Ataxie.

Die ataktische Bewegungsstörung ist weder durch mangelnde Kraft der Muskeln noch durch ein Eingezwängtsein in spastische Haltungs- und Bewegungsmuster geprägt, sondern für den Betroffenen durch ein Empfinden der Unsicherheit, der Unzuverlässigkeit und auch der raschen Ermüdbarkeit belastend. Viele Patienten empfinden die unzulängliche Kokontraktion beim Halten von Stellungen und die gestörte reziproke Innervation beim Ausführen von gezielten Bewegungen als Schwäche. Jedoch liegt bei der reinen Ataxie das Problem nicht in der tatsächlichen Abnahme der Muskelkraft. Sie kann demzufolge auch nicht durch ein Krafttraining der Muskulatur verringert oder beseitigt werden. Vielfältig sind die Behinderungen, so beim Schreiben, bei Handarbeiten, Verrichtungen im Haushalt oder beruflichen Tätigkeiten, bei denen in verschiedensten Stellungen des Körpers die Hände zu zielgerichteten und zusammengesetzten motorischen Aktionen eingesetzt werden sollen, ob das nun das Halten eines Kochtopfes oder das Anfertigen einer technischen Zeichnung oder der Umgang mit Maschinen und Apparaten ist. Das Unsicherheitsmoment beim Gehen, beim Wechsel der Richtung und Verändern des Gangtempos ist sehr groß. Manche Patienten beschreiben ein nicht genau zu definierendes Schwindelgefühl während des Gehens, das sich in manchen Fällen bei Kopfbewegungen noch verstärkt. Eine manchmal schwer verständliche Sprache und Doppelbilder kommen bei einem Teil der Betroffenen als weitere Behinderungen hinzu.

Das Ziel der Physiotherapie sollte darin gesehen werden, die grob- und feinmotorischen Bewegungsabläufe in Alltag und Beruf im Sinne der Sicherheit und Zuverlässigkeit zu schulen.

•••• Befund

Um die Charakteristika der ataktischen Bewegungsstörung in der Haltung und in der Bewegung sowie den Ort der ausgeprägtesten Störung genau zu erfassen, sollte der Physiotherapeut die üblicherweise vom Arzt erhobenen Koordinationsprüfungen kennen und sie u. U. selbst vornehmen. Als Beobachtungskriterien werden hierbei aufgeführt:

- Wird eine Extremität auf direktem Wege zu einem angegebenen Zielpunkt bewegt?
- Geht die Bewegung weit über den Zielpunkt hinaus, oder wird er konstant verfehlt (Hyper- oder Dysmetrie)?
- Tritt auf dem ganzen Bewegungsweg ein Zittern der zu prüfenden Extremität oder nur am Anfang oder am Ende der Bewegung auf (initialer oder terminaler Intentionstremor)?
- Besteht eine Störung oder Unmöglichkeit des raschen Wechsels von Bewegungen (Dys-, Brady- oder Adiadochokinese)?
- Kann eine Position wie Sitz oder Stand ohne Schwanken eine Zeitlang gehalten werden? Romberg und Tandem-Romberg-Stand.
- Kann das Gehen auf direktem Wege zu einem angegebenen Ziel führen oder unter erschwerten Bedingungen sicher erfolgen? Stern- und Strichgang.

Die Koordinationsprüfungen der oberen und unteren Extremität werden stets im Seitenvergleich ausgeführt. Der Patient hat die Augen zunächst geöffnet, später geschlossen. Jeder Test sollte mehrmals wiederholt werden. Die Aussagemöglichkeit der Koordinationsprüfungen ist nicht gegeben, wenn die zu testenden Extremitäten partiell oder total paretisch sind oder ein zu hoher Muskeltonus vorliegt. Ebenfalls schränken Gelenkkontrakturen die Aussagekraft der Koordinationsprüfungen erheblich ein.

- Koordinationsprüfungen der oberen Extremität in Rückenlage:
  - Finger-Nase-Versuch: Der Patient bringt seinen Zeigefinger bei offenen, dann geschlossenen Augen zur Nasenspitze. Die Bewegung soll aus voller Abduktionsstellung des Armes beginnen.
  - Bárány-Zeigeversuch: Der Untersucher bewegt seinen Zeigefinger in rascher Folge und in wechselnden Richtungen vor dem Gesicht des Patienten. Dieser soll mit seinem Zeigefinger dem Finger des Untersuchers folgen.
  - Rebound- oder Rückstoßphänomen: Ein Arm des Patienten erhält bei der Beugung im Ellbogengelenk einen Widerstand durch den Untersucher. Dieser Widerstand setzt abrupt aus. Beim Gesunden erfolgt eine rasche Bremsung der Bewegung, bei manchen koordinationsgestörten Patienten nicht.
  - Diadochokinese: Beide Hände werden in raschem Wechsel proniert und supiniert.
    Andere Möglichkeit: rasche Pronation und Supination einer Hand in der supinierten Handfläche der anderen Hand.
- Koordinationsprüfungen der unteren Extremität in Rückenlage:
  - Knie-Hacken-Versuch: Der Patient berührt mit seiner rechten/linken Ferse das Knie des linken/rechten Beines.
  - Verlängerter Knie-Hacken-Versuch: Nach dem Berühren des Knies „fährt“ der Patient mit der Ferse an der Schienbeinkante des anderen Beines zum Fuß hinunter.
- Koordinationsprüfung für den Rumpf im Sitz:
  Der Patient sitzt am Bettrand; die Füße hängen frei. Wird der Rumpf nicht ruhig gehalten, so soll registriert werden, ob eine Schwankneigung oder Falltendenz in eine bestimmte Richtung vorliegt. Zur Erschwerung der Ausgangsstellung kann man den Patienten auffordern, die Arme nach vorn zu strecken.
- Koordinationsprüfungen im Stand:
  - Der Patient steht mit geschlossenen Füßen und Augen. Auch hier gilt es, neben einem ungerichteten Schwanken die etwaige Schwankrichtung sowie die Fähigkeit oder Unfähigkeit, frei zu stehen, festzuhalten (Romberg-Stand).
  - Tandem-Romberg-Stand: mit dicht voreinander gestellten Füßen.
  - Unterberger-Tretversuch: Der Patient tritt auf der Stelle. Die Art des Anhebens der Beine – übermäßig hohes Anbeugen – sowie das Abweichen der Füße beim Aufsetzen werden notiert. Außerdem kann beobachtet werden, daß der Patient nicht an Ort und Stelle bleibt, sondern in eine bestimmte Richtung nach vorne oder nach

hinten geht oder eine Gehbewegung zur Seite oder im Kreis ausführt.
- Monopedales Hüpfen: Der Patient hüpft an Ort und Stelle auf dem rechten/linken Bein. Registriert wird die Unmöglichkeit zu hüpfen oder die Art und Weise des Abfederns beim Aufkommen.

❖ Koordinationsprüfungen beim Gehen:
- Beim Gehen auf direkter Linie zu einem angegebenen Zielpunkt kann Abweichen nach rechts oder links konstatiert werden.
- Beim sog. *Seiltänzergang* setzt der Patient den einen Fuß genau vor den anderen. Zu beobachten ist, ob der Patient dies mit oder ohne Unterstützung kann und ob ihm die Präzision der Bewegung gelingt. Bei diesen Koordinationsprüfungen während des Gehens kann der Gangablauf als solcher erfaßt werden. Hier kommen neben einer Verbreiterung der Gangspur, einem zu hohen Anbeugen der Knie in der Schwungbeinphase, einem sehr harten Aufsetzen der Fersen beim Übergang in die Standbeinphase, einer mangelnden Gegenrotation im Rumpf und einer fehlenden Beteiligung der Arme an der Bewegung auch jähe seitliche Abweichungen von der Gangrichtung vor. Manche Patienten gehen mit abduzierten Armen, als suchten sie sich abzustützen, was viele ja auch tatsächlich tun, indem sie sich an der Wand entlang bewegen. Auffallend ist bei den meisten ataktischen Patienten ein rasches Gangtempo, das sich sogar noch erhöht, wenn sie den Schutz einer Wand oder von Möbelstücken verlassen haben.
- Sterngang nach Babinski-Weil: Der Patient geht mit geschlossenen Augen 10 Schritte vorwärts und 10 Schritte rückwärts. Registriert wird die Abweichung von der Geraden.
- Zur Dokumentation kann die folgende Ataxie-Skala genutzt werden.

Ataxie-Skala

(Quelle: Dichgans, Klockgether, Schroth, Journal of Neurol. Neurosurg. a. Psych. Nov. 1987
Erstellt von: Klinik für Physikalische Medizin u. Rehabilitation, Marchioninistr. 15, München, Birgit Jaspersen und Kerstin Jost)

Patient:						
Geb. Datum:						
Diagnose:						
Therapeut:						
	Datum					

I: Ataxie beim Gehen

	Test: Seiltänzergang						
0	unauffällig						
1	leicht; sichtbar bei Seiltänzer- oder Blindgang						
2	mäßig; sichtbar beim Gehen, Schwierigkeiten						
	beim Seiltänzergang						
3	deutlich; breitspuriges, schwankendes						
	Gehen; Seiltänzergang nicht ausführbar						
4	schwer, Gehen mit Hilfsmittel; Rollstuhl						
5	sehr schwer, bettlägerig						

II. Standataxie

	Test: Rombergstand						
0	unauffällig						
1	leicht; ohne visuelle Kontrolle						
	der Augen Schwanken						
2	mäßig; mäßiges Schwanken, Stehen mit						
	geschlossenen Füßen noch möglich						
3	deutlich; deutliches Schwanken; Stehen mit						
	geschlossenen Füßen nicht möglich						
4	schwer, unfähig, ohne Hilfe zu stehen						
5	sehr schwer, bettlägerig						

III. Dysarthrie

0	unauffällig						
1	leicht; Störung bei bestimmten Testwörtern						
2	mäßig; leichte Störung						
3	deutlich; deutliche Störung, Sprache verständlich						

4	schwer, beträchtliche Schwierigkeiten,						
	die Sprache zu verstehen						
5	sehr schwer, unverständliche Sprache						

Nachfolgende Tests im Seitenvergleich

		Datum	R	L	R	L	R	L	R	L	R	L

IV. Ataxie obere Extremität

		Datum	R	L	R	L	R	L	R	L	R	L
	Test Finger- Folge- Versuch											
0	unauffällig											
1	leicht; leichte Hypermetrie											
	bei schnellen Armbewegungen											
2	mäßig: Hypermetrie und Ataxie bei											
	schnellen Armbewegungen											
3	deutlich; Hypermetrie und Ataxie mit mäßiger											
	Beeinträchtigung im Alltag											
4	schwer; Hypermetrie und Ataxie mit starker											
	Beeinträchtigung im Alltag											
5	sehr schwer; unfähig koordinierte											
	Armbewegungen auszuführen											

V. Ataxie untere Extremität

		Datum	R	L	R	L	R	L	R	L	R	L
	Test Knie- Hacke- Versuch (KHV)											
0	unauffällig											
1	leicht; leichte Hypermetrie bei KHV											
2	mäßig; Hypermetrie und leicht ataktische											
	Ausführung des KHV											
3	deutlich; Hypermetrie und deutlich ataktische											
	Ausführung des KHV											
4	schwer; stark ausgeprägte Ataxie während des KHV											
5	sehr schwer; KHV nicht möglich											

VI. Dysdiadochokinese

		Datum	R	L	R	L	R	L	R	L	R	L
	Test: Wechselnde Pro-/Supination bd. Hände											
0	unauffällig											
1	leicht; minimale Verlangsamung											
2	mäßig; deutliche Verlangsamung											
3	deutlich; Verlangsamung und unregelmäßige											
	Ausführung											
4	schwer; starke Unregelmäßigkeit											
5	sehr schwer; Ausführung nicht möglich											

- Muskeltonus. Durch passives Bewegen (S. 236) wird der Muskeltonus der Extremitäten geprüft. Von Normotonus bis vorwiegend Hypotonus reichen die Tonusqualitäten. Die Hypotonie kann die Muskulatur beider Beine, beider Arme, des Rumpfes oder Arm und Bein einer Körperhälfte betreffen.
- Gleichgewichtsreaktionen. Sie können als vorhanden vorausgesetzt werden. Sie erscheinen jedoch häufig zeitlich verzögert und qualitativ verändert. Sie werden in verschiedenen Ausgangsstellungen wie Knie- und Halbkniestand, Sitz und Stand geprüft.
- Oberflächen- und Tiefensensibilität.
  Die einzelnen sensiblen Leistungen Druck, Berührung, Kalt-warm-Empfindung, Schmerz, die Zweipunktediskrimination und das räumliche Auflösungsvermögen (Zahlenschreiben) sind zu testen.
  Das Lageempfinden für die Stellung der kleinen Gelenke wird geprüft.
  Die Stellung einer Extremität soll von der anderen bei geschlossenen Augen imitiert werden.
- Sprache:
  - Atembefund;
  - Ermitteln der Artikulation von Konsonanten und Vokalen.
- Das Bestehen von Doppelbildern wird erfragt (Arzt oder Patient).

•••• Behandlungsplan

- Üben komplexer, zielgerichteter Bewegungen der oberen Extremität.
- Üben komplexer, zielgerichteter Bewegungen der unteren Extremität.
- Üben und Schulen von Bewegungsabläufen und Sicherung von Stellungen unter Anwendung von Widerstand, taktilen, optischen und vestibulären Reizen.
- Sicherung des Standes.
- Sicherung des Gehens.
- Beeinflussen des Muskeltonus.
- Schulen von Gleichgewichtsreaktionen.
- Anregen der Oberflächen- und Tiefensensibilität.
- Eingehen auf die Sprechstörung.
- Berücksichtigen der Doppelbilder.

•••• Maßnahmen und Durchführung

- Üben komplexer, zielgerichteter Bewegungen der oberen Extremität. Es empfiehlt sich hier die Technik langsame Umkehr-Halt und die rhythmische Stabilisation aus der PNF-Methode. Diese Technik kann gezielt bei solchen Patienten eingesetzt werden, die noch nicht oder nicht mehr einer Behandlung auf der Matte, der großen Rolle, dem Schaukelbrett, der Weichbodenmatte oder dem Sportkreisel, dem Trampolin, dem Pedalo und dem Laufband unterzogen werden können.
  Die reine Ataxie ist hinsichtlich Bewegungsmuster und Bewegungsdiagonalen keinen Einschränkungen unterworfen. Bei der Technik langsame Umkehr-Halt kann der Haltepunkt beliebig auf dem Weg verteilt angesetzt werden. Für die Verwendung der Technik der wechselnden Drehpunkte ist Voraussetzung, daß der proximale Drehpunkt aktiv fixiert werden kann. Die Verwendung von Druckreizen auf die Gelenke erzielt bessere Erfolge bezüglich der Tonussteigerung als das Ansetzen von Zugreizen.
  Das Einbeziehen von Kopf- und Augenbewegungen in die Bewegungen der Extremitäten kann hilfreich sein, ist jedoch zu unterlassen, wenn sich Intentionstremor und Nystagmus verstärken und der Patient durch Doppelbilder verunsichert wird.
  In Fällen der zerebellaren Ataxie ist ohnehin von der optischen Kontrolle der Bewegungen nicht immer Gebrauch zu machen.
  Zielübungen der Extremitäten als freie Bewegungen: Hier wird das sichere Erreichen von körpereigenen und körperfremden Zielen erst mit großer Unterstützung und später mit kleiner Unterstützung eingeübt. Die Bewegung soll langsam ausgeführt werden; am Zielpunkt wird etwas verweilt. Manchen Patienten hilft die Vorstellung, die Bewegung gegen einen Widerstand auszuführen. Als Steigerung sollen mehrere Zielpunkte nacheinander erreicht werden. Die anzuzielenden Gegenstände können numeriert oder mit verschiedenen Farben gekennzeichnet werden, um wiederum über Konzentration und optische Signale die Zielmotorik zu verbessern.
  - Im Sitz vor einer Wandtafel vorgegebene numerierte Punkte berühren oder vorgegebene Linien nachfahren.
  - Ein- oder beidhändiges Zeichnen auf Papier oder einer Wandtafel.
  - Zur Schulung der Sicherheit im Sitz, z.B. bei einer ausgeprägten Rumpfataxie, kann bei angelehntem Rücken erst ein Arm in eine Position geführt und dort gehalten werden, so in Abduktion und Außenrotation oder in Flexion und Außenrotation. Der andere Arm stützt sich fest auf die Unterlage, die Füße werden gegen den Boden gestemmt, und u.U. kann der Patient seinen Hinterkopf gegen die Hand des Physiotherapeuten stemmen. Die Positionen der

Arme werden anfänglich isoliert, später nacheinander eingenommen. Über Numerieren der einzelnen Armstellung, wie 1 = Abduktion, 2 = Flexion, 3 = Anteversion, kommt es durch Aufrufen dieser Zahlen zur Erhöhung der Konzentration.
- Als Steigerung werden beide Arme in verschiedenen Positionen gehalten.
- Verlagerung von Gewichten oder einem Ball in verschiedenen Armpositionen.
- Die Anforderungen an Stütz- und Zielmotorik steigern sich, wenn die Füße frei hängen. Der Auftrag, die Fersen gegen einen imaginären Boden zu stemmen, kann zur Sicherung der Rumpfhaltung beitragen.
- Bei Ausführung dieser freien Bewegungen auf dem Pezzi-Ball erhöht der labile Sitz die Anforderungen an den Haltetonus im Rumpf.

❖ Transfer vom Sitz zum Stand:
- Sitz auf der Behandlungsbank. Die Füße stehen auf dem Sportkreisel. Zunächst wechselt der Druck auf den Sportkreisel zwischen Fersen und Vorfuß, auch zwischen rechtem und linkem Fuß.
- Mit der Schwerpunktverlagerung nach vorn erfolgt dann, mehrmals wiederholt, das Anheben des Beckens von der Behandlungsbank, bis der Übergang zum Stand gelingt.

❖ Üben komplexer, zielgerichteter Bewegungen der unteren Extremität nach der PNF-Methode. Technik langsame Umkehr – Halt und rhythmische Stabilisation. Geeignete Ausgangsstellungen sind Rücken- und Seitenlage.

Zielübungen der unteren Extremität als freie Bewegung:
- Ausgangsstellung Rückenlage. Ferse des einen Beines tippt auf Knie des anderen.
- Auf Knie tippen, dann im Bogen über außen auf großen Zeh des gleichen Beines tippen.
- Sitz auf Stuhl, Rücken angelehnt. Verschiedenfarbige Farbmarkierungen liegen im Halbkreis um den Stuhl. Mit dem großen Zeh des rechten/linken Beines die genannte Farbmarkierung antippen und Fuß wieder zurückstellen.
- Farbmarkierungen numerieren und nach Aufrufen mehrerer Nummern antippen lassen.
- Seil vor Patienten gerade auslegen. Mit Zehen und Ferse dicht am Seil entlangfahren.
- Seil in S-Form auslegen. Form mit Zehen oder Ferse nachfahren.
- Diese Zielübungen werden erschwert, wenn der Patient ohne Rükkenlehne oder auf dem Pezzi-Ball sitzt.

- *Üben und Schulen von Bewegungsübergängen* und Sicherung von Stellungen unter Anwendung von Widerstand, taktilen, optischen und vestibulären Reizen.

Widerstand bei dynamischen Bewegungen wie den Lagewechseln kann angesetzt werden am Kopf, an Schulter- und Beckengürtel, an Kopf und Arm und an Becken und Bein. Die Dosierung des Widerstandes ist nach dem Vermögen des Patienten auszurichten. Er muß einerseits so hoch sein, daß der Bewegungsübergang sicherer abläuft, und andererseits so gering, daß eine Bewegung stattfinden kann. Alle Bewegungsübergänge können eingeübt werden, wobei die Lagen allenfalls als zeitlich kurz begrenzte Ausgangsstellungen in Frage kommen, da bei ihnen die Anforderungen an den Haltetonus zu gering sind. Im Seitsitz, Vierfüßlerstand, Kniestand, Halbkniestand, im Stand und beim Gehen ist die Beeinflussung der ataktischen Bewegungsstörung erfolgversprechender. Ein Bewegungsübergang kann in Teilabschnitte aufgegliedert werden, die, mit Zahlen versehen, durch Erhöhen der Konzentration sicherer ablaufen.
Um die Stellung einzelner Körperabschnitte zu sichern, ist die Technik des „pressure tapping“ anwendbar.
Die Verwendung eines Spiegels bedeutet nicht in allen Fällen eine Hilfe. Er kann hingegen dem Physiotherapeuten bei der Behandlung dienlich sein.

- Aus Rückenlage Drehen über das Flexion-Adduktion-Außenrotation-Muster des rechten/linken Armes in Bauchlage.
- Lagewechsel Rückenlage – Bauchlage über das Flexion-Adduktion-Außenrotation-Muster des rechten/linken Beines.
- Aus Bauchlage über das Extension-Abduktion-Innenrotation-Muster in die Rückenlage.
- Gleicher Ablauf über das Extension-Abduktion-Innenrotation-Muster des rechten/linken Beines.
- Aus Bauchlage in den Unterarmstütz über Anheben des Schultergürtels. Sichern der Oberarmstellung vom Schultergelenk aus durch Pressure tapping.
- Seitliches Anbeugen des rechten/linken Beines gegen Widerstand an Fuß und Knie. Der Kopf dreht und beugt sich zum jeweils angebeugten Bein.
- Unterarmstütz. Widerstand am Kopf gegen die Streckung in der Halswirbelsäule und am Becken gegen die Beugung in den beiden Hüftgelenken. Hochstemmen in den Vierfüßlerstand.
- Vierfüßlerstand. Widerstand am Kopf gegen das Vorverlagern, am Becken gegen das Rückverlagern des Gewichts.
- Von Schultergürtel und Becken aus Pressure tapping.

- Rückenlage. Gegen Widerstand am Kopf in die Flexion und Rotation und gegen die Extension – Abduktion – Innenrotation des rechten/linken Armes zum Langsitz.
- Seitliches Anbeugen beider Beine und Stabilisieren von Kopf und Schultergürtel aus im Seitsitz.
- Hochkommen in den Kniestand gegen Widerstand am Kopf gegen Extension, am Arm gegen Flexion – Adduktion – Außenrotation.
- Kniestand. Verlagern des Gewichts nach vorne gegen Widerstand am Kopf und/oder an den Schultern.
- Verlagern des Gewichts nach hinten gegen den dorsal am Kopf oder an den Schultern ausgeübten Widerstand (Abb. 2.**21**).
- Widerstand gegen diese Gewichtsverlagerungen kann auch am Becken ausgeübt werden.
- Seitliche Gewichtsverlagerung gegen lateral an Hüftgelenk und Schulter ausgeübte Widerstände.
- Nach seitlicher Gewichtsverlagerung auf ein Bein wird gegen Widerstand in die Retroversion – Abduktion – Innenrotation des

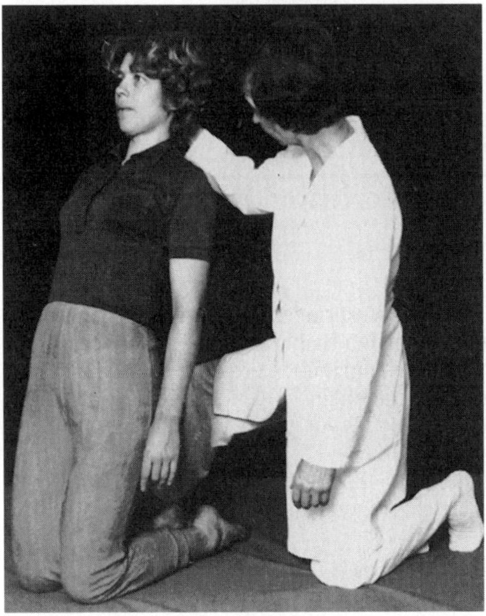

Abb. 2.**21** Widerstand am Kopf gegen das Verlagern des Gewichts nach hinten

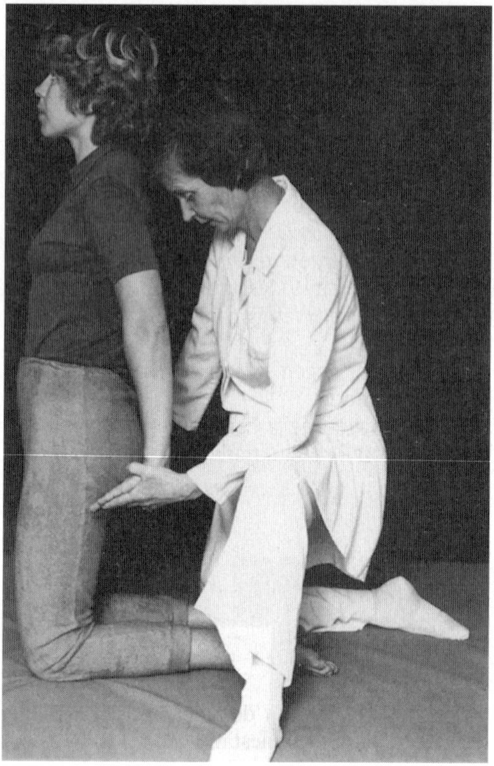

Abb. 2.**22** Seitliche Gewichtsverlagerung auf ein Bein durch Stemmen des kontralateralen Armes in Extension-Innenrotation von der Handwurzel aus

rechten/linken Armes das Vorbringen des gleichseitigen Beines und somit der Übergang in den Halbkniestand geübt (Abb. 2.**22**).

- Dieser Übergang kann auch eingeübt werden durch Kontakt oder intensive Druckreize am standbeinseitigen Hüftgelenk und gegen Widerstand am Kniegelenk des vorzubringenden Beines.
- Beispiel für das Aufteilen und Beziffern des Ablaufs: 1 = Stemmen des Armes nach hinten, 2 = Belasten des kontralateralen Beines, 3 = Vorsetzen des gleichseitigen Beines.

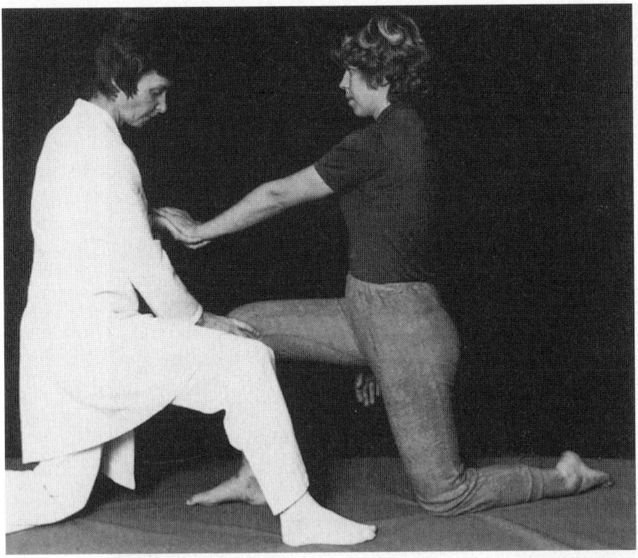

Abb. 2.**23** Von Hand und Knie aus Widerstand gegen die Gewichtsverlagerung nach vorne

- Halbkniestand. Widerstand am vorgestellten Knie und gegen die Extension – Adduktion – Innenrotation des kontralateralen Armes (Abb. 2.**23**).
- Patient stemmt seine Hände gegen Schultern des Behandlers. Hochkommen zum Stand (Abb. 2.**24 a** u. **b**).
- Widerstand an beiden Spinen gegen das Hochkommen.
- Hochkommen zum Stand gegen Widerstand beider Arme in Retroversion – Abduktion – Innenrotation.

a

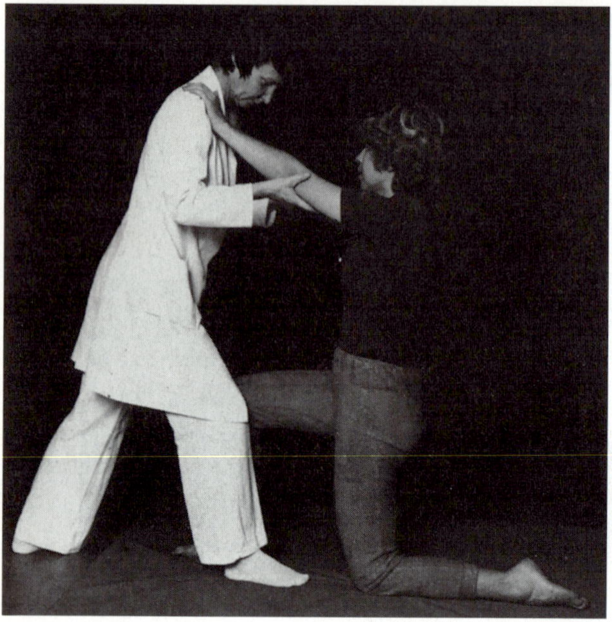

Abb. 2.**24** **a** u. **b** Hochkommen zum Stand aus dem Halbkniestand durch Widerstand gegen die Schultern des Behandlers (**a**), Anhalten während des Hochstemmens in den Stand (**b**)

- Schulung des Stehens:
  Die Standschulung soll als dynamische Stabilisation gestaltet werden, d. h. der Körperschwerpunkt muß aus der Mitte nach vorn, nach hinten, nach rechts und nach links aktiv oder passiv verlagert werden. Dabei wird die Verlagerung zur Schwank- oder Fallrichtung betont. Sinnvoll einzusetzende Hilfsmittel sind die Weichbodenmatte, das Schaukelbrett, das Kippbrett, der Sportkreisel, das Trampolin, das Pedalo.

b

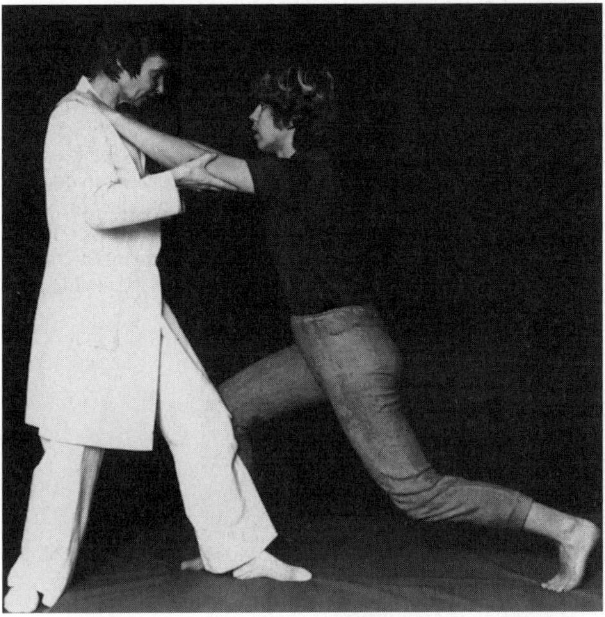

Abb. 2.**24 b**

- Widerstand gegen die Gewichtsverlagerung nach vorn an Kopf, Schultergürtel und/oder Becken angesetzt.
- Widerstand dorsal angesetzt gegen die Gewichtsverlagerung nach hinten.
- Beide Hände des Patienten stemmen in Extension – Abduktion – Innenrotation zur Sicherung des Standbeins. Abheben des Schwungbeins.
- Standbeinseitiger Arm stemmt in Flexion – Abduktion – Außenrotation, schwungbeinseitiger Arm in Extension – Abduktion – Innenrotation zur Vorbereitung des Gehens.
- Stabilisation vom Kopf, Schulter- und Beckengürtel aus in Grätsch- und Schrittstellung.
- Schrittstellung. Widerstand am Kniegelenk des vorgestellten Beines gegen die Gewichtsverlagerung nach vorn.
- Stand in Längs-, Quer- und diagonaler Richtung in der Mitte oder bei zunehmender Sicherheit am Rand des Schaukelbretts.

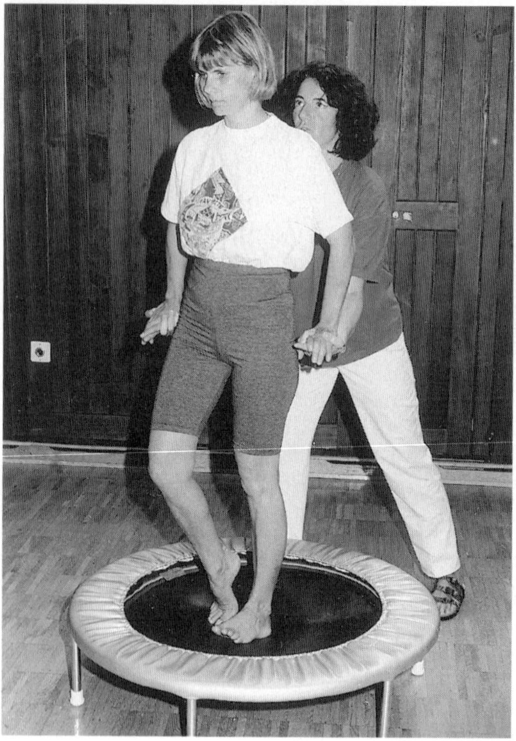

Abb. 2.**25** Patientin mit Stand- und Gangataxie. Stand auf dem Trampolin, Schwerpunktverlagerung in der Frontalebene mit wechselnder Belastung des rechten und linken Beines

- Die dynamische Standstabilisation kann vorgenommen werden auf dem Trampolin (Abb. 2.**25**), der Weichbodenmatte oder dem Sportkreisel (Abb. 2.**26**).

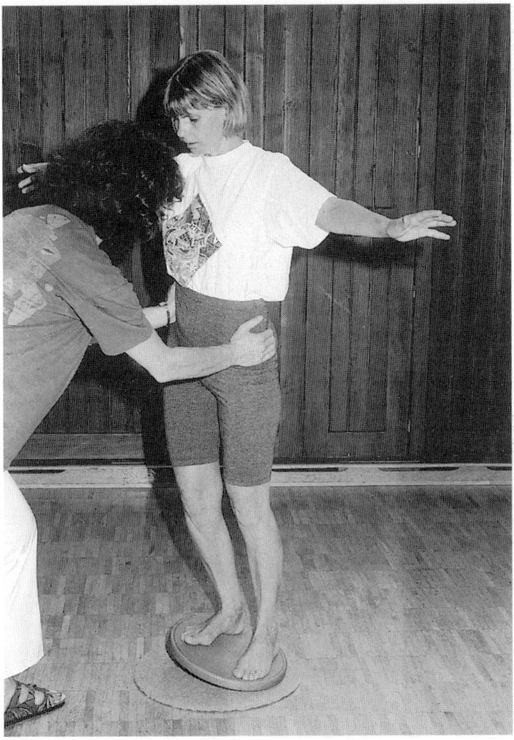

Abb. 2.**26** Patientin mit Stand- und Gangataxie. Stand auf dem Sportkreisel, dynamische Standstabilisation in der Frontalebene. Die seitlich ausgestreckt gehaltenen Arme erleichtern die Feindosierung der Gleichgewichtsreaktionen erheblich

- Stand in der Mitte des Schaukelbretts, parallel, quer oder diagonal zu den Kufen. Das Schaukelbrett wird langsam bewegt und in der geneigten Position bis zu 10 Sekunden gehalten. Die Bewegung zur Seite der Fall- oder Schwankneigung wird häufiger vorgenommen. Bei zunehmender Sicherheit stellt der Patient sich an den Rand des Schaukelbretts, wodurch die Anforderungen an seine Haltungsregulation gesteigert werden.

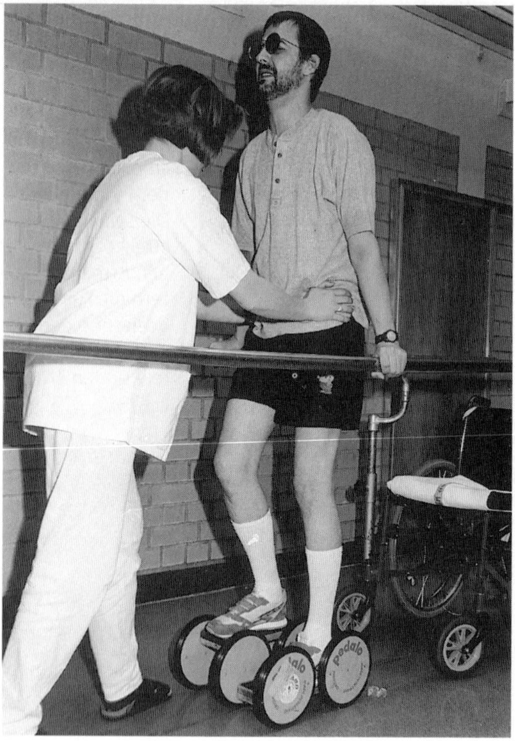

Abb. 2.**27** Patient mit Rumpf- und Standataxie. Stand im Gehbarren auf dem Pedalo. Dieses Gerät erfordert sehr feines Dosieren der Schwerpunktverlagerung nach vorn und hinten sowie kontrolliertes reziprokes Bewegen der unteren Extremitäten

- Stand auf dem Pedalo. Hier wird besonders die Schwerpunktverlagerung nach vorn und hinten geschult (Abb. 2.**27**).
- Die Standschulung kann auch auf zwei Personenwaagen vorgenommen werden, mit der Möglichkeit der Objektivierung des Wechsels und der Höhe der Belastung.

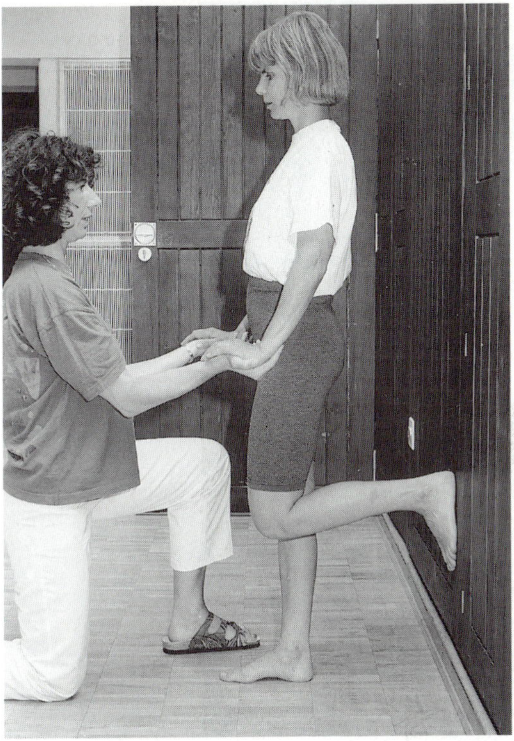

Abb. 2.**28** Patientin mit Stand- und Gangataxie. Verlagerung des Schwerpunktes nach vorn und wieder zurück

Diese Geräte bieten labile Unterstützungsflächen. Damit erhöhen sich die Anforderungen an Standstabilisation, Gleichgewichtsreaktionen und Wahrnehmung von Gelenkstellung und Muskelspannung.

- Erarbeiten und Schulen des Einbeinstandes
  - Stand mit dem Rücken zur Wand. Beide Hände und der Fuß des Spielbeins stützen sich an der Wand ab. Verlagerung des Schwerpunktes nach vorn und wieder zurück.
  - Siehe oben. Beide Hände lösen sich und stützen sich gegen die Hände der Therapeutin (Abb. 2.**28**).

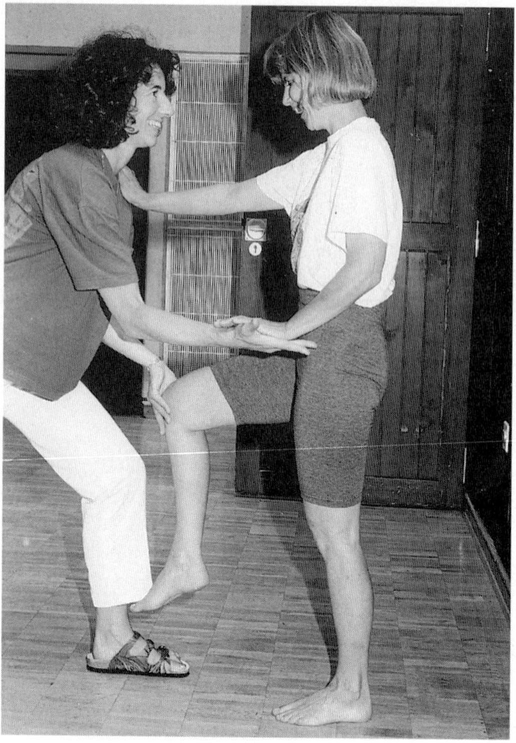

Abb. 2.**29** Verlagerung des Schwerpunktes nach vorn und wieder zurück. Der Einbeinstand ist gesichert durch die Möglichkeit des Abstützens der Hände

– Siehe oben, jedoch freier Stand im Raum (Abb. 2.**29**). Die Schwerpunktverlagerung nach vorn wird eingeleitet, indem das Knie des Spielbeins in die Handfläche der Therapeutin geschoben wird.

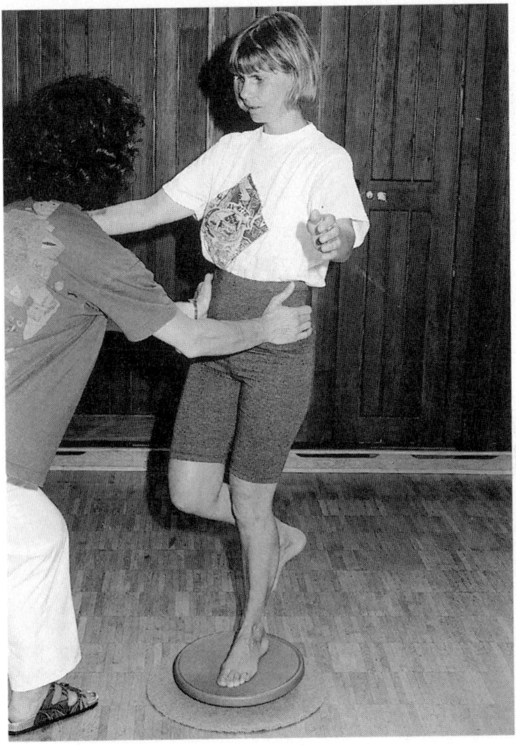

Abb. 2.**30** Einbeinstand auf dem Sportkreisel, Verlagerung des Schwerpunktes nach vorn und wieder zurück. Der Einbeinstand ist gesichert durch Hilfestellung am Becken, die Arme werden zur Feindosierung der Haltungsregulation eingesetzt

- Einbeinstand auf dem Sportkreisel. Schwerpunktverlagerung nach vorn und hinten (Abb. 2.**30**).

Bei Fall- oder Schwankneigung nach vorne oder/und nach hinten müssen Bewegungsfolgen mit Schwerpunktverlagerung nach vorn und hinten intensiv geübt werden.

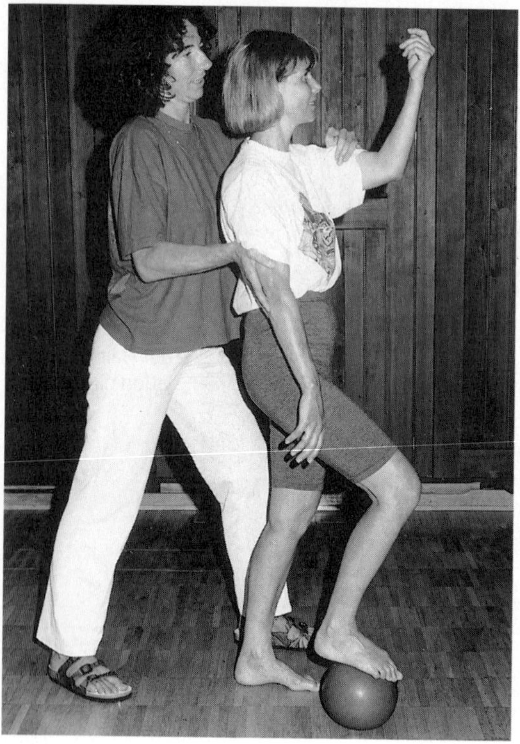

Abb. 2.**31** Einbeinstand, das Spielbein ist auf einem Gymnastikball plaziert. Die Ausgangsstellung ist gesichert durch aktive Fixation im Sinne des Gehmusters. Rollen des Balles in verschiedene Richtungen, besonders in die der Fall- oder Schwankneigung

– Stand auf einem Bein; das Spielbein ist auf einem Gymnastikball plaziert. Der Ball soll im größtmöglichen Ausmaß um das Standbein gerollt werden, betont in die Richtung des Schwankens (Abb. 2.**31**).

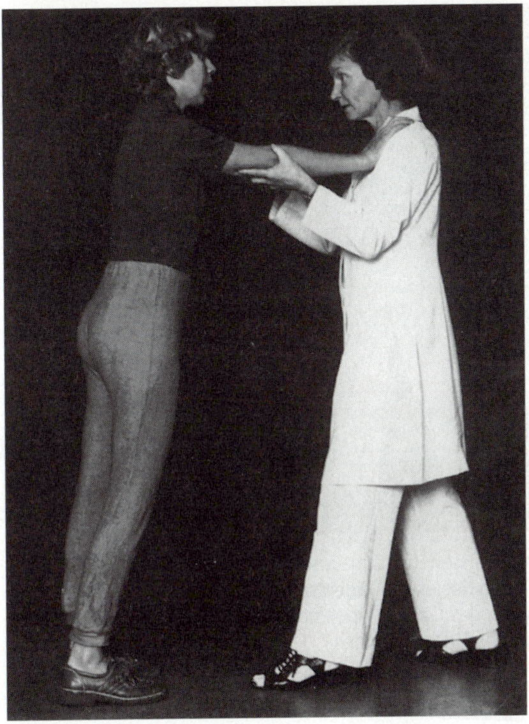

Abb. 2.**32**
Gehen durch Zug und Stauchen

- Schulung des Gehens:
  - Sog. „push and pull". Patient stützt sich mit seinen Händen gegen die Schultern des Physiotherapeuten. Durch kurzen Zug nach vorn setzt der Patient ein Bein vor. Anhalten in der Schrittstellung durch kurzen Druckreiz gegen die Schultern des Patienten (Abb. 2.**32**).
  - Symmetrisch angesetzter Widerstand an Schultergürtel oder Beckengürtel. Der Physiotherapeut geht vor oder hinter dem Patienten.
  - Asymmetrisch angesetzter Widerstand am Schultergürtel der einen und Beckengürtel der anderen Körperhälfte.

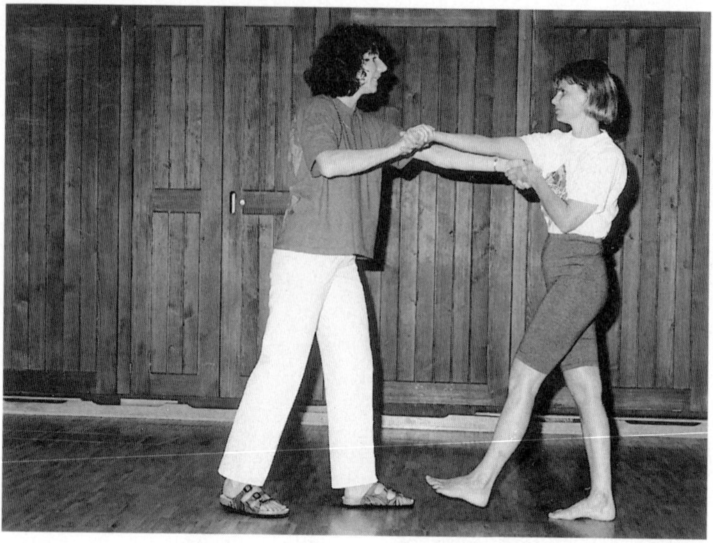

Abb. 2.**33** Schulung des Gehens. Zug- und Stoßbewegungen der Arme gegen unterschiedlich hoch dosierten Widerstand. Beeinflussen der Drehung im Rumpf, der Schrittlänge, des Gangtempos und bei Anhalten in der Schrittstellung das Beherrschen des Einbeinstandes

- Physiotherapeut hat Hände des Patienten über Kreuz gefaßt. Durch Widerstand gegen das Vorstrecken und Zurückziehen der Arme und Anhalten in der Schrittstellung können Gegendrehung des Rumpfes und Sicherheit der Fortbewegung verbessert werden (Abb. 2.**33**).

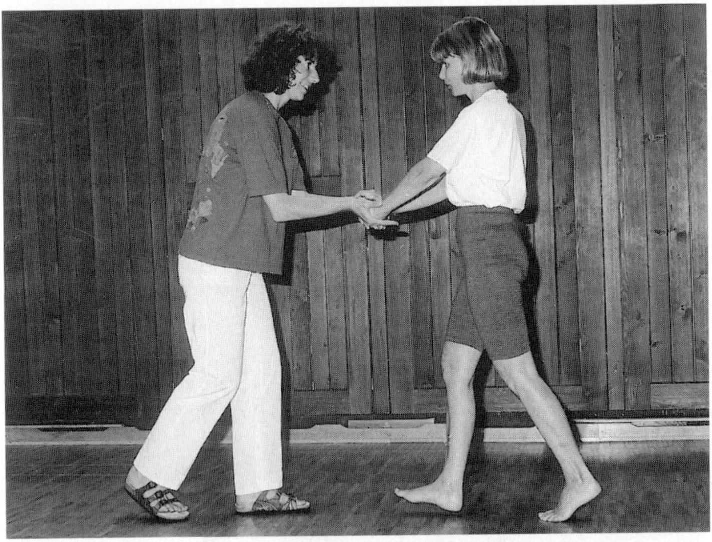

Abb. 2.**34** Gehen mit antevertierten Armen und aneinandergelegten Händen. Widerstand gegen das Vorschieben der Hände. Beeinflußt werden Schrittlänge, Gangtempo sowie durch Rückstoß die Rumpfaufrichtung

- Patient schiebt Physiotherapeuten mit antevertierten Armen und aneinandergelegten Händen vor sich (Abb. 2.**34**).

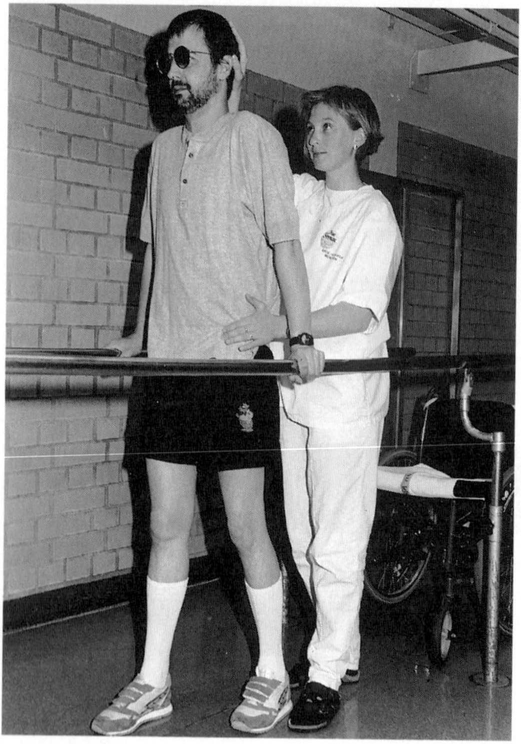

Abb. 2.**35** Patient mit Rumpfataxie, Tremor des Kopfes, Gangataxie. Der Tremor des Kopfes wird durch manuellen Kontakt am Hinterkopf beeinflußt, das Schwanken des Rumpfes durch Widerstand am Becken

- Bei stark ausgeprägter Rumpf-, Stand- und Gangataxie bietet der Gehbarren die erforderliche Sicherheit. Tremor des Kopfes kann die Haltungsregulation irritieren. Durch manuellen Kontakt am Kopf wird versucht, den Tremor zu verringern (Abb. 2.**35**).

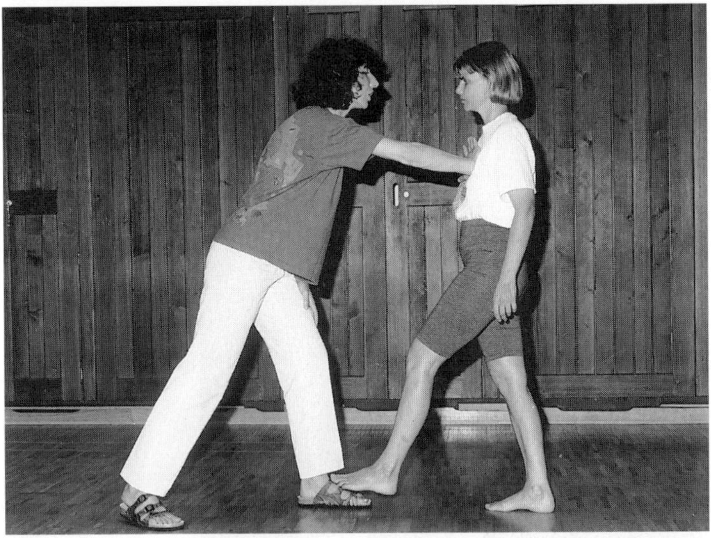

Abb. 2.**36** Gehen gegen Widerstand am Sternum. Beeinflußt werden Fallneigung nach hinten, Schrittlänge und Gangspur

- Gehen gegen Widerstand am Becken, am Schultergürtel oder am Sternum (Abb. 2.**36**).
- Gehen; zwei Bälle werden zwischen den Händen von Patient und Behandler gehalten.
- Gehen entlang einer markierten Linie, Übersteigen von Hindernissen, Gehen in unebenem Gelände (Gehgarten).

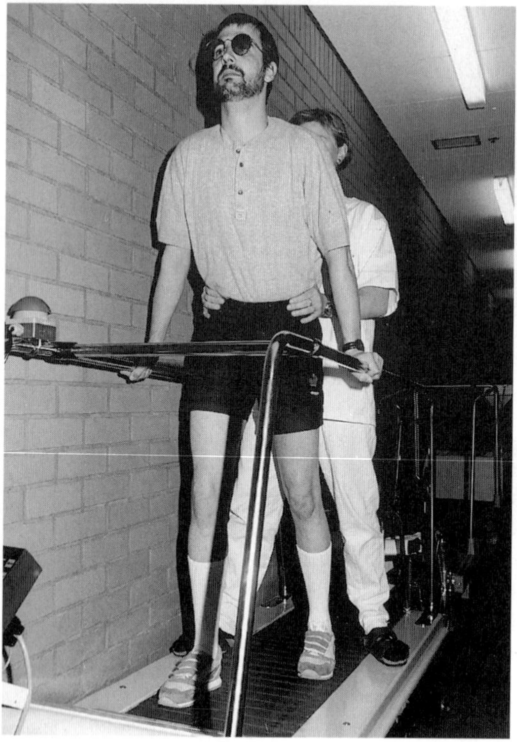

Abb. 2.**37** Durch das Gehen auf dem Laufband können unterschiedliche Gangtempi geübt werden. Besonders wichtig ist das Üben des langsamen Gehens

- Gehen auf dem Laufband. Zur Verlängerung der Standbeinphase wird die Geschwindigkeit des Laufbandes verringert (Abb. 2.**37**).
- Gehen auf dem ansteigend eingestellten Laufband bei langsamer Laufgeschwindigkeit. Durch die Steigung wird das Anbeugen des jeweiligen Schwungbeins betont.
- Beeinflussung der Schwankneigung beim Gehen: Bei Retropulsion und Schwankneigung nach hinten geht der Patient vorwärts, entgegen der Laufrichtung des Bandes.
  Bei Falltendenz nach rechts/links geht der Patient seitlich nach links/rechts entgegen der Laufrichtung des Bandes.
- Gehhilfen sind der Rollator, das reziproke Gehgestell, Unterarmstützen, der Pyramidenstock und der Handstock.

Als Rat kann dem Patienten empfohlen werden, bei zunehmender Unsicherheit während des Gehens anzuhalten, die Hände gegen einen gedachten Widerstand nach unten zu stemmen, die Fersen fest gegen den Boden zu drücken und sich im Rumpf betont aufzurichten.

- Gleichgewichtsreaktionen: Die ataktische Patient wagt es meist nicht, spontan und automatisch seine Lage zu verändern oder einen raschen Reiz mit einer sofortigen Reaktion zu erwidern, obwohl er über Gleichgewichtsreaktionen verfügt. Er bewegt sich in einem kleinen Radius um seinen Schwerpunkt. Wesentlicher Bestandteil der Behandlung ist es somit, ihm nach Aufbau eines ausreichenden Halte- oder Stütztonus zu Gleichgewichtsreaktionen zu verhelfen. Sie werden geschult im Vierfüßlerstand, Knie- und Halbkniestand, Sitz und Stand. Langsames und ruhiges Arbeiten ist hier wesentlich. Schaukelbrett, große Rolle und großer Ball tragen *wesentlich* zur Automatisierung bei. Auch bei Verwendung dieser Geräte kommt es auf ein langsames und ruhiges Bewegen an.
- Sprache:
  - Phonationsübungen. Verbesserung und Verlängerung der Ausatmung durch Tönen, Summen, Brummen und Singen.
  - Verbesserung der Artikulation. Üben der Zungen- und Lippenbewegungen beim Aussprechen der hellen Vokale a, ä, e, i; der dunklen Vokale o, ö, u, ü; der Doppellaute ai, au, eu; ferner der Konsonanten. Hier sind die sog. Klinger l, n – ng, m, r, w; die Reibelaute ch, s, z, sch, f, v, w, pf; die Verschlußlaute k, ck, g, q, h, d, t, b, p, einzeln und in Wortkombinationen zu üben. Dabei können taktile und thermische Reize im Mundbereich gesetzt werden. Liegt eine Rumpfataxie oder ein Zittern des Kopfes beim Sprechen vor, so kann mit dem Patienten geübt werden, ob das Aufstützen des Kopfes, das Abstützen mit einer oder mit beiden Händen oder das Anlehnen des Kopfes zu einer Verbesserung des Sprechens führt. Weitere Hinweise ist dem Kapitel „Dysarthrie" zu entnehmen.

2.13.2 Morbus Friedreich

Diese Erkrankung sollte zur Vermeidung von Sekundärschäden und um das Gehen und Verrichtungen mit den Händen so lange wie eben möglich zu erhalten, physiotherapeutisch behandelt werden.

•••• Befund

- Koordinationsprüfung der oberen Extremität. Der Intentionstremor beider Arme, das Zittern und die gestörte Diadochokinese sind früh auffallend.
- Koordinationsprüfung der unteren Extremität.
  Auffallend sind Intentionstremor und Hypermetrie.
- Die Prüfungen zeigen im Stand ein gerichtetes oder ungerichtetes Schwanken.
- Die Gangprüfungen ermitteln zumeist einen unsicheren, breitbeinigen Gang.
- Muskeltonus. In den Anfangsstadien der Erkrankung ist der Muskeltonus herabgesetzt. Dies verändert sich im Verlaufe der Erkrankung. Eine Tonussteigerung prägt sich aus, ohne daß in jedem Fall betonte Flexions- oder Extensionsmuster zu beobachten sind.
- Gleichgewichtsreaktionen sind in Sitz, Stand und anderen Situationen vorhanden, werden jedoch nur zögernd eingesetzt.
- Prüfen der Oberflächensensibilität.
  Sie nimmt von distal nach proximal ab. Häufig ist eine strumpfförmige Sensibilitätsbegrenzung feststellbar.
- Die Sprache wird im Zusammenhang mit der sich immer stärker ausbildenden zerebellaren Ataxie undeutlich, unklar artikuliert, abgehackt.
- Skelettveränderungen wie die Friedreich-Hand, der Friedreich-Fuß sowie Ausprägung einer Skoliose.

•••• Behandlungsplan

- Beeinflussen der Koordinationsstörungen.
- Beeinflussen der spastischen Bewegungsstörung.

•••• Maßnahmen und Durchführung

- Behandlung der Ataxie s. allgemeine Richtlinien zur Behandlung ataktischer Bewegungsstörungen (S. 421).
- Behandlung der spastischen Bewegungsstörung s. allgemeine Richtlinien zur Behandlung zentraler Paresen (S. 321).

2.13.3 Olivopontozerebellare Ataxie

Die Physiotherapie bei dieser Systemerkrankung wird ebenfalls auf die Sicherung von Alltagsbewegungen und Erhalten der Gehfähigkeit abzielen.

Die Zunahme der extrapyramidalen Symptome Hypokinese, Rigor und Tremor im weiteren Verlauf der Erkrankung macht es notwendig, den Schwerpunkt der Behandlung auf diese Phänomene zu legen.

Maßnahmen und Durchführung s. allgemeine Richtlinlien zur Physiotherapie der ataktischen Bewegungsstörung (S. 421) und allgemeine Richtlinien zur krankengymnastischen Behandlung bei Erkrankung der Stammganglien (S. 455).

2.13.4 Zerebellare Heredoataxie – Nonne-(Pierre-)Marie-Erkrankung

Die Physiotherapie dieser Erkrankung ist sinnvoll. Ihr Ziel liegt in der Sicherung und Erhaltung gefährdeter Funktionen. Im einzelnen erstreckt sich die Behandlung auf die Störung der Koordination, die Beeinflussung der spastischen Tonussteigerung, die Förderung der Willkürmotorik, die Schulung des Sprechens, die Förderung des Schluckaktes und die Beachtung der Doppelbilder.

Physiotherapeutische Maßnahmen und ihre Durchführung sind den Kapiteln über die Behandlung der Ataxie sowie der spastischen Paresen zu entnehmen.

2.13.5 Atrophie cérébelleuse tardive – sporadische Kleinhirnatrophie

Zur Sicherung der Ganges und zur Erhaltung der Bewegungsfähigkeit im Alltag ist eine Physiotherapie sinnvoll einsetzbar. Die Maßnahmen sind den allgemeinen Richtlinien zur Physiotherapie bei ataktischen Bewegungsstörungen zu entnehmen.

2.13.6 Tabes dorsalis und andere Hinterstrangataxien

•••• Befund

- Durchblutung:
  - arterielle und venöse Durchblutung der Beine.
    Die Hauttemperatur ist meist herabgesetzt.
    Die Haut ist livid verfärbt.

- Es besteht die Gefahr der trophisch bedingten Dekubitalgeschwüre an Ferse und Zehen.

- Sensibilität:
  - Die Oberflächensensibilität ist segmental begrenzt, im Ausbreitungsgebiet eines peripheren Nervs oder inselförmig herabgesetzt oder erloschen.
  - Das Lage- und Vibrationsempfinden an Füßen und Unterschenkeln ist meist beeinträchtigt.
  - Parästhesien oder Mißempfindungen bei Kälteeinwirkung (sog. *Kältehyperpathie*) an Rumpf und Extremitäten.
  - Einschießende, lanzinierende Schmerzen nur unscharf den peripheren Nerven entsprechend.
- Muskulatur:
  - Hypotonie der Beinmuskulatur.
  - Muskelstatus. An Handmuskeln, Unterschenkeln und Fußmuskulatur oder Schultergürtelmuskulatur Ausprägung atrophischer Paresen.
- Gelenkstatus. Die Gelenkbeweglichkeit, besonders der Kniegelenke, ist häufig eingeschränkt. Es finden sich hochgradige Gelenkveränderungen.

•••• Behandlungsplan

- Anregen der arteriellen und Förderung der venösen Durchblutung.
- Anregen der Oberflächensensibilität.
  - Schulen des Lageempfindens, Beeinflussen der sensiblen Ataxie.
  - Beeinflussen von Parästhesien und Schmerzen.
  - Beeinflussen des Muskeltonus.
  - Erhalten von Muskelkraft und Funktionen.
- Fördern und evtl. Verbessern von Gelenkfunktionen.

•••• Maßnahmen und Durchführung

Die anzuwendenden Maßnahmen sind den allgemeinen Richtlinien für die Behandlung atrophischer Paresen, und den allgemeinen Richtlinien für die Physiotherapie ataktischer Bewegungsstörungen (S. 421) zu entnehmen.

2.13.7 Vestibulärer Schwindel

☐ *Definition:* Der vestibuläre Schwindel ist eine bewußt empfundene Störung der Raumorientierung.

Für die bewußte Orientierung im Raum sind folgende Systeme verantwortlich:

- ❖ das vestibuläre System,
- ❖ das visuelle System,
- ❖ das propriozeptive System.

Ist die Funktion eines dieser drei Systeme beeinträchtigt, so kommt es zu Störungen in ihrer Interaktion; man spricht vom *intersensorischen Konflikt*. Wenn z.B. das erwartete Bild der Umwelt nicht übereinstimmt mit den von den Sinnesorganen gemeldeten Informationen, so tritt vestibulärer Schwindel auf.

Qualitäten

- ❖ Drehschwindel,
- ❖ Lageschwindel (Hin und Her, Auf und Ab und andere Scheinbewegungen der Umgebung),
- ❖ Schwankschwindel von Seite zu Seite oder von vorn nach hinten oder umgekehrt,
- ❖ Liftgefühl,
- ❖ Stand- und Gangunsicherheit (Latero- und Retropulsion).

Den Abb. 2.**38**, 2.**39**, 2.**40** sind zu entnehmen:
- die Schwindelqualitäten,
- die Lokalisation der Schädigung und
- die Art der Noxe (aus: Brandt, Dichgans, Diener, Therapie und Verlauf neurologischer Erkrankungen, 1993).

Schwindeldiagnostik: Die Schwindeldiagnostik erfolgt aufgrund anamnestischer Angaben („Schwindelfragebogen" nach Hamann), ferner durch mechanische, thermische und elektrische Untersuchungen des vestibulären und visuellen Systems sowie durch apparative und klinische Untersuchungen der Körpermotorik.
Im Kapitel „Ataxien und Gleichgewichtsstörungen", S. 417, sind die klinischen Tests zur Erfassung der Haltungsregulation aufgeführt.

Besteht der Verdacht einer internistischen, ophthalmologischen, orthopädischen oder psychiatrischen Ursache des Schwindels, so muß die Diagnostik um entsprechende Untersuchungen aus diesen Fachbereichen erweitert werden.

Die Physiotherapie wird nachstehend exemplarisch dargestellt für

- ❖ den Dauerdrehschwindel anhand der Neuronitis vestibularis (vgl. Abb. 2.**38**),

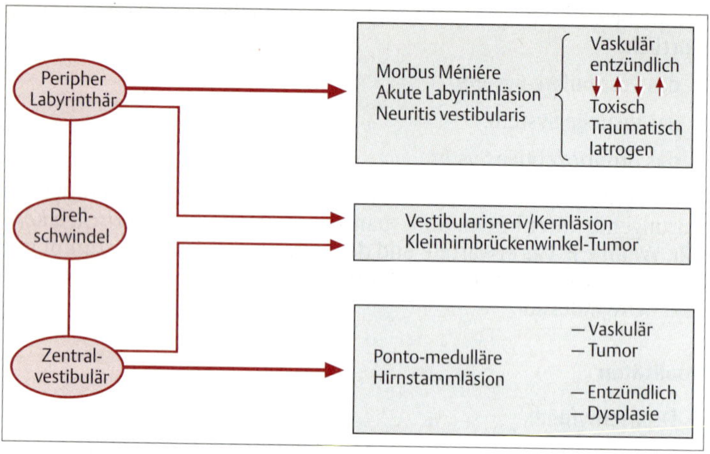

Abb. 2.**38** Dauerdrehschwindel

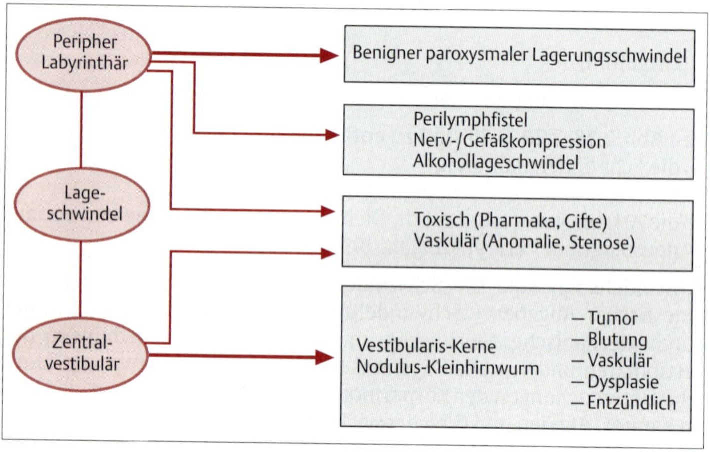

Abb. 2.**39** Lageschwindel

- den Lageschwindel anhand des benignen paroxysmalen Lageschwindels (vgl. Abb. 2.**39**),
- die Stand- und Gangunsicherheit anhand des Down-beat-Nystagmusschwindels, des Up-beat-Nystagmusschwindels, der Ocular-tilt-Reaktion und des Wallenberg-Syndroms (vgl. Abb. 2.**40**).

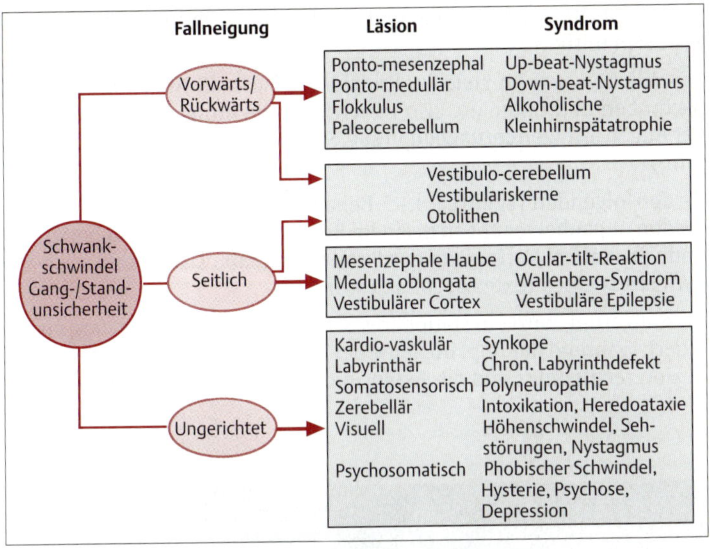

Abb. 2.**40** Schwankschwindel, Gang-/Standunsicherheit

•••• Therapie bei Neuronitis vestibularis (akuter einseitiger Vestibularisausfall)

Leitsymptom: Dauerdrehschwindel.

Akute Symptomatik: Übelkeit, Erbrechen, nicht unterdrückbarer Spontannystagmus, Drehschwindel.

Therapieprinzip: Gezieltes Kompensationstraining durch

- willkürliche Augenbewegungen und Fixationen zur Verbesserung der gestörten Blickstabilisation,
- aktive Kopfbewegungen zur Neueineichung des vestibulookulären Reflexes,
- Balance-, Zielbewegungs- und Gehübungen zur Verbesserung der vestibulospinalen Haltungsreaktion.

Vorgehen

Nach Abklingen der akuten Symptomatik (nach ca. 3 Tagen) setzt die Behandlung ein. Ausgangsstellungen sind Rückenlage oder Sitz. Ein stationäres Sehziel wird optisch fixiert, z. B. ein Finger des Therapeuten oder des Patienten. Dieses Sehziel wird dann horizontal um 10°, 20° und 40°

nach rechts bzw. links bewegt und mit den Augen verfolgt, ohne daß der Kopf sich mitbewegt.

Es schließen sich im gleichen Prinzip und Ausmaß Augenbewegungen nach oben und unten an, also in vertikaler Richtung. Die Bewegungen der Augen erfolgen *sprunghaft* in sog. Sakkaden und nicht gleitend-langsam.

An den folgenden Tagen (ca. 3. – 7. Behandlungstag) werden nun die gleitenden Augenbewegungen in einem Bereich von 20 – 60 Grad horizontal und vertikal bei Verfolgung des Fingers eingeübt. Dann kann auch mit dem Lesen eines Textes begonnen werden.

Als Steigerung wird ein stationäres Sehziel in ca. 1 m Entfernung visuell fixiert, während der Kopf im Sinne der Rotation rechts/links, der Lateralflexion rechts/links und der Extension und Flexion bewegt wird.

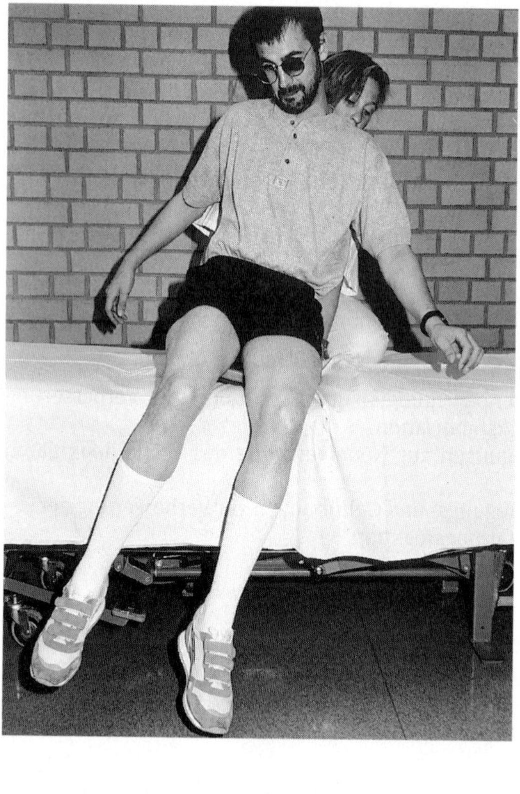

Abb. 2.**41** Sitz auf dem Sportkreisel. Durch die Neigung des Kreisels nach links werden Gleichgewichtsreaktionen provoziert: Einstellung des Kopfes in Lateralflexion rechts, Bewegung der Beine nach rechts, Feinabstimmung mit den Armen

Der positive Verlauf ist gekennzeichnet durch Abnahme der Übelkeit und des Nystagmus. Nun beginnt das propriozeptive Training durch Schwerpunktverlagerungen im Sitz auf beweglicher Unterlage (Sportkreisel auf der Behandlungsbank, Abb. 2.**41**), große Rolle, Pezzi-Ball oder Schaukelbrett). Die Schwerpunktverlagerungen erfolgen in vier Richtungen (nach rechts und links, nach vorn und hinten). Dabei kann den Augen ein stationäres Sehziel angeboten werden. Die Steigerung erfolgt durch Schließen der Augen (Wegnahme des visuellen Inputs). Im Stand auf Kippbrettchen (Abb. 2.**42**) erfolgt das gleiche Vorgehen, wie für den Sitz beschrieben.

Die Verwendung von Geräten wie Ball, Luftballon und Seil ermöglicht das Einüben von Folgebewegungen von Augen, Kopf und Händen.

Bezüglich des Gehens wird hingewiesen auf das Kapitel „Physiotherapie bei Ataxie, Gleichgewichtsstörungen und Schwindel“, S. 414.

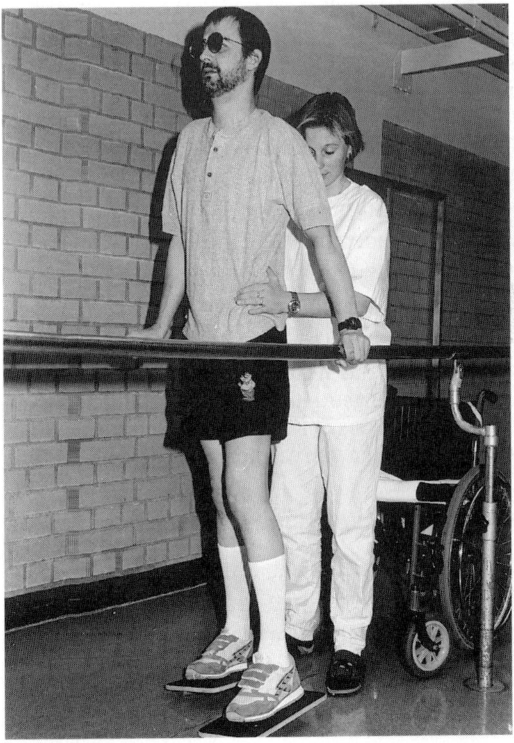

Abb. 2.**42** Stand auf Kippbrettchen, aus Gründen der Sicherheit im Gehbarren. Der Stand auf Kippbrettchen erfordert feines Dosieren der Haltungsregulation, besonders im Bereich der Füße und Sprunggelenke

•••• Therapie bei peripher-labyrinthärem Schwindel (benigner paroxysmaler Lageschwindel, Kupulolithiasis)

Leitsymptom: Lageschwindel. Es kommt bei Veränderungen der Lage (z. B. aus Rückenlage zum Sitz und wieder zurück, beim Drehen aus Rükkenlage in Seitlage) zum Schwindel.

Therapieprinzip: Durch heftige Lagerungsübungen sollten Otolithenteilchen aus dem Bogengangsystem wieder herausgeschleudert werden. Dieses Lagerungstraining beruht auf einem mechanischen Prinzip; es ist kein Kompensationstraining.

Vorgehen

Der Patient sitzt auf einer Behandlungsbank oder dem Bett; die Füße hängen frei. Der Patient dreht den Kopf um 45 Grad nach links oder rechts. Nun legt er den Rumpf rasch zur jeweils anderen Seite auf die Liege, also nach rechts oder links. In dieser Position bleibt er so lange liegen, bis der aufgetretene Schwindel vollkommen abgeklungen ist. Nun kommt er rasch zum Sitz hoch und legt sich sofort auf die andere Seite, ohne die Kopfeinstellung zu ändern, d. h., bei Rotation des Kopfes nach rechts legt er sich nun auf die rechte Seite. In dieser Position wird ca. drei Minuten verharrt. Danach erfolgt das langsame Aufrichten in die sitzende Position und Auflösung der Kopfrotation. Dieses Manöver wird zwei- bis dreimal wiederholt und mehrmals täglich ausgeführt.

Läßt sich an einem folgenden Tag der Schwindel nicht mehr auslösen, so wird das Lagerungstraining beendet. Indiziert ist dieses Vorgehen bei akuter Symptomatik und bei jüngeren Patienten.

Ein Informationsblatt wird den Patienten als Hilfe beim selbständigen Üben mitgegeben.

Besteht die Symptomatik bereits längere Zeit und handelt es sich um ältere Patienten, so kann das Lagerungstraining wie folgt modifiziert werden: Jeweils nach dem Aufrichten aus der Seitlage des Rumpfes wird in der sitzenden Position ein Verweilen von ca. drei Minuten eingehalten.

•••• Therapie beim Down-beat-Nystagmusschwindel

Leitsymptom: Stand- und Gangunsicherheit, Schwankschwindel (Fallneigung nach hinten, Retropulsion).

Therapieprinzip: Gezieltes Kompensationstraining, wie bei der Neuronitis vestibularis beschrieben.
Im Vordergrund stehen die dynamischen Stabilisationsübungen im Stand mit Betonung der Schwerpunktverlagerung nach hinten und häu-

Befreiungsmanöver bei rechtsseitigem Lagerungsschwindel
modifiziertes Verfahren nach Brandt und Steddin (1993)

Die im folgenden beschriebene Übung soll mehrmals am Tage zwei- bis dreimal hintereinander ausgeführt werden
Die Therapie kann beendet werden, wenn sich am jeweils nächsten Tag bei der Übung kein Schwindel mehr auslösen läßt

1. Kopf um 45 Grad nach links drehen (Kinn zeigt zur linken Schulter)

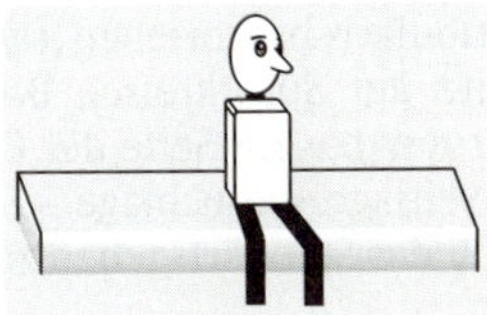

2. Körper schnell zur rechten Seite legen und darauf achten, daß das Kinn weiterhin zur linken Schulter zeigt

   In dieser Position bleiben, bis der auftretende Schwindel vollkommen abgeklungen ist (minimal 2 Min.)

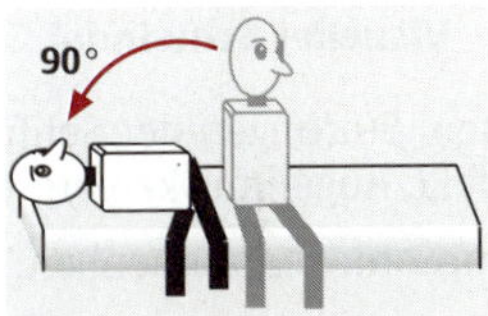

3. Körper so schnelll wie möglich zur linken Seite legen und wiederum darauf achten, daß das Kinn dabei zur linken Schulter zeigt

   In dieser Position 3 Minuten verbleiben

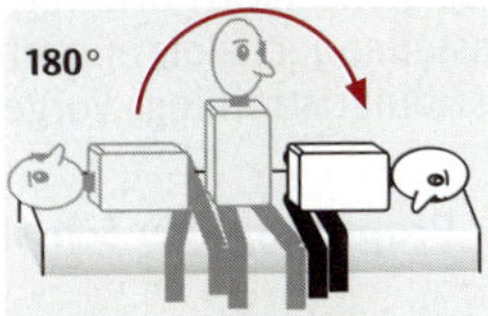

4. Langsam wieder in die Sitzposition aufrichten und 3 Minuten sitzen bleiben

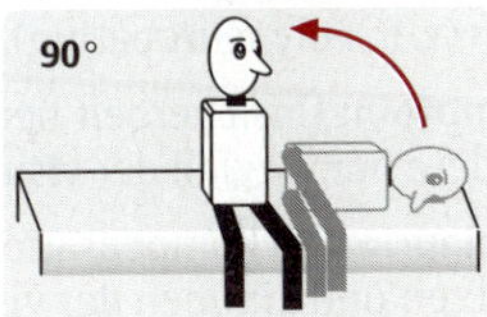

figes Umlagern von Rückenlage zum Sitz und zurück. Bei der Gangschulung ist das Rückwärtsgehen betont zu üben.

•••• Therapie beim Up-beat-Nystagmusschwindel

Leitsymptom: Stand- und Gangunsicherheit, Schwankschwindel (Fallneigung zumeist vor- und rückwärts).

Therapieprinzip: Wie beim Down-beat-Nystagmusschwindel. Bei der dynamischen Standstabilisation erfolgt rascher Wechsel der Schwerpunktverlagerung nach vorn und hinten.

•••• Therapie bei Ocular-tilt-Reaktion und dem Wallenberg-Syndrom

Leitsymptom: Stand- und Gangunsicherheit, Schwankschwindel (Fallneigung zu einer Seite).

Therapieprinzip: Gezieltes Kompensationstraining, wie bei der Neuronitis vestibularis beschrieben. Dynamische Stabilisation im Langsitz, Seitsitz, Sitz auf Sportkreisel, Ball, Rolle mit betonter Verlagerung des Schwerpunktes zur Seite der Fallneigung. Häufiges Umlagern: Rückenlage – Seitlage – Bauchlage – Seitlage – Rückenlage. Bei der Gangschulung soll das Seitwärtsgehen zur Symptomseite häufig geübt werden.

2.13.8 Visueller Schwindel

Ursachen: Störungen der Sehfunktion (Brechungsanomalien, Gesichtsfelddefekt, Augenmuskelparesen mit Doppelbildern, Höhenschwindel).

Leitsymptom: Benommenheit, Stand- und Gangunsicherheit.

Therapie: Konservativ orthoptisch oder operativ. Sollte dadurch kein zufriedenstellender Erfolg eintreten, so kann ein Therapieversuch im Sinne des Vestibularistrainings vorgenommen werden.

2.13.9 Propriozeptiver Schwindel

Ursachen: Hinterstrangerkrankungen, Erkrankungen der peripheren Nerven (z. B. Polyneuropathie).

Leitsymptom: Unsicherheit bei aufrechter Haltung und Bewegung, insbesondere bei Wegfall der visuellen Orientierung.

Therapieprinzip: Kompensation der ausgefallenen Afferenzen durch Ausnützen und Einüben der visuellen Kontrolle bei Haltung und Bewegung.

2.13.10 Nichtvestibulärer Schwindel

Leitsymptom: Benommenheit und eine nicht genau zu definierende Unsicherheit beim Gehen charakterisieren den zervikalen oder vertebragenen Schwindel.

Diagnostik und Therapie: Kann durch sämtliche apparativen und ärztlich-klinischen Untersuchungen kein Befund erhoben werden, der für das Vorliegen eines vestibulären Schwindels spricht, so liegt die weitere Diagnostik und Therapie in Händen manual-therapeutisch ausgebildeter Ärzte und Physiotherapeuten.

2.14 Physiotherapie bei extrapyramidalen Bewegungsstörungen

2.14.1 Allgemeine Richtlinien

Bei folgenden Krankheitsbildern ist eine begleitende Physiotherapie angezeigt:

- Idiopathisches und symptomatisches Parkinson-Syndrom,
- Chorea major (Huntington),
- Chorea minor (Sydenham),
- Athetose und Choreoathetose,
- fokale Dystonien (Blepharospasmus, Meige-Syndrom, Tortikollis),
- segmentale und generalisierte Dystonien (Torsionsdystonie).

Allen extrapyramidalen Bewegungsstörungen gemeinsam sind Beeinträchtigungen der Haltung, des Bewegungsantriebs, der Bewegungsfähigkeit und Veränderungen des Skelettmuskeltonus. Bei einigen Erkrankungen kommen Tremor und kognitive Beeinträchtigungen bis zur Demenz hinzu.

Die Willkürmotorik ist primär nicht Träger der Störung, wird jedoch im zeitlichen Verlauf der Progredienz zunehmend durch die pathologisch veränderte unwillkürliche Motorik beeinträchtigt. Gestört zeigen sich zunehmend die Haltung von Kopf, Rumpf und Extremitäten, die Haltungsregulation und nicht zuletzt die Schutz-, Stell- und Gleichgewichtsreaktionen.

Erlernte, automatisierte Bewegungsabläufe wie Gehen, Verändern der Körperposition sowie feinmotorische Aktivitäten wie Schreiben, Zeichnen, Malen oder das Spielen von Musikinstrumenten werden verlangsamt, unpräzise und bei vielen Patienten letztlich unmöglich.

Vegetative, psychische und kognitive Veränderungen kommen zu den motorischen Behinderungen mehr oder weniger stark ausgeprägt hinzu.

•••• **Behandlungsziel:**

- Geschwindigkeit der Funktionseinbußen verringern,
- Hilfen beim Umgang mit den Behinderungen geben,
- Sekundärschäden, bezogen auf Herz, Kreislauf, Atmung und Gelenkbeweglichkeit, so gering wie möglich halten.

2.14.2 Parkinson-Syndrom

•••• Befund

❖ Hypokinese. Es findet sich eine Verarmung an *automatisch ablaufenden Bewegungen*. Dies wirkt sich aus bei der *Schwerpunktverlagerung*, z.B. bei Lagewechseln, beim Hinlegen, beim Aufstehen vom Sitz in den Stand und umgekehrt, beim Gehen; außerdem beim Schreiben oder sonstigen Hantieren mit den Händen sowie in der Gestik, Mimik und beim Sprechen.

Als Beobachtungskriterien in diesen einzelnen Situationen gelten:
- Kann die Bewegung sofort oder nur langsam *gestartet* werden?
- Kommt es zu mehreren Bewegungsstarts?
- Kann die Bewegung auf direktem Wege oder nur auf Umwegen durchgeführt werden?
- Wird der Bewegungsablauf langsamer?
- Müssen Hilfen wie Anhalten an Gegenständen benutzt werden?
- Kommt es zur Zunahme des Tremors oder vegetativer Symptome wie Speichelfluß und Schwitzen?

Es bedarf bei Veränderungen der Lage, z.B. nachts, einer willentlichen Anstrengung und eines bewußten Anstoßes. Der normalerweise automatisch erfolgende Bewegungsablauf beim Drehen ist erschwert bis unmöglich. Das Drehen en bloc wird auch als *axiale Apraxie* bezeichnet.

Beim Gehen bewegt sich der Patient nach anfänglichen Startschwierigkeiten mit *kleinen Schritten* vorwärts. Es fehlen das Mitbewegen der Arme und das Gegendrehen im Rumpf. In einzelnen Fällen ist zu beobachten, daß die Schrittlänge zunehmend kürzer wird bei unverändert beibehaltener Schwerpunktverlagerung. Das Anhalten des Patienten an einem Gegenstand oder einer Wand bewahrt ihn dann vor dem Hinfallen, da er unfähig ist, das Tempo zu verringern oder in kürzester Zeit stehenzubleiben = *Propulsion*. Dasselbe Problem tritt beim Rückwärts- und Seitwärtsgehen auf = *Retro-* und *Lateropulsion*. Stehenbleiben oder Trippeln beim Durchschreiten einer Tür = *Tunnel-* oder *Engpaßphänomen* .

Beim Aufstehen aus dem Sitz kommt es nicht zu der beim Gesunden automatisch erfolgenden Schwerpunktverlagerung nach vorn über die Füße oder beim Hinsetzen aus dem Stand zur notwendigen Verlagerung des Schwerpunktes nach hinten.

Das Zuwenig an Bewegungsantrieb äußert sich ebenfalls in der affektiv gesteuerten Motorik, der *Mimik* sowie in den gestischen Bewegungen beim Sprechen oder Zuhören. Das Gesicht erscheint regungs- und teilnahmslos – Hypomimie –, eine Erscheinung, die zu Fehldeutungen hinsichtlich der geistigen und seelischen Aktivität des Betroffenen führen kann.

- Auch die *Sprache* wird verändert. Der Parkinson-Patient hat eine monotone Intonation, eine reduzierte Betonung, verwaschene Konsonanten und einen rauhen bis verhauchten Stimmklang. Der Redefluß ist gestört; es kommt zu unangebrachten Pausen während des Sprechens. Daraus resultiert eine weitere Störung der Kommunikation. Diese Dysarthrophonie erfährt eine Verstärkung durch den verminderten *Atemstoß* und die verringerte *Vitalkapazität*.
- *Bewegungsstart* und *Bewegungsantrieb* sind ebenfalls gestört (und zusätzlich erschwert durch den später zu besprechenden hohen Muskeltonus) bei feinmotorischen Bewegungsfolgen wie dem Schreiben. Nach anfänglich für den einzelnen charakteristischem Schriftbild kommt es im weiteren Verlauf zu einer Verkleinerung der einzelnen Buchstaben mit Verlust der individuellen Gestaltung. Ober- und Unterlängen sowie Eigentümlichkeiten verschwinden. Die Schrift wird klein und letztlich unleserlich = *Mikrograhie*. Gang, Mimik und Schrift weisen in fortgeschrittenen Stadien der Erkrankung einen Verlust an Individualität und damit ein ausgeprägtes Maß an *Einförmigkeit* auf.
- Beim passiven Bewegen wird der Bewegung auf allen Abschnitten des Bewegungsweges ein gleich hoher Widerstand entgegengebracht. Häufig findet sich ein geringgradiges ruckhaftes Nachgeben während des Bewegens (*Zahnradphänomen*). Diese Form der Tonussteigerung = Rigor betrifft alle Skelettmuskeln. Sie ist unabhängig von der Lage des Körpers im Raum und auch im Schlaf nur unwesentlich verändert. Da der physiologische Querschnitt der Beugemuskulatur den der Streckmuskulatur übertrifft, zwingt der Rigor der Wirbelsäule und den Extremitätengelenken bestimmte Positionen auf. Neben der Hypokinese führt auch der Rigor zur Verringerung der Bewegungen, und somit unterliegen die Gelenke der Kontrakturgefahr.

Die bevorzugten Haltungen der Wirbelsäulenabschnitte:
- Halswirbelsäule vorgezogen und steilgestellt,
- Brustwirbelsäule stark kyphosiert,
- Lendenwirbelsäule steilgestellt,
- Schultergelenk in Adduktion – Innenrotation,
- Ellbogengelenk in Flexion – Pronation,
- Handgelenk in Volarflexion und ulnarer Abduktion,
- Fingergrundgelenke in Flexion,
- Fingermittel- und -endgelenke häufig in Extension,
- Daumen in Adduktion,
- Hüftgelenk in Beugung – Adduktion,

- Kniegelenk in leichter Beugung,
- Sprunggelenke in leichter Plantarflexion – Supination.

- Die passive *Gelenkbeweglichkeit* wird nach der Neutral-Null-Methode ermittelt und festgehalten. Die Beweglichkeit der Wirbelsäule wird durch das große und kleine Schober-Zeichen und die Messung der Flèche dokumentiert.
- Häufig zeigen sich venöse und/oder lymphatische Stauungen der Beine. Eine Gefährdung in Form einer Phlebothrombose oder Thrombose ist insbesondere beim bettlägerig gewordenen Patienten gegeben.
- Hypokinese und Rigor verringern die *Atembewegungen* des Thorax und damit die *Vitalkapazität*. Hierdurch kann es zu Bronchitis, Pneumonie und Bronchopneumonie kommen.
- Nicht bei allen Patienten ist in Ruhe ein Zittern beobachtbar. Dieser *Ruhetremor* ist ausgeprägt an den Fingern, der Hand, aber auch am Kopf und an den Füßen. Er verstärkt sich am Anfang einer Bewegung sowie bei affektiver Belastung und verringert sich im Schlaf. Die Behinderung feinmotorischer Akte und von Gebrauchsbewegungen durch den Ruhetremor wird von den Betroffenen als äußerst störend empfunden.
- Es bestehen *vegetative Begleitsymptome* wie vermehrte Sekretion der Talgdrüsen (Salbengesicht), der Speichel-, Schweiß- und Tränendrüsen sowie in einigen Fällen Blasenstörungen.

•••• Dokumentation

- Der Schweregrad des idiopathischen und des symptomatischen Parkinson-Syndroms kann quantitativ bestimmt und in einem Befundbogen (S. 459) dokumentiert werden (Fries u. Liebenstund 1992).
- Verlauf und Ergebnisse der Physiotherapie können durch Verwendung eines Erfassungsbogens dokumentiert werden (Fries u. Liebenstund, 1992).
- Um das Ausmaß der Behinderungen im Alltag zu quantifizieren, wird der Barthel-Index (S. 464) benutzt (Prosiegel 1991).

Befundbogen*

Physiotherapeutischer Befund bei Parkinson-Syndrom

In Anlehnung an die Webster-Rating-Scale und den New York University Parkinson Score

Patient: ____________ Geb. Datum: ____________

Diagnose: ____________ bekannt seit: ____________

Punkte: **Datum:** ☐ ☐ ☐ ☐ ☐

I. Gang**

Punkte	Befund					
0	Gehen und Umdrehen mühelos	☐	☐	☐	☐	☐
1	Schrittlänge auf ca. 30 cm verkürzt, benötigt beim Umdrehen mehrere Schritte	☐	☐	☐	☐	☐
2	Schrittlänge unter 30 cm. Kein Abheben der Füße, Gehen gelegentlich blockiert, Umdrehen sehr langsam	☐	☐	☐	☐	☐
4	Deutliche Pulsionsproblematik und/oder Engpaßproblem					
	Propulsion	☐	☐	☐	☐	☐
	Retropulsion	☐	☐	☐	☐	☐
	Lateropulsion	☐	☐	☐	☐	☐
	Engpaßproblem	☐	☐	☐	☐	☐
	Freezing	☐	☐	☐	☐	☐
6	braucht dauernd fremde Hilfe	☐	☐	☐	☐	☐
8	gehunfähig	☐	☐	☐	☐	☐

** Diese nicht durchgängige Zahlenreihe verdeutlicht die Wertigkeit der Symptomatik

II. Mitschwingen der oberen Extremitäten

0	Normales Mitschwingen der Arme					
1	Vermindertes Mitschwingen eines Armes					
2	Vermindertes Mitschwingen beider Arme					
3	Fehlendes Mitschwingen eines Armes					
4	Fehlendes Mitschwingen beider Arme					

III. Haltung

0	Normale Haltung, Kopf weniger als 10 cm nach vorne gehalten					
1	Kopf deutlich mehr als 13 cm nach vorne gehalten, Ellbogenflexion eines oder beider Arme, Hände distal vom Hüftgelenk					
2	Kopf mehr als 15 cm nach vorne gehalten					
3	Deutlich kyphotische und/oder skoliotische Haltung, Ellbogenflexion eines oder beider Arme, Hände proximal der Hüftgelenke, Volarflexion, Flexion in Fingergrundgelenken, Extension in Fingermittel- und Endgelenken, leichte Kniegelenkflexion					
4	Im Rombergstand gerichtete oder ungerichtete Schwankneigung. Plötzliches Fallen					

IV. Feinmotorik und Mikrographie

0	Keine Beeinträchtigung					
1	Angedeutete Verlangsamung der Pro-Supinationsrate, leichte Schwierigkeiten beim Gebrauch von Werkzeugen, beim Schreiben und Knöpfen					
2	Mäßige Verlangsamung der Pro-Supinationsrate ein- oder beidhändig. Schreiben stark beeinträchtigt. Mikrographie. Selektive Fingerbewegungen beeinträchtigt (s. auch tapping-test)					
3	Schwere Verlangsamung der Pro-Supinationsrate. Unfähig zu knöpfen, zu schreiben. Große Probleme bei grob- und feinmotorischen Aktionen					

V. Gesicht

0	Normal, Mimik lebhaft					
1	Angedeutete Hypomimie. Mimische Bewegungen seltener, Mund geschlossen, leichte Zeichen von Angst und Depression					
2	Mäßige Hypomimie. Mimische Bewegungen erst nach deutlich höherer Reizschwelle. Mund zeitweise geöffnet. Speichelfluß gelegentlich vorhanden. Angst und Depression sichtbar.					
3	Ausgeprägte Hypomimie (frozen face). Mund ständig geöffnet. Eventuell schwerer Speichelfluß.					

VI. Sprechen

0	Klar, laut, verständlich					
1	Beginnende Heiserkeit, Modulation und esonanz leicht vermindert, Tonhaltedauer 25 Sek. und länger					
2	Mäßige Heiserkeit, Dysphonie und Resonanz verringert. Beginnende Dysarthrie. Sprachfluß zögernd bis stotternd. Tonhaltedauer unter 25 Sek.					
3	Deutliche Rauhigkeit und Schwächlichkeit beim Sprechen. Artikularisch schwer gestört. Eventuell Palilalie. Tonhaltedauer unter 6 Sek.					

VII. Rigor

0	kein Rigor					
1	Angedeutete Rigidität in der Nacken- und Extremitätenmuskulatur, eventuell distal betont					
2	Mäßige Rigidität in der Nacken- und Extremitätenmuskulatur, keine Beeinflussung durch Medikation					
3	Schwere Rigidität in Nacken- und Extremitätenmuskulatur. Bleibt auch unter Medikation.					

VIII. Tremor

0	kein Tremor	☐	☐	☐	☐	☐
1	Tremor an distalen Extremitäten und/oder Kopf bei Zeigeversuchen oder anderen Extremsituationen	☐	☐	☐	☐	☐
2	Schwerer, aber inkonstanter Tremor. Kontrolle über Hände möglich durch Aktivität	☐	☐	☐	☐	☐
3	Schwerer und konstanter Tremor. Schreiben und selbständige Nahrungsaufnahme sind unmöglich	☐	☐	☐	☐	☐

IX. Selbständigkeit

0	Keine Beeinträchtigung	☐	☐	☐	☐	☐
1	Selbständigkeit vorhanden, leichtere Behinderung beim Ankleiden	☐	☐	☐	☐	☐
2	Hilfe erforderlich beim Hinlegen und Aufstehen. Sehr lange Anlaufzeiten bei Handlungen	☐	☐	☐	☐	☐
3	Dauernd behindert. Unfähig sich zu pflegen, an- und auszukleiden, zu ernähren und sich fortzubewegen.	☐	☐	☐	☐	☐

X. Kognitive und mentale Funktionen

0	Kognitiv und mental intakt	☐	☐	☐	☐	☐
1	Intakte mentale Situation unter optimalen Bedingungen, aber Schwierigkeiten unter Belastung	☐	☐	☐	☐	☐
2	Klare Beeinträchtigung für Kurzzeitgedächtnis, Aufmerksamkeit und abstraktes Denken	☐	☐	☐	☐	☐
3	wie unter 2, zusätzlich aber verwirrt, kann nicht unbeaufsichtigt gelassen werden	☐	☐	☐	☐	☐
4	vollständig desorientiert, erkennt auch sonst gewohnte Umgebung und Personen nicht, kann nicht zusammenhängend sprechen oder handeln	☐	☐	☐	☐	☐
	Summe der Punkte:	☐	☐	☐	☐	☐

Erfassungsbogen für Verlaufskontrollen*

Patient: ______________________ Geb. Dat.: ______________________

Arzt: ______________________ In KG-Behandlung seit: ____________

Datum:					
I. Gang					
II. Mitschwingen der Arme					
III. Haltung					
IV. Feinmotorik und Mikrographie					
V. Gesicht					
VI. Sprechen					
VII. Rigor					
VIII. Tremor					
IX. Selbständigkeit					
X. Kognitive und mentale Funktionen					
Summe:					

Der Barthel-Index. Er stellt eine der weltweit am häufigsten verwendeten ADL-Skalen für den Bereich der Selbsthilfeleistungen dar. Die Punktwerte der 10 Items werden zu einem Gesamtpunktewert addiert, der ein gutes Maß für die Selbständigkeit eines Patienten darstellt. Der Gesamtpunktewert erstreckt sich von 0, d. h. völlig unselbständig, bis 100, d. h. völlig selbständig.

1.	Essen und Trinken („m. U.“, wenn Speisen vor dem Essen zurechtgeschnitten werden müssen)				
		n. m. = 0	m. U. = 5	selb. = 10	
2.	Umsteigen aus dem Rollstuhl ins Bett u. umgekehrt (einschl. Aufsitzen im Bett)				
		n. m. = 0	m. U. = 5/10*	selb. = 15	
3.	Persönliche Pflege (Gesicht waschen, Kämmen, Rasieren, Zähneputzen)				
		n. m. = 0	m. U. = 0	selb. = 5	
4.	Benutzung der Toilette (An- /Auskleiden, Körperreinigung, Wasserspülung)				
		n. m. = 0	m. U. = 5	selb. = 10	
5.	Baden/Duschen				
		n. m. = 0	m. U. = 0	selb. = 5	
6.	Gehen auf ebenem Untergrund				
		n. m. = 0	m. U. = 10	selb. = 15	
6a.	Fortbewegung mit dem Rollstuhl auf ebenem Untergrund (dieses Item nur verwenden, falls das Item 6 mit „0“ bewertet wurde)				
		n. m. = 0	m. U. = 0	selb. = 5	
7.	Treppen auf- /absteigen				
		n. m. = 0	m. U. = 5	selb. = 10	
8.	An- /Ausziehen (einschl. Schuhe binden, Knöpfe schließen)				
		n. m. = 0	m. U. = 5	selb. = 10	
9.	Stuhlkontrolle				
		n. m. = 0	m. U. = 5	selb. = 10	
10.	Harnkontrolle				
		n. m. = 0	m. U. = 5	selb. = 10	
				Summe	

n. m. = nicht möglich; m. U. = mit Unterstützung; selb. = selbständig;
* = siehe Erläuterungen zum BI

Behandlungsplan

- Beeinflussen des Hypokinese:
  - Schulen von Lagewechseln,
  - Verbessern des Gangablaufs,
  - Anregen der Mimik,
  - Verbessern des Sprechens,
  - Schreibübungen.
- Beeinflussen des Muskeltonus.
- Erhalten oder Wiedererlangen der vollen Gelenkbeweglichkeit.
- Anregen der Durchblutung.
- Anregen und Fördern der Atembewegungen.
- Ratschläge zum Verhalten bei Tremor.

Die frühestmöglich einsetzende Physiotherapie bietet dem Parkinson-Patienten neben der medikamentösen Therapie Hilfen im Umgang mit seinen motorischen, kommunikativen und kognitiven Problemen. Der Therapeut muß im Einzelfall die funktionellen Probleme analysieren und die Auswirkungen der medikamentösen Therapie erkennen. Wegen der kommunikativen und kognitiven Handicaps sollte er die Zusammenarbeit mit dem klinischen Psychologen und dem Logopäden suchen.

Maßnahmen und Durchführung

- Überwinden der Bewegungsarmut durch Anregen aktiver Bewegungen, isoliert oder komplex, in verschiedenen Ausgangsstellungen und in schwunghafter Ausführung.
  Als Hilfen für die Startschwierigkeiten dienen akustische, optische und taktile Signale in Form eines deutlichen, mitreißenden Kommandos, Rhythmus (durch Tamburin, Klatschen, Verwenden von Musik), Aufteilen des Raumes durch Seile, Keulen, farbige Markierungen o.ä. und durch Führungskontakt.
  - Sitz auf Hocker. Rechten/linken Fuß auf Zehenspitzen stellen – auf Fersen stellen. Langsam beginnend und zunehmend das Tempo steigernd.
  - Ball zwischen beiden Füßen fassen – vor- und zurückrollen.
  - Ball zwischen beiden Füßen fassen – beide Knie strecken und Füße wieder aufstellen.
  - An Hockerrand mit beiden Händen abstützen. Mit dem Ball zwischen den Füßen Knie nach rechts und links strecken. Kommando: nach rechts strecken – abstellen, nach links strecken – abstellen.

- Ball mit den Füßen hochwerfen, mit den Händen fangen, sich vorbeugen und Ball zwischen Füße legen, hierbei z.B. einen Viererrhythmus auf dem Tamburin schlagen.
- Rechte/linke Hand klopft neben rechtem/linkem Fuß auf den Boden. Sich wieder aufrichten.
- Ball in rechter/linker Hand – Arm schwingt vor und zurück. Blick folgt der Bewegung des Armes.
- Ball in rechter/linker Hand. Arm seitlich abduziert. Ball über den Kopf werfen, mit der anderen Hand fangen.
- Mit rechter/linker Hand Ball seitlich um den Hocker prellen.
- Ball mit beiden Händen hochwerfen – in die Hände klatschen – wieder fangen.
- Ball vorne aufprellen – rasch aufstehen – Ball fangen und wieder hinsetzen.
- Ball zum Partner prellen – aufstehen – fangen – wieder hinsetzen.
- Ball mit hoch erhobenen Armen Partner zuwerfen – aufstehen – fangen – wieder hinsetzen.
- Ball mit hoch erhobenen Armen Partner zuwerfen – rasch einmal um den Hocker gehen – fangen – wieder setzen.
- Ball unter hoch angebeugtem rechten/linken Bein hindurch werfen und mit linker/rechter Hand fangen.

Schulen automatischer Bewegungsabläufe durch Bewegungsübergänge auf Matte, Schaukelbrett, Weichbodenmatte, großer Rolle. Schulung von Gleichgewichtsreaktionen. Verlagerung des Schwerpunktes. Alle Bewegungsübergänge wie Drehen von Rücken- in Bauchlage, Hochkommen aus der Rückenlage in den Lang- und Seitsitz, vom Vierfüßlerstand in den Seitsitz und von dort in den Kniestand, den Halbkniestand und den Stand können geschult werden. Die Abläufe sollen schwungvoll, unter Betonung von Rotationsbewegungen zwischen Schulter- und Beckengürtel und unter Einbeziehung der Augenbewegungen erfolgen. Das Tempo bei den Bewegungsübergängen soll gesteigert werden. Es können auch taktile Hilfen eingesetzt werden. Die Verwendung von manuellem Widerstand erscheint angesichts der hohen Grundspannung der Muskulatur wenig sinnvoll.

Üben der Schwerpunktverlagerung im Sitz:
- Sitz auf dem Pezzi-Ball. Beide Füße am Boden und langsam den Ball nach hinten, nach vorne, zu beiden Seiten rollen.
- Sitz auf dem Pezzi-Ball. Rechtes/linkes Bein rasch nach vorne und zur Seite strecken – wieder aufstellen.
- Sitz auf dem Pezzi-Ball. Füße fest am Boden, langsam anfangen zu hopsen und Tempo steigern.
- Ausgangsstellung wie oben: kleinen Ball im Halbkreis rollen.
- Ausgangsstellung wie oben: mit rechter/linker Hand kleinen Ball vorne, hinten und seitlich prellen.

– Ausgangsstellung Sitz auf Hocker oder Pezzi-Ball. Beide Füße auf gleicher Höhe. Durch Zug an beiden Armen nach vorne Gewichtsverlagerung und auf deutliches Kommando Hochkommen in den Stand.
– Wie oben, Füße in Schrittstellung.
– Wie oben, Füße in Schrittstellung, betontes Vorschwingen des kontralateralen Armes beim Hochkommen zum Stand.

❖ Verbessern des Gehens:
– Der Physiotherapeut geht vor dem Patienten und hat dessen Hände über Kreuz gefaßt. Durch schwungvolles Vorziehen und Zurückstoßen der Arme Einüben des Kreuzgangmusters.
– Bewegen der Arme im Kreuzgangmuster mittels zweier Stäbe. Der Physiotherapeut kann vor oder hinter dem Patienten gehen.
– Auf dem Boden sind in gleichmäßigem Abstand kleine Seile ausgelegt. Auf vereinbartes Kommando geht der Patient vorwärts, rückwärts, seitwärts, z.B. 1mal klatschen = vorwärts, 2mal klatschen = rückwärts, 3mal klatschen = seitwärts gehen.
– Während des Gehens einen Ball neben dem vorgestellten Bein auf den Boden prellen.
– Wie oben, Ball hochwerfen und wieder auffangen.
– Kleine Medizinbälle im Raum verteilen. Patient geht umher und steigt mit rechtem/linkem Bein über die Bälle.
– Wie oben, nur mit Temposteigerung.
– Ausfallschritt üben.
– Treppensteigen wird intensiv geübt. Der Physiotherapeut geht beim Aufwärtssteigen hinter, beim Abwärtssteigen vor dem Patienten.
– Gehen auf dem Laufband.

❖ *Anregen der Mimik.* Vor dem *Spiegel* können *mimische Bewegungen* geübt werden, wie sie bei der Fazialislähmungsbehandlung beschrieben sind. Sinnvolle Bewegungen sind ferner pfeifen, Backen aufblasen, Luft in der Mundhöhle hin- und herschieben, den Unterkiefer in rascher Folge seitlich bewegen und locker nach unten fallen lassen. Besonders die Bewegungen der Lippen, das Mundspitzmachen, -breitziehen, Zähne zeigen, Mundwinkelheben und -senken können bei Rigor der Mundmuskulatur lockernd wirken.

❖ *Sprechübungen*, falls kein Logopäde diese vornimmt. Vor dem Spiegel werden die *Mundstellungen* für die einzelnen Buchstaben des Alphabets geübt. Als Bewegungshilfen sind *taktile Reize* anwendbar. Intensive Zungenbewegungen wie Zunge rollen oder falten, herausschieben, nach oben und unten und zur Seite bewegen, außen und innen an den Zähnen entlangfahren. Beim *Vorlesen* kann ein *kleiner Korken*, zwischen den Zähnen gehalten, der Artikulationsverbesserung dienen. Die Kontrolle über Fort- oder Rückschritte kann sich der Patient durch Tonbandaufnahmen selbst verschaffen. Außerdem sind Singen sowie Üben einer lang gehaltenen Ausatmung auf Konsonanten wie m oder ng Hilfen. Hierbei können motorische Aktivitäten der oberen Extremitäten wie Klopfen, Trommeln oder Figurenbeschreiben hinzugenommen werden.

- *Schreibübungen.* Zur Beeinflussung der Mikrographie ist Schreiben auf einer senkrechtstehenden großen Tafel günstig. Natürlich kann es auch ein großes Blatt sein. Zur Lockerung soll mit großbogigen Linien und beidhändig zeichnend begonnen werden. Günstig ist es, daß beim Schreiben an der Tafel die Schreib-Bewegungen der Arme mit dem Seitwärtsgehen verbunden werden können (Verbindung mehrerer gleichzeitig ablaufender Bewegungen). In ein vorgegebenes Raster in Karo- oder Linienform kann der Patient große und kleine Buchstaben schreiben und diese räumliche Orientierungshilfe zur Kontrolle der Größe seiner Buchstaben verwenden.
  Dieses karierte oder linierte Raster soll zunehmend reduziert werden. Es werden Schriftproben gesammelt, um positive oder negative Veränderungen registrieren zu können.

- Zur Reduzierung des Muskeltonus eignen sich als aktive Maßnahmen schwunghafte Bewegungen mit und ohne Geräte sowie intensives passives Bewegen über längere Zeit. Übungen im Bewegungsbad wirken tonussenkend. Letztlich kann versucht werden, über Dehnlagerungen in Verbindung mit Atemtherapie den Rigor zu senken.

- Erhalten oder Wiedererlangen der vollen Gelenkbeweglichkeit. Da kaum ein Parkinson-Patient seine Gelenke in ihrem vollen Ausmaß bewegt, ist die Kontrolle regelmäßig erforderlich. Am Schultergelenk zeigen sich eingeschränkt Flexion und Außenrotation, am Ellbogengelenk Extension und Supination, am Handgelenk Dorsalflexion und radiale Abduktion, Extension und Abduktion der Finger und Abduktion und Opposition des Daumens. Für das Hüftgelenk besteht die Gefahr der Einschränkung der Extension, der Ab- und Adduktion sowie der Rotationen. Das Kniegelenk verliert leicht die volle Extensionsfähigkeit. Am oberen Sprunggelenk ist die Dorsalflexion und am unteren Sprunggelenk die Pronation kontrakturgefährdet. In der Einzelbehandlung sollen alle Gelenke aktiv und passiv bewegt werden. Für die Gelenke der Wirbelsäule ist wichtig, daß in der Übungsbehandlung die einzelnen Abschnitte in die Bewegungsfolgen mit einbezogen werden. Außerdem kann der Patient die Aufgabe des Durchbewegens selbst (s. Hausaufgabenprogramm S. 470) oder unter Mithilfe von Familienangehörigen übernehmen.

Zur *Mobilisation bestehender Kontrakturen* können angewendet werden:
- Intensive Muskeldehnungen,
- intensives passives Bewegen unter gleichmäßigem Zug und Anhalten an der Bewegungsgrenze für einige Sekunden,
- Techniken der Manualtherapie,
- Ausnützen des Pendelschwungs und des passiven Dehnens bei Teilaufhängung im Schlingentisch.

- Aktive Muskelarbeit, Hochlagern, Stützstrümpfe sowie evtl. Ausstreichungen und intermittierende Drückungen sind angezeigt bei Störungen des venösen Rückstromes.

- Während der Übungsbehandlung erfolgt eine *reaktive Atemanregung*. Zusätzlich wirksam sind Singen, Flöten, Pfeifen, Tönen. Atemtherapeutische Maßnahmen wie Dehnlagerungen, z.B. Sichellage, Dehn-Wring-Lade, Kutschersitz und evtl. Päckchenlage, Atmen gegen manuellen Kontakt, Herabsetzen örtlicher Gewebsspannung durch Hautrollungen, Packegriffe sowie Einsetzen der Nasenstenose und der Lippenbremse sind angezeigt. Nach Anleitung und Überwachung kann die Eigeninitiative des Patienten gefordert werden.

- *Gruppenbehandlung.* Neben der Einzelbehandlung ist eine Gruppenbehandlung sinnvoll. Die optimale Gruppengröße liegt bei 8 – 10 Patienten. Die Gruppenturnstunde sollte nicht über 45 Minuten hinausgehen. Die homogene Zusammensetzung der Gruppe hinsichtlich Ausmaß der Schädigung und Alter der Teilnehmer ist empfehlenswert. Hinsichtlich der Geschlechtsverteilung sind heterogene Gruppen günstig. Die Gruppenturnstunde soll in hellen und nicht zu warmen Räumen stattfinden. Partnerarbeit und Arbeit in Kleingruppen werden betont. Nach Vorüben durch den Gruppenleiter löst die ganze Gruppe die Aufgabe wozu der Gruppenleiter genügend Zeit lassen muß. Die Delegation der Gruppenleitung an einen Teilnehmer, das sofortige Lob der Leistung, die unauffällige Hilfestellung, das gemeinsam gesprochene Kommando sind gruppendynamisch wirksame Elemente.

  Zeitlich lassen sich 5 Minuten für die Einleitung, 25 Minuten für den Hauptteil, der jeweils ein charakteristisches Problem von Parkinson-Kranken behandeln soll, und 15 Minuten für den spielerisch gestalteten Schluß veranschlagen.

  Das Gruppenturnen sollte zu einer deutlichen Zunahme der Reaktionsfähigkeit führen. Ihr Vorteil müßte jedoch auch im kommunikativen Bereich erkennbar sein.

- Bei *subjektiv sehr störendem Tremor* kann versucht werden, ob Fassen und Halten von Gegenständen mit beiden Händen (Tasse oder Glas) das Zittern der Hand verringert. Eine große Unterstützungsfläche beim Schreiben oder Zeichnen kann zur ruhigeren Führung der Hand beitragen. Liegt ein störender Tremor des Kopfes vor, so gelingt es manchmal, diesen durch ein Abstützen mit der Hand günstig zu beeinflussen.

- *Hausaufgabenprogramm:*
  Hand und Finger:
  - Finger beider Hände spreizen und Fingerspitzen aneinanderlegen. Durch Druck und Gegendruck versuchen, die Fingergelenke zu strecken.
  - Im Wechsel beide Hände aneinanderlegen; die Fingerspitzen zeigen nach oben. Handflächen voneinander lösen und wieder aneinanderlegen. Die Finger behalten Kontakt.
  - Rechte/linke Hand liegt flach auf Unterlage. Unterarm nach oben und unten bewegen.
  - Zeigefinger und Daumen beider Hände aneinanderlegen, durch Druck den ersten Interossealraum weiten.
  - Daumen und Finger beider Hände in raschem Wechsel beugen und wieder strecken.
  - Umfassen eines kleinen, weichen Balles oder Schwammes. Hand mit Ball rasch heben, senken sowie drehen, so daß abwechselnd Handrücken und Ball oben sind.
  - Wegschnippen von Papierschnitzeln zwischen Daumen und Endgliedern der anderen Finger.

  Ellbogen- und Umwendgelenke:
  - Gespreizte Finger fassen sich, Hände mit Handrücken zum Rumpf führen und wieder wegstrecken. Gleiches mit Handflächen zum Rumpf zeigend.
  - Arme sind abduziert, Ellbogen gebeugt, Daumen weisen zum Rumpf. Schwungvoll Unterarme strecken und wieder locker fallen lassen.
  - Beide Hände stützen sich gegen eine Wand. Finger zeigen nach oben. Rumpf langsam der Wand nähern – wegstemmen.

  Schultergelenk und Schultergürtel:
  - Beide Arme schwungvoll nach vorne hochschwingen, locker fallen und auspendeln lassen.
  - Beide Arme schwingen vor- und rückwärts, gleich- und gegensinnig ausführen.
  - Rechten/linken Arm seitlich und vor dem Körper kreisen.
  - Rechte/linke Schulter hochziehen – locker fallen lassen.
  - Rechte/linke Schulter nach vorne und hinten führen.
  - Gleich- und gegensinniges Kreisen mit Schultern.
  - Rechte/linke Hand liegt auf linker/rechter Schulter. Schultern fest nach vorne ziehen und zurückstrecken.

- Rechte/linke Hand liegt mit dem Handrücken in Höhe der Schulterblätter auf dem Rücken. Linke/rechte Hand versucht über gleichseitige Schulter Fingerspitzen der anderen Hand zu erreichen.

Wirbelsäule:
- Schneidersitz. Hände liegen auf den Knien. Rücken rund machen und wieder strecken.
- Ausgangsstellung wie oben. Rechte/linke Hand greift weit nach vorn und nach hinten.
- Ausgangsstellung wie oben. Beide Ellbogen tippen abwechselnd seitlich auf. Hände auf dem Kopf verschränkt.
- Bauchlage. Der rechte Arm ist nach vorne ausgestreckt, der linke neben dem Körper. Oberkörper anheben und Armstellung wechseln. Blick folgt den Bewegungen eines Armes nach vorne und hinten.
- Beide Arme sind nach vorne ausgestreckt. Rechtes/linkes Bein seitlich hochziehen.
- Ausgangsstellung wie oben. Unterschenkel anbeugen und Oberschenkel anheben.
- Hand der gleichen Seite versucht Fuß zu fassen. Blick zum angebeugten Bein.
- Rückenlage. Beide Knie noch an den Rumpf führen, gebeugte Beine zur rechten/linken Seite ablegen.
- Beide Beine angebeugt hinstellen. Hände hinter dem Kopf verschränkt, Gesäß abheben und nach rechts/links ablegen.
- Rechte/linke Beckenhälfte vordrehen.
- Rechte/linke Hand zieht an rechter/linker Seite bis zum Knie hinunter.
- Rechtes/linkes Bein wird weit zur Seite geführt; rechte/linke Hand zieht zum gleichseitigen Bein.
- Rechte/linke Hand umfaßt Kopf bis zum linken/rechten Ohr und zieht Kopf hinunter.
- Rechte/linke Hand geht zur linken/rechten Wange und dreht Kopf zur rechten/linken Seite.
- Seitenlage. Beide Beine angebeugt. Arme sind nach oben gestreckt. Rechte/linke Schulter zurückdrehen.
- Hände hinter dem Kopf. Rechter/linker Ellbogen und Oberkörper nach hinten drehen.
- Rechtes/linkes Bein nach vorn und hinten schwingen.

Beingelenke:
- Ausgangsstellung Sitz weit hinten auf dem Hocker.
  Rechtes/linkes Bein hoch anbeugen, Fuß auf Sitzfläche stellen und wieder zurück auf den Boden.

- Rechtes/linkes Bein weit nach hinten führen, Rumpf aufrecht halten und Bein wieder nach vorne bringen.
- Sitz. Mit beiden Händen am Hockerrand festhalten. Schwungvoll ein Bein über das andere schlagen.
- Sitz. Ein Bein über Oberschenkel des anderen legen und Zehen einzeln durchbewegen.
- Sitz auf dem Boden. Fußsohlen beider Füße aneinanderlegen.
- Hocke. Sich an Tisch oder Waschbecken festhalten. Gewicht weit nach vorne verlagern. Die beiden Füße stehen etwas auseinander und ganz auf dem Boden auf. Dann Gewicht mehr nach rechts oder links verlagern.

2.14.3 Chorea major und minor

Befund

- Der Muskeltonus ist deutlich herabgesetzt.
- Hyperkinese. Bei der choreatischen Bewegungsstörung handelt es sich um unregelmäßige, schnelle und nicht zielgerichtete Bewegungen, die anfänglich in den proximalen Extremitätenabschnitten betont sind und im weiteren Verlauf auch die distalen Extremitätenabschnitte erfassen. Beobachtbar sind diese Hyperkinesen bereits in Ruhe. Sie verstärken sich deutlich bei Bewegungsintention und emotionaler Belastung. Die Haltung der Betroffenen im Sitzen und beim Gehen verändert sich ständig; es gelingt den Patienten trotz ihrer hyperkinetischen Bewegungen, zielmotorische Akte auszuführen. Im Laufe der Zeit wird dies jedoch zunehmend schwieriger. Insbesondere die Feinmotorik erfährt erhebliche Beeinträchtigungen bis zu ihrem völligen Verlust.
  Die mimische Muskulatur wird ebenfalls von den Hyperkinesen ergriffen. Ständiges Grimassieren läßt die Interpretation des Gesichtsausdrucks nicht zu. Die Sprache ist meist leise, monoton und manchmal mit explosionsartigen Lauten durchsetzt.
  Die Bewegungsunruhe betrifft auch die Zunge.
  Das Gehen, solange noch möglich, ist unsicher, wechselt im Tempo und wirkt zappelig.
- Gelenkstatus. Die passive Prüfung der Gelenkbeweglichkeit unterliegt Schwierigkeiten durch die plötzlich einschießenden Hyperkinesen. Die Gefahr von Kontrakturen durch bevorzugte Gelenkstellungen ist gering. Es besteht hingegen, besonders an den Fingergelenken, die Gefahr von Luxation.
- Gleichgewichtsreaktionen sind zwar vorhanden, werden jedoch immer wieder durch Hyperkinesen erschwert.

2.14.4 Athetose und Choreoathetose

•••• Befund

- Der Muskeltonus schwankt von hypoton über normoton bis hyperton.
- Athetotische Bewegungen laufen unwillkürlich ab. Sie sind langsam und an den distalen Extremitätenabschnitten besonders deutlich zu beobachten. Im Wachzustand des Patienten wiederholen sie sich ständig. Sinnesreize und emotionale Belastung intensivieren die Hyperkinesen. Im Schlaf sistieren sie. Außerdem treten grimassierende mimische Bewegungen und pathologisches Lachen und Weinen auf.
- Sprache: Beim Sprechen wird mangelhaft artikuliert.
- Haltung: Die Haltung ist instabil; insbesondere sind Sitz, Stand und Gang durch plötzlich auftretende Hyperkinesen beeinträchtigt. Diese Hyperkinesen laufen bevorzugt als Extensionsmuster ab, wobei Kopf, Extremitäten und häufig auch der Rumpf nach hinten geworfen werden. Der Patient fällt demzufolge meistens nach hinten, betont zu einer Seite.
  Die Abgrenzung gegenüber dystonen Bewegungsstörungen ist schwierig.
- Gelenkstatus: An den Fingern kann es zur Überstreckung in den Grund- und Mittelgelenken und zur Flexionshaltung in den Endgelenken kommen. Diese Gelenkstellungen können plötzlich in ihr Gegenteil umschlagen. Es scheint bei diesem Krankheitsbild in manchen Fällen eine Abhängigkeit von tonischen Hals- oder Labyrinthreflexen zu bestehen. Am Fuß ist die extreme Dorsalflexion meist mit einer Pronation und Krallenstellung der Zehen kombiniert. Dennoch sind Kontrakturen selten zu finden.
- Die Schutz- und Gleichgewichtsreaktionen stehen den Patienten qualitativ nur bedingt zur Verfügung.

•••• Behandlungsziel

Bei der Physiotherapie wird versucht, die unwillkürlichen Bewegungen kortikal und optisch zu kontrollieren.

Bei der Chorea Huntington sind, bedingt durch die Progredienz des Leidens und den intellektuellen Abbau, Behandlungserfolge nur kurzfristig zu erzielen.

•••• Behandlungsplan

- Beeinflussen der Tonusveränderungen durch Bewegen, Bewegen gegen Widerstand und Einhalten von bevorzugt aufrechten Stellungen.
- Schulen und Üben von komplexen Bewegungen einzelner Extremitäten und des ganzen Körpers einschließlich des Gehens.
- Vermeiden von Gelenkkontrakturen.
- Auslösen und Üben von Stell-, Schutz- und Gleichgewichtsreaktionen.

Die Physiotherapie hyperkinetischer Syndrome folgt prinzipiell den Methoden auf neurophysiologischer Grundlage:
- Entwicklungsneurologische Behandlung nach B. und K. Bobath.
- Entwicklungskinesiologische Behandlung nach V. Vojta.
- Propriozeptive neuromuskuläre Fazilitation nach Kabat/Kaiser/Knott.
- Stemmführung nach Brunkow.

•••• Maßnahmen und Durchführung

- *Schulen von komplexen Bewegungsabläufen* mittels der Technik langsame Umkehr – Halt aus der PNF-Methode. Als Ausgangsstellungen sind Rücken- bzw. Seitlage und Sitz günstig. Hilfen zur Überwindung der Hyperkinesen sind neben dem manuellen Kontakt der Zugreiz (stretch) für den Muskel, der Zug- und Druckreiz für das Gelenk, der maximale Widerstand (bezogen auf den Patienten) auf dem Weg und in der Endstellung sowie das Einbeziehen von Kopf-, Augen- und Rumpfbewegungen in die Bewegung der Extremitäten. Zu bevorzugen sind die symmetrischen und asymmetrischen Flexionsmuster der Wirbelsäule, z. B. Extension – Adduktion – Innenrotation mit Flexion und Rotation der Hals- und oberen Brustwirbelsäule oder das Flexion-Adduktion-Außenrotation-Muster des Beines mit Flexion der Lenden- und unteren Brustwirbelsäule aus der Rückenlage.
- *Einüben von Bewegungsübergängen* und Halten in einer kontrollierten Stellung. Hierbei kann in Rückenlage begonnen werden, wobei durch Druckreize, alternierendes Tapping, Placing sowie Placing and holding die Stellung des Körpers und der Extremitäten gesichert wird. Es folgen die Übergänge in die Seiten- und Bauchlage. Der Patient kommt anfänglich gegen Widerstand in die neue Ausgangsstellung. Er soll letztlich aktiv gegen einen gedachten Widerstand die Bewegung vollziehen. Die Abläufe sollen langsam erfolgen, und die Zeit für das Halten einer Stellung soll reichlich bemessen werden. Der Aufbau vollzieht sich im weiteren über die Amphibienreaktion aus der

Bauchlage in den Vierfüßlerstand, zum Seitsitz, in den Kniestand und über den Halbkniestand in den Stand. Breiten Raum sollte in der Behandlung die Ausgangsstellung Sitz einnehmen. In Sitzpositionen kann das Stützen nach vorn, seitlich und nach hinten, das Auslösen von Schutzreaktionen, z. B. auf der Langbank, der großen Rolle, dem Schaukelbrett und evtl. auch auf dem großen Ball, geschult werden.

- Zur *Gangschulung* muß dem Extensionsmuster durch Flexionshaltungen der Wirbelsäule begegnet werden.
  Der Vorwärtsbewegung kann vom Becken aus ein
  - symmetrisch angesetzter Widerstand entgegengesetzt werden. Der Physiotherapeut geht dabei vor dem Patienten.
  - Eine andere Möglichkeit besteht in dem asymmetrisch angesetzten Widerstand am Becken jeweils für das Schwungbein.
  - Eine weitere Möglichkeit ist das Halten der beiden Arme in Retroversion und Innenrotation, in
  - Anteversion und Innenrotation und im
  - Stemmen von der Handwurzel aus in die Hände des Physiotherapeuten (Brunkow), der vor dem
  - Patienten geht. Auch über eine extendiert-adduzierte und innenrotierte Armstellung und Stemmen der Hände nach vorne und unten kann es zu einem kontrollierten Gehen kommen.
- Während der Behandlung werden in den Gelenken unterschiedliche Stellungen erreicht und Bewegungen vollzogen, die den hyperkinetischen Bewegungsabläufen entgegengesetzt sind. Aufgrund der Hyperkinesen, des Hypotonus und auch der Behandlung ist die Gefahr von Kontrakturen nicht groß, so daß sich spezielle Maßnahmen erübrigen.

2.14.5 Dystonien

Die Dystonien werden unterteilt in

- fokale Dystonien (Befall nur einer Körperregion):
  - Blepharospasmus (ein- oder beidseitiges Zusammenkneifen der Augenlider),
  - oromandibuläre Dystonien (unwillkürliche Kontraktionen der Mund-, Kiefer- und Zungenmuskulatur),
  - Meige-Syndrom (Kombination des Blepharospasmus und der oromandibulären Dystonien). Es ist zu unterscheiden von ähnlich aussehenden Bewegungen bei Überdosierung der Parkinson-Medikamente,
  - Schreibkrampf.

- Segmentale Dystonien (Befall eines Körperabschnitts bilateral oder von zwei bis drei benachbarten Körperabschnitten):
  - Tortikollis,
  - Torsionsdystonie
- Generalisierte Dystonien (betroffen sind ein Bein der einen und ein Bein der anderen Seite oder mehr als drei Körperabschnitte).

Dystonische Bewegungsstörungen sind gekennzeichnet durch zwei pathologische Phänomene:
- Langsam einsetzende, Sekunden anhaltende, sehr langsam wieder nachlassende Tonussteigerungen in bestimmten Muskelgruppen,
- langsam ablaufende, teils torquierende Bewegungen.

Beide Phänomene treten gleichzeitig auf, verstärken sich bei Affekten und Bewegungsintention und sistieren im Schlaf.

Fokale Dystonien

Zielsetzung: Vermitteln von Strategien zur Beeinflussung der dystonen Bewegungsstörungen in Alltagssituationen.

Maßnahmen

- Entspannungstechniken wie die progressive Muskelrelaxation nach Jacobson,
- Entspannung nach Scharschuch-Haase,
- sensible Stimulation durch Greifen an Stirn oder Unterkiefer oder Reiben an der Stirn,
- Biofeedback.

Segmentale Dystonien

Befund bei Torticollis spasticus

- Bei dieser Hyperkinese kommt es zu Bewegungen des Kopfes im Sinne der Neigung zur gleichen und Drehung zur anderen Seite. Befällt die Hyperkinese beide Mm. sternocleidomastoidei und die Nackenmuskulatur, so wird der Kopf extendiert = Retrokollis ohne gleichzeitige Lateralflexion und Rotation.
  Ebenso kann es bei symmetrischem Befall der Halsmuskulatur zu einer Flexionsposition = Anterokollis kommen.
  Bei einigen Patienten wird gleichzeitig mit der schraubenden Bewegung des Kopfes die Schulter hochgezogen.

- Ein- oder beidseitig betroffen sind die Mm. sternocleidomastoidei, der absteigende Teil des M. trapezius, die dorsalen und u. U. ventralen Hals- und Nackenmuskeln.
- Die obengenannten Muskeln entwickeln im Laufe der Zeit eine deutliche Hypertrophie.
- Die passiven Bewegungen der Halswirbelsäule sind im allgemeinen nicht eingeschränkt. Komplikationen durch Osteochondrosen, Spondylarthrosen und Spondylosen sowie Blockierungen von Bewegungssegmenten im Gefolge des Tortikollis führen natürlich zu schmerzhaften Bewegungseinschränkungen.
  Als nicht obligates Symptom klagen manche Patienten über unangenehme Spannungsgefühle im Nacken- und Schulterbereich.

Befund bei Torsionsdystonie

- Die Hyperkinese des Rumpfes sind Drehbewegungen der Wirbelsäule. Beim Gehen kommt es durch sie zu einer bizarren, schraubenden Vorwärtsbewegung. Dennoch bewegen sich manche Patienten recht gut, können z. B. radfahren, vielleicht weil die Haltung auf dem Fahrrad eine das Extensionsmuster hemmende Position darstellt.
- Von den dystonischen Kontraktionen sind besonders die Rückenstrecker, die Hüft- und Kniegelenksstrecker und die Plantarflexoren und Supinatoren des Fußes betroffen. An der oberen Extremität zeigen die Extensoren und Innenrotatoren des Schultergelenks, die Strecker und Pronatoren des Ellbogengelenks und die Fingerstrecker einen erhöhten Tonus. Die zu den aufgeführten Muskelgruppen antagonistisch wirkenden Muskeln weisen eher einen herabgesetzten Spannungsgrad auf.
- Eine deutliche Hypertrophie entwickeln die Muskelgruppen, die von den Hyperkinesen und den dystonischen Kontraktionen betroffen sind. Eine Funktionsprüfung einzelner Muskeln ist durch die sich bei Willkür noch verstärkenden Hyperkinesen nahezu unmöglich. Die Frage, ob bestimmte, nicht an der dystonischen Bewegungsstörung beteiligte Muskeln in verschiedenen Ausgangsstellungen willkürlich und koordiniert funktionell einzusetzen sind, wird sicherlich erst im Laufe der Behandlungen beantwortet werden können.
- Die Wirbelsäulenhaltung ist durch eine Überstreckung gekennzeichnet, die Brustkyphose ist abgeflacht, die Lendenlordose verstärkt. Da die torsionsdystonischen Kontraktionen seitendifferent auftreten, kommt es zur skoliotischen Haltung.
  Die untere Extremität wird teils in einer totalen Streckung sämtlicher Gelenke für mehr oder weniger lange Zeit fixiert, aber auch in totaler

Beugung. Gleiches läßt sich von der oberen Extremität sagen. Aufgrund der wechselnden Gelenkstellungen bilden sich kaum arthrogene Kontrakturen aus.

Zielsetzung

- Erreichen der symmetrischen Einstellung des gesamten Körpers.
- Vermitteln von Strategien zur Beeinflussung der dystonischen Bewegungsstörungen in Alltagssituationen.

Behandlungsplan

- Beeinflussen der Dystonie:
  - Schaffen einer ruhigen, von äußeren Reizen abgeschirmten Atmosphäre,
  - Erreichen der symmetrischen Einstellung aller Körperabschnitte in verschiedenen Ausgangspositionen,
  - Ermitteln und Einüben des wirksamsten sensiblen Reizes im Sitzen, Stehen und Gehen.
- Beeinflussen des Spannungsgefühls und der schmerzhaften Bewegungseinschränkung der Wirbelsäule:
  - Wärmeanwendung (z.B. Heiße Rolle als Nackenrolle),
  - Entspannungstechniken,
  - vorsichtig dosierte segmentale Mobilisation entsprechend dem segmentalen Befund,
  - vorsichtige, weiche Dehnung (z.B. Querdehnung) der von Tonussteigerung betroffenen Muskeln,
  - Bewegungstherapie im Wasser (z.B. nach McMillan),
  - Hippotherapie.

Maßnahmen und Durchführung

Die Behandlungsvorschläge gelten für beide zuletzt besprochenen Hyperkinesen. Die Techniken sind die gleichen, wie sie bei der choreoathetotischen Bewegungsstörung beschrieben wurden: langsame Umkehr-Halt zunächst gegen manuellen Kontakt und Widerstand durch den Behandler, später als aktiv geführte Umkehrbewegung mit Betonung des genannten Musters. Bei der Wahl des Bewegungsmusters entscheidet der Befund. Der Halt wird jeweils in dem Muster gesetzt, das dem hyperkinetisch bevorzugten Muster entgegensteht.

- Ausgangsstellung Bauchlage. Beide Arme nach vorne gestreckt, beide Beine in Extension-Abduktion-Außenrotation. Stirn liegt auf. Nun beide Hände zur Faust schließen, beide Füße in Dorsalflexion hochziehen und Zehen aufstellen.

- Fäuste anheben und Unterarme auf die Unterlage drücken.
- Rechte Hand dorsalflektiert, Daumen abduziert, linker Arm neben dem Schultergelenk aufgestützt, linker Fuß ist dorsalflektiert, das linke Bein wird seitlich neben dem Rumpf hochgezogen. Blick zum flektierten Bein. Wechselweise Ausführung.
- Ausgangsstellung Rückenlage. Beide Arme gekreuzt, Hände liegen auf den Schultern. Anheben des Kopfes. Rechtes/linkes Bein kommt aus Extension – Abduktion – Innenrotation zur Flexion – Adduktion – Außenrotation.
- Beide Beine kommen aus Extension – Adduktion – Außenrotation in Flexion – Abduktion – Innenrotation.
- Rechter/linker Arm kommt aus Flexion – Abduktion – Außenrotation in Extension – Adduktion – Innenrotation. Blick folgt der Bewegung des Armes, dabei Flexion und Rotation der Halswirbelsäule. Beide Beine sind leicht abduziert, die Füße dorsalflektiert, die Fersen stemmen sich gegen den Boden, Knie- und Hüftgelenke sind leicht flektiert.
- Beide Arme kommen aus Flexion – Abduktion – Außenrotation zum gestreckten oder gebeugten Ellbogen. Der Kopf wird ohne Rotationsbewegung angehoben.
- Rechtes/linkes Bein kommt in Flexion – Abduktion – Außenrotation, ihm entgegen kommt der rechte/linke Arm in Extension – Adduktion – Innenrotation oder in Extension – Adduktion – Außenrotation zum gebeugten Ellbogen. Kopf bleibt in der Mitte.
- Nicht übender Arm ist in Flexion – Abduktion – Außenrotation, nicht übendes Bein ist in leichter Hüft- und Knieflexion sowie in Dorsalflexion.
- Seitenlage. Beide Beine leicht gebeugt. Unterer Arm unter dem Kopf. Oberer Arm stemmt sich in Anteversion-Innenrotation-Stellung fest auf die Unterlage. Oberes Bein kommt aus Flexion – Adduktion in Extension – Abduktion – Innenrotation bei Kniebeugung und Dorsalflexion. Kopf bleibt in der Mitte. Wechselweise Ausführung.
- Sitz. Beide Beine sind flektiert, abduziert, die Kniegelenke gebeugt, die Füße dorsalflektiert. Beide Hände stützen sich zwischen den Oberschenkeln auf Handgelenke in Dorsalflexion, Daumen sind abduziert. Kopf schaut zu den Händen.
- Rechter/linker Arm wird aus seiner Stellung bewegt in Flexion – Abduktion – Außenrotation. Blick folgt der Bewegung des Armes.
- Rechter/linker Arm geht in Extension – Adduktion – Innenrotation, linker/rechter Arm kommt in Extension – Adduktion – Außenrotation zum gebeugten Ellbogen. Blick ist jeweils zur Hand des außenrotierten Armes gerichtet.

Diese Bewegungsfolgen können auf dem Hocker mit aufgestellten Beinen erfolgen. Sie sollten auf der Behandlungsbank mit nicht unterstützten Füßen und im Reitsitz auf der Rolle geschult werden. Hierbei kann der Spiegel eingesetzt werden.

Gangschulung:
Physiotherapeut steht vor dem Patienten. Widerstand gegen die Fortbewegung diagonal an rechter Schulter und linkem Becken.
- Widerstand an Handwurzel bei extendierten – adduzierten – innenrotierten Armen.
- Wie oben, Armstellung antevertiert.
- Kontakt am Hinterkopf. Patient stemmt Kopf nach hinten und oben und hält beide Arme in Extension, leichter Abduktion und Innenrotation und stemmt sich gegen einen gedachten Widerstand mit den Handwurzeln und abduzierter Daumenstellung nach vorn und unten.

2.14 Physiotherapie auf der neurologischen Intensivstation

2.14.1 Neurologische Intensivmedizin

Durch Verbesserung der Rettungsdienste, Reanimationsmaßnahmen und Fortschritte in den Behandlungsverfahren hat der Bedarf nach intensivmedizinischer Betreuung auch neurologischer und neurochirurgischer Patienten zugenommen, so daß entsprechende Intensivstationen vermehrt eingerichtet wurden. Anlaß, einen Patienten auf eine Intensivstation aufzunehmen, ist entweder das Vorhandensein *(Intensivtherapie)* oder die drohende Gefahr von lebensbedrohlichen Krankheitszuständen *(Intensivüberwachung).* Patienten auf Intensivstationen sind weniger durch die Art ihrer Erkrankung als durch die Schwere der Erkrankung charakterisiert. Bei den meisten Patienten mit zerebralen Erkrankungen liegt als Folge der eingeschränkten Gehirntätigkeit eine Bewußtseinsstörung bis hin zum Koma vor. Dies kann aber auch zur intensivmedizinischen Behandlung durch entsprechende Medikamentengabe therapeutisch notwendig sein.

•••• Wann ist Intensivmedizin notwendig?

Die Ursachen einer solch generalisierten Störung der Hirntätigkeit sind ganz unterschiedlich. Häufigste Ursache ist eine intrakranielle Druckerhöhung entweder durch Schwellung des Gehirns selbst, z.B. bei Encephalitis, schwerem Schädel-Hirn-Trauma, generalisierter zerebraler Hypoxie. Auch Störungen der venösen Drainage *(Sinusvenenthrombose)* und, bei jüngeren Patienten ohne altersphysiologische Atrophie auch ausgedehnte zerebrale Ischämien können eine lebensbedrohliche Hirnschwellung *(Hirnödem)* bedingen. Andererseits erhöhen Prozesse, die im begrenzten Schädelinnern dem Gehirn Raum wegnehmen, den Hirndruck *(Raumforderung)* wie z.B. Tumore, intrazerebrale, subdurale und epidurale Blutungen. Hirndruck ist spätestens dann nicht mehr mit dem Leben vereinbar, wenn der systolische Blutdruck erreicht wird, da dann das Gehirn nicht mehr durchblutet wird. Ein solches sistieren der Durchblutung des Gehirns tritt natürlich auch in dem Moment einer massiven Subarachnodialblutung ein, bei der sich die Differenz zwischen Blutdruck und Liquordruck im Moment der Blutung rasch ausgleicht und wahrscheinlich dadurch zu einer globalen Durchblutungsstörung des Gehirns mit rasch einsetzender Bewußtlosigkeit und häufiger Todesfolge führt.

Bei den meisten anderen Prozessen kommt es aber nicht zu einer gleichmäßigen Druckerhöhung im gesamten Schädel, sondern zu einer lokalisierten Raumforderung, die zu einer Verlagerung von Hirnteilen und im ausgeprägten Fall zu einer Einklemmung des Hirnstammes am Durchtritt durch das Tentorium oder bei Raumforderungen in der hinteren Schädelgrube im Hinterhauptloch führt. Durch die Einklemmung am Tentorium kann es durch die Verlagerung des Hirnstamms auf die gesunde Seite zu einer Schädigung der zunächst nicht betroffenen Pyramidenbahn auf der gesunden Seite mit resultierender kontralateraler Hemiparese kommen.

Mittelhirnläsion

Durch die Einklemmung des Mittelhirns am Tentorium, aber auch durch zahlreiche andere Schädigungen im Mittelhirnbereich – wie eine Durchblutungsstörung durch eine Basilaristhrombose, Scherverletzungen im Rahmen eines schweren Schädel-Hirn-Traumas oder durch eine globale zerebrale Hypoxie durch einen Herz-Kreislauf-Stillstand – kann es zu einer Schädigung der lebenswichtigen vegetativen Zentren (Wachheit, Atmung) und zu einer Unterbrechung der Leitungsverbindungen zwischen Hirnrinde und Hirnstamm kommen. Krankheitsbilder mit Unterbrechung dieser Leitungsfunktionen bezeichnet man als *Dezerebrationssyndrome.* Aufgrund der Wachheit, der Reaktivität auf äußere Reize, der Körperhaltung, des Tonus, der Motorik sowie der Okulomotorik läßt sich das Niveau der Funktionsstörung im Hirnstamm bestimmen.

Klinisches Bild: *Die Mittelhirnläsion* beginnt mit einer Benommenheit; es treten orale Enthemmungsphänomene auf wie die Auslösung von Saugbewegungen, orales Greifen mit Öffnen des Mundes auf Annäherung eines Gegenstandes oder Bestreichen der Wangenhaut. Auf Schmerzreize kann der Patient gerichtete Abwehrbewegungen ausführen, die Motorik ist im wesentlichen ungestört, der Muskeltonus seitengleich, jedoch können spontane Wälzbewegungen der Extremitäten bestehen. Die Pupillen sind seitengleich und mittelweit, die Lichtreaktion normal, der vestibulo-okuläre Reflex ist auslösbar, die vegetativen Parameter (Atmung, Temperatur, Herzfrequenz) sind ungestört.

Bei zunehmender Schwere der Mittelhirnschädigung wird der Patient somnolent (schläfrig, ist aber noch erweckbar). Die Massenbewegungen der Arme nehmen zu, während die Beine eine Streckstellung einnehmen. Der Muskeltonus nimmt insbesondere an den Beinen zu, die Eigenreflexe sind gesteigert, Pyramidenbahnzeichen treten hinzu. Die Pupillen sind etwas verengt, die Reaktion auf Lichtreize verzögert, die Fixation auf visuelle Reize erschwert, insbesondere bei Konvergenz in der Nähe, der Kornealreflex und der vestibulookuläre Reflex sind auslösbar, Atmung und Puls sind beschleunigt, der Blutdruck normal, die Temperatur meist erhöht.

Bei weiter zunehmender Schädigung des Mittelhirns wird der Patient bewußtlos und reagiert nicht mehr auf äußere Reize. Die typische Enthirnungsstarre beim Mittelhirnsyndrom besteht in einer Beugung der Arme und Streckung der Beine, die durch Schmerzreize verstärkt werden kann. Die Pupillen sind eng, die Lichtreaktion träge, die Bulbi stehen in Divergenzstellung. Der Patient fixiert nicht mehr. Der Kornealreflex und der vestibulo-okuläre Reflex sind weiterhin auslösbar, jedoch fehlen die raschen Nystagmusphasen bei der kalorischen Spülung. Die Atmung ist beschleunigt, der Puls frequent, der Blutdruck erhöht.

Im *voll ausgeprägten Mittelhirnsyndrom* ist der Patient komatös, ohne Reaktion auf äußere Reize. Die Beugestellung der Arme weicht einer Streckstellung. Oft bildet sich ein Opisthotonus (Überstreckung des Rükkens, ähnlich wie bei der Durchführung einer Brücke). Die Pupillen erweitern sich, der Kornealreflex ist abgeschwächt und erloschen. Der vestibulookuläre Reflex ist vermindert. Bei der Kalorisation findet man nur eine tonische Bulbuswendung. Es bestehen eine ganz rhythmische vertiefte Atmung, Pulsbeschleunigung und Blutdruckerhöhung.

Bei weiterer Zunahme der Hirnstammstörung kann die Tonuserhöhung abnehmen, so daß der Muskeltonus wieder schlaff wird und die Reflexe schwächer auslösbar sind. Die kalorische Reaktion kann dann fehlen, die Atmung wird flach; Blutdruckerhöhung, Tachykardie und Hyperthermie nehmen ab.

Bulbärhirnsyndrom

Klinisches Bild: Das *Bulbärhirnsyndrom* läßt sich erkennen an einem tiefen Koma ohne Reaktion auf Schmerzreize. Der Muskeltonus ist schlaff, die Eigenreflexe sind gewöhnlich erloschen, auch pathologische Reflexe sind meist nicht mehr vorhanden, die Pupillen weit und reaktionslos, Kornealreflex, okulozephaler Reflex und die kalorische Reaktion fehlen.

Schließlich tritt der Atemstillstand ein, die Pulsfrequenz und der Blutdruck sinken ab.

•••• Intensivtherapie

Die beschriebenen Funktionsstörungen (Tab. 2.**20**) des Hirnstamms sind prinzipiell reversibel und eine Umkehrung der oben beschriebenen Entwicklung muß Ziel der intensivmedizinischen Bemühungen sein.

Wichtigstes Ziel ist zunächst die *Stabilisierung der Vitalparameter*, d.h. für eine ausreichende *Atmung*, gegebenenfalls durch Intubation und künstliche Beatmung, und für einen ausreichenden *Kreislauf* zu sorgen.

Für den ausreichenden Hirnkreislauf spielt die *Beherrschung des Hirndrucks* eine wesentliche Rolle, so daß man bei Patienten mit zu erwartender kritischen Entwicklung des Hirndrucks heutzutage eine kontinuierliche Messung über eine durch ein Bohrloch eingeführte Sonde durchführt. Neben der Entfernung der Raumforderung (Entleerung der Blutung, Tumoroperation) spielt die medikamentöse Hirndruckbehandlung mit der Gabe osmotisch wirksamer Substanzen eine wesentliche Rolle. Diese erweist sich jedoch teilweise als insuffizient, so daß man sich bei nicht ausreichend beherrschbarem Hirndruck heutzutage häufiger zur Entfernung größerer Teile der Schädelkalotte *(dekompressive Kraniotomie)* entschließt. Mit diesen Eingriffen kann man die Einklemmung des Mittelhirns bei supratentoriellen Raumforderungen vermeiden, bei infratentoriellen Raumforderungen muß gegebenenfalls entsprechend eine subokzipitale Kraniotomie durchgeführt werden. Da der *Hypothalamus* auch andere *vegetative Funktionen* regelt, kann es auch hier zu Entgleisungen kommen. *Zentrales Fieber* ist eine Ausschlußdiagnose (d.h., eine Infektion muß ausgeschlossen sein). Die Therapie besteht in physikalischen Maßnahmen (kühlende Umschläge), da Medikamente meistens schlecht ansprechen. Trotzdem sollte eine antipyretische Therapie mit Paracetamol versucht werden.

Weiterhin spielt der Hypothalamus über die Neurohypophyse eine wesentliche Rolle in der Regulation des *Wasser- und Elektrolythaushaltes*. Es kann zu einem pathologisch hohen Wasserverlust mit entsprechendem Bedürfnis nach Flüssigkeitszufuhr *(Diabetes insipidus)* kommen. Die wichtigste Elektrolytstörung ist die *Hyponatriämie*, die man nicht zu rasch ausgleichen darf, da es sonst zu einer *zentralen, pontinen Myelinolyse* kommen kann, die selbst ein lebensbedrohliches Krankheitsbild mit Bewußtseinsstörung, Okulomotorikstörung, Pyramidenbahnläsion und Hirnnervenausfällen darstellt.

Aus den oben genannten verschiedenen *Phasen der Dezerebration* tritt bei einer Besserung die *Rückbildung* der Symptomatik in einer typischen Reihenfolge auf. Die Tonuserhöhung nimmt ab, es kommt wieder zu Be-

Tabelle 2.**20** Entwicklung einer zunehmenden Bewußtseinsstörung

	Somnolenz	Sopor → Koma	„tiefes“ Koma	Hirntod
Kontaktfähigkeit	zunehmende Verlangsamung			
Spontaneität	abnehmender Spontankontakt			
Reagibilität	Reaktion auf optische Reize			
	Reaktion auf akustische Reize			
	Entdifferenzierung der Schmerzantwort			
	gezielt	ungezielt		
Motorische Phänomene	Spontanbewegungen			
Reflexe		Bewegungsstereotypien		
	Wälz-Beuge-Streck-Bewegungen			
		Beuge (Arm)-Streck (Beine)-Synergismen		
		Streckmechanismen (A/B)		
	Myoklonien			
		Palmomentalreflex		
	zunehmender Muskeltonus	abnehmend	fehlend	
	Muskeldehnungsreflex und Fremdreflex			
	Bauchhautreflex, Babinski-Reflex			
EEG	Alpha/Beta Alpha/Theta	Theta/Delta Delta	Suppression Burst-Aktivität	
Schlaf-/Wach-periodik	+	+ ∅		
Okulometrische Phänomene	Pupillen		weit	
	Pupillenlichtreflex			
	Kornealreflex			
		Bulbuswandern/Divergenzstellung Mittelstellung		
	okulozephaler Reflex			
	vestibulookulärer Reflex	tonisch		
		Mittelhirnsyndrom	Bulbärhirn-syndrom	Spinali-sation

wegungen der Extremitäten, Gegenhalten und der Auslösung von Greif- und Saugreflexen. Die beginnende Spontanmotorik ist noch wenig zielgerichtet und unsicher. Allmählich tritt auch eine Verbesserung der Wachheit ein, der Patient öffnet die Augen, fixiert aber noch nicht. Erst langsam nimmt der Patient wieder Kontakt zur Umwelt auf. Phasen der Kontaktfähigkeit können mit Phasen psychomotorischer Unruhe und Desorientiertheit wechseln. Häufig weisen die Patienten eine Bewegungsarmut auf und sprechen nicht *(akinetischer Mutismus)*, die möglicherweise auf einer Antriebsstörung beruht.

Der Prozeß der Rückbildung kann fluktuieren und in jedem Stadium stehenbleiben. So tritt das schon beim Schädel-Hirn-Trauma besprochene *apallische Syndrom* mit erhaltenen vegetativen Funktionen, aber fehlender Möglichkeit der Kontaktaufnahme sowohl als *Durchgangssyndrom* als auch als *Endzustand* in der Rückbildungsphase auf.

Von diesem Syndrom muß das sogenannte *Looked-in-Syndrom* abgegrenzt werden, unter dem man einen Zustand versteht, in dem der Patient seine Umgebung wahrnimmt, wach ist, aber bis auf Augen- und Lidbewegungen durch Unterbrechung der motorischen Efferenz keine Kontrolle über die Motorik hat. Diese Patienten können demnach in der Regel Sprache verstehen und meist gelingt es, über Augenbewegungen einen Ja-/Nein-Code zu vereinbaren und so eine eingeschränkte Kommunikation herzustellen. Die Differenzierung zu einem apallischen Syndrom, bei dem der Patient ja auch die Augen geöffnet hat, aber nicht fixiert, und auf Aufforderung keine Augenbewegung ausführt, muß nicht immer eindeutig sein.

Das wesentlichere Kriterium als das der Augenbewegungen sollte sein, ob der Patient an ihn gerichtete Sprache versteht. Die Beobachtung eines Patienten ohne willkürliche Augenbewegungen, der aber bei Ansprache weint und ein Alpha-EEG aufweist, läßt zumindest die Möglichkeit offen, daß der Patient, der vom motorischen Befund her die Kriterien des apallischen Syndroms erfüllt, nicht doch teilweise die menschliche Sprache versteht. Man sollte sich daher gegenüber diesem Patienten so verhalten, als wenn er die Vorgänge um sich herum wahrnehmen und die menschliche Sprache verstehen könnte, ihn also begrüßen und bei der Behandlung ansprechen. Dies fördert möglicherweise den Kontakt, aber sicher den Respekt vor dem Patienten, der behandelt wird.

Neben den bisher behandelten zentralen Störungen gibt es noch einige Indikationen, Patienten aus therapeutischen Gründen auf die Intensivstation aufzunehmen, wenn sie so tief sediert werden müssen, daß die Vitalparameter überwachungspflichtig werden. Dies ist z. B. bei Patienten im *Status epilepticus* der Fall, der mit Antikonvulsiva nicht zu durchbrechen ist und der Patient daher z. B. in eine Narkose gelegt werden muß. Eine andere wesentliche Indikation ist die *Behandlung des Alkoholdelirs,* wenn intravenös mit stark sedierenden Substanzen, die auch zum Verlust des Atemantriebs führen können, behandelt werden muß.

Bei dem schon im Kapitel „Polyradikulitis" besprochenen Guillain-Barré-Syndrom kann es zu einer soweit aufsteigenden Lähmung kommen, daß auch die Atemmuskulatur betroffen wird. Der Patient muß dann natürlich engmaschig in Hinblick auf seine Vitalkapazität untersucht werden. Unterschreitet diese 1000 ml sollte zumindest die Intubation erwogen werden. Kommt es zu keiner raschen Rückbildung der Symptomatik, ist auch eine Tracheotomie indiziert.

Auch Erkrankungen mit *Störungen der neuromuskulären Übertragung* können die Atemmuskulatur betreffen und eine Intubation und gegebenenfalls Tracheotomie erfordern. Hier sind in erster Linie die *Myasthenie* und der *Botulismus,* eine Intoxikation meist durch verdorbene Konserven, die zu einer Störung der neuromuskulären Übertragung und zu Überleitungsstörungen am Herzen führen, zu nennen.

2.14.2 Allgemeine Richtlinien für die physiotherapeutische Arbeit auf der neurologischen Intensivstation

Die Notfälle des zentralen Nervensystems sind bedingt durch

- akute Zirkulationsstörungen des Gehirns,
- Schädel-Hirn-Traumen,
- Entzündungen,
- Hirntumore,
- Blutungen,
- akinetische Krisen bei Parkinson-Syndrom,
- foudroyante Verläufe bei Encephalomyelitis disseminata,
- Einklemmungssyndrome.

Folgende neurologische Ausfallerscheinungen und Phänomene können auftreten:

- Tetra-, Para- und Hemiparesen mit oder ohne Tonussteigerung,
- Störungen des Bewußtseins,
- epileptische Anfälle,
- Hirnnervenausfälle,
- rigide Tonussteigerung an Extremitäten oder am ganzen Körper,
- Ataxie,

- Störungen der Oberflächen- und/oder Tiefensensibilität,
- Störungen vegetativer Regulationsvorgänge,
- Steigerung der Muskeleigenreflexe,
- Erlöschen der Fremdreflexe,
- pathologische Reaktionen,
- Enthemmungsphänomene und
- neuropsychologische Syndrome.

Bei Notfällen des peripheren Nervensystems (drohende Atemlähmung) handelt es sich um

- Polyradikulitis,
- Polyneuropathie (Verlaufsform der Landry-Paralyse)
- Poliomyelitis,
- Polymyositis,
- myasthene oder cholinerge Krisen bei Myasthenia gravis,
- hypokaliämische Lähmungen,
- Endstadien der myatrophischen Lateralsklerose,
- Endstadien von Muskeldystrophien.

Die neurologischen Ausfälle erstrecken sich auf schlaffe Lähmungen der Skelettmuskulatur in unterschiedlicher Verteilung und verschiedenem Schweregrad, Hirnnervenausfälle (z.B. doppelseitige Fazialisparese, Parese des N. hypoglossus, des N. glossopharyngeus, des N. accessorius, Augenmuskelparesen), Abschwächung bis Verlust der Oberflächen- und Tiefensensibilität, Lähmung der Atemmuskulatur, autonome Regulationsstörungen seitens des Herzens, des Kreislaufs und der Niere.

Vor der ersten Befundaufnahme und Behandlung orientiert sich der Physiotherapeut über die Diagnose, die Herz-Kreislauf-Situation, die Atmung bzw. die Beatmungsform, die Bewußtseinslage, etwaige Frakturen, ihre Versorgung und Übungs- oder Belastungsstabilität sowie über das Vorliegen oder die Gefahr von pathologischen Frakturen.

•••• Befund

- Orientierung über die Bewußtseinslage:
  Folgende Bewußtseinsstörungen werden unterschieden:
  - Somnolenz, d.h., es besteht eine abnorme Schlafneigung, durch verbale oder taktile Stimulation ist der Patient jedoch aufzuwecken. Der Patient ist dann auch in der Lage, nach Auftrag Handlungen auszuführen.
  - Sopor, d.h., der Zustand des Patienten ist schlafähnlich, es bedarf starker Stimuli wie Schmerzreize, um ihn aufzuwecken. Aber auch dann wird er nicht voll reaktionsfähig.

- Koma, d. h., der Patient ist bewußtlos und nicht aufweckbar (er öffnet die Augen nicht auf starke Schmerzreize).

Bei Schädel-Hirn-Traumata wird der Schweregrad einer Hirnschädigung im internationalen Schrifttum nach der Glasgow-Komaskala festgestellt.

Die Glasgow-Komaskala dient der Verlaufskontrolle und erlaubt eine prognostische Einschätzung (s. Freivogel).

Tab. 2.**21** gibt eine Übersicht über komaähnliche Syndrome und erleichtert bei der Befundinterpretation die Zuordnung.

- Atembefund: Spontanatmung, assistive und/oder apparative Beatmung.
- Haut und Durchblutung: Dekubitus, arterielle Durchblutung, venöse Durchblutung, lymphatische Ödeme.
- Gelenkstatus: Die Erfassung der passiven und aktiven Gelenkbeweglichkeit kann erschwert sein, wenn extreme Tonussteigerungen nicht klassifizierbaren Charakters vorliegen, jäh einschießende schmerzhafte Tonussteigerungen auftreten oder wenn bei polytraumatisierten Patienten das Bewegen bestimmter Gelenke nicht erlaubt ist.
- Muskulatur: Durch die Tonusprüfung werden die Tonusqualitäten normoton, hyperton (spastisch, rigide, wechselnd oder nicht eindeutig klassifizierbar) beurteilt.
  Höhe und Verteilung des muskulären Hypertonus kann möglicherweise abhängig sein von pathologischen Reflexmechanismen (s. Kap. „Zentrale Paresen"). Es ist nachzuprüfen, welche dieser pathologischen Mechanismen vorhanden sind.
- Willkürmotorik: Bei bewußtseinsklaren und belastbaren Patienten werden willkürmotorische Bewegungen der Extremitäten getestet (s. Kap. „Zentrale Paresen", S. 324).
- Bei peripheren Paresen werden die motorischen Ausfälle durch den Muskeltest quantifiziert. Limitierende Faktoren können die Belastbarkeit sowie die Kooperationsbereitschaft und -fähigkeit sein. Kann der Muskeltest nur in Rückenlage vorgenommen werden, so wird dies auf dem Befundbogen vermerkt.
- Orientierung über Hirnnervenausfälle.
- Orientierung über Störungen der Oberflächen- und Tiefensensibilität.
- Orientierung über das Vorliegen neuropsychologischer Syndrome.

Tabelle 2.**21** Komaähnliche Syndrome

	Ätiologie	Besondere Merkmale	Augenlider Vigilanz	kognitive Leistung	Läsion
Apallisches Syndrom	– Hypoxie – Globale Ischämie – Hypoglykämie – Encephalitis – Einklemmung	– kein OKN – Primitivreflexe	– geöffnet – Schlaf – wach	– erloschen – kein Fixieren	– Deafferentierung
Locked-in Syndrom	– Basilaristhrombose – Hirnstammkontusion	– Strecksynergism. – vertikale Augenbewegung öglich – Spontanatmung erhalten	– meist geschlossen – wach	– voll erhalten, aber schwer erkennbar	– Deefferentierung
Akinetischer Mutismus	– Hydrocephalus – bilat. Anteriorinfarkt – Frontale Hirnblutung	– keine Spontanbewegung – keine Abwehr auf Schmerzreize	– geöffnet – Schlaf – wach	– eingeschränkt, aber vorhanden – schwer prüfbar	– fehlende frontale Aktivierung
Prolongierte Hypersomnie	– Thalamusinfarkt	– kurze Erweckbarkeit – Gähnen – Strecken – normale Schlafpos.	– geschlossen – Schlaf (erweckbar)	– in Wachphasen erhalten	– temporäre Blokkierung retikulärer Afferenzen

•••• Behandlungsziel

Auf der neurologischen Intensivstation gilt das Bemühen aller im Team Tätigen zuerst dem Überleben des Patienten. Dennoch müssen Sekundärschäden vermieden werden, da diese
- für den Patienten im gegenwärtigen Zustand eine weitere Gefährdung bedeuten (z. B. Dekubitus, Pneumonie, Thrombose),
- pflegerische Maßnahmen behindern (z. B. extreme Tonussteigerungen, Gelenkkontrakturen),
- die eventuelle spätere Rehabilitation verzögern (z. B. mangelnde Kopf- und Rumpfkontrolle, schmerzhafte Bewegungseinschränkungen bis hin zu Gelenkkontrakturen, Kreislaufregulationsstörungen).

Nicht in jedem Fall ist das Ausmaß der Rehabilitierbarkeit eines Patienten schon auf der Intensivstation beurteilbar. Um so größer ist der Stellenwert des Austausches von Informationen über Zustandsänderungen und die Zusammenarbeit zwischen Arzt, Krankenschwester und Pfleger sowie Physiotherapeut.

•••• Behandlungsplan

- Einstellen auf die Bewußtseinslage
- Atemtherapie: Vermeiden von Atelektasenbildung, Verbessern der Ventilation, Einwirkung auf die Lungendurchblutung, Sekretmobilisation, Sekrettransport, Sekretelimination, Hustenhilfen, Atem- und Funktionsschulung.
- Durchblutung:
  - Dekubitusprophylaxe und -behandlung,
  - Anregen der arteriellen Durchblutung,
  - Fördern des venösen Rückstroms.
- Kontrakturprophylaxe und -behandlung.
- Muskulatur:
  - Reduzieren des erhöhten Muskeltonus,
  - Fördern der physiologischen Tonuslage,
  - Anbahnen und Fördern von Bewegungsabläufen der Extremitäten,
  - Anbahnen von Lagewechseln, bezogen auf den ganzen Körper,
  - Fördern der Kontraktion paretischer Muskeln,
  - Erhalten der Elastizität paretischer Muskeln,
  - Erhalten der Kraft nichtparetischer Muskeln,
  - Erhalten der Dehnfähigkeit der nichtparetischen Muskeln.
- Behandlung der Fazialisparese.
- Eingehen auf Augenmuskelparesen.

- Anregen des Schluckens.
- Eingehen auf Sprechstörungen.
- Eingehen auf neuropsychologische Defizite.
- Berücksichtigen von Kloni und pathologischen Reflexmechanismen.
- Anregen der Oberflächen- und Tiefensensibilität.

Maßnahmen und Durchführung

Vor Beginn der Behandlung orientiert sich der Physiotherapeut über die Herz-Kreislauf-Situation. Bei allen ernsten Veränderungen der Herzfunktion und der Kreislaufsituation ist Art, Umfang und Dauer der Physiotherapie mit dem Arzt abzusprechen.

- Einstellen auf die Bewußtseinslage:
  Der bewußtseinsklare Patient erlebt seinen Aufenthalt auf der Intensivstation als große seelische Belastung. Er braucht Zuwendung, Unterstützung, Anregung und muß bei der Physiotherapie motiviert, ermutigt und bezüglich seiner Leistungen bestätigt werden.
  Auch beim bewußtseinsgestörten oder bewußtlosen Patienten soll versucht werden, durch taktile, visuelle, akustische, propriozeptive und vestibuläre Stimulation die Besserung der Bewußtseinslage zu erreichen. Die adäquate Reizintensität und der spezifische Reiz werden bei dem jeweiligen Patienten nicht immer leicht herauszufinden sein (multisensorische Stimulation).
  - Akustische Reize sind das Ansprechen des Patienten mit Namen, das Wiederholen des Namens und des Auftrags sowie das Benennen der jeweiligen Körperregion, an der oder mit der gerade gearbeitet wird. Akustische Reize können auch durch Radio oder Kassettenrecorder vermittelt werden. Eine Reizüberflutung ist zu vermeiden.
  - Taktile Reize wie Berühren der Extremitäten, des Gesichts, des Kopfes oder das Führen der Hände des Patienten zu verschiedenen Körperregionen mit gleichzeitigem Benennen des Tuns können im Rahmen der physiotherapeutischen Arbeit sehr effektiv eingesetzt werden.
  - Visuelle Reize können durch eine Taschenlampe oder durch Verwendung eines Spiegels gesetzt werden. Dabei muß der Behandler möglicherweise die Oberlider des Patienten nach oben führen und halten. Fotografien von Familienangehörigen, Freunden, Lieblingsgegenständen und Lieblingsbeschäftigungen sind wiederholt anzubieten und verbal in ihrer Wirkung zu verstärken.
  - Die propriozeptive Stimulation erfolgt durch Veränderung der Körperposition. Zum frühestmöglichen Zeitpunkt soll der Patient

mittels Stehbrett in den aufrechten Stand (Abb. 2.**43**) oder an der Bettkante oder im Rollstuhl in den Sitz gebracht werden.

- Die Schwerpunktverlagerung beim Sitz an der Bettkante (Abb. 2.**44**), im Rollstuhl oder auf der Behandlungsrolle sowie das frühestmögliche Anbahnen und Ausführen von Bewegungsübergängen dient auch der vestibulären Stimulation. Die vestibuläre Stimulation hat einen intensiven Effekt auf die Bewußtseinslage, wie auch das Aufrichten in senkrechte Position. Zunahme der Atemfrequenz, Steigerung des Blutdrucks, Schwitzen, Zittern, Rötung des Gesichts und die Erhöhung des Muskeltonus sind häufig zu beobachtende Reaktionen auf die Veränderung der Körperposition. Es ist im Einzelfall im Team zu besprechen, ob diese Reaktionen als Zeichen von Überforderung, Anstrengung und zu hoher Reizintensität interpretiert werden müssen, was eine Änderung

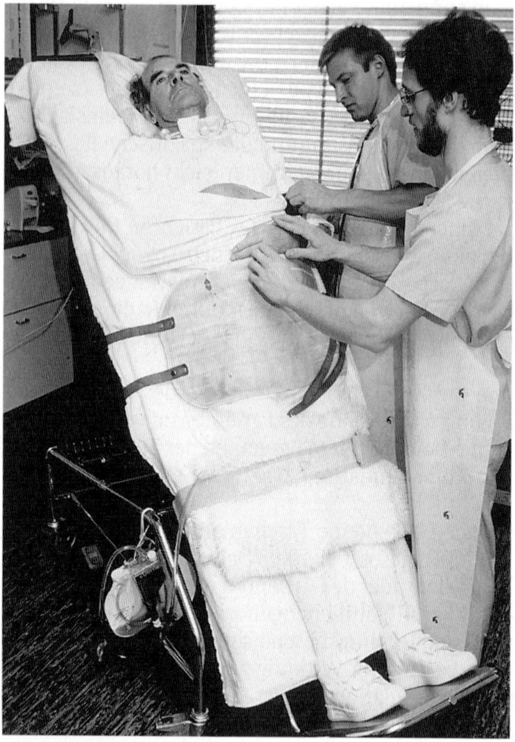

Abb. 2.**43** Vertikalisieren eines tetraplegischen Patienten mit Hilfe des Stehbretts. Die plegischen Arme sind durch ein Tuch gehalten, damit sie nicht herunterhängen

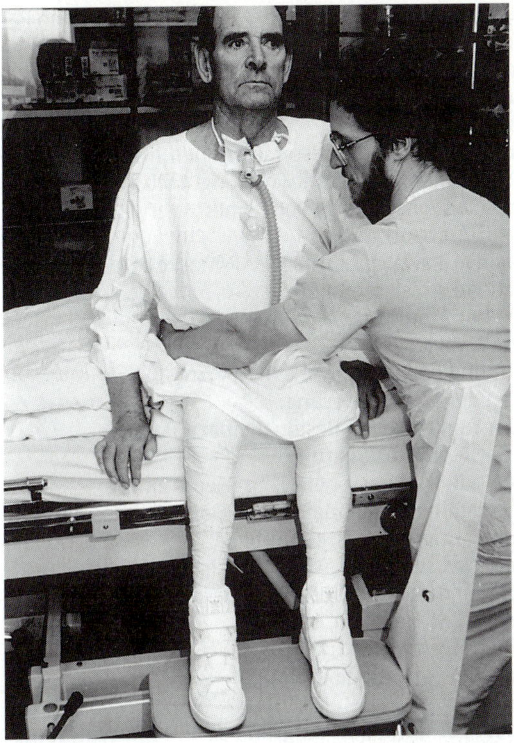

Abb. 2.**44** Der Physiotherapeut versucht, über Beckenflexion den Schwerpunkt des Patienten nach vorn zu verlagern

der Dosierung zur Folge haben muß, oder ob es bei wiederholter Reizsetzung zur Gewöhnung, Anpassung und Erhöhung der Toleranz kommt. In jedem Fall muß im Team eine Absprache hinsichtlich der zeitlichen Organisation von Ruhe- und Behandlungszeiten erfolgen.

❖ Atemtherapie

Die Atemtherapie wird bei apparativer Beatmung gemeinsam mit dem Arzt oder den Krankenschwestern und Pflegern durchgeführt.

Nachstehend werden kurz unterstützende Apparate aufgeführt.

- Zur Inhalation bei zähem Schleim, bei Schleimhautschwellung, bei Bronchospasmus:
  - Intermittierende Überdruck-Beatmungsinhalation (IPPV). Apparat: Bird, Salvia, Inhalog, Alveola. Einsetzbar bei extubierten

und bei intubierten, spontanatmenden oder tracheotomierten Patienten. Es kommt zur:
- Vernebelung von Medikamenten und Anfeuchtung der Luft,
- Wiederbelüftung verlegter Atemwege,
- Verbesserung der Ventilation.

- Bei leichteren Formen der akuten respiratorischen Insuffizienz, der postoperativen Atemtherapie, zur Entwöhnung nach Langzeitbeatmung, zur Atelektasenbehandlung, nach Thoraxverletzungen und schließlich als Atem-Aufbautraining:
  - Continuous positive airway pressure (CPAP-Maske). Einsetzbar bei extubierten Patienten. Es kommt zur
    - Weithaltung der Atemwege,
    - Atelektasenprophylaxe,
    - Wiedereröffnung kollabierter Alveolarbezirke,
    - Verbesserung der Oxygenisierung,
    - Erhöhung der funktionellen Residualkapazität,
    - Kräftigung der Atemmuskulatur.
- Zum selbständigen prä- und postoperativen Atemtraining:
  - SMI-Therapie (sustained maximal inspiration). Die Geräte sind flow- und volumenorientiert. Es kommt zur
    - Ventilationsverbesserung,
    - Ausschöpfung und/oder Verbesserung der Lungenvolumina,
    - Atelektasenprophylaxe,
    - Steigerung der Zwerchfellaktivität
    - Verbesserung der Husteneffektivität,
    - Atemschulung.
- Zur Stimulation des Atemzentrums aufgrund der CO_2-Rückatmung:
  - Giebel-Rohr oder Totraumvergrößerer nach Giebel. Es kommt zur Ventilationssteigerung durch Anhebung des CO_2-Partialdrucks für kurze Zeit.
- Zum Ablösen des Schleimes von den Bronchialwänden:
  - Atmen mit dem Flutter VRP 1 Desitin (Vario Respiratory Pressure). Es kommt zu
    - Abatmen von hohem CO_2,
    - Mobilisieren von Sekret,
    - Verbesserung der peripheren Lungenventilation,
    - Atemschulung.
- Zur Verbesserung der gestörten bronchialen Reinigung:
  - Atmen mit dem Pari-PEP-System (PEP = Positive exspiratory pressure). Es kommt zu
    - Mobilisation und Elimination von Sekret,
    - Verbesserung der Hustentechnik.

- Zur Verflüssigung des Sekrets:
  - Hochfrequenzrespirator (auch Jet-Inhalation genannt). Es kommt zur Einwirkung
    - bei ausgeprägten Atelektasen,
    - bei ausgeprägter Kraftminderung,
    - bei reduziertem Hustenantrieb,
    - bei kooperationsunfähigen oder -willigen Patienten.

Der Physiotherapeut führt Vibrationen auf dem Thorax aus oder gibt Reize für die Einatmung (Abb. 2.**45**). Nach erfolgreicher Sekretmobilisation und Sekrettransport wird das Sekret abgesaugt. Der beatmete Patient kann zur Drainage in Seit- und in Kopftieflage gelagert werden. Beim Übergang von der kontrollierten zur assistierten Beatmung erfolgt die Atemtherapie so wie bei der kontrollierten Atmung.

Atmet der Patient spontan und ist nicht ansprechbar, so wird durch passives Nachdrücken, verbunden mit Vibrationen, die Exspirationsphase verlängert. Positive Reaktionen sind spontanes Husten und eine reflektorisch erfolgende vertiefte Inspiration.

Atmet der Patient spontan und *ist ansprechbar*, dann werden bewußt die Tiefatmung und das Husten geübt. Alle inspirationsverbessernden Maß-

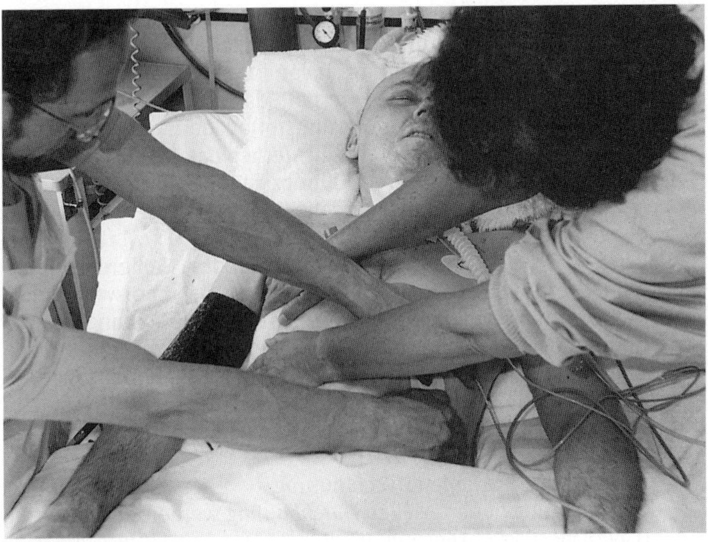

Abb. 2.**45** Vibration und Kompression des Thorax werden hier von zwei Physiotherapeuten durchgeführt

nahmen wie schnüffelndes, schnupperndes Einatmen und Gähnen bei geschlossenen Lippen werden eingesetzt. Die Atembewegungen werden durch Handkontakt nach kostosternal und kostoabdominal gelenkt. Zur Verbesserung der Exspiration atmet der Patient auf Laute aus; die Lippenbremse und das Blasen während der Ausatmung werden mit ihm geübt. Auch die Nasenstenose als kombinierte Maßnahme kann eingesetzt werden. Unterstützend wirken Vibrationen am Thorax, Packegriffe und Hautrollungen. Umlagerungen sind als wichtige Maßnahme zur Lenkung der Atembewegung und zur Verhütung von Atelektasen anzusehen.

- Durchblutung
  - Dekubitusprophylaxe und -behandlung: Zur Dekubitusprophylaxe ist regelmäßiges Umlagern in einem Zweistundenrhythmus erforderlich. Dieses Umlagern wird auf der Intensivstation bei manchen Patienten leider nicht immer durchführbar sein; dieser Tatsache muß durch sorgfältige Lagerung mit Fell, Schaumstoff usw. und Hautpflege Rechnung getragen werden. Besonders gefährdete Hautstellen sind am Hinterkopf, an den Ohren, den Schulterblättern, den Dornfortsätzen, besonders der Brustwirbelsäule, den Epikondylen des Ellbogengelenks, über dem Kreuz- und Steißbein, in das Gebiet um den Trochanter major, am Fibulaköpfchen, an den Malleolen und der Ferse.

    Als Lagerungsmaterialien kommen gut abgepolsterte Schienen, Schaumgummikissen und -keile oder Schaffell in Frage. Bewährt haben sich für die Umlagerungen von Patienten folgende Spezialbetten: das Würfel- oder Quaderbett, das durch frei einsetz- und verstellbare Einzelteile aus Schaumstoffquadern ein Anpassen an individuelle Erfordernisse erlaubt, ferner das Medicus-Bett mit einzelnen „Kammern", deren Füllungzustand per Druck veränderbar ist (Abb. 2.**46**). Dadurch wird die Belastung auf jeweils eine andere Körperregion verlagert. Neben dem Drehbett wird eine zeitlich limitierte Lagerung des Patienten auf dem Stehbrett mit allmählicher Annäherung an die Vertikale als dekubitusverhütende Maßnahme vorgenommen. Die zeitweilige Aufrichtung des Patienten auf dem Stehbrett wirkt außerdem ein auf die Atmung, den Blutdruck, die ableitenden Harnwege, den Muskeltonus sowie auf Knochen und Gelenke. Für die Aufrichtung des Patienten auf dem Stehbrett ist die Erlaubnis des Arztes eine unabdingbare Voraussetzung.
  - Anregen der arteriellen Durchblutung

    Zur Anregung der arteriellen *Durchblutung* werden Hautreizgriffe (cave Oberflächensensibilität), Bürstungen und, sofern möglich, aktive Muskelarbeit angewandt.

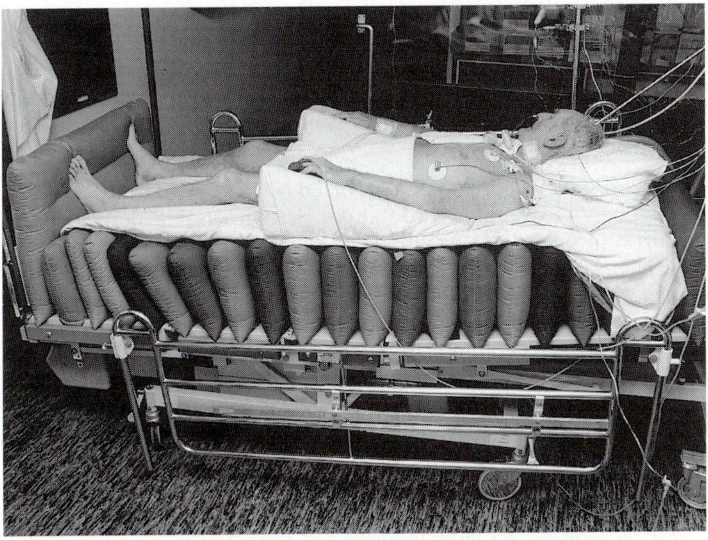

Abb. 2.**46** Der Patient ist in flacher Rückenlage auf dem Medicus-Bett gelagert. Der Füllungszustand der einzelnen wie Kissen wirkenden Kammern kann variiert und damit der Auflagedruck verändert werden

- Fördern des venösen Rückstroms
  Die tägliche Kontrolle der *Venendruckpunkte* (in der Leistenbeuge, am Hiatus adductorius, in der Mitte der Kniekehle, zwischen den Gastroknemiusköpfen und hinter dem medialen Malleolus) gehört zur Aufgabe des Physiotherapeuten. Gut angepaßte Kompressionsverbände oder Antiemboliestrümpfe sind prophylaktische Maßnahmen. Das Fußteil des Bettes kann um 20 Grad hochgestellt werden. Außerdem sind Ausstreichen beider Beine, passives Durchbewegen und aktive Muskelarbeit erforderlich.

❖ Kontrakturprophylaxe und Kontrakturbehandlung
Das *passive Bewegen* soll weich und rhythmisch erfolgen; jedes ruckhafte Bewegen ist zu vermeiden. Bestehen schaffe Paresen, so ist bei Einhaltung der jeweils optimalen Lagerung das Freihalten der Gelenke kein großes Problem.

Äußerst problematisch hingegen ist das Freihalten der Gelenke bei zentral Gelähmten mit Tonussteigerung. Es muß versucht werden, durch eine Veränderung der Lage von Kopf und Schultergürtel während des Durchbewegens der unteren Extremität oder durch Veränderung der Lagerung beider Beine während des Durchbewegens der oberen Extremität den Hypertonus zu senken und das Einschießen pathologischer Reflexe zu verhindern. Gelingt es nicht, den Tonus zu senken, so können die Gelenke nicht in vollem Ausmaß durchbewegt werden; die rasche Entwicklung von hartnäckigen Kontrakturen ist unausweichlich.

Es wird stets von proximal nach distal bewegt: Beim Durchbewegen der oberen Extremität wird mit der Halswirbelsäule, dem Schultergürtel im Sinne der Protraktion und Retraktion und dem Schulterblatt in allen seinen Bewegungsmöglichkeiten begonnen. Erst dann erfolgt das Bewegen des Schultergelenks, des Ellbogengelenks sowie der Hand- und Fingergelenke. Zur Verhütung der Einschränkung der Gelenkbeweglichkeit muß der Erhaltung der Dehnfähigkeit mehrgelenkiger Muskeln besondere Aufmerksamkeit geschenkt werden: Flexion und Extension im Ellbogengelenk müssen sowohl in 0-Stellung des Schultergelenks als auch in Flexion möglich sein. Supination und Pronation müssen bei extendierten und flektierten Ellbogen erfolgen. Volle Extension der Hand- und Fingergelenke muß bei extendiertem Ellbogengelenk sowie bei extendierter und flektierter Stellung im Schultergelenk erhalten bleiben. Die Fingergelenke werden bei Handgelenk-0-Stellung voll gebeugt.

Das Durchbewegen der unteren Extremität beginnt mit dem Bewegen in der Lendenwirbel- und unteren Brustwirbelsäule vom Becken aus. Das nicht bewegte Bein wird in leichter Abduktion und geringgradiger Hüft- und Kniegelenksflexion gelagert. Beim Durchbewegen ist auf das Erhalten von ca. 120 Grad Hüftgelenksflexion bei gestrecktem Kniegelenk zu achten. Die Hüftgelenksextension von 15 Grad kann nur in Seitlage bei flektiertem anderen Bein erreicht werden. Die gleichzeitige Abduktion beider Beine von je 30–40 Grad bei 0-Stellung in den übrigen Bewegungsebenen muß erhalten oder erreicht werden. Um die volle Dorsalflexion im oberen Sprunggelenk zu erhalten, muß der Physiotherapeut in Fällen hoher Tonussteigerung mit dem Bewegen des Fußes in gebeugter Hüft- und Kniegelenksstellung beginnen; das volle Ausmaß der Dorsalflexion muß jedoch auch bei gestrecktem Hüft- und Kniegelenk möglich sein, da sich sonst in kürzester Zeit ein kontrakter Spitzfuß entwickelt. Wird die 0-Stellung nur im oberen Sprunggelenk erreicht, so ist dies bereits ein funktioneller Spitzfuß.

Auch die Zehengelenke müssen in vollem möglichen Ausmaß durchbewegt werden. Sollte ein hoher Tonus der Zehenbeuger ihre Extension verhindern, so kann versucht werden, durch passives Spreizen mittels Schaumstoffstücken zwischen den einzelnen Zehen den Tonus zu senken, um dann die Extension in vollem Ausmaß zu erreichen.

Bei Patienten mit hoher Tonussteigerung muß das passive Durchbewegen mindestens zweimal täglich erfolgen.

Vorbereitend können Dehnlagerung der proximalen Gelenke (ganze Wirbelsäule, Schultergürtel, Hüftgelenke) jeweils entgegengesetzt zur spontanen oder Vorzugshaltung durchgeführt werden. In manchen Fällen wird die Fixation der nichtbewegten Extremitäten durch eine zweite Person erforderlich sein. Eine weitere Möglichkeit, den Muskeltonus zu senken, liegt in der Anwendung einer Eispackung von 20 Minuten über den erhöht gespannten Muskelgruppen. Vorsichtiges und schonendes Vorgehen ist auch im Hinblick auf die Entstehung paraartikulärer Ossifikationen von entscheidender Bedeutung. Sind solche aufgetreten, so bedeutet dies zumeist eine Zunahme der Kontraktur. Sie kann vielleicht durch besonders einfühlsames Bewegen kontrolliert, niemals jedoch durch gewaltsames Vorgehen beseitigt werden. In diesen Fällen ist die Erhaltung der Gelenkbeweglichkeit zur Pflegeerleichterung die Richtlinie des therapeutischen Vorgehens. Ob bestimmte Gelenke mit stark entwickelten paraartikulären Ossifikationen, wie sie sich häufig beim sog. *apallischen Syndrom* entwickeln, vom passiven Bewegen ausgeschlossen werden sollen, ist eine ärztliche Entscheidung. Die Frage nach dem Bewegen aller Gelenke bei komatösen Patienten wird sehr kontrovers diskutiert. Bei Patienten, bei denen die Tonussteigerung nicht klar zuzuordnen ist oder eine extrem hohe tonische Dauerspannung besteht, kann das endgradige Bewegen unmöglich werden. Gleiches gilt für Tonussteigerungen, die mit oder ohne erkennbaren äußeren Reiz auftreten, manchmal den ganzen Körper betreffen und offensichtlich sehr schmerzhaft sind („painful tonic seizures“, Shibasaki u. Mitarb. 1974). In solchen Fällen muß noch häufiger als sonst umgelagert werden, der Patient im Ganzen bewegt (Hängematten- oder Schaukelprinzip) oder frühestmöglich in vertikale Positionen gebracht werden.

Das Erhalten der Gelenkbeweglichkeit wird unterstützt durch das Lagern der paretischen Extremitäten und das Umlagern des ganzen Körpers. Als Grundregeln gelten: Bei spastischen Lähmungen erfolgt die Lagerung in tonusregulierenden Stellungen, d. h. in anderen Gelenkstellungen als in den vorherrschend spastischen. Die Lagerung hemiplegischer Kranker ist gesondert beschrieben („Zentrale Paresen“, S. 363). Für tetra- und paraplegische Patienten ist die Lagerung im Band 9 dieser Taschenbuchreihe beschrieben.

Bei schlaff-paretischen Agonisten erfolgt die Lagerung in Annäherung von Ursprung und Ansatz des gelähmten Muskels, jedoch nicht in Endstellung des Gelenks. Bei schlaff-paretischen Agonisten und Antagonisten wird in Mittelstellung des jeweiligen Gelenks gelagert.

Es sei noch einmal betont, daß Lagerung und Umlagerungen einschließlich vertikaler Positionen der klaren ärztlichen Anordnung bedürfen. Ob und ab wann z.B. Patienten mit Hirnblutung nicht mehr mit erhöhtem Oberkörper (30 – 40 Grad in Rückenlage), sondern in flacher Rückenlage, wechselnder Seitlage und in anderen Positionen gelagert werden dürfen, ist eine ärztliche Entscheidung.

- Muskulatur:
  - Reduzieren des erhöhten Muskeltonus:
    Lagern und Bewegen in tonussenkenden Positionen des Rumpfes und der proximalen Gelenke (z.B. bei Extensorenspastik die Lagerung von Kopf und Rumpf in Flexion, Schultergürtel in Protraktion, Hüftgelenke in Flexion).

  Das passive Durchbewegen soll weich, rhythmisch unter gleichmäßigem Zug erfolgen. Der Bewegungsausschlag wird bei nachlassendem Tonus allmählich vergrößert und keinesfalls gewaltsam erzwungen werden. Einschießenden Spasmen wird nachgegeben und gewartet, bis sich der Spasmus fühlbar verringert. Dann kann vorsichtig weiter bewegt werden.

  Bewegen aus günstigerer Ausgangsstellung, wenn irgend möglich (z.B. Seitenlage statt Rückenlage), um die Einwirkung tonischer Reflexe zu verringern (Abb. 2.**47**).

  Applikation einer Eispackung von 20 Minuten Dauer über den hypertonischen Muskelgruppen (z.B. Adduktorengruppe, M. triceps surae, M. pectoralis, M. biceps brachii) nach Rücksprache mit dem Arzt.

- Anbahnen von Bewegungsabläufen

  Um *Bewegungsabläufe* seitens der Extremitäten und Lagewechsel, bezogen auf den ganzen Körper, in Gang zu setzen und zu fördern, kommen in Frage:
  - die modifizierten Bewegungsmuster nach der PNF-Methode;
  - die rhythmische Bewegungseinleitung und die rhythmische Stabilisation nach der PNF-Methode;
  - Stimulationstechniken wie das „placing“ und das „placing and holding“, das stimulierende Tapping sowie das alternierende Tapping;
  - Einüben von Lagewechseln wie Hochkommen zum Langsitz aus der Rückenlage, zum Sitz am Bettrand und zum Hochkommen zum Stand aus dem Sitz am Bettrand. Zu den Lagewechseln ist die ärztliche Erlaubnis erforderlich.
  - Fördern der Kontraktion paretischer Muskeln;
  - Erhalten der Elastizität paretischer Muskeln;
    Bei schlaff-paretischen Zustandsbildern werden die auf S. 344 beschriebenen Maßnahmen durchgeführt;

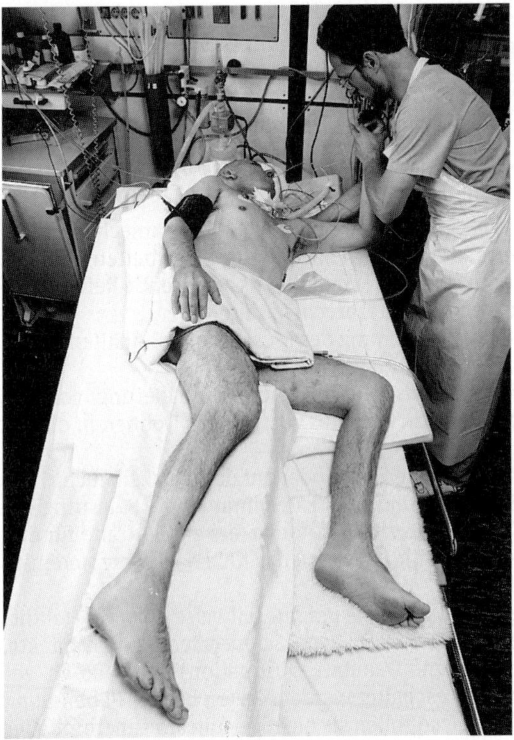

Abb. 2.**47** Der Patient ist in Seitenlage links tonusregulierend auf Fell und Keil gelagert. Auch das Schultergelenk der unten liegenden Seite kann passiv bewegt werden

- Erhalten der Kraft nichtparetischer Muskeln: Zur Erhaltung der Kraft der nichtparetischen Muskulatur kann, wenn es der aktuelle Zustand des Patienten erlaubt, dynamisch-konzentrisch gegen angepaßten Widerstand geübt werden, die Technik der wiederholten Kontraktionen mit wechselnden Drehpunkten oder die Technik Endstellung - Halten gewählt werden. Die Bewegungsmuster sind abhängig vom Befund.
- Erhalten der Dehnfähigkeit der nichtparetischen Muskulatur: Hierzu wird auf die bekannten Muskeldehntechniken verwiesen. Ob Muskeldehnungen überhaupt oder in welcher Dosierung bereits auf der Intensivstation angezeigt sind, wird im Einzelfall vom neurologischen Zustandsbild abhängen. Keinesfalls darf es zu einer Reizung der neuromeningealen Strukturen kommen.

- Behandlung der Fazialisparese (s. S. 303 ff),
- Eingehen auf Augenmuskelparesen (s. S. 298 ff),
- Eingehen auf Sprechstörungen (s. S. 318 ff),
- Eingehen auf neuropsychologische Defizite (s. S. 398 ff).

Notwendig ist die Kooperation mit Logopäden, Ergotherapeuten, Neuropsychologen und Orthoptisten.

- Berücksichtigen von Kloni und pathologischen Reflexmechanismen: Bestehen Kloni, so ist durch weichen Griff, ruhiges Arbeiten und Vorsicht bei Stimulationsformen der den Klonus auslösende Reiz zu umgehen. Hilfen, die Kloni zu unterbrechen, sind:
  - vorsichtige maximale Dehnung des Muskels und Einhalten dieser Stellung so lange, bis der Klonus aufgehört hat,
  - sofortige Entlastung des Muskels durch Annäherung von Ursprung und Ansatz, dann erneutes vorsichtiges Dehnen in die gewünschte Position,
  - energischer Druck auf die Sehne oder auf den Muskelbauch,
  - bei Kloni im Bereich der unteren Extremität ist die Belastung der Beine wichtig und effektiv. Dies kann im Sitz am Bettrand für den Triceps-surae-Klonus mit Druck auf das Knie nach unten oder im Stehbrett erfolgen.

Auslöser für spinale Automatismen sind nur teilweise bekannt (taktile, akustische, thermische Reize, volle Blase, Schmerzreize durch Infekte, beginnende oder vorhandene Dekubiti, Obstipation) und müssen, soweit dies möglich ist, ausgeschaltet werden. Treten bei der Behandlung spinale Automatismen auf, so sollen sie nicht gewaltsam gehemmt oder gestoppt werden. Treten sie während des passiven Bewegens auf, so gibt der Physiotherapeut die Bewegung frei und wartet ab, bis sich der Tonus wieder gesenkt hat.

- Anregen der Oberflächen- und Tiefensensibilität:
  Viele physiotherapeutischen Maßnahmen enthalten taktile und kinästhetische Stimulationen, die bewußt eingesetzt werden. Weitere Maßnahmen dürften auf der Intensivstation nicht vorrangig sein.

3 Psychiatrie

W. Blankenburg

•••• Einleitung

Seit der zweiten Auflage dieses Bandes (1990) hat sich in der Psychiatrie manches gewandelt. Für diejenigen Leser, die die vorherigen Auflagen kennen, sei vorab kurz auf das verwiesen, was sich seither verändert hat bzw. was neu hinzukam:

1. *Nomenklatur*
Durch die Einführung der ICD-10[1] haben sich Nomenklatur und Gliederung in der Psychiatrie verändert. Der Begriff „Krankheit" wurde durch den neutraleren „Störung" ersetzt. Insgesamt dominiert das Ziel einer Inter-Beobachter-Übereinstimmung hinsichtlich der diagnostischen Kriterien für psychische Störungen in den verschiedenen Ländern der Erde und nicht etwa die Frage nach deren Wesen. Zentrale Begriffe der älteren Psychiatrie wie „endogen" bzw. „endomorph" wurden aufgegeben. Der Begriff „Neurose" verlor seine psychodynamische Bedeutung und blieb nur als geläufiges Etikett für eine unter diesem Namen bekannte Gruppe psychischer Störungen. Vor allem wurde auf die früher als zentral wichtig geltende Unterscheidung zwischen neurotischer und endogener Depression verzichtet. Der leitende Gesichtspunkt war, aus dem, was jeder auch nur vordergründig Beobachtende festzustellen vermag, eine von Schulen unabhängige Basis für künftige Forschung zu schaffen. Es ist verständlich, daß psychodynamische und tiefenpsychologische Aspekte darüber zu kurz kommen mußten.

Auf die Arbeit der Physiotherapeuten bzw. Bewegungstherapeuten hat das wenig Auswirkungen. Doch ist eine gewisse Kenntnis der neuen Klassifikation für die Verständigung mit Ärzten und dem übrigen Team wichtig. Bewegungstherapeuten bzw. Physiotherapeuten sollten sich wenigstens mit den Grundzügen der veränderten Begrifflichkeit vertraut machen. Deshalb sei hier gleich zu Anfang das gegenwärtig gültige Schema psychiatrischer Diagnosen wiedergegeben:

---

[1] Abkürzung für die 10. Neubearbeitung der „International Classification of Diseases", spez. Kap. F (V) = Klassifikation psychischer Störungen" der WHO, hrsg. von H. Dilling, W. Mombour und M. H. Schmidt (1991).

Psychiatrische Diagnosen gemäß ICD-10 (Liste zunächst nur der zweistelligen Kategorien)
F0 organische, einschließlich symptomatischer psychischer Störungen
F1 psychische und Verhaltensstörungen durch psychotrope Substanzen
F2 Schizophrenie, schizotype und wahnhafte Störungen
F3 affektive Störungen
F4 neurotische, Belastungs- und somatoforme Störungen
F5 Verhaltensauffälligkeiten mit körperlichen Störungen und Faktoren
F6 Persönlichkeits- und Verhaltensstörungen
F7 Intelligenzminderung
F8 Entwicklungsstörungen
F9 Verhaltens- und emotionale Störungen mit Beginn in der Kindheit und Jugend
F99 nicht näher bezeichnete psychische Störungen

Darüber hinaus ist es für Bewegungstherapeuten nicht unbedingt erforderlich, daß sie sich auf die Probleme der Klassifikation psychischer Störungen einlassen.

2. Zu den Begriffen *„Krankengymnastik"* und *„Bewegungstherapie"* sowie *„Körper"* und *„Leib"*. Die Wandlung der Krankengymnastik (KG) in eine die psychische Verfassung des Patienten stärker ins Auge fassende Bewegungstherapie (BwT) hat sich fortgesetzt. Bereits in den früheren Auflagen wurde betont, warum es sinnvoll ist, innerhalb der Psychiatrie den Begriff „Krankengymnastik" weitgehend durch den der „Bewegungstherapie" zu ersetzen. Die Auffassung des menschlichen Körpers ist eine andere, je nachdem, ob vom „Bewegungsapparate" die Rede ist oder von einem lebendigen, beseelten, mehr oder weniger durchgeistigten und vor allem in zwischenmenschliche Beziehungen eingebundenen Körper.

Für den letzteren verfügt die deutsche Sprache über die Bezeichnung „Leib" (engl. *lived body*, frz. *corps vecu*). Geläufig ist die Rede vom „Körper, den ich habe" und vom „Leib, der ich bin". Heute wird das Wort „Leib" oft als restaurativ empfunden und daher lieber von „Körper" gesprochen. Wichtig bleibt die grundlegende Einstellungsänderung, die vollzogen werden muß, wenn es nicht mehr um Störungen des „Bewegungsapparates" geht, sondern um solche des *gesamten Erlebens* des Körpers und – *durch ihn hindurch* – der Umwelt, der Mitmenschen wie des eigenen Selbst. Dieses *„durch ihn hindurch"* gilt es zu differenzieren. Es ist etwas anderes, ob der Körper als anatomisch-physiologischer Gegenstand betrachtet wird bzw. als ein Instrument, das mehr oder weniger gut funktioniert, um bestimmte Leistungen zu erbringen, oder als etwas, worin man sich mehr oder weniger wohl bzw. unwohl fühlt, etwas, was Antrieb und Auftrieb spendet oder als Last erlebt wird; etwas, was „in Erscheinung stehen" (Zutt) oder mittels der inneren Organe möglichst unbemerkt den Fortbestand des Lebens garantieren soll. Hinsichtlich einer Erfassung des Spezifischen des „Leibes" in Abhebung von bloßer Körperlichkeit ist die Entwicklung in den vergangenen Jahren nicht stehengeblieben. Zu verweisen ist vor allem auf die Konzeption einer „Subjektiven Anatomie" durch Th. v. Uexküll und seinen Arbeitskreis (1994); daneben auf die Differenzierung der Beziehungen zwischen „Selbst und Leib" (Blankenburg u. Haltenhof 1994) und auf die vielfältigen von H. Petzold angeregten Publikationen. Als fruchtbar hat sich dabei die von H. Schmitz (1965, 1989) ins Leben gerufene „Neue Phänomenologie" erwiesen (vgl. dazu Großheim 1995). – Zu erwähnen ist ferner die – vorwiegend in England und Holland etablierte – „Bewegungswissenschaft" (Tamboer 1994, Pohl u. Seewald 1995), die ältere Bemühungen um angemessene Vorstellungen vom Wesen der Bewegung bzw. menschlichen „Sich-Bewegens" von Buytendijk (1956) und Bouwhuis (1987) fortführt.

Dem Aspektenreichtum des menschlichen Körpers als *Leib* müssen Bewegungstherapeuten durch eine dementsprechende Flexibilität ihrer Einstellung gerecht werden. Daß sie darüber hinaus die Fähigkeit benötigen, sich nicht nur auf verschiedenartige Störungen einzustellen, sondern auch auf sehr verschiedenartige Menschen, die auf je verschiedene Weise ihrer Störung ausgeliefert sind oder sich mit ihr aktiv auseinanderzusetzen vermögen, versteht sich von selbst. Das bedeutet für jeden Physiotherapeuten, der etwa von der Orthopädie oder Neurologie zur Psychiatrie hinüberwechselt, eine beträchtliche Umstellung. Die geforderte Flexibilität dürfte aber der Arbeit mit Patienten auch anderer Fachgebiete zugute kommen.

Unter den Neuerscheinungen ist – außer dem 1993 von G. Hölter herausgegebenen Band „Mototherapie mit Erwachsenen" – auf das 1997 erscheinende Buch „Bewegungstherapie mit schizophrenen Kranken" von S. Krietsch und B. Heuer hinzuweisen. S. Krietsch ist eine der verdienstvollen Vorkämpferinnen für eine differenziertere Bewegungstherapie in den (ihre Patientenzahlen jetzt erheblich verringernden) Psychiatrischen Landeskrankenhäusern.

Zu verweisen ist ferner auf die zunehmende Zahl von Tagungen, die den Körpertherapien und ihren basalen Konzeptionen gewidmet sind; so etwa auf die Kongresse des DKPM, den Europäischen Congress des Aktionskreises Psychomotorik e.V. (1996 in Marburg), die Symposien z.B. des Arbeitskreises für KBT (vgl. E. Braun 1996), der Sozialpsychiatrie an der FU Berlin über „Körpererleben in der Schizophrenie" (1997) und andere[2]. Sie zeigen, wie sehr derzeit im Hinblick auf bestimmte Krankheitsbilder an den Grundlagen weitergearbeitet wird.

---

2 Dazu gehört z.B. auch die Tanztherapie, vertreten durch die DGT (Deutsche Gesellschaft für Tanztherapie).

Auch um den Nachweis des therapeutischen Nutzens der Bewegungstherapie in der Psychiatrie ging es in den letzten Jahren. Er ist methodisch schwierig[3]. Doch genügt heute nicht mehr nur ein „positiver Eindruck". Bemühungen in dieser Richtung sind weiterhin erforderlich; nicht zuletzt auch im Hinblick auf die von den Kostenträgern geforderte Evaluation. Sie sind notwendig, obgleich betont werden muß, daß die Nachweisbarkeit einer Effizienz niemals allein das entscheidende Kriterium für den Wert einer therapeutischen Aktivität sein darf.

•••• Physiotherapie

Die Physiotherapie in der Psychiatrie hat sich im Rahmen der Umstrukturierung der gesamten Psychiatrie mehr und mehr zu einer eigenen Disziplin mit einem eigenen Berufsbild entwickelt. Ihre zukünftigen Entfaltungsmöglichkeiten lassen sich heute eher absehen als noch vor einigen Jahren. Sie sind aber noch bei weitem nicht ausgeschöpft. Im einzelnen hängen sie davon ab, inwieweit es der Physiotherapie gelingt, Anregungen, die aus den verschiedenen Richtungen körperbezogener Psychotherapie, wie auch aus Psychagogik und Sozialtherapie, zu holen sind, einzubeziehen. Hier wären Konzentrative Bewegungstherapie (KBT), Eutonie, Funktionelle Entspannung (FE), Integrative Therapie (IT), Psychogymnastik, Heileurythmie, Atem- und Sprachtherapie, Tanz, Rollenspiel, Psychodrama, Grupendynamik und manches andere zu nennen. Einiges davon, wie die KBT, wurde vielerorts bereits integriert.

Insgesamt hat sich dadurch das Arbeitsfeld für die Physiotherapie in der Psychiatrie beträchtlich Erweitert. Dies muß auch in der Ausbildung seinen Niederschlag finden. Ständige Fort- und Weiterbildung ist erforderlich. Die Entwicklung auf diesem Gebiet befindet sich weiterhin in Fluß. Gleichzeitig wandelt sich für diejenigen, die aus der traditionellen, somatisch ausgerichteten Physiotherapie herkommen, das Berufsbild. Dieses muß sich ändern, wenn die Physiotherapie in der Form einer modernen Bewegungstherapie *den* Platz in der Psychiatrie einnehmen soll, der ihr im Gesamtbehandlungsplan gebührt. Nimmt sie diese Chance nicht wahr, werden Motologen, Motopäden, Gymnastiklehrer u. a. diese Aufgaben übernehmen, wie das mancherorts schon heute der Fall ist.

Die Entwicklungsmöglichkeiten sind noch bei weitem nicht ausgeschöpft. Es gibt wertvolle Ansätze, die sich kaum anders als individuell weitergeben lassen. Intuitive Begabung, Blick und Gespür für die psychosomatische Bedeutung von Haltung und Bewegung sowie die dazugehörige therapeutische Fantasie sind stark an die Persönlichkeit des

---

[3] Vgl. dazu unter anderen die vergleichende Verlaufstudie an 70 Patienten von C. Weber (1994).

diesen Beruf Ausübenden gebunden. Das erschwert den systematischen Ausbau, bietet aber zugleich für jeden, der auf diesem Gebiet arbeitet, vielerlei Chancen zu kreativer Gestaltung und auch Selbstentfaltung; sicher mehr als in anderen Bereichen der Physiotherapie, in denen das, was zu tun ist, stärker festgelegt ist.

Es zeichnen sich verschiedene Weiterentwicklungsmöglichkeiten ab. Sie werden auch in Zukunft nur begrenzt in die physiotherapeutische Grundausbildung einbezogen werden können. Eine auf dieser Grundausbildung aufbauende Weiterbildung bzw. Fortbildung ist daher unerläßlich. Bereits jetzt machen in einzelnen psychiatrischen Institutionen Motopäden, Gymnastiklehrer, Rhythmiker u.a. den in der Physiotherapie Ausgebildeten Konkurrenz. Die weitere Entwicklung bleibt abzuwarten. Weil aber die Physiotherapie, wenn sie innerhalb der Psychiatrie für die gesamte dort notwendige Bewegungstherapie weiterhin zuständig bleiben will, eine beträchtliche Erweiterung und Vertiefung der Ausbildung – und sei es auch nur in Weiterbildungs- und Fortbildungskursen – erfahren muß, wurde diesem Kapitel ein breiteres Literaturverzeichnis beigefügt, als es sonst in Lehrbüchern üblich ist. Es ist für diejenigen gedacht, die sich auf diesem Spezialgebiet näher orientieren wollen und dazu einen Überblick über die vorhandene Literatur benötigen.

Einen ersten Überblick geben nach wie vor die von Petzold herausgegebenen Sammelbände „Psychotherapie und Körperdynamik“ sowie „Die neuen Körpertherapien“. Konzentrativer Bewegungstherapie, Bioenergetik, Psychotanz, integrativer Psychotherapie und Heileurythmie sind darin je eigene Abschnitte gewidmet. Im Hinblick auf die Vielzahl voneinander mehr oder weniger unterschiedener Ansätze und Methoden kann es sich dabei freilich nur um einen repräsentativen Querschnitt handeln. Heute hat sich – im Rahmen des sog. „Psychobooms“ – die Zahl ins kaum mehr Überschaubare vergrößert. Es ist nicht leicht, „Spreu und Weizen“ voneinander zu unterscheiden.

Freilich wird ein Teil der physiotherapeutischen Arbeit in der Psychiatrie auch in Zukunft stets dem vorbehalten bleiben, was herkömmlicherweise unter diesem Begriff verstanden wird und immer schon zur Grundausbildung gehört hat. Es gibt genug körperlich Behinderte, speziell mit zum Teil in das neurologische Fachgebiet gehörenden Syndromen, dies vor allem in der Alterspsychiatrie und infolge von Nebenwirkungen der medikamentösen Behandlung. Doch darüber hinaus bedarf es zusätzlicher therapeutischer Aktivitäten, die an der Eigenart seelischer Erkrankungen orientiert sein müssen. In Verbindung damit ist eine intensivere Zusammenarbeit mit dem übrigen therapeutischen Team notwendig, als dies in den somatischen Fächern der Medizin üblich ist; besonders da, wo die Behandlung am Leitbild der „therapeutischen Gemeinschaft“ orientiert ist.

Im Gegensatz zur sonstigen Medizin bestimmen in der Psychiatrie nicht so sehr körperliche als vielmehr seelische Veränderungen und psychosoziale Defizite das Bild. Auch da, wo seelische Veränderungen körperlich (z.B. hirnorganisch) bedingt sind, stößt die Physiotherapie doch nicht bis zu den Ursachen vor, sondern bleibt mehr oder weniger symptom-, besser: *bewältigungs*bezogen. Bei Neurosen und Psychosen ist der eigentliche Angriffspunkt ohnehin mehr das psychosoziale Feld.

Die Bezeichnung „Krankengymnastik" hat sich daher in der Psychiatrie als ungünstig erwiesen. Assoziationen, die mit diesem Wort verbunden sind, erzeugen erfahrungsgemäß nicht nur beim Patienten Widerstände, die die Arbeit erschweren. Auch bei Ärzten und Pflegepersonal verbinden sich mit diesem Begriff Vorurteile, die den Indikationen und das heißt den vielfältigen therapeutischen Möglichkeiten nicht gerecht werden. Aus guten Gründen hat sich daher im psychiatrischen Alltag die Bezeichnung „Bewegungstherapie" durchgesetzt, obwohl sie berufspolitisch nicht geschützt und weniger scharf umrissen ist. Psychologisch gesehen hat sie aber den Vorteil, die mit den Worten „Kranker" und „Gymnastik" verbundenen Assoziationen auszuklammern. Die Bewegungstherapie, die allerdings durch die seit 1994 geltende Berufsbezeichnung *Physiotherapeut* ohnehin bald in den Hintergrund treten wird, gehört zu jenen in der „Enquête zur Lage der psychisch Kranken der Bundesrepublik" angesprochenen Therapien, die vorzugsweise am Gesundverbliebenen ansetzen. Neben Beschäftigungs- und Arbeitstherapie (besser: „Werk-" oder „Ergotherapie") sollte der Bewegungstherapie innerhalb des Gesamtbehandlungsplans psychiatrischer Institutionen (in Zukunft hoffentlich auch in dem der niedergelassenen Psychiater) ein wichtiger Platz eingeräumt werden. Der Rang, den diese Behandlung einnimmt, steht und fällt mit der speziellen Ausbildung und Begabung derjenigen, die diese Therapie ausüben, aber natürlich auch mit der Anerkennung und mit dem Verständnis für ihre Möglichkeiten seitens derer, die für die Behandlung verantwortlich sind, und des übrigen therapeutischen Teams. Bisher werden die Möglichkeiten, welche die Bewegungstherapie bietet, immer noch nicht von allen Psychiatrischen Kliniken und Krankenhäusern ausgeschöpft.

Für diejenigen, die von der somatisch orientierten Physiotherapie herkommen, bedarf es einer gründlichen Umstellung, wenn sie sich der Behandlung psychisch Kranker zuwenden. Es genügt nicht, die Bewegungstherapie in der Psychiatrie als eine körperliche Behandlung mit sekundärer Einbeziehung psychischer und sozialer Faktoren aufzufassen. Für einen Großteil psychischer Störungen ist es besser, sie unter die nonverbalen Psychotherapien einzureihen. „Nonverbal" ist keine Trivialität. Es besagt, daß Worte nicht die entscheidende Rolle spielen, daß es aber gleichwohl auch hier um Sprache geht: Bewegungssprache. Dies betonend, denken wir nicht mehr in den Kategorien rein somatischer Zusammenhänge, sondern in den hermeneutischen Kategorien des Verstehens, der Kommunikation, des Erlebens und Erfühlens – im Rahmen eines therapeutischen Vorgehens, das von Grund auf andere Wirkprinzipien einbezieht. Dies verlangt eine entsprechende Umorientierung.

Es macht die Schwierigkeit, aber auch den Reiz der Bewegungstherapie in der Psychiatrie aus, daß Wirkung im Sinne naturwissenschaftlicher Kausalität stets einbezogen zu sehen ist in zwischenmenschliche, seelisch-geistige Bedeutsamkeit. Dazu ist erforderlich, daß Haltung und Bewegung nicht nur in ihrer Bedingtheit durch das Haltungs- und Bewegungssystem, sondern zugleich als *Sprache* aufgefaßt werden, durch die der Patient sich mitteilt, durch die für ihn neue Erlebnisweisen zugänglich gemacht, verlorene Erlebnisweisen wiedererschlossen werden können. Das Erlernen der „Körpersprache" (Argyle 1979) erfordert ein eigenes Studium, das nicht weniger aufwendig ist als das der Anatomie, Physiologie, Pathologie und Therapie des Stütz- und Bewegungssystems, für das wir nur noch nicht im gleichen Maße über wissenschaftlich gesicherte Grundlagen verfügen. Die der Praxis entsprungene Intuition eilt hier der Theorie oft voraus. Dies hat zur Folge, daß das Beste der Therapie nicht anders als persönlich weitergegeben werden kann.

Um zu wissen, welche Veränderungen durch die Bewegungstherapie beim einzelnen Patienten möglich sind, muß man sie ein Stück weit am eigenen Leib erfahren haben. Die Erfahrungsquelle ist weniger distanziert-registrierende Beobachtung als vielmehr ein intuitives Wahrnehmen (Gewahrwerden), das zu einem guten Teil auf partizipierender Einfühlung beruht. Man muß innerlich mit dem Patienten mitschwingen, ihn soweit wie möglich in seinem Bewegungsstil, in seiner Haltung, in der ganzen Art und Weise, wie er sich leiblich darlebt, innerlich gleichsam nachahmen, um daraus den richtigen Einfall zu bekommen, wie ihm zu helfen ist. Ein subjektiver Einschlag ist dabei unvermeidbar. Darin liegt eine Schwäche, aber auch eine Stärke der Bewegungstherapie. Da der Bewegungstherapeut das, was er tut, am eigenen Leibe erfahren haben sollte, verbindet er sich innerlich stärker mit „seiner" Methode (vergleichbar einem Arzt, der jedes Medikament, das er verordnet, erst an sich selber erprobt hätte). An dieser Stelle ist es sinnvoll, auf die bereits erwähnte, in dem Arbeitskreis um Th. v. Uexküll (1994) entwickelte „Subjektive Anatomie" hinzuweisen. Von daher ist zu verstehen, daß es auf diesem Gebiet nicht nur unterschiedliche Schulen gibt, sondern oft auch einen Mangel an Kommunikation zwischen diesen verschiedenen Schulen.

Dies gilt nicht für die vorwiegend am Körper orientierte Physiotherapie im engeren Sinn und auch nicht für die geläufige Gymnastik, wohl aber für alle jene Formen der Bewegungstherapie, die sich in individualisierender Weise auf das differenzierte subtile Wechselspiel zwischen seelischen Regungen und körperlicher Bewegung einlassen. Dabei werden

Kräfte freigesetzt, die unser Alltagsbewußtsein, das den Leib nur als mehr oder weniger gefügiges Instrument versteht, nicht kennt. Sie sind weniger der Ich-Kontrolle unterworfen; sie können sogar das kritische Bewußtsein überwältigen und – vor allem bei Schizophrenen und Schizophreniegefährdeten – ein magisches Selbst- und Weltverhältnis provozieren. Darin lauern Gefahren, die jeder kennen sollte, der sich näher auf die in der Bewegungstherapie und anderen Körpertechniken noch unausgeschöpft ruhenden Möglichkeiten einlassen möchte. Das gilt insbesondere für Atemtherapien. Psychisch labilen Menschen ohne gefestigten Realitätssinn drohen hier Gefahren. Bekanntlich wurden im Osten (vor allem in Indien) auf diesem Gebiet außerordentlich differenzierte Methoden entwickelt. Sie lassen sich jedoch nicht ohne weiteres auf Europäer der Gegenwart übertragen. Eine Beschäftigung mit diesen Methoden, die bei der Entwicklung einiger Entspannungsverfahren, wie z.B. dem autogenen Training, Pate gestanden haben, kann lediglich ein Bewußtsein davon vermitteln, daß es auf diesem Feld unausgeschöpfte Möglichkeiten gibt, die in einer der Gegenwart angemessenen Weise neu erschlossen werden müssen (vgl. dazu Scharfetter 1994). Der angehende Bewegungstherapeut sollte sich zunächst streng an das halten, was sich bewährt hat.

Aufgabe der Bewegungstherapie in der Psychiatrie ist es unter anderem, neuen „ermöglichenden Raum“ (Heyer 1928) zu vermitteln, in dem der Patient sich entfalten kann. Dieser Raum ist mit physiologischen, psychologischen und soziologischen Kategorien zu beschreiben, insbesondere mit denen einer phänomenologischen Anthropologie und Physiognomik. Zwischen motorischer Selbstentfaltung und Kommunikationstraining steht die Wiedereingliederung in den psychophysischen Raum mit seinem Oben und Unten, Vorn und Hinten, Rechts und Links, mit Nähe und Ferne usw. Hierzu ist die Einsicht erforderlich, daß der menschliche Leib mitsamt den durch ihn gestalteten Bewegungen (Bewegungsgestalten) nicht nur im naturwissenschaftlich gedachten Raum zu denken ist, sondern zugleich als raumkonstituierend und zeitkonstituierend (Blankenburg 1989). Das gesamte In-der-Welt-Sein eines Menschen wird mitgestaltet durch Haltung und Bewegung (vgl. Buytendijk 1956, 1957, Petzold 1985, 1988, Schmitz 1992, Straus 1960, Zutt 1957, 1963 u.a.).

Die Bewegungstherapie in der Psychiatrie hat es mit dem Menschen als Naturwesen, als geistig-seelisches Wesen, als persönlicher Individualist wie auch als Gemeinschaftswesen zu tun.

Um die Notwendigkeit einer Einstellungsänderung bei der bewegungstherapeutischen Arbeit mit psychisch Kranken zu unterstreichen, wird im folgenden nicht mit den der somatischen Medizin näherstehenden körperlich begründbaren Psychosen begonnen, sondern mit den abnormen Erlebnisreaktionen und Neurosen.

3.1 Gliederung der Psychiatrie

Die eingangs gegebene Übersicht über die psychiatrischen Diagnosengruppen gemäß ICD 10 bietet keine wesensgemäße Gliederung. Zur Orientierung empfiehlt sich nach wie vor das *„Triadische System“*. Dieses bietet eine (nicht durchgehend einheitliche, jedoch Schwerpunkte setzende) Einteilung nach ätiologischen Gesichtspunkten, behält aber gerade dadurch neben der ICD-Auflistung seinen Wert.

Danach umfaßt die Psychiatrie drei große Gruppen seelischer Störungen: Auf der *linken* Seite der Tab. 3.**1** finden wir Störungen, die sich mehr oder weniger gut vom Gesunden her verstehen lassen als graduelle Abwandlungen des Normalen. Die Grenzen zum Abnormen hin sind fließend. Wo diese Grenzen gezogen werden, ist bis zu einem gewissen Grade willkürlich und u.a. von soziokulturellen Bedingungen abhängig. Für die Praxis der Bewegungstherapie spielt es keine allzu große Rolle, wo sie gezogen werden; für sie ist es vielmehr wichtig, Ansatzpunkte vor allem im Gesundverbleiben zu finden.

Es gibt niemanden, dem nicht durch ein bewegungstherapeutisches Vorgehen zu einem besseren (z.B. harmonischeren) Ineinandergreifen von leiblicher, seelischer, geistiger und sozialer Selbstentfaltung verholfen werden könnte.

Auf der *rechten* Seite der Tab. 3.**1** finden sich Störungen, die körperlich, und zwar vorwiegend hirnorganisch, begründbar sind. Sie sind weit weniger als diejenigen der linken Seite der Tabelle von seelischen und sozialen Faktoren abhängig. Zwischen diesen beiden Gruppen liegt das umstrittene Gebiet der früher sog. „endogenen“ Psychosen. Dabei handelt es sich um Störungen bzw. Behinderungen, die weder ausschließlich als körperlich bedingt noch auch als ausschließlich psychosozial bedingt anzusehen sind. Positiv ausgedrückt: Sie sind von beiden Seiten her beeinflußbar.

Zwischen diesen drei Gruppen gibt es mannigfaltige Querverbindungen. So durchsetzt sich bei der Sucht eine Störung der Persönlichkeitsentwicklung sekundär mit toxisch bedingten, hirnorganisch begründeten Persönlichkeitsveränderungen. Bei den Oligophrenien sind nur die leichteren Formen als Minusvarianten der intellektuellen Begabung aufzufassen. Schwereren Formen liegen zumeist organische Schädigungen oder neurochemische Stoffwechselstörungen zugrunde, so daß sie dann der rechts in der Tabelle zu findenden Gruppe von Störungen zuzurechnen sind. In jedem Fall hirnorganisch bedingter seelischer Störungen muß man aber auch an die Bedeutung psychosozialer Faktoren denken, die zusätzlich die Verfassung des Patienten sowie den gesamten Verlauf seiner Erkrankung entscheidend mitbestimmen können. Das gleiche gilt natürlich umgekehrt. Stets ist eine mehrdimensionale Diagnostik (E.

Tabelle 3.**1** Übersicht über die klinische Psychopathologie (gemäß dem älteren „Triadischen System“)

Abnorme seelische Reaktionen und Entwicklungen = nichtpsychotische seelische Störungen	Funktionelle bzw. endomorphe Psychosyndrome	Körperlich begründbare („exogene“) Psychosyndrome
1. Erlebnisreaktionen 2. Einfache Entwicklungen, chronische abnorme Erlebnisreaktionen 3. Neurosen a) Symptomneurosen b) Charakterneurosen 4. Persönlichkeitsstörungen 5. Sucht (Alkoholismus, Medikamenten- und Drogenabusus) 6. Schwachsinn ohne faßbare organische Ursache	1. Manisch-depressive Psychosen (Zyklothymie oder „affektive Psychosen“) a) zyklische Psychosen i. e. S. b) endomorphe Depression c) endomorphe Manie Leitsymptome: polare Störungen im Stimmungs-, Antriebs- und Vitalbereich (z. B. Schlafstörungen); sekundär auch im Vorstellungsleben (Wahnideen) 2. Schizophrene Psychosen a) Simplex Leitsymptome: schizophrene Wesensänderung und Denkstörung b) Hebephrenie darüber hinaus vor allem inadäquate Affektivität und Störungen des Antriebs	c) Paranoidhalluzinatorische Psychosen Leitsymptome: Halluzinationen und Wahn; häufig mit Beeinflussungserlebnissen verbunden d) Katatonie Leitsymptome: psychomotorische Erregung und Stupor

Tabelle 3.**1** Fortsetzung

<table>
<tr><th>Abnorme seelische Reaktionen und Entwicklungen = nichtpsychotische seelische Störungen</th><th>Funktionelle bzw. endomorphe Psychosyndrome</th><th>Körperlich begründbare („exogene“) Psychosyndrome</th></tr>
<tr><td colspan="3">1. Akut exogene Psychosen
a) mit Bewußtseinsveränderung
b) ohne Bewußtseinsveränderung = Durchgangssyndrome

2. Diffuse chronische hirnorganische Psychosyndrome
Leitsymptome:
– Affektdurchlässigkeit bzw. Affektinkontinenz
– Gedächtnisstörungen (vor allem Frischgedächtnis bzw. Merkfähigkeit)
– Persönlichkeitsabbau
– Demenz

3. Hirnlokale Psychosyndrome und endokrine Psychosyndrome
Leitsymptome:
Störungen von Antrieb, Triebverhalten, Affektivität und Stimmung</td></tr>
</table>

Kretschmer), und das heißt eine mehrdimensionale Sicht, erforderlich. In der Praxis – das gilt auch für die Indikation zu bewegungstherapeutischem Vorgehen – müssen wir aber Schwerpunkte setzen. Diese können sich bei ein und demselben Patienten im Verlauf der Therapie verlagern. So stehen bei einer akuten Psychose, z. B. auch bei einem Delirkranken, anfangs medikamentöse Maßnahmen im Vordergrund, wogegen zu einem späteren Zeitpunkt psychotherapeutische, soziotherapeutische und so auch bewegungstherapeutische Behandlung an Bedeutung gewinnen. Dies spiegelt sich in dem, was im Rahmen der Physiotherapie für den Patienten getan werden kann.

3.2 Abnorme Reaktionen bzw. Entwicklungen, Neurosen, Persönlichkeitsstörungen, Suchtformen, Schwachsinn

Früher sprach man von der sog. „kleinen Psychiatrie". Dieser Name darf nicht darüber hinwegtäuschen, daß diese Gruppe psychischer Störungen in der Gesamtbevölkerung einen weit größeren Umfang einnimmt als die beiden anderen zusammen. Es gibt fließende Übergänge zum Normalen. Schneider (1992) sprach daher auch von „abnormen Spielarten seelischen Wesens". Dies sollte jedoch nicht zu der Annahme verführen, daß der mit diesen seelischen Störungen verbundene Leidensdruck und ihre Behandlungsbedürftigkeit stets geringer seien als bei psychotischen Erkrankungen.

Die Frage, ab wann Varianten seelischen Reagierens, seelischer Entwicklungen, von Persönlichkeitseigenheiten, von süchtigem Verhalten und Minusvarianten der Begabung als „abnorm" zu bezeichnen sind, ist nicht leicht zu beantworten. Jede Grenzbestimmung hängt bis zu einem gewissen Grade von den soziokulturellen Normen einer bestimmten Bevölkerungsgruppe ab. Aber mögen auch die Grenzen zwischen „normal" und „abnorm" in verschiedenen Kulturen etwas unterschiedlich gezogen werden, so ist doch für jede menschliche Gesellschaft charakteristisch, daß sie überhaupt solche Grenzen kennt. Deren präzise Bestimmung wirft theoretisch beträchtliche Probleme auf; diese spielen im psychiatrischen Alltag aber erst seit der Zunahme von aus kulturfremden Ländern stammenden Patienten eine größere Rolle. Im allgemeinen begnügen wir uns damit, daß bestimmte Erlebnis- und Verhaltensweisen durch die Gesellschaft oder den Betroffenen selbst als „abnorm" beurteilt werden. Die Psychopathologie setzt also den Begriff des Abnormen voraus; ihre Aufgabe ist es lediglich, einzelne Erscheinungsbilder und Verlaufsformen zu differenzieren und als Grundlage für die Therapie nach den Bedingungen zu forschen, unter denen abnormes Erleben und Verhalten zustande kommt.

Geht dementsprechend die Psychopathologie (und ihr folgend ein Großteil der psychiatrischen Therapie) vom psychisch Abnormen bzw. Krankhaften und seinen Bedingungen aus, so sollte die Physio- bzw. Bewegungstherapie in der Psychiatrie vorzugsweise ihren Ansatz am Gesund-Gebliebenen suchen, um von dort aus Pathologisches aufzulösen und dem Patienten zu helfen, sich besser in seinem Körper zu inkarnieren, sich weniger gehemmt, freier, gelöster zu bewegen, unter der Vorstellung, durch eine Belebung des Wechselspiels zwischen Körper und Seele beiden zu dienen. Ein Wissen um Sozio- und Psycho*hygiene* ist daher für die Krankengymnastik in der Psychiatrie zumindest ebenso wichtig wie ein Wissen um Psycho*patho*logie. Der *Pathogenese* wird heute wieder eine *Hygiogenese* bzw. *Salutogenese* ergänzend an die Seite gestellt (dazu: Lamprecht u. Johnen 1994).

Ätiologie. Erbfaktoren und Umweltfaktoren wirken bei den verschiedenen abnormen seelischen Reaktionen und Entwicklungen mit unterschiedlicher, im Einzelfall nicht immer genau bestimmbarer Gewichtung zusammen. Hinsichtlich der Umweltfaktoren ist von beträchtlicher Bedeutung, inwieweit sie auf eine bereits mehr oder weniger durchstrukturierte Persönlichkeit treffen, die entsprechend ihrer Eigenart reagiert, oder inwieweit sie – wie beim Kind – noch prägend wirken, d. h. die werdende Persönlichkeit erst zu dem machen, was sie dann später ist. Weit wichtiger als die unmittelbaren Einwirkungen der physischen Umwelt ist für diese Gruppe psychischer Störungen die „bedeutungstragende Umwelt“ (Jaspers), welche die Erlebnisse des Individuums bestimmt. Naturgemäß ist es die Mitwelt (die nächsten Angehörigen und die wichtigsten Bezugspersonen mit der dahinterstehenden Gesellschaft, in der jemand lebt), die eine große Rolle spielt.

Bei dem Versuch, Erb- und Umweltfaktoren theoretisch in ihrem Gewicht gegeneinander abzugrenzen, kommt hier (wie auch bei den endogenen Psychosen) der Zwillingsforschung beträchtliche Bedeutung zu. Eineiige Zwillinge haben (nach neuerer Forschung: nur in etwa) das gleiche Erbgut. Sie ähneln sich nicht allein in ihren körperlichen, sondern auch in ihren psychischen Merkmalen in hohem Maße. Für letztere könnte das freilich auch von der gemeinsamen Erziehung herrühren. Zur Ausschaltung dieses Faktors dient der *Vergleich zwischen eineiigen und zweieiigen Zwillingen.* Bestehen, statistisch gesehen, beträchtliche Unterschiede in den Konkordanzraten (Häufigkeit der Übereinstimmung bestimmter Merkmale), spricht dies für ein Überwiegen der Erbfaktoren. Gleiche Verteilung von Konkordanz bzw. Diskordanz in beiden Gruppen spricht dagegen für eine stärkere Bedeutung der Umweltfaktoren. Diese sind ja im allgemeinen bei eineiigen und zweieiigen Zwillingen die gleichen, wohingegen die Erbfaktoren bei zweieiigen Zwillingen (im Gegensatz zu eineiigen) nicht übereinstimmender sind, als dies sonst bei Geschwistern der Fall zu sein pflegt. Um die Bedeutung der Umweltfaktoren genauer analysieren zu können, ist es von großem Interesse, die Entwicklung getrennt aufwachsender eineiiger Zwillinge zu verfolgen. Damit beschäftigt sich ein gesonderter Forschungszweig. Der bekannte Film, der die erstmalige Begegnung getrennt aufgewachsener eineiiger Zwillinge festhält, ist hinsichtlich des zu beobachtenden Bewegungsspiels und der Gebärdensprache auch für Bewegungstherapeuten interessant. – Im übrigen ist aber die Isolierung von Erb- und Umweltfaktoren in jedem Falle eine künstliche und daher nur von beschränktem Wert. Es wäre verfehlt, den Menschen als ein Produkt von Erb- und Umweltfaktoren aufzufassen. Beide verschmelzen vielmehr in ihm zu einer Einheit. Das Autonome und Freiheitliche in der Entwicklung eines Menschen wird dadurch möglich, daß beide Faktorenbündel in ihren Auswirkungen einander relativieren.

3.3 Akute Belastungsreaktion

Jeder Mensch reagiert seelisch auf das, was ihm widerfährt; z. B. mit Trauer, Freude, Belustigung, Ärger, Zorn, Mißtrauen, Verbitterung, Niedergeschlagenheit, Gleichgültigkeit, Antriebssteigerung, Mutlosigkeit usw. – je nach Disposition stärker oder schwächer. Überschreiten solche Reaktionen im Verhältnis zum Anlaß ein gewisses Maß (vgl. das zum Problem der Norm Gesagte) oder sind sie in ihrer Art ungewöhnlich, sprechen wir von *abnormen* (Erlebnis-)Reaktionen. Dazu gehören übermäßige Trauerreaktionen (z. B. beim Tod von Angehörigen), Kurzschlußreaktionen (z. B. Liebeskummer), Primitivreaktionen (z. B. Panikreaktionen in Gefahrensituationen), Explosivreaktionen, hypochondrische Reaktionen usw. Wer in bestimmten Situationen abnorm reagiert, muß deshalb noch nicht generell „abnorm" oder gar ein „Psychopath" sein. Häufig erfolgt abnormes Reagieren aufgrund bewußter oder unbewußter Konflikte. Man spricht deshalb auch von *Konfliktreaktionen.* So lassen sich z. B. abnorm heftige Trauerreaktionen beim Tod eines Angehörigen nicht nur durch eine besonders enge Bindung an den Verstorbenen und durch eine besonders sensible Wesensart des Betroffenen erklären; nicht selten findet man ein ambivalentes Verhältnis zum Verstorbenen (eine von mehr oder weniger unbewußter Ablehnung durchsetzte Bindung an ihn). Zuvor vorhandene, wenngleich verdrängte Antipathien oder gar Todeswünsche und daraus resultierende Schuldgefühle können durch eine abnorme Trauerreaktion überkompensiert werden.

In der Regel klingen *akute* abnorme Reaktionen spontan oder nach klärenden Aussprachen bzw. Kurzpsychotherapien rasch ab. Bewegungstherapeutisch kann ein Wechsel von Entspannungs- und Aktivierungsübungen (z. B. Jacobson) hilfreich sein. Der Aktivierung kommt meist die größere Bedeutung zu, weil sie hilft, Spannungen zu lösen, und zur Stabilisierung des „Ich" beiträgt.

•••• Neurotische, Belastungs- und somatoforme Störungen (ICD-10 F0)

Früher grenzte man von den Neurosen „Abnorme Erlebnisreaktionen", und „chronische (bzw. chronifizierte) abnorme Erlebnisraktionen" ab; letztere wurden auch als „Einfache Entwicklungen" (Binder) bezeichnet. Bei ihnen bilden äußere Lebensbelastungen einen, wenn nicht gar *den* entscheidenden Faktor für die Entstehung der Störung; das heißt: die Mehrzahl aller anderen Menschen hätte unter ähnlichen Umständen ähnlich reagiert. In der Regel bleibt das Erlebte erinnerungsfähig. Was hier im Unterschied zu den Neurosen fehlt, ist der intrapsychische Konflikt und die damit zusammenhängende Rolle, die das Unbewußte spielt.

Der Begriff „Neurose" wird unterschiedlich definiert. Für die Psychoanalyse gehört zum Wesen der Neurose ein innerer, zumindest teilweise unbewußer Konflikt. Die Einstellung zum Erlebten ist nicht eindeutig, sondern zwiespältig. Widerstreitende Einstellungen, Gefühle, Impulse spielen eine ausschlaggebende Rolle. Sie werden auf prädisponierende Traumatisierungen in der frühen Kindheit zurückgeführt – in welchem Umfang das zu Recht geschieht, ist strittig. Der Neurosebegriff beinhaltet für die Psychoanalyse demnach: ein Angelegtsein durch Traumatisierung in der (frühen) Kindheit, den intrapsychischen (überwiegend unbewußt bleibenden, verdrängten) Konflikt, Aktualisierung durch Lebensereignisse, die zu diesen Voraussetzungen wie der Schlüssel zum Schloß passen. – Die Verhaltenstherapie arbeitet im Unterschied dazu mit Konditionierungs- bzw. *De*-Konditionierungs-Modellen.

Die klinische Psychiatrie tendiert heute international dazu, nur noch bestimmte Störungsbilder mit der Bezeichnung „neurotisch" zu verbinden, wie Angststörungen (z.B. Panikattacken), Phobien, Zwangsstörungen, (nicht-psychotische) depressive Störungen etc. – und zwar ganz unabhängig von der Frage nach ihrer Genese. – Es macht einen nicht geringen Unterschied, ob eine „Störung" durch die Art ihrer Entstehung definiert wird oder – ob unabhängig davon – allein durch den Grad der als abträglich gewerteten Abnormität (eines bestimmten Erlebens und/ oder Verhaltens), die einer reliablen symptomatologischen Deskription mit guter Inter-Beobachter-Übereinstimmung zugänglich ist.

Den entscheidenden Faktor für die Entstehung von akuten und/oder chronifizierten Erlebnisreaktionen stellt dagegen ein belastendes Erlebnis oder eine anhaltende belastende Lebenssituation dar. Freilich spielt dabei die unterschiedliche *Belastbarkeit* bzw. *Verarbeitungsfähigkeit* verschiedener Menschen eine wichtige, kontrovers diskutierte Rolle.

Unter „somatoformen" Störungen versteht man im Rahmen der ICD-10 Syndrome mit körperlichen Beschwerden verschiedener Art, die sich nicht pathophysiologisch erklären lassen: „Differenzierte" und „undifferenzierte Somatisierungsstörung", „hypochondrische Störung", „autonome Funktionsstörung" (= Funktionsstörungen, an denen das vegetative Nervensystem maßgeblich beteiligt ist; z.B. funktionelle Herzbeschwerden).

Wichtiger als akute sind *chronische* bzw. chronifizierte abnorme Erlebnisreaktionen. Da man mit dem Wort „Reaktion" meist eher etwas Kurzdauerndes verbindet – und überdies bei solchen über lange Zeit sich erstreckenden Reaktionsbildungen die gesamte Persönlichkeitsentwicklung einbezogen wird –, spricht man besser von abnormen *Entwicklungen.*

3.4 Abnorme seelische Entwicklung, einfache Fehlentwicklungen und Neurosen

Unter den abnormen Entwicklungen unterscheidet man sog. *einfache* Entwicklungen (Binder) und *neurotische* Entwicklungen.

3.4.1 Einfache Fehlentwicklungen

Bei den einfachen Entwicklungen (z.B. depressive, hypochondrische, querulatorische, paranoide Entwicklungen usw.) handelt es sich um mitunter die ganze Biographie bestimmende Reaktionsbildungen auf Belastungen oder Konflikte, die mehr oder weniger offen zutage liegen: z.B. sadistische Erzieher, extreme Benachteiligungen, nachhaltige Kränkungen im Leben, wiederholt erlittenes Unrecht, unglückliche Ehe (etwa durch kränkenden oder untreuen Ehepartner), Konzentrationslagerhaft, schwere chronische Krankheiten usw., die die seelische Entwicklung prägen. Ursächlich kommen hier im allgemeinen nicht kurzdauernde, sondern lang anhaltende oder sich wiederholende seelische Traumen (Verletzungen) in Betracht.

3.4.2 Neurosen

Bei den neurotischen Entwicklungen (kurz: Neurosen) sind es im Gegensatz zu den einfachen Entwicklungen *unbewußte, innerseelische* Konflikte, die zu Symptomen bzw. Störungen der seelischen Entwicklung führen. Die Symptome lassen sich häufig als Kompromisse zwischen dem Streben nach Verdrängung (bzw. Unterdrückung) nicht akzeptierter Triebbedürfnisse und dem Wunsch nach Befriedigung derselben deuten; dabei ist oft beides (sowohl Verdrängendes als auch Verdrängtes) unbewußt.

Zwischen einfachen und neurotischen Entwicklungen gibt es naturgemäß keine scharfen Grenzen: Eine äußere Belastung (z.B. sadistischer

Erzieher) kann durch Internalisierung (ein Teil der Persönlichkeit identifiziert sich unbewußt mit dem zu strengen Erzieher und seinen Prinzipien) zu inneren Konflikten führen. Oder eine einfache Erlebnisreaktion chronifiziert im Sinne einer seelischen Fehlentwicklung, in deren Verlauf es sekundär zu unbewußten Konflikten kommt, die ihrerseits wiederum eine neurotische Symptomatik zeigen. Je früher seelische Belastungen (z. B. in der Kindheit) sich geltend machen, desto stärker prägen sie die gesamte seelische Entwicklung, desto stärker bringen sie auch die Gefahr mit sich, durch Internalisierung von Zwängen und durch Verdrängung elementarer Bedürfnisse unbewußte innere Konflikte zu provozieren und damit eine Neurose in Gang zu setzen. Umgekehrt können Reaktionen auf äußere Belastungen durch eine vorausgegangene neurotische Entwicklung der Persönlichkeit ihr besonderes Gepräge bekommen.

Neurosen sind die für die Psychotherapie wichtigsten psychischen Störungen. Sie sind auch durch Bewegungstherapie angehbar, die hier die Rolle einer nonverbalen Psychotherapie spielen kann. Ein häufig zu findendes Kennzeichen des Neurotikers ist die *Gehemmtheit* (Schultz-Hencke 1989). Der Neurotiker kann seine Antriebe nicht frei äußern; es fehlt ihm natürliche Spontaneität; ein Mangel, an dem die Bewegungstherapie ansetzen kann. Genau besehen, gilt diese Charakterisierung allerdings nur für eine begrenzte Gruppe von Neurotikern. Der Neurosebegriff ist nicht scharf umgrenzt. Sowohl Umgrenzung als auch Einteilung der Neurosen werden in verschiedenen Schulrichtungen unterschiedlich gehandhabt. Daher wird in neueren Klassifikationsschemata (z. B. DSM-IV) auf den Begriff „Neurose" verzichtet. Am häufigsten ist die Gliederung nach den im Vordergrund stehenden Symptomen. Danach unterschied man: Angstneurosen, Phobien, Zwangsneurosen, depressive Neurosen, hysterische Neurosen u. a.; es gibt die verschiedensten Kombinationen. Wo wir es weniger mit bestimmten umschriebenen Symptomen zu tun haben, wo vielmehr die gesamte Persönlichkeitsstruktur als Reaktionsbildung auf dem Boden unbewußter Konflikte verformt erscheint, spricht man von *Charakterneurosen* bzw. neurotischen (Charakter-)Strukturen. Den meisten Symptomneurosen lassen sich entsprechende Charakterneurosen zuordnen: der Phobie die ängstliche, der Zwangsneurose die anankastische, der depressiven Neurose die depressive, der paranoischen neurotischen Reaktion die schizoide und der Konversionsneurose die hysterische Charakterstruktur. Doch fallen Symptomneurose und Charakterneurose keineswegs immer zusammen. Je nachdem wie stark die gesamte Persönlichkeit selbst in die neurotische Entwicklung einbezogen ist, unterschied man früher Rand-, Schicht-, Kernneurosen (J. H. Schultz 1987), wobei Kernneurosen und Charakterneurosen sich weitgehend decken.

Stehen seelische Symptome bzw. Störungen im Vordergrund, spricht man von *Psychoneurosen;* im Gegensatz dazu nennt man *Organneurosen* solche, bei denen der innere Konflikt sich vorwiegend in körperlichen Störungen niederschlägt. Auch einfache Entwicklungen bzw. Erlebnisreaktionen können sich vornehmlich in körperlichen Symptomen äußern (sog. Somatisierungen).

Entstehung der Organneurosen: Jede seelische Regung geht mit körperlichen Veränderungen einher, nicht nur des Zentralnervensystems, sondern auch anderer Organe. Atmung, Puls, Blutdruck, Magensaftsekretion usw. sind abhängig vom seelischen Erleben. Bei äußeren Belastungen, aber auch bei inneren Konflikten kann es zu Störungen der vegetativen Innervation an bestimmten Organen (Herz, Kreislauf, Atemorgane, Magen, Darm, Blase, Geschlechtsorgane usw.) kommen. Durch besondere Beachtung der damit verbundenen Sensationen (hypochondrische Einstellung) werden sie darüber hinaus fixiert und krankhaft überbewertet. Zwischen vermehrter Beachtung körperlicher Empfindungen (nebst daraus resultierender Erwartungsangst) und Funktionsstörung entsteht ein maligner Zirkel wechselseitiger Provokation. Neurotiker neigen dazu, vegetative Begleiterscheinungen seelischer Reaktionen stärker zu empfinden, mehr zu beachten, krankhaft überzubewerten und zu fixieren. Auch Beschwerden nach rein körperlichen Erkrankungen (Gallenblasenentzündung, Herzinfarkt, Infekt, Magenoperation usw.) oder Verletzungen können auf diese Weise fixiert oder ausgebaut werden.

Nicht jede *psychogene* (seelisch bedingte) Körperstörung ohne organische Grundlage ist als Ausdruck einer „hysterischen" Neurose aufzufassen. Man sollte den Begriff „hysterisch" überhaupt ganz vermeiden. Wenn man ihn dennoch gebraucht, sollte man ihn auf *un*bewußt *motivierte* Symptombildungen oder Verhaltensweisen eingrenzen. Solche (mehr oder weniger unbewußten) Motive können z. B. die Befriedigung eines Geltungsbedürfnisses, die symbolisch verschlüsselte Signalisierung verdrängter sexueller Wünsche oder auch die Erlangung materieller Vorteile (z. B. einer Rente) sein.

Grobe psychogene Körperstörungen sind: Störungen der *Motorik* (z. B. partielle oder völlige Lähmungen einzelner Gliedmaßen oder Armlähmungen, mehr oder weniger grobe Koordinationsstörungen, Zittern, Tics, Sprachstörungen usw.), Störungen in der Sinneswahrnehmung (z. B. des Hörvermögens, des Sehvermögens), umschriebene Sensibilitätsstörungen bis zur Aufhebung der Schmerzempfindung in bestimmten Körperregionen usw.

Bei den psychogenen Paresen liegt keine Schädigung von Neuronen vor. Es treten daher keine echten Reflexabschwächungen und keine pathologischen Reflexe auf. Atrophien der Muskulatur entwickeln sich ausschließlich durch Inaktivität, meist erst nach längerer Dauer *(„Inaktivitätsatrophien“)*. Ebensowenig werden organisch bedingte Tonusveränderungen beobachtet: weder eine echte Hypotonie, noch eine elastisch federnde Tonuserhöhung, wie sie bei pyramidalen Erkrankungen vorkommt, noch eine zähe Tonussteigerung (Rigor) mit Zahnradphänomen, wie sie für extrapyramidale Erkrankungen charakteristisch ist. Ein motorisches Gegenhalten läßt sich bei einiger Übung leicht von echten Tonuserhöhungen unterscheiden. Bei unwillkürlichen Bewegungen verraten die Patienten oft eine andere Beweglichkeit, als sie sie bei bestimmten Aufforderungen zeigen. Dies läßt sich im allgemeinen bei Ablenkung der Aufmerksamkeit leicht beobachten.

Wenn der Patient den Arm heben soll, dabei vom Untersucher durch ein leichtes Anheben des Armes unterstützt wird, kommt es vor, daß er seinen Arm nach unten drückt, um eine Lähmung zu demonstrieren. Lenkt man die Aufmerksamkeit der Patienten auf einen bestimmten Bewegungsauftrag, so zeigen andere Gliedmaßenabschnitte oft eine recht aktive Innervation bzw. Halteleistungen. Es gibt zahlreiche kleine Tricks, mit denen man nachweisen kann, daß eine scheinbare Bewegungsunfähigkeit oder -störung nicht organisch bedingt sein kann. Man hüte sich aber – sofern keine grobe Simulation (d. h. bewußte Täuschung) vorliegt –, den Patienten „überführen“ zu wollen. Es ist wichtig, ihm zum Rückzug aus seiner psychogenen Fehlhaltung „Brücken“ zu bauen, indem man etwa von einer falschen Gewöhnung spricht, die er durch Training wieder verlieren kann. Suggestives Vorgehen kann eine beträchtliche Hilfe darstellen. Wenn die psychogenen Körperstörungen weder durch Aufklärung noch durch allgemeine suggestive Maßnahmen zu beheben sind, müssen sie einzeln angegangen werden. Man kann dem Patienten die erhaltene Innervationsfähigkeit vorführen, indem man die scheinbar gelähmten Muskeln faradisch reizt. Früher steigerte man das mitunter bis zu heftigen Schmerzreaktionen, was aber als therapeutisches Vorgehen bedenklich ist und heute nicht mehr angewandt wird.

Wichtig ist, die Hilflosigkeit des Patienten, die sich hinter dem Symptom verbirgt, ernst zu nehmen, d. h. ihn voll und ganz anzunehmen, gerade auch oder dann erst recht, wenn er seine Symptome ablegt. Im weiteren Verlauf wird die psychotherapeutische Arbeit im Hinblick auf die unbewußten Motive, die der Symptombildung zugrunde lagen, im Vordergrund stehen. Man sollte die unbewußte Motivation konversionsneurotischer Körperstörungen nicht mit bewußter Simulation verwechseln, die es natürlich auch gibt.

•••• Hinweise für die Physiotherapie bei psychogenen Körperstörungen

Bei der *funktionellen Beurteilung* fällt das Fehlen von Muskelatrophien auf, es sei denn, daß es bereits zu Inaktivitätsatrophien gekommen ist. Bei bestimmten abnormen Haltungen beobachtet man eine Dauerspannung jener Muskeln, die die entsprechende Stellung fixieren. Über lange Zeiten anhaltende Fixierungen in bestimmten Stellungen können zu Kontrakturen, ja sogar zu Gelenkveränderungen führen.

Das Ziel der Physiotherapie ist es, durch Übungen, die zunächst die nicht psychogen gelähmten Muskeln anderer Körperabschnitte betreffen, allmählich zu erreichen, daß die psychogen gelähmten Muskeln sekundär mit angespannt bzw. in die Ausübung der geforderten Bewegung mit einbezogen werden. Die Kranken weigern sich zumeist, mit der „kranken" Extremität direkt etwas zu tun. Jeder Versuch, gezielte Bewegungen einzelner Gliedabschnitte ausführen zu lassen, führt nicht nur zu keinem Erfolg, sondern kann das psychogene Lähmungsbild provokativ sogar steigern.

Wenn die psychogene Parese, wie es zumeist der Fall ist, sich auf eine oder mehrere Extremitäten erstreckt, kann über eine Arbeit mit den *Rumpfmuskeln* die Spannung auf die Arme bzw. Beine übertragen werden.

- Übungsbeispiele für die untere Extremität:
  Rückenlage: Abheben und Zurücklegen des Kopfes und Oberkörpers, wobei die Hüftbeuger und Kniestrecker synergistisch tätig werden.
  Bauchlage: Abheben und Rücklegen des Kopfes und des Oberkörpers, wobei die Hüftstrecker und Kniebeuger synergistisch mitarbeiten.
  Seitlage: Abheben und Zurücklegen des Kopfes und Oberkörpers, wobei die Abduktoren synergistisch mitarbeiten.

Dasselbe gilt auch für die obere Extremität. Wenn keine wirkliche Lähmung besteht, spannen sich beim Abheben des Kopfes und Oberkörpers automatisch mit an:

- die Beuger des Schultergelenkes bei *Rückenlage,*
- die Strecker des Schultergelenkes bei *Bauchlage,*
- die Abduktoren des Schultergelenkes bei *Seitlage.*

Ein weiteres Ziel bei der Behandlung ist, den Patienten durch die Gymnastik so abzulenken, daß er an seine „gelähmten" Glieder eine Weile nicht mehr denkt. Dazu kann der „Spieltrieb", der in jedem Menschen schlummert, zu Hilfe genommen werden. In ähnlicher Weise, wie das

Kind sich beim Spielen vergißt, kann auch der Erwachsene durch ein Spiel so gefesselt werden, daß er sein Leiden vergißt.

Für die obere Extremität eignet sich hierfür z. B. Ballgymnastik, die mit beiden Händen ausgeführt wird. Wenn der „gesunde" Arm mithelfen darf, wird der „kranke" zuerst nur passiv mitgezogen. Die Steigerung des Tempos und Variationen der Übungen sollen den Patienten von seinem unbeweglichen Arm ablenken. Als Seigerung sind Federball und Tischtennis geeignet. Auch Kartenspielen kann eine Möglichkeit sein, den Patienten wieder zum Gebrauch seiner beiden Hände anzuregen.

Bei funktionellen Störungen der unteren Extremität ist es am besten, den Patienten zu *rhythmischem Gehen* nach Musik zu bringen. Die verschiedensten tänzerischen Figuren können dabei zur Anwendung kommen.

Eine große Hilfe bedeutet die Bewegungstherapie im Wasser. Beim Schwimmen wird am ehesten die Freude am Bewegungsspiel wiedergewonnen. Dabei kann der Patient in eine Wassertiefe gebracht werden, in der er gerade noch stehen kann. Möchte er nicht unter Wasser kommen, wehrt er sich unter Zuhilfenahme auch der „gelähmten" Muskeln. – Oft kann man beobachten, daß ein solcher Kranker ohne Schwierigkeiten durch das Bassin schwimmt, beim Gehen an Land aber sofort wieder seine alte psychogene Haltung einnimmt. – Gelingt es, dem Patienten Freude an der beim Schwimmen oder beim Spiel wiedererlangten Bewegungsfähigkeit zu vermitteln, wobei wiederum der persönliche Kontakt zum Therapeuten eine entscheidende Rolle spielt, läßt sich oft sehr rasch eine psychogene Körperstörung beheben.

Bei manchen Störungen wie bei psychogener Gangunsicherheit mit „Schwindel"beschwerden und Fallphobie kann ein (nur scheinbar) paradoxes Vorgehen hilfreich sein: Man läßt den Patienten (nach dem Vorbild eines Clowns im Zirkus) zunächst einmal das Fallen üben.

Grobe psychogene Körperstörungen wie die oben dargestellten sind heute selten geworden. Dazu hat die Aufklärung ihrer Genese in der Öffentlichkeit viel beigetragen. Heutzutage findet man diese Störungen fast nur noch bei einfach strukturierten Persönlichkeiten oder auch bei Angehörigen südländischer Völker (z. B. bei Gastarbeitern), die bei seelischen Konflikten kaum über andere Äußerungsmöglichkeiten als die Körpersprache verfügen. In der übrigen Bevölkerung ist ein Rückzug der psychogenen Körperstörung in Richtung vegetativer Dysregulation zu beobachten. Neben vasomotorischen Kopfschmerzen sind es vor allem die Funktionen der inneren Organe, die betroffen sind: vegetative Herzbeschwerden, Oberbauchbeschwerden, Kreislaufstörungen, sexuelle Funktionsstörungen usw. Die Organwahl kann von körperlichen Faktoren abhängen (z. B. funktionelle Schwäche eines Organs nach einer abgelaufenen Erkrankung) oder aber auch einen Bezug zur speziellen Konfliktthematik aufweisen. Es lassen sich – freilich umstrittene – Korrelationen herstellen zwischen der Persönlichkeitsstruktur mitsamt ihrer Konflikthaftigkeit einerseits und bestimmten psychosomatischen Störungen bzw. Organneurosen andererseits. Nicht selten spielt bei der „Organwahl" auch eine Familientradition mit (z.B. Übernahme der Beschwerden der Mutter).

•••• Allgemeine Bewegungstherapie bei Neurosen

Das Ziel ist

- die Patienten zu einem intensiven Gemeinschaftserleben zu führen,
- ein gelöstes Wechselspiel zwischen leiblichem und geistig-seelischem Erleben zu fördern, und damit im Zusammenhang
- ein neues Erleben im Raum und in der Zeit (z.B. Rhythmus) zu vermitteln.

Viele Patienten müssen zuallererst lernen, ihren Leib, d.h. ihre Existenz als leibhafte, voll und ganz *anzunehmen*. Man könnte es *leibhaftiges Erleben des Selbst* nennen (Stolze 1989). Alle Körperwahrnehmungs- und Bewegungsübungen, alle Partnerübungen und gemeinsamen Aktivitäten in der Gruppe sollten eingebunden sein in eine (in einem ganzheitlichen Sinne verstandene) „Wahrnehmung" und das Erleben des körperlichen Selbst. Dabei können verschiedene Erlebnisbereiche angesprochen werden (Braun u. Mitarb. 1979): auf der funktional-organischen Ebene das Erleben somatischer Vorgänge, auf der sensomotorischen Ebene das Erleben von Sinnesempfindungen, auf der soziomotorischen Ebene das Erleben von Emotionen in der Interaktion mit anderen Menschen. „E-motion" bezeichnet, dem Wortverstand nach, dasjenige, woraus eine Bewegung erfolgt (vgl. Blankenburg 1989). Für Neurotiker ist es besonders wichtig, „Raum" zu haben zum Ausleben unbewußter regressiver Wünsche und zum Ausprobieren neuer Verhaltensweisen.

Dazu ist keine Gymnastik angetan, die an ein „Turnen" erinnert. Es kommt vielmehr darauf an, jede körperliche Übung mit geistig-seelischem Erleben zu verbinden und gleichzeitig Gemeinschaftskräfte zu wecken. Im Dienste einer neuen Einbeziehung des leiblichen Erlebens in das gesamte Selbst- und Weltverhältnis haben sich in erster Linie die *konzentrative Bewegungstherapie* (Gindler 1926, Stolze 1977, Becker 1989) und die *Heileurythmie* bewährt. Sie erfordern jedoch eine spezielle Ausbildung. Im übrigen ist jede Gruppentherapie von Nutzen. Tanz kann nicht nur zu gelösterer, freierer Bewegung führen, sondern dem gehemmten Neurotiker auch den Kontakt zum anderen Geschlecht erleichtern. Es ist daher in vielen Fällen zweckmäßig, zusätzlich zur Bewegungstherapie den Patienten einen kleinen Tanzkurs anzubieten. Von der speziellen Begabung und Ausbildung der einzelnen Physiotherapeutin wird es abhängen, inwieweit sie über die Bewegungstherapie im engeren Sinne hinaus – etwa in Form rhythmischer Gymnastik, verschiedener Formen des Entspannungstrainings, über Rollenspiel, Stegreifspiele oder sogar das Aufführen kleiner Theaterstücke (Einakter)* – zur freieren Selbstentfaltung und zum Erüben eines gelösteren Partnerschaftsverhaltens hinführen kann.

Hier wie auch sonst empfiehlt sich eine möglichst enge Zusammenarbeit mit dem Arzt, eventuell aber auch mit Ergotherapeuten, Musiktherapeuten, Schwestern und Pflegern. Eine *enge Kooperation mit dem gesamten therapeutischen Team* ist bei Neurotikern noch wichtiger als bei anderen Patientengruppen, da es unter ihnen immer wieder einige gibt, die dazu neigen, verschiedene Therapeuten oder auch Behandlungs- und Vorgehensweisen gegeneinander auszuspielen.

3.5 Persönlichkeitsstörungen

Der Begriff der *Persönlichkeitsstörung* ist heute an die Stelle des älteren Begriffs „Psychopathie“ getreten, ohne sich mit diesem ganz zu decken.

Psychopathen sind nach der Definition von K. Schneider „abnorme“ Persönlichkeiten (im Sinne des Abweichens von einer statistisch gedachten Durchschnittsnorm). Weil dazu auch überdurchschnittliche, hochbegabte Persönlichkeiten gehören, mußte K. Schneider den Begriff noch weiter eingrenzen. Er bezeichnete als Psychopathen solche abnorme Persönlichkeiten, „die an ihrer Abnormität leiden oder unter deren Abnormität die Gesellschaft leidet“. Psychopathische Persönlichkeiten sind gemäß dieser Auffassung „angelegte Variationen“ des Menschseins. Gegen die Genialen soll das Leiden an sich selbst und/oder das Leiden der Gesellschaft an ihm abgrenzen, gegen den Neurotiker das Überwiegen der Anlagefaktoren über psychodynamische Entwicklungsfaktoren. Beide Abgrenzungen sind umstritten. Unter den Neurosen sind es vor allem die Charakterneurosen, die sich nur unscharf von den Psychopathien abheben lassen. Denn ob ein abnormer Charakter als Reaktionsbildung aus seiner Entwicklung heraus zu verstehen ist oder überwiegend durch Erbfaktoren vorprogrammiert ist, läßt sich im Einzelfall nur schwer bestimmen. Oft ist ausschlaggebend, wie intensiv und mit welcher Grundüberzeugung sich ein Psychiater mit der Biographie des Be-

* Das anspruchsvollere Psychodrama gehört in die Hand eines in dieser Technik erfahrenen Psychotherapeuten; jedoch kann ein eingearbeiteter Bewegungstherapeut evtl. als Kotherapeut dabei mitwirken.

treffenden beschäftigt. Man hat versucht, die Psychopathie als Anomalie des Temperaments (Grundstimmung, Affektivität, vitale Antriebsspannung) zu fassen, die stärker erblich determiniert sein soll als der „charakterliche Oberbau". Doch hat sich auch diese Konzeption nicht durchsetzen können. Der aus den USA stammende Begriff der „Persönlichkeitsstörung", der durch seine Übernahme in den internationalen Diagnoseschlüssel den Begriff der Psychopathie verdrängt hat, umgeht diese Abgrenzungsprobleme, indem er die schweren Charakterneurosen mit einbezieht.

Definition: Unter Persönlichkeitsstörung versteht man ein tief eingewurzeltes Fehlverhalten, das im allgemeinen bereits zur Zeit der Adoleszenz oder noch früher erkennbar wird und während des Erwachsenenalters mehr oder weniger konstant bleibt oder auch im mittleren und höheren Lebensalter allmählich etwas zurücktreten kann.

In der Praxis hat sich bis heute eine unsystematische Einteilung in verschiedene „Psychopathietypen" gehalten. Es gibt fließende Übergänge, denn ebenso vielfältig wie die Charaktere in der Spielbreite des Normalen sind sie es auch im abnormen Bereich. Die Typen sind nach gewissen Leitmerkmalen geordnet, die nicht mehr als eine gewisse Orientierung erlauben innerhalb der großen Vielfalt dessen, was vorkommt:

- *Hyperthyme* Persönlichkeiten sind durch übermäßige Vitalität, Selbstüberschätzung und Hyperaktivität gekennzeichnet. Ihr Antriebsüberschuß führt häufig zu Zusammenstößen mit der Umgebung in Form von Auseinandersetzungen, Querelen, Streitereien. Hyperthyme neigen dazu, sich in alles einzumischen; dabei sind sie häufig rücksichtslos und unstet. Im Gegensatz zu manischen Patienten sind diese Charakterzüge bei ihnen mehr oder weniger konstant – nicht nur in bestimmten Phasen – zu beobachten. Diese Patienten leiden im allgemeinen nicht unter sich selbst, sondern werden zur Behandlung eingewiesen, weil sie sich mit ihrer Umgebung überwerfen oder ihre Familien ruinieren.

- *Dysthyme* Persönlichkeiten leiden an ihrer inneren Zwiespältigkeit, die jede gerichtete Aktivität, jede positive Selbst- und Fremdeinschätzung unterminiert. Ihr Mißmut führt dazu, daß sie körperliche Beschwerden überbewerten und zu hypochondrischem Krankheitswahn ausbauen, nicht selten mit einer querulatorischen Note. Dahinter stehen oft soziale Mißerfolge, die nicht wahrgehabt werden. Beschäftigung in untergeordneten, genau geregelten Berufstätigkeiten kann diesen Patienten eine Entlastung bringen. Nicht selten tragen sie sich jahrelang mit Selbstmordabsichten, mit denen sie ihrer Umgebung zur Last fallen. Mißglückende Selbstmordversuche sind häufig, weil keine eindeutige starke Motivation dahintersteht. Dies schließt aber nicht aus, daß gelegentlich dann doch ein Suizid schließlich das Leben beendet.

- *Asthenische* Persönlichkeiten sind, wie der Name bereits sagt, ichschwache Persönlichkeiten, die in vielen Fällen auch eine schwächliche körperliche Konstitution aufweisen. Sie wissen oft aus Erfahrung, daß sie bei jeder neuen Aufgabe versagen, und sind sich ihrer Schwäche bewußt. Immer wieder probieren sie neue „Stärkungs"mittel aus oder laufen von Arzt zu Arzt. Manchen gelingt es, durch eine starke eingeschränkte, kräftesparende Lebensweise Dekompensationen zu verhüten.
- *Explosive* Persönlichkeiten sind dadurch gekennzeichnet, daß sie schon auf kleine Anlässe mit einer übermäßigen Gefühlsreaktion antworten. Sie neigen zu Kurzschlußhandlungen. Häufig wird diese Charaktereigenart durch Alkoholeinwirkung potenziert. Es handelt sich nicht selten um chronische Alkoholiker. Wegen Randalierens, Körperverletzung und Sachbeschädigung kommen sie immer wieder mit dem Gesetz in Konflikt und müssen dann begutachtet werden.
- *Haltlose* oder *haltschwache* Persönlichkeiten sind extrem von ihrer Umwelt abhängig. Ihnen fehlt es weniger an Antrieb als vielmehr an Kritik und Selbstkontrolle; im Gegensatz zu selbstunsicheren und asthenisch-skrupelhaften Menschen können sie „Ja", aber nicht „Nein" sagen. Die Folge ist häufig Verwahrlosung. Männer werden immer wieder zu Gelegenheitsbetrügereien verführt, Frauen zur Prostitution. Die Prognose ist bei Frauen gelegentlich besser, als die Vorgeschichte erwarten läßt, wenn sie einen zuverlässigen, ichstarken Partner finden.
- *Geltungsbedürftige* (histrionische) Persönlichkeiten sind dauernd auf ein Publikum angewiesen, vor dem sie sich produzieren können. Geltungsstreben ist für sich allein noch nicht abnorm, sondern erst, wenn es sich unangemessener Mittel bedient und zum vorherrschenden Lebenszweck wird. Im Unterschied zu früher sog. „hysterischen Charakterneurosen" sind hier die Motive weniger bewußtseinsfern. Es handelt sich häufig um Menschen, die infantile Züge ihr Leben lang behalten. In der Mehrzahl sind es Frauen, doch gibt es auch genug geltungssüchtige Männer. Typisch ist ein Zug zur Pseudologie. Nicht selten finden sich hochstaplerische Neigungen.
- *Paranoide* Persönlichkeiten zeichnen sich durch eine besondere Projektionstendenz aus. Sie können sich selbst nichts eingestehen und sehen eigene Schwächen vergrößert beim anderen. Das Resultat sind z.B. querulatorische Entwicklungen, leichtere Formen von Beeinträchtigungswahn, Erfinderwahn, sensitivem Beziehungswahn usw. In manchen Fällen ist es schwer, die Grenze zur paranoiden Schizophrenie zu ziehen.

Weitere Persönlichkeitsstörungen (nach DSM-IV) sind schizoide, antisoziale, histrionische (früher: hysterische), narzißtische, selbstunsichere, dependente, zwanghafte, passiv-aggressive und Borderline-Persönlichkeitsstörungen. Es gibt mannigfaltige Überschneidungen. Eine detaillierte Erörterung würde hier zu weit führen.

Therapie. Es wäre falsch, therapeutisch eine resignative Haltung einzunehmen. Psychoanalytische Couch-Analysen sind freilich kontraindiziert. Nicht Aufdeckung des Unbewußten, sondern eine Arbeit an und mit den realitäts- und gemeinschaftsbezogenen Ich-Strukturen der Persönlichkeit ist sinnvoll. Dabei können nicht nur gesprächstherapeutische und verhaltenstherapeutische, sondern auch bewegungstherapeutische Techniken herangezogen werden. In jedem Falle ist eine Gruppentherapie anzustreben, wenn auch manche dieser Patienten zu Beginn nicht gruppenfähig sind bzw. eine zu starke Belastung für Gruppen darstellen.

Die *Bewegungstherapie* unterscheidet sich von der bei Neurosen nur durch eine entschiedenere Führung. Dem intriganten oder querulatorischen Verhalten, das manche dieser Patienten zeigen, müssen Grenzen gesetzt werden. Dabei ist eine gute Kooperation mit dem übrigen therapeutischen Team erforderlich, damit nicht einer gegen den anderen ausgespielt wird. Vor allem ist wichtig, sich nicht provozieren zu lassen, was viele dieser Patienten unbewußt oder auch bewußt beabsichtigen. Das Verhalten der Patienten sollte nicht moralisch gewertet, sondern als Ausdruck von Sozialisationsdefiziten verstanden und beantwortet werden. Neben Entspannungs- und Aktivierungsübungen in einer nach Möglichkeit auf den Einzelfall abgestimmten Folge liegt der Akzent vor allem auf Gruppenaktivitäten (Gruppengymnastik, Tanz, Rollenspiel usw.), die den Gemeinschaftssinn stärken (s. Kap. 4 in diesem Band).

3.6 Psychische und Verhaltensstörungen durch psychotrope Substanzen

(Alkoholismus, Medikamentenabusus, Drogenabusus)

Der alte Begriff „Sucht" wurde verlassen zugunsten des international gängigen Begriffs „Abhängigkeit". Beide Bezeichnungen setzen unterschiedliche Akzente. Die substanzunabhängigen „Sucht"formen wurden abgetrennt und werden jetzt z.T. unter der Rubik „Störungen der Impulskontrolle" abgehandelt. Im folgenden wird noch der alte umfassendere Suchtbegriff verwendet, der für die Praxis – insbesondere für das einfühlende Verstehen der Betroffenen – einige Vorteile bietet. Danach gehören zur „Sucht" auch „Spielsucht" (= pathologisches Spielen), Kleptomanie, manche sexuelle Perversionen und vieles andere.

Man unterschied bei der „Sucht“ in diesem weiten, heute offiziell nicht mehr verwendeten Sinne *psychische* und *physische Gewöhnung* bzw. Abhängigkeit. Psychische Abhängigkeit kann beim Mißbrauch vieler Suchtmittel (mit Ausnahme der harten Drogen, z.B. Opiaten, die sofort auch zur physischen Abhängigkeit führen) lange Zeit der physischen vorausgehen. Süchtiges Verhalten (psychische Abhängigkeit) ist keineswegs an die Verwendung von Suchtmitteln gebunden: Es gibt kaum eine menschliche Leidenschaft, die nicht zur Sucht werden kann: Einkaufen, Essen (Fettsucht), Hungern (Magersucht), Glücksspiele (Spielleidenschaft), Ordnunghalten, sexuelle Betätigungen jeglicher Art (z.B. „Perversionen“), ja sogar Arbeit. (Im letzten Jahrhundert sprach man noch von „Manien“: Kleptomanie, Pyromanie usw., was nichts mit der Krankheit „Manie“ im Rahmen einer manisch-depressiven Psychose zu tun hat.

- *Definition:* Sucht bedeutet Kurzschluß-Bedürfnisbefriedigung auf einem niedrigeren Niveau als angemessen mit einer Einschränkung der Freiheitsgrade im Sichverhalten.

Bei genauerer Untersuchung ergibt sich, daß es sich zumeist um Ersatzbefriedigungen handelt. Der Mensch gleitet dabei in frühere Stadien seiner Entwicklung, insbesondere seiner Ich-Entwicklung, zurück: er regrediert. Das bedeutet psychische Abhängigkeit. Physische Abhängigkeit bedeutet dagegen, daß ein Weglassen des Suchtmittels unabhängig von psychischen Faktoren Entziehungserscheinungen (Schweißausbrüche, Kopfschmerzen, Unruhe und Getriebenheit, bedrohliche Kreislaufschwäche, Tremor, Halluzinationen – vorwiegend optischer Art, z.B. kleine Tiere – u. ä.) hervorruft. Die Entziehungserscheinungen sind so zwingend, daß die Betroffenen gegen besseres Wissen sich nicht enthalten können, für neue Zufuhr des Suchtmittels zu sorgen. Bei entsprechender Einnahme verschwinden die Entziehungserscheinungen. Die Zeiträume, in denen der Patient ohne Mittel sein kann, werden aber immer kürzer. Eine Gewöhnung bewirkt, daß die Dosis, die benötigt wird, um den gewünschten Effekt zu erzielen, immer weiter gesteigert werden muß. Die physische Abhängigkeit wird dadurch potenziert, daß als sekundäre Folge des Abusus bei den meisten Suchtmitteln eine zunehmende Willensschwächung (Ich-Schwäche) eintritt sowie Anzeichen einer zunehmenden Persönlichkeitsdeprivation. Toxisch bedingte psychoorganische Wesensänderungen und psychodynamisch bzw. soziodynamisch verstehbarer Persönlichkeitswandel greifen ineinander.

Zahlenmäßig steht der Alkoholismus ganz im Vordergrund. In der Bundesrepublik Deutschland gibt es mehr als 600000 behandlungsbedürftige Alkoholiker (über 1% der Gesamtbevölkerung, davon etwa 20% Frauen und 8–9% junge Menschen bis zum 25. Lebensjahr). Die Dunkelziffer ist groß. Der Alkoholismus stellt ein beträchtliches sozialmedizinisches Problem dar. Er bezeichnet keine Krankheitseinheit, sondern einen Sammelbegriff für „exzessive Alkoholkonsumenten“, deren Abhängigkeit vom Alkohol einen solchen Grad erreicht hat, daß sie „deutliche Störungen der körperlichen oder seelischen Gesundheit oder Konflikte in ihren mitmenschlichen Beziehungen aufweisen oder Prodromalerscheinungen einer solchen Entwicklung zeigen“ (Definition der WHO). Der chronische Alkoholismus versetzt den Betroffenen in einen Grad von Unfreiheit, daß er als Krankheit im Sinne der Reichsversicherungsordnung gilt (Grundsatzurteil des Bundessozialgerichts vom 16.6.1968).

Man unterscheidet verschiedene Formen und Grade des Alkoholismus. Ein wichtiger Unterschied ist der zwischen Gelegenheits- und Konflikttrinkern (erlebnisreaktive, neurotische, psychopathische Trinker) und Gewohnheitstrinkern (z.B. Weinbauern, Gastwirte usw.); letztere können sozial unauffällig und kaum je betrunken gewesen sein, bis sie eines Tages – ausgelöst durch einen plötzlichen Alkoholentzug – in ein Delir geraten. Das Delirium tremens ist eine akut bedrohliche Erkrankung (s. oben). Bei sofortiger Krankenhauseinweisung führt es heute allerdings nur noch selten zum Tod. Die weitere Prognose hängt davon ab, inwieweit es unter Zuhilfenahme geeigneter Maßnahmen (Anschluß an eine Abstinenzgruppe, Entziehungskuren, eingreifende soziale Veränderungen, Psychotherapie und Sozialtherapie) gelingt, den Patienten vom weiteren Alkoholabusus abzuhalten. Dabei spielen Selbsthilfeorganisationen wie die der Anonymen Alkoholiker (AA) und anderer Abstinenzgruppen, die ihre eigenen Strategien entwickelt haben, eine beträchtliche Rolle.

Der Alkoholismus hat (es gibt sowohl einen Wohlstands- als auch einen Armutsalkoholismus) dem Umfang nach die größte soziale Bedeutung. Rein medizinisch gesehen ist der Nikotinabusus kaum weniger gefährlich (Gefäßerkrankungen mit den Risiken des Herzinfarktes, des Hirnschlags und des peripheren Gefäßverschlusses sowie Erkrankungen der Atemwege, z.B. Bronchialkarzinom); doch zeigt er weniger psychische Veränderungen.

Seit 30 Jahren zieht der *Drogenabusus* die Hauptaufmerksamkeit auf sich. Dies deshalb, weil die „Drogenwelle“ vorwiegend junge Menschen erfaßte und die Abhängigkeit zumindest bei sog. *harten Drogen* sehr viel rascher und intensiver eintritt als bei Alkohol und rascher zum psychosozialen Ruin führt. Im Rahmen der ideologisch begünstigten Rauschgiftwelle waren und sind weiterhin vor allem Jugendliche gefährdet, insbesondere neurotische, psychopathische und präpsychotische Jugendliche aus sozial ungünstigem Milieu („broken home“). Aber auch primär psychisch Intakte, lediglich durch Neugier oder Solidaritätsbedürfnis verleitet (oder gänzlich unfreiwillig „angefixt“), können in Drogenabhängigkeit geraten.

Die Gesamtzahl der Drogenkonsumenten hat in den vergangenen Jahren in der Bundesrepublik Deutschland abgenommen, die Zahl der Drogentodesfälle (Heroin, Kokain) aber steigt bedrohlich (1988 um 60%!); 1989 waren es fast 1000.

Umgangssprachlich unterscheidet man „harte" und „weiche" Drogen. Harte Drogen (Morphin und Morphinderivate wie Heroin, aber auch Polamidon) führen sehr rasch zu einer körperlichen Abhängigkeit und fordern eine stetige Erhöhung der Dosen. Sog. *weiche Drogen* (z. B. Marihuana, Haschisch, LSD, Meskalin usw.) erfordern keine Dosiserhöhung, um wirksam zu bleiben; im Gegenteil, es genügen im Laufe der Zeit sogar immer geringere Dosen, um den gewünschten Effekt zu erzielen, bis hin zum „flash back", bei dem ohne erneute Drogenapplikation ein Rauschrezidiv eintritt. Ihre Gefährlichkeit ist umstritten. Aber nach wie vor gilt: Als sog. „Einstiegsdrogen" ebnen sie erstens den Weg zu harten Drogen, zweitens können sie bei entsprechend Prädisponierten (oft über „horror trips") Psychosen provozieren. Nicht selten geht eine solche toxisch bedingte Psychose nahtlos in eine chronische Psychose vom Schizophrenietypus (s. unten) über. Inwieweit Schizophrenien durch Drogen nur vorzeitig manifest, inwieweit sie darüber hinaus auch gebahnt werden können, ist nicht endgültig geklärt. Für die Gruppe der Weckamine („Appetitzügler", „Aufputschmittel" – wie z. B. Amphetamin; in den letzten Jahren traten Drogen wie „Ecstasy" in den Vordergrund) ist dagegen gesichert, daß sie Psychosen bewirken können, die von Schizophrenien im Erscheinungsbild kaum zu unterscheiden sind.

Die zuletzt genannte Gruppe leitet über zu der großen Zahl verschiedener Formen von Medikamentenabusus. Für die Psychiatrie ist der Schlafmittelmißbrauch (derzeit überwiegend Tranquilizer) von großer Bedeutung, wogegen der Kopfschmerzmittelabusus mehr Komplikationen auf internistischem Gebiet (Nierenschäden) nach sich zieht. Jegliches Suchtverhalten entwickelt sich vornehmlich auf erlebnisreaktiver, neurotischer oder psychopathischer Basis. Schlafmittel werden bekanntlich sehr häufig zu Suizidversuchen verwendet. Nicht selten kommen Übergänge zwischen der chronisch autodestruktiven Verwendung von Schlafmitteln als Suchtmittel und ihrer akut autodestruktiven Verwendung als Suizidmittel vor.

Die *Bewegungstherapie* bei Suchtkranken wird in erster Linie ihrem regressiven Verhalten entgegenwirken müssen. Stabilisierung der autonomen Ich-Funktionen ist die wichtigste Aufgabe. Diesem Ziel kann die Bewegungstherapie dienen. An die Stelle der Wünsche nach kurzschlüssiger, passiver Bedürfnisbefriedigung und daraus resultierender innerer und sodann auch äußerer Abhängigkeit sollte die Freude an der aktiven (körperlichen als auch sozialen) Selbstentfaltung treten. Wie das im einzelnen bewegungstherapeutisch zu erreichen ist, ist in Kap. 4 in diesem

Band nachzulesen und im übrigen Sache kreativer therapeutischer Phantasie.

3.7 Intelligenzminderung (Oligophrenien)

Im Gegensatz zur erworbenen Intelligenzminderung (Demenz), die im Gefolge von hirnorganischen Erkrankungen bei ursprünglich normal begabten Menschen auftritt, also ein Abbauphänomen darstellt, wurde der angeborene oder früherworbene Intelligenzmangel früher als Oligophrenie (Schwachsinn, 1. Stufe Debilität) bezeichnet. Er erstreckt sich nicht nur auf die intellektuellen Funktionen, sondern wirkt sich indirekt auf alle Lebensbereiche aus. Die praktische Lebensbewältigung ist bei den leichteren Formen allerdings weit weniger betroffen als das theoretische Vermögen.

Man unterscheidet vier Schweregrade:

- ersten Grades (keine abgeschlossene Schulbildung und Lehre möglich, wohl aber Hilfsarbeitertätigkeit),
- zweiten Grades (keine geregelte Erwerbstätigkeit möglich, nur Handlangerdienste, der Patient kann sich aber selbst versorgen),
- dritten Grades (Pflegebedürftigkeit),
- vierten Grades (hochgradige Pflegebedürftigkeit).

Die früheren Bezeichnungen (Debilität, Imbezillität, Idiotie) haben nur noch historische Bedeutung und sollten heute keine Verwendung mehr finden.

Ätiologie. Bei den leichteren Formen des Schwachsinns handelt es sich zumeist um eine überwiegend erblich bedingte Minusvariante der Intelligenz, ohne daß hirnorganische Normabweichungen feststellbar wären. Sie sind vom milieubedingten bzw. durch neurotische Lernstörungen bedingten Pseudoschwachsinn abzugrenzen. Die gröberen Formen des Schwachsinns beruhen überwiegend auf pränatalen, natalen und postnatalen Hirnschädigungen, auf angeborenen Stoffwechselstörungen, Störungen der endokrinen Drüsen, Mißbildungen, Chromosomenaberrationen (z.B. Trisomie des 21. Chromosoms = Down-Syndrom = Mongolismus) usw.

Therapie. Eine an den Ursachen angreifende Behandlung ist nur in wenigen Fällen (z.B. bei einigen angeborenen Stoffwechselstörungen) möglich. Deren frühzeitige Erkennung ist von entscheidender Bedeutung. Im übrigen steht die heilpädagogische Behandlung im Vordergrund. Sie ist keineswegs so fruchtlos, wie manchmal angenommen wird. Bei leichterem und mittelgradigem Schwachsinn können einzelne Fähigkeiten, insbesonders praktisch-handwerkliche und bildnerische, mitunter auch musikalische Fähigkeiten in beachtlichem Maße gefördert werden. Viele

Schwachsinnige, insbesondere Mongoloide, zeigen eine starke Gefühlsansprechbarkeit und Nachahmungsfähigkeit, an die anzuknüpfen ist. Das heilpädagogische Vorgehen wird in jedem Fall an den vorhandenen Fähigkeiten ansetzen und sie auszubauen versuchen. Das Ziel ist nicht nur eine möglichst große Umweltanpassung und beschränkte Erwerbsfähigkeit, sondern darüber hinaus die Sorge für eine menschenwürdige Existenz, zu der auch eine Anregung gestalterischer Fähigkeiten gehört. Es gibt eine Reihe von hilfreichen Institutionen, wie z.B. die „Werkstätten für Behinderte" der „Lebenshilfe", sowie Heime für die im stärkeren Umfang Behinderten.

Für eine *Bewegungstherapie* ergeben sich mannigfaltige Ansätze. Es hat sich gezeigt, daß vieles über die Sensomotorik in spielerischer Form für diese Kinder erlernbar ist, was sie über einen verbal gesteuerten Unterricht nicht aufnehmen können. In anthroposophisch orientierten Heimen hat sich die Heileurythmie als eine spezielle Bewegungstherapie gut bewährt. Sie versucht, die Gestaltungskräfte der Laut- und Tonsprache in Bewegungssprache umzusetzen und so gezielt therapeutisch fruchtbar zu machen. Die Heileurythmie bedeutet auch für die Erwachsenenpsychiatrie eine Erweiterung ihrer Therapiemöglichkeiten (Treichler 1972), setzt aber eine gesonderte Ausbildung voraus.

Wenn der Schwachsinn mit einem Antriebsüberschuß oder gar mit Aggressivität verbunden ist *(erethischer Schwachsinn)*, kann eine gezielte Bewegungstherapie neben dämpfender Medikation ein wesentliches Hilfsmittel sein, die überschüssigen Antriebskräfte aufzufangen. Die Physiotherapie im Rahmen der Heilpädagogik stellt ein Sondergebiet dar, auf das hier nicht im einzelnen eingegangen werden kann.

3.8 Endomorphe („endogene" = „funktionelle") Psychosen

- *Definition:* Der Begriff „endogen" bedeutet, daß bestimmte psychische Veränderungen nach heutigen Kenntnissen weder *allein* auf die Umwelt, noch auf innere Konflikte, noch allein auf die Anlage bzw. auf körperliche Faktoren zurückgeführt werden können.

Sie zeigen eine gewisse Eigengesetzlichkeit gegenüber erlebnisreaktiven und neurotischen Verarbeitungsweisen. Diese Eigengesetzlichkeit hinsichtlich Entstehung und Verlauf geht allerdings nicht so weit, wie man früher vor der Anwendung tiefenpsychologischer und lern- sowie kommunikationstheoretischer Erklärungsmodelle glaubte. Man spricht daher heute vielfach nur noch von *endomorphen* oder *funktionellen* Psychosen. Bei dem gegenwärtigen Stand der Forschung ist eine *multifaktorielle Genese* am wahrscheinlichsten. An die Stelle von Alternativhypothesen (psychosozial bedingt – körperlich bedingt) tritt mehr und mehr ein Sowohl-Als-auch; denn es lassen sich sowohl für die Bedeutung der

Anlage- bzw. somatischen Faktoren (Erbfaktoren, Transmitter-Dysregulationen als Grundlage der Psychopharmakologie) wie auch für die Bedeutung von Umweltfaktoren (Familienforschung, Epidemiologie, vergleichende transkulturelle Psychiatrie) gewichtige Untersuchungsergebnisse vorweisen. Das Charakteristische der endogenen Psychosen ist wahrscheinlich in einer spezifischen Verklammerung (d.h. in einem malignen Zirkel mit wechselseitiger Potenzierung) von Anlage- und Umweltfaktoren zu suchen.

3.9 Schizophrenie

Die Schizophrenie ist die häufigste Psychose. Fast 1% der Bevölkerung macht irgendwann im Leben eine Erkrankung aus dem schizophrenen Formenkreis durch. Man unterscheidet eine „Kernschizophrenie" mit ungünstiger Prognose von „Randpsychosen" mit besserer Prognose, ohne daß bis heute hierüber eine einheitliche Auffassung herrscht.

Verlauf. Hinsichtlich Verlauf und Prognose kann man (im Sinne einer Faustregel) sagen: Von allen schizophrenen Ersterkrankungen heilt fast ein Drittel weitgehend oder ganz aus, ein Drittel zeigt einen wechselhaften Verlauf mit Besserungen und Verschlechterungen, ein Drittel verläuft mehr oder weniger rasch progredient bis zu einem Endzustand mit beträchtlicher Persönlichkeitsveränderung, also ungünstig. – Das ältere Wort „Geisteskrankheit" vermeide man ganz, da es mit unzutreffenden Assoziationen verbunden ist.

Ätiologie. Die Ursachen sind noch nicht hinreichend erforscht. Gesichert ist, daß Erbfaktoren eine Rolle spielen (unterschiedliche Konkordanz bei eineiigen und zweieiigen Zwillingen). Der Erbgang ist noch nicht ganz bekannt; zumeist wird heute eine polygene Vererbung angenommen. Ebenso gesichert ist aber, daß auch Umweltfaktoren eine Rolle spielen (30–50% Diskordanz bei eineiigen Zwillingen). Die Bedeutung der Erbfaktoren ist bei der Schizophrenie möglicherweise nicht sehr viel größer als bei der Tuberkulose. Hinsichtlich der Gewichtigkeit von Anlage- und Umweltfaktoren ist gegenwärtig noch manches offen; einiges spricht dafür, daß sie bei verschiedenen Kranken recht unterschiedlich ist.

Die amerikanische Familienforschung hat eine Reihe von Konzepten entwickelt, die den prägenden Einflüssen in der frühen Kindheit und der Interaktion innerhalb der Familie eine beträchtliche Bedeutung zumessen. Unter anderem wurde in einer (auf dem Hintergrund einer ambivalenten Einstellung zum Kind entstehenden) Überfürsorglichkeit (overprotection) der Mutter, die keine Selbständigkeit beim Kind aufkommen läßt, ein begünstigender Faktor gesehen. In der weiteren Forschung ging man dazu über, nicht nur in einzelnen Familienmitgliedern, sondern in den Kommunikationsmustern und Interaktionsstilen der Familien, in denen die später Schizophrenen heranwachsen, eine wesentliche Bedingung zu suchen. Mehrdeutige bzw. widersprüchliche Erwartungen und Informationen („double-bind“) sollen einen prägenden Einfluß ausüben. In frühen Entwicklungsphasen seitens der Umwelt eingeprägte Mehrdeutigkeiten, Widersprüchlichkeiten, Absurditäten sollen die Bereitschaft bilden, im späteren Leben bei bestimmten Belastungen – und seien es auch nur die der normalen Reifungsanforderungen – mit unkontrolliertem, widersprüchlichem oder absurdem Denken, Fühlen oder Wollen bzw. Antriebsverhalten zu reagieren. Die Hypothesen dieser Forschung waren faszinierend, ihre Ergebnisse aber bei weitem nicht so gesichert, wie dies nach manchen Veröffentlichungen den Anschein hatte. Wahrscheinlich gibt es nur eine besondere „Vulnerabilität“ (Zubin u. Spring 1977) gegenüber solchen Faktoren, die auch in Familien von Neurotikern und Gesunden vorkommen.

Es liegt in der Richtung dieser Forschung, daß die Krankheit letztlich nicht mehr einem einzelnen Individuum zugesprochen wird, sondern der ganzen Familie, wobei es dann lediglich das schwächste Glied derselben ist, das zum Symptomträger gestempelt, d.h. stellvertretend für die ganze Familie zum Kranken „gemacht“ wird. Diese Konzeption hat das Verständnis im Umgang mit einzelnen Patienten und ihren Familien wesentlich gefördert. Ihre Tragweite ist aber höchst unsicher. Das gilt insbesondere für die Hypothese, wonach nicht nur der Interaktionsstil einer Familie, sondern der einer ganzen Gesellschaft als Faktor für die bei einzelnen Individuen angetroffene Krankheit „Schizophrenie“ anzusehen ist. Hinsichtlich der Annahme einer Schichtabhängigkeit schizophrener Psychosen ist lediglich gesichert, daß in Großstädten – und nur in diesen – in den niederen Schichten und in Elendsvierteln gehäuft schizophrene Erkrankungen vorkommen. Ob darin aber ein ursächlicher Faktor oder nur die Folge eines Abstiegs aufgrund mangelnder sozialer Durchsetzungsfähigkeit zu sehen ist, ist gegenwärtig noch nicht genügend geklärt. Auf der anderen Seite legen die Hirnstoffwechselforschung (Neurochemie) und die therapeutischen Erfolge mit bestimmten Psychopharmaka (Neuroleptika) die Annahme einer Störung im Haushalt der biogenen Amine nahe. Eine endgültige Klärung steht aber trotz erheblicher Fortschritte der Forschung immer noch aus.

Für die Physio- bzw. Bewegungstherapie spielen Überlegungen hinsichtlich der Ursachen der Schizophrenie kaum eine Rolle. Für den therapeutischen Einsatz ist lediglich von Bedeutung, daß die Bedingungen für die Entstehung und den Verlauf der Erkrankung zwar auch, aber keineswegs ausschließlich in Anlagefaktoren zu suchen sind. „Vielmehr erkrankt der Schizophrene nach unserem heutigen Wissen an der Zerrissenheit seines Wesens und an der Zerrissenheit seiner menschlichen Beziehungen. Deshalb ist seine Eingliederung in eine klare, frohe und tätige Gemeinschaft eine ursächliche Behandlung" (Bleuler u. Bleuler 1983). Physiotherapie in der Behandlung Schizophrener ist demnach nicht nur (Einzelbehandlung im akuten Stadium), aber in erster Linie eine *Gemeinschaftstherapie.* Das Verhältnis zur Umwelt muß neu aufgebaut werden. Unter anderem gilt es, für jeden einzelnen Patienten das ihm zuträgliche Maß an Nähe und Distanz zum jeweils anderen Menschen herauszufinden. Einen recht ausgewogenen Überblick über die derzeit im Vordergrund stehenden Gesichtspunkte geben Ciompi (1982, 1986) und Scharfetter (1986).

3.10 Psychische Veränderungen bei Schizophrenen (Symptomatologie und Verlauf)

Je nach den im Vordergrund stehenden Symptomen werden verschiedene Erscheinungsbilder der Schizophrenie unterschieden. Es gibt keine scharfen Grenzen. Die Erscheinungbilder können ineinander übergehen.

Bei der (seltenen) sog. **einfachen,** unorganisierten Form *(Schizophrenia simplex)* kommt es nur zu einer mehr oder weniger schleichend einsetzenden Persönlichkeitsveränderung in Gestalt eines Rückzugs von der Umwelt und Verlust des Realitätssinnes *(Autismus);* der Patient verliert seinen Schwung, seine Spannkraft und Anpassungsfähigkeit, die emotionale Schwingungsfähigkeit läßt nach, und es treten Denkstörungen auf (s. unten). Diese Diagnose ist allerdings mit Vorsicht zu handhaben. Eindeutig wird sie erst, wenn wenigstens vorübergehend nicht nur die genannten Minussymptome, sondern auch sog. *produktive Symptome* wie Wahn, Trugwahrnehmungen, Ich-Störungen (s. unten) usw. auftreten. Immerhin ist wichtig zu wissen, daß ein „Knick" in der Persönlichkeitsentwicklung, Denkstörungen *(Paralogik),* auffällige emotionale Reaktionen *(Parathymie),* Verhaltensauffälligkeiten (wie z. B. nicht zur ursprünglichen Persönlichkeit passende Verwahrlosungserscheinungen) eine ernste Erkrankung, wie sie die Schizophrenie darstellt, anzeigen können (nicht müssen); die Diagnose ist in jedem Falle Sache des erfahrenen Psychiaters.

Die **hebephrene** Form tritt zumeist relativ früh auf (in der Pubertät oder Postpubertät), woher der Name stammt. Veränderungen der Affektivität stehen im Vordergrund. Die Patienten werden wurstig, albern, lümmelhaft, nachdem sie zuvor oft besonders überangepaßte (ichschwache) Kinder gewesen waren. Die Verhaltensauffälligkeiten (z. B. „Faxen") werden von der Umgebung zunächst häufig als Unarten verkannt. In den Anfangsstadien ist die Unterscheidung von einer (prognostisch viel günstigeren) Pubertätskrise gelegentlich schwierig. Nicht alle Hebephrene verhalten sich läppisch-aufdringlich, distanzlos, flegelhaft-albern. Viele sind auch ängstlich-hypochondrisch, mißmutig-verstimmt oder durch eine innere Leere gequält; neben Erscheinungen affektiver Verflachung stehen eruptive tiefe Gefühlsausbrüche.

Überspannte Reflexivität mit Grübeleien über Gott und die Welt (auf dem Hintergrund eines tiefgreifenden Erlebniswandels) kommt ebenso vor wie dumpfes Dahinvegetieren, scheinbar ohne jede Wahrnehmung des eigenen Verändertseins. Wenn abnorme Körpersensationen im Vordergrund stehen, spricht man von einer *könästhetischen Schizophrenie.* Eine genaue Kenntnis der Veränderungen der Körperwahrnehmung, die auch bei anderen Formen der Schizophrenie vorkommen, sind nur den Bewegungstherapeuten besonders wichtig. Oft verbringen die Betroffenen noch im Vorstadium der Erkrankung lange Zeit vor dem Spiegel („single de miroir"), angstvoll forschend, ob sie sich nicht irgendwie verändert hätten *(Dysmorphophobie).* Manchmal bewegen sie die Hände vor den Augen hin und her oder tasten sich ab. Dies alles ist ein Ausdruck dafür, daß das Verhältnis zum eigenen Leib sich verändert hat. Verständlicherweise wird dafür die Ursache zunächst im Körperlichen gesucht, wo sich aber nichts findet. Ein Hinweis darauf, daß es sinnvoll ist, zwischen Körper und Leiblichkeit zu unterscheiden. Nicht selten geht die Suche nach körperlichen Veränderungen sehr rasch über in die wahnhafte Gewißheit, daß sich etwas verändert habe. Gerade bei diesen Kranken kann die Bewegungstherapie mit dem Ziel einer Wiederherstellung eines gesunden Verhältnisses zur eigenen Leiblichkeit besonders wichtig sein. Gezielte Bewegungsübungen können zur Wiedererlangung der Integration abgespaltener Körperwahrnehmungen führen.

Der Verlauf ist bei der einfachen und bei der hebephrenen Form der Schizophrenie oft schleichend-protrahiert oder wellenförmig; gelegentlich auch von Tag zu Tag „launenhaft"-wechselnd. Vollremissionen (Heilungen) werden seltener als bei anderen Verläufen der Erkrankung beobachtet. Die Prognose ist aber doch etwas besser, als man früher annahm, weil sich trotz schlechter therapeutischer Ansprechbarkeit auch noch nach Jahren deutliche Besserungen zeigen können (wie Nachuntersuchungen ergaben), die es an Patienten erlauben, auf bescheidenerem Leistungsniveau – auch was die Selbstentfaltung im Privatleben angeht – draußen in der Gesellschaft zu leben, wogegen es bei der oft erst später einsetzenden im nächsten Abschnitt zu besprechenden Form häufiger zu Dauerhospitalisierungen kommt.

Die **paranoid-halluzinatorische** Erscheinungsform der Schizophrenie ist die häufigste.

Wahn und Halluzinationen kommen zwar auch bei Hebephrenen und Katatonen (s. unten) vor, bilden häufig den Hintergrund für deren auffälliges Verhalten, ohne aber in der gleichen Weise im Vordergrund zu stehen.

Trugwahrnehmungen (Halluzinationen) gibt es im Bereich aller Sinneswahrnehmungen. „Stimmenhören“ ist jedoch weitaus am häufigsten. Die „Stimmen“ werden im eigenen Körper, z.B. im Kopf („Gedanken werden laut“), oder häufiger aus der Umgebung kommend gehört. Manchmal kann der Kranke genau angeben, aus welcher Richtung Stimmen auf ihn eindringen und von wem sie kommen. Meist erlebt er sie als ebenso real oder noch realer als das, was in Wirklichkeit gesprochen wird. Dennoch gibt es nur wenige Patienten, die über längere Zeit hin beides miteinander verwechseln. Häufiger hat man den Eindruck, daß sie den Unterschied nicht wahrhaben möchten. Besonders charakteristisch sind Stimmen in Rede und Gegenrede (wobei es zumeist der Kranke ist, über den geredet wird), Kommentarstimmen (die Stimmen beschreiben, was der Kranke tut: „Jetzt geht er schon wieder aus dem Zimmer, knipst das Licht aus, weil er sparen will“ usw.) und Befehlsstimmen, die dem Kranken sagen, was er tun soll. Der Eindruck, den diese Stimmen machen, ist in der Regel so überwältigend, daß selbst solche Patienten, die genau wissen, daß es sich um Krankhaftes handelt, sich ihrem Einfluß kaum entziehen können. Sie schimpfen z.B. zurück oder lassen sich auch wider eigenes Wollen zum Suizid treiben. Manche auf den ersten Blick unverständliche Handlungen Schizophrener stehen mit dem im Zusammenhang, was sie „hören“.

Auch auf anderen Sinnesgebieten wird halluziniert. Geschmacks- und Geruchshalluzinationen, Kälte- oder Wärmeempfindungen, das Gefühl, elektrische Schläge o.ä. zu bekommen, Berührungsempfindungen mannigfaltigster Art kommen vor. Häufig fühlen sich die Kranken sexuell mißbraucht. Fast immer haben die halluzinierten Sinneserlebnisse eine hintergründige Bedeutung, dies im Gegensatz zu den vordergründigeren Sinnestäuschungen bei körperlich begründbaren Psychosen. Im Gegensatz zu letzteren sind optische Halluzinationen bei der Schizophrenie eher selten. Wenn sie vorkommen (z.B. in Form von Visionen), sind sie weniger farbig und sinnenhaft-drastisch, dafür aber bedeutungsvoller, nicht selten numinos.

Wahn ist eines der häufigsten Symptome schizophrener Psychosen überhaupt. Manche Psychiater halten sogar die Diagnose für zweifelhaft, wenn im Verlauf der gesamten Erkrankung niemals wahnhafte Erlebnisse aufgetreten sind. Eine Wurzel der Wahnbildung ist oft das jähe Erleben abnormer Bedeutungen: Wenn realen Wahrnehmungen schlagartig mit hohem Gewißheitsgrad absurde Bedeutungen entnommen werden, spricht man von *Wahnwahrnehmungen.* Der Kranke erblickt z.B. ein schiefhängendes Bild an der Wand und „weiß“, ohne gedanklich kombinieren zu müssen, daß morgen die Welt untergeht; Sehen und Wissen sind hier eins. Ein Verständnis solcher abnormer Bedeutungssetzungen ist gestaltpsychologisch möglich, wenn man beim Patienten eine Verabsolutierung von Wesenseigenschaften unterstellt (der Patient sieht z. B. nicht das schiefe Bild, sondern das „Schiefe" der Welt schlechthin) oder symbolischen Assoziationen auf die Spur kommt. Nicht immer gelingt es, die Zusammenhänge aufzudecken. Oft knüpfen Wahnvorstellungen an Sinnestäuschungen (z. B. „Stimmen") an. Das Durchdenken derselben führt allmählich zu einem systematischen Ausbau, am häufigsten zum Verfolgungswahn, seltener zum Liebeswahn, Berufungswahn, religiösen Wahn usw. Man spricht in solchen Fällen von systematisiertem Wahn. Die Abgrenzung von paranoischen Entwicklungen („wahnhaften Störungen"), die nicht zu den Psychosen zu zählen sind, ist oft nicht leicht.

Wenn Wahnbildungen – meist erst im mittleren oder höheren Alter – ohne Persönlichkeitsveränderungen und ohne andere Symptome, die für eine Schizophrenie charakteristisch sind, auftreten, sprach man früher von „Paranoia". Bei diesen Patienten ist meist nur ein Teil ihres Weltverhältnisses wahnhaft entstellt. Sie fühlen sich verfolgt oder betrogen oder in ihrer wahren Bedeutung verkannt usw., ziehen auch mitunter ihre Konsequenzen daraus, indem sie Anzeigen bei der Polizei erstatten, fortwährend die Wohnungen wechseln, um sich ihren Verfolgern zu entziehen usw. In anderen Beziehungen wirken sie aber relativ unauffällig, mitunter gelöst und humorvoll. Hier hat sich eine „mehrdimensionale Diagnostik" (E. Kretschmer) besonders bewährt. Nicht nur erlebnisreaktive, neurotische und schizophrene Faktoren kommen für die Genese des Wahns in Betracht, sondern sehr häufig auch auf den ersten Blick nicht erkennbare manisch-depressive Schwankungen und insbesondere hirnorganische Veränderungen. Es ist also nicht richtig, beim Vorliegen eines Wahns sogleich eine Schizophrenie zu diagnostizieren. – Nicht immer treten Wahnbildungen offen zutage. Manche Kranke, vor allem intelligente, können sie über lange Zeit verbergen, bis sie eines Tages durch abwegige Handlungen zutage treten.

Bei der **Katatonie** stenen Veränderungen im Bereich des Antriebs, der Willensimpulse und der Motorik im Vordergrund. Die Kranken neigen zu schweren Erregungszuständen, in denen sie gegen sich selbst oder die Umwelt aggressiv werden können; seltener treten abnorme starre Zustände *(schizophrener Stupor)* auf, in denen sie unansprechbar wie Marionetten in bestimmten Haltungen (z. B. mit angehobenem Kopf im Bett liegend oder bizarre Körperhaltungen annehmend) verharren. Wenn man sie zu bewegen versucht, sperren sie sich oder geben völlig willenlos in der Weise nach, daß sie ihre Glieder in jede beliebige Stellung bringen lassen und diese unter Umständen lange beibehalten *(Katalepsie);* man spricht auch von *wächserner Biegsamkeit* (Flexibilitas cerea). Beiden Zuständen gemeinsam ist die innere Gespanntheit, die im Erregungssturm nach außen abreagiert wird, im kataleptischen Stupor dagegen gebunden bleibt. Der Verlauf der Katatonie ist durch oft scharf abgesetzte Episoden charakterisiert, wie überhaupt sich dieses Krankheitsbild in seiner Dynamik durch eine besondere Abruptheit auszeichnet. Bei der schwersten Form (maligne bzw. febrile Katatonie) kommt es zu einer schweren Dauererregung mit hohem Fiberanstieg und Kreislaufversagen; unbehandelt kann sie zum Tod führen.

Eigentümlicherweise sind diese malignen Katatonien wie überhaupt die ganz schweren Verlaufsformen der Schizophrenie in neuerer Zeit seltener geworden. Das hängt nicht allein mit den besseren therapeutischen Möglichkeiten und Verbesserungen des Klinikmilieus zusammen. Möglicherweise zeichnen sich hier auch übergreifende soziokulturelle Einflüsse ab.

Die Prognose der Katatonie ist unterschiedlich: Bei einem Teil der Kranken ist sie wesentlich besser als bei anderen Schizophrenen; es kommt relativ häufig zu Vollremissionen (Heilungen). Bei einem anderen Teil ist der Ausgang allerdings schlechter, als es dem Durchschnitt schizophrener Verläufe entspricht.

Die verschiedenen Formen der Schizophrenie sind gegeneinander nur unscharf abgrenzbar. Im weiteren Verlauf gehen sie häufig ineinander über oder münden in ein gemeinsames Endstadium. Dieses ist in mehr oder weniger starkem Maße durch eine Persönlichkeitsveränderung, durch eine Einbuße an Antrieb und emotionaler Schwingungsfähigkeit und durch Kontaktstörungen charakterisiert; daneben können Reste aller übrigen schizophrenen Symptome bestehen bleiben.

Es gibt eine Reihe von Erscheinungen, die bei allen Formen der Schizophrenie vorkommen können und die zugleich besonders charakteristisch sind. Dazu gehören die *Ich-Störungen* oder *Beeinflussungserlebnisse.* Die Kranken empfinden ihre eigenen Gedanken, Gefühle, Willensimpulse, Bewegungen oder auch körperliche Sensationen (Wärmeempfindungen, Kälteempfindungen, elektrische Schläge, Hunger, Durst, sexuelle Empfindungen usw.) als von außen „gemacht“; oder sie glauben, die Vorgänge der Außenwelt (Gedanken und Gefühle anderer Menschen, das Wetter, den Lauf der Gestirne oder gar die Existenz der Welt im ganzen) *unmittelbar* beeinflussen zu können.

Die *Impulsstörungen,* die wir am ausgeprägtesten bei den Katatonen finden, sind in feinerer Form auch bei vielen anderen Schizophrenen auffällig. Es gibt Impulsüberflutungen und -sperrungen. Im Gedankenleben führt das zu formalen Störungen wie Gedankendrängen oder Gedankenabreißen. Subjektiv erleben die Kranken das oft als „Gedankeneingebungen“ oder „Gedankenentzug“; beides wird häufig als von außen „gemacht“ erlebt und gehört dann zu den Ich-Störungen.

Denkstörungen: Von den *formalen* Denkstörungen, die den Ablauf des Denkens betreffen, sind die *inhaltlichen* Denkstörungen zu unterscheiden. Darunter versteht man wahnhafte Gedanken. Zwischen den formalen und inhaltlichen Denkstörungen stehen die „schizophrenen Denkstörungen“ im engeren Sinn. Dabei handelt es sich um Lockerungen der logischen Gedankenverknüpfungen oder des assoziativen Gefüges und um die Unfähigkeit, mehrere Vorstellungen zu einem umfassenden Gedanken zu vereinigen oder auch Nichtzusammengehöriges voneinander zu trennen. Wörtlich Gemeintes und im übertragenen Sinne Verstandenes, Konkretes und Allgemeines werden miteinander verwechselt bzw. vertauscht. Man spricht von einer Störung der „Symbolfunktion“.

Sowohl bei formalen als auch bei inhaltlichen Denkstörungen (bis hin zum Wahn) spielen die emotionalen Beziehungen zum jeweiligen Gesprächspartner eine beträchtliche Rolle. Paralogische Entgleisungen werden vor allem im Gespräch über affektiv besetzte Themen mit Partnern, die in irgendeiner Weise Assoziationen an konfliktbeladene Beziehungen wachrufen, beobachtet; auch bei solchen Kranken, die sich sonst bereits wieder ganz vernünftig unterhalten können. Bei besonders belasteten Themen kann sich die Denkstörung bis zur *Zerfahrenheit* steigern.

Die reine, vom Erlebniszusammenhang ablösbare Intelligenz (z.B. das Rechnen) ist dagegen bei Schizophrenen im allgemeinen kaum beeinträchtigt. Auch das erlernte Wissen geht nicht verloren, es sei denn durch mangelnden Gebrauch. Doch kann der Kranke infolge seines gestörten Realitätsverhältnisses über Intelligenz und Wissen nicht mehr situationsadäquat verfügen. An der schizophrenen Denkstörung wird deutlich, wie sehr nicht nur das Gefühls- und Willensleben, sondern auch das Denken auf der Entwicklung normaler zwischenmenschlicher Beziehungen basiert. Während man früher die auffälligen Kommunikationsstörungen als eine Folge der schizophrenen Denkstörung (Assoziationslockerung) sah, neigt man heute eher dazu, die Denkstörung als eine Folge früh einsetzender Störungen der zwischenmenschlichen Kommunikation zu betrachten.

Wichtiger als die Veränderung aller Einzelfunktionen ist die Veränderung der Persönlichkeit des Kranken *(schizophrener Wesenswandel).* Diese Veränderung kommt nicht nur in Entfremdungserlebnissen und Beeinflussungserlebnissen, auch nicht nur in Kontaktstörungen zum Ausdruck, sondern darüber hinaus in der eigentümlichen Spaltungsfähigkeit, die der „Schizophrenie“ ihren Namen gegeben hat. Dazu gehört unter anderem, daß viele Kranke gleichzeitig in verschiedenen Welten leben, indem sie einerseits in ihrer Wahnwelt eingeschlossen sind, andererseits doch zugleich sehr wohl wissen, was sie der Welt ihrer Mitmenschen schuldig sind. So gibt es Patientinnen, die glauben, mit dem Schah von Persien verheiratet zu sein, und doch sehr willig für ihre Familie, mit der sie nichts zu tun zu haben behaupten, das Geschirr spülen; oder andere Patienten, die sich als Verfolgte wähnen und doch ganz ruhig mit ihren vermeintlichen Verfolgern an einem Tisch sitzen. Man spricht in solchen Fällen von „doppelter Buchführung". Solche Kranke sind für die Gemeinschaft eher tragbar, aber nicht weniger krank, als diejenigen, die aus ihren Wahnideen Konsequenzen ziehen, die eine Hospitalisierung unvermeidbar machen. In jedem Falle hängt viel davon ab, wie man mit diesen Kranken umgeht.

•••• Bewegungstherapie bei Schizophrenen

Die bewegungstherapeutische Arbeit mit Schizophrenen findet sich eingehend dargestellt in Kap. 4 in diesem Band. Ergänzend dazu seien hier nur einige speziellere Hinweise gegeben auf Vorgehensweisen, die sich an verschiedenen Kliniken bewährt haben. Je kränker der Patient ist, desto mehr muß der Bewegungstherapeut versuchen, sich ein Stück weit mit dem Kranken zu identifizieren, gleichsam in seine Situation einsteigen, um ihm ein „Hilfs-Ich" anbieten zu können, mit dem zusammen der Patient den Rückweg in die Realität der uns gemeinsamen Alltagswelt anzutreten vermag. Die früher in den Psychiatrischen Krankenhäusern Schussenried und Zwiefalten tätig gewesene Bewegungstherapeutin S. Krietsch-Mederer (1997) hat im Anschluß an die Ich-Psychopathologie schizophrener Psychosen, die Scharfetter (1982, 1986) entwickelte, ein Konzept für die Bewegungstherapie Schizophrener aufgestellt. Danach setzt die auf eine Ich-Stärkung und -Konsolidierung ausgerichtete Therapie auf fünf verschiedenen Ebenen an:

Ich-Vitalität:

- Angst vor dem oder Erleben vom eigenen Absterben, Tod, Untergang, Nicht-mehr-Sein, Weltuntergang, Untergang anderer Menschen.
- Therapie Scharfetter:
  Leben bedeutet Atmen. Mit dem Patienten atmen, ihn den eigenen Leib spüren lassen.
- *Eigene Übungsleitlinien:*
  Den Atemrhythmus des Patienten aufnehmen. Übungsangebote, um diesen Rhythmus lebendiger werden zu lassen (z. B. Methode Funktionelle Entspannung nach M. Fuchs oder andere Methoden). Lebendig-Sein bedeutet Sich-Bewegen. Rhythmisches Sich-Bewegen in Raum und Zeit, im Tun und Lassen. – Lebendig-Sein bedeutet Fühlen. Wir versuchen durch die Übungen Gefühle herauszulocken, die Starre zu durchbrechen. Sehr wichtig für den Patienten, Lust und Spaß zu verspüren, ein Gefühl des körperlichen Wohlseins, die Kraft in den eigenen Bewegungen, wodurch aufgestaute Aggressionen abgebaut

werden. Lebendig-Sein bedeutet Spontan-sein-Können. – Leben bedeutet Aufbauen einer Beziehung und Vertrauen gewinnen.
Vertrauen, leiblich ausgedrückt, bedeutet, daß ich mich loslassen kann auf einen Halt, Boden oder Partner (Therapeuten).

Ich-Aktivität:

- Fehlen der Eigenmächtigkeit im Handeln und Denken, Fremdsteuerung, –beeinflussung, Kontrolle im Handeln, Erleben, Fühlen, Denken, Lahmgelegtsein, Besessensein.
- Therapie Scharfetter:
  Ich kann selbst Bewegungen stoppen oder zurückführen (besonders gut aus der Psychomotorik Katatoner zu verstehen).
- *Eigene Übungsleitlinien:*
  Jeder trifft die eigene Gerätewahl und spielt damit, wie er möchte. Jeder hört auf, wann er genug hat, kann auch wieder von neuem beginnen. In den verschiedenen Positionen spielen – Liegen, Sitzen, Knien, Stehen –, sich dabei im Raum bewegen und wieder über alle Positionen zum Liegen zurückkommen. Jeder bestimmt selbst, wann er in die nächste Position übergeht. –
  Hilfen hierzu können durch die Stimme, durch ein akustisches Signal oder durch einen bestimmten Rhythmus gegeben werden.
  Auch andere Signale wahrnehmen, z.B. Blick, und daraufhin etwas ändern können.
  Partner- oder Gruppensituation: Einer zeigt eine Bewegungsform, alle machen mit, bis der Betreffende, der die Übung eingebracht hat, auch das Ende ansagt, und die Führung an einen anderen weitergegeben wird. Entscheidungen treffen in der Partnerwahl, Gerätewahl, Übungswahl, im Annehmen und Ablehnen usw.

Ich-Konsistenz:

- Aufhebung des Zusammenhanges des Leibes oder seiner Teile, der Gedanken-Gefühls-Verbindungen, der Gedankenketten, der Willens- und Handlungsimpulse, der Seele, der Welt, des Universums.
- Therapie Scharfetter:
  Fokussierung auf die Leibmitte – Igelstellung – Jagdhundstellung.
- *Eigene Übungsleitlinien:*
  Vermitteln von Körperstruktur im Sinne geordneten Ganzseins, Einsseins durch das Erspüren – „Ich bin in allen meinen Körperteilen verbunden und zusammenhängend". Wirbelsäule – Kopf – Rumpf – Verbindung zum Kopf und in die Extremitäten durch die Gelenke.
  - Alle Übungsangebote so an den Patienten heranbringen, daß er sich als ganzer Mensch einbringt, sich als Ich spürt, um damit dem mechanischen, manchmal sogar automatisierten Bewegungsablauf entgegenzuwirken.

- Genügend Freiraum zur individuellen Entfaltung lassen, um eigene Bedürfnisse wahrzunehmen und umzusetzen im Sinne von „Ich darf sein“. In ungeordnetes Sein Impulse für Ordnung und Zusammenhang bringen.

Ich-Demarkation:

- Unsicherheit, Schwäche oder Aufhebung der Ich-Nicht-Ich-Abgrenzung, Fehlen eines (privaten) Eigenbereiches im Leiblichen, im Denken und im Fühlen. Störung der Innen-außen- und Eigen-fremd-Unterscheidung.
- Therapie Scharfetter:
  Neuaufbau von Grenzen durch einen Kreis, eine Matte. Der Patient bestimmt die Nähe und Distanz.
- *Eigene Übungsleitlinien:*
  Jeder hat seinen eigenen Platz, gekennzeichnet mit einem Reifen, einer Matte, einem Kissen. Diesen Platz sich zu eigen machen durch lebendiges Tun und Erfühlen des Platzes. Man kann den Platz verlassen und wieder an ihn zurückkehren.
  Den eigenen Platz verteidigen.
  Die eigenen Körpergrenzen erleben mittels eines Gerätes (Stab, Ball) oder mittels eines direkten Kontaktes mit einem Partner.

Ich-Identität:

- Unsicherheiten über die eigene Identität, Angst vor Verlust der eigenen Identität. Verlust der Identität. Physiognomische und Gestaltänderung, Geschlechtsänderung, Verwandlung in ein anderes Wesen, Änderung der Herkunftsidentität.
- Therapie Scharfetter:
  Sie ist in der Hauptsache auf Gesicht und Hände zentriert. Die Patienten in einem Spiegel das eigene Gesicht betrachten lassen.
- *Eigene Übungsleitlinien:*
  Das eigene Gesicht mit den Händen spüren, die eigenen Hände erleben im Kontakt mit Geräten, im Kontakt mit einem Partner, im Tun und Lassen. Die eigene Identität durch den eigenen Namen erleben (Namenrufspiele in verschiedenster Form). Die eigene Kraft durch Überwinden eines Widerstandes erleben.
  Soweit der Ansatz von S. Krietsch-Mederer auf dem Hintergrund der Psychopathologie des Ichs von Scharfetter.
  Im übrigen vgl. die Ausführungen von E. Braun in Kap. 4 in diesem Band.

3.11 Affektive Störungen (= manisch-depressive Psychosen)

Die endogenen Gemütsleiden sind durch periodisch auftretende Störungen der Stimmungslage und des Antriebs gekennzeichnet. Jeder zweihunderste Mensch macht irgendwann in seinem Leben eine Depression oder eine Manie durch (0,5% der Bevölkerung; wenn man leichtere Erkrankungsformen mitzählt, wahrscheinlich weit über 1%). Es handelt sich um seelische Erkrankungen, die in *Phasen* verlaufen, heute *„Episoden“* genannt, was aber angesichts der Dauer mancher Phasen wie eine Verharmlosung anmutet. Mit seltenen Ausnahmen kommt es nach jeder Phase zur vollen Wiederherstellung der Ausgangspersönlichkeit, ohne daß Restsymptome zurückbleiben. Die einzelnen Phasen können Wochen, Monate, sehr selten auch Jahre dauern. Sie zeichnen sich durch Verstimmungen nach der depressiven oder gehobenen Seite aus. Obwohl das Kernsymptom eine Verstimmung ist, läßt sich die Erkrankung nicht als seelische Reaktion auf besondere Erlebnisse hinreichend verstehen. Auch da, wo sie durch faßbare Ereignisse ausgelöst wird (z. B. durch körperliche Erkrankung, Wochenbett, durch Entwurzelung, Umzug, Trennung, Tod von Angehörigen oder aber – scheinbar paradox – durch Entlastungssituationen), bleiben die Krankheitserscheinungen in ihrem weiteren Verlauf nicht darauf bezogen, sondern verselbständigen sich. Fällt das auslösende Ereignis weg, so bedeutet dies nicht, daß auch die Psychose sogleich abklingt. Solche, früher als „endogen“ bezeichneten Depressionen müssen daher von reaktiven und neurotischen Depressionen wie auch von hirnorganisch (z. B. durch Hirnarteriosklerose) bedingten depressiven Syndromen unterschieden werden. Sie zeigen eine davon deutlich unterscheidbare Verlaufsdynamik, wenn auch Mischformen vorkommen.

Depressive Phasen sind sehr viel häufiger als manische. Unter den affektiven Psychosen (Mood Disorders) verlaufen etwa ein Drittel bipolar (d. h. im Verlauf des Lebens treten sowohl depressive als auch manische Phasen auf); bei zwei Dritteln zeigen sich nur depressive Phasen. Diese (monopolare) Erkrankungsform bezeichnete man früher als endogene Depression; ihr kommt eine gewisse Eigenständigkeit zu. Frauen sind doppelt so häufig betroffen wie Männer, Verläufe mit ausschließlich manischen Phasen (reine Manie) sind sehr selten (unter 2%).

Ätiologie. Auch die affektiven Psychosen sind multifaktoriell bedingt. Die Vererbung spielt eine größere Rolle als bei der Schizophrenie. Aber auch die Bedeutung psychosozialer Prägungen (transkultureller Vergleich) wird diskutiert. Neurochemische Mechanismen (Störungen im Katecholaminstoffwechsel) sind besser erforscht als bei der Schizophrenie, aber noch nicht befriedigend geklärt. Bei einem Teil der Erkrankungen lassen sich auslösende Faktoren namhaft machen (s. oben); man unterscheidet somatische, psychische und soziale. Oft sind diese Faktoren aber ineinander verschränkt, so daß eine scharfe Unterscheidung der verschiedenen Auslösungsmodi fragwürdig ist. So ist z. B. eine organische Erkrankung nicht nur ein körperlich eingeifendes, sondern zugleich ein psychosozial belastendes Ereignis; mehr noch gilt dies für Wochenbett und Klimakterium.

Manisch-depressive Patienten zeigen gewisse Besonderheiten in ihrer Ausgangspersönlichkeit. E. Kretschmers Annahme einer zyklothymen Grundstruktur („himmelhochjauchzend – zu Tode betrübt") läßt sich heute nicht mehr aufrechterhalten. Monopolar Depressive sind in ihrer Persönlichkeitsstruktur häufig leistungsorientiert und auf bestimmte Lebensentwürfe festgelegt. Als besonders ordentliche, gediegene, pflichtbewußte, sich mit ihrem Beruf und ihrer Familie identifizierende Menschen wirken sie eher *zu* „normal". Sie zeigen eine Neigung, mit Partnern (Angehörigen) „symbiotische" Bindungen einzugehen. Im Gegensatz zu Schizophrenen sind sie eher zu stark in ihrer Umwelt verhaftet. Man spricht vom „Typus melancholicus" (Tellenbach[1] 1961). Von der so gekennzeichneten Grundstruktur her läßt sich verstehen, warum bestimmte Ereignisse (Entwurzelung, Umzug, Trennung, Überforderung, krankheitsbedingte Leistungsminderung u. ä.) für diese Kranken besonders belastend sind.

3.11.1 Depressive Phasen bzw. Episoden

Im Vordergrund steht die *Schwermut* (vitale, d. h. leibbezogene Niedergeschlagenheit). Sie ist im wesentlichen grundlos, d. h. aus Erlebnissen nicht hinreichend ableitbar, wenngleich die Patienten häufig versuchen, irgendwelche Erlebnisse aus der Vergangenheit für ihre traurige Verstimmung verantwortlich zu machen. Sie leiden unter dem Gefühl des Selbstunwertes, das sich in vielen Fällen bis zum Schuldgefühl, ja bis zum Versündigungswahn steigert. Verarmungsängste tauchen auf. Die depressive Verstimmung färbt auch auf die Umwelt ab. Die Schönheit der Natur kann – zum Leidwesen der Patienten – nicht mehr empfunden werden, die Zukunft erscheint ohne jede Hoffnung. Im Extrem erwächst daraus der nihilistische Wahn, in dem der Patient sich selbst oder sogar die ganze Welt ruiniert sieht. Als geradlinige Konsequenz resultiert aus dieser seelischen Verfassung der Drang, dem eigenen Leben ein Ende zu setzen. Es kommt vor, daß auch religiös gebundene Patienten, für die Selbstmord eine Sünde darstellt, von ihren Suizidimpulsen überwältigt werden. Fast immer sind die Selbstmordversuche dieser Kranken ernst. Ihre Verhütung ist ein wichtiger Grund für die Unterbringung notfalls auf einer geschlossenen Station. Manche Depressive verheimlichen ihre Selbstmordpläne so gut, daß selbst ein erfahrener Nervenarzt getäuscht werden kann.

Viele Depressive halten sich selbst nicht für krank, eher für schuldig. Wenn sie sich krank fühlen, neigen sie zu dem Glauben, an einer unheilbaren schweren körperlichen Erkrankung (z.B. Krebs) zu leiden: hypochondrischer Wahn. Patienten, die schon wiederholt Phasen durchmachten, wissen rational, daß sie seelisch krank sind, können sich dann aber nur schwer vorstellen, daß sie wieder gesund werden, obwohl sie es schon wiederholt erlebt haben.

Mit der Schwermut ist zumeist eine schwere Antriebs*hemmung* verbunden. Alles steht „wie ein Berg" vor dem Kranken. Zunächst wird nur das „Hobby" aufgegeben, doch bald dehnt sich das Gefühl, überfordert zu sein, auch auf die geringsten Arbeiten im Beruf und im Haushalt aus. Schließlich vernachlässigen die Patienten auch sich selbst und drohen zu verwahrlosen. Nicht nur die Aktivitäten nach außen sind gehemmt, sondern auch alle seelischen Abläufe, insbesondere das Denken *(Denkhemmung).* Dabei sind Intelligenz und Selbstwahrnehmung am wenigsten betroffen. Die Kranken leiden hochradig unter ihrem Nichtkönnen; auch darunter, daß sie der Gefühle für ihre nächsten Angehörigen verlustig gehen (Gefühl der Gefühllosigkeit). Die Patienten erleben den eigenen Körper, die eigene Person und die Umwelt als entfremdet, seelenlos, tot *(Entfremdungsdepression).*

Eine letzte Zuspitzung erfährt die Antriebshemmung im depressiven *Stupor:* Die Patienten sitzen reglos und stumm da, in grenzenloser Hoffnungslosigkeit erstarrt. Es erscheint unmöglich, Kontakt mit ihnen aufzunehmen, doch gewahren sie mehr von dem, was um sie herum vorgeht, als es den Anschein hat. Die ruhige Gegenwart eines anderen Menschen kann für den Kranken viel bedeuten.

Seltener als die gehemmte ist die *agitierte* Form der Depression: Die Patienten sind nicht nur psychisch, sondern auch motorisch erregt. Sie klagen in einem fort, jammern, laufen ruhelos hin und her. Trotz ihrer Unrast und inneren Getriebenheit bringen sie nichts zuwege und leiden darunter.

Die Depression äußert sich keineswegs nur in seelischen Symptomen. Es treten auch sog. *Vitalstörungen* auf:

- Appetitstörungen (infolgedessen Gewichtsverlust),
- Obstipation,
- Darniederliegen von Libido und Potenz,
- vor allem aber Schlafstörungen (Durchschlafstörungen mit zu frühem Erwachen).

Letztere sind als Achsensymptom der Zyklothymie bezeichnet worden, da sie auch bei der Manie (dort freilich ohne Leidensdruck) auftreten. Als Frühsymptom kommt ihnen besondere Bedeutung zu.

Zu den Vitalstörungen gehören ferner mannigfaltige körperliche Beschwerden (Kopfschmerzen, Druck auf der Brust, Schwere in den Gliedeern, Oberbauchschmerzen usw.). Sie können ganz uncharakteristisch sein, täuschen mitunter aber auch eine bestimmte körperliche Erkrankung vor. Die Patienten verarbeiten diese Beschwerden in hypochondrischer Weise, glauben felsenfest, an dieser oder jener organischen Krankheit zu leiden, und laufen von einem Internisten zum anderen, erzwingen sogar gelegentlich unnötige Operationen.

Charakteristisch sind Tagesschwankungen: am schlechtesten geht es dem Patienten meist in den Morgenstunden, gegen Abend bessert sich die Stimmungslage etwas, kann sogar ins Submanische umschlagen.

Die Depression drückt sich häufig im gesamten Erscheinungsbild aus, im Gesichtsausdruck, in der Gestik und Körperhaltung; selbst der Turgor der Haut läßt nach, die Kranken sehen müde und blaß, nicht selten vorgealtert und verfallen aus.

Therapie. Früher kannte man nur Johanniskraut- und Opiumkuren. Erst seit Einführung der Schockbehandlung in den 30er Jahren (anfangs Cardiazolschocks, 1938 Einführung der Elektroschocks durch Cerletti) gab es eine wirksame Behandlung für schwere Depressionen. Heute werden Elektroschocks – nur noch sehr selten – unter Kurznarkose und Muskelrelaxantien (zur Verhinderung der früher gelegentlich aufgetretenen Muskelzerrungen, -risse und Knochenbrüche) durchgeführt; zumeist genügen 4 – 12 Behandlungen. Sie sind 1955 fast ganz durch die medikamentöse Behandlung mit Thymoleptika verdrängt worden (Imipramim, Amitriptylin, Dibenzepin, Docepin, Maprotilin, MAO-Hemmer, Serotonin-Wiederaufnahme-Hemmer usw.).

Inwieweit dadurch nicht nur eine Symptombeseitigung bzw. -milderung, sondern auch eine Phasenverkürzung erreicht wird, ist noch nicht endgültig geklärt. Bei leichten oder abklingenden Depressionen kann eine roborierende Reiztherapie hilfreich sein. Mitunter erreicht man – scheinbar paradox – eindrucksvolle Besserungen durch Schlafentzug (jeweils für eine Nacht oder auch nur für die zweite Nachthälfte). Seit 1960 kennt man ferner als *prophylaktische* Behandlung bei häufig rezidivierenden depressiven und manischen Phasen die Lithiumtherapie, in den 80er Jahren auch Carbomazepin. Das Risiko späterer Phasen wird dadurch – statistisch gesichert – herabgesetzt.

•••• Bewegungstherapie beim Depressiven

Was zunächst gelernt werden muß, ist der *Umgang* mit Depressiven. Er erfordert besonders viel Takt und Einfühlungsvermögen. Gut gemeinte Aufmunterungen, Beschwichtigungen oder gar ein Antreiben des Patienten sind fehl am Platze. Ein Appell, er möge sich doch zusammenreißen, kann schweren Schaden stiften. Wesentlich ist, daß der Kranke sich in seinem Leiden verstanden und ernstgenommen fühlt. Die Gewißheit, daß er eine Krankheit hat wie jede andere und daß diese mit Sicherheit wieder restlos verschwindet, müssen wir ihm unermüdlich – sowohl verbal als auch averbal – immer wieder vermitteln. Deshalb ist es wichtig, daß nicht nur der Arzt, sondern jeder, der mit Depressiven zu tun hat, sehr genau über die *phasen*hafte Natur dieses Leidens informiert ist. Geduld und Stetigkeit in immer wieder erneutem Eingehen auf die Klagen des Patienten sind von großer Bedeutung.

Jeder schwer Depressive braucht intensive persönliche Zuwendung. Er läßt sich zunächst kaum in gruppentherapeutische Aktivitäten eingliedern. Der Vergleich mit anderen Patienten, die besser mittun können, wirft ihn zurück, die Hoffnung, er werde sich von den anderen mitreißen lassen, geht – zumindest in der akuten Phase – völlig fehl. Selbstverständlich wird die Eingliederung in gruppentherapeutische Aktivitäten ein Ziel sein, aber man muß dabei vorsichtig vorgehen. Der Kranke ist in seiner Depression so stark mit sich selbst und seinen seelischen wie auch körperlichen Beschwerden beschäftigt, daß er die Physiotherapie zunächst als eine störende Überforderung empfindet. Mit seinen Insuffizienzgefühlen steht er einer Übungsbehandlung eher ablehnend gegenüber. Meist hält er sich auch gar nicht dessen wert, daß man sich mit ihm beschäftigt. Es empfiehlt sich daher in vielen Fällen, zuerst auf die verbalen Beschwerden des Patienten einzugehen. Auf diese Weise findet man am ehesten einen Zugang zu ihm. Häufig stehen Klagen über (auch als Nebenwirkung der Psychopharmaka auftretende) Kreislaufstörungen im Vordergrund. In diesem Fall bietet sich ein zunächst mehr passives, dann zunehmend aktives Kreislauftraining an. Es gilt zunächst einmal, den Patienten soweit zu mobilisieren, daß er in die Werktherapie gehen kann, wo er durch Weben, Nähen, Töpfern, Schnitzen, Zeichnen oder sonstige Betätigungen von der ausschließlichen Beschäftigung mit sich selbst abgelenkt wird. Diese Tätigkeiten dürfen den Kranken nicht überfordern. Nach dem Motto „Etwas ist mehr als gar nichts“ sollte er das Gefühl bekommen, seine Zeit nicht völlig nutzlos verbracht zu haben. Im Prinzip gilt dies auch für die Bewegungstherapie. Der Patient darf sich nicht überfordert fühlen, sondern sollte erstaunt feststellen, daß er doch etwas mehr vermag, als er sich zunächst zutraute.

Das *Ziel* der Physiotherapie besteht darin, die Erscheinungen einer vitalen Depression zu mildern durch

- Anregung des Kreislaufs,
- Vertiefung der Atmung,
- Umstimmung und Anregung des Stoffwechsels,

- allmähliche Wiederherstellung der Freude an der gelösten eigenen Bewegung,
- Wiederherstellung des Selbstvertrauens und der Zuversicht sowie des sonst bei diesen Menschen so engen Kontakts zur Umwelt.

Depressive wollen anfangs nichts von sich aus aktiv tun, wenden aber gegen eine passive Behandlung nichts ein. Neben oder sogar noch vor einer Kreislaufbehandlung wurde früher mit einer Bindegewebsmassage begonnen. Sie ist heute nicht mehr üblich. Nach unserer Erfahrung sind Depressive schon nach der ersten Physiotherapie nicht mehr ablehnend und zeigen ihr Einverständnis und ihr Vertrauen, ohne es in Worten ausdrücken zu müssen.

Vor Beginn einer aktiven Übungsbehandlung, die nach Möglichkeit zunächst als Einzelbehandlung durchgeführt werden sollte, hat sich – auch für die Entwicklung einer Vertrauensbeziehung zwischen Patient und Bewegungstherapeut – als günstig erwiesen, diese „passive" Phase einzuschieben. Wichtig ist zunächst die Anregung der Atmung. Im Atmen mit dem Patienten, wobei die Hand an verschiedene Stellen des Körpes gelegt wird, in Ausstreichungen und im vorsichtigen, entspannenden Durchbewegen kann der Bewegungstherapeut eine akzeptierende Haltung zum Ausdruck bringen und dem Patienten gleichzeitig die Möglichkeit zum „Loslassen" und damit zum Erleben eines erweiterten Körperraumes geben. Die taktile Stimulation ist besonders wichtig, damit ein unmittelbarer Kontakt zur Außenwelt schneller wieder hergestellt wird. Im weiteren Verlauf der Therapie sind Kraft- und Selbstbehauptungsübungen sinnvoll, die eventuell angestaute aggressive Gefühle freisetzen, durch die Depressive mitunter unbewußt „blockiert" sind.

Durch die Depression sind die Patienten in ihrer Motorik gehemmt. Sie haben zumeist jeden Bewegungsantrieb verloren. Diesen wiederzuerwecken, auch die Freude an der Bewegung, ist eine wesentliche Aufgabe der Bewegungstherapie.

Dadurch, daß die Bewegungen *nach oben* betont werden, wird der Kranke gezwungen, seinen Blick zu heben, über die Dinge hinweg zu schauen und sich der Umwelt wieder aktiver zuzuwenden. Die Übungen sollen einfach und leicht auszuführen sein, da das Mißlingen schwierigerer Übungen die Selbstunwertgefühle steigern oder erneut wecken kann. Wenn irgend möglich, wird im Freien geübt; die frische Luft trägt mit zur Anregung bei. Sobald der Kranke einen Teil seiner Hemmungen überwunden hat, ein wenig gelockert und gelöst ist, wird er in die gruppentherapeutischen Aktivitäten (Gruppengymnastik) eingegliedert, was manchem zunächst schwerfällt; bei leichter Depressiven ist dies von Anfang an möglich.

Die *Gruppengymnastik* kann als *rhythmische* Gymnastik mit *Musik* durchgeführt werden. Depressive reagieren häufig am besten auf einen aufmunternden, zur Bewegung anregenden Rhythmus, wie ihn der Dreivierteltakt im Walzer oder der Ländler bietet. Durch die Musik wird die Motorik angeregt, die Schwermut aufgehellt. Depressive, die den Höhepunkt der Erkrankung bereits hinter sich haben, stellen sich wie jeder andere bald auf den Rhythmus der Melodie ein. Dabei spielt eine beträchtliche Rolle, ob Rhythmus und Melodie von früher her, d. h. aus Zeiten der Gesundheit, vertraut sind. Auf Neues und Ungewohntes stellen sich Depressive noch schlechter um als andere Patienten. Die starke Verhaftung in dem Gewohnten als „zweiter Natur" ist bei Depressiven besonders ausgeprägt. Auch wenn es letztlich gilt, sie da herauszulösen, wird man zunächst diese Eigenart berücksichtigen müssen.

Depressive sind von innen heraus verspannt, und diese Verspannung wirkt sich auf den Körper nachteilig aus. Musikgetragene Bewegung setzt von außen an und löst über die allgemeine körperliche Lockerung die psychischen Spannungen. Die Musik ist mehr als irgendwelche Bewegungsanweisungen in der Lage, über die Resonanz im Unbewußten des Hörenden bzw. in seinem Vegetativum wieder die Fähigkeit zum inneren Schwingen und Mitschwingen zu wecken. Sie trägt dazu bei, den Patienten allmählich aus seiner Schwermut herauszulösen. Dazu bedarf es einer differenzierten Auswahl geeigneter Musikstücke. An dieser Stelle ist auf die wachsende Literatur der Musiktherapie, die sich zu einer eigenen Disziplin entwickelt hat, zu verweisen. Die Wirkung, die eine Musik auf den Depressiven ausübt, ist nicht ausschließlich von ihrem musikalischen Charakter abhängig, sondern auch davon, welche lebensgeschichtlich bedingten persönlichen Assoziationen sie im einzelnen Kranken weckt. Erfolge – Zeichen der Stimmungsaufhellung, Lockerung und Verlebendigung – lassen sich oft schon an der äußeren Haltung des Patienten und an seinem Minenspiel physiognomisch leicht ablesen, bevor er selbst eine Besserung wahrhaben will.

Durch *Partnerübungen* fügt sich der Patient teils bewußt, teils unbewußt wieder in die Gemeinschaft ein. Dabei ist zu berücksichtigen, daß Depressive von ihrer Grundstruktur her zumeist sehr viel stärker gemeinschafts-orientiert sind als andere Patienten.

Anstatt den Kranken Musik vorzusetzen, kann man sie auch selbst zur musikalischen Gestaltung anregen. Eventuell können in der Werktherapie selbstgefertigte, einfachste Instrumente verwendet werden. Sind keine Instrumentenspieler dabei, läßt man die Gruppe singen. Dies ist besonders im Freien angebracht, weil dort Musikinstrumente an Wirkung verlieren. Es eignen sich besonders Wanderlieder, die einen belebenden Charakter haben. Zur Abwechslung können die Patienten nach einem bestimmten Takt in die Hände klatschen. Das Klatschen hat eine aufweckende, dynamisierende Wirkung.

Zunächst kommt es bei alledem darauf an, die Kranken von sich abzulenken, sie nicht nur äußerlich, sondern auch innerlich in Bewegung zu bringen und damit schrittweise aus der Depression herauszuführen. Inwieweit gewisse Bewegungsübungen unter Zuhilfenahme bestimmter, besonders geeigneter Musik darüber hinaus eine spezifische Wirkung auf Depressive ausüben, läßt sich gegenwärtig noch nicht abschließend beurteilen. Die Therapiemöglichkeiten auf diesem Feld sollten keinesfalls unterbewertet werden, sondern vielmehr für jeden in der Bewegungstherapie Tätigen eine interessante, zu einer experimentellen Haltung anregende Frage sein, inwieweit es durch bestimmte Bewegungsformen unter Zuhilfenahme von Melodie, Rhythmik, Harmonik bei gleichzeitiger Weckung des Gemeinschaftsgefühls möglich ist, zur Aufhellung einer depressiven Stimmungslage beizutragen. Die dazu erforderliche gesteigerte Aufmerksamkeit und Zuwendung wird dem Patienten in jedem Falle zugute kommen.

3.11.2 Manische Episoden bzw. Phasen

Symptomatik. Leitsymptom ist die Gehobenheit von Stimmung, Antrieb und Vitalgefühlen. Maniker überschätzen ihre eigenen Fähigkeiten bis zum vollständigen Verlust aller Selbstkritik. Sie halten sich für ungewöhnlich stark, reich, mächtig, leistungsfähig, begabt und gesund. Sie kennen keine Grenzen für ihren Expansionsdrang. Das Denken ist – ebenso wie alle anderen seelischen Abläufe – beschleunigt, mitunter so sehr, daß der logische Zusammenhang verlorengeht. Worte und Gedankenbruchstücke werden behende mit nur äußerlicher Verknüpfung – z. B. klangassoziativ – aneinandergereiht (Ideenflucht).

In ihrer Selbstüberschätzung geraten die Maniker immer wieder mit der Wirklichkeit in Kollison, wobei sie ihren Ruf, ihre finanzielle Existenz, den Beruf und die Familie gefährden oder gar zerstören. Heiterkeit und Zuversicht können, wenn die Umgebung ihnen Widerstand entgegensetzt, plötzlich in Gereiztheit und Aggressivität umschlagen.

Bei flüchtiger Begegnung werden manische Patienten von ihren Mitmenschen oft nicht als krank, sondern nur als besonders glücklich, ausgelassen und überschwenglich empfunden, bei längerem Zusammensein als außerordentlich anstrengend. Die Angehörigen bekommen oft schon frühzeitig die Verkennung der Realität bitter zu spüren: Ein Vermögen wird über Nacht verschenkt, verspielt, verschleudert, die sexuelle Enthemmung bringt den Kranken um seinen guten Ruf, er geht Verpflichtungen ein, die er niemals einhalten kann usw. Die Patienten selbst empfinden sich nicht als krank. Uneinsichtig setzen sie ihrer Klinikeinweisung oft heftigen Widerstand entgegen, so daß nicht selten List oder Gewalt zu Hilfe genommen werden muß. Ohne rechtzeitige Einweisung können beträchtliche Schäden und Einbußen des guten Rufs entstehen.

Abb. 3.**1** verdeutlicht die verschiedenen Formen der Manie in ihrer Beziehung zu den drei Grundkategorien seelischen Lebens: Antrieb, Stimmung, Vorstellungsleben. Unter ihnen ist die Stimmung für die manisch-depressiven Erkrankungen die maßgebliche.

Auf den ersten Blick sehen Maniker blühend aus. Sie wirken anregend auf ihre Umgebung und vermögen mit ihrem Schwung andere mitzureißen. Sie kennen keine Müdigkeit, keine Pausen, keine Schwäche. Sie brauchen sehr wenig Schlaf, haben oft einen gesteigerten Appetit, gesteigerten Geschlechtstrieb und verfügen mitunter über ungewöhnliche Kräfte. Es liegen also auch hier „Vitalstörungen" vor, die freilich im Gegensatz zur Depression nicht *als Störung*, sondern als gesteigerte Lebenskraft und Gesundheit empfunden werden. Nach alldem stellt die Manie in vieler Hinsicht das polare Gegenstück zur Depression dar. Das mag die Gegenüberstellung in Tab. 3.**2** veranschaulichen.

Therapie. Wichtig ist es, die Krankheit als solche zu erkennen und die Patienten rechtzeitig einer stationären Behandlung zuzuführen, bevor Ruf, Vermögen und berufliche Position irreparabel geschädigt sind. Behandelt werden die Patienten mit hochpotenten und stark sedierenden Neuroleptika. Bei der notwendigen hohen Dosierung bleiben extrapyramidale Nebenwirkungen im Sinne eines Parkinson-Syndroms zumeist nicht aus. Die Patienten sind dann in ihrer motorischen Entfaltung erheblich behindert, ohne daß ihr Antrieb damit schon in der gleichen Weise reduziert wäre. Ob die jeweilige Phase durch die Medikation tatsächlich abgekürzt, die Symptomatik nicht nur überdeckt wird, ist fraglich. Auch ohne Medikation würde jede Phase irgendwann einmal abklingen.

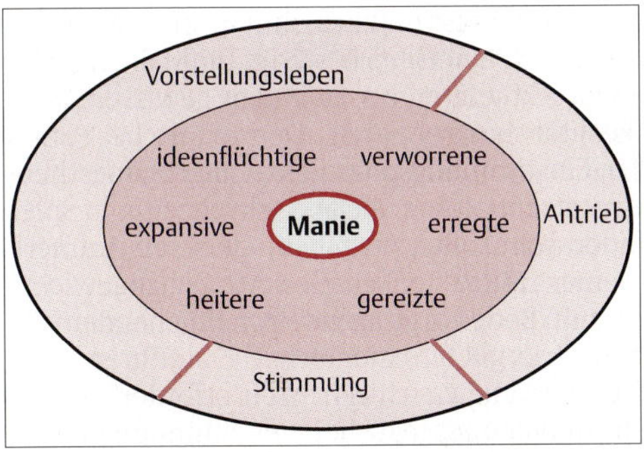

Abb. 3.**1** Verschiedene Ausgestaltungsformen manischer Psychosen

Weniger der unmittelbare Zustand als vielmehr die Langzeitprognose wird durch eine Lithiumtherapie und/oder Carbamazepin wesentlich verbessert.

•••• Bewegungstherapie beim Maniker

Es gilt, den unbegrenzten Bewegungsdrang des Patienten eine Strecke weit aufzufangen und womöglich zum Auslaufen zu bringen. Die Dynamik des Umgangs sollte *Decrescendo*-Charakter tragen. Bei den meisten von ihnen ist es erfolglos, durch starre Anordnungen und Disziplin bändigen zu wollen. Man wird zunächst auf ihn eingehen, ohne sich selbst von seinem sprühenden Feuerwerk mehr oder weniger origineller Gedanken und Einfälle zu sehr mitreißen zu lassen. Behutsam, ohne daß er es selbst merkt, muß man ihn in ruhige Bahnen lenken. Mit Humor kann man viel erreichen. Aggressionen lassen sich oft ins Spielerische hinein auflösen. Starre Verbote und Einschränkungen seines Expansionsdranges können dagegen heftige, explosive Reaktionen auslösen. Es gibt allerdings auch Patienten, denen es gut tut, von vornherein klare Grenzen gesetzt zu bekommen.

Anderen in der Gruppe vermag ein leicht manischer Patient mit seinem mitreißenden Schwung Auftrieb zu vermitteln. Für die Vorbereitung von Festen ist er gut zu gebrauchen. Doch wird man immer darauf achten müssen, daß er in seinen Aktivitäten rechtzeitig gebremst wird und daß seine pausenlose Umtriebigkeit für die anderen Patienten nicht zu anstrengend wird. Denn für kurze Zeit kann der Umgang mit einem Maniker anregend und belebend sein, über längere Zeit jedoch außerordentlich strapazierend. Dies wird von Unerfahrenen oft unterschätzt.

In der Bewegungstherapie ist alles zu vermeiden, was den manischen Patienten „aufheizen“ kann. Er darf sich durchaus bis zu einem gewissen Grade körperlich austoben, wobei aber immer das Ziel des „Abebbens“ im Auge behalten werden sollte. Es ist nützlich, ihm bestimmte Aufgaben zuzuweisen, in denen er sich einerseits bestätigt fühlt, die ihn aber andererseits auch in seinen Aktivitäten bis zu einem gewissen Grade binden und mit der Realität konfrontieren. Der manische Patient braucht besonders in der Einstimmungsphase einer Bewegungstherapiestunde Raum zur Aktivitätsentfaltung, die aber gleichzeitig in Spiele oder Übungen eingebunden sein sollte, Aufgaben, die seine Aufmerksamkeit binden und zu seiner „Mitte“ lenken. Gezielte Gleichgewichtsübungen, die einen Bezug zum Boden als tragendem, haltgebendem Element herstellen, sind sinnvoll. Es gilt Situationen herbeizuführen, in denen Konzentration und körperliche Geschicklichkeit erforderlich sind. Sie können ihn ablenken, zu einer ausgeglicheneren Stimmung beitragen und aggressive Gereiztheit mindern, solange keine Überforderung

Tabelle 3.2 Gegenüberstellung der Symptomatik von Depressionen und Manien

	Depression	Manie
Stimmung	gedrückt – verzweifelt	gehoben (heiter oder gereizt)
Antrieb	gehemmt oder agitiert (leere Getriebenheit)	gehoben (betriebsam bis zur Hektik)
Bewegungsverhalten	gehemmt, seltener gehetzt („agitiert“)	gelockert bis hin zum Bewegungssturm
Denken		
formal	gehemmt	Assoziationslockerung bis zur Ideenflucht
– inhaltlich Themen	Urängste des Menschen – „Schuld“ → Versündigungswahn – „Verarmung“ → Verarmungswahn – „Dahinsiechen“ → hypochondrischer Wahn	Größenideen – Selbstüberhebung/Skrupellosigkeit – Krösuswahn/Verschwendung – Gesundheitswahn/Krankheitsuneinsichtigkeit
Vitalstörungen	– Mißbefinden – „kann nicht“ schlafen – Appetitverlust/Obstipation – abnormer Kräfteschwund – Libidoschwund – Darniederliegen der vegetativen Funktionen	– abnormes Wohlbefinden – „braucht nicht“ zu schlafen – Appetitsteigerung – abnorme Kräftesteigerung – abnorme Libidostimulation – Stimulation der vegetativen Funktionen

damit verbunden ist. In bezug auf manische Patienten ist es nochweniger als bei anderen möglich, allgemeine Richtlinien zu geben. Viel bleibt dem rechten Augenblickseinfall überlassen. Dazu bedarf es der Einfühlung. Eine „glückliche“ Hand im Umgang mit diesen Kranken kann zu beträchtlichen Verhaltensänderungen beitragen und damit das Klima auf einer ganzen Station bessern. Freilich wird man sich darüber im klaren sein müssen, daß es sich lediglich um Augenblickserfolge handelt, die den Krankheitsverlauf als solchen wenig beeinflussen, wohl aber das Verhältnis zur Therapie und damit indirekt auch wiederum den gesamten Verlauf, insofern als dieser ganz wesentlich davon abhängt, ob der Patient Vertrauen fassen kann oder nicht. Ob der Patient die Behandlung als Zwangsmaßnahme empfindet oder als notwendigen Schutz akzeptiert, hängt wesentlich mit davon ab, wie man mit ihm umgeht. Der Bewegungstherapeut kann manches dazu beitragen, die Zeit der Behandlung für den Patienten (und auch für seine Umgebung) erträglicher, vielleicht sogar erfreulich zu gestalten.

3.12 Körperlich begründbare Psychosyndrome

Gemäß ICD-10 fallen darunter:

- Organische einschließlich symptomatische psychische Störungen (F0) und
- psychische und Verhaltensstörungen durch psychotrope Substanzen (F1).

3.12.1 Akute Psychosyndrome

Die akuten körperlich begründbaren (früher als „exogen“ bezeichneten) Psychosyndrome bzw. Psychosen beruhen auf reversiblen krankhaften Veränderungen von Funktionen des zentralen Nervensystems (ZNS). Sie treten nicht nur bei primären Erkrankungen des ZNS auf, sondern auch als Begleiterscheinungen bei Allgemeinerkrankungen oder Erkrankungen innerer Organe. Bekannt sind

- Fieberdelirien,
- seelische Veränderungen bei Herzinsuffizienz,
- Hepatitis,
- Basedow-Krankheit,
- Urämie,
- Stoffwechselentgleisungen im Rahmen eines Diabetes usw.

Prinzipiell können alle körperlichen Erkrankungen bei genügendem Ausmaß über eine Beeinträchtigung der Hirnfunktionen zu exogenen Psychosen führen. Die psychischen Veränderungen durch Endotoxine (Vergiftung durch Stoffwechselprodukte bei Urämie, Eklampsie, Leberkoma usw.) leiten über zu jenen, die durch Intoxikationen von außen (falsch dosierte Medikamente, Alkohol, andere Rauschmittel, toxische Substanzen verschiedener Art) hervorgerufen werden.

Seit Bonhoeffer (1912) wissen wir, daß die beobachtbaren psychischen Veränderungen in ihrer Art weitgehend unabhängig sind von der Art der körperlichen Erkrankung, die jeweils zugrunde liegt. Bonhoeffer beschrieb unterschiedlich „exogene Reaktionstypen" als unspezifische Antworten auf körperliche Noxen. Ihr Leitsymptom sind Bewußtseinsstörungen. Man unterscheidet *quantitative* Bewußtseinsstörungen (nach zunehmenden Graden der Intensität: leichte Benommenheit, Somnolenz, Sopor, Koma) und *qualitative* Bewußtseinsstörungen (z. B. Dämmerzustand, Delir, amentielles Syndrom).

Dämmerzustände sind durch eine traumhafte Bewußtseinseinengung gekennzeichnet. Häufig kommt es bei ihnen zu Halluzinationen (vor allem Gesichtstäuschungen) und Erregungszuständen. Gelegentlich bleibt die Fähigkeit zu komplexen Handlungsabläufen erhalten, so daß die Bewußtseinsveränderung nicht deutlich zutage tritt. Es ist möglich, daß jemand in einem Dämmerzustand eine Reise unternimmt und irgendwo an einem Ort „wieder zu sich kommt", ohne zu wissen, wie er dorthin gekommen ist und was ihn bewog, diese Reise zu unternehmen. Allen Dämmerzuständen ist gemeinsam, daß für sie später eine mehr oder weniger vollständige Amnesie (Erinnerungslosigkeit) besteht. Dämmerzustände sind im Rahmen von Epilepsien geläufig, können aber auch bei anderen körperlichen Erkrankungen auftreten. Daneben gibt es psychogene („hysterische") Dämmerzustände; sie sind Ausdruck und zugleich Mittel neurotischer Konfliktverarbeitung bei dazu besonders disponierten Menschen, also nicht organischer Herkunft, sondern seelisch bedingt. Im Gegensatz zu ersteren sind bei ihnen keine Veränderungen im EEG nachweisbar. Sog. „Hysteroepilepien" können differentialdiagnostische Schwierigkeiten bereiten.

Delirien zeichnen sich durch eine weniger starke Bewußtseinsabspaltung aus. Die Kranken halluzinieren vorwiegend optisch (z. B. kleine Tiere oder auch ganze Szenen). Die Orientierung wie auch der gesamte Bewußtseinszustand „fluktuiert", d. h. wechselt ständig. Die Patienten sind sehr suggestibel: Sie lesen auf intensive Aufforderung hin vom weißen Blatt ab oder lassen sich die vermeintlichen Katzen im Zimmer von der Krankenschwester verscheuchen, was aber jeweils nur für kurze Zeit seine Wirkung tut. Auch der Grad der Bewußtseinsveränderung unterliegt Einflüssen von seiten der Umwelt. Neeben den vorwiegend optischen Halluzinationen sind illusionäre Verkennungen der Situation charakteristisch. Prototyp ist das Alkoholdelir, das als „Delirium tremens" mit starken vegetativen Begleiterscheinungen (Zittern, fahriger Bewegungsunruhe, Schweißausbrüchen, Kreislaufstörungen) einhergeht. Delirien gibt es jedoch auch infolge anderer Ursachen. Eine seltene Erkrankung ist das *Delirium acutum,* das mit seinen Stupor- und Erregungszuständen von einer katatonen Schizophrenie schwer zu unterscheiden ist.

Das *amentielle Syndrom* zeigt inkohärentes, d.h. zusammenhangloses, verwirrtes Denken, Ratlosigkeit, nur geringe Benommenheit mit gelegentlichen Halluzinationen und illusionären Verkennungen. Es wird z.B. bei schweren Infektionskrankheiten beobachtet. Für Delirien und amentielle Syndrome besteht beim Patienten gewöhnlich ein partielles Erinnerungsvermögen.

Bewußtseinsstörungen sind besonders typisch für körperlich begründbare Psychosyndrome. Es gibt jedoch auch solche ohne Bewußtseinsstörungen. Man spricht dann von *Durchgangssyndromen* (Wieck). Je nachdem, welche psychischen Funktionen am stärksten betroffen sind, lassen sich

- affektive,
- stimmungs- und antriebsverändernde,
- amnestische,
- paranoide,
- halluzinatorische usw.

Durchgangssyndrome unterscheiden; unabhängig davon kann man sie nach ihrem Schweregrad differenzieren.

Typisches Bild einer ausgeprägten exogenen Psychose: Der Kranke ist benommen und/oder verwirrt. Er weiß nicht mehr genau, wo er sich befindet, verwechselt Ort und Zeit, verkennt die Personen seiner Umgebung, spricht inkohärent = ohne Zusammenhang, ist voller Angst, Unruhe oder zeigt unmotivierte Heiterkeit (Euphorie), verhält sich motorisch erregt oder apathisch oder sogar stuporös (ohne jegliche Reaktion auf die Umwelt). Im Tapetenmuster erkennt er Gesichter (illusionäre Verkennungen), die ihn verhöhnen. Aus Geräuschen vor der Tür glaubt er entnehmen zu können, man hole ihn jetzt ab. Ganze Szenen können (z.B. bei der Huntington-Chorea) in bunter Aufeinanderfolge halluziniert werden. Im Gegensatz zu schizophrenen Psychosen fallen Bewußtseinsstörungen, der geringere Strukturiertheitsgrad und die „Buntheit" der Zustandbilder auf. Es fehlt die Hintergründigkeit bzw. Doppelbödigkeit schizophrenen Erlebens.

Eine besondere Form exogener Psychosen stellen die *Kontusionspsychosen* dar, die nach schweren geschlossenen oder offenen Schädel-Hirn-Verletzungen vorkommen. Verkennung der Umgebung, halluzinatorische Erlebnisse, unzusammenhängendes Denken, Unruhe und affektive Entgleisungen (häufig euphorische Stimmungslage) sind typisch. Mitunter findet sich ein ausgeprägtes Korsakow-Syndrom (Minutengedächtnis, Desorientiertheit, Konfabulationen). Kontusionspsychosen gehen zumeist, nicht immer, mit neurologischen Befunden einher. Sie hinterlassen nicht selten schwere neurologische und psychische Ausfallserscheinungen (hirntraumatisches Psychosyndrom).

3.12.2 Chronische psychoorganische Syndrome

Die hier genannten Syndrome entstehen zumeist auf dem boden irreversibler hirnorganischer Schädigungen oder Abbauprozesse und sind in der Regel nur partiell rückbildungsfähig. Man untescheidet Psychosyndrome bei *diffuser* Hirnschädigung und *hirnlokale* Psychosyndrome.

•••• Diffuse hirnorganische Schädigungen bzw. Abbauprozesse (Hirnatrophien)

Als „Achsensyndrome" gelten Persönlichkeitsabbau und Demenz (Intelligenzabbau). Dies sind jedoch Anzeichen, die zumeist erst nach längerem Krankheitsprozeß deutlich hervortreten. Am Anfang stehen zumeist Störungen der Merkfähigkeit und der Konzentration sowie eine zunehmende Affektdurchlässigkeit, die sich von der früheren affektiven Ansprechbarkeit des Patienten deutlich abhebt (die Betroffenen werden z.B. „rührseliger" oder leichter jähzornig). Erst im weiteren Fortgang kommt es zu einer Zuspitzung und Erstarrung von Persönlichkeitseigentümlichkeiten (der Empfindliche wird mißtrauisch, der Sparsame geizig usw.). Die geistige Beweglichkeit und Umstellungsfähigkeit läßt nach, das Denken verläßt nicht mehr die gewohnten Bahnen. Schließlich tritt eine Nivellierung oder sogar ein Abbau der Persönlichkeit auf. Aus der Affektdurchlässigkeit wird eine Affektinkontinenz (hemmungsloses Weinen bei geringsten Anlässen), aus der Merkfähigkeitsstörung ein schweres amnestisches Psychosyndrom bis hin zum Korsakow-Syndrom (extreme Merkschwäche, Desorientierung, Konfabulationsneigung). Die mangelnde geistige Beweglichkeit wandelt sich zur groben Unfähigkeit, Zusammenhänge zu verstehen. Persönlichkeitsabbau und Demenz können extreme Grade annehmen. Für die Praxis sind vor allem die Anfangsstadien wegen ihrer zahlenmäßigen Verbreitung in der überalterten Bevölkerung von großer Bedeutung.

Ätiologie. Am häufigsten ist nach heutiger Auffassung die Alzheimer Demenz, an zweiter Stelle die *Hirnarteriosklerose* (atherosklerotische Veränderungen der Hirngefäße). Früher beginnen die sehr viel selteneren chronisch entzündlichen Gefäßwandveränderungen, Hämodynamische Faktoren (Herz und Kreislauf) spielen bei der Ausprägung der Symptomatik eine beträchtliche Rolle. Im Gegensatz zu den chronisch progredienten Hirnatrophien, unter denen die Alzheimer-Krankheit überwiegt, ist bei der Atherosklerose der Hirngefäße ein Wechsel in Art und Ausmaß der Symptomatik häufig. Auch psychoreaktive Faktoren beeinflussen das Erscheinungsbild. Es gibt rasche Progredienz, oft verbunden mit zerebralen Insulten („Hirnschlag"), häufiger sind über Jahre hin nur langsam sich verschlechternde Zustandsbilder. Während bei der Hirnarteriosklerose ein Hirnschwund sekundär durch mangelnde Blutversorgung zustande kommt, beruht die Alzheimer-Erkrankung auf einem primären Hirnschwund (diffuse Hirnschrumpfung mit Nervenzellausfällen). Die Ursachen sind noch nicht hinreichend geklärt. Bei einigen Formen mit familiär gehäuftem Auftreten spielen genetische Faktoren eine wesentliche Rolle. Dies trifft insbesondere für die Pick-Atrophie zu, bei der es zu umschriebenen atrophischen Veränderungen im Bereich des Stirn-, Schläfen- oder auch Scheitelhirns kommt. Es findet sich hier ein hirnlokales Psychosyndrom (s. unten) mit Antriebs- und Stimmungsstörungen sowie Charakterveränderungen oft ohne Gedächtnisstörungen.

Außer den degenerativen Erkrankungen gibt es langsam wachsende Tumoren, die zu einem chronischen psychoorganischen Syndrom führen können, ferner toxische Veränderungen (infolge von Alkohol- und Medikamentenabusus, insbesondere Schlafmittelabusus) usw.

Auch entzündliche Hirnerkrankungen können zu psychoorganischen Syndromen führen. Die progressive Paralyse wurde früher als die wichtigste hirnorganische Erkrankung angesehen. Sie ist heute sehr selten geworden, kann aber immer noch als Prototyp einer hirnorganisch bedingten Psychose geklärter Ursache gelten. Ohne Behandlung führt sie zu einem Zerfall der Persönlichkeit und zu fortschreitender Demenz.

3.12.3 Hirnlokale Psychosyndrome

Hirnlokale Psychosyndrome entstehen durch umschriebene Hirnschädigungen oder -erkrankungen. Bewußtseins- und Gedächtnisstörungen fehlen zumeist. Im Vordergrund stehen Störungen des Antriebs und der Affektivität. Verstimmbarkeit mit unvermittelt auftretenden Verstimmungszuständen, erhöhte Reizbarkeit bei gleichzeitig bestehender Abstumpfung gegenüber feineren Umwelteinflüssen, eine Neigung zu Triebdurchbrüchen oder auch Charakterveränderungen können das Bild prägen. Speziell bei Hirnverletzten findet man sehr häufig eine allgemeine Antriebsminderung, affektive Stumpfheit und Interessenverarmung bei gleichzeitig erhöhter Reizbarkeit mit Neigung zu überschießenden Reaktionen; d.h., die Schwelle für die Ansprechbarkeit überhaupt ist erhöht, diejenige für explosive Entladungen erniedrigt.

Im einzelnen lassen sich folgende Krankheitsbilder differenzieren, bei denen zum Teil die Lokalisation der Schädigung bzw. Erkrankung die Symptomatik entscheidend bestimmt:

•••• Stirnhirnsyndrome

Nicht nur nach ihrer anatomischen Lage, sondern auch nach ihrer funktionellen Bedeutung kann man Schädigungen im Bereich der Konvexität und solche im basalen Bereich (Orbitalhirn) unterscheiden.

Herdförmige Zerstörungen im Stirnhirnbereich führen nicht zu neurolgoischen Ausfällen. Psychische Veränderungen treten zumeist nur bei ausgedehnten Schädigungen auf. Linksseitige Läsionen sind folgenschwerer. Die anfängliche Symptomatik im Anschluß an eine Gewebszerstörung kann sich später dadurch, daß gesundes Gewebe kompensatorisch Funktionen übernimmt, bis zu einem gewissenGrade wieder zurückbilden. Bei doppelseitiger symmetrischer Schädigung ist die Ersatzleistung durch andere Hirnteile nur gering. Je jünger der Mensch ist, desto eher können Funktionen durch andere Hirnteile übernommen werden (bei kleinen Kindern sind Hemisphärektomien ohne allzu große Ausfälle möglich!). Abtragungen von Teilen des Stirnhirns während einer Operation führen nicht zu Bewußtseinsverlust. Das Hirngewebe als solches ist nicht schmerzempfindlich.

Ätiologie. Wie in anderen Hirnregionen auch können die Ursachen für umschriebene Schädigungen im Stirnhirnbereich sehr verschiedener Art sein: offene Hirnverletzungen, Hirnkontusionen (Hirngewebszerstörungen bei gedeckten Schädel-Hirn-Verletzungen), z.B. durch Verkehrsunfälle. (Der Ort der Hirnläsion ist nicht immer der Ort der Gewalteinwirkung; es gibt z.B. sog. *Gegenstoßherde* im Stirnhirnbereich bei Gewalteinwirkungen auf den Hinterkopf.) Ferner kommen in Betracht: Hirnabszesse, die aus der Nachbarschaft (z.B. Nebenhöhlen) oder über die Blutbahn metastatisch verschleppt sein können, Restschädigungen nach Meningoenzephalitis, Hirntumoren verschiedener Art und im Stirnhirn lokalisierte Hirnatrophien unterschiedlicher Genese.

Symptomatik. Schädigungen im Bereich der Stirnhirn*konvexität* führen zu Initiativverlust (Antriebsminderung bei erhaltener Fremdanregbarkeit), Apathie und allgemeiner Verlangsamung. Die Patienten wirken träge, gleichgültig, leer („wie bestellt und nicht abgeholt"). In fortgeschrittenen Stadien lassen sie Urin und Stuhl unter sich und schämen sich nicht, wenn es entdeckt wird. Spontan befriedigen sie schließlich nur noch die elementaren Triebbedürfnisse, verlieren ihr Taktgefühl und werden gemeinschaftsunfähig.

Letzteres trifft in anderer Weise auch für *Orbitalhirn*geschädigte zu. Ihre Stimmungslage ist oft gehoben. Sie fallen durch Rücksichtslosigkeit, Selbstüberschätzung, leere Geschäftigkeit, Impertinenz und gelegentlich durch peinliche Albernheit auf. Durch ihre Bedenkenlosigkeit können sie innerhalb kurzer Zeit ihre berufliche Existenz wie auch ihr privates Leben ruinieren. Charakterveränderungen im Sinne zunehmender Unzuverlässigkeit, Skrupellosigkeit – gelegentlich mit hochstaplerischen Tendenzen – sind oft das erste, was auffällt. Die Intelligenz braucht dabei nicht beeinträchtigt zu sein. Das führt mitunter dazu, daß die Wesensänderung nicht als hirnorganisch bedingt erkannt wird. Die Patienten gelten dann als moralisch minderwertig oder „psychopathisch", obwohl ein hirnorganisch begründbares Psychosyndrom („*Pseudo*psychopathie") vorliegt (die, juristisch gesehen, Schuldfähigkeit mindert, wenn nicht sogar aufhebt).

Therapie. Bei sog. *frontaler Antriebsminderung* können Anregungsmittel nur vorübergehend zu einer gewissen Initiative verhelfen. Die Überbetriebsamkeit Orbitalhirnverletzter läßt sich durch entsprechende Medikation dämpfen. Bei schweren Charakterveränderungen ist die Unterbringung in einem Psychiatrischen Krankenhaus manchmal nicht zu umgehen. Gesteigerte Eßlust erfordert mitunter eine Kontrolle der Nahrungsaufnahme. *Physiotherapeutisch* sind die Antriebsstörungen bei hirnorganisch bedingten Psychosyndromen nur begrenzt beeinflußbar. Dennoch ist eine Bewegungstherapie indiziert, um die Patienten zu mobilisieren und ein wenig aus ihrer Lethargie herauszuholen.

•••• Stammhirnschädigungen

Sie sind am häufigsten nach gedeckten Schädel-Hirn-Traumen (Hirnkontusionen). Auch hier kommt es zu einer (zumeist weniger stark ausgeprägten) Antriebsminderung ohne die für Stirnhirnsyndrome charakteristische erhaltende Fremdanregbarkeit; es kommt ferner zu Apathie, Interessenverarmung, Verstimmbarkeit und der o.g. erhöhten Reizbarkeit bei gleichzeitig vorhandener Abstumpfung bzw. verminderter Ansprechbarkeit. Häufig damit verbunden sind – von der Lokalisation her erklärlich – (z.B. wetterabhängige) Kopfschmerzen, Schwindelbeschwerden, Kreislauflabilität, vorzeitige Ermüdbarkeit. Gelegentlich kann es bei einzelnen Patienten zu Triebdurchbrüchen kommen. Insgesamt wird die Persönlichkeit von Hirnstammgeschädigten in ihrer Struktur vergröbert, mitunter – aber nicht notwendig – nivelliert und abgestumpft.

Therapie. Wenn eine kausal angehbare Erkrankung bzw. Schädigung ausgeschlossen worden ist, bleibt die psychagogische bzw. psychosoziale Betreuung dieser Patienten das Wichtigste. Es kommt darauf an, die Grenzen ihrer Belastbarkeit genau zu kennen, um Überforderung, aber auch Unterforderung zu vermeiden. Bis zu einem gewissen Grade können hirnstoffwechselfördernde und psychovegetativ ausgleichend wirkende Medikamente hilfreich sein, wobei eine Gewöhnung an bestimmte Mittel zu vermeiden ist. Eine *physiotherapeutische* Aktivierung bzw. Bewegungstherapie tut vielen Patienten gut, wobei aber auf eine vorhandene Neigung zu vegetativen Dysregulationen, Schwindelbeschwerden u. ä. Rücksicht genommen werden muß.

•••• Endokrine Psychosyndrome

Den hirnlokalen Psychosyndromen verwandt sind die endokrinen Psychosyndrome, die sich auf bestimmte endokrine Störungen bzw. Ausfälle zurückführen lassen. Sie sind insgesamt weniger spezifisch, als man früher angenommen hat. Immerhin führen die Hyperthyreose mit ihrer psychovegetativen Übererregtheit, die den Patienten innerlich getrieben oder gar gehetzt erscheinen läßt, die Hypothyreose mit allgemeiner Verlangsamung, Abstumpfung, Trägheit zu charakteristischen Zustandsbildern. – Hier ist in vielen Fällen eine kausal angreifende oder doch zumindest substituierende Behandlung möglich.

•••• Zusammenfassung der Physiotherapie bei körperlich begründbaren Psychosyndromen

Bei den akuten exogenen Psychosyndromen spielt die Physiotherapie naturgemäß keine wesentliche Rolle. Hier kommt alles darauf an, den akuten bedrohlichen Zustand so rasch wie möglich zu beseitigen. In einigen Fällen ist eine kausale Therapie möglich (Operation von epiduralen oder subduralen Hämatomen, von Tumoren und Abszessen, antibiotische Behandlung bei entzündlichen Erkrankungen, Regulationen des Zuckerstoffwechsels bei hypo- oder hyperglykämisch bedingten Psychosyndromen, Beseitigung einer Urämie, einer Herzinsuffizienz bei kardinal bedingter Minderdurchblutung der Hirngefäße usw.). In anderen Fällen ist nur eine symptomatische Behandlung möglich. Viele dieser Patienten benötigen eine Infusionsbehandlung zur Auffüllung des Kreislaufs, gegen eine oft vorhandene Exsikkose, zur Entgiftung des Organismus von Toxinen sowie zur möglichst raschen Applikation von Medikamenten. Die Krankengymnastik wird sich in solchen Fällen, wenn sie überhaupt indiziert ist, auf passive Bewegungsübungen im Bett – z. B. zur Vorbeugung von Thrombosen – beschränken müssen.

Bei neurologischen Ausfällen spielt die Physiotherapie selbstverständlich eine wichtige Rolle; so auch beim *Apallischen Syndrom*, das nach besonders schweren Hirnverletzungen (Hirnstammkontusionen) auftritt und einen sehr intensiven physiotherapeutischen Einsatz oft über lange Zeit erfordert.

Größere Bedeutung als bei den akuten exogenen Psychosen kommt der Physiotherapie bei den *chronischen psychoorganischen Syndromen* zu. Bei bettlägerigen Patienten ist eine tägliche passive – womöglich auch aktive – Bewegungsbehandlung wichtig zur Prophylaxe von Pneumonien und Thrombosen. Bei der großen Zahl von Patienten, die keineswegs bettlägerig sind, ist gezielte Aktivierung von großer Bedeutung. Dabei geht es durchaus nicht nur darum, körperliche Inaktivierung zu vermeiden, sondern ebensosehr darum, zugleich mit der motorischen Selbstentfaltung seelisch-geistige Beweglichkeit und vor allem auch Kommunikationsfreudigkeit zu erhalten oder neu wieder aufzubauen. Dies gilt insbesondere auch für ältere Patienten (vgl. Scharll 1989).

Angesichts der beträchtlichen Steigerung der Lebenserwartung durch die moderne Medizin ist dieser zuletzt genannte Gesichtpunkt besonders aktuell. Gegenwärtig entstehen in verschiedenen Großstädten Alten-Tageskliniken sowie Therapiezentren mit bewegungstherapeutischen Angeboten für ambulante Patienten. Sie sind als Glieder einer „Therapiekette" zu sehen, die von den klinischen Einrichtungen bis zu den daheim wohnenden Patienten reicht und nahtlos in die Prävention übergehen sollte. Hier gibt es wichtige Aufgaben für einen breiteren Einsatz von Physio- bzw. Bewegungstherapeuten.

•••• Schlußwort

Mit diesem Hinweis auf die wachsende Bedeutung der „Therapiekette" und damit auch der außerklinischen Bewegungstherapie, nicht allein für die Betreuung alter Menschen, sondern für die Betreuung von – chronifizierungsbedrohten – Patienten *aller* Diagnosegruppen und Altersstufen, möchte ich schließen. Wie anfangs betont, zeichnet sich in bezug auf die Physiotherapie in der Psychiatrie ein Wandel des Berufsbildes und damit auch der Ausbildung ab. Berufs- und gesundheitspolitische Entscheidungen sind notwendig, um auch den ambulant zu behandelnden psychisch Kranken oder Gefährdeten diejenige Hilfe zukommen zu lassen, die eine differenzierte Bewegungstherapie anzubieten hat. Dazu kommen für die außerklinische Bewegungstherapie Aufgaben in der Prävention von keineswegs nur psychischen Erkrankungen im Sinne einer basalen Gesundheitsvorsorge. „Salutogenese" (Antonowsky) lautet hierfür das Stichwort (vgl. dazu Lambrecht u. Johnen 1994). Einer den ganzen Menschen (Körper, Seele, Geist – die Person in ihrer Sozialwelt) einbeziehende Bewegungstherapie eröffnen sich – über den engeren psychiatrischen Rahmen hinaus – in Zukunft wichtige Aufgaben.

4 Bewegungstherapie in der Psychiatrie

E. Braun

•••• Vorbemerkung

In der täglichen Auseinandersetzung mit dem psychiatrisch Kranken und dem therapeutischen Team in der Psychiatrie entwickelte ich aus physiotherapeutischer Sicht eine Behandlungsform, die ich Bewegungstherapie in der Psychiatrie nennen möchte. Die theoretische Bearbeitung und die sprachliche Erfassung und Zuordnung solch eines Tuns ist erfahrungsgemäß nicht leicht, denn das jeweilige Tun steht gerade in dem Sektor Psychiatrie in einem komplexen Beziehungsgeflecht. Ich möchte daher vor dem Mißverständnis warnen, die vorliegende Arbeit als ausschließliche theoretische Basis einer künftigen psychiatrischen Bewegungstherapie zu sehen. Sie ist meines Erachtens vielmehr eine Art Leitfaden, der Physiotherapeuten den Einstieg in die Bewegungstherapie in der Psychiatrie erleichtern soll. Weiterhin soll er den Zugang zu dieser Materie erleichtern. Gleichzeitig ist zu hoffen, daß sich für psychiatrisch Kranke eine Ergänzung des Therapieangebotes ergibt.

•••• Einführung

Der psychiatrische Patient, der an der Bewegungstherapie (BWT) teilnimmt, hat in der Regel keine organischen Schäden am Bewegungssystem oder vom Physiotherapeuten zu behandelnde internistische Erkrankungen. Im allgemeinen kann der körperliche Gesundheitszustand des Patienten durchaus mit dem der Durchschnittsbevölkerung verglichen werden. Natürlich können neben der psychischen Erkrankung auch körperliche Schäden bestehen, die eine Einzelbehandlung notwendig machen oder vom Physiotherapeuten bei der Gruppenbehandlung beachtet werden müssen (vgl. dazu „Gruppenbehandlung" in Bd. 6).

Bei den übrigen Patienten fällt die übliche klassische Untersuchung, die sonst auf dem Gebiet der Physiotherapie unerläßlich ist, weg.

Dennoch muß sich der Bewegungstherapeut ein Bild von dem Bewegungsverhalten des Patienten machen. Der Therapeut ist vor die Aufgabe gestellt, die Patienten in ihrem körperlichen Ausdruck (der Körpersprache), in ihrer Art zu gehen, zu sprechen, zu gestikulieren, Gebrauchsbewegungen auszuführen, vorgegebene Bewegungsabläufe nachzuvollziehen, zu erfassen und wahrzunehmen.

Dieser Vorgang schließt sowohl einen subjektiven als auch einen objektiven Aspekt mit ein: Der Therapeut versteht sich als teilnehmender Beobachter seines Gegenübers, des Patienten. Er ist in der Lage, die Empfindungen, die der Patient in ihm hervorruft, zu bemerken und zum Teil auch in einen von der eigenen Person abgelösten Sinnzusammenhang zu bringen. Der Bewegungstherapeut in der Psychiatrie darf sich nicht als distanzierter Beobachter von Verhalten und Bewegungsabläufen verstehen.

Während in der klassischen Physiotherapie die Untersuchung stets in einer Situation erfolgt, in der sich Therapeut und Patient eigens zu diesem Zweck zusammenfinden, muß im psychiatrischen Bereich diese Ausgangssituation modifiziert werden.

Bevor die Gruppenbehandlung beginnt, empfiehlt es sich, mit dem Patienten ein Vorgespräch zu führen, an dem im besten Falle der Arzt oder ein anderes Teammitglied beteiligt ist. Es ist wichtig für das Gelingen der Therapie und die Motivation des Patienten, daß dieser spürt, die einzelnen therapeutischen Aktivitäten werden vom gesamten Team unterstützt.

Der Bewegungstherapeut sollte zum therapeutischen Team gehören. In regelmäßigen Teambesprechungen erhält er adäquate Informationen über den Patienten, wie Lebensgeschichte, Krankheitsverlauf, Diagnose, aktuelle Situation der Therapie. Bei dieser Gelegenheit kann auch der Bewegungstherapeut von seinen Beobachtungen und Erfahrungen mit dem Patienten berichten, damit diese in einen größeren Zusammenhang gebracht werden können. Das weitere Vorgehen in der Bewegungstherapie richtet sich dann nach den im Team besprochenen ganzheitlichen Richtlinien oder Zielen; dies führt zu einer ganzheitlichen Behandlung des Patienten.

Im übrigen ist die gute Zusammenarbeit mit den Therapeuten auf der Station ein wesentlicher Faktor der Sicherheit und letztlich der Effektivität der Bewegungstherapie. Der Patient hat die Möglichkeit, über Erfahrungen aus der Bewegungstherapie mit dem behandelnden Arzt oder einem anderen Teammitglied zu sprechen und somit dort weiterzuarbeiten, wo er eventuell in der Bewegungstherapie aufgehört hat.

4.1 Ansatz der Bewegungstherapie in der Psychiatrie

Ausgangspunkt der Bewegungstherapie ist die Betrachtung und Wahrnehmung des Bewegungsverhaltens und der Gefühlssphäre des Patienten.

Der Bewegungstherapeut bemüht sich, den Patienten als soziales Wesen in der bewegungstherapeutischen Gruppe zu erfassen. Er geht auf die Selbstwahrnehmung des Patienten mit der Frage ein: „Wie erlebt der Patient sein ‚Bewegtsein'?" Ferner ist die Selbstwahrnehmung des Therapeuten zu berücksichtigen.

Der übergreifende Gedanke, daß Bewegung stets in irgendeiner Form zu Veränderung führt, gibt der Bewegungstherapie die Möglichkeit, in zwei Richtungen verändernd einzuwirken:

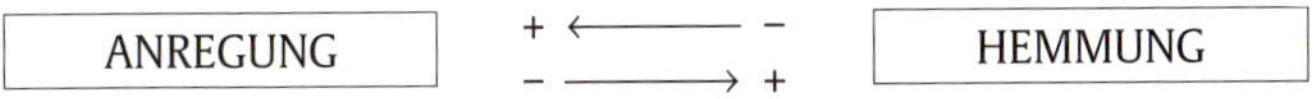

Die beiden Richtungen bedingen sich gegenseitig, so wie sich auch im Funktionskreis von Wahrnehmung und Bewegung (von Weizäcker 1973) beides ergänzt und gegenseitig beeinflußt. Der Einwirkung der bewegungstherapeutischen Maßnahmen auf den Körper und die Persönlichkeit (leib-seelische Einheit und geistige Verarbeitung von Erlebtem) des Menschen liegt ebenfalls dieses Prinzip zugrunde. Es geht im therapeutischen Geschehen um die Beeinflussung des gesamten Bewegungsverhaltens in Verbindung mit dem Erleben. Damit ist sowohl das äußere Sichbewegen als auch das innere Bewegtsein gemeint.

Es kann z.B. der Fall sein, daß ein Bewegungstherapeut in der Gruppe vorwiegend depressive, antriebsverminderte Patienten hat. Außerdem befindet sich aber in der Gruppe noch ein stark antriebsgesteigerter Patient, der mit viel Elan auf die –für die anderen Patienten als Anregung und Einstieg gedachte – Musik zu tanzen anfängt. Nun gilt es, einen Mittelweg zu finden zwischen anregenden und hemmenden Interventionen, zum einen auf die gesamte Gruppe, zum anderen auf die einzelnen der Gruppe bezogen.

Die depressiven, antriebsarmen Patienten bedürfen der Antriebssteigerung durch den Therapeuten, der durch vermehrte Anregung eine Lösung der depressiven, antriebsgestörten Tendenzen erreichen will.

Den motorisch überschießenden Patienten muß der Bewegungstherapeut zu hemmen versuchen und ihn zu geordneterem Tun anregen. Dies kann so aussehen:

- *Übungsvorschlag:* Mit Musikbegleitung durch den Raum gehen, eigene Wege finden, eigene Formen oder Gangarten ausprobieren, die mit der Musik in Einklang gebracht werden können.
- *Reaktion des Therapeuten:* „Versuchen Sie ihre Arme mehr einzusetzen, wie Herr X (der antriebsgesteigerte Patient) es tut. Aber versuchen Sie zunächst nicht, durch den Raum zu laufen, sondern langsam zu gehen, wie es im Moment besser zur Musik paßt." „Herr X, versu-

chen Sie einmal nur vorwärts zu gehen, aber auch z.B. einmal einen Wechselschritt auszuprobieren." „Jetzt bleiben wir alle stehen und versuchen vom Platz aus, ohne Fortbewegung, uns weiter nach der Musik zu bewegen."

Soweit dieses Beispiel, das das enge Ineinanderverwobensein von Anregung und Hemmung bei therapeutischen Interventionen darstellen will.

4.1.1 Bewegungsmerkmale

Die Bewegungsmerkmale sollen dazu dienen, Bewegung gezielter beobachten und beschreiben zu können. Nach Frostig (1973) zeigt jede Bewegung bestimmte Merkmale (Koordination, Rhythmus, Gleichgewicht, Beweglichkeit, Elastizität, Geschwindigkeit, Geschicklichkeit, Kraft, Ausdauer), die je nach Art der Bewegung und der Situation, in der sie stattfindet, unterschiedlich ausgeprägt sind. Diese Merkmale sollen uns dazu dienen, auch den Ausdruck eines Bewegungsablaufes unter bestimmten Kriterien zu erfassen, zu erleben und eventuell im Zusammenhang mit den Informationen über Krankengeschichte und bisherigen Therapieverlauf zu verstehen. Die Bewegungsmerkmale können nicht isoliert gesehen werden. Alle Kriterien greifen auf das engste ineinander.

•••• Koordination

- *Definition:* Unter Koordination verstehen wir das harmonische Zusammenwirken von Muskelgruppen, um eine sinnvolle Bewegungsfolge zu erreichen.

Ungestörtes Koordinationsvermögen setzt ein intaktes Nervensystem voraus. Das reibungslose Zusammenspiel der Muskelgruppen ermöglicht uns das sichere, ökonomische, zielgerichtete und sinnvolle Bewegen.

An der Koordination des Bewegungsablaufes wird auch das Zusammenspiel der inneren Erlebniswelt und der äußeren Gegebenheiten deutlich. Ein unkoordinierter Bewegungsablauf kann seine Ursache in der psychischen Situation eines Individuums haben. Wenn sich dieses Individuum selbst ziellos, sinnlos, innerlich hin und her gerissen erlebt, kann sein Bewegungsablauf nicht durch Ausgewogenheit des Einsatzes des Muskelkräfte gekennzeichnet sein.

In einem solchen Bewegungsablauf fallen uns als Beobachter sicherlich ziellose und sinnlose motorische Aktivitäten auf (z.B. bizarre Bewegungsabläufe bei hebephrenen und katatonen Schizophrenen).

•••• Rhythmus

- *Definition:* Rhythmus bedeutet ursprünglich „Fließen" und meint die regelmäßige Wiederkehr natürlicher Vorgänge, z.B. der Atmung, ebenso auch das ständige Sichabwechseln von Spannung und Entspannung der Muskulatur.

Der Bewegungsrhythmus ist ein besonders augenfälliges Phänomen. Schon bei oberflächlicher Beobachtung, z.B. seitens eines Laien, kann der Eindruck entstehen, „hier stimmt etwas nicht", ohne daß zunächst gesagt werden könnte, was nicht stimmt.

Bei genauerer Beobachtung ist z.B. folgendes festzustellen:

- Die Bewegung wirkt vermehrt unruhig.
- Im Gesichtsausdruck ist etwa Unruhe, Ängstlichkeit zu lesen.
- Die Bewegungen wirken apathisch, schwerfällig.
- Die Bewegungen wirken unharmonisch und „abgehackt".
- Der Rhythmus des Bewegungsablaufes ändert sich von Sequenz zu Sequenz ohne erkennbaren äußeren Anlaß.
- Der Bewegungsfluß wird an einer oder mehreren Stellen unterbrochen.
- Einzelne Körperabschnitte werden ruhiggestellt, nicht mitbewegt, z.B.
  - der Rumpf wird wenig mitbewegt,
  - die Wirbelsäule starr gehalten.
  - Die Halswirbelsäule mit dem Kopf und die Schulter-Nacken-Partie werden in unökonomischer Stellung gehalten und bewegt; die Mitbewegung der Arme ist gering.
  - Das Becken und die untere Lendenwirbelsäule werden starr gehalten und bewegt, besonders der Beckenbereich wird im Erleben und somit auch in der Mitbewegung oft „ausgeblendet".
  - Durch die Beschränkung der Freiheitsgrade der Gelenke enden die Bewegungsabläufe „zu früh" (für das Auge des Beobachters, nicht für den Patienten).
  - Die Mimik kann mehr oder weniger ausdruckslos sein, sie unterstreicht das gesprochene Wort nicht in dessen Bedeutung oder folgt fremdartig anmutenden Impulsen (z.B. Paramimie bei Hebephrenen oder extrapyramidal – oft medikamentös – bedingte periorale Hyperkinesen).
  - Die Hände und Füße werden wenig an der Gesamtbewegung beteiligt (das Abrollen des Fußes, die Ausdrucksbewegungen der Hände, der Bewegungsfluß wird nicht bis zu den distalen Abschnitten der Extremität durchgelassen).

- Einige Körperabschnitte sind bewegter als andere, so daß die Gesamtbewegung unrhythmisch wird.

Natürlich treffen diese Beschreibungen nicht alle auf einen Patienten zu, sondern stellen nur Beispiele dar. Viele abnorme Bewegungsabläufe (vor allem extrapyramidale sowie schizophren bizarre) sind nur sehr schwer verbal zu charakterisieren. Nach umgangssprachlichen Wendungen wie z. B. „Er ist aus dem Takt gekommen", „Er hat noch nicht Fuß gefaßt", „Es hat ihn aus der Bahn geworfen" liegt der Schluß nahe, daß auch der innere Rhythmus des betroffenen Menschen gestört sein muß. Wir können aber auch feststellen, wie der Patient einen von außen kommenden Rhythmus aufnimmt und verarbeitet. Auch dies ist wieder in zweifacher Bedeutung zu sehen: einmal das Aufnehmen eines auf den Körper und seine Bewegungen bezogenen Rhythmus (Musik, Stimme des Therapeuten, Klanginstrument), zum andern auch das Aufnehmen eines anderen Lebensrhythmus, wie er durch die stationäre Aufnahme eines Patienten gefordert wird.

Mit Hilfe von Hintergrundinformationen über den Patienten und unserem eigenen einfühlenden Erleben gelingt es vielleicht, die Art und Weise des gestörten Bewegungsflusses in einen Zusammenhang zu bringen mit der von dem Patienten erfahrenen Störung seines Lebensrhythmus.

Dies kann allerdings nur im intensiven Austausch mit dem übrigen therapeutischen Personal und dem Arzt geschehen.

•••• Gleichgewicht

Das ständige Suchen, Finden und Beibehalten des Gleichgewichtes gehört untrennbar zu unserem (Bewegungs-)Verhalten. Wenn dies mühelos geschieht, geschieht es auch rhythmisch und gut koordiniert. Dieser ständige Vorgang kann bei sehr kleiner oder schwankender Unterstützungsfläche erfüllt werden, genauso kann das Gleichgewicht beibehalten werden, wenn wir uns oder wir etwas bewegen – z. B. eine schwere Kiste tragen oder einen Stab auf dem Finger balancieren. Es geht also darum, daß der Schwerpunkt unseres Körpers im Gleichgewicht gehalten werden kann und wir die einmal gewählte Stellung, Haltung oder Bewegung nicht aufgeben müssen.

Die Gleichgewichtsstörung muß auf dem Gebiet der Bewegungstherapie in der Psychiatrie nicht gleichbedeutend sein mit dem drohenden Verlust der aufrechten Körperhaltung.

In der Bewegungstherapie stellen wir bei einem neurologisch unauffälligen Patienten fest, daß er Mühe hat, den Körperschwerpunkt zu verlagern. Übungsangebote, die einen raschen Wechsel der Bewegungsmuster und der Stellungen des Körpers im Raum erfordern, können vom Patienten oft nicht so ohne weiteres nachvollzogen werden (Beispiel: Schwungübungen mit und ohne Gerät bereiten große Schwierigkeiten, das Wechseln des Körpergewichts von dem einen auf das andere Bein muß erst allmählich erarbeitet werden).

Auch der Wechsel der Ausgangsstellungen, z. B. vom Stehen oder Gehen zum Langsitz, stößt manchmal auf Ablehnung. Rein optisch sieht es manchmal so aus, als wäre der „Schwerpunkt" des Patienten nicht an seinem funktionell richtigen Ort, sondern tiefer verlagert, mehr zum Boden hin. Dann hat der Beobachter den Eindruck, der Patient „klebt am Boden", er ist „zu schwer" oder „niedergedrückt", dies kann z. B. bei depressiven Patienten der Fall sein.

Es kann auch zum gegenteiligen Eindruck kommen, daß der Patient wenig „bodenständig" erlebt wird; es hat den Anschein, der Patient hat wenig Verbindung von den Füßen zum Boden. Beides wirkt auf den Beobachter, als wäre der Betroffene „leicht aus dem Gleichgewicht" zu bringen.

Der Beobachter kann auch die Empfindung haben, daß es für den Patienten mühevoll ist, sich selbst von einer Stelle zur anderen zu bewegen, oder daß es für ihn als Therapeuten schwierig sein wird, den Patienten zu bewegen, in Gang zu bringen. Das bewußte und unbewußte Spiel mit dem Gleichgewicht ist auch ein Spiel mit den Kräften, die von außen, nicht nur körperlich, sondern auch psychosozial auf den Patienten einwirken.

•••• Beweglichkeit und Elastizität

Das Kriterium *Beweglichkeit* bezieht sich auf das Bewegungsausmaß der Gelenke. Die Elastizität soll mehr über die Beschaffenheit muskulärer Spannung des Körpers aussagen. Bei der Überprüfung des Bewegungsausmaßes fällt die objektive Meßtechnik mit dem Winkelmesser weg. Wir müssen uns auf unseren optischen Eindruck der Beweglichkeit der Gelenke und der Wirbelsäule verlassen. Eine Kontrolle stellt die ärztliche körperliche Untersuchung des Patienten dar.

Wenn eine Bewegungseinschränkung besonders auffällt, wenden wir uns direkt an den Patienten und bitten ihn, seine Bewegung noch einmal auszuführen, oder wir fragen ihn nach Vorschädigungen im betreffenden Bereich bzw. nach akuten Schmerzen. Insgesamt kann der Patient so wirken, als ob seine Bewegungsausmaße nicht endgradig wären. Er bewegt sich sparsam. Einzelne Körpergebiete (funktionelle Einheiten) werden ungern in vollem Ausmaße mitbewegt. Mit der Zeit stellt sich dann eine Verkürzung der entsprechenden Muskulatur ein, die wiederum das Bewegungsausmaß beschränkt. Bei dieser Beschreibung wird vor allen Dingen an Patienten mit einem medikamentös bedingten Parkinsonoid gedacht. Patienten mit anderen Diagnosen, z.B. Manie, Schizophrenie und die meisten Patienten mit Neurosen sowie Suchtkranke, zeigen eine normale Beweglichkeit ihrer Gelenke.

Die Beweglichkeit der Gelenke hängt in großem Maße von der Beschaffenheit (z.B. dem Tonus) der Muskulatur ab. Halten wir noch einmal fest, daß die Skelettmuskulatur unter einer ständigen Grundspannung steht. Bei einer Bewegung wird die Grundspannung verändert. Produziert der Organismus mehr Spannung als für die zu leistende Arbeit notwendig ist, oder wird gerade so viel Spannung aufgebracht, um sinnvolles und ökonomisches Bewegen zu erreichen? Es kann auch sein, daß es zu unökonomischer Verteilung des Tonus in den beanspruchten Körperabschnitten kommt; dort, wo Kraft (Tonuserhöhung) nötig wäre, fehlt sie, dort, wo sie unnötig wäre, tritt sie auf.

- *Beispiel:* Ein Ball soll im Kreis von einem zum anderen geworfen werden. Ein Patient fängt den Ball lustlos auf, indem er sich dem Werfer gerade soviel zuwendet, wie zur Entgegennahme des Balls notwendig ist, führt dann den Ball eng an seinem Körper vorbei zur anderen Seite, um ihn mit einem Ruck aus den Armen, der kaum die Schultern betrifft, dem Nächsten zuzuwerfen. Dieser wendet sich in der Erwartung des Balls dem Werfer voll zu, fängt den Ball auf, indem er sich ihm etwas entgegenstreckt, führt ihn im Schwung an seinem Körper vorbei, nutzt den Schwung zum Werfen aus; sein Körpergewicht wechselt beim Werfen auf die Seite, auf der der neue Fänger steht. Dieser reißt den Ball förmlich an sich, um ihn im nächsten Moment mit sehr viel Kraft dem Nächsten zuzuschleudern.

Die Merkmale *Beweglichkeit* und *Elastizität* können auch im übertragenen Sinne auf das Verhalten des Menschen angewendet werden. Zum Beispiel kann die *geistige Beweglichkeit* eines Menschen diesen elastisch und flexibel erscheinen lassen. Die Bereitschaft, im eigenen Leben „beweglich“ zu bleiben, fähig, sich neuen Situationen zu stellen und aktiv anzupassen, könnten wir ebenfalls in diesem Lichte sehen. Schließlich könnten wir auch die Fähigkeit, sich emotional auf jemanden oder eine Situation einzulassen, mitzuschwingen, verschiedene Gefühlsqualitäten zu erleben oder zuzulassen, als eine Form der inneren Beweglichkeit und Elastizität beschreiben.

•••• Geschwindigkeit

Ein Bewegungsablauf läuft stets in einer bestimmten Zeiteinheit ab. Je nach der Bewegungsanforderung und den äußeren Umständen sowie auch der persönlichen Verfassung des sich Bewegenden ist das Tempo angemessen, zu schnell oder auch zu langsam. Von der Geschwindigkeit einer Bewegung kann auf die Verfassung des Betroffenen geschlossen werden. Ist das Tempo angemessen, kann eine ausgeglichene Verfassung angenommen werden, ist das Tempo hektisch und übereilt, könnte der Handelnde unter Druck stehen oder Unsicherheit vorhanden sein. Langsame Bewegungen werden meist von alten, kranken oder niedergeschlagenen Menschen ausgeführt; es ist aber auch möglich, daß die Bewegungen lediglich lustlos und dadurch verlangsamt ausgeführt werden. Das Tempo, in dem wir uns bewegen, auch innerliche Bewegung zulassen und aufnehmen, ist ein sehr individuelles Phänomen jedes einzelnen Menschen. Darum ist gerade bei der „Korrektur" der Geschwindigkeit eines anderen Menschen große Vorsicht und Einfühlsamkeit geboten.

Wir können uns einen Eindruck vom individuellen Tempo eines Patienten verschaffen, wenn wir ihn auffordern, mit dem Finger, dem Fuß oder irgendeinem Gegenstand in einem selbstgewählten Rhythmus zu klopfen. Daraus läßt sich, wenn therapeutisch sinnvoll erscheinend, ein Gespräch in der Gruppe über die Eigenart des von den einzelnen Teilnehmern gewählten Rhythmus und Tempos anknüpfen, damit alle lernen, sich wechselseitig wahrzunehmen und aufeinander einzustellen.

•••• Geschicklichkeit

Das Bewegungsmerkmal *Geschicklichkeit* steht in engem Zusammenhang mit den vorher genannten Bewegungsqualitäten. Wer geschickt ist, kann die Muskulatur schnell und gezielt so innervieren, wie sie zur sinnvollen Bewegung gebraucht wird. Bewegungsabläufe, die schnelle Reaktionen und Veränderungen des Körpers im Raum in Verbindung mit einem Gerät oder Partnern erfordern, verlangen ein hohes Maß an Geschicklichkeit (z. B. das Volleyballspiel).

Eine Unterscheidung zwischen fein- und grobmotorischer Geschicklichkeit ist zu beachten. So kann ein Patient mit seinen Händen beim Ballspiel durchaus geschickt sein, jedoch in der Beschäftigungstherapie nichts Gezieltes mit seinen Händen anfangen.

Das Merkmal *Geschicklichkeit* beinhaltet auch die Fähigkeit, sich an neue Bewegungssituationen anzupassen. Auch das innerliche Sicheinstellen auf neue Situationen, Gegenstände, Partner, Wahrnehmungen erfordert von uns im Alltag ein gewisses Geschick und Übung. Hier ist wieder die Verbindung des beschriebenen Merkmals einer Bewegung zur Lebenssituation des einzelnen zu suchen.

•••• Kraft

☐ *Definition:* Im allgemeinen wird unter dieser Bewegungsqualität die Muskelanspannung verstanden, die bei statischer oder dynamischer Muskelarbeit geleistet werden muß.

Da wir bei unserer Arbeit in der Psychiatrie (im allgemeinen) kein Muskelkrafttraining durchführen, ist dieses Kriterium in unserer Beobachtung folgendermaßen zu berücksichtigen: Wir müssen den Patienten dahingehend beobachten, ob er „kraftlos", „kraftstrotzend" oder, bezüglich seiner Körperkräfte, ausgeglichen auf uns wirkt. Er kann „Kraft" empfinden und nach Entladung seiner überschüssigen Kräfte verlangen. Es kann auch sein, daß sich der Patient selbst völlig „kraftlos" fühlt, auf den Beobachter aber durchaus kräftig wirkt. Auch eine Überschätzung der eigenen Kräfte ist möglich. Die Frage ist: Kann der Patient seine physischen und psychischen Kräfte dosieren, oder unter- bzw. überfordert er sich und andere? Therapeutisch bedeutsam können die Fragen sein, inwieweit das körperliche Erscheinungsbild des Patienten (kraftvolle, schwächliche Persönlichkeit), sein persönliches Erleben und seine Lebensgeschichte sowie die aktuelle Situation, in der er sich befindet, miteinander in Verbindung stehen.

•••• Ausdauer

☐ *Definition:* Die Bewegungsqualität *Ausdauer* bezieht sich auf die Fähigkeit des Organismus, eine Arbeit eine bestimmte Zeit lang ohne nennenswerte Erschöpfungszeichen zu leisten.

In der Regel wird diese Ausdauerfähigkeit auf physiologische Merkmale (Kreislauf usw.) bezogen. In der Psychiatrie spielt aber besonders die psychische Ausdauer im Sinne einer inneren Bereitschaft, körperlich allein oder mit anderen gemeinsam zu arbeiten, eine Rolle. Diese Ausdauer ist bei psychiatrischen Patienten meist nicht sehr groß. Viele dieser Patienten leiden unter Antriebsstörungen, die den Wunsch nach körperlicher Betätigung gar nicht erst aufkommen lassen. Es gibt aber auch stark antriebsgesteigerte Patienten. Diese könnten den Eindruck erwekken, ausdauernd und leistungsfähig zu sein. Hier ist Vorsicht geboten, da es sich selten um eine echte Fähigkeit im Sinne der Ausdauer handelt, sondern meist um eine überschießende Verhaltensweise aufgrund der inneren Verfassung des Patienten.

4.1.2 Wahrnehmung der Bewegungsmerkmale

Wenn wir als Therapeuten nun dem Patienten in der Gruppe gegenüberstehen, können wir nicht zur gleichen Zeit alle genannten Kriterien wahrnehmen. Darum nehmen wir uns ein Merkmal heraus, auf das wir im Verlauf der Stunde unser Augenmerk richten wollen. Wir können uns auch für eine Gruppe von Merkmalen entscheiden, die besonders eng miteinander verbunden sind, z. B. Rhythmus und Koordination oder Beweglichkeit und Elastizität. Sinnvollerweise wählt man dazu ein Übergangsangebot aus, das diese Überprüfung ermöglicht. Auf diese Weise kann sich der Bewegungstherapeut vom Ausmaß und Charakter der Bewegungsstörung ein Bild machen.

- *Beispiel:* Beobachtung der Bewegungsmerkmale *Koordination* und *Rhythmus*.

- *Übungsangebot:* Der Therapeut gibt einen Rhythmus durch ein Musikstück vor. Die Patienten sollen versuchen, dazu verschiedene Gangarten zu finden, bis sie „ihre" Gangart, „ihren" Rhythmus gefunden haben und diesen dann beibehalten.

- *Mögliche Reaktionen der Patienten:*
  - Es fällt schwer, den von außen kommenden Rhythmus aufzunehmen.
  - Die eigene Gangart wird ohne Veränderung bzw. Anpassung an den Rhythmus beibehalten.
  - Eine „gefundene" Gangart wird immer wieder „verloren".
  - Eine Gangart wird geübt, gelingt aber in der Ausführung nicht. Der Patient hat eine bestimmte Bewegungsvorstellung, kann sie aber nicht in die Tat umsetzen.

4.1.3 Der Begriff „Bewegungsstörung" beim psychiatrischen Patienten

In diesen Ausführungen ist global die Rede von der Bewegungsstörung beim psychisch kranken Menschen. Es sind sämtliche Bewegungsstörungen aller Diagnosegruppen damit gemeint. Es gibt bestimmte charakteristische, körperliche und motorische Reaktionsweisen der einen oder anderen Diagnosegruppe, doch soll es nicht um die Klassifizierung und Zuordnung der Diagnosen zu bestimmten Formen der gestörten Bewegung gehen.

Die Bewegung des Menschen ist dann gestört, wenn die Kommunikation zu der gegenständlichen und mitmenschlichen Umwelt eingeschränkt ist. Die Einschränkung kann sowohl vom geistig-seelischen wie auch vom körperlicher Anteil des Menschen ausgehen. Auch eine Einschränkung der Bewegungsmöglichkeiten, ausgehend von der Umwelt, ist denkbar (Kind im Laufstall, Aufbauen von Hindernissen im Gymnastiksaal). Grob- und feinmotorische Störungen sowie vegetative Reaktionen sind im Rahmen der Bewegungsstörungen in der Bewegungstherapie zu beobachten und zu beachten. Auch primär als Verhaltensstörung bzw. -auffälligkeit kann uns die Bewegungsstörung der Patienten erscheinen.

- Sie vermeiden Blickkontakt mit anderen;
- halten sich verbal zurück, wollen nicht angesprochen werden;
- haben Berührungsängste;
- wollen bzw. können nicht in die Gruppe hinein, vermeiden Teilnahme an gemeinsamen Spielen;
- überrollende Kontaktaufnahme;
- lautes, distanzloses Auftreten, den anderen Gruppenteilnehmern (Stationsmitgliedern) nicht angemessen;
- Verlassen des Geschehens ohne Erklärung und von außen ersichtlichen Grund;
- Bevorzugung von Objekten als „Partner" in der Bewegungstherapiestunde;
- Ablehnung von Objekten: „Was soll ich damit anfangen?".

▪ *Beispiel:* Ein psychiatrischer Patient kann sich „in seiner Haut", in seinem Körper, äußerst unwohl fühlen; er weiß nichts mit ihm anzufangen. Der Verlust des Kontaktes zum eigenen Körper kann sich in der Vernachlässigung seines Äußeren und in nachlässiger Haltung und Bewegung zeigen. Oft kommt es dann zu einem Rückzug von sozialen Kontakten. Wenn dieser Prozeß nicht aufgefangen wird, kann es sein, daß auch die Bewegungsfähigkeit langsam abnimmt und der Patient fast bis zur völligen Bewegungslosigkeit gelangt.

Beim stuporösen Patienten, wie er heute in der Klinik nur noch selten zu sehen ist, kann der oben beschriebene Zustand eintreten. In abgeschwächter Form ist dieses Bewegungs- und Sozialverhalten und das entsprechende Erleben des Patienten jedoch oft zu beobachten.

4.1.4 Das Körpererleben des schizophrenen Menschen

Im Körpererleben des schizophrenen Patienten spiegeln sich die Störungen in den fünf basalen Dimensionen des Ich-Bewußtseins leibhaftig. Scharfetter fragt nach dem „Selbst-Ich-Erleben" des erkrankten Menschen nach dem Zusammenhang von Erleben und Verhalten. Wir können also mit Scharfetter fragen:
- Wie erlebt der Patient seinen Leib?
- Welche körperlichen Sensationen drängen sich auf?
- Welches Verhalten wird dadurch initiiert?

Alle körperlichen/leiblichen Strukturen können in diese Wahrnehmungen einbezogen werden. Die Lokalisation der Symptome erlaubt, auf den Störungsbereich des Ich-Bewußtseins zu schließen. Selbstverständlich werden zwischen den einzelnen Bereichen Übergänge sein. Wenn die Lebendigkeit nicht mehr oder sehr eingeschränkt erlebt wird, ist auch die Lust, der Impuls, sich zu bewegen, sich in Gang zu setzen, aktiv zu sein vermindert. Betroffen sind hier also mindestens die beiden Bereiche Ich-Vitalität und Ich-Aktivität.

Der Patient kann seinen Atemfluß als blockiert erleben; mit eigenen Maßnahmen versucht er dem unerträglichen Gefühl z.B. des Absterbens, des Luftwegbleibens entgegenzusteuern. Er wird eventuell versuchen, schneller zu atmen oder sparsamer zu atmen, um der Angst vor Erstickung zu entgehen oder um weniger Luft zu verbrauchen, wenn diese als nicht ausreichend oder nicht rein erlebt wird.

Das Körpererleben dreht sich dann ausschließlich um diesen Komplex, der Patient ist im Körper gefangen und ihm ausgeliefert. Ähnlich wird der Patient fühlen, der seine Bewegungen von außen gemacht, nicht selbt initiiert erlebt; der keine Verbindung fühlt zu seinem Arm, zu seinen Beinen, der eher Zerrissenheit, Zerfall, Auflösen von Zusammenhängen erlebt. Das Erleben der Haut als durchlässig – Äußeres kann eindringen, Inneres kann austreten, ich selbst aus mir herausfließen – wird Angst mit sich bringen. Auch hier wird der Patient von sich aus Ideen entwickeln, wie er das Unerträgliche irgendwie bannen kann; nicht bewegen, nicht waschen, keine menschlichen Kontakte oder Berührungen usw.

Es wird deutlich, daß der Patient sich in seinem Leib/Körper nicht zu Hause fühlen kann, wenn die leiblichen Sensationen in der beschriebenen Weise erlebt werden. Diese leiblichen Einwirkungen auf das Ich machen es schwer, zu einer Identität im Sinne eines „Selbst-Ich-Erlebens" im Bezug zur Um- und Mitwelt zu gelangen.

4.1.5 Gruppendynamischer Prozeß

Wir können den Patienten nicht isoliert auf sein Bewegungsverhalten hin beobachten. Ein ebenso wesentlicher Aspekt seiner Persönlichkeit und untrennbar mit seiner körperlichen Ausdruckskraft verbunden ist das Eingebettetsein einer Person in ein soziales Umfeld. Der Patient ist eben nicht nur zur Zeit „unser" Patient, sondern auch Familienvater, Mutter, Sohn oder Tochter. Er geht einer Arbeit nach, steht in der Ausbildung oder ist berentet. Der Patient hat also mehrere Rollen inne, denen er mehr oder weniger gerecht wird. Auch in der bewegungstherapeutischen Gruppe wird es zu Rollenbildungen und zu einem Gruppenprozeß kommen (s. dazu „Gruppenbehandlung" in Bd. 6).

Das Verhalten der Patienten in der Gruppe sollte zunächst als das Ergebnis der gruppendynamischen Konstellation angesehen werden. Das Geschehen in der Gruppe hat Systemcharakter, d.h., durch die Wechselbeziehung untereinander werden Veränderungen des einen ihre Wirkung auf andere zeigen.

Die Art und Weise der Beteiligung am gruppendynamischen Prozeß muß erfaßt werden; also das Bewegungsverhalten und das Sozialverhalten, das Aufnehmen bzw. Ablehnen von Beziehungen, der verbale und averbale Kontakt zu den Gruppenteilnehmern und zum Leiter sowie zu den Geräten, den Materialien, dem Raum und der Zeit sollten vom Leiter als ein Gesamtbild des betreffenden Individuums aufgenommen werden. Alle seine nach dem Prinzip der teilnehmenden Beobachtung gemachten Wahrnehmungen sollen selbstverständlich wertfrei und kritikfrei sein (s. hierzu: Selbstwahrnehmung des Therapeuten). Auch stellen sie lediglich den Patienten in der Hier-und-jetzt-Situation dar und sollten nicht verallgemeinert werden. Alle Beobachtungen und Wahrnehmungen des Therapeuten müssen im Kontext zur aktuellen Situation gesehen werden. Dennoch sind die gruppendynamischen Abläufe oft ein Spiegel der realen Lebenssituationen des Patienten. Um dies herauszufinden und für die Therapie nutzbar zu machen, ist jedoch eine enge Zusammenarbeit von Bewegungstherapeut und therapeutischem Team notwendig.

4.1.6 Selbstwahrnehmung des Patienten

Ein wesentlicher Bestandteil der Bewegungstherapie ist die Frage: „Wie erlebt der Patient sein ‚Bewegtsein'?"

Dies kann verschiedene Bewußtseinsmodalitäten betreffen:
1. Gefühlssphäre: Grundgefühle (Basisaffekte)
2. Gegenstandssphäre: Sensomotorische Wahrnehmung
3. Begriffssphäre: Denken, Begriffsbildung.

Um eine Verbindung herstellen zu können zwischen den beobachteten Bewegungsmerkmalen, dem Verhalten in der Gruppe und dem eigenen Erleben des Patienten, ist es notwendig, daß folgende Fragen gestellt werden:

- Wie erlebt der Patient seine Bewegungsmöglichkeiten, seine Art sich zu bewegen?
- Fühlt er sich eingeschränkt, eingeengt oder befreit?
- Erlebt er einen Unterschied in seiner Art, sich zu bewegen, und der Art, in der andere sich bewegen?
- Leidet er unter seiner Bewegungsstörung?
- Ist er in der Lage, über diese oder ähnliche Fragen (in modifizierter Form) zu reden?
- Wie bewußt ist ihm die Verbindung zwischen seiner Bewegungsäußerung, seinen körperlichen Symptomen und seiner seelischen Verfassung?

- Ist er in der Lage, über diesen Teil seiner Persönlichkeit zu reden (nachzudenken)?

Hier ist vom affektiv-kognitiven Bezugssystem des Patienten und der drei Bewußtseinsmodalitäten die Rede. Die Beobachtung des Therapeuten kann auf diese Weise ergänzt werden durch das Gespräch mit dem Patienten, also durch das Erfassen der individuellen Anteile seiner Wirklichkeit, insbesondere des Bereichs der Gefühle.

4.1.7 Selbstwahrnehmung des Therapeuten

Wahrnehmung und Beobachtung der Grundgefühle, der Sensomotorik und der Begriffswelt durch den Therapeuten erfolgen stets individuell und selektiv. Dieser Prozeß der Selbstwahrnehmung des in der Psychiatrie tätigen Therapeuten ist ein wichtiger Bestandteil des psychiatrischen Handelns. Als Grundvoraussetzung für Bewegungstherapie ist Selbsterfahrung in einem körperbezogenen Psychotherapieverfahren, wie z. B. Eutonie, Funktionelle Entspannung, Konzentrative Bewegungstherapie (Becker 1989) oder ähnliches, notwendig. (Auch eine Vorbildung in Psychomotorik eignet sich für die bewegungstherapeutische Arbeit in der Psychiatrie.) Hinzu kommt die Selbsterfahrung in einem verbalen Psychotherapieverfahren, wie z. B. Psychotherapie, Gruppenanalyse, Familientherapie, Gesprächspsychotherapie, themenzentrierte Interaktion o. ä. Damit ist es dem Therapeuten möglich, auf seine eigenen Gefühle zu achten und den Ursachen, die diese hervorgerufen haben, nachzuspüren. Folgende Fragen können dabei beispielsweise auftreten:

- Warum fällt mir dieser eine Patient mehr auf als die anderen?
- Warum habe ich einen besseren „Draht" zu schizophrenen als zu depressiven Patienten?
- Warum finde ich das Üben und das Bewegungserlebnis auf dem Boden (im Stand) so wichtig?
- Warum geht mir die Gruppe so „auf die Nerven"?
- Wieso freue ich mich heute auf die Gruppe?
- Was hat die aggressive (depressive) Stimmung in der Gruppe mit mir zu tun?

Die Subjektivität des Therapeuten ist also vorhanden; es wäre unrealistisch, dies zu ignorieren. Im Gegenteil, sie stellt einen Faktor in unserer Beziehung zum Patienten dar. Im Vollzug der Wahrnehmung verschmelzen Subjekt und Objekt. Zusammenfassend lassen sich hier folgende Grundvoraussetzungen festhalten:

- Der Therapeut muß um die Subjektivität seiner Beobachtung wissen.
- Er muß in der Lage sein, seine Wahrnehmungen daraufhin zu hinterfragen und zu überprüfen.
- Der Therapeut sollte sich durch Klarheit und Offenheit dem Patienten gegenüber auszeichnen.
- Er sollte um „Objektivität" bemüht sein, d.h. seine Beobachtungen am Patienten und dessen Äußerungen orientieren, wenn er sie anderen Teammitgliedern in Besprechungen mitteilt.

■ *Beispiel* für eine Information vom Bewegungstherapeuten an die anderen Teammitglieder: „Herr X hat eine sehr starre Haltung, er bewegt seine Wirbelsäule nur in ganz geringem Ausmaß" (Beweglichkeit und Elastizität). „Es fällt ihm schwer, am Mannschaftsspiel teilzunehmen" (gruppendynamischer Aspekt). „ Er sagte mir, daß er den Weg des Balls von einem zum anderen gar nicht so schnell verfolgen könne" (Selbsterleben des Patienten). „Ich habe den Eindruck, daß ihn dies noch zusätzlich deprimiert" (Schilderung des subjektiven Eindrucks, den der Patient auf den Therapeuten macht).

Nach Möglichkeit sollte der Therapeut nicht durch unkontrollierte Selbstwahrnehmung seine eigene Problematik mit in die Gruppe (Einzelbehandlung) einbringen. Gerade durch eine reflektierte Selbstwahrnehmung fühlt sich der Patient vom Therapeuten verstanden bzw. wird er in die Lage versetzt, sich selbst verstehen zu lernen. Das Übungsangebot muß vom Therapeuten entsprechend ausgewählt werden, um Beobachtung sowie Gespräch zu ermöglichen. Hierbei kann zeitweise gezielt verbal vorgegangen werden (Gesprächsführung; Rogers 1979), um weder die Situation des „Ausfragens" noch des „Überrollens" des Gesprächspartners aufkommen zu lassen. Der Therapeut kann dem Patienten Anregungen zur Reflexion bieten und Möglichkeiten von Erlebnisweisen darlegen, damit der Übende eher den Zugang zum Bewegungserleben und zur sprachlichen Äußerung findet.

■ *Beispiel:*

- *Übungsangebot:* Der Therapeut gibt einen Rhythmus durch ein Musikstück vor. Die Patienten sollen versuchen, dazu verschiedene Gangarten zu finden, bis sie „ihre" Gangart bzw. „ihren" Rhythmus gefunden haben und diesen dann beibehalten.

□ *Ziel:* Ermittlung der Bewegungswahrnehmung des Patienten durch die Beobachtung des Therapeuten und das Gespräch mit dem Patienten.

- *Mögliche Reaktionen der Patienten:*
  - Ein Patient hatte Schwierigkeiten, seinen Gehrhythmus der Musik anzupassen.
    Therapeut: „Fanden Sie es schwierig, im Takt der Musik zu gehen?"
    Patient: „Nein, es ist mir überhaupt nicht schwergefallen."

  Dieser Patient ist sich seiner Unfähigkeit, eine motorische Lösungsmöglichkeit zu finden, nicht bewußt. Er hat keinen Zugang zu seinem momentanen körperlichen Geschehen. Er hat eine Vorstellung von dem Bewegungsablauf, kann ihn aber nicht in die Tat umsetzen. Es kommt zu einer Differenz zwischen dem, was er empfindet, und dem, was tatsächlich stattfindet.
  - Ein anderer Patient kann eine gefundene Gangart gut der vorgegebenen Musik anpassen; er wirkt dabei sehr verhalten. Er antwortet auf die gleiche Frage wie oben:
    „Ja, es ist mir sehr schwergefallen, ich konnte mich noch nie zu Musik richtig bewegen."

  Auch hier ist eine Diskrepanz zwischen Erleben und Verhalten festzustellen. Er nimmt nicht wahr, daß sein Bewegungsergebnis sehr gut zum Bewegungsauftrag gepaßt hat. Er hat offensichtlich Schwierigkeiten mit seiner Selbsteinschätzung. Durch seine mißerfolgsmotivierte Grundstimmung kann er nicht erleben, daß er dem Bewegungsauftrag gut gerecht geworden ist; Freude über die gelungene Leistung kann er ebensowenig empfinden.

4.2 Ebenen des therapeutischen Geschehens

Um den Verlauf der Bewegungstherapie besser planen, strukturieren und analysieren zu können, ist es wichtig, die Ebenen zu erkennen, auf denen das Geschehen in der Bewegungstherapie abläuft.

Ebene bedeutet, die Stufe (Basis), von der aus im Moment reagiert, gehandelt und gefühlt wird, die Gefühlslage (Befindlichkeit), symptomgebundene Handlungsweisen, momentanes Erleben von sich selbst, Wahrnehmung von motorischen Funktionen, Wahrnehmung von Begegnung.

Die folgenden Ebenen sind zu unterscheiden:

- *Funktionell-organische Ebene:* Funktionelle, organische Bewegungen des Körpers werden ausgeführt, zum Übungsangebot gemacht oder vom Patienten bemerkt. Das Angebot ist gymnastisch orientiert. Funktionsverbesserung, Leistungssteigerung, Angehen von körperlicher Versehrtheit (Leistungsdefizit) sind Zielbereiche.

- *Sozio-emotionale Ebene:* Gefühlsqualitäten wahrnehmen, wie z.B. Neugier und Wünsche, Angst und Scham, Schmerz und Wut, Trauer und Enttäuschung, Lust und Freude. Sich erfahren in der Bezogenheit zu anderen, die Bewegung zum anderen (des anderen) bewußt erleben und Entscheidungen treffen, wo, wann und mit wem Kontakte aufgenommen oder abgelehnt werden möchten. Beziehung zu Mensch und Gegenständen erfahren.
- *Sensomotorische Ebene:* Wahrnehmen der Funktionseinheit Bewegung und Wahrnehmung. Erleben und Erfahren der Ausdrucksmöglichkeiten des Körpers. Innen- und Außenbewegung in einen Zusammenhang bringen (Jacobs 1972).
- *Kognitive Ebene:* Nachdenken, reflektieren. Vom Handeln und Erleben zur sprachlichen Äußerung gelangen. Integration von Erfahrenem in die Gesamtpersönlichkeit.

Diese Ebenen können bei Aktionen und Interventionen, bei der Auswahl des Angebots, beim Eingehen auf einzelne in der Gruppe berücksichtigt werden.

Hier wird aus Gründen der Übersichtlichkeit die Einwirkung der Bewegungstherapie auf die verschiedenen Ebenen gesondert behandelt. Diese Trennung ist eine theoretische, da wir davon ausgehen, daß Bewegung und Erleben stets ineinandergreifen. Die Art und Weise des Vorgehens bestimmt weitgehend, ob wir als Therapeuten den Patienten vermehrt auf der funktionell-organischen Ebene führen oder eher auf der Ebene der leib-seelischen Verbindungen oder auch verstärkt kommunikative Elemente in unser Angebot mit hereinnehmen.

4.3 Wirkung der Bewegungstherapie auf den verschiedenen Ebenen

4.3.1 Funktionell-organische Ebene

Das gezielte Einwirken auf die körperlichen Funktionen der Patienten mit psychiatrischen Störungen gehört zum Aufgabengebiet der Bewegungstherapie.

Folgende körperliche Systeme werden durch die bewegungstherapeutischen Maßnahmen angesprochen:

- Herz-Kreislauf-System,
- Atmungssystem,
- Muskulatur,
- vegetatives Nervensystem,

- peripheres Nervensystem,
- zentrales Nervensystem.

Eine gezielte, funktionelle Beeinflussung dieser Systeme kann indiziert sein, wenn diese durch eine psychiatrische Erkrankung oder medikamentöse Therapie (z. B. Psychopharmaka) beeinträchtigt sind. Im allgemeinen ist es jedoch so, daß die Bewegungstherapie über die bloße Einflußnahme auf organische Systeme hinausgeht. Wenn verstärkt auf den anderen Ebenen gearbeitet wird, muß der Bewegungstherapeut auch die organischen Reaktionen der Patienten im Auge haben. Mögliche zusätzliche Erkrankungen der Patienten müssen dem Bewegungstherapeuten mitgeteilt werden.

Das körperliche Zustandsbild der psychiatrischen Patienten unterscheidet sich zunächst nicht deutlich von dem des „Durchschnittsmenschen" in unserer Welt. Besonders zu Beginn der Erkrankung bzw. bei einmaligen Erkrankungen kann dies festgestellt werden. Mangel an Bewegung, übermäßige Nahrungsaufnahme, Alkohol- und Nikotinmißbrauch spielen eine Rolle und beeinträchtigen die körperliche Leistungsfähigkeit.

Zu beobachten sind zum Beispiel:

- Auf den gesamten Körper bezogene Verminderung von Bewegungsaktivität.
- Manche Patienten bewegen sich langsam, schwerfällig, mühsam.
- Der Gang kann schlurfend, müde, unrhythmisch aussehen.
- Die Arme werden wenig bis gar nicht bewegt.
- Rumpf und Hals-Nacken-Schulter-Bereich werden en bloc bewegt.
- Parkinsonoid kann auftreten (krankheitsbedingt oder Psychopharmaka-Nebenwirkung).
- Der Patient ist körperlich ungeübt.
- Muskelverkürzungen an den dafür typischen Stellen sind festzustellen.
- Kraft und Ausdauer sind vermindert.
- Die Bewegungsansprüche sind stark reduziert, dementsprechend verändern sich auch die Bewegungsmerkmale.
- Die Handhabung der Geräte kann schwerfallen.
- Das freie Bewegen im Raum kann mühsam sein.
- Das Üben auf dem Boden wird oft als unangenehm erlebt.
- Übungen mit den Füßen fallen schwer; der Patient ist ungeübt; der Bezug zu den Füßen ist verloren; er scheut sich, mit nackten Füßen zu arbeiten.

- Die Kreislaufbelastbarkeit kann vermindert sein.
- Das vegetative Nervensystem kann dysreguliert sein.
- Die Atmung ist nicht frei und gelöst, der Atem wird leicht angehalten, die Atemfrequenz steigt schnell.
- Gesteigerte Bewegungsaktivität, unruhige, unharmonische Bewegungen.
- Bewegungsstereotypien.
- Bewegungsfreude, nicht zu bremsen im Bewegungsdrang.
- Feinmotorik und Geschicklichkeit sind in ihrer Qualität vermindert.

Ähnliche Körpersymptome sind auch bei Patienten aus anderen Fachgebieten und bei den sog. Gesunden zu finden.

In der Psychiatrie fallen der Ausprägungsgrad (Schweregrad) und das Ausmaß, in dem die Patienten darunter leiden, ins Gewicht.

Somit können theoretisch fast alle physiotherapeutischen Maßnahmen und Techniken in der Psychiatrie verwendet werden. Oft ist deren Einsatz dann nicht so speziell wie im anderen Fachgebiet, sondern hat mehr organisch präventiven Charakter, oder die Maßnahme ist „Mittel zum Zweck“, wenn nicht die funktionell-organische Ebene angesprochen wird, sondern eine der drei anderen Ebenen. Es wird z. B. ein Gymnastikball mit den Füßen von einem zum anderen gegeben, nicht um Bauchmuskeln, Beinmuskeln, Fußmuskulatur zu trainieren. Auch das Üben von Koordination und Gleichgewicht steht beim Therapeuten nicht im Vordergrund. Es geht ihm in erster Linie um das Sich-aufeinander-Einstellen, das Kontaktaufnahmen, die Hinwendung zu den Füßen und um das Erfahrbarmachen der Möglichkeiten, die wir mit den Füßen haben.

Wenn ein konkretes funktionelles Ziel angestrebt wird, ist es notwendig, dem Patienten die therapeutischen Maßnahmen nicht einfach zu verordnen und dann anzuwenden, sondern das physiotherapeutische Tun soll so erläutert werden, daß es der Patient versteht. Gerade funktionell-organische Störungen können den Patienten in Gruppen- und Einzelbehandlung sehr beeinträchtigen und ängstigen. Stark realitätsbezogene Hinweise des Therapeuten, Erklärungen oder Hilfen können das ängstliche Verhalten des Patienten mindern und sein Gefühl des Ausgeliefertseins verringern.

Der Therapeut sollte auch dem Anspruch, den die Patienten an ihn als Fachmann haben, gerecht zu werden versuchen. Er wird dann sehr gezielt und differenziert zugunsten des funktionell-organischen Arbeitens die anderen Ebenen für eine Weile zurückstellen. Dies geschieht vornehmlich dann, wenn Wünsche zum Tragen kommen, z. B. an dem einen oder anderen Funktionssystem des Körpers zu arbeiten, welches dem Patienten Probleme bereitet. Der Therapeut sollte diese Vorschläge, Wünsche oder Ideen aufgreifen. Dieser Vorgang sollte dann im Zusammenhang mit dem gesamttherapeutischen Plan/Ziel der speziellen persönlichen Problematik des Patienten sowie in Abstimmung mit der gruppendynamischen Situation gesehen werden.

- *Beispiel A:* Arbeitsthema mit primär funktionell-organischer Zielsetung. Übergänge zu den anderen Ebenen werden deutlich.

- *Gruppe:* Frauengruppe, Alter 20 – 40 Jahre, unterschiedliche Diagnosen, etwa 12 – 14 Teilnehmer von verschiedenen Stationen.

- *Inhalt/Thema:* Fuß- und Beingymnastik als Gefäßtraining und Krampfaderprophylaxe.
  Einfache Erläuterungen bezüglich des Gefäßsystems und der funktionellen Einheit Becken – Bein; Hinführen zum Erspüren der Füße, der Beine, des Beckens und der Lendenwirbelsäule.

- *Ziele:* Die Patientinnen sollen
  - das Gefäßtraining ausführen und den Sinn verstehen;
  - die Übungen alleine zu Hause ausführen können;
  - die untere Extremität wahrnehmen und als zugehörig zum übrigen Körper erleben;
  - Freude an der Bewegung mit Fuß und Bein erleben.

- *Arbeitshypothese:* Über stark körperorientiertes Tun (funktionell-organische Ebene) einen bewegungstherapeutischen Zugang zum Patienten finden. Dadurch sensibel und vorsichtig die anderen Ebenen (sozio-emotionale, sensomotorische, kognitive) berühren, die ja den eigentlichen Zweck der Bewegungstherapie darstellen. Über das konkrete Arbeiten, das Bewegtsein, Erspürthaben, Angerührt-worden-Sein hin zu sensomotorischen und sozio-emotionalen Wahrnehmungen und Äußerungen gelangen.

- *Vorgehen des Therapeuten:* „Mein Vorschlag für die heutige Stunde bezieht sich auf die Gefäße unserer Beine. Sie haben sicherlich schon einmal Beschwerden in den Beinen gehabt, wenn es sehr heiß war oder auch wenn sie lange gestanden haben." Hier können jetzt noch weitere Erläuterungen erfolgen, dem Verständnisniveau der Gruppe angepaßt. Erklärungen zum Gefäßsystem können an dieser Stelle oder während des Ablaufs der Übungen erfolgen. Wenn die Patienten einverstanden sind, kann mit den Übungsanweisungen begonnen werden.

  „Bitte nehmen Sie sich eine Decke und legen Sie sich so auf den Boden vor die lange Bank, daß Sie Ihre Beine bequem auf der Bank ablegen können".

Der Therapeut kann nun wieder den Sinn dieser Maßnahme erläutern. Er muß eventuell bei einigen Patientinnen unterstützend tätig werden. Beobachtung und Fragen an die Patientinnen sollen feststellen, ob sich jemand an dieser Ausgangsstellung unwohl fühlt. Dies kann sowohl psychische wie physische Ursachen haben. Wenn sich jemand aus offensichtlich im Vordergrund stehenden körperlichen Gründen nicht in der Lage fühlt, weiter die Rückenlage beizubehalten, muß er diese aufgeben. Es sollte dann gemeinsam nach einer Möglichkeit gesucht werden, wie die Patientin trotzdem noch am Übungsgeschehen teilnehmen kann.

Ist die Rückenlage aus psychischen Gründen unmöglich oder schwierig, so kann der Therapeut mit der Patientin besprechen, ob irgend etwas an der Situation so geändert werden kann, daß ein Mitüben möglich wird. Eventuell ist die Patientin in der Lage herauszufinden, woran es liegen könnte, daß sie sich so unwohl fühlt. Es könnte z.B. ein Platzproblem vorliegen: Liegt der Nachbar zu nahe oder zu weit weg? Wer ist der Nachbar? Der Therapeut hat die Möglichkeit, diese Situation zu problematisieren, d. h. das Problem zu verbalisieren und die Patientin die Lösung selbst finden zu lassen. „Versuchen Sie herauszufinden, woran es liegen mag, daß Sie sich so unwohl fühlen“ (zu wenig Platz haben o.ä.). Oft ist aber ein praktisches und stark realitätsbezogenes Vorgehen angezeigt, um damit ein Problem zunächst zu lösen: „Gehen Sie bitte noch ein Stück nach rechts, dann haben Sie beide mehr Platz.“

Die Vorgehensweise ist stark abhängig von der Struktur der Patienten und dem allgemeinen Therapieziel. Auch die zur Verfügung stehende Zeit spielt bei der Auswahl des therapeutischen Vorgehens eine Rolle. Wenn nur wenig Zeit zur Verfügung steht, ist das praktische problemlösende Vorgehen des Therapeuten sicher eher angebracht. Außerdem muß beachtet werden, auf welcher Ebene der Patient sich befindet und auf welcher Ebene der Therapeut im Moment arbeiten möchte. Es ist also abhängig davon, ob der Schwerpunkt der Arbeit in dieser Sequenz auf das Gefäßtraining, die Probleme Nähe/Distanz, die Entscheidungsfindung, die Problemlösung oder auf das Erleben und Äußern eigener Bedürfnisse gerichtet ist.

■ *Beispiel B:* Funktionell-organisches Arbeitsthema, entstanden durch ein Gespräch mit der Gruppe. Die Gruppenteilnehmer möchten Übungen gegen Rückenbeschwerden machen, außerdem haben sie den Wunsch, ihre Haltung zu verbessern.

□ *Inhalt:* Rücken- und Bauchmuskeltraining, Hinweise auf funktionell gute Haltung und das hubarme Heben (Klein-Vogelbach 1978). Einfache, kurze Erläuterungen über das funktionelle Zusammenwirken von Rücken- und Bauchmuskeln bei Haltung und Bewegung sowie über die Kräfte, die bei falschem Bücken auf die Wirbelsäule einwirken. Erspüren der Verspannungen der Rückenmuskulatur, des Einsatzes der Rückenmuskeln und der Bauchmuskeln bei minimalen Bewegungen.

Beleuchten der Symbolik, die von diesem Thema ausgeht: Rücken, Wirbelsäule – Halt, Stütze, Säule: sich etwas aufladen, schwer beladen sein, sich krumm und bucklig arbeiten; er ist schwer gebeugt usw.

☐ *Arbeitshypothese:* Den Übungsvorschlag der Gruppe so umformulieren, daß ein sinnvolles Arbeitsthema entsteht unter Berücksichtigung der anderen Ebenen. Also über die funktionell-organische Ebene die Bereiche von Wahrnehmung und Erleben ansprechen. Dadurch verdeutlichen, daß beide Ebenen auf das engste miteinander verbunden sind. Bedeutung des Rückens für den einzelnen bedenken. Erreichen einer entspannten Arbeitsatmosphäre, das Sprechen über den Übungsteil (das Erleben) ermöglichen.

☐ *Ziele:* Die Patienten sollen
- allgemeine Übungen für die Rücken- und Bauchmuskulatur ausführen;
- diese selbständig wiederholen;
- aus dem Übungsangebot und aus den Erläuterungen eigene Übungen entwickeln und an die Gruppe weitergeben;
- das ökonomische Bücken üben;
- in Ruhe muskuläre (Ver-)Spannungen wahrnehmen;
- aus der Ruhe heraus den Einsatz der Muskulatur erspüren, wenn minimaler Bewegungseinsatz erfolgt;
- ihren Rücken schmerzfrei, angenehm erleben;
- auch den Rücken eines Mitpatienten wahrnehmen (optisch oder taktil).

Wie aus den Bereichen ersichtlich wird, ist ein ausschließliches Arbeiten auf der funktionell-organischen Ebene nicht möglich. Das Ausmaß jedoch, in dem der Bewegungstherapeut auf die sensomotorische (Wahrnehmen, Erspüren und Erleben) und die sozio-emotionale (Begegnung) Ebene hinlenkt, ist variabel und muß mit Bedacht gehandhabt werden. Der Bewegungstherapeut sollte die leib-seelische Wirkungsweise seines Tuns stets vor Augen haben.

4.3.2 Sozio-emotionale Ebene

Hier steht der Mensch als soziales Wesen im Vordergrund. Begegnung und Bezogenheit zum anderen, Kommunikation und Interaktion mit den dabei auftretenden Gefühlen sind Ausgang und Ziel des Arbeitens auf dieser Ebene.

Der psychiatrische Patient hat immer auch eine Beziehungsstörung. Dies ergibt sich aus den assoziativen Verknüpfungen des Gefühlslebens mit Wahrnehmung, Handlung und Denken. Darum ist in den meisten Fällen eine Gruppentherapie angezeigt. Dort wird der Teilnehmer in ein soziales Feld gestellt; Aktion und Reaktion der Teilnehmer lösen gruppendynamische Abläufe aus, so daß eine Bezogenheit untereinander entsteht.

In der Bewegungstherapie kommt noch hinzu, daß die Interaktionen zum großen Teil mit den Mitteln des Körpers und der Bewegung sowie averbal geschehen. Gerade auf dem Gebiet der Kommunikation und des Kontaktes zu anderen fühlt sich der psychiatrische Patient oft unsicher, unbeholfen und ängstlich. Dies gilt auch bei sehr expansiver, überrollender Kontaktaufnahme.

Hier liegt eine wesentliche Aufgabe der psychiatrischen Bewegungstherapie: Das Miteinander, das Aufnehmen, Ablehnen, Hinterfragen von Kontakten, verschiedene Arten der Kontaktherstellung, der Interaktion sind untereinander zu erfahren oder auch zu erlernen.

Sich isolierende, depressive Patienten mit wenig Motivation zum Aufnehmen von Kontakten, ängstliche Patienten sollen behutsam zum Aufnehmen eines Kontaktes nach außen gebracht werden. Dies muß nicht immer heißen, daß zu einem anderen Menschen eine Beziehung hergestellt werden soll; auch zu einem Gegenstand, einem Gerät kann zunächst das Herstellen einer Beziehung wichtig sein.

Interaktion kann auf averbalem Weg über das Bewegungsverhalten und -erleben gebahnt bzw. hergestellt werden. Wenn z. B. ein Partner für eine Übung gewählt wird, muß mehr oder weniger bewußt eine Entscheidung getroffen werden, bei der ein gewisser Beweggrund (Motivation) vorhanden sein muß.

Im therapeutischen Prozeß soll versucht werden, wenn es angezeigt erscheint, diese Vorgänge etwas bewußter zu machen. Nicht nur das Aufnehmen oder Ablehnen von Interaktionen und persönlichen Begegnungen wird zum Thema, sondern auch die dahinter stehenden Gründe. Es soll nicht irgendein Partner gewählt, auf diese oder jene kleine Gruppe zugegangen werden, sondern die Fragen: Zu wem möchte ich? Wohin möchte ich? Welches Gerät wähle ich? gehören ebenfalls dazu. Natürlich ist das Hinterfragen der Motivation (Warum möchte ich das?) ein weiterer Schritt der Reflexion. Dieser bringt die beschriebenen Vorgänge auf ein noch höheres Abstraktionsniveau, das einzelne Patienten überfordern kann.

Zunächst steht im Vordergrund, daß durch die sozialen Kontakte Freude am Umgang mit anderen und eine Förderung des Wohlbefindens erreicht werden soll. Auch das Erlebnis der Zugehörigkeit zu einer Gruppe als vollwertiges Mitglied kann schon eine wesentliche Bereicherung für den Patienten sein.

4.3.3 Sensomotorische Ebene

Das Anregen von sensomotorischen Erfahrungen mit dem Aufmerksammachen auf dabei auftretende Gefühle ist als spezifische Aufgabe des bewegungstherapeutischen Tuns in der Psychiatrie anzusehen.

Motorik wird durch Sinnesmeldungen gesteuert und kontrolliert; umgekehrt vermittelt Bewegung immer auch Sinneswahrnehmungen. Aus der Umwelt werden taktile, optische, akustische, olfaktorische Sinnesmeldungen aufgenommen. Hinzu kommen körpereigene statische und kinästhetische Wahrnehmungen. Dieser Prozeß läuft unbewußt ab.

Psychiatrische Bewegungstherapie hat eine ihrer Zielsetzungen darin, diese Vorgänge spürbar und dem Erleben zugänglich zu machen, also das Körperbewußtsein und das Selbsterleben zu fördern.

Dies ist einerseits der Anfang und die Voraussetzung, sich mit der Umwelt auseinanderzusetzen, andererseits wird durch diesen Prozeß die Funktionslust am eigenen Körper gefördert. Schon der Säugling erfährt über diesen ständigen Prozeß des Wahrnehmens und Be-Greifens von Dingen oder Bewegungen seine Welt, und mit dieser Erfahrung reift seine Motorik ständig weiter heran. Das ist auch die Zielsetzung für die Teilnehmer der psychiatrischen Bewegungstherapie: über das Bewegungserlebnis zur Bewegungserfahrung und damit zum Gewinnen von Einsichten in das leib-seelische Geschehen zu kommen. Das Körperbewußtsein, die Körperempfindungen, Gefühle als leib-seelische Ereignisse (Cohn 1978) gelten als die Bereiche, die auf der sensomotorischen Ebene in der Bewegungstherapie angesprochen werden.

Es muß den Patienten einen Weg eröffnet werden, der sie zu sich selbst, ihren Gefühlen, zum Körper, zum Leib hinführt. Bei diesem Vorgehen werden die Wahrnehmungspotentiale angesprochen (taktile, optische, akustische, statoakustische, kinästhetische). Es soll durch Erfahrung gelernt werden, die Wahrnehmungsfunktionen wieder zu nützen und darauf zu vertrauen. Es geht beim Üben der Wahrnehmungspotentiale um die Sinne. Den Übenden soll erfahrbar gemacht werden, daß durch die Verknüpfung von Sinneseindrücken mit bewußtem/unbewußtem Erleben erfahrungsgemäß Einsichten im Verhalten und Erleben gewonnen werden können.

• • • • Vorgehen beim Üben der Wahrnehmungspotentiale

Eine sinnliche oder sinnhafte Erfahrung (Aktivität der Sinne) kann vom Therapeuten nicht vorgemacht werden wie eine gymnastische Übung. Die Aktivität des Therapeuten muß auf einem anderen Schwerpunkt als auf dem der Demonstration liegen.

Der Therapeut übernimmt hier die Rolle des behutsamen Führers, indem er mit seinen verbalen Angaben, Hinweisen und Erläuterungen die Patienten an die Bewegungsempfindung heranführt. Der Therapeut kann etwa eine Bewegung, Übung, Haltung vorschlagen oder u. U. auch vormachen, danach muß er den Patienten anleiten, bei der Ausführung des Bewegungsablaufs auf seine eigenen Wahrnehmungen, Empfindungen und Erlebnisse zu achten. Vom Therapeuten ist dies ein Aufmerksam-Machen auf diese sinnlichen (sinnhaften) Wahrnehmungen, die der Patient haben kann, die von ihm aber nicht bemerkt werden oder ihm nichts oder wenig bedeuten.

Der Therapeut selbst läßt sich von seiner eigenen Wahrnehmung, seiner körperlichen Empfindung leiten, besonders wenn er den Bewegungsablauf mitmacht oder in angedeuteter Form bzw. in seiner Vorstellung durchführt. Eine wesentliche Rolle spielt auch hier die eigene Körpererfahrung des Therapeuten bei der Hinführung des Patienten zum Bewegungserlebnis. Ein wichtiger Aspekt zur Ausrichtung der verbalen Instruktionen ist die Beobachtung und das Erleben des Patienten. Worauf ist seine Wahrnehmung (Aufmerksamkeit) gerade gerichtet? Welche Hinweise nützen ihm jetzt?

Je weniger der Patient selbst in der Lage ist, sich seinen Weg zu suchen, um so mehr muß der Therapeut ihn führen, ohne ihn zu überrollen. Die Tendenz des Therapeuten soll stets darauf hinauslaufen, so viel Freiraum zu geben, wie der Patient verkraften und ausfüllen kann. Der Therapeut soll so viel Raum einnehmen, wie der Patient zur Stütze und Anleitung braucht. Ein wesentlicher Aspekt der Bewegungstherapie ist das nonverbale Geschehen. Über die „sprach- und wortlose" Bewegung kann sich der Teilnehmer äußern und erfahren und mit anderen in Kontakt kommen. Außer Bewegung, die vollzogen, angeregt, aufgenommen oder verändert wird, spielen noch die Dimensionen Raum, Zeit und Objekte eine Rolle.

Die am häufigsten angesprochenen Erlebnisabläufe in der Bewegungstherapie sind die der Bewegungsempfindung und der Berührungsempfindung, wobei die optischen, akustischen, und kinästhetischen Kanäle im Vordergrund stehen. Über die assoziativen Verknüpfungen von

Wahrnehmung, Handeln und Denken kommt es dann zu einer Wiederbelebung des Gefühlslebens mit einer im Erlebnisablauf einmaligen und spezifischen Gefühlsdynamik. Diese Gefühlsdynamik kann entweder mehr die schizothymen Gefühle wie Neugier, Wunsch, Verlangen, Angst, Aggression und Schmerz oder die zyklothymen Gefühle wie Trauer und Freude umfassen.

Ein Beispiel aus der psychiatrischen Bewegungstherapie soll das Arbeiten auf der sensomotorischen und sozio-emotionalen Ebene veranschaulichen. Außerdem nehme ich Bezug auf die von W. Blankenburg in diesem Band erwähnte Ich-Psychopathologie von Chr. Scharfetter (1995). S. Krietsch-Mederer hat in Anlehnung daran die Bewegungstherapie mit schizophrenen Menschen konzipiert.

Die Mischung von körpertherapeutischem und interaktionellem Vorgehen macht die eigentliche psychiatrische bewegungstherapeutische Arbeit aus. In dem folgenden Beispiel werden die Ebenen, auf denen das therapeutische Geschehen hauptsächlich stattfindet, und die Einordnung der Störungen bezüglich der fünf basalen Dimensionen des Ich-Bewußtseins (Ich-Vitalität, Ich-Aktivität, Ich-Konsistenz, Ich-Demarkation, Ich-Identität) benannt.

■ *Beispiel:*

□ *Beschreibung der Gruppe:* Acht Personen, Männer und Frauen von einer psychiatrischen, offenen Station; die Patienten haben unterschiedliche Syndrome, Alter 25–45 Jahre, die Grundstimmung ist eher depressiv, antriebsarm, nicht besonders bewegungsfreudig, die Körperwahrnehmung ist in vielerlei Hinsicht gestört, die Kontaktfähigkeit ist eingeschränkt.

□ *Zielvorstellungen* (s. Tab. 4.**1**)

□ *Arbeitshypothese/methodisches Vorgehen* (s. auch Methode der Bewegungstherapie): Analog zur beschriebenen Gruppe ist ein langsames Vorgehen des Gruppenleiters zu empfehlen. Vom strukturierten Angebot zum freieren Tun, vom Leichten zum Schweren, von der Einzelarbeit zur gruppenorientierten Arbeit. Weiterhin sollte angestrebt werden, die Freude und Lebendigkeit der Gruppenteilnehmer durch entsprechende Angebote anzuregen, um eine Konsolidierung der Ich-Funktionen zu erreichen.

❖ *Schaffen einer Arbeitssituation (Einstimmung):* Wenn die Patienten in den Raum kommen, stehen dort bereits Hocker im Raum verteilt.

❖ *Reaktion der Patienten:* Patienten stehen unschlüssig herum, steif, abwartend, manche reden miteinander, manche setzen sich auf die Hocker. Der Therapeut begrüßt die Patienten und gibt die erste Anweisung.

Tabelle 4.1 Therapeutisches Geschehen und Einordnung der Störungen in die basalen Dimensionen

Therapeutisches Geschehen	Basale Dimension
– Anregen der Wahrnehmungspotentiale, um die Funktionen der Wahrnehmung zu strukturieren und damit die Ich-Dimension zu festigen.	Sozio-emotionale, sensomotorische Ebene, alle Ich-Dimensionen
– Ermöglichen des deutlichen Selbsterlebens.	Ich-Identität
– Erleben eigener Lebendigkeit und Wirksamkeit.	Ich-Vitalität und -Aktivität
– Das Bewegen und Handeln in der Gruppe als eigene Aktivität und Selbständigkeit erfahren mit einem Anfang und einem Ende, in einem leiblichen, räumlichen und zeitlichen Zusammenhang.	Ich-Aktivität, Ich-Demarkation, Ich-Konsistenz
– Grenzen des eigenen Körpers, Begrenzungen von Gegenständen, des Raumes und von anderen Menschen wahrnehmen.	Ich-Demarkation
– Nähe und Distanz zu Menschen, Gegenständen, Raum regulieren.	Ich-Demarkation, Ich-Identität

- *Anweisung des Therapeuten:* Bitte gehen Sie durch den Raum, versuchen Sie, die Hocker nicht zu berühren, sondern gehen Sie im großen Bogen um diese herum.
- *Reaktion der Patienten:* Gehen gemächlich, haben Probleme, die Bewegung der Anforderung gemäß anzupassen. Einige entwickeln sportlichen Ergeiz und versuchen das Tempo zu steigern.
- *Anweisung:* Setzen Sie sich nun auf die Hocker, um ein wenig auszuruhen; schauen Sie sich um, stellen Sie fest, wo Sie einen Platz gefunden haben. Sagen Sie nun laut in den Raum, wo Sie Ihren Sitzplatz gefunden haben, wo Sie im Moment sitzen, z. B.: „Ich sitze am Fenster!" Fangen Sie bitte Ihren Satz mit „Ich" an.
- *Reaktion der Patienten:* Manchen Patienten fällt es nicht leicht, die entsprechende Beschreibung für ihren Platz im Raum zu finden. Anderen fällt es schwer, die Stimme zu erheben. Einigen wiederum macht gerade dieses laute Sprechen großen Spaß.

- ☐ *Kommentar:* Wenn es nötig ist, unterstützt der Therapeut die schwächeren Patienten taktvoll.
- ❖ *Anweisung:* Nehmen Sie jetzt Ihren Hocker in beide Hände und begeben Sie sich noch einmal auf den Weg durch den Raum. Suchen Sie sich nun einen Platz Ihrer eigenen Wahl mit Ihrem Hocker.
- ☐ *Kommentar:* Nun sollen die Patienten ihre Sache sozusagen selbst in die Hand nehmen, Bezug zum Gegenstand aufnehmen, ihn mitnehmen, an einen selbst gewählten Platz stellen, dadurch eventuell in irgend einen Kontakt zum Mitpatienten kommen, also eine kleine Steigerung der Selbstbestimmtheit und Eigenverantwortung. Ähnlich wie in der vorhergehenden Sequenz, erfolgt die Aufforderung, über Wahl und Qualität des Sitzplatzes zu reflektieren, eventuell etwas dazu zu äußern.
- ❖ *Anweisung:* Stellen Sie fest, wer hinter/vor Ihnen an Ihrer Seite sitzt; können Sie Ihre Nachbarn erreichen? Wohin zeigen Gesicht und Bauch, wohin zeigt Ihr Rücken? (Ich-Demarkation).
- ☐ *Hauptteil:* Den eigenen Körper, von den Füßen beginnend, abklopfen. Der Therapeut strukturiert dieses Angebot mit seinen Worten, die Patienten lassen sich dadurch am Körper entlang führen (Ich-Konsistenz und -Demarkation). Bei dem Abklopfen des Brustkorbes kann eventuell ein Atemgeräusch ausprobiert werden, der Therapeut gibt einige Geräusche vor, lädt dadurch die Patienten ein, mitzutun. Zum Abschluß dieser Sequenz erfolgt die Aufforderung, sich einmal so groß wie möglich zu machen, also mit den Armen, mit dem Rücken sich weit nach oben auszudehnen, sich nach allen Seiten zu recken und zu strecken. Einladung an der nun folgenden „Hockergymnastik" teilzunehmen, Therapeut: „Ich werde Sie hierzu anleiten. Schauen Sie sich einmal die Stellung Ihrer Füße auf dem Boden an. Beachten Sie, wo und in welcher Stellung diese sich befinden. Wenn Sie jetzt wieder wegschauen, versuchen Sie herauszufinden, wie sich diese Füße anfühlen, wie sie auf dem Boden stehen. Haben Sie den Eindruck, daß Ihre Füße fest auf dem Boden stehen? Wieviel Bodenkontakt haben die Füße? Stellen Sie nun einmal die Füße so hin, daß sie sich ungefähr unter den Knien befinden, daß die Füße genausoweit auseinander stehen wie die Knie und die Unterschenkel nicht nach außen oder innen gekippt sind. Versuchen Sie nun noch einmal den Kontakt der Fußsohlen zum Boden zu spüren.
  Hat sich etwas verändert? Könnten Sie beschreiben, was sich verändert hat?"
- ☐ *Kommentar:* Zuerst Hinwendung auf die optischen Eindrücke, danach aufmerksam machen auf die bewegungsempfindende und taktile Wahrnehmung. Es folgt eine relativ starke Strukturierung, um die Pa-

tienten anzuleiten und nicht „in der Luft hängen" zu lassen. Mißerfolgserlebnissen wird somit vorgebeugt, um dem Ziel der Erarbeitung der Ausgangsstellung näherzukommen. Danach wird wieder die Aufmerksamkeit auf die Eigenwahrnehmung der Patienten gelenkt.

- *Therapeutin:* „Vielleicht haben Sie bemerkt, daß sich durch die Veränderung der Beinstellung auch im Rücken etwas verändert hat. Wie ist eigentlich im Moment Ihr Rücken? Mehr gebeugt, mehr gestreckt, tut es irgendwo weh? Versuchen Sie einmal, Ihren Rücken aufzurichten, ohne sich dabei sehr anzustrengen. Machen Sie diesen Bewegungsablauf so langsam, daß man ihn von außen kaum sehen kann. Wenn Sie sich aufgerichtet haben in Ihrem Rücken, lassen Sie wieder etwas nach in Richtung ‚runder Rücken', um sich danach wieder aufzurichten. So versuchen Sie in eine fließende, nicht anstrengende und auch nicht sehr große Bewegung zu kommen. Achten Sie darauf, was Ihr Becken macht, die Wirbelsäule, die Schulterpartie, der Nacken und auch der Kopf. Halten Sie dann einmal inne, wenn Sie das Gefühl haben, die Wirbelsäule befindet sich im Lot."

☐ *Kommentar:* Lenken der Aufmerksamkeit auf die kinästhetische und stato-akustische Wahrnehmung. Der Bewegungsauftrag soll mit Hilfe bewußt eingesetzter Bewegungsempfindung ausgeführt werden. Der Therapeut macht den Bewegungsablauf mit.

- *Therapeut:* „Da diese Hocker ungepolstert sind, können Sie eventuell spüren, daß Sie auf Ihrem Sitzbein sitzen" (Erklärung in Patientensprache). „Wenn Sie es nicht so recht spüren können legen Sie einmal ihre Hand unter eine oder beide Beckenhälften, setzen Sie sich kurz darauf und versuchen Sie, diese Knochen zu spüren. Bewegen Sie nun Ihr Becken, ohne die Stellung der Beine zu verändern, einmal weiter nach vorn, dann wieder weiter nach hinten, anders ausgedrückt: Einmal wird der untere Teil der Wirbelsäule rund und das andere Mal hohl. Machen Sie diese Bewegungen nun ohne Kontrolle der Hände. Versuchen Sie auch hier wieder, nicht zuviel zu machen. Entlasten Sie nun eine Beckenhälfte, so daß mehr Gewicht auf die Gegenseite kommt und dann umgekehrt. Wechseln Sie auch hier fließend von der einen Seite zu anderen über. Versuchen Sie, sich dann wieder im Lot zu finden und sich mit der Ausgangsstellung, die wir nun erarbeitet haben, so auf den Stuhl niederzulassen, ‚als ob Sie nichts umwerfen könnte'. Welche Bewegungsmöglichkeiten haben Sie nun aus dieser Ausgangsstellung, ohne sich vom Hocker zu erheben, das Becken abzuheben oder die Füße an einen anderen Platz zu stellen?"

☐ *Kommentar:* Zeit zum Durchführen dieser Übungsanweisungen geben.

- ❖ *Therapeut:* „Beginnen Sie nun allmählich auch wieder die Füße und das Becken von Ihrem Platz zu lösen und mehr an der freien Bewegung zu beteiligen. Schauen Sie ruhig zu, wie es die anderen machen. Holen Sie sich Anregung, geben Sie Anregung. Damit es noch etwas leichter fällt und Ihnen vielleicht mehr Spaß macht, spielen wir eine Musik dazu."

- □ *Kommentar:* Hinweise zur Bildung des Körperbegriffs, um sich eine lebendige Vorstellung vom Becken machen zu können, unterstützt durch die taktile Wahrnehmung der Sitzbeinhöcker über die Handflächen und die Sitzfläche des Hockers. Wieder Anregung der Bewegungsempfindung durch die Hinweise des Therapeuten. Akustische Wahrnehmung (Musik) und Bewegung miteinander verbinden. Optische Wahrnehmung durch Beobachtung der anderen. Gleichzeitig Aufnahme von Blickkontakt. Wahrnehmung der Bewegungsausführung der anderen und diese wiederum vergleichen mit der eigenen Bewegung.

- ❖ *Weiter:* Vom Sitzen zum Stehen und zum Gehen kommen.
  Patienten dazu auffordern, eine eigene Art des Aufstehens zu suchen. Sie können experimentieren und sowohl einfaches Sich-Erheben von dem Hocker bis hin zu recht umständliche bis lustige Ideen zum Ausdruck bringen. Der Therapeut kann eine erste Idee zur Veranschaulichung vorgeben, weiterhin dann mit Worten oder bestätigenden Äußerungen das Experimentieren der Patienten unterstützen. Zum Beispiel Hände auf die Knie gelegt oder auf den Kopf, vor dem Brustkorb gekreuzt oder hinter dem Rücken verschränkt. Die folgenden Ideen denken sich die Patienten selbst aus. Nach dieser Probierphase bringt jeder Patient seine Version in die Gruppe ein. Die Übungsangabe wird nun von Patient zu Patient weitergegeben, die Gruppe macht die Übung einige Mal nach, bis die Übungsangabe mit Namen an einen anderen Patienten weitergereicht wird. Wiederum achtet der Therapeut darauf, daß auch schwächere Patienten ein gutes Arbeitsergebnis erzielen.

- □ *Weiterer Verlauf:* Patienten stehen jetzt (s. oben). Aufforderung zur Selbstwahrnehmung, wie stehen jetzt die Füße, wie fühlen sie sich an? Die veränderte Situation der Beine bemerken: die Knie, die Hüftgelenke sind gestreckt, die Füße müssen wieder das ganze Körpergewicht tragen, ist ein Unterschied zu bemerken? Wiederum auffordern, die unmittelbar umgebenden Nachbarn wahrzunehmen, versuchen mit den Fingerspitzen diese zu erreichen, wenn es nicht geht, einige Schritte auf diese zu machen, antippen und wieder zum eigenen Platz zurückgehen. Eventuell noch ein wenig durch den Raum gehen und einige Mitpatienten antippen im Sinne von „Hier bin ich".

- *Ende der Stunde:* Alle stehen im Kreis, nochmals die Aufforderung wie zu Anfang, sich selbst abzuklopfen, so, als ob man „Staub abklopfen" oder sich kurz erfrischen wollte. Eventuell zu zweit zusammengehen und sich gegenseitig den Rücken abklopfen. Die Front wieder zur Mitte drehen, die Hände fest ausschütteln, dann die eigenen Hände etwas aneinander reiben. Zum Abschluß sich gegenseitig an den Händen fassen, nachschauen, wen man zum rechten bzw. linken Nachbarn hat. Den Kreis so weit vergrößern, daß die Arme gestreckt sind, doch die Hände noch gut gehalten werden können. Aufforderung, sich noch einmal im Kreis umzuschauen, sich anzuschauen. Dann langsam die Hände loslassen. – Die Stunde ist zu Ende.

4.3.4 Integration von Erfahrenem auf der kognitiven Ebene

Die Erfahrungen des Teilnehmers der Bewegungstherapie liegen im Handeln, Erleben, Erspüren und Beobachten. Hier auf der vierten Ebene kann die Integration der averbal abgelaufenen Geschehnisse in die Gesamtpersönlichkeit stattfinden. Dies soll durch das Einsichtnehmen in die leib-seelischen und sozio-emotionalen Zusammenhänge geschehen. Es wird versucht, zu Einsichten und Erkenntnissen zu kommen, die über die Wahrnehmungspotentiale dem Organismus zugänglich gemacht wurden. Dies schließt ein, daß es möglich ist, über das Erlebte zu sprechen. Die eigenen Eindrücke und die der anderen Teilnehmer können geäußert und angehört werden. Auch hier ist wieder das Ausmaß, in dem dies geschieht, von vielen Faktoren abhängig (Diagnose und Verhalten des Patienten, Übungsangebot, Gruppenzusammensetzung, Verhalten und Ausbildung des Therapeuten).

Je mehr Gewicht auf die Verbalisation des Erlebten gelegt wird, um so mehr muß der Patient bezüglich Diagnose und Verhalten dazu in der Lage sein. Die Gruppenarbeit muß regelmäßig stattfinden und die Zusammensetzung der Teilnehmer weitestgehend konstant sein. Der Leiter muß in der Lage sein, eine tragende Beziehung zu den einzelnen Gruppenmitgliedern und der Gesamtgruppe herzustellen. Empathie (Einfühlen) und Verständnis für die leib-seelischen Zusammenhänge werden von ihm gefordert.

In Übereinstimmung mit dem behandelnden Team (Arzt) kann der Bewegungstherapeut seine Interventionen entsprechend ausrichten. Auf dieser Ebene findet das Verarbeiten der sensomotorischen Erfahrungen statt, wenn versucht wird, das durch Erspüren Wahrgenommene in einen aktuellen (oder lebensgeschichtlichen) Zusammenhang zu bringen.

Auch die bei Begegnungen und verbalen oder averbalen Kontakten gewonnenen Erfahrungen können hier zum Besprechen zugänglich gemacht werden. So erfährt die Gruppe, wie es dem Teilnehmer erging, der niemals von jemandem den Ball zugeworfen bekam. Dieser Teilnehmer wiederum kann die Gründe erfahren, warum dies sich so abgespielt hatte (z.B. „Du guckst so böse", „Du warst so unfreundlich", „ich dachte, Du magst den Ball nicht von mir").

Durch das Darübersprechen wird die Integration des Erlebten in die Gesamtpersönlichkeit angeregt und somit auf der kognitiven Ebene gearbeitet.

Das Erforschen der tieferen Bedeutungen des jeweils Erlebten oder Erfahrenen kann in weiterführenden therapeutischen (verbalen) Angeboten erfolgen. Dort kann mit „Material" aus der Bewegungstherapie das Durcharbeiten erfolgen. Analog dazu können wir davon ausgehen, daß in der Bewegungstherapie der Prozeß des Erinnerns und Wiederholens stattgefunden hat, und zwar im leib-seelischen Bereich (Becker 1989).

Ein anderer Aspekt der kognitiven Ebene ist der, daß dem Patienten regelrecht Kenntnisse im Sinne von Aufklärung vermittelt werden. Dies geschieht z.B., wenn auf der funktionell-organischen Ebene gearbeitet wird und dem Patienten Informationen in verständlicher Art und Weise vermittelt werden.

Bisher war die Rede davon, daß der Therapeut durch seine Aktivitäten (Interventionen) den Patienten/Teilnehmer zur passenden Zeit zur geistigen Verarbeitung der erlebten Dinge anzuregen versucht.

Es kann aber auch der Fall sein, daß sich ein Patient auf der Ebene des rationalen Denkens befindet und alle Angebote, Hinweise, Interventionen ablehnt, die darauf abzielen, ihn von dieser Ebene herunterzuholen, mit anderen Worten, ihn mit den Dimensionen des Spürens, Fühlens der leiblichen Wahrnehmungen konfrontieren. Auch der Versuch, ihm seinen Platz bzw. sein Verharren auf dieser Ebene aufzuzeigen, kann mißlingen. Dies mündet oft in ein Intellektualisieren von seiten des Teilnehmers und weist darauf hin, daß hier eine „Mauer" aufgebaut wird, die eventuell zum Schutze des Betreffenden notwendig ist, von therapeutischer Seite aber viel Einfühlung und Geschick im Umgang mit dem Patienten und dem therapeutischen Angebot verlangt.

4.4 Ziele der Bewegungstherapie in der Psychiatrie

4.4.1 Allgemeine Ziele

In den verbalen psychotherapeutischen Verfahren wird der körperliche Aspekt der psychischen Störung weitgehend ausgeblendet. Die Zielsetzung der Bewegungstherapie liegt darin, daß dieser leib-seelische Aspekt aufgegriffen, beachtet und einer Bearbeitung zugänglich gemacht wird.

Der Teilnehmer an der Bewegungstherapie soll über das Bewegungserlebnis zur Bewegungserfahrung und damit zu Einsichten in das leib-seelische Geschehen kommen.

Durch die Anregung, sich dem Bewegen zuzuwenden, sich bewegen zu lassen, etwas in Gang zu bringen, sich in Bewegung zu setzen, soll der Patient sich wieder „fühlen lernen"; er soll lernen, auf das zu achten, was im Körper geschieht, wie Bewegung auf ihn wirkt und was er dabei empfindet. Der Teilnehmer hat die Möglichkeit, sich über seine motorischen Äußerungen mitzuteilen und so verstanden zu werden. Auch wenn der Zugang zu einem autistischen, stuporösen oder auch schwer antriebsgestörten, depressiven Patienten sehr erschwert ist, kann über die Bewegung allmählich ein Kontakt hergestellt werden.

Im geschützten Raum der Bewegungstherapie können neue Verhaltensweisen ausprobiert werden. Diese beziehen sich im wesentlichen auf den Umgang mit den anderen Teilnehmern, auf das Handhaben von Geräten und Gegenständen sowie auf Erfahrungen im Raum im konkreten und übertragenen Sinne.

Hauptbestandteil der Bewegungstherapie ist das Ausprobieren der Anregungen des Therapeuten sowie das Entwickeln und Gestalten der Angebote: die Anregung zu freiem, kreativem Umgang mit der Bewegung und mit sich selbst, eventuell unter Mithilfe von Medien (kleine Geräte, Tücher, Luftballons, Klanginstrumente usw.) – und Musik gehört ebenfalls dazu. Das Herstellen von muskulärer und psychischer Entspannung stellt einen weiteren Zielkomplex dar. Auch das Üben von Bewegungsabläufen, Kombinationen, Tänzen, das Einhalten sportlicher Regeln kann ein Ziel sein. Die Atmosphäre, die Stimmung in der Gruppe sollte weitgehend frei von Druck sein, so daß das Zusammenwirken mit anderen freudvoll und vertrauensvoll sein kann.

Die Interaktion der Teilnehmer untereinander begleitet den gesamten Verlauf einer Gruppenstunde (s. dazu „Gruppenbehandlung" in Bd. 6). Eines der wichtigsten Ziele ist es, die Interaktion zu fördern, wenn diese gestört ist. Aufnehmen oder Ablehnen sozialer Kontakte, die dazugehörenden Entscheidungen treffen, zuhören und sprechen, anschauen und angeschaut werden, anfassen und angefaßt werden sind Teile dieses umfassenden Begriffs und zugleich Ziel und Thema in der Bewegungstherapie, Verselbständigung und Selbstverantwortung, angestrebt im bewegungstherapeutischen Rahmen, können geübt werden durch die aktive Beteiligung der Patienten an dem Inhalt, dem Thema der Gruppenstunde. Das Ansagen einer Übung oder das Erklären eines Spiels oder auch die Mitbestimmung bei der Auswahl eines Musikstücks sind – wenn auch winzige – Teilschritte zu einem größeren Ziel. Die Eigeninitiative sollte, wo immer es möglich ist, angeregt werden, auch in Richtung auf Aktivitäten, die über den üblichen Rahmen der Bewegungstherapie hinausgehen (dies ist jeweils unterschiedlich in den einzelnen Institutionen). So kann mit Schwimmen, Wandern, Waldlauf, Fußball, Konditionstraining, Tanzkurs, Jazzgymnastik, Volkstanz usw. das Angebot der Bewegungstherapie erweitert werden, wenn die äußeren Verhältnisse es erlauben. Die Verbesserung des Realitätsbezugs ist ein weiterer Zielkomplex. Meist wird hier zuerst an psychotische Patienten gedacht, doch auch für Patienten mit Neurosen, die z. B. ein unrealistisches Verhältnis zum eigenen Körper haben, oder für Patienten, die sich in ihrer Leistungsfähigkeit stark über- bzw. unterschätzen, ist in diesem Bereich zielgerichtetes Arbeiten notwendig.

Die Patienten, die an der Bewegungstherapie teilnehmen, sollen Freude am Umgang mit der Bewegung entwickeln. Bewegungstherapie soll Spaß machen und Erfolg vermitteln. Es sollte das Ziel der Bewegungstherapie angesehen werden, dem Patienten etwas „mitzugeben", sei es eine wohltuende Ermüdung, sie es eine Aktivierung, Beruhigung. Auch das Gefühl, etwas geleistet zu haben, „in Ordnung" zu sein, könnte in diesem Sinne gesehen werden. Wohlbefinden, wenn vielleicht nur für eine kurze Zeit, sowie das Erreichen von positiven Lebensgefühlen können Faktoren sein, die der Patient aus der Bewegungstherapiestunde mit hinausnehmen kann.

Dazu steht nicht im Gegensatz, daß auch Nachdenklichkeit und Besinnung am Ende einer Stunde stehen können. Je mehr der Patient in der Lage ist, über das Erfahrene zu reflektieren und sich zu besinnen, um so mehr kann dies angestrebt werden.

4.4.2 Spezielle Ziele, zugeordnet zu den Ebenen des therapeutischen Geschehens

- Funktionell-organische Ebene:
  - Steigerung des Wohlbefindens;
  - Verbesserung der physiologischen Körperfunktionen;
  - Entspannung – Lösung;
  - Aktivierung des Organismus – Tonisierung der schlaffen Muskulatur;
  - ökonomisches Bewegungsverhalten;
  - Geschicklichkeit erwerben;
  - Steigerung der Leistungsfähigkeit;
- Sozio-emotionale Ebene:
  - emotionaler Ausgleich über das Bewegen, über die Wechselbeziehungen mit Partner und Gruppe;
  - Zusammenarbeit und Konkurrenz, Übernahme von bestimmten Funktionen im Gruppenleben (Bd. 6);

- Kommunikation und Interaktion leisten;
- soziales Lernen (Gruppe, Bd. 6);
- Lernen von Spielregeln;
- Umgang mit dem anderen Geschlecht üben;
- Selbsteinschätzung bei der Kontaktaufnahme erfahren (auch beim anderen Geschlecht);
- sich abgrenzen, sich öffnen; Grundgefühle wiederentdecken;
- Vertrautheit, Gruppengefühl (Wir-Gefühl, Bd. 6) erleben.

❖ Sensomotorische Ebene:
- den eigenen Leib wahrnehmen und erspüren;
- eigene körperliche Fähigkeiten und Möglichkeiten erleben und erfahren;
- das Körperbewußtsein schulen;
- Selbstvertrauen durch Erfahren von „Zuhausesein" im eigenen Körper erwerben;
- Grenzen des Körpers erfahren;
- Spannung und Entspannung ausprobieren, das psychophysische Verworbensein erkennen;
- Atmung und Bewegung als harmonisches Zusammenspiel erleben.

❖ Integration von Erfahrenem auf der kognitiven Ebene:
- zu Reflexion und Verbalisation anregen;
- Realitätsbezug zum eigenen Körper herstellen und fördern;
- Körpersprache bei sich und anderen beachten und verstehen lernen;
- Zusammenhänge von körperlichen Befindlichkeiten und psychischen Ereignissen erfahren;
- Entscheidungen treffen;
- Wissen um den eigenen Körper erweitern;
- realistische körperliche Selbsteinschätzung lernen.

4.5 Methode der Bewegungstherapie in der Psychiatrie

☐ *Definition:* Methode im eigentlichen Sinne beschreibt den Weg, der gegangen werden kann, um ein bestimmtes Ziel zu erreichen.

In der Psychiatrie stellt die Methode die Form des therapeutischen Umgangs mit dem Patienten dar. Gerade in der Psychiatrie wäre „Methodik" falsch verstanden, wenn feste Anweisungen, Rezepte, klar umrissene Stundenbilder hier aufgezeigt würden.

Aus diesem Grunde ist es aber auch schwierig, methodische Hinweise zu geben, die für die Praxis relevant sind.

Das methodische Vorgehen hat zunächst folgende übergreifende Zielsetzungen:

- Annehmen und Ausprobieren des Angebotes;
- Motivierung zur weiteren Teilnahme;
- Mitnehmen von Erfahrungen in aktuelle Situationen des Lebens.

4.5.1 Methodische Schritte des Therapeuten

Der Therapeut ist vor die Aufgabe gestellt, Zielvorstellungen zu entwickeln und dementsprechend eine geeignete *Arbeitshypothese* zu entwerfen.

Mit dem Begriff Arbeitshypothese soll verdeutlicht werden, daß wir in der therapeutischen Arbeit, speziell in der Gruppenarbeit, ein großes Maß an Flexibilität benötigen. Das therapeutische Angebot und das Verhalten des Therapeuten in der Gruppe und der Einzelbehandlung werden bestimmt durch das aktuelle Zustandsbild des Patienten und durch die Wahrnehmungen des Therapeuten bezüglich der inneren Befindlichkeit des Patienten und der aktuellen gruppendynamischen Situation. Es geht darum, Zielkomplexe zu definieren, sich Klarheit darüber zu verschaffen, auf welcher Ebene gearbeitet werden soll (bzw. auf welcher Ebene der Patient sich befindet). Der Therapeut versucht, in der Arbeitshypothese seine Zielvorstellungen, seinen Weg zur Gruppe, zum einzelnen im Verlauf der Stunde festzulegen. Er ist bereit zu verändern, doch stets gemessen an seinen Vorstellungen über sinnvolles effektives bzw. therapeutisches Arbeiten (Abb. 4.**1**).

Der Arbeitshypothese entsprechend und in der zeitlichen Abfolge passend, muß der Therapeut nun eine *Arbeitssituation* entwerfen. Diese stellt jeweils einen Teilaspekt der Arbeitshypothese dar. Sie wird ersichtlich in einem konkreten Übungsangebot oder -vorschlag, der dazu passenden Verteilung der Teilnehmer im Raum, im Einsatz von Musik, Geräten oder sonstigen Medien. Die Ansprache der Teilnehmer, das Ausmaß der Strukturierung ist den Zielvorstellungen gemäß der Arbeitshypothese angemessen. Durch die Teilnahme an der Bewegungstherapie soll sich beim Patienten etwas verändern. Es wird ein Lernprozeß angestoßen, und es soll zu einer Verhaltensänderung kommen. Damit einhergehen kann die Veränderung des Erlebens.

Das methodische Vorgehen hat den Zweck, leib-seelische Prozesse in Gang zu setzen. Soziale Kontakte sollen gefördert werden, die Integration all dieser Faktoren in die Gesamtpersönlichkeit ist anzustreben.

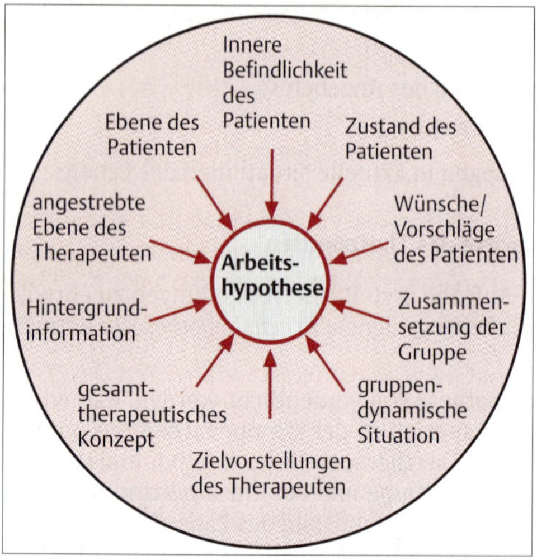

Abb. 4.**1** Arbeitshypothese des Therapeuten

4.5.2 Lernen in der Bewegungstherapie

Ein wesentlicher Faktor im therapeutisch genutzten Lernprozeß ist die Person des Therapeuten. Der therapeutische Prozeß lebt von der Beziehung des Therapeuten zum einzelnen bzw. zur Gruppe.

Der Patient erlebt und erfährt den Therapeuten als seinen Ansprechpartner. Er nimmt wahr, wie er mit den anderen Teilnehmern und dem Übungsangebot umgeht. Der Patient kann sicher ebenso wahrnehmen, wie der Therapeut mit seinem eigenen Körper umgeht, in welcher Beziehung er zu diesem stehen mag. Die Art und Weise der sprachlichen Äußerung, der persönliche, menschliche und therapeutische Stil teilen sie mit.

Wenn der Patient diese Art und Weise des Miteinander-Umgehens als angenehm empfindet, kann er sich im Laufe der Zeit mit diesen Verhaltensweisen und der inneren Haltung des Therapeuten identifizieren. Dies ist nur möglich, wenn es dem Therapeuten gelingt, eine tragfähige, vertrauensvolle, annehmende Beziehung zum Patienten herzustellen.

Es wäre wenig effektiv bzw. schädlich, wenn der Therapeut diese Haltung spielen würde. Nur wenn sie echt ist, wirklich gelebt wird, wird dem Patienten die Nachahmung des Therapeuten in bestimmten Verhaltensweisen gelingen oder auch erst ermöglicht. Der Therapeut hat durch seine „Modellwirkung" (die ihm stets bewußt sein sollte) eine stützende Funktion für schwächere Patienten. Dies ist z. B. der Fall zu Beginn der Teilnahme in Krisenzeiten oder bei auftretenden Konflikten in der Gruppe.

Der Patient kann also in Zeiten, in denen seine Persönlichkeit geschwächt ist, das Sozial- und Bewegungsverhalten des Therapeuten beobachten und auch nachahmen und daraus lernen.

Eine wichtige methodische Rolle in diesem Zusammenhang spielt die *positive Verstärkung*. Andere Worte für den Begriff Verstärkung sind: Lob, Ermutigung, offene verbalisierte Akzeptierung; averbale, durch die Haltung des Therapeuten demonstrierte Akzeptierung. Je ich-schwächer wir einen Patienten erleben, um so mehr Gewicht bekommt die offene Verstärkung und Ermutigung (Fremdverstärkung). Je ich-stärker ein Patient von uns erlebt wird, um so eher muß er von der Fremdverstärkung des Therapeuten unabhängig werden, sich zur Selbstverstärkung hin entwickeln.

Damit einher geht die Bildung der Entscheidungsfunktion. Der Patient soll dazu kommen, seine eigenen Wertmaßstäbe für sein Tun zu finden und anzulegen: „War das, was ich getan habe, *für mich* in Ordnung?"

Durch die Verstärkung bzw. Stützung des Patienten soll diesem geholfen werden, seinen Weg in die Bewegungstherapie zu finden oder Krisen dort zu überwinden. Alle Ansätze des Patienten, die in die Richtung der angestrebten Ziele führen, sollten zumindest bemerkt, eventuell hervorgehoben oder auch deutlich verbal verstärkt werden (z. B. Ansätze aktiver Mitarbeit, positiven Sozialverhaltens, verbale Äußerungen, kreatives Tun).

Dies ist dann notwendig, wenn der Patient auf entsprechenden Gebieten Defizite aufweist. Es muß wiederum darauf geachtet werden, daß mit der Verstärkung bzw. mit dem offenen Registrieren eines Fortschritts nicht das Gegenteil erzielt wird, daß sich der Patient zurückzieht. Mit dem Geben und Zurückhalten von Verstärkung durch den Therapeuten begünstigen wir die Abhängigkeit des Patienten. Bei zunehmender Ich-Stärkung und Selbstsicherheit des Patienten muß die Fremdverstärkung zurückgenommen und der Patient zu Reflexion und Selbstbeurteilung angeregt werden. Die Wertinstanz zur Beurteilung von Verhalten muß sich allmählich im Patienten entwickeln. Der Therapeut sollte seine Wertmaßstäbe, nach denen er Verhalten beurteilt, offenlegen bzw. durchschaubar und verstehbar machen.

Es kann auch der Fall sein, daß ein Patient ein „problematisches" Verhältnis zum Bewegungstherapeuten hat. Diese Konstellation kann therapeutisch genutzt werden. Voraussetzung ist, daß der Therapeut auch diesem Patienten akzeptierend und empathisch gegenübersteht. Diese auf der positiven Wirkung des Therapeuten basierende Lernart ist die

Voraussetzung (der Anfang) für die bewegungstherapeutische Arbeit. Je schwächer (ich-schwach) die Persönlichkeit des Patienten, um so stärker wird der Therapeut als Modell benutzt bzw. wird er diese Funktion bewußt ausüben. Das bewegungstherapeutische Angebot kann vermehrt verbal gesteuert sein oder auch vermehrt averbal ablaufen. Dies bedingt auch den Grad der Strukturierung der Übungsangebote und das Ausmaß der verbalen Anweisungen.

4.5.3 Ausmaß der Strukturierung

Anfangs ist es gerade bei schwachen, unselbständigen und symptombeladenen Patienten erforderlich, das Übungsangebot und den Stundenverlauf entsprechend zu strukturieren. Das Ausmaß der Strukturierung kann dann im Verlauf der Therapie bei entsprechender Weiterentwicklung der Persönlichkeit geringer werden.

■ *Beispiele:*

- *Starke Strukturierung des Übungsangebotes:*
  „Legen Sie sich in Rückenlage auf den Boden, die Arme liegen seitlich am Körper, die Beine sind gestreckt, ziehen Sie nun das rechte Knie an den Bauch, legen Sie es dann wieder gestreckt ab; jetzt ziehen Sie das linke Knie an den Bauch und legen das Bein wieder gestreckt auf den Boden."
- *Geringe Strukturierung des Übungsangebotes:*
  „Legen Sie sich auf den Boden und versuchen Sie herauszufinden, welche Bewegungsmöglichkeiten Sie dort mit den Beinen haben."

4.5.4 Ausmaß der verbalen/averbalen Anteile

Im 1. Beispiel ist der Anteil der verbalen strukturierenden Anweisungen sehr hoch. Die Patienten werden über die ganze Übungssequenz und auch durch die ganze Stunde verbal begleitet, angewiesen und gestützt.

Im 2. Beispiel ist der verbale Anteil deutlich geringer; es ist vorstellbar, daß die Gruppe eine ganze Weile für sich etwas ausprobiert, dabei nicht spricht und auch nicht angesprochen wird. Eine Möglichkeit wäre noch, Fragen zu stellen, auf etwas aufmerksam zu machen, Wege aufzuzeigen. Diese Hinweise werden in den Raum hinein gesprochen, von der Gruppe gehört, doch nicht zwangsläufig aufgegriffen.

Im 2. Beispiel würde das etwa so aussehen: „Versuchen Sie herauszufinden, welche Bewegungen Ihnen in Rückenlage im Hüftgelenk möglich sind. Sind die Bewegungen einfach oder schwierig auszuführen? Wenn Sie so die Beine aus den Hüften heraus bewegen, was machen dann die Kniegelenke und die Füße? Wie geht der Rücken bei diesen Bewegungen mit?"

Selbstverständlich sollte nach einem vermehrt averbal abgelaufenen Handlungsteil eine Phase des Darübersprechens angeschlossen werden. Die Patienten können dann über ihre Erfahrungen berichten und hören, wie es den anderen erging. Oft ergibt sich aus dem Gespräch das Thema für die nächste Übungssequenz.

4.5.5 Prinzipien zur Durchführung der Bewegungstherapie

- *„Dort ansetzen, wo der Patient sich befindet."*
  Wir müssen den Patienten so ansprechen, daß wir ihn in seiner momentanen Befindlichkeit, der konkreten Verhaltensweise, bei seinen momentanen motorischen Fähigkeiten erreichen. Es geht darum, zu erfassen, auf welcher Ebene sich der Patient befindet bzw. welche Ebene für ihn erreichbar ist. Symptome und aktuelles therapeutisches Geschehen sind vom Therapeuten hierbei zu berücksichtigen. Das heißt, wir fangen mit einem Übungsangebot an, das der Patient beherrscht, wir greifen das auf, was er uns bietet. Wenn z.B. ein depressiver, antriebsarmer Patient in den Gymnastiksaal „schleicht", den Blick gesenkt, den Rücken gebeugt, fordern wir ihn nicht sofort auf, etwas zu ändern. Er soll so weitergehen, eventuell noch langsamer, noch runder im Rücken, mit dem Blick am Boden bleiben. Mit gezielten Aufforderungen und Hinweisen können wir versuchen, ihm diese Haltung bewußt zu machen. Beim nächsten Schritt ist es vielleicht schon möglich, den Patienten aufzufordern, den Blick zu heben – „mal auf den Boden schauen, mal geradeaus blicken". – Was ist jeweils anders? Die Schrittlänge bewußt variieren, das Tempo verändern usw. Es kann so zu einem Pendeln kommen zwischen dem Pol, auf dem der Patient sich befindet, und dem Pol, den der Therapeut anbietet. Dem Angebot des Therapeuten liegen Zielvorstellungen gemäß der Arbeitshypothese zugrunde. Einen antriebsgesteigerten manischen Patienten kann man eventuell seinen Bewegungsdrang ausagieren lassen, wenn er andere nicht gefährdet oder massiv stört. Wenn sich der Bewegungsrausch gelegt hat, kann von therapeutischer Seite eine Anweisung im Sinne einer Hemmung eingebracht werden, um allmählich den Weg anzutreten vom Pol der motorischen Überaktivität zu dem definierten Pol des ruhigeren, geordneteren Bewegens und Erlebens.
- *„Die Atmosphäre ist frei von Druck – freudvoller Umgang miteinander ist möglich."*
  Ein übergreifendes Ziel der Bewegungstherapie in der Psychiatrie sollte es sein (s. Ziele), daß die Patienten Freude an der Bewegung entwickeln. Dies kann nur der Fall sein, wenn die Patienten das Gefühl haben, ohne Druck in relativem Freiraum zu handeln. Es geht also nicht um Leistung, darum, etwas zu „können". Sobald diese Ten-

denz in die Bewegungstherapie in der Psychiatrie hineinkommt, gehen viele Entfaltungsmöglichkeiten verloren. Das Miteinander-Umgehen und Sichbewegen soll ebenfalls Freude bereiten. Dies ist nur in vertrauensvoller Atmosphäre mit einem entsprechenden Übungsangebot möglich. Der Inhalt ist in diesem Zusammenhang zweitrangig, denn wenn die Atmosphäre in der Gruppe „nicht stimmt“, dann kann auch das differenzierteste Angebot nicht zum Gelingen der Stunde beitragen.

- *Die Gruppenstunden stets zu zweit abhalten.*
  Eine bewegungstherapeutische Gruppe eröffnet eine Fülle von Ereignissen, Beobachtungen und Gedanken. Sie betreffen das Angebot (Inhalt), den Aufbau (Methode), die Patienten, das Leiterverhalten und vieles andere mehr. Selbst bei den drei hier genannten Faktoren steht jeder einzelne für eine Unmenge von Informationen, die zudem noch eng miteinander verwoben sind und sich gegenseitig bedingen. Darum wird empfohlen, Gruppenstunden stets mit einem Leiter und einem Kotherapeuten abzuhalten. Erstens kann der zweite Kollege das Geschehen unbelastet von der Leiterfunktion zur Kenntnis nehmen, zweitens ist dadurch eine intensive Nachbesprechung möglich und drittens können beide Kollegen auf diese Weise sehr viel lernen. Abgesehen davon können in der Psychiatrie und gerade in Gruppen Situationen auftreten, in denen ein zweiter Therapeut notwendig wird: Wenn z.B. ein kleiner Unfall passiert und ein Therapeut die Gruppe verlassen muß und der andere in der Zwischenzeit bei den Patienten bleibt. Wenn Hilfestellung gebraucht wird oder wenn ein Patient, der keinen Ausgang hat, die Gruppe verlassen will, sind ebenfalls zwei Therapeuten notwendig.

- *Mitbeteiligung der Patienten an der Gestaltung der Stunde.*
  Der Inhalt der Gruppenstunde wird in der Regel anhand der Arbeitshypothese vom Leiter geprägt und ausgewählt. Der Leiter bringt seine Ideen und Themen als Vorschläge ein, zu denen die Gruppe sich äußern kann.

  Da die Patienten zu vermehrter Selbständigkeit und Selbstbestimmung gelangen sollen, ist das Äußern eigener Wünsche und Bedürfnisse ein anzustrebendes Ziel in der Bewegungstherapie. Aus diesem Grunde und nicht zuletzt deswegen, weil das Leiterverhalten gruppenorientiert ist, ist es empfehlenswert, die Inhalte mit der Gruppe zu besprechen bzw. sie an der Auswahl mitwirken zu lassen.

  Dieser Vorgang sollte im Kontext mit dem gesamttherapeutischen Plan/Ziel, der speziellen persönlichen Problematik des Patienten sowie in Abstimmung mit der gruppendynamischen Situation gesehen werden.

4.6 Mittel der Bewegungstherapie in der Psychiatrie

An dieser Stelle soll kurz aufgeführt werden, welche Mittel/Inhalte in der Bewegungstherapie angewandt werden können, ohne auf die einzelnen Bereiche näher einzugehen (weiterführende Literatur im Anhang).

Zunächst sei gesagt, daß sich die Angebote/Inhalte der Bewegungstherapie am Ausbildungsstand und Interessenschwerpunkt des Therapeuten orientieren sowie am Bedarf der jeweiligen Institution und der Patienten. Eine weitere Rolle spielen noch äußere Gegebenheiten wie Räumlichkeiten, Anzahl der zu versorgenden Patienten, Lage der Institution (Innenstadt, ländliche Gegend) usw.

4.6.1 Physiotherapeutische Techniken in modifizierter Form

Wie schon erwähnt, können in modifizierter Form fast alle physiotherapeutischen Techniken unter veränderter Zielsetzung zum Angebot gehören. So können z. B. die „Frösche" (nach Klein-Vogelbach) ausgeführt werden, nicht unter der primären Zielsetzung „funktionelles Bauchmuskeltraining", sondern unter dem Aspekt der Bewegungskontrolle, der gemeinsamen konzentrierten Körperarbeit als Koordinationsschulung bei überschießendem ungestümem Bewegungsdrang. Übungen aus dem Klapp-Kriechverfahren werden angewandt, ohne eine spezielle Lageeinstellung zu definieren. PNF-Muster können nach Musik und in verschiedenen Ausgangsstellungen ausgeführt werden.

Diese Beispiele lassen sich noch beliebig weiterführen.

4.6.2 Entspannung

Die Möglichkeit zur Entspannung wird vornehmlich nach oder zwischen aktiven Übungssequenzen geboten. Hilfreich hierzu ist das Hinlenken der Aufmerksamkeit auf die Atmung. Die Atembewegung soll erspürt und dadurch eine Beruhigung und Entspannung erreicht werden. Der Atemvorgang soll bewußter werden, damit Verständnis zu der unbewußt ablaufenden Körperfunktion „Atmung" hergestellt werden.

Je nach Ausbildungsstand des Therapeuten sind noch weitere Entspannungsverfahren möglich.

Entspannung kann hier auch schlicht „Ausruhen" bedeuten, ohne weitere Anweisungen des Therapeuten. In vielen Fällen finden es Patienten angenehm, sitzend oder liegend einem Musikstück zu lauschen. Hier ist es nicht unproblematisch, ein entsprechendes Musikstück auszuwählen und die Reaktion der einzelnen Patienten darauf abzuschätzen.

4.6.3 Weitere Elemente der Bewegungstherapie

- Allgemeine Gymnastik;
- rhythmische Gymnastik;
- Tanz: Volkstanz, höfische Tänze, Jazztanz, Gesellschaftstänze, freies Tanzen;
- Sport: sportliches Training, Waldlauf, Schwimmen usw.;
- Sportspiele: Fußball, Volleyball, Basketball usw.;
- kleine Spiele;
- Konzentrative Bewegungstherapie;
- Feldenkrais;
- Funktionelle Entspannung.

4.7 Physiotherapeutische Einzelbehandlung in der Psychiatrie

Bei der psychiatrischen Einzelbehandlung bedarf ein Symptomenkreis des psychiatrischen Krankheitsbildes einer physio-/bewegungstherapeutischen Einzelbehandlung. Dies ist notwendig, wenn der Patient aufgrund seiner Symptomatik, seines Verhaltens, seines Erlebens nicht in der Lage ist, an der Gruppenbewegungstherapie teilzunehmen. Die Indikation zur Einzelbehandlung kann gestellt werden, wenn Defizite im Bewegungssystem gezielt angegangen werden sollen, oder auch, wenn aufgrund der psychischen Befindlichkeit des Patienten über die Bewegungstherapie (in der Zweiersituation) ein Zugang zum Patienten gesucht werden soll. In den meisten Fällen wird es so sein, daß die beiden obengenannten Möglichkeiten sich nicht klar voneinander abgrenzen lassen.

Indikationen für die psychiatrische Einzelbehandlung ergeben sich bei depressiven, antriebsgestörten oder gar stuporösen, autistischen Patienten, Patienten mit massiven Bewegungsstörungen, ausgeprägtem medikamentös bedingtem Parkinson-Syndrom, psychogener Lähmung, Konversionssyndrom.

Vorgehensweise: Die Einzelbehandlung kann parallel zur Gruppentherapie laufen, oder eines ihrer Ziele kann es sein, den Patienten in die Lage zu versetzen, eines Tages auch an der Gruppenbewegungstherapie teilzunehmen. Bei der psychiatrischen Einzelbehandlung ist der tragende Faktor die Beziehung zwischen Physiotherapeut und Patient. Dies ist besonders dann bedeutsam, wenn wir davon ausgehen, daß die psychische Erkrankung eine Beziehungsstörung darstellt, die Beziehung zu anderen

Menschen, zur Um- und Mitwelt gestört ist. Wenn der Bewegungstherapeut die Einzelbehandlung beginnt, muß er sich über die Bedeutsamkeit der Beziehung, die zwischen ihm und dem Patienten entsteht, im klaren sein. Bei den für die Einzelbehandlung in Frage kommenden Patienten handelt es sich meist um stark zurückgezogene, ängstliche, antriebsarme und schweigsame Menschen, eventuell mit gedanklichen Verstrikkungen, die dem Bewegungstherapeuten nicht so ohne weiteres zugänglich sind. Der Bewegungstherapeut sucht einen Weg zum Patienten und versucht, diesen dann zu veranlassen, ein Stück des Weges mit ihm zu gehen. Es muß davor gewarnt werden, sich den Patienten in anbiedernder, unnatürlicher Weise zu nähern, ihn „aufzumuntern", ihn um jeden Preis „gewinnen" zu wollen. Der psychiatrische Patient ist äußerst feinfühlig gegenüber solch unechtem Verhalten, so daß es auch keinen positiven Effekt hätte.

Das Vorgehen des Therapeuten sollte gekennzeichnet sein vom empathischen Wahrnehmen und Verstehen des Patienten. Er muß das Gefühl bekommen, daß er ruhig sein darf, wie er ist, daß der Therapeut aber sehr wohl weiß, daß dieser Zustand die Reaktion auf ein konflikthaftes Geschehen ist und er dem Patienten dazu verhelfen möchte, seinen Weg dort heraus zu finden. Auch hier spielt wieder die Selbstwahrnehmung des Therapeuten eine große Rolle, denn er muß stets überprüfen, wie das, was der Patient äußert (verbal oder averbal), auf ihn wirkt.

Wenn es auch ungemein schwierig ist, in kurzer Form ein Beispiel für diese Art der Behandlung zu geben, sei doch hier ein Versuch unternommen.

- *Beispiel:* Patient: Herr A, 17 Jahre, jugendliche Schizophrenie.

  Herr A hatte als Kind einen Morbus Scheuermann und mußte widerwillig Physiotherapie, und zwar sehr regelmäßig, betreiben. Dadurch hatte er einen ausgesprochenen Widerwillen gegen alles, was nur annähernd mit „Gymnastik" zu tun hatte. Einzelbehandlung wurde verordnet, als Herr A zunehmend stuporös wurde. Er lag meist im Bett im Einzelzimmer, sprach kaum, nahm so gut wie keine Kontakte auf, aß wenig. Der Bewegungsfluß und die Beweglichkeit (Parkinsonoid) sind einerseits durch die Erkrankung, zum anderen durch die Nebenwirkung von Medikamenten stark eingeschränkt.
  Erster Kontakt mit dem Patienten (wir kannten uns schon flüchtig von Zeiten, als es Herrn A besser ging):
  - Der Patient liegt angezogen steif auf dem Bett.
  - Der Therapeut stellt sich vor mit Namen, Berufsbezeichnung und versucht, kurz zu erläutern, was sein Anliegen ist.
  - Der Patient ist stumm, aber nicht abwehrend, schaut prüfend, aber nicht ängstlich.

Bei diesem ersten Kontakt ist es wichtig, daß der Therapeut sich vorstellt und seine Absichten darlegt, auch dann, wenn es den Anschein hat, daß es der Patient „nicht mitbekommt".

Es wurde die Ausgangssituation des Patienten – Lage auf dem Bett – aufgegriffen. Der Therapeut verhilft dem Patienten mit dessen Einverständnis zu einer bequemeren Lage (Kissen, etwas unter die Knie usw.). Dann Bewegungen der Hände und der Füße im ruhigen Tempo. Danach Wechsel von Spannung und Entspannung in der oberen und unteren Extremität einzeln, nacheinander und zusammen. Auf die Wirkung dieses Tuns wird der Patient aufmerksam gemacht. Die Behandlung wurde beendet mit dem gegenseitigen Festlegen des nächsten Behandlungstermins. (Der Patient sprach während der Übungen nicht viel, nur „Ja" und „Nein" bei konkreten Fragen.)

Beim nächsten Mal war Herr A in seinem Zimmer, doch nicht im Bett. Es wurde der Vorschlag gemacht, aus dem Zimmer heraus, und im Garten etwas spazierenzugehen.

Der Patient war sofort einverstanden. Etwa 15 Minuten wanderten Therapeut und Patient wenig sprechend durch den Garten.
Die weiteren Termine gestalteten sich wie folgt:
- Ballspiel im Garten, 15 Minuten, wenig gesprochen.
- Spaziergang; der Patient erkundigt sich nach dem Umfeld des Therapeuten (Ausbildung, Familie usw.), sagt zum Schluß, es habe ihm Spaß gemacht.
- Wieder Bewegungsübungen im Zimmer, Spaziergang war nicht möglich; der Patient war enttäuscht, doch er sagte es nicht. Der Vorschlag, nach den Übungen noch nach oben in den Gymnastiksaal zu gehen, um diesen anzuschauen, wurde angenommen.
- Beim nächsten Mal ist der Patient bereit, oben zu üben, zieht sich sofort an, um mitzugehen.
- Das Umfeld des Patienten noch mehr erweitert, einen Spaziergang auf der Straße gemacht.
- Der Patient spricht in einer der nächsten Behandlungen über seine Beziehung zu seinem Körper, daß er ihn nicht leiden könne, er hätte immer mit seiner Mutter Gymnastik machen müssen. Es ist erschütternd zu sehen, wie Herr A beim Anfassen eines Stabes diesen sofort in eine Ausgangsposition für eine Übung bringt. Wenn er selbst Übungen vorschlagen soll, kommt stets eine aus dem orthopädischen Turnen (eingeschliffen). Spielerisches Umgehen, Probieren mit Geräten und dem Körper ist ihm fremd.
- Nach einiger Zeit war es Herrn A möglich, im Gymnastiksaal auf dem Boden zu liegen und seinen Körper wahrzunehmen und zu spüren. Er war froh darüber, setzte sich am Ende entspannt auf und legte seine Hände locker um die Knie. Er sprach zunehmend

mehr von sich, wenn er auch in der Tendenz scheu und zerbrechlich wirkte.

Eine letzte Notiz, als Herr A wieder an der Gruppenstunde teilnahm, lautete wie folgt: „Herr A war sehr gelockert, kam zur Gruppenstunde mit. Er tat der Gruppe gut, war der einzig ‚starke' Patient, wirkte sicher im Vergleich zu den anderen. Er ließ sich auch durch zwei sehr psychotische Patienten nicht verunsichern. Stellte eine Übung vor, war insgesamt lockerer in seinem Bewegungsverhalten."

Oben wurde in geraffter Form eine psychiatrische Einzelbehandlung skizziert, die sich etwa über 7 Wochen hinzog. Die Behandlungshäufigkeit war am Anfang täglich, dann jeden 2. Tag, gegen Ende noch zweimal in der Woche mit gleichzeitiger Teilnahme an der Gruppenbewegungstherapie.

4.8 Behandlung einer Funktionsstörung beim psychiatrischen Patienten

Hier kann der Behandler oft nicht damit rechnen, daß der Patient zur Mitarbeit motiviert ist und von sich aus Interesse zeigt, eine Verbesserung seines Zustands herbeizuführen. Dies ist eine schwierige Situation, da der Therapeut ja den Auftrag hat, den momentanen Zustand zu verbessern, was einer fest umrissenen Physiotherapie bedarf, eventuell unter starker Mitarbeit des Patienten. Einfühlung, Geschick und Geduld und auch zeitweise bestimmtes Auftreten bei gleichzeitiger Informierung des Patienten über die physiotherapeutischen Maßnahmen sind hier besonders notwendig. Es kann der Fall sein, daß der Therapeut erst den Weg wählen muß, der auf S. 605 beschrieben wurde, um eine Beziehung zum Patienten aufzubauen, die wiederum das funktionelle Arbeiten ermöglicht. Selbstverständlich ist es nicht leicht zu sehen, wie z.B. eine kontrakte Schulter dringend einer Behandlung bedarf, der Patient aber gar nicht zuläßt, daß irgend jemand „etwas an ihm" macht, oder aber bei jeder Behandlung „über alle Maßen" schmerzempfindlich reagiert. Hier muß wiederum ein guter Kontakt von Physiotherapeut zu Arzt und Team vorhanden sein, um eventuell durch die Gabe von Medikamenten den Zustand so weit zu ändern, daß eine Behandlung möglich wird. Auch wenn es problemlos möglich ist, eine funktionelle Behandlung wie in jeder anderen Klinik durchzuführen, muß der Behandler immer gewärtig sein, daß er im Patienten einen Menschen mit massiven psychischen Problemen vor sich hat. So bekommt er z.B. bei der Bindegewebsmassage einer depressiven Patientin u.U. mehr mitgeteilt als der behandelnde Arzt. Dies darf den Behandler nicht dazu verleiten, selbst zu dem Mitgeteilten Stellung zu nehmen. Er sollte vielmehr zuhören und den Patienten auffordern, dies doch auch dem Arzt mitzuteilen. In der Teambesprechung kann der Physiotherapeut wiederum von den Erfahrungen mit dem Patienten berichten.

Ein Problem der Einzelbehandlung, das in der psychiatrischen Klinik auftreten kann, sei hier kurz zur Diskussion gestellt.

Zur Diskussion gestellt

❖ *Problem: Massage beim psychiatrischen Patienten.*

Die Indikation zur Massage bei psychisch kranken Menschen sollte sehr sorgfältig gestellt werden. Erfahrungsgemäß liegt dem Massiertwerden ein massiver Bedeutungsgehalt bei, der vom Patienten zu verarbeiten ist, besonders dann, wenn der Behandler, der den Patienten massieren soll, gleichzeitig auch noch Leiter der Gruppenbewegungstherapie ist, an der der Patient teilnimmt. Massage kann bedeuten, sich behandeln, pflegen, verwöhnen zu lassen, passiv zu sein, sich hinzulegen, sich auszuliefern – im Gegensatz zur Gruppenbewegungstherapie, bei der auf Aktivität, Eigeninitiative, Selbstverantwortung und vieles mehr hingearbeitet wird. Diese beiden Bereiche lassen sich mit nur einem Behandler nicht vereinbaren. Wenn schon massiert werden soll, dann von einem anderen Therapeuten oder von einer Massageabteilung außerhalb der Klinik.

4.9 Einige Anmerkungen zum psychotischen Patienten

Es ist durchaus angezeigt, bei dem schwergestörten, schizophrenen Patienten, der nur noch wenig Bezug zu der äußeren Realität besitzt, auf der Ebene des realen Bezugs zum Körper und zur Umgebung zu bleiben. Gerade der schizophrene Patient kann sich oft der ihn überflutenden Wahrnehmungen und Gefühle nicht erwehren und muß mit diesen zurechtzukommen lernen. Er kann z.B. sinnliche Wahrnehmungen empfinden, die in der Realität nicht vorhanden sind, von denen sich zu distanzieren ein Ziel der Gesamttherapie darstellt. Im akuten Stadium wäre es kontraindiziert, den Patienten aufzufordern, seinen Wahrnehmungen nachzuspüren. Hier ist eher ein stark realitätsbezogenes, vom Therapeuten strukturiertes Angebot zu machen. Erfahrungsgemäß ist es so, daß der schizophrene Patient, wenn er sich von seinen psychotischen Wahrnehmungen distanziert hat, in der Lage ist (gerade aufgrund der meist vorhandenen starken Sensibilität), sich auf die Ebene der leiblichen Wahrnehmung und der Integration dieser Erfahrungen in seiner Persönlichkeit zu begeben, allerdings nur, wenn ein erfahrener Bewegungstherapeut dies anleiten und im beschützten Rahmen unter Kontrolle hat. In der Gruppe sind schizophrene Patienten oft ängstlich, sich mit dem Leiter oder der Gruppe zu identifizieren. Sie stehen im Konflikt, gehorsam zu sein, mit der Gefahr der weiteren Desintegration ihres schwachen Ichs. Wenn sie sich nicht anpassen (integrieren), verspüren sie den Zwang zur Anpassung verstärkt. In beiden Fällen droht Individualitäts- und Ichverlust. Identifikation mit der Gruppe oder dem Leiter könnte sie stärken, doch dann kommt die Gefahr auf, an diese bedingungslos ausgeliefert zu sein. Identifikation ist dem Patienten erst dann möglich, wenn die Gruppe und der Leiter als vertrauenswürdig erfahren wurden und der Führungsstil des Leiters gruppenzentriert ist (Battegay 1974).

Spezifische Ziele für den psychotischen Patienten sind, ein Mittelmaß zwischen Kontakt und Abgrenzung zu erreichen, Vertrauen haben zu können, die Möglichkeit, reale Überprüfungen anzustellen und deren Ergebnisse zur Kenntnis zu nehmen. Wenn ein Patient z. B. sagt: „Mit mir will ja doch niemand etwas zusammen machen", kann er aufgefordert werden, dies ganz konkret in der spezifischen Situation zu überprüfen. „Wer möchte mit mir üben?" oder „Kann ich mit Dir zusammen gehen?" Diese Aktionen bedeuten für den Therapeuten wiederum, daß er stützende Funktionen für den Patienten ausüben und in der Gruppe für eine Atmosphäre sorgen muß, die dies ermöglicht.

4.10 Grundregeln therapeutischen Verhaltens

Um dem Patienten ein Sich-Öffnen in vertrauensvollem, geschütztem Rahmen zu ermöglichen, bedarf es im allgemeinen folgender Grundregeln (Minsel 1974, Rogers 1979):

1. Das uneingeschränkte Akzeptieren und Wertschätzen des Patienten durch den Bewegungstherapeuten.
   Dies bedeutet, daß der Patient so, wie er ist, angenommen werden muß. Wertende Äußerungen sind zu vermeiden.
2. Empathie – einfühlendes Verstehen – bedeutet den Versuch, sich in den anderen einzudenken, ohne die Grenzen zwischen Ich und Du zu verwischen. „Kann ich das, was der andere tut oder sagt, verstehen?" wäre die Frage, die den Prozeß der Empathie begleitet.
3. Echtheit des Therapeuten. Dies bedeutet, daß der Therapeut in Einklang kommen sollte mit seiner inneren Gefühlswelt und seinem äußeren Verhalten dem Patienten gegenüber. Die auf den Patienten bezogene Aktion und Reaktion sollte echt und nicht gespielt sein. Es ist ein gewisses Maß an Selbstkontrolle notwendig, um auszuwählen, welche Mitteilungen und Verhaltensweisen von seiten des Therapeuten im Moment dem Patienten gegeben oder gezeigt werden können, um Weiterentwicklung und Erfahrung zu ermöglichen. Die Gefahr der Fusion und Zweideutigkeit muß ständig unter Kontrolle gehalten werden durch das Bemühen um möglichst viel Klarheit und Offenheit (Stierlin 1975).

Literatur

1 Neurologie

Bartolome, G., D. W. Buchholz, C. Hannig, S. Neumann, M. Prosiegel, H. Schröter-Morasch, A. Wuttge-Hannig: Diagnostik und Therapie neurologisch bedingter Schluckstörungen. Fischer, Stuttgart 1993

Berlit, P.: Neurologie-Memorix.VCH Verlagsgesellschaft mbH, Weinheim 1990

Brandt, T., W. Paulus, W. Bles: Disorders of Posture and Gait, Thieme, Stuttgart 1990

Brandt, T.: Vertigo. Springer, Berlin 1991

Brandt, T., J. Dichgans, H. C. Diener (Hrsg.): Therapie und Verlauf neurologischer Erkrankungen. Kohlhammer, Stuttgart 1993

Duus, P.: Neurologisch-topische Diagnostik, 6. Aufl. Thieme, Stuttgart 1995

Hörmann, M. u. Mitarb.: Schluckstörungen. Fortschritte der Neurologie und Psychiatrie 8 (1988) 241

Jerusalem, F., S. Zierz: Muskelerkrankungen, 2. Aufl. Thieme, Stuttgart 1991

Kaufmann, H. (Hrsg.): Strabismus. Enke, Stuttgart 1986

Kröger, C.: Schlaganfall. Centaurus Verlagsgesellschaft, Pfaffenweiler 1993

Kunze, K. u. Mitarb.: Neuromuskuläre Erkrankungen. Gustav Fischer, Stuttgart 1992

Ludin, H. P.: Das Parkinson-Syndrom. Kohlhammer, Stuttgart 1988

Lutz, L.: Das Schweigen verstehen. Springer, Berlin 1992

Masuhr, K.-F., M. Neumann: Neurologie, 2. Aufl. Hippokrates, Stuttgart 1992

Masur, H.: Skalen und Scores in der Neurologie. Thieme, Stuttgart 1995

Mauritz, K.-H.: Rehabilitation nach Schlaganfall. Kohlhammer, Stuttgart 1994

Meier, C., H. Moser, M. Mumenthaler: Neuromuskuläre Erkrankungen. Trias, Stuttgart 1992

Mumenthaler, M.: Neurologische Differentialdiagnostik, 3 Aufl. Thieme, Stuttgart 1988

Mumenthaler, M.: Neurologie, 9. Aufl. Thieme, Stuttgart 1990

Mumenthaler, M., H. Schliack: Läsionen peripherer Nerven, 6. Aufl. Thieme, Stuttgart 1993

Paulus, W., A. Straube: Visueller Schwindel. Münch. med. Wschr. 128 (1986)

Payton, O. P.: Vestibular Stimulation in the Treatment of Postural and Related Deficits. Manual of Physical Therapy, Churchill Livingstone, New York 1989

Poeck, K.: Klinische Neuropsychologie, 2. Aufl. Thieme, Stuttgart 1989

Poeck, K.: Diagnostische Entscheidungen in der Neurologie. Springer, Berlin 1991

Poeck, K.: Neurologie. Springer, Berlin 1992

Prosiegel, M.: Neuropsychologische Störungen. Pflaum, München 1991

Stoll, W., D. R. Matz, E. Most: Schwindel und Gleichgewichtsstörungen, 2. Aufl. Thieme, Stuttgart 1992

Vogel, M., W. Ziegler, H. Schröter-Morasch: Sprechen. In v. Cramon, D., J. Zihl (Hrsg.): Neuropsychologische Rehabiliation. Verlag, Berlin 1988

Ziegler, W., E. Hartmann, P. Hoole, D. v. Cramon: Akustische Dimensionen dysarthrischer Störungsmerkmale. GSF, München 1990

Ziegler, W., E. Hartmann, I. Wiesner: Dysarthriediagnostik mit dem „Münchner Verständlichkeits-Profil“

(MVP) – Konstruktion des Verfahrens und Anwendungen. Der Nervenarzt 63 (1992) 602
Zihl, J., Cramon von D.: Zerebrale Störungen. Kohlhammer, Stuttgart 1986

2 Physiotherapie in der Neurologie

Bauer, H. J.: MS-Ratgeber. Gustav Fischer, Stuttgart 1989
Bobath, B.: Abnorme Haltungsreflexe bei Gehirnschäden, 4. Aufl. Thieme, Stuttgart 1986
Bobath, B.: Die Hemiplegie Erwachsener, 5. Aufl. Thieme, Stuttgart 1993
Bobath, B., K. Bobath: Die motorische Entwicklung bei Zerebralparesen, 4. Aufl. Thieme, Stuttgart 1994
Boonen, A., J. Heindl-Mack: Pflege in der Intensivmedizin, Thieme, Stuttgart 1996
Bundesarbeitsgemeinschaft „Hilfe für Behinderte" e.V. (Hrsg.): Aphasie. „Kommunikation zwischen Partnern". Heft 40, Düsseldorf 1983
Butler, D.: Mobilisation of the Nervous System. Churchill Livingstone, Edinburgh 1991
Caird, F. D.: Rehabilitation in Parkinson's Disease. Champman and Hall, London 1991
Castillo Morales, R.: Die orofaziale Regulationstherapie. Pflaum, München 1991
Cramon von D., J. Zihl: Neuropsychologische Rehabilitation. Springer, Berlin 1988
Davies, P. M.: Hemiplegie. Springer, Berlin 1986
Davies, P. M.: Im Mittelpunkt. Springer, Berlin 1990
Ehrenberg, H. et al., Atemtherapie in der Physiotherapie, Pflaum, München, in press
Fawcus, M.: Die Behandlung von Aphasikern. Gustav Fischer, Stuttgart 1992
Franke, U.: Bild-Grundwortschatz für Sprach- und Sprechbehinderte. Gustav Fischer, Stuttgart 1987
Franke, U.: Arbeitsbuch Aphasie. Gustav Fischer, Stuttgart 1990
Freivogel, S.: Motorische Rehabilitation nach Schädelhirntrauma, Pflaum, München 1997
Fries, W., I. Liebenstund: Krankengymnastik beim Parkinson-Syndrom. Pflaum, München 1992
Fries, W. (Hrsg.): Ambulante und teilstationäre Rehabilitation von Hirnverletzten. Zuckschwerdt, München
Gärtner et al., Physiotherapie in der Intensivmedizin, Pflaum, München, in press
Geisseler, T.: Halbseitenlähmung – Hilfe zur Selbsthilfe. Springer, Berlin 1991
Hacke, W.: Neurologische Intensivmedizin. perimed, Erlangen 1986
Hamann, K.-F.: Training gegen Schwindel. Springer, Berlin 1987
Hinrichs, J., B. Pohlmann-Eden: Neurologische Erkrankungen – ein Lehrbuch für Physiotherapeuten. Pflaum, München 1995
Holzapfel, H.: Lerntheoretisch orientiertes Hirnleistungstraining. Verlag modernes lernen, Dortmund 1990
Huber, W., K. Poeck, L. Springer: Sprachstörungen. Trias, Stuttgart 1991
Hüter-Becker, A., H. Schewe, W. Heipertz: Physiotherapie, Thieme, Stuttgart
Janda, V.: Muskelfunktionsdiagnostik. Ullstein Mosby, New York 1993
König, W., C. Wötzel, W. Pöllmann: Krankengymnastik bei multipler Sklerose. Pflaum, München 1997 (in Druck)
Knott, M.: Komplexbewegungen. Gustav Fischer, Stuttgart 1970
Kroker, I.: Sprachverlust nach Schlaganfall. Ein Leitfaden für Aphasiker und deren Angehörige. Verlag für Medizin Dr. Ewald Fischer, Heidelberg 1986

Liebenstund, I.: Die Fazialislähmung und ihre krankengymnastische Behandlung. Krankengymnastik 41 (1989) 226

Perfetti, C.: Der hemiplegische Patient, Pflaum, München 1997

Schalch, F.: Schluckstörungen und Gesichtslähmung. Gustav Fischer, Stuttgart 1992

Schönebeck, S.: Übungen zur Aphasiebehandlung. borgmann publishing Ltd., Broadstairs (UK) 1989

Schweizerische Arbeitsgemeinschaft für Aphasie SAA (Hg.): Aphasie Sprachverlust Informationsheft. CH – 6204 Sempach, 1990

Senn, E.: Elektrotherapie. Thieme, Stuttgart 1990

Siemon, G., H. Ehrenberg: Leichter atmen – besser bewegen, Perimed-Spitta, Nürnberg 1996

Stöhr, M., T. Brandt, K. M. Einhäupl: Neurologische Syndrome in der Intensivmedizin. Kohlhammer, Stuttgart 1990

Strauß, I.: Hippotherapie. Hippokrates, Stuttgart 1991

Tropp Erblad, I.: Katze fängt mit S an. Aphasie oder der Verlust der Wörter. Fischer, Frankfurt/M. 1985

Voijta, V.: Die cerebralen Bewegungsstörungen im Säuglingsalter. Frühdiagnose und Frühtherapie. Enke Verlag, Stuttgart 1981

Voss, D. E., M. K. Ionta, B. J. Myers: Propriozeptive neuromuskuläre Fazilitation. Gustav Fischer, Stuttgart 1988

Weber-Witt, H.: Erlebnis Wasser. Therapeutische Übungen und Schwimmen. Springer, Berlin 1993

Wenk, W.: Der Schlingentisch. Pflaum, München 1989

Wieben, K., B. Falkenberg: Muskelfunktion, 2. Aufl. Thieme, Stuttgart 1997

Wirtz, G.: Therapie des Gesichts- und des oralen Traktes. Krankengymnastik 43 (1991)

Wötzel et al., Therapie der Multiplen Sklerose, Pflaum, München, 1997

3 Psychiatrie

Arns, W., K.-A. Jochheim, H. Remschmidt: Neurologie und Psychiatrie für Krankenpflegeberufe, 6. Aufl. Thieme, Stuttgart 1989

Barlow, W.: Die Alexandertechnik. Kösel, München 1983

Bayerl-Roßdeutsher, B.: Konzentrative Bewegungstherapie (KBT): Behandlung einer chronisch schizophrenen Patientin mit schweren Ich-Störungen. In Hutterer-Krisch, R. (Hg.): Psychotherapie mit psychotischen Menschen. Springer, Wien 1994 (S. 679)

Becker, H.: Konzentrative Bewegungstherapie (KBT), 2. Aufl. Thieme, Stuttgart 1989

Bernhard, M.: Der menschliche Körper und seine gesellschaftliche Bedeutung. Limpert, Bad Homburg v. d. H. 1980

Berufsverband Heileurhythmie e.V.: Heileurhythmie als Beruf. Berufsverband Heileurythmie, Stuttgart o.J.

Bettinaglio, Die Praxis der Integrativen Bewegungstherapie in der Psychiatrie. Postdoctorale/postacademiale opleiding to beweegings psychotherapeut/psychomotorisch therapeut. Niewsbrief 1 (1996) 14

Bielefeld, J. (Hg.). Körpererfahrung, 2. Aufl. Hogrefe, Göttingen 1991

Blankenburg, W.: Körper und Leib in der Psychiatrie. Schweiz. Arch. Neurol. Neurochir. Psychiat. 131/1 (1982) 13–39

Blankenburg, W.: Der Leib als Partner. Psychother. Psychosom. med. Psychol. 33 (1983) 206–212

Blankenburg, W.: Phänomenologie der Leiblichkeit als Grundlage für ein Verständnis der Leib-Erfahrung psychisch Kranker. Daseinsanalyse 6 (1989) 161–193

Blankenburg, W.: Zur Konzeption von Raum und Zeit in ihrer Bedeutung für die Bewegungstherapie in der Psychiatrie. Integrat. Ther. 13 (1989)

Blankenburg, W., H. Haltenhof: Selbst und Leib. Psycho 20 (1994)
Blankenburg, W., H. Haltenhof: Integrative Bewegungstherapie. Psycho 5 (1995) 72
Brähler, E.: Körperleben. Ein subjektiver Ausdruck von Leib und Seele. Springer, Berlin 1986
Brand, B.: Mototherapie – das Angebot der Patienten aufgreifen. Ein Bericht über die Arbeit in der Erwachsenpsychiatrie der Universitätsklinik Marburg/L. Aus der Praxis. Krankengymnastik (1989) 21
Brand, E.: Bericht vom Symposium des Deutschen Arbeitskreises für KBT in Prävention und Therapie am 23. 9. 95 in Reutlingen. Krankengymnastik 1 (1996) 66
Büntig, W.: Der Körper in der Psychotherapie. Prax. Psychother. Psychosom. 39 (1991) 68
Coenen, H.: Diesseits von subjektivem Sinn und kolletivem Zwang. Phänomenologische Soziologie im Feld des zwischenleiblichen Verhaltens. Fink, München 1985
Deimel, H.: Sporttherapie bei psychischen Erkrankungen. Marhold, Berlin 1983
Diagnostisches und Statistisches Manual Psychischer Störungen. DSM
Dörner, K., U. Plog: Irren ist menschlich oder Lehrbuch der Psychiatrie/Psychotherapie. Psychiatrie-Verlag, Wunstorf
Friedmann, E. O.: Laban, Alexander, Feldenkrais. Pioniere bewußter Wahrnehmung durch Bewegungserfahrung. Junfermann, Paderborn 1989
Fuchs, M.: Funktionelle Entspannung, 3. Aufl. Hippokrates, Stuttgart 1984
Fuchs, T.: Leibliche Kommunikation und ihre Störungen. ZKPPP 44 (1996) 415
Genton, U.: Integrative Bewegungstherapie mit Drogenabhängigen. Integrative Therapie 1 (1989) 35 – 41
Gräff, Ch.: Konzentrative Bewegungstherapie in der Praxis. Hippokrates, Stuttgart 1983
Haas, R.: Die Erfassung des Raumverhaltens und -erlebens bei psychisch Kranken. In Hölter, G. (Hg.): Mototherapie mit Erwachsenen, Sport, Spiel und Bewegung in Psychiatrie, Psychosomatik und Suchtbehandlung. Hofmann, Schorndorf 1993
Hausmann, B.: Integrative Bewegungstherapie in der Arbeit mit frühgestörten und psychotischen Patienten. In Petzold, H., J. Orten: Die neue Kreativitätstherapien. Junfermann, Paderborn 1989
Haxthausen, M., R. Leman: Body Sense. Neue Bewegungsübungen zur täglichen Entspannung („Afspeinding"). Junfermann, Paderborn 1988
Hochgerner, M.: „Das Ich ist vor allem ein körperliches..." Psychotherapie mit Konzentrativer Bewegungstherapie. In Hutterer-Krisch, R. (Hg.): Psychotherapie mit psychotischen Menschen. Springer, Wien 1994 (S. 295)
Hölter, G.: Ansätze zu einer Methodik der Mototherapie. In Hölter, G. (Hg.): Mototherapie mit Erwachsenen. Sport, Spiel und Bewegung in Psychiatrie, Psychosomatik und Suchtbehandlung. Hofmann, Schorndorf 1993
Hutterer-Krisch, R. (Hg.): Psychotherapie mit psychotischen Menschen. Springer, Berlin 1994
Johnen, R.: Funktionelle Entspannung im stationären Setting. In Lamprecht, F.: Spezialisierung und Integration in Psychosomatik und Psychotherapie. Springer, Berlin 1986
Johnen, R., H. Müller-Braunschweig: Psychoanalyse und Funktionelle Entspannung. Zur Bedeutung des Kör-

perempfindens in einer Theorie der Medizin aus psychosomatischer Sicht. Prax. Psychother. Psychosom. 33 (1988) 134

Kayser, H., H. Krüger, K. Damaschke, C. Haerlin, K. Holland-Moritz-Krüger, B. Lellau, W. Mävers, P. Petersen, M. Rohde, H.-K. Rose, G. Theine, A. Veltin, V. Zumpe: Gruppenarbeit in der Psychiatrie, 2. Aufl. Thieme, Stuttgart 1981

Kind, H.: Kritisches zu körperbezogenen Therapieformen. Psychother. med. Psychol. 35 (1985) 167 – 170

Kisker, K. P., H. Freyberger, H.-K. Rose, E. Wulf: Psychiatrie, Psychosomatik, Psychotherapie, 5. Aufl. Thieme Stuttgart 1991

Klotz-Wiesenhütter, M.: Selbstfindung über den Leib. Funktionelle Entspannung als tiefenpsychologisch fundiertes Verfahren. Hippokrates, Stuttgart 1982

Koch, L.: Körpererinnerungen als Arbeitsmaterial in der Konzentrativen Bewegungstherapie. In Lamprecht, F.: Spezialisierung und Integration in Psychosomatik und Psychotherapie. Springer, Berlin 1986

Krietsch-Mederer, S.: Die Funktionelle Entspannung – eine Methode für die Einzeltherapie in psychiatrischer Praxis und Klinik. Krankengymnastik 40 (1988) 277 – 279

Krietsch, S., B. Heuer: Bewegungstherapie mit schizophrenen Kranken. G. Fischer, Stuttgart (in Druck)

Krüger, G.: Aufgabe, Funktion und Organisation der Sport- und Bewegungstherapie in einem Psychiatrischen Krankenhaus. In Reimer, F.: Krankenhaus-Psychiatrie. Fischer, Stuttgart 1977 (S. 151)

Lamprecht, F., R. Johnen (Hrsg.): Salutogenese: ein neues Konzept in der Psychosomatik? VAS – Verlag für akademische Schriften, Frankfurt 1994

Leonhard, H.-W.: Emotionalität und Psychomotorik. In Motorische Störungen bei chronischen Schizophrenien. Wiss. Tagung 10. – 11.3.1995, Zentrum für Psychiatrie, Ruhr-Universität-Bochum 1995

Macs, K. D.: Körpertherapeutische Ansätze in der Psychotherapie von Psychosen. In Hutterer-Krisch, R. (Hg.): Psychotherapie mit psychotischen Menschen. Springer, Berlin 1994 (S. 312)

Maurer, Y.: Körperzentrierte Psychotherapie, 2. Aufl. Hippokrates, Stuttgart 1993

Mory, B., V. Roder: Umsetzung des IPT für die bewegungstherapeutische Arbeit mit schizophrenen Patienten. Psycho 15 (1989) 516 – 525

v.d. Mühlen, H.: Krankengymnastik in der Psychiatrie und psychologischen Medizin. Pflaum, München 1976

Müller-Braunschweig, H.: Körperorientierte Psychotherapie. In von Uexküll, Th.: Psychosomatische Medizin. Urban & Schwarzenberg, München 1989

Neumaier, A.: Bewegungsbeobachtung und Bewegungsbeurteilung im Sport. Academia, Berlin 1989

Pankow, G.: Schizophrenie und Dasein: Beiträge zur analytischen Psychotherapie. Fromman-Holzboog, Stuttgart-Bad Canstatt 1990

Petersen, P.: Überblick über die Gruppenarbeit in der Psychiatrie. In Kayser, H., et al.: Gruppenarbeit in der Psychiatrie, 2. Aufl. Thieme, Stuttgart 1981

Petzold, H.: Leiblichkeit. Philosophische, gesellschaftliche und therapeutische Perspektiven. Junfermann, Paderborn 1985

Petzold, H. G.: Integrative Bewegungs- und Leibtherapie, Bd. I/1 u. I/2. Junfermann, Paderborn 1988

Petzold, H. G.: Die „vier Wege der Heilung“ in der Integrativen Therapie: Teil II: Praxeologische Grundkonzepte, dargestellt an Beispielen aus der Integrativen Bewegungstherapie. Integrat. Ther. 1 (1989) 42–96

Scharfetter, Chr.: Die Indikation zu leib- und bewegungstherapeutischen Verfahren in dr Psychiatrie. Integrat. Ther. 1 (1989) 16–24

Scharfetter, Chr.: Leiborientierte Therapie schizophrener Ich-Störungen. In Helmchen, H., et al.: Psychotherapie in der Psychiatrie. Springer, Berlin 1982

Scharfetter, Chr.: Schizophrene Menschen, 4. Aufl. Urban & Schwarzenberg, München 1992

Scharll, M.: Bewegungstraining mit alten Menschen. Gruppengymnastik – Spiele – Aktivpflege. TRIAS, Thieme-Hippokrates-Enke, Stuttgart 1989

Schmitz, H.: Der vergessene Leib. Z. klin. Psychol. 35 (1987) 270–278

Schmoll, D.: Schizophrenie und Leiblichkeit. Junfermann, Paderborn 1988

Schmoll, D.: Leib und Psychose. In Großheim, M.: Leib und Gefühl. Akademie Verlag, Berlin 1995

Schneider, K.: Klinische Psychopathologie, 13. Aufl. Thieme, Stuttgart 1987

Schrenk, M.: Gestalt und Symbol des menschlichen Leibes. Z. klin. Psychol. 2 (1983) 158–173

Schultz, J. H.: Das autogene Training, 18. Aufl. Thieme, Stuttgart 1987

Schultz-Hencke, H.: Der gehemmte Mensch, 6. Aufl. Thieme, Stuttgart 1989

Seewald, J.: Leib und Symbol. Fink, München 1992

Stolze, H.: Die Konzentrative Bewegungstherapie. Grundlagen und Erfahrungen. Springer, Berlin 1989

Tamboer, J. W. L.: Philosophie der Bewegungswissenschaft. Afra, Butzbach 1995

v. Uexküll, Th. et al.: Subjektive Anatomie. Schattauer, Stuttgart 1994

Ullmann, R.: Die bewegungstherapeutische Behandlung von jugendlichen Borderline-Patienten in der Integrativen Bewegungstherapie. Integrat. Ther. 1 (1989) 25–34

Ullmann, R.: Lernen, den Leib zu (be)achten. Integrative Bewegungserziehung in der Prävention. Z. humanist. Psychol. 3/4 (1981) 43–55

Ullmann, R.: Integrative Bewegungstherapie. In Maurer, Y.: Bedeutende Psychotherapieformen der Gegenwart. Hippokrates, Stuttgart 1985

Weber, C.: Bewegungstherapie in der Psychiatrie: Eine vergleichende Verlaufsstudie an 70 Patienten. Inaug. Diss., Marburg 1994

Wilke, E., G. Hölter, H. Petzold (Hg.): Tanztherapie – Theorie und Praxis: Ein Handbuch. Junfermann, Paderborn 1991

Wyss, H., Ch. Seiler, H. D. Brenner, S. Würgler: Chronisch schizophrene Patienten: Untersuchungen zur leiborientierten Therapie. Psycho 15 (1989) 526–536

4 Bewegungstherapie in der Psychiatrie

Battegay, R.: Der Mensch in der Gruppe. Huber, Bern 1974

Becker, H.: Konzentrative Bewegungstherapie (KBT), 2. Aufl. Thieme, Stuttgart 1989

Bornkamp-Baake, G.: Sport in der Psychiatrie, Sportwissenschaft und Sportpraxis, Bd. 37. Czwalina, Ahrensburg 1981

Brähler, E.: Körpererleben. Springer, Berlin 1986

Brooks, Ch.: Erleben durch die Sinne. Junfermann, Paderborn 1979

Budjuhn, A.: Die Psychosomatischen Verfahren, Konzentrative Bewegungstherapie und Gestaltungstherapie in Theorie und Praxis. Verlag modernes lernen, Dortmund 1992

Cohn, R.: Von der Psychoanalyse zur themenzentrierten Interaktion. Klett-Cotta, Stuttgart 1978

Deimel, H.: Zur Konzeption der Sporttherapie in der Psychiatrie. Nervenarzt 49 (1978) 584–587

Dörner, K., U. Plog: Irren ist menschlich. Psychiatrie-Verlag, Wunstorf 1978

Ehrenberg, H.: Entspannung in der Krankengymnastik. Krankengymnastik 33 (1981) 772

Ehrenberg, H.: Über richtiges und falsches Atmen. Krankengymnastik 34 (1982) 3

Fetz, F.: Methodik der Leibesübungen, 8. Aufl. Limpert, Bad Homburg 1979

Frostig, M.: Bewegungserziehung. Reinhardt, München 1973

Jacobs, D.: Die menschliche Bewegung. Henn, Ratingen 1972

Kayser, H., H. Krüger, K. Damaschke u. a.: Gruppenarbeit in der Psychiatrie, 2. Aufl. Thieme, Stuttgart 1981

Kiphard, E.: Therapeutische Hilfen über Spiel und Bewegung bei kontakt- und kommunikationsgestörten Kindern. Krankengymnastik 26 (1974) 147

Klein-Vogelbach, S.: Therapeutische Übungen zur funktionellen Bewegungslehre. Springer, Berlin 1978

Minsel, W. R.: Praxis der Gesprächspsychotherapie. Böhlau, Köln 1974

Petzold, H.: Angewandtes Psychodrama in Therapie, Pädagogik und Theater. Beiheft 3: Integrative Therapie. Junfermann, Paderborn 1979

Reinelt, T., W. Datler: Beziehung und Deutung im psychoanalytischen Prozeß. Springer, Berlin 1989

Rogers, C. R.: Entwicklung der Persönlichkeit. Klett, Stuttgart 1979

Scharfetter, Chr.: Schizophrene Menschen. Beltz, Psychologie Verlags-Union, Weinheim 1995

Stierlin, H.: Von der Psychoanalyse zur

Sachverzeichnis

A

C

D

E

F

H

I

J

K

M

N

O

P

S

T

U

V

W

Z